Hans G. Schlack

Ute Thyen

Rüdiger von Kries (Hrsg.)

Sozialpädiatrie

Gesundheitswissenschaft und pädiatrischer Alltag

Hans G. Schlack
Ute Thyen
Rüdiger von Kries (Hrsg.)

Sozialpädiatrie

Gesundheitswissenschaft und pädiatrischer Alltag

Mit 31 Abbildungen und 56 Tabellen

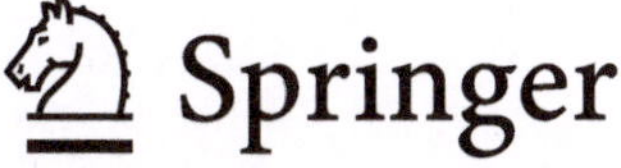

Springer

Professor Dr. Hans G. Schlack
An den Kreuzen 8
53125 Bonn
(vorm. Kinderneurologisches Zentrum Bonn)

Professor Dr. Ute Thyen
Universität Lübeck
Klinik für Kinder- und Jugendmedizin
Ratzeburger Allee 160
23538 Lübeck

Professor Dr. Rüdiger von Kries
Institut für Soziale Pädiatrie und Jugendmedizin
der Ludwig-Maximilians-Universität
Abt. für Epidemiologie im Kindes- und Jugendalter,
Gesundheitsforschung
Heiglhofstr. 63
81377 München

ISBN 978-3-642-01476-5 Springer Medizin Verlag Heidelberg
Springer Medizin Verlag Heidelberg

Bibliografische Information der Deutschen Nationalbibliothek
Die Deutsche Nationalbibliothek verzeichnet diese Publikation in der Deutschen Nationalbibliografie;
detaillierte bibliografische Daten sind im Internet über http://dnb.d-nb.de abrufbar.

Springer Medizin Verlag
springer.de
© Springer Medizin Verlag Heidelberg 2009

Planung: Renate Scheddin
Projektmanagement: Meike Seeker
Lektorat: Annette Allée, Dinslaken
Layout und Einbandgestaltung: deblik Berlin
Satz: Fotosatz-Service Köhler GmbH – Reinhold Schöberl, Würzburg

SPIN: 12257867

Gedruckt auf säurefreiem Papier   2126 – 5 4 3 2 1 0

Vorwort

Sozialpädiatrie ist ein Arbeitsfeld mit mehreren Schauseiten. Je nach Standpunkt halten es die einen für ein Querschnittsfach, das in allen Bereichen der Kinder- und Jugendmedizin von großer Bedeutung und deshalb ein unverzichtbarer Bestandteil der allgemeinen Pädiatrie ist. Andere sehen in der Sozialpädiatrie ein spezielles Wissensgebiet, das im Rahmen der klinischen Weiterbildung zum Kinder- und Jugendarzt nur höchst unzureichend vermittelt wird und deswegen die Forderung nach einer formalisierten Zusatzweiterbildung rechtfertigt. Schließlich, aber nicht an letzter Stelle, wird Sozialpädiatrie als der medizinische Sektor der Gesundheitswissenschaften im Kindes- und Jugendalter definiert, d. h. als die systematische Zusammenführung der theoretischen und empirischen Grundlagen der Prävention und Gesundheitsvorsorge und ihrer praktischen Umsetzung.

Alle diese Sichtweisen treffen zu, und nur gemeinsam werden sie der tatsächlichen Bedeutung der Sozialpädiatrie gerecht. Diese Komplexität in einem Buch herauszustellen, bedeutete eine große Herausforderung. Wir haben uns gemeinsam mit unseren erfahrenen Co-Autoren bemüht, den Spagat zwischen Theorie und Praxis, zwischen der Vermittlung von Grundlagen und ganz konkreten Handreichungen für den Praxisalltag zu bewältigen.

Wesentliche Impulse erfuhr die Sozialpädiatrie in den letzten 15 Jahren durch Prof. em. Dr. Dr. h.c. Hubertus von Voss, bis 2008 Vorstand des Instituts für Soziale Pädiatrie und Jugendmedizin der Ludwig Maximilians Universität München, insbesondere durch die intensive Förderung der Selbsthilfe (Gründung von Kindernetzwerk e. V.) und des Einzugs epidemiologischer Methoden in das sozialpädiatrische Denken mit der Einrichtung einer Abteilung für Epidemiologie im Kindes- und Jugendalter. Diese Leistungen zu würdigen ist uns ein Anliegen.

Unsere geneigten Leserinnen und Leser bitten wir um Nachsicht, wenn wir sie nur in diesem Vorwort korrekt mit der weiblichen bzw. männlichen Form ansprechen. In den folgenden Kapiteln wird – zu Gunsten der besseren Lesbarkeit – jeweils nur eine Form benutzt, auch wenn selbstverständlich grundsätzlich beide Geschlechter gemeint sind. Wir folgen dabei der Empfehlung des Springer-Verlags, der uns bei der Realisierung unseres Buchprojekts in allen Phasen engagiert unterstützt und gut beraten hat. Dafür danken wir insbesondere Frau Renate Scheddin, Frau Meike Seeker und unserer Lektorin Frau Annette Allée.

Bonn, Lübeck und München, im August 2009
Hans G. Schlack
Ute Thyen
Rüdiger von Kries

Inhaltsverzeichnis

**1 Sozialpädiatrie: eine Standort-
bestimmung** 1
*Hans G. Schlack, Ute Thyen,
Rüdiger von Kries*

1.1 Sozialpädiatrische Aufgabenschwerpunkte im kinder- und jugendärztlichen Praxisalltag 2
1.2 Aktuelle Herausforderungen im Grenzbereich zwischen individueller Kinder-
und Jugendmedizin und öffentlicher
Gesundheitsfürsorge 4
1.3 Notwendigkeit einer pädiatrischen
Gesundheitswissenschaft 5
Literatur 8

**I Allgemeiner Teil:
Gesundheitswissenschaften und
Grundlagen der Sozialpädiatrie
und Jugendmedizin**

**2 Vom biomedizinischen zum
biopsychosozialen Verständnis
von Krankheit und Gesundheit** 11
Ute Thyen

2.1 Definition von Gesundheit und Krankheit von Kindern und Jugendlichen . . 12
2.2 Gesundheitsförderung 13
2.3 Neue Morbidität 14
2.4 Familienorientierte Versorgung 16
2.5 Aktivitäten und Partizipation –
von der ICD zur ICF 18
2.6 Konzept der gesundheitsbezogenen
Lebensqualität als messbare Dimension
von subjektiver Gesundheit 19
Literatur 22

3 Umwelteinflüsse und Lebenswelten 25
*Ute Thyen, Hans G. Schlack,
Thomas Mößle, Marike Kolossa-Gehring,
Dorothee Twardella*

3.1 Einfluss von Umweltfaktoren/
Lebensweltenkonzept 26
3.2 Vulnerabilität und Resilienz 28
3.3 Soziale Benachteiligung und Armut . . 30
3.4 Migrationserfahrung 30
3.5 Bildungschancen 33
3.6 Lebensraum Familie 34
3.7 Medienkonsum und Kindergesundheit 42
3.8 Einflüsse physikalischer und
chemischer Umweltfaktoren 55
3.9 Gehörschäden durch Freizeitlärm 60

**4 Sozialpädiatrische Epidemiologie:
Datengrundlagen und Frage-
stellungen.** 63
Rüdiger von Kries

4.1 Mortalitätsstatistiken 64
4.2 Morbiditätsstatistiken 66
4.3 Gesundheitsberichte/Surveys 69
4.4 Daten für Taten – Beispiele zum
Erkenntnisgewinn aus der epidemiologischen Forschung in der Sozialpädiatrie 70
Literatur 73

**5 Prävention und Früherkennung
von Krankheiten** 75
*Rüdiger von Kries, Thomas Reinehr,
Mathilde Kersting, Uta Nennstiel-Ratzel,
Regina Ensenauer, Helia Krüger,
Helmuth-Günther Dörr, Rüdiger Szczepanski,
Nicola Ihme*

5.1 Definitionen 76
5.2 Primärprävention 79
5.3 Sekundärprävention 100
5.4 Tertiärprävention und Rehabilitation
in der Pädiatrie 124

II Spezielle Themen der Sozialpädiatrie und Jugendmedizin

6 Seelische Entwicklung und ihre Störungen in der frühen Kindheit . . . 133
Ute Ziegenhain, Rüdiger von Kries

6.1 Entdeckung der frühen Kindheit 134
6.2 Regulationsstörungen 135
6.3 Bindungsstörungen 146
Literatur 154

7 Umschriebene Entwicklungsstörungen 157
Hans G. Schlack, Günter Esser

7.1 Definition und übergreifende Merkmale 158
7.2 Umschriebene Entwicklungsstörungen der Motorik 162
7.3 Umschriebene Entwicklungsstörungen des Sprechens und der Sprache 171
7.4 Kognitive Teilleistungsstörungen/ frühe Lernstörungen 179

8 Chronische Gesundheitsstörungen . . 189
Ute Thyen, Rüdiger Szczepanski, Volker Krötz, Michaela Kuske

8.1 Begriffsbestimmung 191
8.2 Klassifikation 191
8.3 Epidemiologische Daten 193
8.4 Psychosoziale Auswirkungen 196
8.5 Überbringen schlechter Nachrichten: Diagnosemitteilung 207
8.6 Patienten- und Angehörigenschulung 214
8.7 Schnittstelle Krankenhaus/ambulante Pflege 222
8.8 Soziale Hilfen für Kinder und Jugendliche mit Behinderung 225
8.9 Tod eines Kindes 229

9 Kinder und Jugendliche mit chronischen Erkrankungen von besonderer Häufigkeit und Bedeutung 233
Rüdiger von Kries, Thomas Reinehr, Rüdiger Szczepanski, Knut Brockmann, Dieter Karch, August Ermert, Sören Lutz, Brigitte Stiegler, Ulrike Schara, Raimund Schmid

9.1 Adipositas 235
9.2 Asthma und andere atopische Erkrankungen 242
9.3 Zerebrale Anfälle und Epilepsien 249
9.4 Zerebralparesen 260
9.5 Spina bifida 273
9.6 Neuromuskuläre Erkrankungen 282
9.7 Seltene Erkrankungen als sozialpädiatrische Herausforderung 289

10 Intelligenzminderung (Geistige Behinderung) 295
Hans G. Schlack

10.1 Definition und Klassifikation 296
10.2 Prävalenz und Ätiologie 297
10.3 Konzepte der Diagnostik 298
10.4 Konzepte der Behandlung 302
10.5 Praxisrelevante rechtliche Bestimmungen 305
Literatur 308

11 Vernachlässigung, Misshandlung, Missbrauch 311
Ute Thyen

11.1 Definitionen und Grundlagen 312
11.2 Epidemiologische Daten 312
11.3 Risiken für Kindesmisshandlung und Vernachlässigung 314
11.4 Hinweise auf chronische Formen von körperlicher, sexueller oder emotionaler Misshandlung und Vernachlässigung . 315
11.5 Körperliche Misshandlung 316
11.6 Sexuelle Misshandlung 322
11.7 Vernachlässigung 323
11.8 Interventions- und Therapiekonzepte 328
11.9 Prävention 334
Literatur 339

**12 Kinder und Jugendliche
mit psychischen Störungen
und Entwicklungsauffälligkeiten** ... 341
Joachim Walter, Gabriele Schmid

12.1 Grundlagen 342
12.2 Diagnostik 345
12.3 Epidemiologie 346
12.4 Depression und Suizidalität 348
12.5 Zwangsstörungen 352
12.6 Ängste 354
12.7 Aufmerksamkeitsdefizit/-Hyper-
aktivitätsstörungen (ADHS) 356
12.8 Störungen des Sozialverhaltens 359
12.9 Ticstörungen 363
12.10 Autismus 366
12.11 Ausscheidungsstörungen:
Enuresis und Enkopresis 369
12.12 Versorgung von Kindern und Jugendlichen mit psychischen Störungen ... 372
Literatur 375

**13 Betreuung von Kindern und
Jugendlichen aus Familien
mit Migrationserfahrung** 377
Joachim Walter

13.1 Psychosoziale Folgen von Migration .. 378
13.2 Definitionen und ihre rechtlichen
Konsequenzen 379
13.3 Kulturell geprägtes Erleben und
Erleiden 381
13.4 Daten und Fakten 382
13.5 Kommunikation und Sprache 383
13.6 Gesundheit und Krankheit
bei Migrantenkindern 385
13.7 Integration 390
13.8 Best-Practice-Modelle interkultureller
Behandlung 390
13.9 Handlungsbedarf 392
Literatur 393

**14 Kinder in besonderen Familien-
situationen** 395
*Christiane Deneke, Ute Thyen,
Hans G. Schlack*

14.1 Kinder psychisch kranker Eltern 396
14.2 Kinder von Eltern mit chronischen
somatischen Erkrankungen 403
14.3 Hochbegabte Kinder 407

**15 Spezielle jugendmedizinische
Aspekte** 411
Wolf-R. Horn

15.1 Jugendmedizin erfordert spezifisches
Wissen 412
15.2 Entwicklungsaufgaben im Jugendalter
und Risiko-/Experimentierverhalten .. 413
15.3 Gesundheit und Gesundheitsstörungen
im Jugendalter 416
15.4 Spezielle psychosoziale Probleme
des Jugendalters 428
15.5 Untersuchung, Beratung
und Behandlung von Jugendlichen .. 440
Literatur 443

**III Kooperation im
Gesundkeitswesen**

**16 Kooperation in der Gesundheitsver-
sorgung für Kinder und Jugendliche** 449
Hans G. Schlack

16.1 Kooperationspartner 450
16.2 Brennpunkte besonderen
Kooperationsbedarfs 455
16.3 Vernetzung, praktisch gesehen 457
16.4 Patientenselbsthilfe 458
Literatur 460

Sachverzeichnis 461

Autorenverzeichnis

Brockmann, Knut, Prof. Dr.
Sozialpädiatrisches Zentrum
Pädiatrie II, Schwerpunkt Neuropädiatrie
Georg-August-Universität Göttingen
Robert-Koch-Str. 40
37075 Göttingen

Deneke, Christiane, Dr.
Haynstr. 15
20249 Hamburg

Dörr, Helmuth-Günther, Prof. Dr.
Poliklinik für Kinder und Jugendliche
Schwerpunkt Pädiatrische Endokrinologie
Loschgestr. 15
91054 Erlangen

Ensenauer, Regina, Dr.
Ambulanz für Stoffwechsel und Ernährung
Dr. von Haunersches Kinderspital
Ludwig-Maximilians-Universität
Lindwurmstr. 4
80337 München

Ermert, August, Dr.
Kinder- und Jugendarzt
Cranachweg 10
55127 Mainz

Esser, Günter, Prof. Dr.
Klinische Psychologie und Psychotherapie
Universität Potsdam
Karl-Liebknecht-Str. 24–25
14476 Potsdam, OT Golm

Horn, Wolf-R., Dr.
Kinder- und Jugendarzt
Igelbachstr. 7
76593 Gernsbach

Ihme, Nicola, Dr.
An der Ölmühle 18
52074 Aachen

Karch, Dieter, Prof. Dr.
Klinik für Kinderneurologie und Sozialpädiatrie
Kinderzentrum Maulbronn gGmbH
Knittlinger Steige 21
75433 Maulbronn

Kersting, Mathilde, PD Dr.
Forschungsinstitut für Kinderernährung (FKE)
Rheinische Friedrich-Wilhelms-Universität
Heinstück 11
44225 Dortmund

Kolossa-Gehring, Marike, Dr.
Umweltbundesamt
Bismarckplatz 1
14193 Berlin

Kries, von, Rüdiger, Prof. Dr.
Institut für Soziale Pädiatrie und Jugendmedizin
der Ludwig-Maximilians-Universität
Abt. für Epidemiologie im Kindes- und Jugendalter,
Gesundheitsforschung
Heiglhofstr. 63
81377 München

Krötz, Volker, Dipl.-Soz.-Päd.
Psychosozialer Dienst der Onkologie
Klinik für Kinder- und Jugendmedizin
Universitätsklinikum Schleswig-Holstein,
Campus Lübeck
Ratzeburger Allee 160
23538 Lübeck

Krüger, Helia, cand. med.
Institut für Soziale Pädiatrie und Jugendmedizin
der Ludwig-Maximilians-Universität
Abt. für Epidemiologie im Kindes- und Jugendalter,
Gesundheitsforschung
Heiglhofstr. 63
81377 München

Kuske, Michaela, Dipl.-Soz.-Päd.
Sozialpädiatrisches Zentrum
Pädiatrie II, Schwerpunkt Neuropädiatrie
Georg-August-Universität Göttingen
Robert-Koch-Str. 40
37075 Göttingen

Lutz, Sören, Dr.
Bereich Neuropädiatrie, Entwicklungsneurologie
und Sozialpädiatrie
Universitäts-Kinderklinik
Hufelandstr. 55
45122 Essen

Mößle, Thomas, Dr. Dipl.-Psych.
Kriminologisches Forschungsinstitut Niedersachsen
Lützerodstr. 9
30161 Hannover

Nennstiel-Ratzel, Uta, Dr.
LGL Bayern, Dienststelle Oberschleißheim
Veterinärstr. 2
85764 Oberschleißheim

Reinehr, Thomas, PD Dr.
Vestische Kinderklinik Datteln
Doktor-Friedrich-Steiner-Str.
45711 Datteln

Schara, Ulrike, PD Dr.
Universitäts-Kinderklinik
Hufelandstr. 55
45122 Essen

Schlack, Hans G., Prof. Dr.
An den Kreuzen 8
53125 Bonn

Schmid, Gabriele, Dipl.-Psych.
Klinik für Kinder- und Jugendmedizin
Universitätsklinikum Schleswig-Holstein,
Campus Lübeck
Ratzeburger Allee 160
23538 Lübeck

Schmid, Raimund
Kindernetzwerk e.V.
Hanauer Str. 8
63739 Aschaffenburg

Stiegler, Brigitte, Dr.
Universitäts-Kinderklinik
Hufelandstr. 55
45122 Essen

Szczepanski, Rüdiger, Dr.
Kinderhospital Osnabrück
Iburger Str. 187
49082 Osnabrück

Thyen, Ute, Prof. Dr.
Klinik für Kinder- und Jugendmedizin
Universitätsklinikum Schleswig-Holstein,
Campus Lübeck
Ratzeburger Allee 160
23538 Lübeck

Twardella, Dorothee, Dr.
LGL Bayern, Dienststelle Oberschleißheim
Veterinärstr. 2
85764 Oberschleißheim

Walter, Joachim, Dr.
Psychiatrie, Psychosomatik und Psychotherapie
des Kindes- und Jugendalters
Katholisches Kinderkrankenhaus Wilhelmstift
Lieliencronstr. 130
22149 Hamburg

Ziegenhain, Ute, PD Dr.
Universitätsklinik für Kinder- und Jugendpsychiatrie
und -psychotherapie
Steinhövelstr. 5
89075 Ulm

1 Sozialpädiatrie: eine Standortbestimmung

Hans G. Schlack, Ute Thyen, Rüdiger von Kries

1.1 Sozialpädiatrische Aufgabenschwerpunkte im kinder- und jugendärztlichen Praxisalltag – 2

1.2 Aktuelle Herausforderungen im Grenzbereich zwischen individueller Kinder- und Jugendmedizin und öffentlicher Gesundheitsfürsorge – 4

1.3 Notwendigkeit einer pädiatrischen Gesundheitswissenschaft – 5

Literatur – 8

Das Aufgabenspektrum der Pädiatrie hat sich im Laufe des letzten Jahrhunderts stark verändert. Die Gründe dafür liegen zum einen im medizinischen Fortschritt, der zur Beherrschung vieler bisher unheilbarer und lebensbedrohlicher Krankheiten geführt hat; zum andern sind tief greifende Veränderungen in den äußeren (sozialen) Lebensbedingungen verantwortlich dafür, dass Störungen der funktionellen und seelischen Entwicklung, verhaltensabhängige körperliche Störungen (z. B. Adipositas) sowie verschiedene chronische Erkrankungen in einem Umfang in Erscheinung treten, die ihnen in der amerikanischen Literatur die Bezeichnung »new epidemics« eingetragen haben. In Deutschland spricht man von »neuer Morbidität« und versteht darunter die quantitative Verschiebung von den akuten und körperlichen Erkrankungen zu den chronischen, funktionellen und großenteils psychisch (mit)bedingten Störungen.

Die offensichtliche Abhängigkeit des Morbiditätswandels von den äußeren Lebensbedingungen bedingt eine zunehmend große Bedeutung sozialpädiatrischer Kompetenzen in der Kinder- und Jugendmedizin. Zugleich hat diese Entwicklung auch einen erheblichen Einfluss auf die Aufgabenverteilung zwischen Klinik und Praxis: Die Störungsbilder der neuen Morbidität erfordern eher selten eine stationäre Behandlung, und deshalb kommen sie in der Weiterbildung zum Kinder- und Jugendarzt, die sich immer noch vorwiegend in Kliniken abspielt, kaum vor. In der Praxis spielen sie dagegen eine dominierende Rolle, und die dafür nötigen Kompetenzen müssen hauptsächlich neben oder nach der klinischen Weiterbildung zum Kinder- und Jugendarzt erworben werden.

Es ist das Anliegen dieses Buches, die praktische Relevanz der Sozialpädiatrie im Alltag der Kinder- und Jugendärzte vor Augen zu führen und dafür konkrete Handreichungen anzubieten. Die einleitenden Kapitel zu den (gesundheits-)wissenschaftlichen Grundlagen sollen dem Verständnis der Zusammenhänge dienen und Argumente für die Notwendigkeit neuer Arbeitsschwerpunkte auch in der Hochschulpädiatrie liefern.

> **Definition**
>
> Sozialpädiatrie ist die Wissenschaft von den äußeren Einflüssen auf Gesundheit und Entwicklung im Kindes- und Jugendalter. Zu ihren Aufgaben gehört auch die praktische Umsetzung dieses Wissens in Prävention, Kuration und Rehabilitation mit besonderer Berücksichtigung von Lebensbewältigung und gesellschaftlicher Teilhabe. Sozialpädiatrie ist somit eine Querschnittswissenschaft in der Kinder- und Jugendmedizin.

1.1 Sozialpädiatrische Aufgabenschwerpunkte im kinder- und jugendärztlichen Praxisalltag

Neue Morbidität

Kinder und Jugendliche mit Auffälligkeiten und Störungen der sprachlichen, kognitiven und motorischen Entwicklung, mit Verhaltensauffälligkeiten und mit psychischen Problemen bilden einen zunehmend großen Anteil der Klientel in den kinder- und jugendärztlichen Praxen. Diese Störungsbilder machen, zusammen mit verhaltensabhängigen körperlichen Störungen wie der Adipositas und chronischen Erkrankungen verschiedener Art, einen Großteil der sog. neuen Morbidität im Kindes- und Jugendalter aus (► Kap. 2). Nach den Ergebnissen des Kinder- und Jugendgesundheitssurveys (KiGGS, Scheidt-Nave et al. 2007) haben deswegen 13,7% – also etwa jede(r) Siebte – einen »besonderen Versorgungsbedarf« in Form von ärztlich verordneter medikamentöser Therapie, Heilmittelanwendung (Logopädie, Ergotherapie, Physiotherapie), individueller pädagogischer Förderung und/oder psychologischer/psychotherapeutischer Maßnahmen, und zwar jeweils über 12 Monate oder länger. Die Kompetenzen für diese Aufgaben werden in der klinischen Weiterbildung kaum vermittelt, diese Lücke soll dieses Buch füllen.

Spezielle sozialpädiatrische Aufgabenfelder

Die Langzeitbetreuung von Kindern und Jugendlichen mit chronischen Erkrankungen, funktionellen Entwicklungsstörungen oder Behinderungen nehmen in der Praxis-Pädiatrie ebenfalls großen

Raum ein. Einer besonderen Fürsorge bedürfen auch Kinder und Jugendliche, die unter schwierigen Lebensverhältnissen aufwachsen oder die vernachlässigt, misshandelt oder missbraucht werden. Ihre Betreuung erfolgt in Kooperation mit den Kliniken für Kinder- und Jugendmedizin, den Sozialpädiatrischen Zentren oder Praxen und Kliniken für Kinder- und Jugendpsychiatrie. Der besondere Wert dieser Arbeitsteilung liegt in der für das Kind und seine Familie so wichtigen Bereitstellung von hoch spezialisierten Therapieangeboten einerseits und von wohnort- bzw. familiennaher laufender Betreuung andererseits. Diesen Aufgabenfeldern sind im speziellen Teil dieses Buches eigene Kapitel gewidmet.

Vorausschauende Beratung

Unter diesem Begriff versteht man im engeren Sinne eine primärpräventive Beratung der Eltern über die psychischen und physischen Grundbedürfnisse der Kinder und Jugendlichen, über die Bedeutung von Spiel und Bewegung, über emotionale, geistige und soziale Anregung und Bildung, über häufig auftretende Schwierigkeiten und die Möglichkeiten ihrer Bewältigung, über die Entwicklungsschritte in nächster Zeit und ihre mögliche Variation. Das Ziel ist die Stärkung der elterlichen Kompetenz (Bergmann et al. 2006). Im weiteren Sinne gehört zur vorausschauenden Beratung die gesamte Primärprävention, soweit sie sich auf Vermittlung von Informationen bezieht, also Ernährungs- und Stillberatung, Nahrungssupplemente (Vitamin D und K, Fluorid), Prävention von plötzlichem Kindstod (SIDS) und Unfällen, Verzicht auf das Rauchen (oder zumindest Schutz des Kindes vor dem Passivrauchen), Mund- und Zahnhygiene (▶ Kap. 5). Diese »klassischen« pädiatrischen Themen, die neben den Impfungen zu den wichtigsten Präventionsmaßnahmen gehören, sind selbstverständlich weiterhin unentbehrlich, aber als alleinige Inhalte

▫ Tab. 1.1. Wichtige Themen einer vorausschauenden Beratung in den ersten Lebensjahren

Themen	Beratungsinhalte
Psychische Gesundheit, Salutogenese	
Bindung, Geborgenheit	Blickkontakt, Feinfühligkeit, Kontinuität der Beziehung
Responsivität	Signale des Kindes wahrnehmen und verstehen, nonverbale und verbale Kommunikation
Anregung und frühe Bildung	Gemeinsames Spiel, gemeinsam gerichtete Aufmerksamkeit und Wahrnehmung
Vorbereitung auf häufige Schwierigkeiten	Regulationsstörungen, Trotzalter, Anpassung an soziale Herausforderungen, Pubertät
Vorbereitung auf anstehende Entwicklungsschritte	Typische »Entwicklungsschwellen« wie Krippen-/Kita-Besuch, Einschulung, Autonomieentwicklung in und nach der Pubertät
Somatische Gesundheit, »klassische« Themen	
Stillen, Ernährung, Supplemente	Nutzen des Stillens für die körperliche und sozial-emotionale Entwicklung, Prävention der Adipositas, Prävention von Mangelkrankheiten
Substanzmissbrauch	Schutz vor Passivrauchen; Suchtprävention
SIDS-Prävention	Bettbeschaffenheit, Schlafposition, Rauchen
Unfallprävention	Sicherheit im Haus (Wickeltisch, Herd, Fenster, Türen, Spielzeug u. a.); Anleitung und Begleitung im Straßenverkehr
Mund-/Zahnhygiene	Zahnpflege, Fluoridprophylaxe, gesunde Ernährung

einer präventiven Beratung nicht ausreichend in Anbetracht der neuen Morbidität und ihrer Ursachen (◘ Tab. 1.1).

Viele Eltern suchen pädiatrischen Rat in Fragen der gesundheitlichen Prävention und der bestmöglichen Entwicklung ihrer Kinder. Die fachliche Kompetenz in Fragen der Entwicklung ist die eigentliche Domäne der Praxis-Pädiatrie, denn die immer weiter differenzierte Organmedizin wird zunehmend den pädiatrischen Subdisziplinen in den Kliniken vorbehalten sein, und die Zuständigkeit für die Behandlung alltäglicher akuter Krankheiten im Kindesalter wird auch von der Allgemeinmedizin reklamiert. Die Abhängigkeit der kindlichen Entwicklung von Gesundheit im Allgemeinen und von psychischer Gesundheit im Besonderen (s. unten) eröffnet eine neue Dimension pädiatrischer Aufgaben und Verantwortung, nämlich die Prävention auf dem Gebiet der seelischen Gesundheit. Das erfordert auch ein fundiertes Wissen auf dem Gebiet der Entwicklungspädiatrie (Schlack 2004).

Erforderliche ärztliche Kompetenzen

Ein umfassendes präventives Engagement für die Kindergesundheit einschließlich der vorausschauenden Beratung setzt ein konkretes Interesse an den aktuellen Lebensbedingungen jedes einzelnen Kindes voraus – eben eine sozialpädiatrische Sichtweise. Das Kind und seine Bezugsperson(en) sind ein verbundenes System. Wenn es den Bezugspersonen nicht ausreichend gut geht, sind die Voraussetzungen für Gesundheit und bestmögliche Entwicklung des Kindes beeinträchtigt. Die ärztliche Offenheit für elterliche Belastungen und psychosoziale Risiken (»offenes Auge, offenes Ohr, offenes Herz«) ist zugleich ein wichtiger Beitrag zur Früherkennung von Vernachlässigung. Beobachtbare Zeichen gestörter Eltern-Kind-Beziehung oder elterlicher Überforderung gehen in der Regel den körperlichen Hinweisen auf Vernachlässigung oder Misshandlung zeitlich voraus.

1.2 Aktuelle Herausforderungen im Grenzbereich zwischen individueller Kinder- und Jugendmedizin und öffentlicher Gesundheitsfürsorge

Ungleiche Entwicklungschancen

Die neue Morbidität – in Form von Störungen der funktionellen und emotionalen Entwicklung und des Verhaltens, der zunehmenden Verbreitung von Essstörungen und Übergewicht als verhaltensabhängigen körperlichen Störungen sowie Sucht und Gewalt – zeigt eine ausgeprägte Abhängigkeit von den sozioökonomischen und psychosozialen Umständen, unter denen ein Kind aufwächst. Der soziale Gradient in der Inzidenz und Prävalenz dieser Störungsbilder impliziert ein zweifaches Risiko: Kinder aus benachteiligten Familien erkranken häufiger an chronischen Gesundheitsstörungen (mit Ausnahme der Allergien), und der Krankheitsverlauf ist ungünstiger durch geringere Inanspruchnahme der Versorgungsangebote und schlechteres Selbstmanagement. Bildung ist ein wesentlicher Prädiktor für den Erhalt der Gesundheit, so dass Chancenungleichheit in früher Förderung und Bildung auch eine Weichenstellung im Hinblick auf Gesundheit, soziale Integration und Teilhabe bedeutet. Sie ist später nur schwer zu korrigieren, denn sie führt auch zu einer unterschiedlichen Ausstattung mit Ressourcen, auf deren Basis später das Leben selbstverantwortlich gestaltet werden soll. Durch ärztliches Handeln kann zwar der sozioökonomische Status einer Familie nicht verändert werden, wohl aber ist im Einzelfall grundsätzlich eine hilfreiche Einflussnahme zur Minderung von Deprivationsrisiken möglich.

Ungleiche Versorgung

Theoretisch bieten das System der gesetzlichen Krankenversicherung und das in Deutschland etablierte Gesundheitswesen jedem Kind die gleichen Möglichkeiten der Gesundheitssicherung. (Eine Ausnahme bilden bedauerlicherweise Kinder und Jugendliche mit illegalem Aufenthalt oder Kinder von Eltern im Asylverfahren, die nur Zugang zur Behandlung akuter Erkrankungen haben. Im Unterschied zu anderen europäischen Ländern stehen diesen Kindern und Jugendlichen in Deutschland keine Angebote der Prävention, der Gesundheitsförderung und der umfassenden Versorgung zur Verfügung.) Für alle Kinder gilt aber, dass sie vollständig davon abhängig sind, ob ihre Eltern die Initiative, das Verständnis und die Verantwortung aufbringen, die präventiven und kurativen Angebote des Gesundheitswesens wahrzunehmen. Ob die eingeführte Verpflichtung zur Teilnahme an den Kinderfrüherkennungsuntersuchungen die Situation wesentlich verbessert, bleibt abzuwarten. Zutreffenderweise wird darauf hingewiesen, dass in Deutschland die meisten Angebote in »Komm-Strukturen« organisiert sind und dadurch der Zugang höherschwellig ist. Es ist zweifellos wichtig, aufsuchende Dienste und nachgehende Fürsorge auszubauen. Damit ist aber noch nicht gewährleistet, dass solche »frei Haus« gelieferten Angebote zur Verbesserung der Gesundheit die sozial benachteiligten Kinder auch wirklich erreichen. Die gegebenen Möglichkeiten müssten von den Eltern auch nachhaltig umgesetzt werden. Wie weit das geschieht, ist noch stärker eine Frage der Bildung als der materiellen Mittel. Eine sozialkompensatorische Gesundheitsfürsorge wird wohl auch in Zukunft nicht ausschließlich auf individualmedizinischem Wege gelingen, sondern erfordert zusätzlich eine viel stärkere Einbeziehung der Lebenswelten (z. B. Kindergärten; ▶ Kap. 3).

Migration und Gesundheit

Kinder und Jugendliche mit Migrationshintergrund zählen, wie sich auch in vielen Ergebnissen des KiGGS bestätigt hat, überproportional häufig zu den gesundheitlich Benachteiligten. Nicht nur sprachliche, sondern in wohl noch stärkerem Maße soziokulturell bedingte Verständnis- und Verständigungsprobleme tragen dazu bei, dass sich Migrantenfamilien in einem fremden Gesundheitssystem oft nicht gut auskennen und insbesondere seine präventiven Möglichkeiten unzureichend nutzen. Eine Verbesserung der gesundheitlichen Situation und der Entwicklungschancen von Migrantenkindern ist aus ethischen, sozialen und politischen Gründen ein dringliches Gebot (▶ Kap. 13). In der Altersgruppe bis 18 Jahre stellen derzeit Kinder und Jugendliche mit Migrationshintergrund im Bundesdurchschnitt einen Anteil von 11,3%, wobei die bereits Eingebürgerten nicht mitgezählt sind. Gerade für Kinder- und Jugendärzte ist deswegen der Erwerb transkultureller Kompetenz von großer Wichtigkeit. Sie beginnt mit der Bereitschaft, andersartige Vorstellungen zu Krankheitskonzepten, Bewältigungsstrategien, Familienstrukturen u. a. zunächst als Gegebenheiten zu akzeptieren und sich dafür zu interessieren, anstatt sie von vornherein abzulehnen. Eine solche offene Einstellung ist eine Voraussetzung dafür, dass sich Menschen mit Migrationshintergrund angenommen fühlen und sich auch den mitteleuropäischen Sichtweisen öffnen.

Problematische Trends

Vor allem in der Jugendmedizin zeichnen sich Entwicklungen ab, die einen erhöhten Problemdruck mit sich bringen. Sie liegen zum einen im Lifestyle-Bereich (z. B. Alkoholabusus mit Rauschtrinken, Konsum illegaler Drogen, Abusus von elektronischen Medien mit der Folge von Isolierung und anderen sozialen Folgen), zum andern in den Folgen nicht gelungener schulischer und beruflicher Bildung, die in das Gefühl der Marginalisierung und Chancenlosigkeit und in dissoziales Verhalten münden können. Paradoxerweise kann aber auch der medizinische Fortschritt zur Krankheitslast beitragen, wenn nämlich Kindern und Jugendlichen mit unheilbaren Krankheiten eine längere Lebenserwartung ermöglicht wird, ohne zugleich durch adäquate, ganzheitliche und langfristige Versorgung eine gute Lebensqualität zu sichern.

1.3 Notwendigkeit einer pädiatrischen Gesundheitswissenschaft

Evidenzbasierte Prävention

Die Aufzählung der aktuellen und der sich abzeichnenden Problemfelder der Pädiatrie legt die Forderung nach wirksamer Prävention nahe. Vorschläge dazu gibt es viele, aber nur wenige sind evidenzbasiert. Man wird sicherlich auf vielen Gebieten nicht noch viele Jahre zuwarten können, bis bessere Effektivitätsnachweise vorliegen, sondern muss präventive Maßnahmen auf der Grundlage von Wahrscheinlichkeit und Plausibilität umsetzen. Andererseits ist die bisherige Vernachlässigung der pädiatrischen Präventionsforschung unübersehbar und dringend änderungsbedürftig.

Zusammenhang von sozioökonomischem Status, Gesundheit und Entwicklung

Der hohe soziale Gradient der »neuen Morbidität« legt den Schluss nahe, dass soziale Faktoren in der Pathogenese dieser Störungsbilder eine bedeutsame Rolle spielen. Eine analoge Situation ist auch für die Häufigkeit und den Ausprägungsgrad von Kindesvernachlässigung gegeben. In beiden Fällen ist offenbar die mangelhafte Erfüllung essenzieller kindlicher Bedürfnisse ein entscheidendes Glied in der Pathogenese – mit der Folge einer Beeinträchtigung der psychischen Gesundheit und der gesamten Entwicklung.

> ❶ Ein niedriger sozialer Status hat – statistisch gesehen – einen ungünstigen Einfluss auf das Familienklima, das Erziehungsverhalten und die Interaktionsweisen (Walper 1995) und wirkt sich dadurch mittelbar auf Gesundheit und Entwicklung von Kindern aus. **Die Bedeutung der psychischen und funktionellen Entwicklungsstörungen liegt darin, dass sie die betroffenen Kinder daran hindern, ihr individuelles Entwicklungspotenzial auszuschöpfen.** In einer Gesellschaft, in der ausreichende Vorsorge gegen Hunger, Seuchen und andere primär körperliche Gesundheitsrisiken getroffen ist, werden Gesundheit und Entwicklung hauptsächlich von Merkmalen der psychischen Gesundheit bestimmt (◻ Abb. 1.1).

Daraus erklärt sich die divergente Entwicklung des Intelligenzquotienten bei Kindern aus unterschiedlichen Sozialschichten, die in vielen Untersuchungen bestätigt wurde (z. B. Sameroff u. Seifer 1983; Largo et al. 1990). Andererseits sind sozialkompensatorische Fördermaßnahmen in früher Kindheit in der Lage, die Lernfähigkeit und den Schulerfolg benachteiligter Kinder nachhaltig zu bessern, wie Barnett (1998) in einer Übersicht über 38 Studien von entsprechenden Projekten in den USA dokumentiert hat. Der Nutzen übersteigt dabei schon allein unter ökonomischem Aspekt bei Weitem die Kosten.

Gesundheit als Gegenstand medizinisch-wissenschaftlicher Forschung

Gesundheit ist Ausdruck eines dynamischen Gleichgewichts zwischen gesund erhaltenden und potenziell krank machenden Einflüssen und nicht einfach ein Normalzustand, der sich nach erfolgreicher Behandlung einer allfälligen Krankheit wieder einstellt. Diese These steht in Übereinstimmung mit dem von Antonovsky (1997) formulierten Konzept der Salutogenese. Danach hängen Gesundheit und die Widerstandsfähigkeit gegenüber potenziell krank machenden Faktoren (»Stressoren«) in erster Linie von dem individuellen Gesundheitspotenzial ab. Dieses (von Antonovsky als »sense of coherence« bezeichnete) Gesundheitspotenzial ist Ausdruck einer persönlichen, aktiv erworbenen psychischen Kompetenz, deren Wurzeln in der Kindheit liegen, die aber lebenslang weiterentwickelt und gestärkt werden muss. Ob ein Mensch durch die Exposition z. B. gegenüber einer Infektion oder einer psychischen Belastung tatsächlich krank wird, hängt nicht nur von der Pathogenität des Stressors, sondern auch von der individuellen Widerstandskraft (Resilienz) ab. Über die äußeren Bedingungen, die dieses Gleichgewicht stabilisieren oder destabilisieren können, ist einiges bekannt. Welche Wirkfaktoren dabei aber unmittelbar Einfluss auf den Organismus nehmen, ist noch zu einem großen Teil Gegenstand von Hypothesen.

Aufwertung der Sozialpädiatrie in der Hochschulmedizin

Während die sozialpädiatrischen Versorgungsstrukturen, insbesondere die Sozialpädiatrischen Zentren und der öffentliche Jugendgesundheitsdienst (▶ Kap. 16), gut etabliert sind, ist Sozialpädiatrie als Gesundheitswissenschaft in der deutschen Hochschulpädiatrie nicht ausreichend repräsentiert, ge

◻ **Abb. 1.1.** Zusammenhang von salutogenen Bedingungen, Gesundheit und Entwicklung im Kindesalter.

> »Gesundheit ist der Zustand des vollkommenen körperlichen, seelischen und sozialen Wohlbefindens und nicht lediglich die Abwesenheit von Krankheit oder Gebrechlichkeit« (WHO 1948)

Als die Weltgesundheitsorganisation (WHO) ihre berühmte Definition von Gesundheit formulierte, lag das Ende des Zweiten Weltkriegs gerade drei Jahre zurück. Man könnte meinen, dass es in einer Zeit, in der große Teile der Weltbevölkerung von materieller Not, Hunger, Verletzungen, Infektionskrankheiten und anderen Kriegsfolgen betroffen waren, dringlichere Probleme gab als die Frage nach vollkommenem seelischem und sozialem Wohlbefinden. Möglicherweise hat gerade diese Diskrepanz zwischen der damaligen Lage und der weitgespannten Zielsetzung dazu beigetragen, dass die zitierte Gesundheitsdefinition oft als utopisch und als wenig relevant für die Praxis angesehen wurde.

Tatsächlich war aber die WHO mit dieser Sicht der Dinge ihrer Zeit weit voraus. Welche entscheidende Rolle die sozialen Lebensbedingungen für Morbidität und Mortalität gerade im Kindesalter spielen, wurde erst in den letzten Jahrzehnten durch epidemiologische Erhebungen in der Verbindung mit sozioökonomischen Daten deutlich gemacht. Bis vor Kurzem fehlte in Deutschland eine systematische Sozialepidemiologie im Kindesalter, so dass man auf Analogieschlüsse aus ausländischen Daten angewiesen war. Der Kinder- und Jugendgesundheitssurvey (KiGGS) hat diese Informationslücke auf beispielhafte Weise geschlossen (vgl. http://www.kiggs.de).

Durch die Fortschritte der Neurobiologie konnten außerdem die schon lange beobachteten, aber aus der Sicht der somatischen Medizin häufig beargwöhnten Phänomene der »Psychosomatik« immer besser auf naturwissenschaftlicher Basis erklärt und verstanden werden. Das heute allgemein anerkannte biopsychosoziale Verständnis von Gesundheit und Krankheit (▶ Kap. 3) wurde also bereits vor 60 Jahren durch die WHO-Definition der Gesundheit antizipiert.

messen an den aktuellen epidemischen Herausforderungen auf dem Gebiet der Gesundheit und Entwicklung von Kindern in Deutschland. Im europäischen Ausland gibt es Lehrstühle z. B. für »child public health«, »community medicine« oder »developmental pediatrics«, die teilweise oder insgesamt das Fachgebiet abdecken, das in Deutschland unter Sozialpädiatrie verstanden wird.

Die Kinder- und Jugendmedizin reklamiert die Verantwortung und Zuständigkeit für Gesundheit, Entwicklung und Zukunftschancen der Kinder als essenziellen Teil ihres Selbstverständnisses. Dazu gehören aber nicht nur die bedeutenden Erfolge in der **Bekämpfung von Krankheiten**, sondern mit gleichem Gewicht auch die präventive **Sicherung der Gesundheit**. Eine Voraussetzung dafür ist die Verbesserung unseres Wissens über die Einflüsse der psychosozialen Lebensbedingungen und deren Wirkungsweisen, mit anderen Worten: eine **pädiatrische Gesundheitswissenschaft**. Das ist (auch im internationalen Verständnis) die eigentliche Aufgabe der Sozialpädiatrie.

Vordringliche Aufgaben sozialpädiatrischer Forschung

- Präventionsforschung (z. B. Evaluation der Effektivität und Effizienz von Präventionsangeboten, Erforschung und Entwicklung von effektiven Präventionsstrategien und Zugangswegen, Analyse der Strukturen des Gesundheitssystems im Hinblick auf Prävention)
- Versorgungsforschung (Bedarfsermittlung, Erprobung, Evaluation, Optimierung)
- Erforschung der Wirkungsweise sozialer, ökonomischer und zivilisatorischer Einflüsse auf Gesundheit und Entwicklung (z. B. Konsum/Abusus elektronischer Medien). Diese Zielsetzung impliziert ein besseres Verständnis der Pathogenese auf dem Gebiet der neuen Morbidität und eröffnet gezieltere Interventionsmöglichkeiten. Notwendig sind dafür insbesondere langfristige Kohortenstudien, die eine kausale Verknüpfung von Risikofaktoren mit späteren Folgezuständen erlauben. Diese Forschung erfordert eine zunehmende interdisziplinäre Vernetzung.

▼

- Erweiterung klinischer Studien um Aspekte des psychosozialen Wohlbefindens und der Lebensqualität
- Erprobung neuer Therapieverfahren in randomisierten Studien mit dem Ziel der Evidenzbasierung sozialpädiatrischer Arbeit
- Erprobung und Weiterentwicklung neuer Klassifikationsverfahren wie der International Classification of Functioning, Disability, and Health for Children and Youth (ICF-CY) für die Anwendung in der Rehabilitation

Literatur

Antonovsky A (1997) Salutogenese. Zur Entmystifizierung der Gesundheit (dt. erweiterte Ausgabe hrsg. von A. Franke). DGVT, Tübingen (engl. 1987)

Barnett WS (1998) Long-term cognitive and academic effects of early childhood education on children in poverty. Prev Med 27: 204–207

Bergmann KE, Bergmann RL, Richter R, Dudenhausen JW (2006) Vorausschauende Beratung junger Eltern ist wirksam. Kinderärztl Prax 77: 354–361

Largo RH, Graf S, Kundu S, Hunziker U, Molinari L (1990) Predicting developmental outcome at school age from infant tests of normal, at-risk and retarded infants. Dev Med Child Neurol 32: 30–45.

Sameroff AJ, Seifer R (1983) Familial risk and child competence. Child Dev 54: 1254–1268

Scheidt-Nave C, Ellert U, Thyen U, Schlaud M (2007) Prävalenz und Charakteristica von Kindern und Jugendlichen mit besonderem Versorgungsbedarf im Kinder- und Jugendgesundheitssurvey (KiGGS) in Deutschland. Bundesgesundheitsbl-Gesundheitsforsch-Gesundheitsschutz 50: 750–756

Schlack HG (2004) Entwicklung – das zentrale Thema der Kinderheilkunde. In: Schlack HG (Hrsg) Entwicklungspädiatrie. Marseille, München

Schlack HG (2008) Eine kranke Generation? Psychosoziale Gründe der Neuen Morbidität. Kinderärztl Prax 79: 209–214

Walper S (1995) Kinder und Jugendliche in Armut. In: Bieback KJ, Milz H (Hrsg) Neue Armut. Campus, Frankfurt/M

Allgemeiner Teil: Gesundheistwissenschaften und Grundlagen der Sozialpädiatrie und Jugendmedizin

2 Vom biomedizinischen zum biopsychosozialen Verständnis von Krankheit und Gesundheit – 11
Ute Thyen

3 Umwelteinflüsse und Lebenswelten – 25
Ute Thyen, Hans G. Schlack, Thomas Mößle, Marike Kolossa-Gehring, Dorothee Twardella

4 Sozialpädiatrische Epidemiologie: Datengrundlagen und Fragestellungen – 63
Rüdiger von Kries

5 Prävention und Früherkennung von Krankheiten – 75
Rüdiger von Kries, Thomas Reinehr, Mathilde Kersting, Uta Nennstiel-Ratzel, Regina Ensenauer, Helia Krüger, Helmuth-Günther Dörr, Rüdiger Szczepanski, Nicola Ihme

2 Vom biomedizinischen zum biopsychosozialen Verständnis von Krankheit und Gesundheit

Ute Thyen

2.1 Definition von Gesundheit und Krankheit von Kindern und Jugendlichen – 12

2.2 Gesundheitsförderung – 13

2.3 Neue Morbidität – 14

2.4 Familienorientierte Versorgung – 16

2.5 Aktivitäten und Partizipation – von der ICD zur ICF – 18

2.6 Konzept der gesundheitsbezogenen Lebensqualität als messbare Dimension von subjektiver Gesundheit – 19

Literatur – 22

Das Aufgabenfeld der Kinder- und Jugendmedizin hat sich in den vergangenen Dekaden stark verändert und verlangt nach neuen Ansätzen und Orientierungen. Während Kinderärzte vergangener Generationen den Großteil ihrer Arbeitszeit damit verbrachten, akute Krankheiten zu behandeln und zu lindern, gewinnt die **Betreuung chronisch kranker Kinder** zunehmend an Bedeutung. Demographische Veränderungen, kulturelle und soziale Entwicklungen haben die Anforderungen an die Gesundheitsversorgung in den westlichen Ländern stark verändert. Die Prävalenz chronischer Erkrankungen und Behinderungen im Kindesalter steigt einerseits durch längere Überlebenszeiten bei verbesserter medizinischer und pflegerischer Versorgung, andererseits verändern sich auch die Inzidenzen bestimmter Erkrankungen durch gesundheitspolitische und präventive Maßnahmen (▶ Kap. 8). Eine weitere bedeutsame Entwicklung liegt in dem sich verändernden Verhältnis zwischen Ärzten und ihren Patienten zugunsten einer **partnerschaftlichen Beziehung**; insbesondere Eltern von Kindern und Jugendlichen wollen eine aktive Rolle in der Gesundheitsversorgung des Kindes einnehmen.

Die ICF-CY (International Classification of Functioning, Disability and Health – Children and Youth) bietet einen hervorragenden Ansatz, eine gemeinsame Sprache über Gesundheitsstörungen, Entwicklungschancen und relevante Kontextfaktoren zu finden (World Health Organization 2001; Lollar u. Simeonsson 2005). Wird diese Konzeption verstanden, können Widersprüche zwischen Familienorientierung, Kindzentrierung und gemeindenaher Versorgung überwunden werden.

2.1 Definition von Gesundheit und Krankheit von Kindern und Jugendlichen

Gesundheit ist ein sehr allgemeiner, breiter Begriff mit einer Vielzahl von Bedeutungen, die von rein fachlichen Inhalten bis hin zu umfassenden moralischen und philosophischen Bedeutungsinhalten reichen können. Es handelt sich in jedem Fall um einen Begriff, dessen Inhalte historisch veränderlich sind und der von kulturellen und gesellschaftlichen Aspekten stark geprägt und auch in Familien unterschiedlich tradiert wird. Die westlich geprägte moderne Medizin geht überwiegend von einem negativen Gesundheitsbegriff (Abwesenheit von Krankheit) aus, andere Kulturen beschreiben Gesundheit als einen zu erreichenden Zustand des Wohlbefindens.

Die **World Health Organization (WHO)** hat mit ihrer Definition als Gesundheit von einem »Zustand des völligen körperlichen, geistigen und sozialen Wohlbefindens und nicht nur das Freisein von Krankheiten und Gebrechen« im Jahr 1948 eine sehr idealistische Deutung des Begriffs vorgelegt, damit aber doch zwei wesentliche Bewegungen angestoßen:

1. das **Konzept der Gesundheitsförderung** und Gesunderhaltung auch in Abwesenheit von Krankheit und
2. das **Verständnis des Zusammenwirkens von somatischen, psychischen und sozialen Prozessen**.

Die Diskussionen um Begriffsbestimmungen und Deutung des Konstruktes »Gesundheit« sowie Festlegung von wesentlichen Dimensionen von Gesundheit hat sich insbesondere in der Lebensqualitätsforschung weiterentwickelt (▶ Kap. 2.6).

»**Kranksein**« beschreibt zunächst subjektive Wahrnehmungen eines eingeschränkten Befindens, die Erfahrung des Verlusts von Gesundheit. **Krankheit** ist demgegenüber ein etwas enger gefasster Begriff und beschreibt einen abweichenden körperlichen oder seelischen Zustand, der objektiv feststellbar oder nachweisbar ist. Häufig erzeugt fehlende Klarheit in der Diskussion Missverständnisse darüber, ob von Gesundheit und Krankheit als subjektiv erlebten Erfahrungen und damit sozial strukturierten, subjektiven Wirklichkeiten oder von objektiv messbaren Zuständen gesprochen wird (◘ Tab. 2.1). Beide Sichtweisen haben ihre Berechtigung, meinen jedoch unterschiedliche Dinge.

Als **funktionale Norm** orientiert sich Gesundheit daran, ob eine Person in der Lage ist, die durch ihre sozialen Rollen vorgegebenen Aufgaben zu erfüllen. Diese Definition nutzt auch die ICF. Für Kinder und Heranwachsende bedeutet dies, dass das Erreichen der alterstypischen Meilensteine der Entwicklung und die Bewältigung von Entwicklungsaufgaben ein Teil der Gesundheit eines Kindes

◼ Tab. 2.1. Dimension des subjektiven Krankheitsempfindens und objektiver Gesundheitsstatus

		Objektive Gesundheit	
		krank	gesund
Subjektive Gesundheit	krank	fühlt sich krank hat eine Krankheit (krank)	fühlt sich krank hat keine Krankheit[a] (Befindlichkeitsstörung, Simulant)
	gesund	fühlt sich gesund hat eine Krankheit (z. B. durch Vorsorge festgestellt, prädiktive genetische Diagnostik)	fühlt sich gesund hat keine Krankheit (gesund)

[a] Nicht gemeint sind feststellbare somatoforme Störungen als psychiatrisches Krankheitsbild.

sind. Sozial- und Gesundheitswissenschaften sind sich einig, dass es sich um ein mehrdimensionales Konstrukt handelt, zu dem neben körperlichem Wohlbefinden (positives Körpergefühl, körperliches Leistungsvermögen, Fehlen von Beschwerden), psychischem Wohlbefinden (Freude, Glück, Lebenszufriedenheit) und sozialer Rollenerfüllung auch Vitalität, sexuelle Funktion und Erfüllung, Selbstverwirklichung, spirituelle/religiöse Orientierung und Sinnfindung gehören. Viele Instrumente zur Messung der gesundheitsbezogenen Lebensqualität schließen daher diese Dimensionen ein (▶ Kap. 2.6).

In diesem Lehrbuch wird ein **funktionaler Begriff der Gesundheit** verwendet. Als funktionale Norm gilt, ob eine Person in der Lage ist, die durch ihre sozialen Rollen gegebenen Aufgaben zu erfüllen. Dies bedeutet für Kinder und Jugendliche, dass die Bewältigung von Entwicklungsaufgaben ein integraler Bestandteil der Gesundheit ist.

Damit ist Gesundheit kein Zustand, sondern ein **Prozess**, der vom Individuum aktiv handelnd hergestellt und erhalten wird.

»**Kranksein**« bedeutet die subjektive Wahrnehmungen eines eingeschränkten Befindens, die Erfahrung von Verlust von Gesundheit. **Krankheit** beschreibt einen in der Regel durch Ärzte festgestellten und von der Norm abweichenden körperlichen oder seelischen Zustand, der objektiv feststellbar oder nachweisbar ist.

▼

Weiterhin wird **Gesundheit als mehrdimensionales Konstrukt** verstanden, das mindestens die Dimensionen des physischen und psychischen Wohlbefindens und der gesundheitsbezogenen sozialen Rollenerfüllung einschließt. Weitere wichtige Dimensionen können Vitalität, sexuelle Funktion und Erfüllung, Selbstverwirklichung, spirituelle/religiöse Orientierung und Sinnfindung sein.

2.2   Gesundheitsförderung

Der Gesundheitsbegriff der WHO ist neben seinem utopischen Gehalt auch wegen der Beschreibung von Gesundheit als relativ statischem Zustand kritisiert worden. Gesundheit sei kein passiv erlebter Zustand des Wohlbefindens, sondern wird jeweils im Kontext der sozialen, ökonomischen und kulturellen Lebensbedingungen vom Individuum selbst hergestellt und erhalten. Deshalb hat die WHO selbst die Definition von Gesundheit erweitert im Sinne einer Ressource (vgl. Ottawa Charta zur Gesundheitsförderung von 1986; WHO 1986). Mit der Festlegung von Gesundheit als einem Prozess, ja einer Entwicklungsaufgabe jedes Menschen, bekam das Feld der Gesundheitspädagogik und der Gesundheitsförderung zunehmendes Gewicht. Entwicklungsprozesse gelten als grundsätzlich veränderbar bzw. beeinflussbar, so dass davon ausgegangen wurde, dass durch Wissen Einsicht und verändertes Handeln entsteht und damit jedes Individuum für sich eine bessere Gesundheit herstellen kann.

Die **Ottawa-Charta von 1986** definiert Gesundheitsförderung demnach als einen Prozess, der allen Menschen ein höheres Maß an Selbstbestimmung über ihre Gesundheit ermöglicht und sie damit zur Stärkung ihrer Gesundheit befähigt. Als Handlungsbereiche benennt sie:

1. die Entwicklung einer gesundheitsförderlichen Gesamtpolitik,
2. die Schaffung gesundheitsfördernder Lebenswelten,
3. die Unterstützung gesundheitsbezogener Gemeinschaftsaktionen,
4. die Entwicklung persönlicher Kompetenzen und
5. die Neuorientierung der Gesundheitsdienste und anderer gesundheitsrelevanter Dienste.

Insbesondere auf den vierten Handlungsbereich bezieht sich das noch junge Feld der Gesundheitspädagogik und -förderung. Wenngleich das Paradigma der Beinflussbarkeit von Gesundheitsverhalten sicher gültig ist, waren und sind Maßnahmen der Gesundheitsförderung mühsam und zeitigen selten rasche Erfolge. **Individuelle Verhaltensänderungen** durch kognitive Einsicht allein ist selten zu erreichen, wie insbesondere die Maßnahmen zur Suchtprävention oder zu gesundem Ernährungs- und Bewegungsverhalten gezeigt haben. Es geht in der Regel um Lebensstiländerungen, die stark mit sozialen Erfahrungen, umgebenden Werten und Normen und Gewohnheiten zu tun haben. Diese Verhaltensweisen sind oft im Individuum fest verankert und dienen der Stabilisierung oder Emotionsregulation, so dass sie schwer beeinflussbar erscheinen. Traditionelle Ansätze der Erziehung und Bildung wurden weitgehend verlassen zugunsten von Konzepten der Stärkung der Motivation und Kompetenzentwicklung (Wulfhorst 2002). Gesundheitsfördernde Maßnahmen dienen einerseits dem Erhalt und der Wiederherstellung von Gesundheit, der Stärkung der Verantwortung und Handlungswirksamkeit jedes Einzelnen, aber auch der Verhütung konkreter Krankheiten. Gesundheitsförderung auf bevölkerungsbezogener Ebene ist Aufgabe der Gesundheitswissenschaften oder der »**Öffentlichen Gesundheit**« (Public Health) (▶ Kap. 5).

In Deutschland wurden 2006 von den insgesamt 245.003 Mio. Euro für alle Gesundheitsausgaben 4.919 Mio. Euro für die Gesundheitsförderung ausgegeben. Die Bundeszentrale für gesundheitliche Aufklärung (http://www.bzga.de) bietet eine gute Übersicht zu Projekten und Programmen.

Definition

Projekte, Programme oder Leistungen der Krankenkassen, die darauf zielen, den Gesundheitszustand zu erhalten oder zu verbessern, fallen in den Bereich der **Gesundheitsförderung.** Dazu gehören insbesondere

- Förderung von Bewegung und gesunder Ernährung,
- Suchtmittelprävention durch Aufklärung insbesondere bei Kindern und Jugendlichen,
- Stärkung der Selbstwirksamkeit bei Kindern und Jugendlichen und Gewaltprävention
- Prävention von Infektionskrankheiten durch Aufklärung und Impfungen (z. B. HIV, HPV).

Als Methoden zur Gesundheitsförderung dienen breit angelegte Aufklärungskampagnen in den Medien (Werbespots, Plakate, Informationsbroschüren), gezielte Information über Mediatoren (Flyer und Broschüren über Arztpraxen, Elternbriefe, Beilagen in Zeitschriften) und Programme in Setting-Ansätzen, d. h. in Kindergraten, Schule und am Arbeitsplatz.

2.3 Neue Morbidität

In den letzten Dekaden wird ein Ansteigen chronischer Gesundheitsstörungen beobachtet, verbunden mit psychischen Entwicklungsstörungen bei Kindern und Jugendlichen, das häufig als »neue Morbidität« bezeichnet wird. Dabei handelt es sich um **komplexe chronische Gesundheitsstörungen**, die Symptome in mehreren Funktionsbereichen nach sich ziehen. Sie haben ihren Ursprung in der Regel in frühen Störungen der psychosozialen Entwicklung und manifestieren sich in Entwicklungsverzögerungen, Verhaltensauffälligkeiten und körperlichen Erkrankungen, insbesondere Adipositas und psychosomatischen Erkrankungen. Die Entstehung ist immer multifaktoriell, und konstitutionelle

Das Bundesministerium für Gesundheit hat im Jahr 2008 eine »Strategie der Bundesregierung zur Förderung der Kindergesundheit« vorgelegt und damit der Gesundheitsförderung für die kommenden Jahre einen hohen Stellenwert zugeschrieben. Folgende Ziele werden formuliert:

- die gesundheitliche Chancengleichheit aller Kinder und Jugendlichen zu fördern,
- die allgemeinen Voraussetzungen für einen gesunden Lebensstil zu verbessern, zu einem gesunden Lebensstil zu motivieren und ihn in den Alltag der Kinder zu integrieren,
- die gesundheitlichen Risiken zu verringern,
- die gesunde physische und psychische Entwicklung von Kindern und Jugendlichen zu unterstützen und

- die Öffentlichkeit für das Thema Kindergesundheit nachhaltig zu sensibilisieren.

Dafür soll vor allem die Prävention gestärkt werden, insbesondere im sog. Setting-Ansatz, d. h. in Krippe, Kindergarten und Schule mit dem Schwerpunkt auf Bewegung, Ernährung und Umgang mit Stress. Darüber hinaus sollen die Impfraten weiter gesteigert und die Programme zur Alkohol- und Suchtprävention gestärkt werden. Die gesundheitliche Chancengleichheit soll durch verbesserte Zugangswege zum Gesundheitswesen insbesondere für sozial benachteiligte und Migrantenfamilien durch spezifische Angebote zur Gesundheitsförderung und durch aufsuchende Hilfen gestärkt werden. Im Bereich des Kinderschutzes setzt die Bundesregierung auf eine Stärkung der elterlichen Erzie-

hungskompetenz und Bekämpfung von innerfamiliärer Gewalt und Vernachlässigung durch frühes Erkennen und Handeln bei Risikosituationen und verstärkte Kooperation in den Hilfesystemen. Im Bereich der Minderung von gesundheitlichen Risiken setzt das Programm auf eine Reduktion von allergiefördernden Stoffen in der Umwelt, mehr Sicherheit im Straßenverkehr, Arbeitsschutzuntersuchungen für Jugendliche, Verbesserung der Luftqualität, Verringerung der Schallbelastung und Verbesserung der Arzneimittelversorgung von Kindern und Jugendlichen. Weiterhin hat die Bundesregierung beschlossen, ein kontinuierliches Gesundheitsmonitoring für Kinder und Jugendliche am Robert-Koch-Institut zu etablieren und zu finanzieren (Bundesministerium für Gesundheit, Mai 2008).

Faktoren spielen häufig eine Rolle. Weitaus größeres Gewicht haben jedoch die oft belasteten Lebenswelten des Kindes und die gestiegenen Anforderungen an die Anpassungsfähigkeit und sozialen Kompetenzen von Kindern und Jugendlichen. Kinder, die nicht über ausreichende persönliche Ressourcen, insbesondere kognitive Fähigkeiten und Resilienz verfügen und geringe familiäre und soziale Unterstützung und Förderung erhalten, haben ein hohes Risiko für die Entwicklung dieser komplexen, chronischen Gesundheitsstörungen.

Die Bedeutung der Lebenswelten für die Entstehung der »neuen Morbidität« wird deutlich, wenn die **Entwicklungsbedürfnisse von Kindern und Jugendlichen** betrachtet werden. Körperliche Gesundheit im engeren Sinne stellt nur ein, wenn auch sehr wichtiges, Bedürfnis in der Entwicklung von Kindern dar. Hinzu kommen Bedürfnisse nach Entwicklung und Gestaltung stabiler familiärer und sozialer Beziehungen, einer differenzierten emotionalen Entwicklung, einer Orientierung gebenden Erziehung, einer zunehmenden Selbstständigkeit, sozialen Präsentation und Partizipation in der Gesellschaft und Zugang zu Kultur und Bildung. Die Verwirklichung dieser Bedürfnisse ermöglicht die Herausbildung einer persönlichen Identität, sozia-

les Wohlbefinden und Selbstwirksamkeit. Die Erfüllung dieser kindlichen Entwicklungsbedürfnisse hängt von den Fähigkeiten der Eltern ab, die Grundversorgung und die Sicherheit des Kindes zu gewährleisten sowie emotionale Wärme, Anregungen, Anleitung und Stabilität zu vermitteln. Die Möglichkeiten der Eltern, dieses anzubieten, hängen wiederum von den Kontextfaktoren und der Lebenswelt der Familie ab. Insbesondere zählen dazu Ressourcen der Gemeinschaft, die soziale Integration der Familie, ökonomische Möglichkeiten und Erwerbstätigkeit, Wohnraum und Zusammenleben sowie Gestaltung verwandtschaftlicher und freundschaftlicher Beziehungen. Die Lebenswelten von Familien und die Struktur von sozialen, gesundheitlichen und pädagogischen Versorgungssystemen kann auf verschiedenen Ebenen betrachtet werden. Das Individuum ist in den Kontext der Familie eingebettet, diese wiederum in die Gemeinschaft und den kulturellen Kontext, die gemeinsam die Gesellschaft insgesamt bilden. Die Lebenswelten von Familien werden entscheidend beeinflusst von der Ökologie des Zusammenlebens, die Bronfenbrenner erforscht und beschrieben hat (Bronfenbrenner 1979). Er definierte Entwicklung als die kontinuierliche Veränderung der Art und Weise, wie ein

Mensch die Umwelt wahrnimmt und sich mit ihr auseinandersetzt.

Neue Morbidität entsteht an der Schnittstelle zwischen dem Individuum und der persönlichen Lebenswelt. Bei der Suche nach Störfaktoren geht es weniger um konkrete Handlungen oder Unterlassungen der Eltern und Bezugspersonen, sondern vielmehr um die **Konsequenzen komplexer psychosozialer Belastungssituationen.** Hierzu zählen insbesondere die veränderten Familienstrukturen mit häufigeren lang anhaltenden Konflikten bei Trennung und Scheidung. Viele Eltern lassen eine mangelnde Erziehungskompetenz und ein geringes Repertoire in Handlungsmöglichkeiten erkennen, sind selbst in ihren Möglichkeiten durch Substanzmissbrauch oder psychische Erkrankung eingeschränkt. Andere Problemlagen ergeben sich durch einen erschwerten Zugang zu Versorgungsangeboten, z. B. bei Familien mit geringem Bildungsstatus oder Migrationshintergrund.

❗ **Kinder und Jugendliche mit komplexen Störungsbildern im Sinne der neuen Morbidität bedürfen immer einer interdisziplinären Betreuung und Behandlung, die über den Rahmen der üblichen Gesundheitsversorgung hinausgeht.**

Interinstitutionelle Kooperation ist in der Regel erforderlich (▶ Kap. 16). Kinder und Jugendliche mit chronischen Gesundheitsstörungen sind häufig in doppeltem Sinne marginalisiert: Einerseits haben Kinder aus sozial deprivierten Familien ein erhöhtes Risiko für chronische Gesundheitsstörungen, andererseits weist ihre gesundheitliche Versorgung häufig Lücken und suboptimale Qualität auf, die ihre soziale Integration und Partizipation weiter beeinträchtigen (van Dyck et al. 2004; Lampert et al. 2006).

Unter »neuer Morbidität« wurde Anfang der 1990er Jahre die bemerkenswerte Verschiebung des Krankheitsspektrums bei Kindern und Jugendlichen in den kinder- und jugendärztlichen Praxen der westlichen Welt beschrieben. Diese »neuen« Gesundheitsstörungen waren in besonderer Weise abhängig von komplexen und/oder belasteten psychosozialen Lebensumständen (Erfahrung von Armut und Gewalt) und ungünstigen Lebensgewohnheiten (Ernährung und ▼ mangelnde Bewegung), Veränderungen der physischen Umwelt (Städtebau, Umweltbelastungen durch Schadstoffe und Lärm) sowie der sozialen Lebensumwelt (veränderte Familienstrukturen, Trennungserfahrungen, zunehmende Mobilität, veränderte Bildungsanforderungen). Diese meist chronischen Gesundheitsstörungen manifestieren sich als komplexe Entwicklungsstörungen und -retardierung, Verhaltensauffälligkeiten, Essstörungen (insbesondere Adipositas) und verminderter Leistungs- und Anpassungsfähigkeit.

Für die Ausbildung und Tätigkeit von Ärzten verlangt dies eine bessere Integration von psychosozialen Aspekten der Medizin in der Aus- und Weiterbildung, Stärkung der Kompetenzen in der Beurteilung von Verhalten und Entwicklung von Kindern und Jugendlichen, intensivere Kooperation mit Ärzten und nichtärztlichen Therapeuten aus dem Bereich seelische Gesundheit, intensivere Zusammenarbeit mit Kindergärten, Schulen und sozialen Einrichtungen sowie Netzwerkbildung.

2.4 Familienorientierte Versorgung

Kinder mit besonderem Versorgungsbedarf

Durch die wachsende Bedeutung einer langfristigen Betreuung von Kindern und Jugendlichen mit chronischen Erkrankungen und Behinderungen in ihren Familien, aber auch die zunehmende Beteiligung von Eltern und Angehörigen haben sich Konzepte zur ganzheitlichen Betreuung nach einem biopsychosozialen Verständnis von Krankheit und Gesundheit weiterentwickelt. Sie finden ihren Ausdruck in der sozialpädiatrischen Versorgung, die den Anspruch formuliert, alle gesundheitsbezogenen Aspekte im Leben eines Kindes oder Jugendlichen, die die Teilhabe beeinträchtigen, zu integrieren und zu berücksichtigen. Da die Sozialpädiatrie in Deutschland überwiegend ihre Wurzeln in der Betreuung von **Kindern mit geistiger und körperlicher Behinderung** hat, wird dieser Ansatz vor allem in Bezug auf Kinder und Jugendliche mit neurologischen Störungen in den Sozialpädiatrischen Zentren gewährleistet, weniger für Kinder und Jugendliche **mit anderen chronischen Gesundheitsstörungen.** Dazu zählen insbesondere auch schwer und komplex erkrankte Kinder und Jugendliche, die dank moderner Technologie überleben und auch zu Hause auf **medizintechnologische Unterstützung** angewiesen sind. Zu diesen Technologien gehören Heimbeatmung, künstliche enterale oder parenterale Ernährung, kardiovaskuläres Monitoring oder Heimdialyse. Kinder und Jugendliche, die überwiegend chirurgisch versorgt werden, z. B. solche mit schwersten Verbrennungen, Schädel-Hirn-Verletzungen, komplexen Frakturen, Kurzdarmsyndrom oder angeborenen Fehlbildungen bedürfen ebenfalls einer sozialpädiatrischen Mitbetreuung. Ein strukturiertes psychosoziales Behandlungsangebot neben der hoch spezialisierten medizinischen Betreuung erhalten flächendeckend derzeit nur Kinder und Jugendliche mit onkologischen Erkrankungen, bei vielen anderen chronischen Gesundheitsstörungen gibt es Beispiele guter Praxis und Modellvorhaben, jedoch keine flächendeckenden Strukturen (▶ Kap. 8).

Hausärztliche Versorgung

In Deutschland werden Kinder und Jugendliche etwa zur Hälfte von Kinder- und Jugendärzten behandelt, wobei der Anteil bei jüngeren Kindern und auch bei Jugendlichen mit chronischen Erkrankungen und Behinderungen deutlich höher ist (Katz et al. 2002). Die Betreuung durch Haus- oder Familienärzte (»general practitioners«) hat in anderen Ländern eine noch größere Bedeutung und ist dort eingebettet in ein strukturiertes, gestuftes Versorgungsmodell für die allgemeine Gesundheitsversorgung und den Zugang zum Spezialisten, einschließlich Kinder- und Jugendärzten mit ihren Subspezialisierungen. In Deutschland führt das Nebeneinander von unterschiedlichen Versorgungsmöglichkeiten in Verbindung mit einem angebotsorientierten Gesundheitswesen zu erheblichen Qualitätsunterschieden in der Versorgung von Kindern und Jugendlichen, gerade solchen mit chronischen seelischen, körperlichen oder geistigen Entwicklungsstörungen und Krankheiten. Es zeigen sich große geographische Unterschiede in der Versorgung und Verteilung der Angebote des Gesundheitswesens, die sowohl mit Über- als auch Unterversorgung einhergehen.

Familienorientierte Versorgung durch Allgemeinärzte und Kinder- und Jugendärzte

Die Forderung nach einer nur durch Kinder- und Jugendärzte durchzuführenden Versorgung für alle Kinder und Jugendlichen kann angesichts der demographischen Entwicklung und Versorgungslücken in manchen Regionen kaum aufrechterhalten werden. Allerdings lassen sich sowohl in der Kinder- und Jugendmedizin als auch der Allgemeinmedizin Brücken herstellen über den Ansatz einer »familienorientierten Versorgung von Kindern und Jugendlichen« (»family-centred care« oder »family-centred services«, Franck u. Callery 2004). Dieses Konzept verlässt den allein an den Bedürfnissen des Kindes (»child-centred care«) orientierten Ansatz und bietet die Chance, die familiären und sozialen Kontextfaktoren verstärkt in den Blick zu nehmen. Die Versorgung von Kindern und Jugendlichen sollte generell familienorientiert erfolgen und folgende Aspekte berücksichtigen:

- Beteiligung der Eltern an der Gesundheitsfürsorge des Kindes und an allen Entscheidungen;
- partnerschaftliche Zusammenarbeit zwischen allen Mitgliedern des Versorgungsteams untereinander und mit den Eltern;
- familienorientierte Ausstattung und Organisation von ambulanten und stationären Angeboten (Praxen, Krankenhäuser etc), in denen Kinder und Jugendliche versorgt werden;
- Berücksichtigung der Belange aller Familienmitglieder in der Betreuung eines erkrankten Familienmitglieds und
- Unterstützung der psychosozialen familiären Funktionen (Thyen u. Perrin, 2009, ▶ Kap. 16).

Die primärärztliche Versorgung sollte gemeindenah organisiert sein, aber bei besonderem Versorgungsbedarf (Kindern und Jugendlichen mit chronischen Erkrankungen und Behinderungen) wird die primärärztliche Versorgung eng verzahnt sein mit der spezialisierten, organbezogenen, überregionalen Versorgung an Zentren und Angeboten zur psychosozialen Diagnostik und Beratung.

In das Aufgabenfeld des hausärztlich, primär betreuenden Kinder- und Jugendarztes oder familienorientierten Allgemeinarztes gehören die Sicherstellung

▼

und Durchführung aller üblichen präventiven Maßnahmen wie Früherkennungsuntersuchungen, Entwicklungsmonitoring und Impfungen. Darüber hinaus werden zunehmend folgende Aufgaben an Bedeutung gewinnen:

- Augenmerk auf seelische Entwicklungsstörungen und Verhaltensauffälligkeiten;
- strukturierte Wahrnehmung und fortlaufende Beobachtung der familiären Funktionen und Begleitung in Belastungssituationen;
- gesundheitliche Beratung und Hilfe bei der Beschaffung von Informationen;
- Kommunikation mit Krippe, Kindertagesstätte und Schule, um möglichst umfassende Gesundheits- und Entwicklungsförderung und optimalen Bildungserfolg zu erreichen;
- Verweis an soziale Beratungsstellen und Antragsmöglichkeiten für zusätzliche finanzielle und sachliche Ressourcen wie Steuererleichterungen, Pflegegeld, sozialmedizinische Nachsorge, familienentlastende Dienste, Ferien- oder Rehabilitationsmaßnahmen.

2.5 Aktivitäten und Partizipation – von der ICD zur ICF

Nach der Entwicklung der internationalen Klassifikation der Krankheiten (ICD) hat die Weltgesundheitsorganisation (WHO) in den vergangenen zwanzig Jahren eine Klassifikation entwickelt, die die gesundheitliche Situation eines Menschen ganzheitlich abbildet und in Bezug zur Lebenswelt der Person setzt: die International Classification of Functioning, Disability and Health (ICF). Die besondere Situation von Kindern und ein Bezug zu ihrer Entwicklungsdynamik wird in der Ergänzung für Kinder und Jugendliche berücksichtigt (ICF-CY), die Ende 2007 veröffentlicht wurde (Lollar u. Simeonsson 2005).

Bei der ICF (◘ Abb. 2.1) handelt es sich um ein mehrdimensionales Klassifikationssystem, das zusätzlich zu der spezifischen medizinischen Diagnose, die mit der ICD verschlüsselt wird, Aspekte der Interaktion zwischen Gesundheit, Funktion und Lebenswelt abbilden will. Grundlage ist ein biopsychosoziales Modell von Krankheit und Gesundheit, das der klassischen Definition der WHO von Gesundheit (»health«) als körperliches, seelisches und soziales Wohlbefinden folgt. Der Begriff der Funktionsfähigkeit (»functioning«) wird für Körperstrukturen und Körperfunktionen, Aktivitäten und Teilhabe einer Person an Lebensbereichen verwendet. In diesen Dimensionen werden die positiven (oder neutralen) Aspekte der funktionalen Gesundheit beschrieben. Der Begriff der Behinderung (»disability«) wird ebenfalls für Körperfunktionen und Körperstrukturen, Aktivitäten und Teilhabe einer Person an Lebensbereichen verwendet, er umfasst jede Beeinträchtigung der Funktionsfähigkeit als Abwesenheit von Funktionen, also die negativen Aspekte der funktionalen Gesundheit. Neben diesen Ebenen werden sog. Kontextfaktoren verschlüsselt, die die Interaktion zwischen Körperfunktion, Aktivität und Teilhabe beeinflussen.

Danach kann die funktionale Gesundheit einer Person beeinträchtigt sein, wenn Abweichungen im

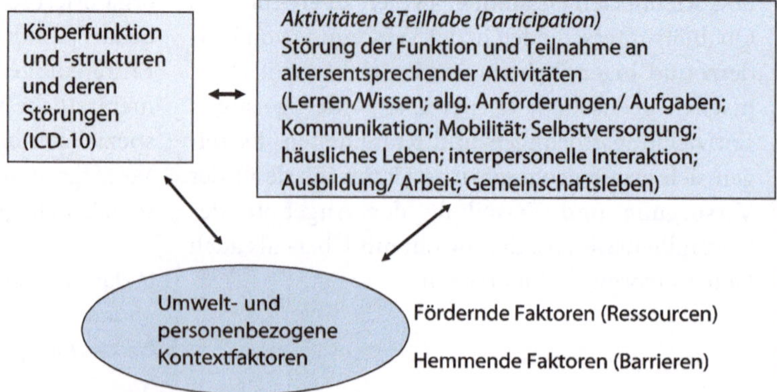

Abb. 2.1. Komponenten der International Classification of Functioning, Disability and Health (ICF)

Bereich der **körperlichen Funktionen** (physische und mentale) und/oder der **Körperstrukturen** vorliegen, z. B. angeborene Fehlbildungen von Organen oder Bewegungsapparat (Strukturen) oder genetisch bedingte Stoffwechseldefekte (Funktionen auf zellulärer oder Organebene). Von einer Beeinträchtigung der **Aktivitäten** spricht man, wenn das Kind und der Jugendliche nicht mehr all das tun können, was von solchen ohne Gesundheitsstörung im gleichen Alter und Entwicklungsstand erwartet wird. Im Bereich der Funktionsfähigkeit werden bei Kindern und Jugendlichen zusätzlich die altersspezifischen Entwicklungsaufgaben (z. B. auch Spielen und Lernen), das Erreichen der Meilensteine der Entwicklung in den verschiedenen Funktionsbereichen, der Erwerb von Wissen und kulturellen Kompetenzen und damit das Erreichen eines angemessenen Schulabschlusses als Aktivitäten berücksichtigt. Eine herausragende Rolle spielt dabei auch der Erwerb von Bindungs- und Beziehungsfähigkeit sowohl im Hinblick auf die Familie wie auch der Gleichaltrigengruppe und Einrichtungen des sozialen Umfeldes (Kindergarten, Schule, Freizeiteinrichtungen) sowie das Erlernen kulturspezifischer sozialer Rollenkompetenz. Von einer Beeinträchtigung der **Teilhabe** (»participation«) an Lebensbereichen kann ausgegangen werden, wenn Kinder/Jugendliche ihr Dasein in wichtigen Lebensbereichen nicht mehr in der Weise und dem Umfang entfalten können, wie es von einem gesunden gleichaltrigen Kind erwartet werden kann. Diese Lebensbereiche schließen bei Kindern und Jugendlichen explizit die Interaktion und Kommunikation in der Familie, mit Gleichaltrigen und in der Schule ein und messen sich an dem alterstypischen Niveau der Selbstständigkeit und Autonomie.

Kontextfaktoren stellen den gesamten Lebenshintergrund einer Person dar. Bei Kindern und Jugendlichen sind dies in erster Linie die Familie, aber auch familienähnliche Einrichtungen. Sie umfassen alle Umweltfaktoren und personbezogene Faktoren, die für die Gesundheit einer Person von Bedeutung sind. Umweltfaktoren beziehen sich auf die materielle, soziale und einstellungsbezogene Umwelt, in der die Menschen ihr Leben gestalten. Kontextfaktoren können einen positiven, fördernden Einfluss haben (Förderfaktoren) oder auch einen negativen, hemmenden Einfluss auf alle Komponenten der funktionalen Gesundheit (Barrieren). Beispielsweise kann die barrierefreie Bauweise einer Regelschule explizit als Förderfaktor klassifiziert werden, das Fehlen von Rampen und Lifts dagegen als Barriere für Menschen mit Einschränkung der Mobilität. Positive Faktoren stellen auch Einstellungen und Haltungen in der Bevölkerung dar, die Menschen mit Funktionseinschränkungen offen und hilfsbereit gegenüberstehen, während Stigmatisierung und Ausgrenzung als Barriere in der Teilhabe wirken. Die personenbezogenen Faktoren werden nur deskriptiv dargestellt, es handelt sich dabei um persönliche Eigenschaften der Person, wie Temperament, Resilienz, Kontrollüberzeugungen, Coping-Strategien (▶ Kap. 3.2). Die Kontextfaktoren stehen in Wechselwirkung mit allen Komponenten der ICF (Körperfunktionen und Körperstrukturen, Aktivitäten und Teilhabe).

2.6 Konzept der gesundheitsbezogenen Lebensqualität als messbare Dimension von subjektiver Gesundheit

> **Definition**
>
> Gesundheitsbezogene Lebensqualität wird in der Regel als **mehrdimensionales Konstrukt** verstanden, das Aspekte der Funktionsfähigkeit und des Wohlbefindens einschließt. Sie enthält mindestens körperliche, emotionale und soziale Aspekte der Lebensqualität einer Person, die von ihrer Krankheit und/oder deren Behandlung beeinflusst werden. Zusätzlich können spirituelle, psychosexuelle oder materielle Aspekte der gesundheitsbezogenen Lebensqualität erhoben werden.
>
> Das Konzept der gesundheitsbezogenen Lebensqualität beinhaltet im Gegensatz zu klassisch medizinischen Kriterien zur Beurteilung des Gesundheitszustandes die **subjektive Sichtweise** des Betroffenen hinsichtlich der körperlichen Funktionsfähigkeit und des psychischen Wohlergehens. Es spiegelt somit den individuell und subjektiv wahrgenommenen Gesundheitszustand wider. Die Begriffe »subjek-
>
> ▼

tive Gesundheit«, »gesundheitsbezogene Lebensqualität« und »Wohlbefinden« werden häufig synonym verwendet. Die Konzepte entstammen unterschiedlichen Disziplinen und sind inhaltlich nur schwer voneinander zu trennen.

In der klinischen Forschung wird gesundheitsbezogene Lebensqualität als »**patient-reported outcome**« verwendet: Diese Kriterien messen einen oder mehrere Aspekte des Gesundheitszustandes eines Patienten, wobei der Patient die alleinige Informationsquelle ist – die Informationen sind ungefiltert durch das Urteil eines professionellen Behandlers. In der Kinder- und Jugendmedizin sind stellvertretende Einschätzungen durch Eltern (»proxy report«) oder andere Betreuer manchmal notwendig. Ein weiterer »patient-reported outcome« ist der Gesundheitszustand (»health status«), der aber objektive Daten der Funktionsfähigkeit erhebt (physische, emotionale und soziale Funktion). Zumindest bei Erwachsenen konnte gezeigt werden, dass Gesundheitszustand und Lebensqualität zwei unterschiedliche Konstrukte sind und entsprechende Instrumente nicht austauschbar genutzt werden können (Smith et al. 1999).

Die am weitesten verbreiteten deutschsprachigen **Instrumente**, die die allgemeine Lebensqualität messen, sind der in Deutschland entwickelte und später auch in andere Sprachen übersetzte KINDL-R von Ravens-Sieberer und Bullinger (Bullinger et al. 2008) sowie der KIDSCREEN (The KIDSCREEN Group Europe 2006; http://www.kidscreen.de). Aus dem Amerikanischen übersetzt wurden der »Pediatric Quality of Life Inventory« (PedsQL), der »Child Health Questionnaire« (CHQ) und der »Child Health Inventory« (CHIP). Aus dem Holländischen übersetzt liegt der TAQOL vor. Die meisten dieser Instrumente haben einige krankheitsspezifische Module, z. B. für Asthma, Adipositas, atopische Dermatitis, Diabetes und andere (Eiser u. Morse 2001). Die krankheitsspezifischen Module für den KIDSCREEN wurden im DISABKIDS-Projekt entwickelt und messen in einem übergreifenden Modul die Lebensqualität bei chronischer Gesundheitsstörung und in weiteren Modulen spezifisch die gesundheitsbezogene Lebensqualität bei Asthma, Arthritis, atopischer Dermatitis, Diabetes, Epilepsie, zystischer Fibrose und Zerebralparese (http://www.disabkids.de)

Generell wurde festgestellt, dass jüngere Kinder ihre Lebensqualität im Vergleich zu Jugendlichen als besser beschreiben, im Jugendalter stufen Jungen ihre Lebensqualität allgemein höher ein als Mädchen. Sowohl Kinder und Jugendliche mit chronischen körperlichen Erkrankungen als auch solche mit seelischen Entwicklungsstörungen schätzen ihre Lebensqualität geringer ein als gesunde Kinder. Kinder aus niedrigeren sozialen Schichten berichten ebenfalls durchgängig über eine geringere Lebensqualität im Vergleich zu Kindern aus höheren sozialen Schichten (Ravens-Sieberer et al. 2007). Allerdings sind die Unterschiede in der Regel nicht sehr groß, und die Befunde zeigen eine recht große Variation. Dies liegt meist auch am Forschungs- und Untersuchungsdesign: Insbesondere jüngere Kinder reagieren auf Belastungen, akute Erkrankungen oder Schmerzen relativ eindeutig mit einer Einschränkung der Lebensqualität, wenn sie situationsnah befragt werden. Im Weiteren greifen dann jedoch rasch Anpassungsprozesse, die zu einer Wiederherstellung des psychischen und sozialen Wohlbefindens führen. Die zahlreichen Studien mit guten Ergebnissen hinsichtlich der allgemeinen Lebensqualität bei den meisten Kindern und Jugendlichen mit chronischen Gesundheitsstörungen deuten auf die guten Bewältigungsmöglichkeiten der Betroffenen hin. Allerdings trifft dies eher auf die chronisch stabilen somatischen Erkrankungen und die seit frühester Kindheit bestehenden Behinderungen zu, deutlichere Einschränkungen finden sich dagegen bei Erkrankungen, die mit ausgeprägteren psychosozialen Belastungen einhergehen (z. B. Adipositas, Verhaltensstörungen) oder bei chronischen Schmerzen (Dickinson et al. 2007). Umgekehrt können Instrumente zur Messung der gesundheitsbezogenen Lebensqualität eingesetzt werden, um Risikogruppen mit erhöhtem Unterstützungsbedarf zu identifizieren.

Eine eigene Studie an 281 Kindern und Jugendlichen im Alter von 8 bis 16 Jahren mit Diabetes, rheumatoider Arthritis, Epilepsie, Spina bifida, Muskeldystrophie und Störungen der Aufmerksamkeit und Konzentration zeigt, dass Kinder (8–12 Jahre) und Jugendliche (13–16 Jahre) durchaus sehr valide, differenzierte und plausible Angaben über ihre gesundheitsbezogene Lebensqualität machen können (Thyen, unveröffentlichte Daten 2009). Die teilnehmenden Kinder berichteten in den Bereichen des emotionalen Wohlbefindens, des Selbstwertgefühls und im Bereich Freunde über eine geringere Lebensqualität im Vergleich zu gleichaltrigen Kindern, allerdings über eine bessere Lebensqualität im Bereich Schule. Dies deutet darauf hin, dass die Schule bei sonst beeinträchtigten Aktivitäten außerhalb der Familie für diese Kinder eher eine Ressource als eine zusätzliche Belastung ist. Eine Ausnahme bilden die Kinder und Jugendlichen mit Aufmerksamkeitsdefizit/-Hyperaktivitätsstörung (ADHS), was angesichts des Störungsbildes verständlich ist. Jugendliche aller Diagnosen berichteten in den Bereichen »Körperliches Wohlbefinden« und »Freunde« über Einschränkungen. Differenziert nach unterschiedlichen Krankheitsgruppen zeigt sich, dass im Bereich »Freunde« insbesondere die Kinder und Jugendlichen mit Einschränkungen in der Mobilität (Spina bifida und Muskeldystrophie) über eine herabgesetzte Lebensqualität berichten (◨ Tab. 2.2). Für alle Kinder und Jugendlichen in der Studie finden sich keine Einschränkung der Lebensqualität in der Familie, Jugendliche mit einer Muskeldystrophie berichten hier sogar über eine besonders gute Lebensqualität, was möglicherweise auf Besonderheiten in der familiären Funktion bei dieser Erkrankung mit begrenzter Lebensdauer hinweist.

◨ **Tab. 2.2.** Gesundheitsbezogene Lebensqualität bei Kindern mit verschiedenen chronischen Gesundheitsstörungen: Diabetes mellitus Typ I (50 Kinder, 19 Jugendliche), chronische rheumatoide Arthritis (41 Kinder, 31 Jugendliche), Spina bifida (33 Kinder, 17 Jugendliche), Epilepsie (35 Kinder, 21 Jugendliche), Muskeldystrophie (22 Kinder, 10 Jugendliche), Störung der Aufmerksamkeit und Konzentration mit Hyperaktivität (ADHS, 51 Kinder, 11 Jugendliche). Die *blauen Pfeile* zeigen signifikant (p<.05) niedrigere oder höhere Lebensqualität der untersuchten Kinder im Vergleich zu gesunden Referenzpopulation an, die *schwarzen Pfeile* beziehen sich auf die Jugendlichen. Hier erreichten zum Teil die Unterschiede wegen der geringen Fallzahl keine Signifikanz. Die Lebensqualität wurde mit dem KINDL-R (Bullinger et al. 2008) erfasst.

Gesundheitsbezogene Lebensqualität (KINDL)	Diabetes	Rheuma	Spina bifida	Epilepsie	Muskel-dystrophie	ADHS
Gesamtwert		↓	↓			↓
Körperliches Wohlbefinden		↓				
Seelisches Wohlbefinden	↑		↓			↓
Selbstwert		↓	↓			
Familie					↑	
Freunde			↓↓		↓↓	↓
Schule	↑	↑		↑		↓

In derselben Studie wurden auch Mütter und Väter hinsichtlich ihrer gesundheitsbezogenen Lebensqualität befragt. Sie berichten in zahlreichen Bereichen der gesundheitsbezogenen Lebensqualität über erhebliche Einschränkungen, die zum Teil ausgeprägter sind als die Einschränkungen der Kinder und Jugendlichen selbst. Art und Schwere der Erkrankung scheinen sich besonders auszuwirken. Während Eltern von Kindern und Jugendlichen mit Diabetes mellitus und mit Epilepsie über keinerlei Beeinträchtigungen berichten, ist die Lebensqualität bei Eltern mit Kindern mit Spina bifida, chronischer rheumatoider Arthritis und Muskeldystrophie sowohl in der körperlichen als auch der seelischen Gesundheit deutlich eingeschränkt, bei Eltern von Kindern und Jugendlichen mit ADHS im Bereich der seelischen Gesundheit (◨ Tab. 2.3). Die Ergebnisse zeigen, dass die Messung der gesundheitsbezogenen Lebensqualität von den betroffenen Kindern, Jugendlichen und Eltern differenziert berichtet werden kann und plausible Unterschiede im Hinblick auf Krankheitscharakteristika wie Schweregrad, Prognose und Pflegebedarf zeigt. Weiterhin wird in dieser wie auch anderen Studien deutlich, dass die gesundheitsbezogene Lebensqualität von anderen Familienmitgliedern genauso beeinträchtigt ist wie die der Betroffenen selbst (Thyen, unveröffentlichte Daten 2009).

▼

◨ **Tab. 2.3.** Gesundheitsbezogene Lebensqualität bei Eltern von Kindern mit verschiedenen chronischen Gesundheitsstörungen: Diabetes mellitus Typ I (66 Mütter, 52 Väter), chronische rheumatoide Arthritis (66 Mütter, 47 Väter), Spina bifida (46 Mütter, 37 Väter), Epilepsie (54 Mütter, 37 Väter), Muskeldystrophie (29 Mütter, 24 Väter), Störung der Aufmerksamkeit und Konzentration mit Hyperaktivität (ADHS, 57 Mütter, 36 Väter). Die *schwarzen Pfeile* zeigen signifikant (p<.05) niedrigere oder höhere Lebensqualität der befragten Mütter im Vergleich zu Normdaten, die *blauen Pfeile* beziehen sich auf die Väter. Die gesundheitsbezogene Lebensqualität wurde mit dem SF-36 (Bullinger u. Kirchberger 1998) gemessen, für den deutsche Normdaten vorliegen.

Gesundheitsbezogene Lebensqualität (SF-36)	Diabetes	Rheuma	Spina bifida	Epilepsie	Muskeldystrophie	ADHS
Körperliche Gesundheit	↑		↑			
Körperliche Rollenerfüllung			↓↑			
Schmerzen		↓	↓		↓	
Allgemeine Gesundheit		↓	↓			
Vitalität		↓↓	↓↓		↓	↓↓
Soziale Funktion		↓↓	↓↓		↓	↓
Emotionale Rollenerfüllung		↓↓	↓		↓	↓
Seelische Gesundheit		↓↓	↓		↓	↓↓

Zahlreiche Studien haben eindrucksvoll belegen können, dass die gesundheitsbezogene Lebensqualität von Eltern von chronisch kranken und behinderten Kindern oft deutlich eingeschränkt ist und im Sinne einer familienorientierten Versorgung erfragt werden muss. Frühzeitige Beratungs- und Unterstützungsangebote können eine sekundäre Morbidität und Erschöpfung in der Familie verhindern (Hatzmann et al. 2008).

Literatur

Bronfenbrenner U (1979) The ecology of human development. Experiments by nature and design. Harvard University Press, Cambridge, MA. [Dt. Ausgaben: Die Ökologie der menschlichen Entwicklung. Natürliche und geplante Experimente (1981) Klett-Cotta, Stuttgart; (1989) Fischer, Frankfurt a. M.]

Bullinger M, Brütt AL, Erhart M, Ravens-Sieberer U, BELLA Study Group (2008) Psychometric properties of the KINDL-R questionnaire: Results of the BELLA study. Eur Child Adolesc Psychiatry 17 (Suppl 1): 125–132

Bullinger M, Kirchberger I (1998) Der SF-36 Fragebogen zum Gesundheitszustand. Handanweisungen. Hogrefe, Göttingen

Bundesministerium für Gesundheit (2008) Strategie der Bundesregierung zur Förderung der Kindergesundheit. Publikationsversand der Bundesregierung, Artikel-Nr. BMG-G-07051

Dickinson H, Parkinson KN, Ravens-Sieberer U et al. (2007) Self-reported quality of life of 8–12-year-old children with cerebral palsy: A cross-sectional European study. Lancet 369: 2171–2178

Dyck PC van, Kogan MD, McPherson MG, Weissmann GR, Newacheck PW (2004) Prevalence and characteristics of children with special health care needs. Arch Pediatr Adolesc Med 158: 884–890

Eiser C, Morse R (2001) A review of measures of quality of life for children with chronic illness. Arch Dis Childhood 84: 205–211

Franck LS, Callery P (2004) Re-thinking family-centred care across the continuum of children's healthcare. Child: Care, Health & Development 30: 265–277

Hatzmann J, Heymanns HAS, Ferrer-I-Carbonell A, van Praag BMS, Grootenhuis MA (2008) Hidden consequences of success in pediatrics: Parental health related quality of life – results from the Care Project. Pediatrics 122: e1030–e1038

Literatur

Katz M, Rubino A, Collier J, Rosen J, Ehrich JHH (2002) Demography of pediatric primary care in Europe: Delivery of care and training. Pediatrics 109: 788–796

Lampert T, Richter M, Klocke A (2006) Kinder und Jugendliche: Ungleiche Lebensbedingungen, ungleiche Gesundheitschancen. Gesundheitswesen 68: 94–100

Lollar DJ, Simeonsson RJ (2005) Diagnosis to function: Classification for children and youths. J Dev Behav Pediatr 26: 323–330

Naidoo J, Wills J (2003) Lehrbuch der Gesundheitsförderung (Hrsg. BzgA). Verlag für Gesundheitsförderung, Werbach-Gamburg

Ravens-Sieberer U, Ellert U, Erhart M (2007) Gesundheitsbezogene Lebensqualität von Kindern und Jugendlichen in Deutschland. Eine Normstichprobe für Deutschland aus dem Kinder- und Jugendgesundheitssurvey (KiGGS). Bundesgesundheitsbl Gesundheitsforsch Gesundheitsschutz 50: 810–818

Smith KW, Avis NE, Assmann SF (1999) Distinguishing between quality of life and health status in quality of life research: A meta analysis. Qual Life Res 8: 447–459

The KIDSCREEN Group Europe (2006) The KIDSCREEN Questionnaires. Quality of life questionnaires for children and adolescents. Handbook including CD-Rom. Pabst, Lengerich

Thyen U, Perrin JM (2009) Chronic illness. In: Levine MD, Carey WB, Crocker AC (ed) Developmental and behavioral pediatrics (4th edn). Saunders, Philadelphia (in press)

World Health Organization (1986) Ottawa charter for health promotion: An international conference on health promotion, the move towards a new public health, 17–21 November, Ottawa, Canada

World Health Organization (2001) International Classification of Functioning, Disability, and Health. WHO, Geneva

Wulfhorst B (2002) Theorie der Gesundheitspädagogik. Legitimation, Aufgabe und Funktion von Gesundheitserziehung. Juventa, Weinheim

3 Umwelteinflüsse und Lebenswelten

Ute Thyen, Hans G. Schlack, Thomas Mößle, Marike Kolossa-Gehring, Dorothee Twardella

3.1 Einfluss von Umweltfaktoren/Lebensweltenkonzept – 26

3.2 Vulnerabilität und Resilienz – 28

3.3 Soziale Benachteiligung und Armut – 30

3.4 Migrationserfahrung – 30

3.5 Bildungschancen – 33

3.6 Lebensraum Familie – 34
3.6.1 Lebensformen und Haushalte – 35
3.6.2 Erwerbstätigkeit von Eltern – 36
3.6.3 Adoption – 37
3.6.4 Familienergänzende Betreuung in Krippe und Kindergarten – 38
3.6.5 Hilfen zur Erziehung – 40
Literatur – 42

3.7 Medienkonsum und Kindergesundheit – 42
3.7.1 Problembereich I: Zeitlich exzessive Mediennutzung – 43
3.7.2 Problembereich II: Gewaltmediennutzung – 47
3.7.3 Auswirkungen auf kognitive und schulische Leistungsfähigkeit – 49
3.7.4 Medienerziehung – zwischen Prävention und Dauerintervention – 51
Literatur – 54

3.8 Einflüsse physikalischer und chemischer Umweltfaktoren – 55
3.8.1 Messung der Schadstoffbelastung: Human-Biomonitoring – 55
3.8.2 Aktuelle Daten zur Umweltbelastung –
Ergebnisse aus dem Kinder-Umwelt-Survey – 56
Literatur – 60

3.9 Gehörschäden durch Freizeitlärm – 60
Literatur – 62

3.1 Einfluss von Umweltfaktoren/ Lebensweltenkonzept

Ute Thyen

»Kinder und Jugendliche wachsen heute anders auf als früher« stellt der 11. Kinder- und Jugendbericht der Bundesregierung fest. Es gibt nicht *eine* Kindheit und Jugend, sondern vielfältige Lebenslagen von Kindern und Jugendlichen in einer stark individualisierten und pluralisierten Gesellschaft. Die Stellung der Familie wird zurückgedrängt durch den Einfluss öffentlicher Einrichtungen und der Medien. Geschlechtszugehörigkeit und damit verbundene Veränderungen in den Lebensläufen sowie Migration und Integration sind die neuen Themen, die die klassischen Themen der Herkunft und Bildung in Bezug auf das Heranwachsen erweitern. Die Familie hat für viele Kinder und Jugendliche teils an Bedeutung gewonnen, teils verloren: als sozialer Nahraum und emotionaler Rückhalt hat sie eine nach wie vor sehr hohe, im Vergleich zu früheren Generationen eher wachsende Bedeutung, als Herkunftsmilieu und Stätte der Wertebildung und Bildung hat sie eher an Einfluss verloren. Die neuen Informations- und Kommunikationstechnologien, der große Einfluss von Peer-Gruppen und die ökonomische Selbstständigkeit vieler Jugendlichen verstärkt die informelle, von Familie und Schule abgekoppelte Selbstsozialisation (s. folgende Übersicht).

Diese Entwicklungen verlangen ein verändertes Ineinandergreifen von privater und öffentlicher Verantwortung. Elternverantwortung wird zunehmend ergänzt durch staatliche und gesellschaftliche Verantwortung für das Aufwachsen von Kindern und Jugendlichen im 21. Jahrhundert. Insgesamt werden in den Sozial- und Gesundheitswissenschaften nicht mehr einzelne Faktoren untersucht, sondern es hat sich das Konzept der »Lebenslagen« durchgesetzt. Dieser Begriff berücksichtigt objektive Lebensbedingungen, aber auch subjektive Orientierungen, Einstellungen, Präferenzen und den Einfluss von Kultur, Milieu und Lebenswelt (Regionalität).

Kinder und Jugendliche in unserer Gesellschaft wachsen heute anders auf als früher. Die wichtigsten Veränderungen und Herausforderungen:

Demographie	Durch einen dramatischen Rückgang der Geburtenzahlen werden Kinder erstmals in der Geschichte zur gesellschaftlichen Minderheit: der Anteil der jungen Menschen unter 20 Jahren wird im Jahr 2030 auf etwa 17% und im Jahr 2050 auf 10–13% sinken (◘ Abb. 3.1)
Familie	Familien sind sehr heterogene Strukturen, die in der Mehrzahl nicht mehr dem traditionellen bürgerlichen Familienmodell entsprechen
Öffentliche Institutionen	Kindergärten und Schulen übernehmen zunehmend mehr als einen Betreuungs- und Bildungsauftrag, sie beteiligen sich an der Erziehung und Förderung von Kindern
Freizeit	Öffentliche Freizeitangebote und Jugendwohlfahrtspflege, eigenständige Freizeitgestaltung in der Peer-Gruppe und neue Kommunikations- und Informationstechnologien drängen den Einfluss der Familie zurück und führen zu mehr informeller Selbstsozialisation
Geschlechterverhältnisse	Mädchen und junge Frauen nehmen eine andere, tendenziell gleichberechtigte Stellung ein, sie folgen zunehmend weniger traditionellen Rollenmustern

▼

Sozialstrukturen	Prinzipiell bessere Durchlässigkeit der Sozialstrukturen (Individualisierung, Pluralisierung der Gesellschaft) wird durch ökonomische Ungleichheit und Barrieren gegen Bildungschancen behindert
Kulturelle Vielfalt	Sowohl weltweite Migration mit verstärkter Zuwanderung als auch verstärkte Mobilität innerhalb des Landes und vertikale Mobilität erfordern hohe Anpassungsleistung. Kinder müssen interkulturelle und mehrsprachliche Kompetenz entwickeln
Konsumverhalten	Jugendliche verfügen über so viel eigenes Geld wie keine Generation vor ihnen, etwa die Hälfte der Schüler über 14 Jahre geht einer eigenen, geringfügigen Erwerbstätigkeit nach, Jugendliche werden als Konsumenten umworben
Bildung	Wegfall von Arbeiten für ungelernte Kräfte und wachsende Ansprüche an gute Bildung führt zur Marginalisierung bildungsschwacher oder -ferner Gruppen
Rechte	Eigenständigkeit von Kindern und Jugendlichen als Rechtsträger bedeutet Chancen gesellschaftlicher Teilhabe und politischer Beteiligung, aber auch Tendenzen zur Überforderung bei fehlender öffentlicher Verantwortung für die Umsetzung der Rechte der Kinder

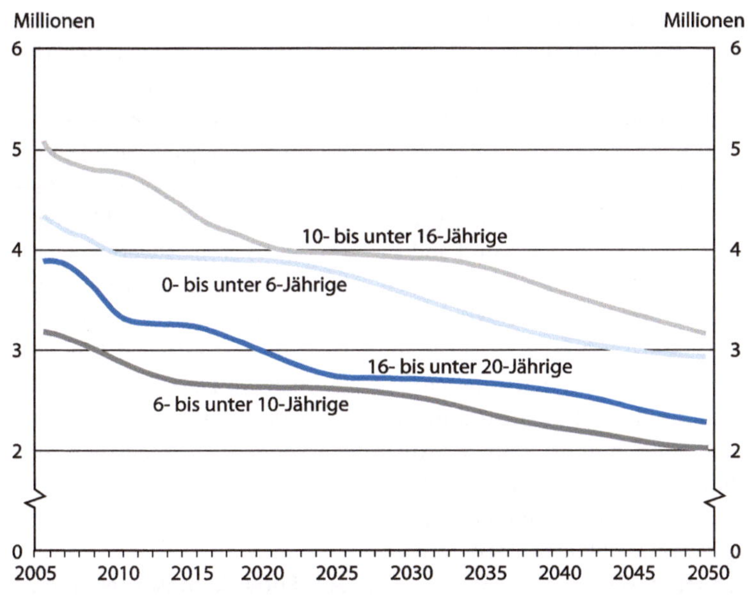

◼ **Abb. 3.1.** Erwartete demographische Entwicklung in bildungsrelevanten Altersgruppen

3.2   Vulnerabilität und Resilienz

Ute Thyen

Die **biologische Unreife des Menschenkindes bei der Geburt** bietet für die menschliche Spezies herausragende Chancen, aber auch Risiken. Während einige Entwicklungsbereiche des Menschen vergleichsweise unbeeinflusst von Umgebungsbedingungen ablaufen, sind andere in ihrer Ausprägung besonders abhängig von sozialen und kulturellen Einflüssen. Die motorische Entwicklung beispielsweise folgt epochen- und kulturübergreifend einem Entwicklungsprogramm, das, wenn es nicht zu gravierenden Einschränkungen kommt, dazu führt, dass das Kind innerhalb von 18 Monaten das freie Laufen erlernt. Dieses Programm ist eher robust; bei einem intakten zentralen Nervensystem verlangsamen Deprivationserfahrungen das Tempo nur geringfügig, Förderung beschleunigt es nur in geringem Umfang. Bereits bei der sprachlichen Entwicklung wird mehr Variation durch soziale Einflüsse erklärt. Das initiale Entwicklungsprogramm der Lautentwicklung läuft ebenfalls relativ ebenmäßig epochen- und kulturübergreifend ab, der weitere Spracherwerb ist in Quantität und Qualität jedoch abhängig von äußeren Bedingungen. Die Bedeutung sozialer Faktoren trifft in ganz besonderer Weise auf die kognitive und sozial-emotionale Entwicklung zu.

Kein anderes Lebewesen hat in dem Maße **symbolisches Denken und reflexive Fähigkeiten** einschließlich eines Bewusstseins für sich und andere entwickelt wie die menschliche Spezies. Voraussetzung dafür sind die die physiologische Frühgeburt des Menschen und die extrauterine Entwicklung eines bei Geburt noch außerordentlich unreifen Gehirns. Bestimmte kulturelle Praktiken sind für die Entwicklung höherer symbolischer und reflexiver Fähigkeiten unabdingbar, ohne diese zwischenmenschlichen Verhaltensmuster können die speziestypischen Fähigkeiten nicht erworben werden (Greenspan u. Shanker 2007).

Das Zusammenspiel von primärer und sekundärer Vulnerabilität, Risiken und Ressourcen, Kompetenz und Resilienz ist nur im Kontext von Entwicklungsaufgaben und den aktuellen zwischenmenschlichen Interaktionen zu verstehen. Es handelt sich um eine prozesshafte und keine statische Konstellation.

Definition

Zur **primären Vulnerabilität** gehören genetische Dispositionen, angeborene Erkrankungen, prä-, peri- und postnatale Schädigungen des zentralen Nervensystems und ein »schwieriges« Temperament.

Unter **Temperament** versteht man die konstitutionell verankerten Wurzeln von emotionalen, motorischen und aufmerksamkeitsbezogenen Reaktionen und der Selbstregulierung. Wichtige Dimensionen sind dabei positiver Affekt und Annäherung, negativer Affekt, aktives Bemühen und Kontrolle sowie soziale Orientierung.

Zur **sekundären Vulnerabilität** gehören ungünstige Bedingungen in der Lebenswelt des Kindes. Dazu zählen physische Gefahren in der Umwelt, unzureichende Sicherung der Basisbedürfnisse und unsichere soziale Beziehungen und Bindungen. Diese umweltbezogenen **Risikofaktoren** werden im Verhältnis zu außerdem vorhandenen **Schutzfaktoren** gesehen, die die Auswirkung von Risiken abfedern können (z. B. das Vorhandensein von verlässlichen sekundären Bindungspersonen, Bildungsangebote, verlässliche Orte für Kinder und Jugendliche, soziale Unterstützung in Gemeinde und Quartier).

Die **Kompetenz** eines Kindes bezeichnet seine Fähigkeit, alltäglichen Herausforderungen zu begegnen und sie zu bewältigen und dabei ein Gefühl der eigenen Wirksamkeit und des Selbstwertes zu entwickeln.

Unter **Resilienz** wird das Nutzbarmachen von positiven eigenen Erfahrungen und sozialen Ressourcen im Umfeld verstanden. Es handelt sich damit nicht um eine individuelle Eigenschaft (anders als das Temperament), sondern um Interaktion von persönlicher Kompetenz mit der Umwelt.

Alle **Entwicklungsaspekte** sind in einem Kontinuum ausgeprägt, in einigen ist die Variationsbreite geringer, in anderen größer. Dies gilt auch für die Auswirkung von Vulnerabilität und der Entwicklung von Resilienz. Auch sind sie nicht in jedem Lebensabschnitt gleich: Ein wichtiges Lebensereignis kann in einer Entwicklungsphase auftreten, in der es in Bezug auf die Entwicklungsaufgaben relativ bedeutungslos ist, oder in einer anderen, in der es die Bewältigung von Entwicklungsaufgaben erheblich erschwert oder erleichtert. Ein Umzug der Familie in eine andere Stadt kann für das eine Kind eine bereichernde Erfahrung sein und neue Möglichkeiten und Horizonte eröffnen, für ein anderes Kind relativ belanglos sein und ein weiteres schwer belasten. Es hängt nach dem stresstheoretischen Modell nach Lazarus und Folkmann davon ab, wie das Ereignis primär bewertet wird – ob es irrelevant, positiv oder negativ (stressvoll) ist. In einer sekundären Bewertung durch den Betroffenen selbst werden die eigenen Fähigkeiten und Möglichkeiten zu der ersten Bewertung in Beziehung gesetzt. Auf diese Weise kann eine Umbewertung des Lebensereignisses oder der Herausforderung erfolgen, zum Teil auch noch wesentlich später. Zu solchen Herausforderungen kann beispielsweise die Bewältigung einer schweren Erkrankung mit dauerhafter Funktionseinschränkung gehören (▶ Kap. 8.4). Es handelt sich um einen iterativen Prozess, der mehr oder wenig aktiv und mehr oder wenig lange andauernd sein kann. Es ist eine zentrale Aufgabe in der im Einzelfall notwendigen psychotherapeutischen Behandlung, bei anhaltender Nichtbewältigung einer Herausforderung diese Neuwertung zu unterstützen, indem die Fähigkeiten und Möglichkeiten des Individuums gestärkt werden.

Der Umzug der Familie von einer Kleinstadt in eine weit entfernte größere Stadt bedeutet für jedes Familienmitglied etwas anderes: Für die beiden Eltern ist es ein positiver Karriereschritt und Wiedereinstieg in den Beruf nach der Erziehungszeit. Die 14-jährige Imke freut sich, ihr war es langweilig geworden in der Kleinstadt. Sie ist intelligent, kommt in der Schule gut zurecht und chattet mit ihren Freundinnen im Internet. Das kann sie auch aus der anderen Stadt. Sie bedauert, dass ihre Eltern ihr das Mofafahren nicht gestattet haben und freut sich auf die besseren Verkehrsmöglichkeiten in der Stadt, um sie für ihre Vereinsaktivitäten und Jugendtreffen zu nutzen. Die 11-jährige Svenja zeigt große Befürchtungen. Sie war immer ein Spätentwickler, hat sich schwer getan, Freunde zu finden. Sie mochte nicht zum Sportverein gehen, jedenfalls nicht allein. Die im letzten Jahr verstorbene Großmutter fehlt ihr sehr. Jetzt verbringt sie

▼

viel Zeit mit zwei besten Freundinnen, sie kann sich unter keinen Umständen vorstellen, sich von ihnen zu trennen. Sie wird trotzig und plant, von zu Hause wegzulaufen, sollte die Familie tatsächlich umziehen. Für den 8-jährigen Malte scheint alles kein Problem. Papa sagt, er geht mit ihm zum Fussballstadion dort in der großen Stadt, und einen Fussballverein gibt es dort auch, da findet man schnell neue Freunde. Und vielleicht ist die Lehrerin ja netter als die jetzige.

Salutogenese

Neben der akuten Stressbewältigung, der Organisation des Alltags und Zusammenhalt des Familienlebens ist von entscheidender Bedeutung für eine gelingende Anpassung, ob sich ein Gefühl von Kohärenz entwickelt mit der Aussage: »Ja, dies gehört zu meinem/unserem Leben«. Dies kann zum Ausdruck gebracht werden. Bedeutsam sind dabei bestimmte salutogenetische Überzeugungen, wie das Vermögen zu verstehen (»Ich verstehe die Welt«), die Selbstwirksamkeit (»Ich schaffe das«) und die Sinngebung (»Das macht Sinn für mich«). Diese positiven Überzeugungen sind nach Antonovskys Theorie der Salutogenese zentrale Elemente der Bewältigung jedes lebensgeschichtlich bedeutsamen Ereignisses; sie haben die Forschung zur Entwicklung eines Kohärenzgefühls begründet (Antonovsky 1997) und großen Einfluss auf die Resilienzforschung gehabt. Antonovskys Leitmotiv, zu fragen, wie jemand ein guter Schwimmer wird, bietet auch für die Praxis eine Orientierung: »Was braucht ein Kind, um ein guter Schwimmer zu werden? Schwimmt es allein oder braucht es Schwimmflügel?« Schwimmflügel können wir geben – schwimmen muss es alleine.

… meine fundamentale philosophische Annahme ist, dass der Fluss der Strom des Lebens ist. Niemand geht sicher am Ufer entlang. Darüber hinaus ist für mich klar, dass ein Großteil des Flusses sowohl im wörtlichen als auch im übertragenen Sinn verschmutzt ist. Es gibt Gabelungen im Fluss, die zu leichten Strömungen oder in gefährliche Stromschnellen und Strudel führen. Meine Arbeit ist der Auseinandersetzung mit folgender Frage gewidmet: »Wie wird man, wo immer man sich im Fluss befindet, dessen Natur von historischen, soziokulturellen und physikalischen Umweltbedingungen bestimmt wird, ein guter Schwimmer?« (Antonovsky, Übersetzung durch Franke 1997, S. 92)

Stärkung von Selbstwirksamkeit, Kompetenzen und Resilienz sind zentrale Ziele von gesundheitsfördernden Programmen in Schulen und Kindergärten. Häufig sind diese Programme im Rahmen der Sucht- oder Gewaltprävention entwickelt worden. Zunehmende Erfahrungen zeigten jedoch, dass eine alleinige Wissensvermittlung nicht zu Veränderungen im Verhalten der Kinder und Jugendlichen führte. Die Weiterentwicklung beruht daher zunehmend auf Konzepten des präventiven Lebenskompetenztrainings und damit auf dem Life-Skills-Ansatz. Dadurch sollen die emotionale Befindlichkeit und das gesundheitliche Verhalten von Kindern und Jugendlichen verbessert werden. Bestimmte Lebenskompetenzen sollen gefördert werden, um spezielle Schutz- und Risikofaktoren für die psychische Gesundheit zu stärken bzw. zu schwächen.

3.3 Soziale Benachteiligung und Armut

Ute Thyen

Nach neuesten Analysen der Organisation für Ökonomische Zusammenarbeit und Entwicklung (OECD) nimmt die Ungleichheit in den Einkommen wie auch die Einkommensarmut in den 30 Mitgliedsstaaten zu. In den letzten 20 Jahren (1985–2005) nahm die Einkommensungleichheit in drei Vierteln aller OECD-Staaten zu, die Einkommensarmut in zwei Dritteln der Länder. Die stärksten Zunahmen von Armutsraten gab es in den letzten Jahren in Norwegen, Deutschland, Kanada und den Vereinigten Staaten. Die Armutsrate wurde definiert als der Anteil der erwerbstätigen Personen mit weniger als 50% des Einkommensmedians. Diese Armutsrate ist in Deutschland seit 1985 von etwa 6% auf 11% im Jahre 2005 angestiegen.

Insgesamt hat sich das Armutsrisiko von der älteren Generation auf die jüngere verlagert. Während sich die Altersarmut in den letzten 20 Jahren um mehr als die Hälfte verringert hat, ist sie in der Gruppe der unter 18jährigen auf fast das Doppelte angestiegen (◘ Abb. 3.2).

Die Ursachen liegen nach Analysen der OECD im Wesentlichen in der Spreizung der Markteinkommen (dazu zählen Bruttoeinkommen aus selbst-

ständiger und unselbstständiger Arbeit, Spar- und Kapitaleinkommen), die zunehmende (strukturelle) Erwerbslosigkeit sowie die Veränderung der Haushaltsstrukturen mit Verringerung der Haushaltsgröße und wachsendem Anteil von Singles und alleinerziehenden Eltern. Eine besondere Rolle spielt dabei auch die Erwerbstätigkeit von Frauen. In den OECD-Ländern mit den höchsten Erwerbsraten von Frauen liegen die geringsten Raten von Kinderarmut vor: in Schweden, Dänemark, Norwegen und Finnland liegt die Rate für Kinderarmut unter 5%, die Rate der Erwerbstätigkeit von Müttern über 70%. In Spanien und Irland liegt die Rate für Kinderarmut über 15%, die Rate der erwerbstätigen Mütter unter 50%. In Deutschland beträgt die Rate für Kinderarmut 16%, die Rate der erwerbstätigen Mütter etwas über 60%. Insgesamt sind Kinder in Ländern mit hohen Sozialabgaben und Einkommenstransfers besser vor Armut geschützt. Die OECD-Analyse kommt zu dem Schluss, dass wirtschaftliche Effizienz und soziale Gerechtigkeit kein Widerspruch ist, sondern sich gegenseitig bedingen (http://www.oecd.org/els/social/inequality; OECD 2008a).

Das Aufwachsen in armen Haushalten ist der wichtigste Einzelfaktor, der sowohl Einschränkungen in der Gesundheit wie auch im Bildungserfolg erklärt. In Bezug auf Gesundheit hat der Kinder- und Jugendgesundheitssurvey (KiGGS) dies aktuell gezeigt. In Bezug auf Armut und mangelnden Bildungserfolg ist auf die wiederkehrende Analyse der Pisa-Schulstudien hinzuweisen. Bildungsferne ist ebenso wie Armut mit schlechterem Gesundheitsstatus verknüpft. Das Verständnis der Verknüpfung von schlechtem Gesundheitsstatus, Armut und Bildungsferne ist für die gesundheitspolitische Planung wichtig.

3.4 Migrationserfahrung

Ute Thyen

Die **Zahlen** über den Anteil der Menschen mit nichtdeutscher Herkunft variieren erheblich, da in den verschiedenen Statistiken unterschiedliche Einschlusskriterien genutzt werden. Nach dem Mikrozensus 2007 lebten in Deutschland insgesamt 82.2570.000 Menschen, von denen gut 15 Mio. ei-

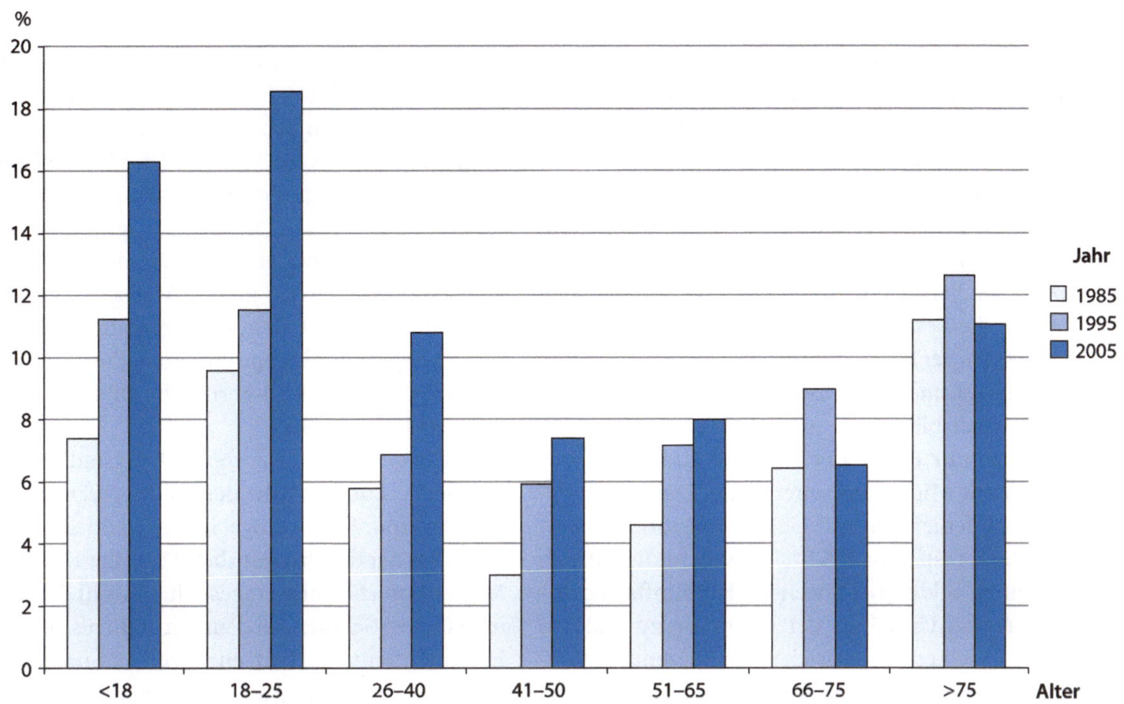

Abb. 3.2. Altersspezifische Armutsraten 1985–2005. Armut ist definiert als ein Einkommen von weniger als 50% des Einkommensmedians. (Daten aus OECD 2008b)

nen Migrationshintergrund (18% der Bevölkerung) im engeren Sinn hatten (frühere oder derzeitige nichtdeutsche Staatsangehörigkeit). Etwa 8,5 Mio. kamen aus Europa, von diesen knapp die Hälfte aus den 27 EU-Staaten. Bei den Übrigen machen Menschen mit türkischer Herkunft mit 2,5 Mio. den größten Anteil aus, eine halbe Million stammt aus der Russischen Föderation, zwischen 300.000 und 400.000 jeweils aus der Ukraine, Bosnien-Herzegowina, Serbien und Kroatien. Etwa eine halbe Million Menschen kommt aus Afrika, 1,5 Mio. aus Asien, die Hälfte von diesen aus dem Nahen und Mittleren Osten. Zwei Drittel all dieser Mitbürger haben persönliche Migrationserfahrung gemacht, die Übrigen sind in zweiter oder dritter Generation in Deutschland, dies betrifft besonders Menschen mit türkischer Herkunft, von denen nur etwa ein Drittel eigene Migrationserfahrung hat. Von den etwa 10 Mio. Menschen mit persönlicher Migrationserfahrung hat etwa die Hälfte einen Status als Ausländer, hier machen Menschen aus dem ehemaligen Jugoslawien die größte Gruppe aus. Die übrigen werden als Deutsche gezählt, die Hälfte davon sind

(Spät-)Aussiedler, die andere Hälfte sind Eingebürgerte aus anderen Ländern.

Bezogen auf Haushalte sind von den knapp 40 Mio. Haushalten 5,8 Mio. von einem Haushaltsvorstand (der Meistverdienende) geführt, der keine deutsche Staatsangehörigkeit hat. Menschen mit doppelter Staatsangehörigkeit werden dabei als Deutsche gezählt.

Die **Einkommensverhältnisse** in Familien mit einem Haushaltsvorstand mit Migrationserfahrung sind durchschnittlich geringer als in Familien ohne Migrationserfahrung. Diese Familien sind gleichzeitig kinderreicher, pro Familie beträgt die durchschnittliche Kinderzahl (<18 Jahre) 1,8 Kinder, in deutschen Familien nur 1,6 Kinder. Familien mit Kindern unter 18 Jahren haben ein deutlich erhöhtes Armutsrisiko: der Anteil der Familien in armutsgefährdeten Lebenslagen beträgt in Familien ohne Migrationshintergrund 15,6%, in solchen mit Migrationshintergrund 35,5%.

Die **Bildungsabschlüsse** bei Jugendlichen mit Migrationshintergrund sind deutlich schlechter als die ihrer Altersgenossen: Insgesamt haben 3,6% der

25- bis 35-Jährigen in Deutschland keinen Schulabschluss. Bei jungen Erwachsenen mit Migrationshintergrund sind es 8,4% bei Männern und 9,3% bei Frauen. Dabei sind die Raten bei denjenigen mit Status als »Ausländer« besonders hoch (13,0 und 14,1%), was u. a. mit dem restriktiven Zugang zu Bildungseinrichtungen für Kinder von Familien im Asylverfahren zu tun hat. Die Rate bei deutschen Spätaussiedlern ist demgegenüber der allgemeinen Rate für die Gesamtbevölkerung nicht erhöht. Während 90,1% der Männer und 85,6% der Frauen ohne Migrationshintergrund zwischen 25 und 65 Jahren einen berufsbildenden Abschluss erreicht haben, sind dies nur 63,7% der Männer und 55,0% der Frauen mit Migrationshintergrund. Der Anteil beträgt bei denjenigen mit eigener Migrationserfahrung 54,8 respektive 45,8%, was sicherlich durch versäumte Bildungschancen im Herkunftsland sowie Art und Umstände der Migration zu erklären ist. Dennoch erweist es sich als gravierendes Problem, dass es in Deutschland im Vergleich zu anderen Ländern nicht gelingt, die folgende Generation so zu integrieren, dass gleichwertige Bildungsabschlüsse erreicht werden könnten. In der Gruppe der 25- bis 35-Jährigen sind es 16,3% der männ-

lichen und 14,3% der weiblichen jungen Erwachsenen mit Migrationshintergrund, die keinen berufsbildenden Abschluss haben. Interessanterweise ist der Unterschied in der Rate der Abiturienten nicht so gravierend, hier sind es etwa 10–11% der jungen Menschen mit Migrationshintergrund, die das Abitur erreichen (11–12% ohne Migrationshintergrund). Dem Erfolg einer relativ kleinen Gruppe von sehr erfolgreichen jungen Menschen mit Migrationshintergrund steht der dramatische Misserfolg einer großen Gruppe entgegen, die durch mangelnde schulische und berufliche Bildung deklassiert wird (Abb. 3.3)

In keinem anderen europäischen Land bestimmt soziale Herkunft so sehr den Bildungserfolg wie in Deutschland. Sehr wenige Schulen sind auf die Bedürfnisse der durchschnittlich 15% aller Kinder mit Migrationserfahrung eingestellt, obwohl der Anteil in manchen Schulen bei deutlich mehr als 50% liegt. Es fehlt offenbar an früh einsetzender Sprachförderung und Ausstattung aller Schulen mit einem Programm »Deutsch als zweite Sprache«. In solche Programmen können ältere Kinder und Jugendliche, die bereits schulpflichtig sind und ohne ausreichende Sprachkenntnisse in die Schule eingeglie-

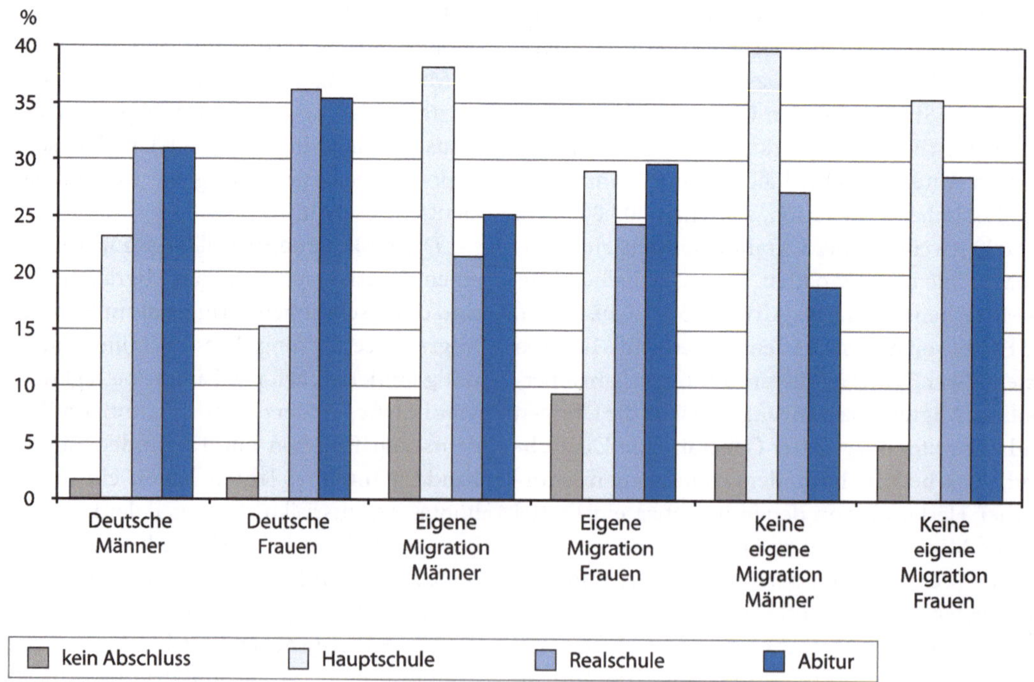

Abb. 3.3. Bildungsabschlüsse junger Erwachsener. (Nach Daten des Statistischen Bundesamtes, Mikrozensus 2006)

dert werden sollen, zunächst überwiegend und dann zusätzlich zum Klassenunterricht unterrichtet werden. Aus entwicklungspsychologischer Sicht ist es für die betroffenen Schüler gänzlich falsch, sie entsprechend ihren Deutschkenntnissen gemeinsam mit sehr viel jüngeren Schülern zu unterrichten. Bei den jungen Menschen mit hohem Bildungserfolg handelt es sich öfter um junge Menschen mit eigener Migrationserfahrung, d. h. Flüchtlingen, die bereits im Herkunftsland eher gebildeten Schichten angehörten, als solchen, deren Familien aus überwiegend wirtschaftlichen Gründen in das Land gekommen (oder geblieben) sind. Eine restriktive Asyl- und Integrationspolitik verwehrt den Zugang zu höheren Bildungsabschlüssen nach Vollendung der allgemeinen Schulpflicht.

In Deutschland leben etwa 220.000 junge **Flüchtlinge**, darunter laut Schätzungen etwa 10.000 unbegleitete minderjährige Flüchtlinge. Die Ausbildungsmöglichkeiten für junge Flüchtlinge sind aufgrund der Unkalkulierbarkeit von Aufenthaltsort und -dauer, aber auch aufgrund gesetzlicher Regelungen eingeschränkt. Junge Flüchtlinge sind, solange ihr Aufenthaltsstatus bei bloßer Duldung oder während des laufenden Asylverfahrens unsicher ist, in mehreren Bundesländern von der Schulpflicht ausgenommen. Sie haben zwar ein sog. **Schulbesuchsrecht**, jedoch nur die **Schulpflicht** würde die Schulen rechtlich binden, den Schulbesuch dieser Kinder auch zu ermöglichen und pädagogisch angemessen zu gestalten. Weiterhin ist diese besondere Gruppe von Kindern und Jugendlichen in der Gesundheitsversorgung benachteiligt. Sie haben nach dem Asylbewerberrecht lediglich einen Anspruch auf Akutversorgung, nicht auf Teilnahme an den Früherkennungsuntersuchungen oder Maßnahmen der Rehabilitation. Mit dieser Politik verletzt Deutschland die UN-Kinderrechtskonvention, die für jedes Kind den Zugang zu vorhandenen Einrichtungen zum Erhalt und Förderung der Gesundheit sicherstellen möchte.

Eine **transkulturelle Betreuung** der Kinder und Jugendlichen mit Migrationshintergrund und ihrer Familien bedarf einer besonderen kulturellen Kompetenz. Dazu gehört:
- Sensibilität für die kulturelle Differenzierung zwischen Menschen innerhalb der Ursprungs-gesellschaft und innerhalb der deutschen Gesellschaft: der geographische Ort und kulturelle Kontext der alten und neuen Umgebung spielt eine große Rolle für den Eingliederungserfolg;
- die Fähigkeit, Interesse zu zeigen und nachzufragen,
  - wie sich die Dinge in der Kultur und im Verständnis des Betroffenen darstellen,
  - was dort übliche Lösungs- und Handlungsstrategien und Gesundheitsüberzeugungen sind,
  - und zu erläutern, wie sich diese Dinge im deutschen Gesundheitswesen bzw. kulturellen Selbstverständnis verhalten (► Kap. 13).

3.5 Bildungschancen

Ute Thyen

Der 12. Kinder- und Jugendbericht der Bundesregierung (2005) setzt sich ausführlich mit dem Bildungssystem und den Chancen von Kindern und Jugendlichen in Deutschland auseinander und definiert den Begriff Bildung wie folgt:

> **Definition**
>
> Bildung wird als ein Prozess des Aufbaus und der Vertiefung von Kompetenzen in vier Bereichen (Weltbezügen) definiert. Es handelt sich um:
> - **kulturelle Kompetenzen** im Sinne der sprachlich-symbolischen Fähigkeit, sich das akkumulierte kulturelle Wissen, das »kulturelle Erbe« anzueignen, die Welt mittels Sprache sinnhaft zu erschließen, zu deuten, zu verstehen, sich in ihr zu bewegen;
> - **instrumentelle Kompetenzen** im Sinne einer objektbezogenen Fähigkeit, die naturwissenschaftlich erschlossene Welt der Natur und der Materie sowie die technisch hergestellte Welt der Waren, Produkte und Werkzeuge in ihren inneren Zusammen-
>
> 

> hängen zu erklären, mit ihnen umzugehen und sich in der äußeren Welt der Natur und der stofflichen Dinge zu bewegen;
> - **soziale Kompetenzen** im Sinne einer intersubjektiv-kommunikativen Fähigkeit, die soziale Außenwelt wahrzunehmen, sich mit anderen handelnd auseinanderzusetzen und an der sozialen Welt teilzuhaben sowie an der Gestaltung des Gemeinwesens mitzuwirken;
> - **personale Kompetenzen** im Sinne einer ästhetisch-expressiven Fähigkeit, eine eigene Persönlichkeit zu entwickeln, sich als Person einzubringen, mit sich und seiner mentalen und emotionalen Innenwelt umzugehen, sich selbst als Eigenheit wahrzunehmen und mit der eigenen Körperlichkeit, Emotionalität und Gedanken- sowie Gefühlswelt zurechtzukommen.

Der Bericht weist auf die besondere historische Entwicklung in Deutschland, besonders im Westen des Landes nach dem Zweiten Weltkrieg hin. Die Angebote der schulischen Bildungseinrichtungen als Halbtagsschule orientieren sich am klassischen Familienmodell mit einem berufstätigen Vater als dem Alleinernährer und einer im Haushalt sorgenden Mutter. Die heutige Lebensrealität vieler Familien mit Kindern beinhaltet jedoch meist zumindest die Teilzeitberufstätigkeit der Mutter – ohne ein ausreichendes Angebot von Ganztagsschulplätzen.

Die Aspekte »**Bildung, Betreuung und Erziehung**« werden in Deutschland überwiegend aufeinanderfolgend in der Entwicklung eines Kindes gesehen: Die Erziehung des Kindes erfolgt überwiegend im privaten, familiären Bereich. Eine zusätzliche Betreuung und Anregung findet in der Kindertagesstätte statt, Bildung findet später in der Schule statt. Die Integration dieser Aspekte sowohl innerhalb als auch außerhalb der Schule verändert die Aufgabenstellung an Familien wie an Institutionen, die Kinder betreuen. Während in Kindertagesstätten in der Vergangenheit der Aspekt der Bildung vernachlässigt wurde, war es in der Schule die Erziehung und Betreuung, der keine ausrei-

chende Aufmerksamkeit gewidmet wurde. Eine besondere Herausforderung stellt die Durchbrechung der Spirale von Armut und Bildungsferne dar, die dazu führt, dass Kinder und Jugendliche benachteiligt werden, die in Stadtvierteln mit einer relativ homogenen Bevölkerungszusammensetzung aus niedrigen Sozialschichten – hierzu gehören auch viele Migrantenfamilien – aufwachsen. Besondere Berücksichtigung verdienen auch ländliche Gebiete mit mangelnden Bildungs-, Betreuungs- und Erziehungsangeboten oder strukturell benachteilige Gebieten mit einem mangelnden Arbeitsmarktangebot, hohen Abwanderungsquoten und infrastruktureller Ausdünnung. Große Unterschiede finden sich sowohl zwischen Ost- und West- sowie Nord- und Süddeutschland als auch zwischen und innerhalb von einzelnen Bundesländern im Hinblick auf Bildungserfolg und Armutsrisiko.

Die Ursache für Ungleichheiten und regionale Variation liegt nach Daten der OECD darin, dass in Ländern wie Deutschland, USA und Japan der Anteil der privaten Finanzierung von früher Betreuung und Bildung gegenüber der öffentlichen einen besonders hohen Anteil hat. Dies bedeutet, dass sich nur Familien mit hohem Einkommen eine hoch qualifizierte Betreuung und Angebote für frühe Förderung ihrer Kinder leisten können.

3.6   Lebensraum Familie

Ute Thyen, Hans G. Schlack

Eine Definition des Begriffs Familie ist angesichts der ständigen sozialen Entwicklungen und gesellschaftlichen Veränderungen nicht einfach. Der Familienbegriff unterscheidet sich demnach auch je nach professionellem und wissenschaftlichem Kontext. **Sozialwissenschaftliche Begriffsbestimmungen** stellen in der Regel die Funktion der Familie als Ort des Aufwachsens von Kindern und Jugendlichen heraus und definieren eine Familie als eine Lebensgemeinschaft von mindestens einem minderjährigen Kind und einem Erwachsenen. Dabei ist unerheblich, ob eine leibliche Verwandtschaft besteht, ob das Verhältnis dauerhaft ist oder ob noch weitere Kinder vorhanden sind, die aber nicht in der Familie leben. Der **genealogische Familienbegriff**, der auch im medizinischen, insbesondere humangenetischen Bereich benutzt wird, geht dagegen von einer Familie als Gruppe von Menschen aus, die verwandt, verheiratet oder verschwägert sind, gleichgültig, ob sie zusammen oder getrennt leben oder Kinder erziehen, ob die einzelnen Mitglieder noch leben oder bereits verstorben sind.

Ein **psychotherapeutischer Familienbegriff** beschreibt Familien als intimes Beziehungsgefüge von zwei und mehr Personen, die einen gemeinschaftlichen Lebensvollzug vornehmen. In der Familientherapie kommt hinzu, dass es sich um Personen aus mehreren, meist zwei Generationen handelt.

> Das Zusammenleben der Familie ist charakterisiert durch gemeinsame Aufgabenstellungen, durch die Suche nach Intimität und Privatheit und durch die Utopie der Familie. (Cierpka 2008, S. 20)

3.6.1 Lebensformen und Haushalte

Die **Ehe** bildet nach wie vor die am häufigsten gewählte Form der Lebensgemeinschaft. In Deutschland lebten nach Angaben des Mikrozensus im Jahr 2006 18,7 Mio. verheiratete Ehepaare, hinzu kommen 2,4 Mio. nichteheliche, gemischtgeschlechtliche Lebensgemeinschaften. 16,5 Mio. Menschen leben alleinstehend, das entspricht einem Fünftel der Erwachsenenbevölkerung, 90% von diesen lebten in Ein-Personen-Haushalten.

Die Anzahl der **Eheschließungen** pro Jahr ist in Deutschland seit den 1960er Jahren auf etwa die Hälfte gesunken, 2006 waren es 374.000 Eheschließungen. Das Durchschnittsalter betrug bei ledigen Männern 33 Jahre, bei ledigen Frauen 30 Jahre. Die Zahl der Scheidungen betrug im selben Jahr 191.000, in der Hälfte dieser Fälle waren minderjährige Kinder in der Familie betroffen. Es ist zukünftig damit zu rechnen, dass etwa jede dritte geschlossene Ehe wieder geschieden wird.

Im Jahre 2006 gab es in Deutschland 8,8 Mio. **Familien**, damit sind alle Eltern-Kind-Gemeinschaften in einem Haushalt gemeint. Davon lebten 7,2 Mio. in den alten Bundesländern, 1,6 Mio. (18%) in den neuen Bundesländern. Die Zahl der Familien ist in den letzten zehn Jahren kontinuierlich zurückgegangen, in den neuen Ländern um 28%, in den alten Bundesländern nur um 1%. Der Anteil »traditioneller« gemischtgeschlechtlicher, verheirateter Lebensgemeinschaften betrug 2006 nur noch 6,0 Mio. Familien. Insgesamt 2,7 Mio. alleinerziehende Eltern lebten in Haushalten mit Kindern, davon knapp zwei Drittel mit minderjährigen Kindern. Von den alleinerziehenden Eltern sind 90% Frauen, 1996 waren es noch 86% gewesen. Die Hälfte dieser Frauen war geschieden, die andere Hälfte ledig. Seltener sind die alleinerziehenden Eltern verheiratet, aber getrennt lebend, oder verwitwet.

Die **Zahl der Kinder** pro Familie hat in den neuen Bundesländern deutlich abgenommen (■ Abb. 3.4). Insgesamt lebten 2006 20,3 Mio. minderjährige Kinder mit mindestens einem Elternteil zusammen, 82% davon in den alten Bundesländern,

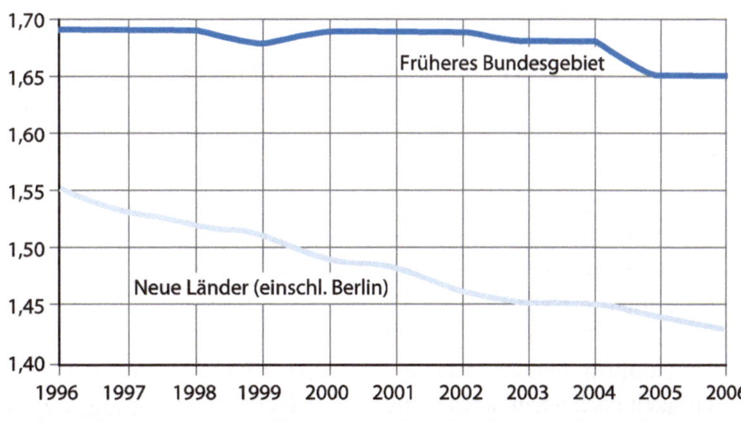

■ **Abb. 3.4.** Rückgang der durchschnittlichen Zahl der Kinder unter 18 Jahren, je Familien mit minderjährigen Kindern

Ergebnisse des Mikrozensus – Bevölkerung in Familien/Lebensformen am Hauptwohnsitz.

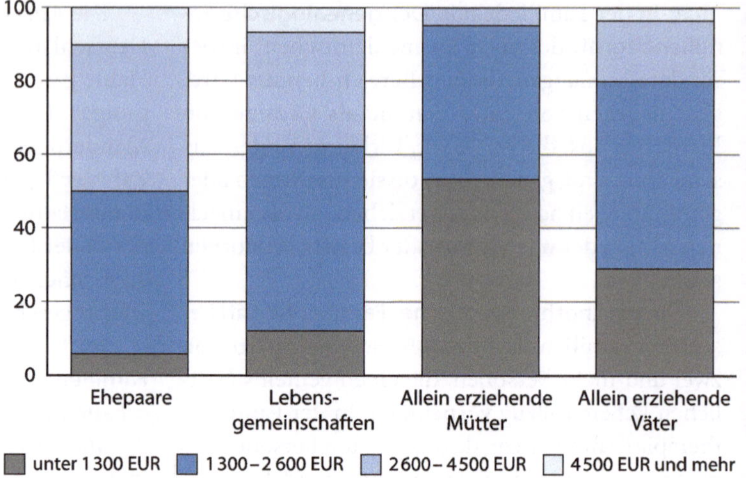

Abb. 3.5. Familien mit Kindern unter 18 Jahren nach monatlichem Nettoeinkommen und Familienform 2006, in Prozent

18% in den neuen Ländern. Insgesamt 14% der Kinder lebten bei einem alleinerziehenden Elternteil, 5% in nichtehelichen Lebensgemeinschaften, wobei die Raten in den neuen Bundesländern jeweils etwa doppelt so hoch sind wie in den alten Ländern. Etwa drei Viertel der Kinder wachsen mit mindestens einem Geschwisterkind im Haushalt auf.

Das Familieneinkommen unterschied sich deutlich zwischen den verschiedenen Familienformen (Abb. 3.5). Am geringsten war es in Familien mit alleinerziehenden Elternteilen.

3.6.2 Erwerbstätigkeit von Eltern

Im Mikrozensus 2006 waren 54% der Mütter von minderjährigen Kindern und 85% der Väter aktiv erwerbstätig. Die Erwerbstätigkeit der Eltern unterscheidet sich nach dem Alter des Kindes (Abb. 3.6). Mütter vereinbaren Beruf und Familie – anders als die Väter – in erster Linie durch eine verminderte Beteiligung am Erwerbsleben. Mit der Familiengründung gibt ein beträchtlicher Teil der in Deutschland lebenden Mütter ihren Beruf vorübergehend auf und kehrt erst wieder mit zunehmendem Alter der Kinder in das Erwerbsleben zurück. Aber auch Väter von jungen Kindern sind überraschend häufiger nicht erwerbstätig im Vergleich zur Durchschnittsbevölkerung (Abb. 3.6).

Familien, bei denen beide Eltern einer Berufstätigkeit nachgehen, wählen mehrheitlich eine »traditionelle« Arbeitszeitkombination: vollzeiterwerbs-

tätiger Vater und teilzeiterwerbstätige Mutter. Dieses Arrangement bedeutet größere Flexibilität und Zeit für die Kinder im Vergleich zu Vollzeitberufstätigkeit beider Elternteile, birgt allerdings ein erhebliches Armutsrisiko für getrennt lebende oder geschiedene Frauen, die weiter die Kinder versorgen, aber über ein sehr geringes Einkommen verfügen.

Um Familie und Beruf zu vereinbaren, nehmen immer mehr Familien Betreuungsangebote außerhalb der Familie wahr. Arbeitsmarktpolitisch wird damit auch ein Anreiz zur vermehrten Erwerbstätigkeit gerade höher qualifizierter Frauen und bevölkerungspolitisch ein Anreiz zur häufigeren Realisierung des Kinderwunsches gegeben. Weiterhin werden bildungspolitisch Perspektiven zu einer früheren Förderung und frühen Bildung von Kindern eröffnet.

Eine Berufstätigkeit von Müttern, insbesondere alleinerziehender Müttern, erweist sich als Schutz-

Alter des jüngsten Kindes von … bis … Jahren

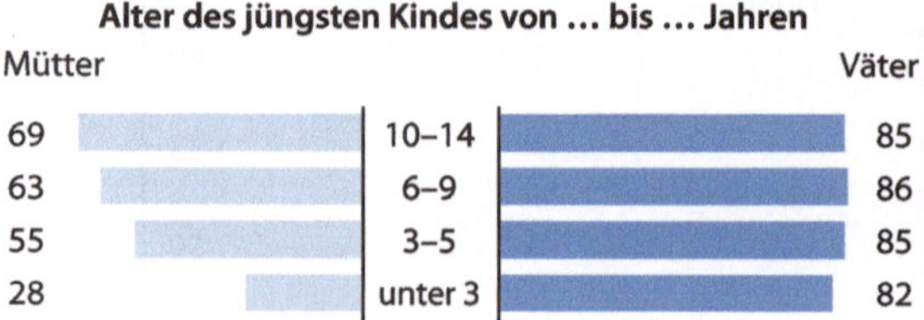

Elternteile im erwerbsfähigen Alter (ohne vorübergehend Beurlaubte). Ergebnisse des Mikrozensus – Bevölkerung in Familien/Lebensformen am Hauptwohnsitz.

Abb. 3.6. Erwerbstätigenquoten von Müttern und Vätern nach Alter des jüngsten Kindes, in Prozent

faktor im Hinblick auf die psychische Gesundheit von Kindern und Jugendlichen. Während insgesamt das Risiko für psychische Störungen in Familien mit alleinerziehenden Müttern mit 23,9% fast doppelt so hoch ist wie bei Kindern und Jugendlichen aus vollständigen Familien (13,3%), beträgt der Anteil bei alleinerziehenden, nicht berufstätigen Müttern 30,5%, bei Vollzeitberufstätigen 19,6% und Teilzeittätigen 22,0% (Hölling u. Schlack 2008).

Die Familie ist der primäre und günstigste Bezugsrahmen für die Entwicklung in der Kindheit und Jugend für die allermeisten Kinder weltweit. Familien sind soziale Beziehungsstrukturen, ohne dass sie notwendigerweise konform mit sozialen Normen sein müssen. Familien folgen meist dem klassischen Arrangement des Zusammenlebens zweier Eltern unterschiedlichen Geschlechts mit ihren leiblichen Kindern, es gibt jedoch zunehmend auch andere Familienstrukturen. Familien bieten in der Mehrzahl ein günstiges Umfeld für Kinder, einige gefährden das Wohl des Kindes. Positive Elternschaft kann definiert werden als die Fähigkeit der Eltern, ein Umfeld herzustellen, das Wachstum und Entwicklung des Kindes bestmöglich sichert. Familienersetzende Institutionen können im Bedarfsfall dasselbe oder sogar ein höheres Maß an Betreuungsqualität als in der Ursprungsfamilie des Kindes erreichen.

3.6.3 Adoption

Adoption bedeutet die rechtliche Integration eines Kindes in eine Ersatzfamilie, wobei das Kind die vollen Rechte und Pflichten eines leiblichen Kindes erwirbt. Man unterscheidet die Fremdadoption von der Stiefkinder- und Verwandtenadoption.

Fremdadoption

Zwischen dem Kind und den Adoptiveltern bestehen primär keine Beziehungen, meist bleiben die Adoptiveltern den leiblichen Eltern unbekannt (Incognito-Adoption). Das Ziel der Adoption ist aus Sicht des Kindeswohls, einem Kind in einer Ersatzfamilie günstige Bedingungen für Bindung und Entwicklung zu vermitteln, wenn die leiblichen Eltern dazu subjektiv oder objektiv nicht in der Lage sind. Die Vermittlung von Fremdadoptionen ist lizenzierten Adoptionsvermittlungsstellen vorbehalten. Voraussetzung einer Adoption ist die rechtswirksame Einwilligung der leiblichen Eltern. Ein nichtehelicher leiblicher Vater hat Vorrang vor einer fremden Familie, sein Kind zu adoptieren, wenn seine Vaterschaft rechtlich feststeht. Fremdadoptionen erfolgen vorzugsweise im Säuglings- oder Kleinstkindalter, um die in dieser Lebensphase besonders intensiven und wichtigen sozialen Bindungen zu begünstigen.

Stiefkinder- und Verwandtenadoption

Für Stiefkinder kann die Adoption durch Stiefvater oder Stiefmutter ein wichtiger Schritt zur Stabilisierung des familiären Rahmens und der ökonomischen Sicherung sein; das gilt insbesondere dann, wenn das Kind den entsprechenden leiblichen Elternteil nicht kennt und deswegen nicht in Loyalitätskonflikte gerät. Stiefkinderadoptionen erfolgen meist im Kleinkind- oder Schulalter, Verwandtenadoptionen oft noch später. Beide Adoptionsformen verändern in der Regel nicht die sozialen Beziehungen, sondern legitimieren vielmehr die vorher bereits bestehenden Gegebenheiten.

Die Zahl der Adoptionen ist in den letzten Jahren stark zurückgegangen. Waren es in 1993 noch 8.687 Kinder, wurden 2006 nur noch 4.748 adoptiert. Dieser Rückgang betrifft fast ausschließlich die Fremdadoptionen.

Problemfelder der Fremdadoption

Erwartungen und Projektionen elterlicher Wünsche auf das Kind können (wie auch bei leiblichen Kindern) für das Kind eine Belastung darstellen. Bei adoptierten Kindern kann diese Belastung verschärft werden, wenn das Kind auf Grund geringerer intellektueller Ausstattung, unerwarteter Temperamentsmerkmale, besonderen Aussehens (z. B. bei fremder ethnischer Herkunft) oder neuropsychiatrischer Störungen die Hoffnungen und Erwartungen der Adoptiveltern enttäuscht.

Fast alle adoptierten Kinder interessieren sich früher oder später für ihre Herkunftsfamilie. Nicht selten werden die (unbekannten) leiblichen Eltern idealisiert, wenn es – z. B. in der Pubertät – Konflikte mit den Adoptiveltern gibt; das wird dann von den Adoptiveltern oft als Ausdruck besonderer Undankbarkeit empfunden. Darüber hinaus beschäftigen sich viele adoptierte Kinder mit den möglichen Gründen, aus denen ihre leiblichen Eltern sie abgegeben haben könnten. Solche Überlegungen können die Quelle von Selbstwertproblemen sein.

❗ **Daher besteht für Adoptiveltern und adoptierte Kinder ein erhöhter Bedarf an präventiver und auch therapeutischer Beratung. Grundsätzlich soll die Adoption frühzeitig, aber in jeweils altersangemessener Form, zwischen Eltern und Kindern thematisiert werden.**

3.6.4 Familienergänzende Betreuung in Krippe und Kindergarten

Laut dem statistischen Bundesamt gaben Bund, Länder und Gemeinden im Jahr 2007 für Leistungen der Kinder- und Jugendhilfe insgesamt 22,8 Mrd. Euro aus. Damit sind die Ausgaben gegenüber dem Vorjahr um 9% gestiegen. Mehr als die Hälfte der Bruttoausgaben (11,9 Mrd.) wurde für die Kindertagesbetreuung geleistet.

Während die Betreuungsquote von 3- bis 6-jährigen Kindern in den verschiedenen Bundesländern 2006 im Schnitt über 80% lag, wurden bei den unter Dreijährigen nur bei 15,5% Tagesbetreuung in einer Einrichtung oder in Tagespflege in Anspruch genommen. Die höchsten Betreuungsquoten hatten Sachsen-Anhalt mit 52%, gefolgt von Mecklenburg-Vorpommern (44%) und Brandenburg (43%).

Eine Ganztagsbetreuung erhielten 24% der 3- bis 6-Jährigen. In der Altersgruppe der unter Dreijährigen betrug der Anteil durchschnittlich nur 7%, wobei die Quote in den neuen Bundesländern bei 27%, in den alten Ländern bei 3% lag. Eine Ganztagsbetreuung kann für die Vereinbarkeit von Familie und Beruf von hoher Bedeutung sein. Insgesamt zeigt sich eine zunehmende Tendenz für die institutionelle Betreuung, eine abnehmende Tendenz dagegen für die Tagespflege durch Tagesmütter/-väter in Familien.

Ob eine außerfamiliäre Betreuung förderlich oder hinderlich für die Entwicklung des Kindes ist, hängt wesentlich von der Qualität der Betreuung ab.

❗ **Die Sorge, dass frühe Tagesbetreuung Kindern generell schadet, ist aus wissenschaftlicher Perspektive unbegründet. Bei ausreichend guter Tagesbetreuung müssen Eltern nicht befürchten, dass die Sicherheit der Eltern-Kind-Bindung irritiert wird. Entscheidend für das Kind sind die Stabilität der Beziehungen und die Feinfühligkeit der Bezugspersonen. Dabei ist die Qualität der Betreuungssituation entscheidend, nicht die Tatsache, ob es ausschließlich von einem Elternteil zu Hause oder zusätzlich auch von anderen Personen außerhalb seiner Familie betreut wird. Wichtig sind vor allem allmähliche Übergänge im Rahmen einer Eingewöhnung nach anerkannten fachlichen Standards sowie eine gut funktionierende Erziehungs- und Bildungspartnerschaft zwischen Eltern und Erzieherinnen (Maywald u. Schön 2008).**

In punkto Förderung und frühe Bildung unterscheiden sich durchschnittlich gute Eltern in der Regel nicht von einer durchschnittlich guten Krippe oder Kindertagespflegestelle. Kinder allerdings, die von ihren Eltern nicht ausreichend gefördert werden, wie z. B. zahlreiche Kinder aus bildungsfernen Familien und ein Teil der Kinder mit Migrationshintergrund, profitieren deutlich von einer guten Tagesbetreuung. Diese Förderung wirkt sich auch positiv auf den späteren Schulerfolg aus (Bertelsmann Stiftung 2008). Insofern kann ein hoher Qualitätsstandard dazu beitragen, Begabungen dieser ansonsten benachteiligten Kinder zu fördern, die Chancengerechtigkeit zu verbessern sowie soziale und demokratische Verhaltensweisen zu verinnerlichen.

Als Betreuungsschlüssel in der **Krippe** gelten folgende Richtwerte: Der Erzieherinnen-Kind-Schlüssel wird in Abhängigkeit vom Alter der Kinder festgelegt: Kinder im ersten Lebensjahr: 1:2; Kinder im Alter von 1 bis 2 Jahren: 1:3; Kinder im Alter von 2 bis 3 Jahren: 1:5. Bei altersgemischten Gruppen sind die Zahlen entsprechend anzupassen. Bei Kindern mit besonderen Bedürfnissen (z. B. einer Behinderung) wird die Zahl der Kinder pro Erzieherin reduziert. Die Gruppengröße wird in Abhängigkeit vom Alter und der Alterszusammensetzung der Kinder festgelegt. Je jünger die Kinder sind und je altershomogener die Gruppe zusammengesetzt ist, desto kleiner muss die Gruppe sein. Die räumlichen Verhältnisse müssen den Bedürfnissen sehr junger Kinder Rechnung tragen, insbesondere im Hinblick auf die psychomotorische Entwicklung, die noch nicht vorhandene Kontrolle der Ausscheidung, Unterstützung bei der Nahrungsaufnahme und Schlafbedürfnis. Die personelle Ausstattung erfordert eine außerordentlich hohe Qualifikation der Betreuungspersonen, die zumindest auf der Leitungsebene einem akademischen Abschluss entsprechen sollte. Die im Krippenbereich tätigen Erzieherinnen müssen u. a. über spezifische entwicklungspsychologische, pädagogische, pflegerische und gesundheitsbezogene Kenntnisse verfügen. Es bestehen hohe Anforderungen an ihre Fähigkeit, die Bedürfnisse und Signale der Kinder wahrzunehmen, sie richtig zu interpretieren und darauf angemessen zu reagieren. Aufmerksamkeit, Feinfühligkeit und Wertschätzung der Kinder sind Kennzeichen der Bildung, Erziehung und Betreuung. Die Angebote und Aktivitäten beziehen sich auf sämtliche Bereiche frühkindlicher Bildung (u. a. emotionale, geistig-kognitive, kreative, motorische, musikalische, soziale, sprachliche und religiöse Bildung) und ermöglichen die individuelle Förderung jedes Kindes. Förderung und Pflege von Kindern mit chronischen Gesundheitsstörungen oder besonderem Entwicklungsbedarf müssen eng mit dem betreuenden Kinder- und Jugendarzt, dem kinder- und jugendärztlichen Dienst des Gesundheitsamtes, dem sozialpädiatrischen Zentrum sowie der Frühförderstelle und den Eltern abgestimmt werden.

Krippen und Kindertagespflegestellen, die anerkannten Mindestanforderungen an Qualität nicht genügen, stellen für die dort betreuten Kinder ein erhebliches Entwicklungsrisiko dar. Die Anpassungsfähigkeit des Kindes kann überfordert, das Sicherheitsgefühl erschüttert und die seelische Gesundheit beeinträchtigt werden. Risiken ergeben sich insbesondere in den Fällen, in denen eine Einrichtung oder Tagespflegestelle konzeptionell, strukturell oder personell nicht ausreichend für die Altersgruppe der unter Dreijährigen ausgestattet ist [s. dazu das Positionspapier der Deutsche Gesellschaft für Sozialpädiatrie und Jugendmedizin zu Qualitätskriterien institutioneller Betreuung von Kindern

unter 3 Jahren (http://www.dgspj.de/) und der Deutschen Liga für das Kind (http://www.liga-kind.de/downloads/krippe.pdf)].

Gerade bei sehr jungen Kindern ist eine gelingende Erziehungspartnerschaft zwischen Einrichtung und Eltern von besonderer Bedeutung. Vorbildlich sind hier die Familienzentren, die neben der Kindertagesbetreuung auch Kommunikationsmöglichkeiten und Bildungs- und Informationsangebote für Eltern bereit halten. Beispielsweise können Eltern-Café, Kleidungs- und Spielzeugbörse, Erziehungsberatungsstelle, soziale Beratung, Informationstafeln oder Internetzugang zu Selbsthilfegruppen oder anderen Angeboten eine wichtige Rolle bei der Erreichbarkeit von Familien mit besonderem Unterstützungsbedarf spielen. Weiterhin können diese Familienzentren einen Beitrag zur Entwicklung des Stadtviertels/der Gemeinde leisten, indem sie die Verantwortung der Gemeinschaft für die Fürsorge, Erziehung, Schutz und Bildung von Kindern stärken.

Außerfamiliäre ergänzende Betreuung und Erziehung in Krippen und Kindergärten

- stellt für viele Familien eine Möglichkeit dar, Berufstätigkeit und Familienleben zu verbinden, und wird zunehmend in Anspruch genommen;
- bedeutet für eine zunehmende Zahl von Einzelkindern eine Möglichkeit zur sozialen Interaktion und Gelegenheit zum Lernen;
- bedarf einer hohen pädagogischen Kompetenz insbesondere in der Gruppe der 1- bis 3-jährigen Krippenkinder, insbesondere im Hinblick auf die Feinfühligkeit und Bindungsfähigkeit der Erzieherinnen;
- bedarf einer gesundheitsfördernden, qualitativ hochwertigen Ausstattung der Einrichtung und eines niedrigen Betreuerinnenschlüssels von 1:3 bei den unter 3-jährigen Kindern;
- ist für die Entwicklung und Bildung von Kindern aus ressourcenreichen Familien gleichwertig mit einer ausschließlichen Betreuung und Erziehung in der Familie, für Kinder aus belasteten Lebensumständen unter Umständen von besonderem Vorteil.

3.6.5 Hilfen zur Erziehung

Nach SGB VIII (Kinder- und Jugendhilfegesetz) können verschiedene Hilfen zur Erziehung von Kindern und Jugendlichen außerhalb des Elternhauses ergriffen werden, wenn eine Beratung der Eltern nicht ausreicht und die Erziehung im Elternhaus ergänzt werden muss. Dafür kommen eine Vollzeitpflege (Pflegefamilien), vollstationäre Heimerziehung oder betreutes Wohnen, intensive einzelpädagogische Maßnahmen oder Tagesgruppenerziehung in Frage.

Vollzeitpflege

Pflegestellen sind Familien oder familienähnliche Strukturen außerhalb der Herkunftsfamilie, in denen Kinder oder Jugendliche leben, ohne adoptiert zu sein. Pflegeverhältnisse können als Kurzzeit- bzw. Bereitschaftspflege oder als Dauerpflege angelegt sein. Anlässe zur Unterbringung von Kindern in einer Pflegestelle sind – abgesehen von einem vorübergehenden Ausfall eines alleinerziehenden Elternteils z. B. durch Krankheit – meist schwer belastete oder dekompensierte Zustände in der Herkunftsfamilie mit der Folge von Vernachlässigung, Misshandlung oder Missbrauch der Kinder. Je jünger ein Kind ist, desto eher sollte einer Pflegefamilie gegenüber einem Heim der Vorzug gegeben werden, weil in einer Familienstruktur die Voraussetzungen für die Entwicklung emotionaler Bindungen günstiger sind. Je schwerer ein Kind bereits traumatisiert ist, desto höher sind die Anforderungen an die Pflegestelle (sozialpädagogische Qualifikation der Pflegeeltern, Supervision). Andernfalls besteht ein hohes Risiko der Überforderung der Pflegeeltern und eines Scheiterns des Pflegeverhältnisses mit erneutem Beziehungsabbruch, der eine weitere Trübung der Entwicklungsprognose bedeuten würde. Vor allem bei jungen Kindern kann die Prognose entscheidend dadurch verbessert werden, dass nicht kurzsichtig an der Pflegefamilie gespart, sondern auf die »Investition« in eine qualifizierte Fachpflegestelle gesetzt wird.

Etwa 50.000 Kinder, Jugendliche und Heranwachsende unter 21 Jahren befanden sich 2005 in **Vollzeitpflege** (§ 33 SGB VIII), diese Zahl hatte sich seit Anfang der 1990er Jahre wenig geändert, ein Anstieg fand sich in den östlichen Flächenländern,

eine Abnahme in den Stadtstaaten. So ist die Zahl der Kinder in Pflegefamilien in den 1990er Jahren nahezu konstant geblieben. Zwischen 2000 und 2005 jedoch zeigt sich ein Anstieg der Fallzahlen gem. § 33 SGB VIII um immerhin knapp 3% von 57.862 auf 59.407. Es finden sich erhebliche Variationen in den verschiedenen Ländern. Im Jahr 2006 wurden in Hamburg 12,5/10.000 unter 21-Jährige in Vollzeitpflege untergebracht, in Hessen nur 3,8.

Heimerziehung und betreutes Wohnen

Etwa ebenso viele Kinder und Jugendliche befanden sich in **Heimerziehung oder betreutem Wohnen** (§ 34 SGB VIII), hier hat sich seit den 1990er Jahren eine leichte Abnahme von knapp 70.000 auf etwa 61.000 Kinder und Jugendliche gezeigt. Der Anteil der Jugendlichen in betreutem Wohnen macht etwa 10% der vollstationär Untergebrachten aus.

Die Zahl der Kinder und Jugendlichen in **Heimerziehung oder betreutem Wohnen** (§ 34 SGB VIII) ist seit 1991 etwa gleichgeblieben. Nominal höhere Ausgaben in diesem Sektor reflektieren weitgehend einen Inflationsausgleich. Die durchschnittlichen Fallkosten pro Jahr betrugen 2005 nicht ganz 37.000 Euro. Etwa 40.000 Fachkräfte und damit über 60% der in der Kinder- und Jugendhilfe tätigen Mitarbeiter sind in dem Segment der stationären Heimerziehung oder betreutem Wohnen beschäftigt.

Tagesgruppenerziehung

Gegenüber der stationären Betreuung ist die Unterbringung in **Tagesgruppen** (§ 32 SGB VIII) in den vergangenen Jahren erheblich angestiegen von etwa 12.000 im Jahr 1992 auf knapp 24.000 im Jahr 2005. In den östlichen Flächenländern war diese Art der Hilfen zur Erziehung vor der Wende nicht etabliert, so dass sich dort die Zahl verzehnfacht hat, in den westlichen Ländern war ein Anstieg auf knapp das Zweifache zu beobachten.

Einzelpädagogische Maßnahmen

Intensive sozialpädagogische Einzelbetreuung erhielten nur wenige Kinder, nach einem Anstieg zwischen Anfang der 1990er Jahre bis zum Jahr 2000 war die Zahl der Maßnahmen bis 2005 wieder rückläufig. Diese Maßnahmen, oftmals als intensive freizeitpädagogische Maßnahmen wie z. B.

längere Auslandsreisen (Schiffsreisen), waren überwiegend Jugendlichen aus Stadtstaaten gewährt worden, hatten sich aber nach den Erfahrungen der Jugendhilfe nicht so bewährt wie erhofft. Viele der betroffenen älteren dissozialen Jugendlichen wurden nach der Rückkehr wiederum delinquent. Im Weiteren entstanden etwas mehr Plätze für eine geschlossene Unterbringung in den meisten Bundesländern.

Die Anzahl der **Erziehungsberatungen** durch öffentliche Träger der Jugendhilfe für Familien mit Kindern und Jugendlichen <18 Jahren (§ 28 SGB VIII) ist in Deutschland von knapp 200.000 im Jahr 1994 auf 284.000 im Jahr 2006 angestiegen, dies entspricht einer Rate von 2% aller Familien. Die Beratung wird von Eltern von Jungen etwas häufiger in Anspruch genommen. Die Inanspruchnahme ist bei Familien mit Kindern <3 Jahre mit 0,7% vergleichsweise gering, am höchsten in der Altersgruppe 6–9 Jahre (2,8%), fällt dann wieder auf 1,6% bei den Eltern von Jugendlichen im Alter zwischen 15 und 18 Jahren. Die Zahl der Beratungen hat sich seit Mitte der 1990er Jahre verdoppelt.

Unter allen Hilfen zur Erziehung ist die **sozialpädagogische Familienhilfe (SPFH)** am deutlichsten angestiegen, zwischen 1992 und 2005 auf das Dreifache auf knapp 50.000 Familien, die SPFH erhielten. Im Jahr 2006 waren es 52.786 Familien, davon 32.731 andauernde und 20.055 beendete Maßnahmen. Dabei wurden für das Jahr 2005 107.851 Kinder in den besagten »SPFH-Familien« gezählt. Bei der Maßnahme handelt es sich um Einsätze von sozialpädago-

gischen Fachkräften, die im Haushalt der Familie beraten, soziale Unterstützung gewähren, praktische Erziehungshilfe leisten, Wissen vermitteln und zu Außenterminen begleiten. Bei Familien mit Kindern unter 6 Jahren lag der Anteil von SPFH an allen ambulanten Hilfen zur Erziehung bei über 90%, d. h. dass diese Art der Hilfe für besonders geeignet gesehen wird, Familien mit sehr jungen Kinder zu unterstützen. In der Gruppe der 12- bis 18-Jährigen hat diese Art der Hilfe nur noch einen Anteil von 50%, hier werden zunehmend sozialpädagogische Gruppenarbeit, Tagesgruppenbetreuung, Erziehungsberatung installiert. Es zeigt sich auch hier eine erhebliche Variation zwischen den Bundesländern. Im Jahr 2006 wurden in Mecklenburg-Vorpommern 550 Familien bezogen auf 100.000 Einwohner <18 Jahren mit einer SPFH unterstützt, es folgen Berlin und Brandenburg mit etwa 400 Leistungen pro 100.000 Einwohner <18 Jahre, Schleswig-Holstein, Bayern und Sachsen-Anhalt boten diese Hilfeart nur für etwa 150 Familien pro 100.000 Einwohner <18 Jahren an, die übrigen Bundesländer bilden das Mittelfeld zwischen diesen Extremen.

Das **Volumen der innerhalb eines Jahres in Anspruch genommenen Hilfen zur Erziehung** ist von zusammengenommen rund 476.000 Leistungen im Jahre 1995 auf knapp 642.000 im Jahre 2005 gestiegen (+35%). Diese Entwicklung geht in erster Linie auf eine Zunahme der ambulanten Leistungen sowie auf die Erziehungsberatungen zurück (◘ Abb. 3.7). Die finanziellen Aufwendungen für Hilfen zur Erziehung sind zwischen 1993 und 2006 von rund

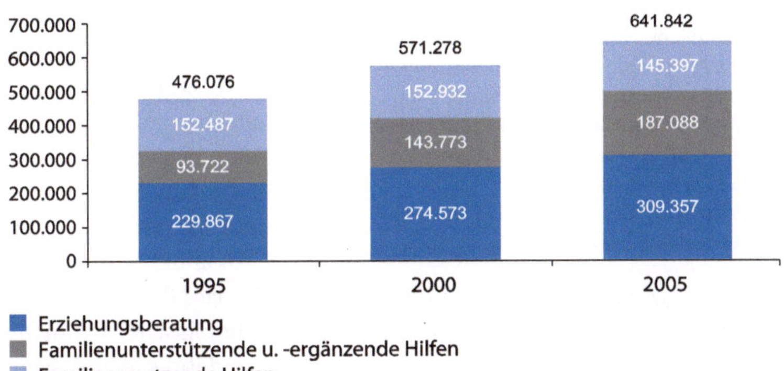

◘ **Abb. 3.7.** Entwicklung des Fallzahlvolumens für die Hilfen zur Erziehung (Deutschland 1995–2000–2005). [Quelle: Statistisches Bundesamt: Statistiken der Kinder- und Jugendhilfe – Betreuung einzelner junger Menschen, sozialpädagogische Familienhilfe, erzieherische Hilfen außerhalb des Elternhauses, versch. Jahrgänge (http.www.destatis.de); Zusammenstellung und Berechnung Arbeitsstelle Kinder- und Jugendhilfestatistik (http://www.akjstat.uni-dortmund.de)]

3,5 Mrd. Euro auf ca. 5,3 Mrd. Euro um ca. 52% angewachsen. Dies entspricht etwa einem Viertel der Kinder- und Jugendhilfeausgaben durch Bund, Länder und Gemeinden. Bezogen auf die Bevölkerungsgruppe der unter 21-Jährigen heißt dies, dass »rein statistisch« noch 1993 durchschnittlich 191 Euro pro Person ausgegeben wurden, während es 2006 bereits 310 Euro waren. Innerhalb der Kinder- und Jugendhilfe stellen die Hilfen zur Erziehung das zweitgrößte Arbeitsfeld dar. Im Jahr 2006 waren etwa 62.000 Beschäftigte auf etwa 47.000 Stellen in diesem Bereich angestellt. Allerdings fällt auf, dass seit 2002 keine weitere nennenswerte Zunahme der Beschäftigtenzahlen zu verzeichnen ist und dass das Stellenvolumen zuletzt sogar rückläufig gewesen ist.

Die Ausgaben der öffentlichen Jugendhilfe für vorläufige Schutzmaßnahmen für Kinder und Jugendliche (u. a. Inobhutnahmen) stiegen bundesweit in den letzten Jahren dramatisch an, 2007 waren es 96,7 Mio. Euro. Sie sind damit im Zeitraum 2004–2007 um 25% gestiegen (Statistisches Bundesamt, Pressemitteilung Nr. 437, 11.2008).

Literatur

Antonovsky A (1987) Unraveling the mysteries of health. How people manage stress and stay well. Jossey-Bass, San Francisco

Antonovsky A (1997) Salutogenese. Zur Entmystifizierung der Gesundheit (dt. erweiterte Ausgabe hrsg. von A. Franke). DGVT, Tübingen

Bengel J, Strittmatter R, Willmann H (1999) Was erhält Menschen gesund? Antonovskys Modell der Salutogenese – Diskussionstand und Stellenwert (3. Aufl.). Bundeszentrale für gesundheitliche Aufklärung (BzgA), Köln

Bertelsmann Stiftung (2008) Volkswirtschaftlicher Nutzen von frühkindlicher Bildung in Deutschland. Eine ökonomische Bewertung langfristiger Bildungseffekte bei Krippenkindern. Bertelsmann Stiftung, Gütersloh

Cierpka M. (2008) Definitionen und Grundlagen. In Cierpka M (Hrsg) Handbuch der Familiendiagnostik (3. Aufl.). Springer, Berlin

Greenspan SI, Shanker SG (2007) Der erste Gedanke. Frühkindliche Kommunikation und die Evolution menschlichen Denkens. Beltz, Weinheim (am. 2004)

Hölling H, Schlack R (2008) Ressourcen/Risiken für die psychische Gesundheit von Kindern und Jugendlichen. Kinderärztliche Praxis 79: 217–222

Krieger S, Weinmann J (2008) Familie, Lebensformen und Kinder. In: Statistisches Bundesamt et al. (Hrsg) Datenreport 2008: ein Sozialbericht für die Bundesrepublik Deutschland. Bundeszentrale für politische Bildung, Bonn, S 27–43

Maywald J, Schön B (Hrsg) (2008) Krippen – Wie frühe Betreuung gelingt. Beltz, Weinheim

OECD (2008a) Mehr Ungleichheit trotz Wachstum? Einkommensverteilung und Armut in OECD-Ländern. OECD, Paris. http://www.oecd.org/document/28/0,3343,de_34968570_34968855_41474972_1_1_1_1,00.html. Gesehen 13 Mai 2009

OECD (2008b) Growing unequal, Tabelle 5.A2.2. OECD, Paris. http://dx.doi.org/10.1787/424402577838

Smith KW, Avis NE, Assmann SF (1999) Distinguishing between quality of life and health status in quality of life research: A meta analysis. Qual Life Res 8: 447–459

Statistisches Bundesamt (2005) Kinder- und Jugendhilfestatistiken 2005. Statistisches Bundesamt, Wiesbaden

Statistisches Bundesamt (2006a) 11. Koordinierte Bevölkerungsvorausberechnung – Annahmen, Ergebnisse. Entwicklung der Bevölkerung Deutschlands bis 2050. Statistisches Bundesamt, Wiesbaden

Statistisches Bundesamt (2006b) Mikrozensus 2006. Statistisches Bundesamt, Wiesbaden

Statistisches Bundesamt et al. (2008) Datenreport 2008: ein Sozialbericht für die Bundesrepublik Deutschland. Bundeszentrale für politische Bildung, Bonn

3.7 Medienkonsum und Kindergesundheit

Thomas Mößle

Computerspiele zählen seit Jahren zu den beliebtesten Freizeitbeschäftigungen im Kindes- und Jugendalter und scheinen immer noch an Bedeutung zu gewinnen. Allein im Zeitraum von 2002 bis 2006 ist der Markt für Computerspiele um über 40% gewachsen. Berichten des Bundesverbandes interaktiver Unterhaltungssoftware zufolge konnte im Vergleich der ersten Halbjahre von 2007 und 2008 abermals eine Umsatzsteigerung von 16% verzeichnet werden. Personen im Altersbereich bis 19 Jahre stellen dabei nach wie vor die stärkste Nutzergruppe für Computerspiele. An anderer Stelle wurde bereits mehrfach festgestellt, dass Computerspiele eine Vielzahl individualpsychologischer Bedürfnisse erfüllen können und aufgrund ihres interaktiven Aufbaus ein umfassendes und intensives Belohnungserleben beim Nutzer hervorrufen (vgl. etwa Kunczik u. Zipfel 2004; Stierle 2007). Gerade in neueren komplexen Spielkonzeptionen wie etwa Online-Shootern oder Online-Rollenspielen, die vernetzt im Internet gespielt werden können, sind die Belohnungen für den Spieler besonders vielfältig. Insbesondere in der Lebensphase der Adoleszenz, einer Phase der Identitätsfindung und erhöhter Unsicherheit, können Computerspiele eine wesentliche Rolle im Alltag von Jugendlichen einnehmen. Solange Computerspiele **altersgerecht** und **in Maßen** eingesetzt werden, besteht auch kein Anlass zur Besorgnis.

Gerade Jungen gelten jedoch hinsichtlich ihrer Computerspielnutzung inzwischen als Sorgenkinder aufgrund ihrer in zweifacher Hinsicht problematischen Mediennutzungsmuster. So bevorzugen Jungen weitaus stärker als Mädchen solche Computerspielformate, die aufgrund ihres Spieldesigns eine längere Verweildauer vor dem Bildschirm nahelegen, z. B. Echtzeitstrategiespiele, Online-Shooter oder auch »massively multiplayer online role-playing games« (MMORPGs). Eine **zeitlich exzessive Nutzung** von Computerspielen stellt somit einen ersten Problembereich dar, von dem vor allem Jungen betroffen zu sein scheinen. Der zweite Problembereich, der in den letzten Jahren nicht nur in der Medienberichterstattung den wohl prominenteren Platz eingenommen hat, betrifft die durch eine Vielzahl von Studien belegte Präferenz von Jungen für kampfbetonte und gewalthaltige Spiele, die sich bereits im Grundschulalter abzeichnet (ein Überblick findet sich bei Mößle et al. 2007). Obwohl über das genaue Ausmaß der Wirkungen solcher Nutzungsmuster Uneinigkeit herrscht, gilt das von Bushman und Anderson entwickelte »**general aggression model**« (z. B. Anderson et al. 2007), das eine **gewaltsteigernde Wirkung von Gewaltmediennutzung** gerade in Computerspielen erklärt, derzeit als wissenschaftlicher Konsens.

3.7.1 Problembereich I: Zeitlich exzessive Mediennutzung

In verschiedenen Studien wurden deutliche Belege dafür gefunden, dass gerade der Dauer des täglichen Medienkonsums große Bedeutung zukommt. Eine zeitlich ausufernde Nutzung von Medien kann zu einem eingeengten Freizeitverhalten führen und damit die Partizipation an alltäglichen Lernprozessen und sozialen Kommunikationserfahrungen vermindern. Weiterhin besteht das Risiko einer zeitlichen Verdrängung von außerschulischen Aktivitäten wie der Erledigung von Hausaufgaben sowie nachmittäglicher Vertiefung des Unterrichtsstoffes. Zudem leidet die körperliche Bewegung unter einseitigem, überwiegend medialem Freizeitverhalten, womit anregende Wirkungen sportlicher Betätigung auf die kognitive Leistungsfähigkeit ausbleiben. Ein vielseitiges Freizeitverhalten verschiedener nichtmedialer und medialer, körperlich und geistig anregender Tätigkeiten vermittelt demgegenüber wichtige Lernerfahrungen, den Erwerb sozialer Kompetenzen und körperliche sowie psychische Gesundheit und kann deshalb als wichtige Quelle schulischer und beruflicher Erfolge gelten (Anderson et al. 2001).

Schlaf- und Erholungszeiten

Eine erste relevante Veränderung im Freizeitverhalten, bedingt durch exzessive Mediennutzung, betrifft reduzierte Schlaf- und Erholungszeiten. Erhöhte Mediennutzungszeiten bei gleich bleibenden oder ebenfalls erhöhten sonstigen nichtmedialen Freizeitaktivitäten können zu der Notwendigkeit führen, den Freizeitanteil im Tagesverlauf zu vergrößern, indem erst später zu Bett gegangen wird. So geben z. B. in einer Befragung von Online-Rollenspielern (Griffiths et al. 2004) auch 12% der Jugendlichen und 21% der Erwachsenen an, aufgrund des Spielens weniger zu schlafen. Tatsächlich zeigen sich bei Mustern exzessiver Computerspielnutzung Anzeichen für Schlafentzug bei den Spielern (Gillespie 2002; Tazawa u. Okada 2001), der mit einem problematischeren Sozialverhalten, verringerter Konzentrationsfähigkeit und verminderter psychischer Gesundheit in Zusammenhang stehen könnte.

In einer aktuellen deutschen Studie (Crönlein et al. 2007) mit im Mittel 13-Jährigen konnte ein Zusammenhang zwischen dem Fernsehkonsum der Jugendlichen und Schlafstörungen festgestellt werden. Neben der Quantität der Mediennutzung kommt dabei auch dem konsumierten Inhalt eine entscheidende Bedeutung zu. So hängen (vor allem bei Jungen) längere Fernsehzeiten insgesamt mit verkürzten Schlafzeiten zusammen, der häufige Konsum von Gruselfilmen jedoch darüber hinaus (für beide Geschlechter) mit einem gestörten Einschlafen. Ähnliche Ergebnisse berichten Heins et al. (2007) auch für Grundschüler (im Mittel 10-jährig). In ihrer Querschnittsbefragung zu Handy-Nutzungsgewohnheiten von 1.933 Schülern hing eine Schlafenszeit nach 21 Uhr mit einem höheren Alter, männlichem Geschlecht, älteren Geschwistern, der Schullokalisation in der Stadt, dem Besitz eines eigenen Handys und einem täglichen Fernseh- und Computerkonsum von mehr als 3 Stunden zusammen.

Bewegungsarmut und Übergewicht

Epidemiologische Untersuchungen zeigen im Allgemeinen zunächst eine zunehmende Bewegungsarmut bei Kindern und Jugendlichen und eine Abnahme der körperlichen Fitness. Im ersten deutschen Kinder- und Jugendsportbericht wird ausgeführt, dass im Jahre 2000 gegenüber 1975 eine durchschnittliche physische Leistungsabnahme von 10% feststellbar ist, mit den größten Unterschieden im Bereich der Grundlagenausdauer und Beweglichkeit (Schmidt et al. 2003). Zum Teil ist eine Verdrängung der Bewegungsaktivitäten durch eine intensive Mediennutzung von Kindern und Jugendlichen zu beobachten. Eine Metaanalyse von Marshall et al. (2004) berichtet negative Zusammenhänge von Mediennutzung und körperlicher Betätigung sowohl für das Fernsehen (r = −.096) als auch für das Computerspielen (r = −.104). Besonders bei Intensivspielern wird eine ungünstige Energiebilanz, eine Erhöhung des Körperfettanteils und damit langfristig Übergewicht befürchtet (Cordes u. Miller 2001). In einer Schweizer Untersuchungspopulation von Grundschülern der ersten bis dritten Klasse wurde ein eindeutiger Zusammenhang zwischen dem Spielen von elektronischen Spielen und dem Body-Mass-Index gefunden. Das Risiko der untersuchten Erst- bis Drittklässler für Übergewicht steigt mit jeder zusätzlichen täglichen Computerspielstunde auf das Doppelte an (Stettler et al. 2004).

Lange Mediennutzungszeiten
- erhöhen das Risiko für Adipositas,
- führen zu einer zeitlichen Verdrängung von außerschulischen Lernaktivitäten,
- sind mit einer Reduktion körperlicher Aktivität assoziiert,

▼

- führen bei gleich bleibenden oder ebenfalls erhöhten sonstigen nichtmedialen Freizeitaktivitäten zu Schlafdefiziten; dies gilt besonders für »gruselige« oder gewalthaltige Medieninhalte.

Computerspielabhängigkeit

Eine Befragung des Kriminologischen Forschungsinstitut Niedersachsen (KFN) an 14.301 Schülern neunter Schulklassen im Durchschnittsalter von 15 Jahren (Baier u. Rehbein 2008; Mößle et al. 2007) hat gezeigt, dass die meisten Jugendlichen ein »normales« Spielverhalten mit weniger als 3 Stunden täglicher Nutzung aufweisen. Etwa 10% der Jugendlichen spielen jedoch täglich mehr als 4,8 Stunden und sind damit der Gruppe exzessiver Computerspieler zuzurechnen (Jungen: 15%, Mädchen: 4%). Zwischen den Normalspielern und den Exzessivspielern liegen die Vielspieler (15%), welche Computerspiele immerhin bereits 3–4,8 Stunden täglich nutzen. Auch dieser Gruppe gehören Jungen deutlich häufiger an (20,3%) als Mädchen (5,9%). Diese Daten können als Hinweise darauf verstanden werden, dass ein nennenswerter Anteil der Jugendlichen, insbesondere der Jungen, Computerspielen im Sinne eines exzessiv belohnenden Verhaltens einsetzt. Es stellt sich jedoch die Frage, ob Computerspiele damit auch im Sinne einer pathologischen Nutzung abhängig machen können.

Bislang ist in der Forschung die Antwort auf diese Frage noch strittig, und auch bezüglich der Definition und Operationalisierung dieses möglichen Störungsbildes besteht deutliche Uneinigkeit (Charlton u. Danforth 2007; Grüsser et al. 2005; te Wildt 2004; Wood et al. 2007). Legt man drei zentrale Merkmale einer Abhängigkeit nach ICD-10 (☐ Tab. 3.1) zugrunde (Kontrollverlust, Entzugserscheinungen und negative Konsequenzen), zeigen die Ergebnisse der Studie des KFN, dass etwa 5% der Jugendlichen als computerspielabhängig bzw. abhängigkeitsgefährdet einzustufen sind (Baier u. Rehbein 2008; Mößle et al. 2007). Demnach erfüllt nicht jeder Jugendliche, der ein exzessives Spielverhalten aufweist, auch die klinischen Merkmale einer Abhängigkeit. Jungen sind mit 9% gegenüber Mädchen mit 1% jedoch wesentlich häufiger davon betroffen. Dies resultiert nicht nur daraus, dass sie mehr Zeit mit Computerspielen verbringen. Betrachtet man nur vielspielende Ju-

Tab. 3.1. Klassische Kriterien einer stoffgebundenen Abhängigkeit nach ICD-10.

Kriterium	Bedeutung
Starkes Verlangen	Starker Wunsch oder empfundener Zwang, die Substanz einnehmen zu wollen/zu müssen
Kontrollverlust	Schwierigkeiten, die Einnahme der Substanz hinsichtlich Zeitpunkt, Beendigung und Dosis zu kontrollieren
Entzugserscheinungen	Vegetative Begleiterscheinungen bei Verzicht auf das Suchtmittel wie Händezittern, Nervosität oder Gereiztheit
Toleranzentwicklung	Zunehmende Dosissteigerung ist erforderlich, um die erwünschte Wirkung zu erzielen
Einengung des Handlungsspielraums	Zunehmendes Desinteresse an alternativen Tätigkeiten. Erhöhte zeitliche Beschäftigung mit Beschaffung und Einnahme der Substanz
Fortsetzung trotz negativer Konsequenzen	Fortsetzung des Konsums trotz offensichtlich schädlicher Folgen

gendliche, so sind von den Mädchen etwa 3% als auffällig einzustufen, von den Jungen (mit nahezu identischer Spielzeit) hingegen 13%. Analog hierzu sind von den exzessiv spielenden Mädchen etwa 8% auffällig, von den exzessiv spielenden Jungen aber fast 24%.

Neben der besonderen Bedeutung, die Computerspiele für männliche Jugendliche einnehmen (Wettkampf, Kampf ums Überleben, Technikaffinität), kann die geschlechtsspezifische Abhängigkeitsgefährdung auch dadurch zu erklären sein, dass Jungen andere Spiele bevorzugen. Gerade die von Jungen oftmals genutzten komplexen und wettkampforientierten **Online-Games**, die sich vernetzt auf LAN-Partys oder im Internet spielen lassen, können in der Regel sehr viel stärker und anhaltender motivieren als **Offline-Games**, bei denen das Spielgeschehen in der Regel aufgrund mangelnder Abwechslung irgendwann langweilig wird.

Gerade in neueren komplexen Spielkonzeptionen wie etwa Online-Shootern oder Online-Rollenspielen, die vernetzt im Internet gespielt werden können, können von den Spielern zudem besonders **vielfältige Belohnungen** erlebt werden. So finden sich hier z. T. gleichzeitig Belohnungen in Form von Punkten, Ranglistenplatzierungen, einem Voranschreiten der Spielgeschichte, frei gespielten Zwischensequenzen und Bonusgegenständen, neuen Fähigkeiten oder Gestaltungsmöglichkeiten der Spielfigur, einer Entdeckung von exklusiven Geheimnissen und einer zunehmenden Anerkennung durch Spielkameraden.

Unter bestimmten Bedingungen können diese vielfältigen spielinhärenten Belohnungen zudem eine **erhöhte subjektive Relevanz** für den Spieler einnehmen. Dies wird insbesondere durch Online-Spiele begünstigt, welche im Internet mit anderen menschlichen Spielern ausgetragen werden. Hier erfahren die im Spiel erzielten Erfolge mitunter eine realweltliche Bedeutung, indem sie zu Prestigeobjekten in einer sozialen Gemeinschaft werden, die einen maßgeblichen Teil ihrer Freizeit mit dem Spielen verbringt. Die Belohnungen können damit nicht nur eine abstrakte, sondern vielmehr eine identitätsstiftende Relevanz für den Spieler einnehmen.

Belohnende Wirkung komplexer Spiele am Beispiel »World of Warcraft« (WoW)

Im Spiel »World of Warcraft« werden fortgeschrittene Spieler mit komplexen, mehrstündigen Aufgaben (Quests) konfrontiert, die nur gemeinsam mit einer großen Zahl von Mitspielern (der Gilde) zu bewältigen sind. Am Ende solcher Quests lässt in der Regel ein besiegter Endgegner zufällig einen von mehreren möglichen und besonders wertvollen Gegenständen fallen (die Spieler können sich in Foren oder Ratgeberbüchern vorab darüber informieren, welche

▼

das sein können). Für den Spieler ist der weitere Verlauf eines solchen Spielabschnitts – die Frage, ob und, wenn ja, wann eine Belohnung erfolgt – in der Regel nicht vorhersehbar: Werde ich zusammen mit meinen Mitspielern die Aufgabe erfolgreich bestehen? Wenn ja, wird als Belohnung der von mir begehrte Gegenstand X fallen gelassen? Wenn ja, werde ich es sein, der diesen Gegenstand zugesprochen bekommt, oder bekommt diesen ein anderes Mitglied der Gilde?

Gleichzeitig erfolgt die Darbietung der Belohnungen in besonderer Weise: So entsprechen MMORPGs wie »World of Warcraft« hinsichtlich ihrer Belohnungsvergabe in mehrfacher Hinsicht einer intermittierenden Verstärkung im Sinne eines variablen Quotenplans. Dies bedeutet, dass nicht jede Spielhandlung, sondern nur einige Spielhandlungen belohnt werden. Für den Spieler ist dabei der Zeitpunkt der Belohnungsausschüttung nicht vorhersehbar und erfolgt teilweise sogar zufällig. Für die intermittierende Verstärkung konnte in lernpsychologischen Untersuchungen gezeigt werden, dass sie ein lang anhaltendes und hochfrequentes Verhalten begünstigt.

> **Definition**
>
> Unter einem **variablen Quotenplan** versteht die behavioristische Lernforschung eine Verhaltensbedingung, bei der nicht jede Verhaltensweise (kontinuierliche Verstärkung) belohnt wird, sondern nur manche Verhaltensweisen (intermittierende Verstärkung). Für einen variablen Quotenplan gilt zudem, dass nicht ersichtlich ist, wann genau eine Belohnung erfolgt, weil z. B. im Mittel auf jede 20. Reaktion eine Belohnung erfolgt, sie aber auch schon nach 15 oder erst nach 30 Reaktionen erfolgen kann. Derartige variable Verstärkerpläne erzeugen die höchste Reaktionsrate und weisen die größte Löschungsresistenz auf (Zimbardo u. Gerrig 2004, S. 274 ff.).

Die Relevanz des Themas wird umso deutlicher, wenn betrachtet wird, mit welchen weiteren Problemen Computerspielabhängigkeit in Zusammenhang steht. So weisen computerspielabhängige Jugendliche neben ihrer stark erhöhten Spielzeit ein geringeres Verbundenheitsgefühl zur Schule (Jungen) bzw. zur Schulklasse (Mädchen) auf. Zudem geht Computerspielabhängigkeit auch mit einer größeren Leistungsangst einher, wobei es sich hier vermutlich um eine sich gegenseitig verstärkende Wirkung handelt: Eine Leistungsangst provoziert eher eine Flucht in die virtuellen Welten, und ein exzessives Spielverhalten hat gleichzeitig zur Folge, dass auch die Angst vor schulischem Versagen weiter ansteigt. Schulische Leistungen fallen bei auffälligen Jugendlichen erwartungsgemäß geringer aus. Auch weisen computerspielabhängige Jugendliche hinsichtlich anderer Medien wie Fernsehen und Internet ein auffälliges Nutzungsverhalten auf. Zudem ist der Anteil der von einer Aufmerksamkeitsdefizit-/Hyperaktivitätsstörung (ADHS) betroffenen Jugendlichen in der Gruppe der Computerspielabhängigen deutlich erhöht (Baier u. Rehbein 2008[3]; Mößle et al. 2007). Wenngleich hinsichtlich dieser Variablen noch das genaue Ursache-Wirkungs-Gefüge aufgeklärt werden muss, zeigt sich doch, dass Computerspielabhängigkeit nicht nur, wie oftmals angenommen, mit hohen Spielzeiten und damit einer einseitigen Ausrichtung des Freizeitverhaltens, sondern durchaus mit weiteren psychosozialen Auffälligkeiten einhergeht.

- Unter den 15-jährigen Jugendlichen spielen etwa 10% täglich mehr als 4,8 Stunden und sind damit der Gruppe exzessiver Computerspieler zuzurechnen (Jungen: 15%, Mädchen: 4%).
- Etwa ein Drittel der exzessiv computerspielenden Jugendlichen ist als potenziell abhängig anzusehen.
- Computerspielen kann ein besonderes **psychotropes Potenzial** unterstellt werden.
- Als **Warnkennzeichen** gelten negative Konsequenzen, die zugunsten des Spielens bewusst in Kauf genommen werden, Kontrollverlust und Entzugserscheinungen. Als maßgeblich muss auch eine **Einengung des Verhaltensspielraums** auf das Computerspielen gelten.
- **Jungen** und **Spieler bestimmter Spiele,** bei denen nicht jede Spielhandlung, sondern nur einige Spielhandlungen belohnt werden, weisen ein erhöhtes Risiko für Computerspielabhängigkeit auf.

3.7.2 Problembereich II: Gewaltmediennutzung

Daten der KFN-Schülerbefragung zeigen des Weiteren, dass gewalthaltige Computerspiele bei Kindern und Jugendlichen (insbesondere den Jungen) eine weite Verbreitung finden: Jungen vierter Schulklassen im Alter von durchschnittlich 10 Jahren geben zu 50% an, schon einmal ein Spiel ab 16 Jahren gespielt zu haben. Fast 30% äußern, schon einmal ein Spiel ab 18 Jahren gespielt zu haben. 21,3% spielten zum Befragungszeitpunkt (Frühjahr 2005) ein Spiel, welches aufgrund seiner entwicklungsbeeinträchtigenden Inhalte erst ab 16 Jahren oder ab 18 Jahren freigegeben ist (Mößle et al. 2007).

Unter empirisch arbeitenden Medienwissenschaftlern wird inzwischen kaum mehr ernsthaft bezweifelt, dass die Nutzung gewalthaltiger Computerspiele im Sinne eines Risikomodells im Zusammenspiel mit anderen Variablen die Wahrscheinlichkeit aggressiven Verhaltens erhöht und die Wahrscheinlichkeit prosozialen Verhaltens vermindert (Anderson et al. 2007; Möller 2006). Aus naheliegenden Gründen liegt bei Betrachtung der möglichen Wirkungen gewalthaltiger Computerspiele der Fokus der aktuellen Medienwirkungsforschung allerdings meist auf »gut messbaren« Konstrukten wie aggressiven Gedanken und Gefühlen oder physiologischer Erregung, da diese problemlos mittels erprobter Fragebogeninstrumente oder z. B. durch die Messung der Hautleitfähigkeit als Korrelat physiologischer Erregung bestimmt werden können. Ein Problem besteht nun darin, dass diese Variablen trotz ihrer Verhaltensnähe zum einen nicht mit gewalttätigem Verhalten gleichzusetzen sind und zum anderen gewalttätiges Verhalten nur in spezifischen sozialen Situationen zum Ausdruck kommen kann. Dies sind insbesondere solche Situationen, in denen sowohl ein prosoziales als auch aggressionsbezogenes Verhalten zielführend eingesetzt werden kann und so erst bestimmte Prädispositionen und Verhaltenstendenzen der handelnden Akteure wirksam werden (können). Ähnliche Einschränkungen müssen auch experimentelle Untersuchungen in Kauf nehmen, die z. T. mit verhaltensnahen Konstrukten wie dem Noise-Blasting-Paradigm arbeiten (▶ Exkurs S. 49). Auch hieraus kann nur eingeschränkt darauf geschlossen werden, welche Bedeutung die Rezeption medialer Gewaltinhalte in realen Verhaltenskontexten einnehmen würde.

Nutzung von gewalthaltigen Medien durch Kinder und Jugendliche:
- Jungen vierter Schulklassen geben zu 50% an, schon einmal ein Spiel ab 16 Jahren gespielt zu haben. Fast 30% äußern, schon einmal ein Spiel ab 18 Jahren gespielt zu haben.
- Aus der Medienwirkungsforschung gibt es konsistente Daten, die zeigen, dass häufige Nutzung von gewalthaltigen Medien mit Surrogaten einer Disposition zu gewaltbereitem Handeln assoziiert ist.
- Verhaltensnähe ist jedoch nicht mit tatsächlich gewalttätigem Verhalten gleichzusetzen.

Gewaltdelinquenz

Angesichts dieser Einschränkungen hat sich unsere Forschergruppe zur Ergänzung der bestehenden Forschung bemüht, die Nutzung von gewalthaltigen Computerspielen mit tatsächlichem Gewaltverhalten zu verknüpfen. Im Rahmen unserer Neuntklässlerbefragung wurde Letzteres über die von den Schülern berichtete Gewaltprävalenz, d. h. dem Selbstbericht von gewaltbezogenem Verhalten (Körperverletzung, Raub, Erpressung, Bedrohung mit einer Waffe) in den letzten 12 Monaten, erhoben. Es zeigt sich bei Berücksichtigung weiterer für Jugendgewalt maßgeblicher Einflussfaktoren ein direkter Zusammenhang zwischen der Nutzung gewalthaltiger Computerspiele und der Gewaltprävalenz von Jugendlichen, wenngleich der Erklärungswert der Spiele in seiner Relevanz erwartungsgemäß hinter den anderen betrachteten Faktoren zurücktritt. Von übergeordneter Bedeutung ist, inwieweit der Jugendliche Gewalt als unverzichtbaren Bestandteil des eigenen Alltags befürwortet (Gewaltakzeptanz). Jugendliche mit einer erhöhten Gewaltakzeptanz spielen jedoch auch häufiger gewalthaltige Spiele, und das Spielen gewalthaltiger Spiele fördert wiederum die Akzeptanz von Gewalt. Die Nutzung gewalthaltiger Computerspiele kann u. a. auch mit einer besonderen Neigung, Spannung und Abenteuer zu erleben (Risikosuche), erklärt werden, ebenfalls ein Konstrukt, dem insbesondere Jungen zustimmen. Auch eine mögliche Zugehörigkeit zu einem Kreis delinquenter Freunde ist von übergeordneter Bedeutung. Als wichtigster Hintergrundfaktor im Geflecht der verschiedenen Prädiktoren kann elterliche Gewalt in Kindheit und Jugend des Befragten gelten: Berichten die Jugendlichen von schwerer Züchtigung oder Misshandlung durch ihre Eltern, steigt sowohl ihre Gewaltakzeptanz als auch das Risiko für die Ausbildung eines delinquenten Freundeskreises. Zudem weisen Jugendliche mit solchen negativen Erfahrungen auch größere Schwierigkeiten auf, ihre aggressiven Impulse kontrollieren zu können (aufbrausendes Temperament). Eine mangelnde Fähigkeit, aggressive Impulse kontrollieren zu können, hängt wiederum direkt mit einer erhöhten Gewaltprävalenz zusammen und erweist sich darüber hinaus als starker Einflussfaktor auf die Zugehörigkeit zu einem delinquenten Freundeskreis.

Die Nutzung von Gewaltcomputerspielen hat somit zwei Auswirkungen auf Gewaltprävalenz unter Jugendlichen: Einerseits die eines eigenständigen, wenn auch schwachen bis mittleren Erklärungsfaktors für Gewaltverhalten. Besonders aber ist die intensive Nutzung gewaltbeherrschter Computer- und Konsolenspiele ein zusätzlicher Verstärkungsfaktor für die Akzeptanz gewalttätiger Konfliktlösungen und somit auch Kennzeichen eines gewaltdelinquenten Lebensstils.

Neuere Forschungen zum Konsum gewalthaltiger Medien und Selbstbericht gewalttätigen Verhaltens (Gewaltprävalenz) zeigen:

- Die Nutzung von Gewaltcomputerspielen hat einen eigenständigen, wenn auch schwachen bis mittleren Einfluss auf die Gewaltprävalenz bei Jugendlichen.
- Dieser Effekt ist aber deutlich schwächer als die Effekte von
  - eigener Gewalterfahrung in der Kindheit,
  - delinquentem Verhalten im Freundeskreis,
  - Akzeptanz gewalttätiger Konfliktlösungen.
- Das Spielen von gewalthaltigen Spielen begünstigt jedoch selbst wieder die Akzeptanz gewalttätiger Konfliktlösungen.

Desensibilisierung und Empathieverlust

Neuere Studien deuten des Weiteren auf eine kausale Beziehung zwischen Gewaltmediennutzung und einer Abstumpfung gegenüber Gewalt (Desensibilisierung) sowie einer Reduzierung der Mitleidsfähigkeit beim Anblick realer Gewalt (Empathie) hin (Bartholow et al. 2006; Funk et al. 2004). Eine Desensibilisierung für mediale Gewalt lässt sich dabei beschreiben als eine allmähliche Abschwächung bzw. Löschung kognitiver, emotionaler und verhaltensbezogener Reaktionen auf die in Computerspielen spielerisch vermittelten Gewalthandlungen. Demzufolge wird z. B. der immer wiederkehrende Anblick von gegnerischen Spielfiguren, die in Computerspielen verprügelt oder mit Kopfschüssen niedergestreckt werden müssen – Szenen, die bei ihrem ersten Auftreten möglicherweise noch Angst- oder Abwehrreaktionen hervorrufen – vom Spieler zunehmend als weniger unangenehm erlebt. In der Folge kann sich der Spieler den Szenen immer problemloser zuwenden und damit die gewalthaltigen Spiele immer besser beherrschen, verändert in der Folge jedoch auch seine Wahrnehmungen und Bewertungen dieser Situationen. Aggression und Gewalt erscheinen in Folge zunehmend als legitimes und für die Zielerreichung wirksames Mittel. Die Gewöhnung an Computerspielgewalt geht schließlich mit einer Verminderung des Mitleides für Opfer realer Gewalt einher (Empathieverlust), die eigene Hemmschwelle, Aggressionen offen auszuleben, sinkt weiter ab (Möller 2006).

In einer weiteren Studie des KFN mit ca. 1.000 Berliner Grundschülern (Berliner Längsschnitt Medien) konnten neben einem direkten Einfluss der Nutzung gewalthaltiger Computerspiele auf das Gewaltverhalten auch signifikante Einflüsse von Empathiefähigkeit und Impulsivität auf das Gewaltverhalten beobachtet werden. Je impulsiver und je weniger empathisch ein befragter Schüler ist, desto größer das Risiko gewalttätigen Verhaltens. Ein überraschendes Detail zeigte sich dagegen bei der Frage, durch welche medialen Faktoren empathische Fähigkeiten möglicherweise gemindert werden können. Die Präferenz für gewalthaltige Computerspiele hat, zumindest bei dieser jungen Altersgruppe, keine eigenständige Erklärungskraft für die mangelnde Fähigkeit zur empathischen Perspektivübernahme. Entscheidend sind vielmehr die reinen Computerspielzeiten. Dieser Befund kann als Hinweis darauf interpretiert werden, die Debatte über den Zusammenhang von Computerspielmedien und Gewalt um einen weiteren Aspekt zu erweitern: Kinder, die täglich mehrere Stunden in digitalen

Desensibilisierung und aggressives Verhalten – ein Experiment
Bartholow, Bushman und Sestir (2006) konnten nicht nur den physiologischen Nachweis einer Desensibilisierung durch gewalthaltige Bildschirmspiele erbringen, sondern ebenfalls aufzeigen, dass diese Desensibilisierung gleichzeitig unmittelbar mit einem aggressiveren Verhalten korreliert.

Setting
39 Probanden (Durchschnittsalter 19,5 Jahre) wurden zunächst im Rahmen eines quasi-experimentellen Versuchsdesigns zu ihrer Gewaltspielnutzung befragt, und aus den Angaben wurde ein Gewaltexpositionsindex errechnet. Die Probanden wurden mit neutralen (z. B. Bild eines Fahrradfahrers), violenten (z. B. Mann bedroht Frau mit Waffe) und negativen (z. B. Baby mit Tumor im Gesicht) Bildern konfrontiert. Gleichzeitig wurden ihre EEG-Reaktionen auf die Bilder abgeleitet und ereigniskorrelierte Potenziale der P300-Reaktion ermittelt.

Ergebnis I
Das überraschende Ergebnis: Die Probanden mit einem hohen Gewaltexpositionsindex reagierten zwar genauso stark und schnell auf die negativen Bilder, reagierten jedoch deutlich schwächer und langsamer auf die Gewaltbilder als die Probanden mit geringer Gewaltexposition. Der Zusammenhang bleibt auch stabil, wenn die aggressiven Persönlichkeitsanteile der Probanden dabei kontrolliert werden.

Ergebnis II
Geringere Reaktionen auf die Gewaltbilder, wie sie vornehmlich bei den Gewaltspielern auftraten, standen wiederum mit signifikant höheren Werten in einem verhaltensnahen Aggressionstest in Beziehung. In diesem Verfahren mussten die Probanden, im Glauben gegen einen menschlichen Gegner anzutreten, möglichst schnell auf einen Hinweiston reagieren und konnten bei Erfolg ihren vermeintlichen Gegner mit einem lauten, unangenehmen Geräusch bestrafen (Noise-Blasting-Paradigm). Sowohl Probanden mit geringeren kortikalen Gewaltbilderreaktionen (Desensibilisierung) als auch Gewaltspielnutzer bestraften ihren Gegner mit lauteren Tonsignalen.

Zusammenfassung
Damit konnte in dieser Studie erstmalig aufgezeigt werden, dass sich der Zusammenhang zwischen erhöhter Gewaltspielexposition und verhaltensbezogenen Aggressionsmaßen gleichzeitig auch über physiologische Maße im Sinne einer Langzeitdesensibilisierung auf Gewaltdarstellungen abbilden lässt.

Die Befunde zeigen zudem erstmalig auf, dass die durch Gewaltspiele hervorgerufene Desensibilisierung auch hinsichtlich sehr alltagsnaher Gewaltszenen (»real-life violence«) und nicht etwa ausschließlich bei Bildern aus Gewaltspielen wirksam wird.

---

virtuellen Welten verbringen und innerhalb dieser Welten lediglich mit Computerfiguren interagieren bzw. mit menschlichen Mitspielern, die durch digitale Avatare repräsentiert werden, weisen unabhängig vom gespielten Inhalt eine defizitäre Entwicklung ihrer empathischen Fähigkeiten auf. Parasoziale Beziehungen zu Computerfiguren und Avataren scheinen wichtige soziale Interaktionen in der realen Welt nicht ersetzen zu können und führen – so sie reale menschliche Begegnungen, Face-to-Face-Kommunikation und -Interaktion in zu starkem Maße verdrängen – zu einem Mangel an empathischen Fähigkeiten.

- Eine kausale Beziehung zwischen Gewaltmediennutzung und einer Abstumpfung gegenüber Gewalt (Desensibilisierung) sowie einer Reduzierung der Mitleidsfähigkeit beim Anblick realer Gewalt (Empathie) ist weitgehend gesichert.
▼

- Insgesamt wird hinsichtlich der Gewaltbereitschaft ein **höheres Wirkpotenzial interaktiver Medien** (Computerspiele) im Vergleich zu klassischen Medien (Fernsehen) angenommen.
- Mögliche Gründe für das höhere Wirkpotenzial der Computerspiele: höhere emotionale Erlebnisintensität und stärkere Identifikation mit dem Gewalttäter.

3.7.3　Auswirkungen auf kognitive und schulische Leistungsfähigkeit

Allein schon die vielen Stunden, die manche Kinder und Jugendliche mit Fernsehen und Computerspielen verbringen, lassen erwarten, dass sie schulisch ins Hintertreffen geraten werden, weil ihnen schlicht die Zeit für eine gründliche Erledigung ihrer Schulaufgaben fehlt. Hinzu kommt die hohe Belastung, der sich besonders Kinder aus bildungsfernen Familien durch die sehr häufige Nutzung entwicklungsbeeinträchtigender Medieninhalte aussetzen. In verschiedenen nationalen wie internationalen Studien wurden deutliche Belege dafür gefunden, dass mit wachsender Dauer des Medienkonsums die Schulleistungen sinken, weil schlicht die Zeit für Hausarbeiten und Lernen knapp wird (z. B. Ennemoser 2003; Hancox et al. 2005; Zimmerman u. Christakis 2005).

Aus vielfältigen Gründen sind auch **Bewegung und körperliche Betätigung** für schulische Leistungen von Bedeutung. Neurobiologischer Forschung zufolge steht Bewegung mit Intelligenzentwicklung in direktem Zusammenhang. So spielt Sport eine wichtige Rolle für die Hirndurchblutung und die Vernetzung der Hirnzellen untereinander. Gerade im frühen Lebensalter wird die neuronale Plastizität am stärksten über Bewegung beeinflusst. Bewegung hat einen stimulierenden Einfluss auf die hippocampale Neurogenese und fördert Lernprozesse und die Anpassungsfähigkeit des Gehirns (Kubesch 2002, 2004). Auch verringerte **Schlafenszeiten** können die Leistungsfähigkeit direkt beeinflussen. So handelt es sich gemeinhin beim Schlafen um einen allgemeinen Erholungszustand, der die Regeneration von Körper und Gehirn fördert. Zusätzlich werden im Schlaf insbesondere Gedächtnisinhalte konsolidiert und für weitere Abrufe stabilisiert (z. B. Fenn et al. 2003). Es ist somit zu befürchten, dass aus einem erhöhten Fernseh- und Spielverhalten, insbesondere in den Abend- und Nachtstunden, eine Verringerung der Schlafzeit resultiert, die als unmittelbare Konsequenz eine Verminderung schulischer Leistungsfähigkeit nach sich zieht. Mittels seiner negativen Wirkung auf **Aggressivität und aggressives Verhalten** kann sich der Konsum gewalthaltiger Medieninhalte auch negativ auf Schulleistungen auswirken. Nach Anderson et al. (2001) kann Aggression zu einer Spirale von weniger Leistung, geringerer Arbeitsqualität, schlechteren Noten, verringerter Erfolgsmotivation führen und somit zu einem negativen Kreislauf von Schulversagen, einer Entfremdung von der Kultur des Erfolges und den Zielen, die durch die Schule repräsentiert werden.

Die Schülerbefragung 2005 des KFN kommt hier zu ähnlichen Befunden: Was bereits bei der PISA-Studie im Hinblick auf die Verfügbarkeit über einen eigenen Computer deutlich geworden ist, bestätigt sich im Hinblick auf die anderen Bildschirmgeräte. Kinder der vierten Klasse, die über keine eigene Medienausstattung bestehend aus Fernseher und Spielkonsole im Kinderzimmer verfügen, schneiden in den Schulfächern Deutsch, Sachkunde und Mathematik um 0,2 bis 0,4 Notenpunkte besser ab als die Vergleichsgruppe mit dieser Medienausstattung (Mößle et al. 2007). Diese Unterschiede werden noch deutlicher, wenn nach der Häufigkeit sowie den Inhalten des Medienkonsums unterschieden wird. So zeigt sich z. B. für die Jungen, dass zum einen die Noten mit wachsender Dauer des Spielens schlechter werden. Zum anderen fallen die Notenunterschiede zwischen Nichtspielern und solchen Jungen, die oft spielen, bei Spielen, die von der Unterhaltungssoftware Selbstkontrolle (USK) keine Jugendfreigabe erhalten haben (USK-18), noch deutlicher aus als bei Spielen, die von der USK ab 16 Jahren freigegeben wurden (USK-16). Im Fach Deutsch steigen sie beispielsweise von 0,47 Notenpunkten auf 0,66 Notenpunkte an (◘ Abb. 3.8).

Natürlich ist der Zusammenhang zwischen Mediennutzungsgewohnheiten und Schulleistungen mit vielen weiteren relevanten Einflussvariablen verknüpft. So spielt der Bildungshintergrund im Elternhaus für die Schulleistungen eine große Rolle. Gleichzeitig beeinflusst dieser Faktor maßgeblich die Mediennutzung der Kinder. Entsprechendes gilt im Hinblick auf das Familienklima und die Frage, ob die Kinder gewaltfrei erzogen werden.

Die Voraussetzungen, die Kinder bei ihrem Eintritt in die Schule mitbringen, sind maßgeblich entscheidend für ihren Schulerfolg. Kinder aus Elternhäusern, in denen beide Eltern höchstens einen Hauptschulabschluss besitzen, unterscheiden sich in ihren Schulnoten um mehr als eine Notenstufe von Kindern aus Elternhäusern mit hoher formaler Bildung. Dennoch: Auch bei Kindern von Eltern mit hoher Schulbildung zeigt sich der oben beschriebene Effekt. Mehr noch: Während bei Kindern aus Elternhäusern mit sehr niedriger Schulbildung der Medienkonsum nur eine sehr kleine Rolle für die Schulnoten spielt, ist dies bei den durch den Bildungshintergrund der Eltern privilegierten Kindern sehr viel stärker der Fall. Bei Ersteren wirken sich offenkundig die anderen Faktoren wie etwa Gewalterfahrungen in der Familie, Armut oder ein

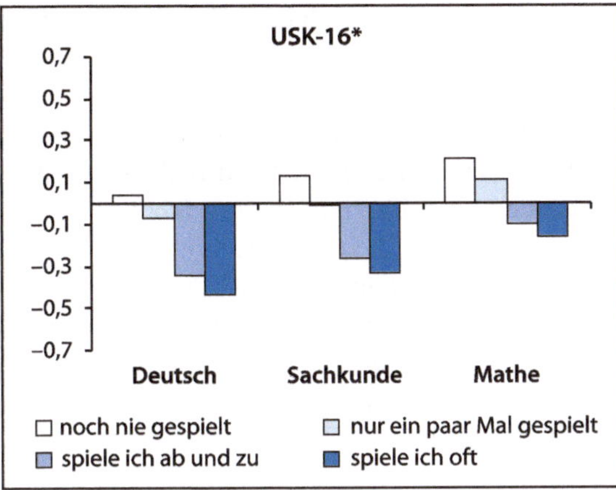

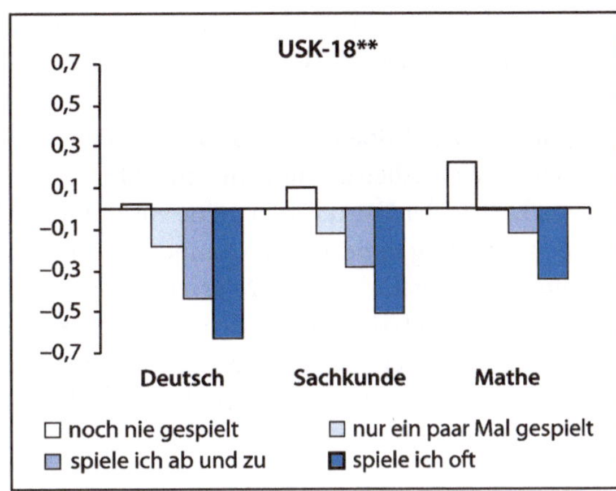

Abb. 3.8. Abweichungen der Schulnoten der Jungen vom Notendurchschnitt in Deutsch, Sachkunde und Mathematik nach Häufigkeit des Spielens altersinadäquater Spiele (Abweichung nach unten bedeutet eine schlechtere Leistung, *N=2.410; **N=2.235)

geringes Interesse der Eltern an der Schulbildung ihrer Kinder so belastend aus, dass die Bedeutung von Fernsehen und Computerspielen davon teilweise überlagert wird. Ein möglicher Schluss, der sich daraus ziehen lässt, ist der Folgende: Besonders wenn Kinder aufgrund der Gegebenheiten im Elternhaus alle Voraussetzungen für eine erfolgreiche Schullaufbahn haben, kann eine schlechte Medienerziehung durch die Eltern den Schulerfolg deutlich beeinträchtigen.

Nicht nur theoretische Überlegungen, sondern auch die Ergebnisse empirischer Forschung zeigen:
- Die Ausstattung von Kindern mit Mediengeräten wie Fernseher und Spielkonsole erhöht bereits deutlich die Gefahr schulischer Leistungseinbußen.
- Erhöhte **Medienzeiten** der Kinder, insbesondere aber die Nutzung **gewalthaltiger Angebote**, geht mit schlechteren Schulleistungen einher. Hiervon sind **insbesondere Jungen** betroffen, da diese bereits im Grundschulalter mit Mediengeräten ausgestattet sind, höhere Nutzungszeiten als Mädchen aufweisen und gewaltbetonte Filme und Spiele stärker präferieren.
- Die Folgen für das schulische Leistungsniveau zeigen sich **auch bei Kontrolle anderer Faktoren** (Geschlecht, Nationalität des Kindes, Bildungsniveau, innerfamiliäres Klima).
  ▼

- Kinder mit protektiven Rahmenbedingungen scheinen besonders anfällig für die Folgen problematischer Mediennutzungsmuster zu sein: problematische Mediennutzungsmuster wirken sich bei diesen besonders nachhaltig auf ihre schulische Leistungsentwicklung aus.

3.7.4 Medienerziehung – zwischen Prävention und Dauerintervention

Da die Fähigkeit der Verwendung elektronischer, interaktiver Medien inzwischen als eine Kernkompetenz in unserer Gesellschaft gelten kann, sollte bei der wichtigen Diskussion über Gefahren und Probleme neuer interaktiver Medien das Ideal einer **funktionalen Nutzung** immer zugleich Grundlage und Zielpunkt aller gesellschaftlichen und pädagogischen Anstrengungen sein. Vor diesem Hintergrund wurde in den letzten zehn Jahren besonders im angloamerikanischen Raum der Gedanke etabliert, mit frühzeitigen schulischen Medienunterrichtsprogrammen, sog. Medienpräventionsprogrammen, die auf einen maßvollen Medienumgang der Kinder hinwirken, den oben diskutierten medienassoziierten Problemen frühzeitig Herr werden zu können (Robinson 1999; Robinson et al. 2001). So wertvoll und prinzipiell richtig ein solcher Präventionsansatz auch ist: Effektiver und flächendeckender medienbezogener Präventionsarbeit stehen einige hohe Hürden im Weg. Die fünf wichtigsten sollen an dieser Stelle genannt werden:

Mangelndes Problembewusstsein im Elternhaus

In unseren Studien zeigten nur rund 40% der Eltern von Dritt- oder Viertklässlern eine vorbildliche Medienerziehung in Bezug auf Computerspiele: Sie legen klare Regeln bezüglich der erlaubten Spielinhalte und Spielzeiten fest, reden mit ihren Kindern regelmäßig über die Computerspiele und kaufen keine Spiele, die für das Alter ihres Kindes nicht freigegeben sind.

Mangelnde Ressourcen in Schulen

Die Anforderungen an Schulen und Lehrkräfte sind immens gestiegen. Auf der einen Seite sollen Schulen sog. Kernkompetenzen in bestimmten Kernfächern stärken, auf der anderen Seite gibt es Bemühungen, Schülern Kompetenzen im Bereich der Gesundheitsvorsorge, der richtigen Ernährung oder auch dem richtigen Umgang mit Finanzen zu vermitteln.

Entwicklung und Vermarktung neuer Produkte durch die Industrie

Informationen über neue Computerspiele sind in klassischen »Erwachsenenmedien« kaum zu finden. Gleiches gilt für Werbekampagnen der Industrie: Im Hinblick auf eine kosteneffektive Zielgruppenansprache werden Computerspiele oft in reinen Kinder- und Jugendmedien beworben.

Abgrenzungsbedürfnis der Kinder

In ihrer Entwicklung benötigen Kinder und Jugendliche immer auch Räume, in denen sie frei von der Beobachtung durch Eltern und andere Erziehungspersonen ihre Fähigkeiten erproben, Risiken eingehen und alternative Identifikationsfiguren finden, kurz: eigene Erfahrungen machen können. Computerspiele bieten in ihrer Mischung aus Spielangebot und multimedialem Rahmen einen nahezu perfekten Rahmen, in dem Kinder und Jugendliche sich selbst erproben und entdecken können. Einmischung von Eltern, Lehrern und anderen »Erwachsenen« wird insofern häufig als störend und unerwünscht angesehen.

Mangel an Alternativen

Wenn Handlungsalternativen nicht frühzeitig erlernt und von Eltern nicht vorgelebt werden, wenn attraktive nichtmediale Angebote von den Eltern als zu teuer oder als zu gefährlich eingeschätzt werden, günstige und ungefährliche Angebote den Kindern aber keine attraktiven Erfahrungen bieten können, finden sie sich in einer Situation der Alternativlosigkeit.

Diese Punkte verdeutlichen: Die Erlangung der **Kompetenz zur funktionalen Nutzung** von Medien ist eine anspruchsvolle Entwicklungsaufgabe für Kinder und Jugendliche, deren Begleitung durch die Eltern und Erziehungsinstitutionen wenig bzw. unter großen Schwierigkeiten geschieht. Zum Leidwesen vieler Eltern lässt sich der »graue Alltag« der täglichen Begleitung von Kindern und Jugendlichen in ihrer Mediennutzung nur zum Teil mit Hilfe griffiger Regeln fassen. So gleicht elterliche Medienerziehung viel eher einer Art »Dauerintervention«, innerhalb derer idealerweise ständig die neuen medialen Möglichkeiten, wissenschaftliche Erkenntnisse zu Gefahren und Nutzen der Medien, die Lebenssituation des Kindes oder des Jugendlichen sowie die erzieherische Intuition miteinander abgeglichen werden müssen. In der Beratung von Eltern sollte daher ständig betont werden, dass neben einigen Grundregeln der Medienerziehung die ständige Auseinandersetzung mit der aktuellen Entwicklung des Kindes sowie seiner sozialen, schulischen und psychischen Situation essenzielle Bestandteile einer wirksamen Medienerziehung sein müssen. Aus diesem Grund schlagen wir einen kurzen Regelkatalog zur Medienerziehung im Bereich der Konsolen- und Computerspiele vor, wobei gilt: Je jünger die Kinder sind, desto eher lassen sich klare Regeln formulieren. Mit steigendem Alter der Kinder steigt auch der Anteil von Vereinbarungen, die Resultat individueller Aushandlungsprozesse sind und sich daher einer Generalisierung weitestgehend entziehen.

Regelkatalog Medienerziehung bei Computer- und Konsolenspielen

- **Keine Bildschirmgeräte im Kinderzimmer**
Bildschirmgeräte im Kinderzimmer sollten im Grundschulalter vermieden werden. Kinder sind in diesem Alter nicht in der Lage, ihre Medienzeiten sinnvoll zu begrenzen. Gerade Computer- und Konsolenspiele sind darauf ausgelegt, ein möglichst langes Verweilen vor dem Bildschirm attraktiv zu machen. Das Gerät im Zimmer verhindert darüber hinaus die Möglichkeit der Eltern, die Medieninhalte ihrer Kinder im Blick zu behalten.

- **Keine kopierten Spiele**
Es ist nicht nur illegal, kopiergeschützte Computer- und Konsolenspiele zu vervielfältigen, Schwarzkopien sind auch aus medienerzieherischer Sicht extrem problematisch. Kopierte Spiele sind nicht mit Altersfreigabekennzeichen versehen. Selbst wenn Eltern die Freigabe des Spieles (z. B. über http://www.usk.de) recherchieren, ist bei einem kopierten Spiel keineswegs sicher, ob es sich um die für Deutschland geprüfte Spielversion handelt oder um eine internationale oder »gecrackte« (veränderte) Variante, die beispielsweise extreme Formen medialer Gewaltdarstellung enthalten kann.

- **Altersfreigaben ernst nehmen**
Jedes Spiel, das für den deutschen Markt bestimmt ist, wird von der Unterhaltungssoftware-Selbstkontrolle geprüft und mit einer Altersfreigabe versehen. Als Grundregel für Eltern lässt sich festhalten: Die vergebenen Altersfreigaben sind als Altersuntergrenzen zu verstehen. Keinesfalls sollte ein Spiel jüngeren Kindern zugänglich gemacht werden, als es die USK empfiehlt.

- **Inhalte kennen und kommentieren**
Die USK-Altersfreigabe eines Computerspiels zu kennen, ist eine notwendige, aber nicht hinreichende Bedingung für eine umfassende Medienerziehung. Zumindest die Grundgeschichte und die wichtigsten Spielprinzipien sollten Eltern vertraut sein, bevor das Spiel angeschafft wird. Ist ein Spiel im Grunde unproblematisch, enthält aber einige fragwürdige Details, sollten Eltern dies kritisch kommentieren. Ein großes Defizit gibt es bisher in der Beurteilung und Kommentierung problematischer Spielprinzipien. Die meisten Eltern werden explizite Gewaltdarstellungen in Computerspielen verurteilen und entsprechend sanktionieren, die wenigsten Eltern setzen sich aber mit den subtilen Prozessen hinter den expliziten Darstellungen auseinander: Belohnt das Spiel unmoralisches oder unsoziales Verhalten mit Punkten? Gibt es im Spiel Mechanismen, die es dem Spieler sehr schwer machen, nach einer vorgegebenen Zeit das Spiel zu unterbrechen?

- **Feste Zeiten vereinbaren**
Klar vereinbarte Regeln über tägliche oder wöchentliche Computerspielzeiten sind aus mehreren Gründen notwendig und sinnvoll. Einerseits stärken Regeln das Problembewusstsein von Kindern und Eltern und verhindern andererseits, dass wichtige, entwicklungsförderliche nichtmediale Freizeitaktivitäten zu kurz kommen. Bei Grundschulkindern sollte darauf geachtet werden, dass eine durchschnittliche tägliche Spielzeit von 30 Minuten nicht überschritten wird.

- **Bedeutung der Computerspiele im gesamten Freizeitmenü der Kinder beobachten**
Mediennutzung sollte immer eine Bereicherung des kindlichen Alltags sein und nicht dazu führen, dass andere altersgemäße Freizeitaktivitäten immer stärker in den Hintergrund rücken. Wenn etwa Computerspielnutzung zu einer dauerhaften Verarmung der kindlichen Interessen in anderen Bereichen führt, ist das ein Alarmsignal.

- **Sensibilität für Veränderungen im Spielverhalten entwickeln**
Veränderungen im Mediennutzungsverhalten sind häufig ein wichtiger Indikator für andere Veränderungen im Leben eines Kindes. Diese Veränderungen können positiver wie negativer Art sein. Als problematisch muss es angesehen werden, wenn Computerspielen zur vermeint-

▼

lichen Kompensation sozialer oder schulischer Probleme dienen soll.

- **Kontakt zu Eltern von Freuden suchen und zu gemeinsamen Lösungen kommen**
  Entgegen dem Klischee vom sozial isolierten Computerspieler finden viele attraktive Spiele (auch äußerst problematische Spiele) in virtuellen oder echten Spielgemeinschaften statt. Zudem gleichen Kinder das eigene Spielverhalten immer auch mit den Gewohnheiten und Vorlieben in der Peergroup ab. Elterliche Medienerziehung sollte daher im Idealfall mit Eltern von Klassenkameraden und Freunden abgestimmt werden. Je breiter der Konsens über Regeln der Mediennutzung im Umfeld der Kinder ist, desto eher werden diese Regeln akzeptiert und durchgesetzt.

Literatur

Anderson CA, Gentile DA, Buckley KE (2007) Violent video game effects on children and adolescents. Oxford University Press, New York

Anderson DR, Huston AC, Schmitt KL, Linebarger DL, Wright JC. (2001) Early childhood television viewing and adolescent behavior. Monogr Soc Res Child Dev 66(1): 1–143.

Baier D, Rehbein F (2008) Computerspielabhängigkeit im Jugendalter. In: Tuly CJ (Hrsg) Virtuelle Raumüberwindung. Juventa, Weinheim

Bartholow BD, Bushman BJ, Sestir MA (2006) Chronic violent video game exposure and desensitization to violence: Behavioral and event-related brain potential data. J Exp Social Psychol 42(4): 532–539

Charlton JP, Danforth IDW (2007) Distinguishing addiction and high engagement in the context of online game playing. Comp Hum Behav 23(3): 1531–1548.

Cordes C, Miller E (2001). Fool's Gold: A critical look at computers in childhood. http://www.allianceforchildhood.net/projects/computers/computers_reports_fools_gold_download.htm [20.01.2006]. Cited 24 Jan 2009

Crönlein T, Stanggassinger D, Geisler P, Popp R, Zulley J, Lukesch H (2007) Fernsehkonsum und Schlafstörungen bei Kindern. Psychiatr Prax, 34(Suppl 1): S59–S61

Ennemoser M (2003) Effekte des Fernsehens im Vor- und Grundschulalter. Ursachen, Wirkmechanismen und differenzielle Effekte. Nervenheilkunde 22: 443–453

Fenn KM, Nusbaum HC, Margoliash D (2003) Consolidation during sleep of perceptual learning of spoken language. Nature 425(6958): 614–616

Funk JB, Baldacci HB, Pasold T, Baumgardner J (2004) Violence exposure in real-life, video games, television, movies, and the internet: Is there desensitization? J Adolesc, 27(1): 23–40

Gillespie RM (2002) The physical impact of computers and electronic game use on children and adolescents, a review of current literature. IOS Press 18: 249–259

Griffiths MD, Davies MNO, Chappell D (2004) Online computer gaming: A comparison of adolescent and adult gamers. J Adolesc 27(1): 87–96

Grüsser SM, Thalemann R, Albrecht U, Thalemann CN (2005) Exzessive Computernutzung im Kindesalter – Ergebnisse einer psychometrischen Erhebung. Wiener Klin Wochenschr 117(5–6): 188–195

Hancox RJ, Milne BJ, Poulton R (2005) Association of television viewing during childhood with poor educational achievement. Arch Pediatr Adolesc Med 159: 614–618

Heins E, Seitz C, Schuz J et al. (2007) Schlafenszeiten, Fernseh- und Computergewohnheiten von Grundschulkindern in Deutschland. Gesundheitswesen 69(3): 151–157

Kubesch S (2002) Sportunterricht: Training für Körper und Geist. Nervenheilkunde 21(9): 487–490

Kubesch S (2004) Das bewegte Gehirn – An der Schnittstelle von Sport- und Neurowissenschaft. Sportwissenschaft 34(2): 135–144

Kunczik M, Zipfel A (2004). Medien und Gewalt. Bundesministerium für Familie, Senioren, Frauen und Jugend, Osnabrück

Marshall SJ, Biddle SJ, Gorely T, Cameron N, Murdey I (2004) Relationships between media use, body fatness and physical activity in children and youth: A meta-analysis. Int J Obes Relat Metab Disord 28(10): 1238–1246

Möller I (2006) Mediengewalt und Aggression: Eine längsschnittliche Betrachtung des Zusammenhangs am Beispiel des Konsums gewalthaltiger Bildschirmspiele. Universität Potsdam, Potsdam

Mößle T, Kleimann M, Rehbein FO (2007) Bildschirmmedien im Alltag von Kindern und Jugendlichen: Problematische Mediennutzungsmuster und ihr Zusammenhang mit Schulleistungen und Aggressivität. Nomos, Baden-Baden

Robinson TN (1999) Reducing children's television viewing to prevent obesity: A randomized controlled trial. JAMA 282(16): 1561–1567

Robinson TN, Wilde ML, Navracruz LC, Haydel KF, Varady A (2001) Effects of reducing children's television and video game use on aggressive behavior: A randomized controlled trial. Arch Pediatr Adolesc Med 155: 17–23.

Schmidt W, Hartmann-Tews I, Brettschneider W-D (Hrsg) (2003) Erster Deutscher Kinder- und Jugendsportbericht. Hoffmann, Schorndorf

Stettler N, Signer TM, Suter PM (2004) Electronic games and environmental factors associated with childhood obesity in Switzerland. Obes Res 12: 896–903

Stierle C (2007) Computerspiele und Gewalt: Eine Sekundäranalyse zum Zusammenhang zwischen violenten Computerspielen und Gewaltverhalten. Forum Kriminalprävention 2: 5–7

Tazawa Y, Okada K (2001) Physical signs associated with excessive television-game playing and sleep deprivation. Pediatr Int 43: 647–650

te Wildt BT (2004) Psychische Wirkungen der neuen digitalen Medien. Fortschr Neurol Psychiatr 72(10): 574–585

Wood RTA, Griffiths MD, Parke A (2007) Experiences of time loss among videogame players: An empirical study. Cyber Psychol Behav 10(1): 38–44

Zimbardo PG, Gerrig RJ (2004) Psychologie. Pearson, München

Zimmerman FJ, Christakis DA (2005) Children's television viewing and cognitive outcomes: A longitudinal analysis of national data. Arch Pediatr Adolesc Med 159(7): 619–625

3.8 Einflüsse physikalischer und chemischer Umweltfaktoren

Marike Kolossa-Gehring

Chemische, physikalische und biologische Umweltfaktoren können die Gesundheit und das Wohlbefinden des Menschen beeinträchtigen. Einige Zusammenhänge sind bereits gut belegt: toxische Wirkungen durch Schadstoffbelastungen, vermindertes Hörvermögen durch Lärm und Sensibilisierung durch biologisches Material (Schimmelpilze, Tierhaare etc.) im Innenraum. In anderen Fällen wird vermutet, dass Umweltfaktoren Auslöser für z. B. die Zunahme von Allergien, die Verminderung der Fortpflanzungsfähigkeit oder die Ursache für diffuse Befindlichkeitsstörungen sind.

Umweltschadstoffe können für Kinder besonders bedeutsam sein, weil ihr Körper und ihr Geist sich noch in der Entwicklung befinden und sie damit anfälliger als Erwachsene sind. Außerdem kann die Belastung der Kinder und Heranwachsenden mit Stoffen aus der Umwelt quantitativ höher sein, weil sie durch typische kindliche Aktivitäten wie das Hand-zu-Mund-Verhalten, das Beißen in und Lutschen an attraktiven Gegenständen und das Spielen auf dem Boden verstärkt Staub und Schadstoffe aufnehmen. Zusätzlich verstärkt die höhere Atemfrequenz der Kinder die Schadstoffaufnahme über die Atemluft ebenso wie die im Vergleich zum Körpergewicht höhere Nahrungs- und Trinkwasser-Aufnahme. Die Schadstoffbelastung pro Kilogramm Körpergewicht ist daher höher als bei Erwachsenen. Auch qualitativ können die Belastungen bei Kindern erheblich umfangreichere und stärker ausgeprägte negative Folgen nach sich ziehen, da der kindliche Organismus in seinen verschiedenen Entwicklungsphasen auf bestimmte Stoffe besonders empfindlich reagiert.

Kinder sind durch Umweltnoxen besonders gefährdet, da
- die Aufnahme erhöht ist
  - durch alterstypische kindliche Aktivitäten,
  - höhere Atemfrequenz,
  - höhere Nahrungs- und Flüssigkeitsaufnahme pro kg Körpergewicht;
- der sich entwickelnde kindliche Organismus besonders empfindlich reagiert.

3.8.1 Messung der Schadstoffbelastung: Human-Biomonitoring

Human-Biomonitoring (HBM) ist das wichtigste Instrument, um direkt die menschliche Schadstoffbelastung zu erfassen. Die sog. »korporale Schadstoffbelastung« umfasst die Summe der Expositionen gegenüber einem Stoff. Man ermittelt sie, indem man den **Stoff selbst oder einen Biomarker (Expositions- oder Effektmarker) in menschlichen Körperflüssigkeiten, -produkten oder Geweben misst.** Human-Biomonitoring ist das einzige Instrument, mit dem die reale innere Belastung bestimmt werden kann.

Die Kommission Human-Biomonitoring des Umweltbundesamtes legt **Grenzwerte** zur wirkungsbezogenen Beurteilung der menschlichen Belastung fest (Kommission Human-Biomonioring 1996, UBA 2009). Sie hat für Blei, Cadmium, Quecksilber, Pentachlorphenol (PCP) und die Metabolite des Weichmachers DEHP (Diethylhexylphthalat) toxikologisch/epidemiologisch begründete Human-Biomonitoring-(HBM-)Werte abgeleitet. Ein früher festgelegter HBM-Wert für Blei wurde ausgesetzt, nachdem neuere Wirkungsuntersuchungen gezeigt haben, dass es keine wirkungslose Bleibelastung gibt. Für krebserzeugende Stoffe werden in der Regel keine HBM-Werte abgeleitet, weil für sie keine Wirkungsschwelle festgelegt werden kann.

❗ **Reichen die Wirkungsinformationen nicht aus, dienen Referenzwerte zur Charakterisierung der Hintergrundbelastung der Bevölkerung oder einer Bevölkerungsgruppe. Diese Referenzwerte werden statistisch aus dem 95. Perzentil der Belastung einer Stichprobe abgeleitet (Kommission Human-Biomonitoring 2005).**

Wenn also die toxische Bedeutung eines Stoffes nicht abgeschätzt werden kann, wird für die Bewertung von Individualsituationen und die Einordnung der Ergebnisse lokal und zeitlich begrenzter, kleinerer umweltmedizinisch orientierter Studien oder unfallbedingter Expositionen eine Belastung oberhalb des 95. Perzentils als kritisch definiert. Die Kommission Human-Biomonitoring des Umweltbundesamtes leitete bislang statistisch definierte Referenzwerte vor allem aus den bevölkerungsrepräsentativen Daten der Umwelt-Surveys ab. Diese statistisch abgeleiteten Referenzwerte haben allerdings keine Aussagekraft für die gesundheitlichen Folgen der Stoffbelastung, weil abhängig von den Eigenschaften des jeweiligen Stoffs einerseits die durchschnittliche Belastung bereits im toxikologisch relevanten Bereich liegen kann und andererseits überdurchschnittliche Belastungen keinerlei Wirkungen auslösen müssen.

Die von der Humanbiomonitoring-Kommission des Umweltbundesamtes abgeleiteten HBM- und Referenzwerte sind stets aktuell im Internet nachzulesen (http://www.umweltbundesamt.de/gesundheit/monitor/definitionen.htm).

HBM-Werte in Körperflüssigkeiten oder anderen biologischen Materialien geben kritische Grenzwerte der Belastung mit definierten chemischen Schadstoffen an.

Referenzwerte beschreiben nur, ob die Belastung überdurchschnittlich ist oder nicht. Eine überdurchschnittliche Belastung muss nicht schädlich sein.

3.8.2   Aktuelle Daten zur Umweltbelastung – Ergebnisse aus dem Kinder-Umwelt-Survey

Der Kinder-Umwelt-Survey (KUS) des Umweltbundesamtes ist das Umweltmodul des Kinder- und Jugendgesundheitssurveys (KiGGS) des Robert Koch-Institutes (RKI). Von 2003 bis 2006 wurde bei 1.790 Kindern im Alter von 3 bis 14 Jahren aus 150 Orten die umfangreiche Datenbasis des KUS erhoben. Dazu wurden Blut-, Urin-, Trinkwasser-, Hausstaub- und Innenraumluftproben untersucht sowie Screening-Hörtests, Schallpegelmessungen und Befragungen zu expositionsbeeinflussenden Faktoren durchgeführt (Schulz et al. 2008a). Im Blut wurden die Schwermetalle Blei, Cadmium und Quecksilber sowie die persistenten Stoffe polychlorierte Biphenyle (PCB), Hexachlorbenzol (HCB), Dichlordiphenyltrichlorethen (DDE), α-, β-, γ-Hexachlorcyclohexan (HCH) gemessen, im Urin u. a. Stoffwechselprodukte von polyzyklischen aromatischen Kohlenwasserstoffen (PAK), Pyrethroiden, Organophosphaten, weitere Metalle, Nikotin, Cotinin, Kreatinin, Chlorphenole und Stresshormone (Becker et al. 2007a, Kolossa-Gehring et al. 2007).

Daten aus dem Kinder-Umwelt-Survey (KUS) zeigen:
- Die Belastung der Kinder in Deutschland mit Blei, Quecksilber und Arsen hat in den letzten 15 Jahren abgenommen.
- Überschreitungen der HBM-Werte für Cadmium, Quecksilber, Pentachlorphenol traten nur in Einzelfällen auf.
- Bei einigen Stoffen wie den PAK war der Rückgang in den neuen Bundesländern besonders ausgeprägt und dürfte auf die Einführung emissionsärmerer Verbrennungstechnologien (Kfz, Kraftwerke) zurückzuführen sein.

❗ **Trotzdem sollte aufgrund der Toxizität dieser Substanzen konsequent eine weitere Minimierung angestrebt werden.**

Ein zurückhaltender Verzehr von bestimmten (Raub)Fischarten und das Vermeiden von Amalgamfüllungen helfen, erhöhte Quecksilberkonzentrationen im Körper zu vermeiden.

Trotz dieser Erfolge besteht Handlungsbedarf, weil für krebserregende Substanzen wie Arsen, Blei, PCB, PCP, polyzyklische aromatische Kohlenwasserstoffen (PAK) nach wie vor das Vermeidungs- und Minimierungsgebot gilt. Der KUS zeigt, dass der Verzehr von Fisch zu höheren Arsenkonzentrationen und Rauchen zu höheren Konzentrationen an PAK-Metaboliten im Urin führt.

Problematisch ist die **Belastung mit den als Weichmachern in PVC eingesetzten Phthalaten**. Bei ca. 2% der Kinder in Deutschland liegt die körperliche Belastung mit dem Weichmacher DEHP über dem HBM-I-Wert, so dass gesundheitliche Wirkungen zu befürchten sind. Auch andere Stoffe dieser reproduktionstoxischen Substanzgruppe werden von ca. 20% der Kinder in Mengen aufgenommen, die die gesundheitlich verträgliche tägliche Aufnahme überschreiten (Becker et al. 2004; Wittassek et al. 2007; Becker et al. 2009).

Mit vielen Stoffen, z. B. Arsen, Blei, Cadmium, Quecksilber, Nickel, PCB, DDE, HCB, β-HCH, Nikotin und Cotinin, Chlorphenolen und Abbauprodukten von Organophosphaten, PAK, Pyrethroiden sind die jüngsten untersuchten Kinder am höchsten belastet. Dies liegt, wie bereits erklärt, daran, dass Kinder im Verhältnis zu ihrem Körpergewicht mehr Nahrung aufnehmen und eine höhere Respirationsrate haben. Mit steigendem Lebensalter nimmt die Belastung ab.

Trinkwasser

Trinkwasser ist ein wichtiger Bestandteil der Nahrung. Das zentral verteilte Trinkwasser hat in Deutschland im Allgemeinen eine gute Qualität. Die strengen Anforderungen der Trinkwasserverordnung (TrinkwV), die die Qualität des Trinkwassers und deren Überwachung regelt, tragen zu einem hohen Verbraucherschutzniveau bei. Die Qualität des häuslichen Trinkwassers kann aber schlechter sein als die Qualität des Wassers, das nach der Aufbereitung im Wasserwerk verteilt wird.

❗ Trinkwasser kann Metalle wie Blei, Cadmium, Kupfer und Nickel enthalten, die sich durch die Korrosion der Leitungs- und Armaturmaterialien im Wasser gelöst haben oder das vorwiegend aus geogenen Quellen stammende Uran enthalten.

Die Untersuchung der Belastung des häuslichen Trinkwassers sowie Fragebogenangaben über expositionsrelevante Verhaltensweisen und Lebensbedingungen zeigten, dass die Blei-, Cadmium-, Kupfer- und Nickel-Konzentrationen in den häuslichen Trinkwasserproben die Grenzwerte der Trinkwasserverordnung in bis zu fast 10% der Haushalte überschritten. In 9,5% der Haushalte lagen die Konzentrationen über dem Grenzwert für Nickel in Höhe von 20 µg/l, in 3,0% lagen die Kupferkonzentrationen über 2 mg/l, und in 0,9% der Haushalte Bleikonzentrationen über 25 µg/l. Bei fast 3% der Haushalte lagen die Bleikonzentrationen im Trinkwasser über 10 µg/l, d. h. über dem ab 2013 geltenden Grenzwert (Schulz et al. 2008b). Die Metallbelastung über das Trinkwasser kann gesundheitlich bedeutsam sein, beispielsweise führt die orale Aufnahme von Nickel zwar nicht zu einer Sensibilisierung, kann aber die Symptome einer vorhandenen Nickel-Allergie verstärken.

❗ Trinkwasser, das mindestens 4 Stunden in der Leitung stand, enthält wesentlich mehr Metall als Wasser, das zu einem zufälligen Zeitpunkt des Tages untersucht wurde.

Das Auftreten von Uran im Trinkwasser und im Urin der untersuchten Kinder ist regional geprägt. In Abhängigkeit von der Konzentration im Trinkwasser steigt die Uranausscheidung über den Urin an. Uran stammt wahrscheinlich vorwiegend aus geogenen Quellen. Die mit dem häuslichen Trinkwasser aufgenommene Uranmenge liegt deutlich unter dem von der WHO angegebenem Wert für die gesundheitlich tolerierbare tägliche Aufnahme (»tolerable daily intake«, TDI) von 0,6 µg/kg KG/Tag, lastet aber andere vorgeschlagene TDI-Werte bereits deutlich aus.

Die Nickel- und Cadmiumgehalte im Trinkwasser haben in den letzten 15 Jahren abgenommen. In den neuen Ländern haben derweil die Bleigehalte ab- und gleichzeitig die Kupfergehalte zugenommen. Dennoch ist es nach wie vor notwendig, noch vorhandene Bleimaterialien in der Trinkwasserinstallation auszuwechseln, um Bleibelastungen zu vermeiden. 58% der Befragten gaben an, das Wasser sofort nach dem Öffnen des Wasserhahns, d. h. ohne Wasserablauf, zu nutzten.

- Das häusliche Trinkwasser kann mehr Schadstoffe, insbesondere Schwermetalle, enthalten als das vom Wasserwerk gelieferten Wasser.
- Hierfür sind insbesondere ältere häusliche Wasserleitungen und Armaturen verantwortlich.
- Je länger das Wasser in den Leitungen gestanden hat, desto höher die die potenzielle Kontamination. Hierauf basiert die Empfehlung: Trinkwasser, das länger als 4 Stunden in der Trinkwasserinstallation gestanden hat, nicht zur Zubereitung von Speisen und Getränken nutzen, um die unnötige Aufnahme gesundheitlich unerwünschter Stoffe zu vermeiden!

Hausstaub

Hausstaub enthält verschiedene Chemikalien, etwa Biozide (z. B. PCP), Weichmacher (z. B. Phthalate) und schwer abbaubare Stoffe [z. B. Dichlordiphenyltrichlorethan (DDT), PCB; Müssig-Zufika et al. 2008].

Die 3- bis 10-Jährigen spielen ca. 2 Stunden pro Tag auf dem Fußboden in der Wohnung. Durch das für Kinder typische Hand-zu-Mund-Verhalten nehmen sie Staub auf und damit auch die in ihm enthaltenen Chemikalien. Die Konzentrationen einiger dieser Stoffe im Hausstaub tragen zur körperlichen Belastung der Kinder bei, sie werden mit dem Hausstaub aufgenommen. In der Regel ist der Beitrag zur Gesamtbelastung im Vergleich mit den Aufnahmen aus anderen Quellen, etwa Nahrung oder Luft, jedoch gering.

Hausstaub kann bei kleinen Kindern, die viel auf dem Boden spielen, zur Schadstoffbelastung der Kinder beitragen. Eine Reduktion der Exposition ist möglich durch
- gute Reinigung der Wohnung,
- regelmäßiges Feuchtreinigen (Wischen) der glatten Böden,
- regelmäßig Staubsaugen von textilen Fußbodenbelägen (am besten mit einem Staubsaugermodell mit Feinfilter).

Belastung durch Passivrauchen

Tabakrauch ist mit Abstand der bedeutendste und zugleich ein vermeidbarer Innenraumschadstoff. Rauchen ist ein Gesundheitsrisiko für den jeweiligen Raucher und für alle Passivrauchenden. Kinder, die Tabakrauch einatmen müssen, nehmen eine Vielzahl krebserzeugender und erbgutverändernder Substanzen auf. Der EU-Außenluftrichtwert für das krebserzeugende Benzol von 5 µg/m³ war in einem Drittel (33 %) der Haushalte, in denen täglich geraucht wird, in der Kinderzimmerluft überschritten (Becker et al. 2007b; Conrad et al. 2008).

Passivrauchen im Kindesalter ist mit zahlreichen gesundheitlichen Beeinträchtigungen verbunden und es begünstigt verschiedene Erkrankungen wie
- Bronchitis,
- Asthma,
- erhöhte Infektanfälligkeit
- oder eine höhere Zahl von Mittelohrentzündungen.

Die Bemühungen in Deutschland zum Schutz der Kinder vor den Belastungen des Passivrauchens sind bisher nicht zufriedenstellend. Fast 50% der Kinder leben in Raucherhaushalten. Die Belastung der Kinder hat seit 1990/92 nicht ab-, sondern sogar zugenommen. Die Passivrauchbelastung wird anhand des Cotiningehalts (eines Stoffwechselprodukts des Nikotins) im Urin bestimmt.

! **Nicht aktiv rauchende Kinder, die mit mindestens einem Raucher im Haushalt zusammenleben, weisen höhere Cotininwerte im Urin auf als Kinder in Nichtraucherhaushalten.**

Je mehr Personen im Haushalt rauchen, desto höher ist die Belastung der Kinder. Die tägliche Passivrauchbelastung erfolgt am häufigsten in der eigenen Wohnung, aber bei ca. 20% der 8- bis 10-Jährigen und ca. 30% der 11- bis 14-Jährigen auch beim Autofahren. Die Belastung mit Passivrauch ist besonders hoch, wenn die Mutter raucht, das Kind aus einer sozial benachteiligten oder Migrantenfamilie stammt.

Die Verminderung der Belastung der Kinder mit Passivrauch muss nach wie vor eine vorrangige umwelt- und gesundheitspolitische Aufgabe sein, die sich gezielt auf die hauptsächlich betroffenen Personengruppen konzentrieren sollte.

Innenraumschadstoffe

Die Innenraumluftqualität ist in knapp der Hälfte der untersuchten Räume, in denen sich Kinder vornehmlich aufhalten, verbesserungsbedürftig. In ca. 5% der Innenräume werden toxikologisch begründete Richtwerte überschritten (etwa für Toluol, Naphthalin, Styrol oder Terpene), in ca. 40% besteht die Belastung in hygienisch auffälligen oder nicht völlig unbedenklichen Konzentrationen von Stoffen aus der Gruppe der flüchtigen organischen Stoffe (»total volatile organic compounds«, TVOC, Ullrich et al. 2002; Schulz et al. 2009). TVOC-Konzentrationen unterhalb von 0,3 mg/m³ werden als Zielwert bezeichnet und gelten als hygienisch unbedenklich (hygienischer Vorsorgebereich).

Die Luftqualität in Wohnräumen wird durch die häufige Anwendung von chemischen Haushaltsprodukten, von Duft- und Aromalampen, das Rauchen in der Wohnung sowie Renovierungsarbeiten empfindlich verschlechtert.

In ca. 5% der Räume, in denen Kinder sich aufhalten, werden toxikologisch begründete Richtwerte überschritten. Empfehlungen:
- mehrmals täglich 5–10 Minuten Stoßlüftung, am besten durch Öffnen gegenüberliegender Fenster,
- immer lüften, wenn Wasserdampf entsteht (beim Kochen, nach dem Duschen usw.),
- Arbeiten mit geruchsintensiven Stoffen nur bei gleichzeitiger Lüftung,
- kontinuierlicher Luftwechsel beim Kochen mit Kohle oder Gas,
- auch selten benutzte Räume regelmäßig lüften.

Schimmelpilze

Schimmelpilze können im Körper eine allergische Reaktionsbereitschaft (Sensibilisierung) bewirken. Der Befall der Wohnung mit Schimmel erhöht das Risiko für Kinder, eine schimmelpilzspezifische Sensibilisierung zu entwickeln, aus der im weiteren Verlauf des Lebens eine mit unterschiedlichen Krankheitssymptomen verbundene Allergie entstehen kann. Feuchte Wände und sichtbarer Schimmelpilzbefall sind in fast jeder sechsten Wohnung auffällig, vor allem in Wohnblocks und Mehrfamilienhäusern, in älteren Häusern und in städtischer Umgebung.

Die bisherigen allergologischen Testsysteme zur Feststellung einer Schimmelpilzallergie berücksichtigen Schimmelpilze, die im Innenraum relevant sind, nur unzureichend. 8,3% der Kinder sind gegenüber mindestens einem der im KUS untersuchten Innenraumschimmelpilze sensibilisiert. Ein Teil dieser Kinder (40%) war ausschließlich gegenüber innenraumspezifischen Pilzen sensibilisiert und nicht gleichzeitig auch gegenüber anderen Allergenen. Sämtliche bislang getesteten Schimmelpilze können bei Kindern Sensibilisierungen hervorrufen und damit potenziell Allergien auslösen. Bisher war nicht bekannt, dass es Sensibilisierungen ausschließlich gegen Innenraumschimmelpilze gibt und dass einzelne Arten überhaupt sensibilisieren (Szewzyk et al. 2008). Diese neue Erkenntnis könnte dazu beitragen, bisher unerklärliche allergische Vorgänge weiter aufzuklären und Abhilfe zu schaffen.

Feuchte Wände, Decken oder feuchtes Holzparkett in der Wohnung und die Nutzung von Mitteln zur Desinfektion und gegen Schimmelbefall haben zusätzlich einen Einfluss auf das Auftreten von Reizungen der Augen oder Nase oder Kehle.

- Eine einmal erfolgte Sensibilisierung gegen einen Stoff bleibt lebenslang bestehen.
- Ein Befall der Wohnung mit Schimmel sollte konsequent vermieden bzw. umgehend beseitigt werden, insbesondere dann, wenn klinische Symptome bestehen, die damit in Zusammenhang stehen können.

Kontaktallergien durch Nickel, Chrom und Duftstoffe

Bestimmte Stoffe in der Umwelt können bereits im Kindesalter durch direkten Hautkontakt eine Kontaktallergie auslösen. Nach Angaben der Eltern im KUS hatten fast 10% der Kinder bereits ein allergisches Kontaktekzem gehabt. Mädchen sind mit 13,8% häufiger betroffen als Jungen (6,2%). Das Risiko einer Kontaktallergie nimmt mit steigendem Lebensalter zu.

Das Auftreten eines Kontaktekzems ging im Kinder-Umwelt-Survey einher mit der Anwendung von Desinfektionsmitteln, dem Tragen von nickelhaltigem Schmuck und der Nutzung von Biokörperpflegemitteln (Straff 2007).

Anhaltspunkte für eine allergiefördernde Wirkung von Sonnenbränden lassen sich nur für Jungen nachweisen. Für Mädchen wird dieser Zusammenhang allerdings ebenfalls vermutet.

Im Kinder-Umwelt-Survey war die Lebenszeitprävalenz für allergische Kontaktekzeme mit 10% hoch. Hieraus ergeben sich als Präventionsempfehlungen:

- Verzicht auf nickelhaltigen Schmuck, nickelhaltige Ohrstecker und Piercings.
- Vermeidung von Körperpflegemitteln mit synthetischen und natürlichen Inhaltsstoffen mit sensibilisierendem Potenzial.
- Sonnenbrände vermeiden, da sie vermutlich Kontaktallergien begünstigen.

Literatur

Becker K, Seiwert M, Angerer J et al. (2004) DEHP metabolites in urine of children and DEHP in house dust. Int J Hyg Environ Health 207(5): 409–417

Becker K, Müssig-Zufika M, Conrad A, Lüdecke A, Schulz C, Seiwert M, Kolossa-Gehring M (2007a) Kinder-Umwelt-Survey 2003/06 – KUS – Human-Biomonitoring. Stoffgehalte in Blut und Urin der Kinder in Deutschland. Umweltbundesamt, WaBoLu-Hefte 01

Becker K, Ullrich D, Conrad A et al. (2007b) German environmental survey: Exposure from indoor air and indoor dust. Pollution Atmosphérique 194: 147–149.

Becker K, Seiwert M, Pick-Fuß H et al. (2009) GerES IV: Phthalate metabolites and bisphenol A in urine of German children. Int J Hyg Env Health (in press)

Conrad A, Seiwert M, Schulz C, Becker K, Ullrich D, Kolossa-Gehring M (2008) German environmental survey IV: Environmental tobacco smoke exposure of German children. Int J Environ Health 2: 397–409

Kolossa-Gehring M, Becker K, Conrad A et al. (2007) German environmental survey for children (GerES IV) – First results. Int J Hyg Environ Health 210: 535–540

Kommission Human-Biomonitoring (1996) Konzept der Referenz- und Human-Biomonitoring-(HBM)-Werte in der Umweltmedizin. Bundesgesundheitsbl 39(6): 221–224

Kommission Human-Biomonitoring (2005) Neue und aktualisierte Referenzwerte für Schadstoffgehalte in Blut und Urin von Kindern – Arsen, Blei, Cadmium und Quecksilber. Bundesgesundheitsbl Gesundheitsforsch Gesundheitsschutz 48: 1308–1312

Müssig-Zufika M, Becker K, Conrad A et al. (2008) Kinder-Umwelt-Survey 2003/06 – KUS – Hausstaub. Stoffgehalte im Hausstaub aus Haushalten mit Kindern in Deutschland. Umweltbundesamt, WaBoLu-Hefte 02

Schulz C, Seiwert M, Becker K, Conrad A, Kolossa-Gehring M (2008a) Der Kinder-Umwelt-Survey (KUS) 2003–2006: Stichprobe und Studienbeschreibung. Umweltmed Forsch Prax 13(6): 379–390

Schulz C, Rapp T, Conrad A et al. (2008b) Kinder-Umwelt-Survey 2003/06 – KUS – Trinkwasser. Elementgehalte im Trinkwasser aus Haushalten mit Kindern in Deutschland. Umweltbundesamt, WaBoLu-Hefte 04

Schulz C, Ullrich D, Pick-Fuß H, Becker K, Conrad A, Seiwert M, Kolossa-Gehring M (2009) Kinder-Umwelt-Survey 2003/06 (KUS) Innenraumluft. Flüchtige organische Verbindungen (VOC und Aldehyde) in der Innenraumluft in Haushalten mit Kindern in Deutschland. Umweltbundesamt, WaBoLu-Hefte, im Druck

Straff W (2007) Kontaktallergien bei Kindern auf Stoffe in der Umwelt. In: Bundesamt für Strahlenschutz (BfS), Bundesinstitut für Risikobewertung (BfR), Robert Koch-Institut (RKI), Umweltbundesamt (UBA) (Hrsg) Umweltmedizinischer Informationsdienst (UMID). Berlin 3 :19–21

Szewzyk R, Hünken A, Becker K, Conrad A, Schulz C, Seiwert M, Kolossa-Gehring M (2008) Kinder-Umwelt-Survey – Schimmelpilze in Wohnungen und Sensibilisierung bei Kindern in Deutschland. Umweltmed Forsch Prax 13(5): 331

UBA (Umweltbundesamt) (2009) Gesundheit und Umwelthygiene, gesundheitsbezogene Umweltbeobachtung, Kommission Human-Biomonitoring. http://www.umweltbundesamt.de/gesundheit/monitor/index.htm. Gesehen 31 Mar 2009.

Ullrich D, Gleue C, Krause C, Lusansky C, Nagel R, Schulz C, Seifert B (2002) German environmental survey of children and teenagers 2000 (GerES IV): A representative population study including indoor air pollutants. Indoor Air '02. Proceedings of the 9th International Conference on Indoor Air Quality and Climate, Vol I. Monterey, CA, USA, June 30 – July 5, 2002, pp 209–213

Wittassek M, Heger W, Koch HM, Becker K, Angerer J, Kolossa-Gehring M (2007) Daily intake of di(2-ethylhexyl)phthalate (DEHP) by German children – a comparison of two estimation models based on urinary DEHP metabolite levels. Int J Hyg Environ Health 210(1): 35–42

3.9 Gehörschäden durch Freizeitlärm

Dorothee Twardella

Nach Erkenntnissen aus dem Arbeitsschutz führen Schalldruckpegel, die 80 dB(A) oder mehr erreichen, zu einer Erhöhung des Gehörschadensrisikos. Nach der Lärm-, Vibrations- und Arbeitsschutzverordnung von 2007 muss der Arbeitgeber ab einem Mittelungspegel von 80 dB(A) Gehörschutz zur Verfügung stellen, ab einem Mittelungspegel von 85 dB(A) muss der Arbeitsgeber dafür Sorge tragen, dass der Gehörschutz verwendet wird (LärmVibrationsArbSchV 2007, BGBl I, S. 261).

Auch im Freizeitbereich können Schalldruckpegel erreicht werden, die die oben genannten Auslösewerte aus dem Arbeitsschutz überschreiten und somit ein Gehörschadensrisiko bergen. Hierzu gehören z. B. Kinderspielzeug wie Knackfrösche [120–122 dB(A) in 25 cm Entfernung], Trillerpfeife [112–114 dB(A)] oder Pistole mit Knallplättchen [>135 dB(A)] (Zenner et al. 1999), Elektrowerkzeug, Musikinstrumente, Motorsportgeräte, Schusswaffengebrauch und Feuerwerkskörper (Axelsson et al. 1993). Als besonders kritisch wird verstärkte Musik angesehen, da sehr viele Jugendliche in erheblichem Umfang verstärkte Musik konsumieren und dabei hohen Schalldruckpegeln ausgesetzt sind.

Ein häufiger Besuch von **Musikveranstaltungen** (Diskotheken, Pop-Konzerte) und ein dauerhafter Musikkonsum über **tragbare Abspielgeräte** (z. B. MP3-Player) **bei hohen Schallpegeln** sind daher als potenziell gehörschädigend anzusehen und können eine temporäre und auch dauerhafte Verschiebung der Hörschwelle und Tinnitus auslösen. Schalldruckpegel in Diskotheken liegen im Median bei 100 dB(A) (Twardella et al. 2008). Bei 101 dB(A) wird bereits bei einer wöchentlichen Aufenthaltsdauer von 18 Minuten die oben genannte Grenze aus dem Arbeitsschutz erreicht. Tragbare Musikabspielgeräte sollen laut DIN 50332 Schalldruckpegel von 100 dB(A) nicht überschreiten (DIN EN 50332-1 2000). In der Praxis wurden jedoch maximale Schalldruckpegel von bis zu 121 dB(A) beobachtet (Fligor u. Cox 2004).

> ❗ — Eine **temporäre Hörschwellenverschiebung** (»**temporary threshold shift**«, **TTS**) und **Tinnitus** nach Besuch von Diskotheken und Konzerten oder nach Musikkonsum über Kopfhörer ist belegt (Yassi et al. 1993; Metternich u. Brusis 1999; Tin u. Lim 2000).
> — Direkt nach einem Diskothekenbesuch tritt eine TTS von etwa 20–25 dB auf, häufig begleitet von einem Tinnitus (Emmerich et al. 2002).
> — In der Regel regeneriert das Gehör innerhalb weniger Stunden, die TTS ist reversibel.

Eine dauerhafte Belastung mit hohen Schalldruckpegeln kann zu einer **permanenten Verschiebung der Hörschwelle** (»permanent threshold shift«, PTS) führen. Das Risiko einer permanenten Hörschwellenverschiebung ergibt sich aus der im Schall enthaltenen Energie, die wiederum Produkt aus dem Schalldruckpegel und der Dauer der Schallbelastung ist (Prinzip der Energieäquivalenz). Bei einer Erhöhung des Schalldruckpegels um 3 dB(A) muss bereits nach der Hälfte der Zeit mit demselben Schadensrisiko gerechnet werden. Wenn also ab einer Belastung von 80 dB(A) am Arbeitsplatz bei einer üblichen Arbeitswoche von 40 Stunden mit einer Erhöhung des Gehörschadensrisikos zu rechnen ist, gilt dies auch für folgende Situationen: 20 Stunden/Woche bei 83 dB(A), 10 Stunden/Woche bei 86 dB(A), 5 Stunden/Woche bei 89 dB(A) etc. Auf Basis des Energieäquivalenzprinzips lässt sich somit bei einem gegebenen Schalldruckpegel ableiten, ab welcher Belastungsdauer mit einer Risikoerhöhung zu rechnen ist.

Hinsichtlich der Prävalenz von risikohaftem Musikkonsum liegen wenige repräsentative Daten vor. Informationen stammen fast ausschließlich aus Befragungen von Schülergruppen, Rekruten und Berufseinsteigern. Diese Daten weisen darauf hin, dass Jugendliche und junge Erwachsene im Durchschnitt etwa 2- bis 3-mal im Monat eine Diskothek oder ein Pop-Konzert besuchen und die übliche Besuchsdauer 4 Stunden beträgt (Struwe et al. 1996; Babisch u. Bohn 2000). Bei tragbaren Musikabspielgeräten werden die Schallpegel üblicherweise auf 75–85 dB(A) eingestellt. Solche Pegel sind auch bei dauerhafter Nutzung nicht als risikobehaftet anzusehen. Als riskant wird eine langfristige Nutzung von tragbaren Musikabspielgeräten bei Schalldruckpegeln über 89 dB(A) für mehr als 5 Stunden/Woche angesehen (SCENIHR 2008). Dies trifft auf etwa 5–10% der Nutzer zu.

> ❗ Empirisch konnte bisher nicht belegt werden, dass tragbare Musikabspielgeräte oder Diskothekenbesuch tatsächlich mit der Entstehung von permanenten Hörschwellenverschiebungen verbunden sind (SCENIHR 2008).

Es kann nicht gezeigt werden, dass es in den letzten Jahrzehnten zu einem Anstieg der Prävalenz von PTS gekommen wäre. Epidemiologische Studien zu einem Zusammenhang zwischen der Musikexposition und der PTS kommen zu widersprüchlichen Ergebnissen. Ursache hierfür ist möglicherweise, dass eine weit verbreitete und dauerhafte Nutzung von tragbaren

Musikabspielgeräten erst in den letzten Jahren (Einführung von MP3-Playern) stattgefunden hat und sich daher noch nicht in den Erkrankungsraten niederschlagen konnte. Weiterhin fehlen Studien mit hoher Qualität. Die einzige repräsentative Studie zur Prävalenz von Hörschwellenverschiebungen unter Kindern und Jugendlichen mit hoher Untersuchungsqualität stammt aus den USA (Niskar et al. 2001). In einem Reintonaudiogramm schlägt sich eine dauerhafte Lärmbelastung typischerweise in Form einer sog. c_4-Senke nieder, da die Verschiebungen der Hörschwelle bei den Frequenzen zwischen 3 kHz und 6 kHz stärker ausfallen als bei niedrigeren oder höheren Frequenzen. Eine solche c_4-Senke wurde in der amerikanischen Studie bei 8,5% der 6- bis 11-jährigen Kinder und bei 15,5% der 12- bis 19-jährigen Kinder festgestellt.

Auch wenn der empirische Beweis fehlt, ist plausibel, dass die sehr hohen Musikschalldruckpegel dauerhaft zu einem Gehörrisiko beitragen. Verbindliche Regelungen für maximale Schalldruckpegel in Diskotheken oder von tragbaren Musikabspielgeräten werden derzeit diskutiert. Darüber hinaus kann den Konsumenten nur empfohlen werden, extremen Musikkonsum zu vermeiden. Die EU-Kommission rät, tragbare Musikabspielgeräte nicht länger als 5 Stunden/Woche mit einem Schalldruckpegel von mehr als 89 dB(A) Musik zu nutzen. Besucher von Diskotheken und Konzerten können durch das zwischenzeitliche Aufsuchen ruhigerer Bereiche ihr Gehör entlasten.

- Das Ausmaß eines Gehörschadensrisikos wird allein durch die Höhe des Schalldruckpegels und die Dauer der Belastung bestimmt.
- Eine **permanente Verschiebung** der Hörschwelle (PTS) durch Disko- bzw. Pop-Konzert-Besuch erscheint vor dem Hintergrund der Höhe der Schalldruckpegel und üblichen Expositionszeiten plausibel.
- Die empirische Evidenz für eine **permanente Verschiebung** der Hörschwelle durch Disko- bzw. Pop-Konzert-Besuch ist bislang jedoch begrenzt.
- Der dauerhafte Konsum sehr lauter Musik über tragbare Musikabspielgeräte sollte vermieden werden.
- Bei Besuch von Diskotheken oder Pop-Konzerten sollten zwischenzeitlich »Ruheräume« aufgesucht werden.

Literatur

Axelsson A, Dengerink H, Hellstrom PA, Mossberg AM (1993) The sound world of the child. The relationship between daily activities and hearing acuity. Scand Audiol 22(2):117–124.

Babisch W, Bohn B (2000). Schallpegel in Diskotheken und bei Musikveranstaltungen. Teil II: Studie zu den Musikhörgewohnheiten von Oberschülern. WaBoLu-Hefte 2000; 00(4):7-47.

Deutsches Institut für Normung (2000) DIN EN 50332-1 Elektroakustische Geräte: Kopfhörer und Ohrhörer in Verbindung mit tragbaren Audiogeräten – Verfahren zur Messung des maximalen Schalldruckpegels und Angaben zu Grenzwerten. Teil 1: Allgemeine Verfahren für »Original-Geräte-Sets«, Deutsche Fassung EN 50332-1:2000. In: Deutsches Institut für Normung e.V., Beuth, Berlin

Emmerich E, Richter F, Hagner H, Giessler F, Gehrlein S, Dieroff HG (2002) Effects of discotheque music on audiometric results and central acoustic evoked neuromagnetic responses. Int Tinnitus J 8(1): 13–19

Fligor BJ, Cox LC (2004) Output levels of commercially available portable compact disc players and the potential risk to hearing. Ear Hear 25(6): 513–527

Metternich FU, Brusis T (1999) Akute Gehörschäden und Tinnitus durch überlaute Unterhaltungsmusik. Laryngorhinootologie 78(11): 614–619

Niskar AS, Kieszak SM, Holmes AE, Esteban E, Rubin C, Brody DJ (2001) Estimated prevalence of noise-induced hearing threshold shifts among children 6 to 19 years of age: the Third National Health and Nutrition Examination Survey, 1988–1994, United States. Pediatrics 108(1): 40–43

SCENIHR (2008) Potential health risks of exposure to noise from personal music players and mobile phones including a music playing function: Scientific Committee on Emerging and Newly Identified Health Risks, European Commission

Struwe F, Jansen G, Schwarze S, Schwenzer C, Nitzsche M (1996) Untersuchung von Hörgewohnheiten und möglichen Gehörrisiken durch Schalleinwirkungen in der Freizeit unter besonderer Berücksichtigung des Walkman-Hörens. WaBoLu-Hefte 96(5): 44–154

Tin LL, Lim OP (2000) A study on the effects of discotheque noise on the hearing of young patrons. Asia Pac J Public Health 12(1): 37–40

Twardella D, Wellhoefer A, Brix J, Fromme H (2008) High sound pressure levels in Bavarian discotheques remain after introduction of voluntary agreements. Noise Health 10(41): 99–104

Yassi A, Pollock N, Tran N, Cheang M (1993) Risks to hearing from a rock concert. Can Fam Physician 39: 1045–1050

Zenner HP, Struwe V, Schuschke G et al. (1999) Gehörschäden durch Freizeitlärm. HNO 47(4): 236–248

4 Sozialpädiatrische Epidemiologie: Datengrundlagen und Fragestellungen

Rüdiger von Kries

4.1 Mortalitätsstatistiken – 64

4.2 Morbiditätsstatistiken – 66
4.2.1 Übertragbare Krankheiten – 67
4.2.2 Nicht übertragbare Krankheiten – 68

4.3 Gesundheitsberichte/Surveys – 69
4.3.1 Kinder- und Jugendgesundheitssurvey (KiGGS) – 69
4.3.2 Erhebungseinheit für seltene pädiatrische Erkrankungen im Kindesalter (ESPED) – 70

4.4 Daten für Taten – Beispiele zum Erkenntnisgewinn aus der epidemiologischen Forschung in der Sozialpädiatrie – 70
4.4.1 Präventionsforschung – 71
4.4.2 Ursachenforschung zu häufigen Problemen – 72

Literatur – 73

Daten erfüllen keinen Selbstzweck. Ihre Bedeutung gewinnen Daten durch Ihre Anwendbarkeit zur Beantwortung spezifischer Fragen. Wozu braucht man Daten in der Sozialpädiatrie? Sozialpädiatrie richtet den Fokus nicht nur auf die Behandlung individueller Patienten, z. B. bei der Rehabilitation von Kindern mit chronischen Krankheiten und Behinderung, sondern auch auf die Krankheit im Kontext des Lebensumfeldes.

- Wie häufig sind unterschiedliche Erkrankungen?
- Welche Kinder erkranken?
- Welche Lebensumstände sind mit definierten Erkrankungen assoziiert?
- Wie lassen sich diese Erkrankungen möglicherweise verhindern (Prävention)?

Entscheidend für die Beantwortung dieser Fragen sind Daten zur Häufigkeit der Erkrankung. Für diese Daten ist in der Regel eine Aufzählung von Fällen unzureichend. Benötigt wird zusätzlich ein Nenner, der angibt, wie viele Individuen potenziell erkrankt sein könnten. Hierbei sind zwei Maßzahlen von besonderer Bedeutung.

> **Definition**
>
> Die **Prävalenz** gibt an, wie viele Individuen aus einer beobachteten Gruppe von Individuen zu einem definierten Zeitpunkt erkrankt sind. Die Gruppe von beobachteten Individuen wird üblicherweise als (Referenz-)Population bezeichnet.

Eine Prävalenz wäre z. B. der Anteil der am 1.2.2008 in Deutschland an Mukoviszidose Erkrankten an allen Kindern und Jugendlichen bis zum 18. Geburtstag. Die Prävalenz ist wichtig, um z. B. abzuschätzen, wie viele Behandlungszentren für Mukoviszidose bei Kindern notwendig sind. Ziemlich sicher ist diese Prävalenz am 1.2.2008 größer als am 1.2.1968. Dies heißt jedoch mit ziemlicher Sicherheit nicht, dass die Wahrscheinlichkeit, an Mukoviszidose zu erkranken, zugenommen hat. Vielmehr reflektiert die höhere Prävalenz eine verbesserte Diagnostik und höhere Überlebensraten Erkrankter.

> **Definition**
>
> Die **Inzidenz** beschreibt das Erkrankungsrisiko. Das wesentliche Zusatzelement ist die Dimension Zeitraum: wie viele Individuen aus einer beobachteten Gruppe von Individuen erkranken während eines definierten Zeitraums neu an der betreffenden Erkrankung?

So war die jährliche Neuerkrankungsrate (Inzidenz) für Haemophilus-Influenzae-b-Meningitis für Kinder in Deutschland 2005 mit 20 Fällen pro Jahr nur ein Bruchteil der Erkrankungsrate von ca. 1000 jährlich inzidenten Fällen in den 1980er Jahren. Ohne jeden Zweifel hat die Erkrankungswahrscheinlichkeit bzw. das Risiko für Haemophilus-Influenzae-b-Meningitis somit dramatisch abgenommen. Dies lässt sich auf die Wirksamkeit des Impfprogrammes zurückführen.

- Eine Erfassung der Häufigkeit von Erkrankungen ist sinnvoll zur Bedarfsplanung, Identifikation von Schutz- und Risikofaktoren und gegebenenfalls zur Überprüfung der Wirksamkeit von Präventionsprogrammen.
- Die Maßzahl zur Erfassung der Häufigkeit von Erkrankungen zu einem definierten Zeitpunkt ist die Prävalenz (geeignet zur Abschätzung von Versorgungsbedarf).
- Zur Erfassung der Häufigkeit des Neuauftretens von Erkrankungen über einen definierten Zeitraum ist die Maßzahl die Inzidenz. Die Inzidenz erlaubt auch eine Aussage über das Erkrankungsrisiko.

4.1 Mortalitätsstatistiken

Daten zur Mortalität werden u. a. vom Statistischen Bundesamt und den Statistischen Landesämtern herausgegeben. Diese Daten sind vollständig und flächendeckend – in der Regel frei – verfügbar. Die Daten zur Mortalität beschreiben Inzidenzen: Todesfälle pro Kalenderjahr, bezogen auf die Bevölkerung in Deutschland bzw. bezogen auf einzelne Bundesländer. Dass die meisten Menschen vor dem hundertsten Geburtstag versterben, ist wenig spektakulär. Von Bedeutung sind aber altersspezifische

Sterberaten, so im Säuglings-, Vorschul-, Schul- und Jugendalter, und deren Ursachen. Informationen hierzu können auf den Internetseiten des Statistischen Bundesamtes (Destatis, Gesundheitsberichterstattung des Bundes) abgerufen werden (http://www.destatis.de/jetspeed/portal/cms/, http://www.gbe-bund.de/). Informationen zur altersspezifischen und krankheitsspezifischen Mortalität findet man unter den Rubriken »Bevölkerung« bzw. »Gesundheit«.

Die Säuglingssterblichkeit ist in Deutschland zwischen 1950 und 2005 stark gesunken (Abb. 4.1). Diese Abnahme dokumentiert die seit der Gründung der Bundesrepublik verbesserten Lebensverhältnisse und die verbesserte medizinische Versorgung.

Im **ersten Lebensjahr** gehört **der plötzliche Kindstod** zu den drei häufigsten Todesursachen in Deutschland. Seit 1990 ist es hier zu einer eindrucksvollen Abnahme gekommen, die sich auch in der postneonatalen Säuglingssterblichkeit widerspiegelt

(Abb. 4.2). Dies reflektiert wahrscheinlich Erfolge der Empfehlungen zum gesunden Säuglingsschlaf: Rückenlage als Regelschlaflage, Schlaf im Elternschlafzimmer, aber nicht im Elternbett u. a.

Nach dem ersten Lebensjahr **nimmt die Sterblichkeit im Kindesalter zunächst deutlich ab**, während die **Sterblichkeit in der Adoleszenz wieder ansteigt**. Betrachtet man verschiedene Altersgruppen, lag 2005 die Säuglingssterblichkeit bei 3,9 pro 1000, die Sterblichkeit bei 1–4 Jahre alten Kindern bei 0,2 pro 1000 und 0,1 pro 1000 bei den 5–14 Jahre alten Schulkindern. Eine deutlich höhere Mortalität war dann mit 0,3 pro 1000 wieder bei den 15–19 Jahre alten Jugendlichen zu beobachten.

> **Die häufigsten Todesursachen im Kindesalter sind in allen Altergruppen nach dem ersten Lebensjahrangeborene Fehlbildungen und Unfälle.**

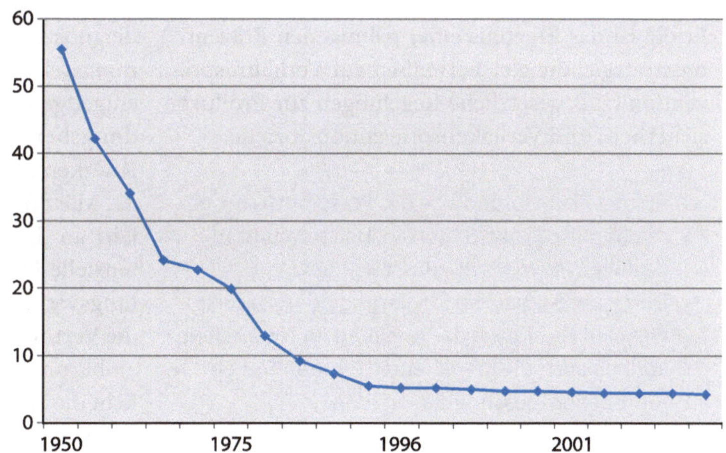

Abb. 4.1. Entwicklung der Säuglingssterblichkeit in der Bundesrepublik Deutschland. Anzahl gestorbener Kinder pro 1000 Lebendgeburten und Jahr

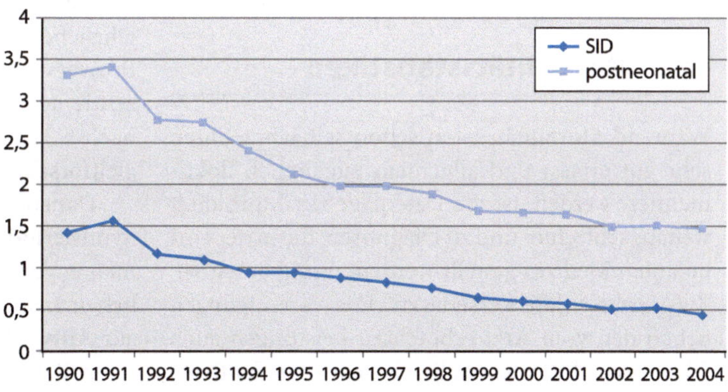

Abb. 4.2. Abnahme der SIDS-Inzidenz pro 1000 Lebendgeburten und Jahr

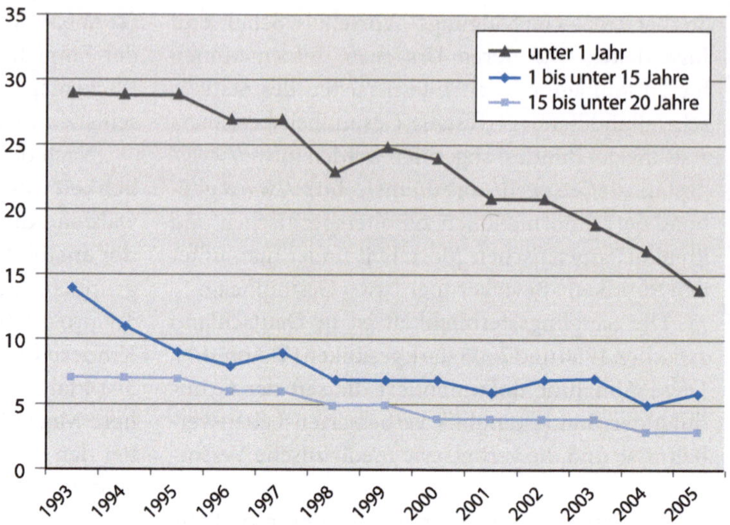

Abb. 4.3. Tödliche Unfälle im Kindesalter pro 100.000 und Jahr in Deutschland

Dass Unfalltod nicht schicksalhaft sein muss, belegt Abb. 4.3. Zwischen 1993 und 2005 halbierte sich in Deutschland bei Kindern und Jugendlichen die Prävalenz von unfallbedingten Todesfällen. Dieser Erfolg ist das Ergebnis einer gelungenen Präventionsstrategie, die gleichermaßen auf Verhältnisprävention (z. B. gesetzliche Regelungen zur Produktsicherheit) und Verhaltensprävention abzielte.

- Auf der Rechtsgrundlage des Personenstandsgesetzes müssen alle Geburten, Heiraten und Todesfälle systematisch erfasst werden.
- Durch die zusätzliche Signierung der Todesursachen auf Grundlage der Angaben im Totenschein können auch die Krankheiten, die zum Tod geführt haben, beschrieben werden.
- Diese Daten stehen öffentlich und kostenfrei zur Verfügung.

4.2 Morbiditätsstatistiken

Während Mortalitätsdaten schon seit Jahrzehnten sehr gut erfasst und allgemein zugänglich dokumentiert werden, ist die Datenlage zur Morbidität weitaus schlechter und zu Diagnosen, die in der ambulanten Medizin gestellt werden, wenig belastbar. Zwar erfassen die Kassenärztlichen Vereinigungen neben den vom Arzt erbrachten Leistungen auch Diagnosen, die Datenqualität ist jedoch in der Regel nicht so, dass hierauf basierend sinnvolle Auswertungen möglich sind.

Eine höhere Datenqualität wird wahrscheinlich bei den Daten zu den Krankenhausentlassungsdiagnosen erreicht, da hier die Diagnosen abrechnungsrelevant sind. Gemäß § 21 Krankenhausentgeltgesetz (KHEntgG) müssen die dem Anwendungsbereich des KHEntgG unterliegenden Krankenhäuser ihre Leistungsdaten jeweils zum 31. März für das jeweils vorangegangene Kalenderjahr an die DRG(Diagnosis Related Groups)-Datenstelle übermitteln. Das Nähere zum Übermittlungsverfahren und zur Datensatzstruktur regeln die Vertragsparteien auf Bundesebene in einer Vereinbarung. Gemäß § 21 Abs. 3 KHEntgG veröffentlicht die DRG-Datenstelle die Daten aus der Datenlieferung gemäß § 21 KHEntgG in aggregierter Form. Das Institut für das Entgeltsystem im Krankenhaus (InEK) kommt dieser Verpflichtung durch jährliche Bereitstellung der Daten in Form eines Browers (MS-Access-Datenbank) nach. Ergänzende aggregierte Sichten auf den Datenbestand nach § 21 KHEntgG werden im Rahmen der Begleitforschung veröffentlicht.

Daneben stellen einige Krankenkassen auch anonymisierte Datensätze ihrer Versicherten im Rahmen enger vertraglicher Regelungen wissenschaftlichen Instituten für die Sekundärdatenforschung zur Auswertung zur Verfügung. Solche Daten waren z. B. Grundlage der eindruckvollen Dokumentation der Zunahme der Verordnungen von Methylphenidat in den 1990er Jahren.

- Krankenhausentlassungsdiagnosen bilden das Behandlungsspektrum in Krankenhäusern ab.
- Behandlungsverläufe bei individuellen Personen, die z. B. mehrmals wegen einer Diagnose stationär behandelt werden müssen, können in diesen aggregierten Daten jedoch nicht erkannt werden.
- Krankenkassen stellen im Rahmen enger vertraglicher Regelungen wissenschaftlichen Instituten auch anonymisierte Datensätze ihrer Versicherten im Rahmen der Sekundärdatenforschung zur Auswertung zur Verfügung. Hiermit können individuelle Verläufe dargestellt werden.

4.2.1 Übertragbare Krankheiten

Erfassung von Infektionskrankheiten nach dem Infektionsschutzgesetz

Infektionskrankheiten werden systematisch erfasst, da solche Daten von erheblichem öffentlichen Interesse sind wegen ihres gesundheitlichen Gefahrenpotenzials für die Allgemeinbevölkerung. Das Infektionsschutzgesetz (IfSG) ist eine bundesrechtliche Regelung, die am 01.01.2001 in Kraft getreten ist.

❗ Das Gesetz regelt, welche Krankheiten bei Verdacht, Erkrankung oder Tod und welche labordiagnostischen Nachweise von Erregern meldepflichtig sind.

Weiterhin legt das Gesetz fest, welche Angaben von den Meldepflichtigen gemacht werden und welche dieser Angaben vom Gesundheitsamt weiter z. B. an das Robert Koch-Institut (RKI) übermittelt werden. Mit der Einführung des IfSG wurden in Deutschland Falldefinitionen zur routinemäßigen Übermittlung der meldepflichtigen übertragbaren Krankheiten eingeführt. Durch diese verbindlichen Falldefinitionen wird angestrebt, dass alle Melder die betreffenden Fälle in gleicher Weise erfassen.

Das **Infektionsepidemiologische Jahrbuch meldepflichtiger Krankheiten** gibt eine detaillierte epidemiologische Übersicht über die am RKI nach dem Infektionsschutzgesetz erhobenen Meldedaten. Es enthält auch die jeweilige Jahresstatistik meldepflichtiger Krankheiten nach Bundesland, die auch im Epidemiologischen Bulletin veröffentlicht wird (http://www.rki.de/DE/Content/Infekt/EpidBull/epid__bull__node.html). Zur Orientierung über die aktuelle epidemiologische Situation im Verlauf eines Jahres werden die Meldedaten pro Woche bzw. Monat (mit 3-wöchiger Meldeverzögerung) bzw. im Epidemiologischen Bulletin (§ 7.3 IfSG) ausgewiesen.

Eine weitere Möglichkeit, sich über die Epidemiologie meldepflichtiger Krankheiten in Deutschland zu informieren, bietet **SurvStat@RKI**, eine webbasierte Schnittstelle zu den IfSG-Meldedaten.

Anhand der beobachteten zeitlichen Verläufe lassen sich z. B. Trends in der Häufigkeit spezifischer Erreger der Gastroenteritis erkennen – so die deutliche Zunahme an Erkrankungen durch Noroviren von 2001 bis 2007 (◻ Tab. 4.1).

◻ **Tab. 4.1.** Wichtige dem RKI gemeldete Gastroenteritis-Erreger in Deutschland 2001–2007 (Fallzahlen)

Erreger	2001	2002	2003	2004	2005	2006	2007
Salmonellen	77.081	72.425	63.063	56.963	52.267	52.600	55.155
Campylobacter	54.472	56.409	47.908	55.777	62.133	52.044	65.785
Escherichia Coli	5.075	5.358	5.475	5.590	5.883	6.472	6.401
Yersinien	7.196	7.534	6.573	6.183	5.627	5.160	4.963
Rotaviren	47.681	52.360	46.096	37.780	54.289	67.027	59.165
Noroviren	9.280	51.606	41.716	64.969	62.639	75.838	198.992

4.2.2 Nicht übertragbare Krankheiten

Deutsches Kinderkrebsregister

Das Deutsche Kinderkrebsregister in Mainz erhält Informationen über etwa 95% aller pädiatrisch-onkologischen Patienten. Somit können die **Häufigkeit unterschiedlicher Krebserkrankungen** erfasst und **zeitliche Veränderungen der Inzidenz** erkannt werden. Das Register ist seit seinem Bestehen 1980 eine wichtige Datenbasis für die **Ursachenforschung bei Krebs**. So wurde z. B. die Hypothese, dass eine intramuskuläre Vitamin-K-Prophylaxe Krebs im Kindesalter verursachen kann, nicht bestätigt, und die Frage nach einem möglichen Zusammenhang von Leukämieerkrankungen in der Nähe von Atomkraftanlagen wurde mehrfach – mit unterschiedlichen Ergebnissen – untersucht. Ein Teil der Therapiestudien zu onkologischen Erkrankungen wird am Kinderkrebsregister verwaltet. Weitere Tätigkeitsfelder des Deutschen Kinderkrebsregisters sind die Integration bundesweiter Therapieoptimierungsstudien (90% der Erkrankungen) und ein Langzeit-Follow-up.

Im Register werden Art der Krebserkrankung, Alter, Geschlecht sowie Therapieerfolge erfasst. Die behandelnden Ärzte berichten kontinuierlich über den Gesundheitszustand und Verlauf der Erkrankung einmal gemeldeter Fälle.

❗ **Mit dieser Langzeitbeobachtung der Patienten ist sowohl die Grundlage für die Berechnung von Überlebenswahrscheinlichkeiten geschaffen als auch für die Erfassung von Spätfolgen.**

Das Deutsche Kinderkrebsregister erfährt wissenschaftliche Unterstützung durch die Gesellschaft für Pädiatrische Onkologie und Hämatologie (GPOH) und kooperiert mit mehr als 130 behandelnden Krankenhäusern. Es wird finanziert zu je einem Drittel durch das Bundesministerium für Gesundheit, das rheinland-pfälzische Ministerium für Arbeit, Soziales und Gesundheit sowie anteilig durch alle Bundesländer.

Die Erfolgsgeschichte der pädiatrischen Onkologie (z. B. Langzeitüberlebenswahrscheinlichkeit bei akuter lymphatischer Leukämie von >90% im Vergleich zu 10% in den 1960er Jahren) basiert auf systematischen klinischen Studien und der systematischen Erfassung von Erkrankungshäufigkeiten und Behandlungsergebnissen.

Möglicherweise ließen sich Behandlungsergebnisse auch in anderen Bereichen der Kinderheilkunde, z. B. Kinder-Epileptologie, durch Register zu Behandlungsergebnissen und Langzeit-Outcome verbessern. Die Datensammlung zur **Diabetesbehandlung und -Outcome** durch die Diabetes-Patienten-Verlaufsdokumentation (DPV) unter Leitung von Prof. Holl, Ulm stellt ein zukunftsweisendes Modell zur Versorgungsforschung mit dem Ziel langfristiger Qualitätsverbesserungen dar.

Fehlbildungsregister – Mainzer Modell

Große Fehlbildungen sind häufig; ca. jedes 15. Neugeborene ist davon betroffen. Fehlbildungen sind für ca. ein Viertel der Todesfälle im Kindesalter und für ein Drittel der stationären Aufnahmen in Kinderkliniken verantwortlich. Unter dem Begriff »große Fehlbildungen« werden alle singulären und kombinierten strukturellen Defekte, Syndrome, Sequenzen und Assoziationen subsumiert.

❗ **Etwa 20% der angeborenen großen Fehlbildungen sind monogen erbbedingt, 5–10% beruhen auf chromosomalen Störungen und 2–10% auf Virusinfektionen. Bei circa 60% sind die Ursachen des konnatalen Defektes nicht bekannt, vermutlich aber multifaktoriell bedingt.**

Die Häufigkeit von Fehlbildungen wird nicht als Inzidenz angegeben, da es unmöglich ist, alle »Produkte der Konzeption« zu erfassen und nachzuverfolgen. Zum arbiträren Erfassungszeitpunkt – meist zum Zeitpunkt der Geburt – wird die Prävalenz der Fehlbildungen bestimmt. Die Angaben zur **Prävalenz großer Fehlbildungen** variieren zwischen 3–4% (passive Erfassungssysteme) und 6–8% (aktive Erfassungssysteme) aller Neugeborenen. In optimal ausgestatteten aktiven Erfassungssystemen werden Neugeborene von speziell ausgebildeten Ärzten untersucht. Diese stellen die Diagnosen, übernehmen die Klassifizierung, Kodierung und Registrierung der Fehlbildungen. In passiven Registern werden ausgewählte Fehlbildungen von Personen (Institutionen) mit unterschiedlicher Ausbildung und Motivation einem Zentrum mitgeteilt. Ein standardisiertes, systematisches Untersuchungsschema existiert nicht. Die deutlich höheren Prävalenzen aktiver Erfassungen lassen sich vor allem mit der Standardisierung der Untersuchungen und genaueren Fehlbildungsdefinitionen erklären.

Passive internationale Systeme zur Erfassung der Prävalenz von Fehlbildungen sind in Europa seit 1979 die European Registration of Congenital Anomalies and Twins EUROCAT), eine konzertierte Aktion der Europäischen Gemeinschaft zur epidemiologischen Beobachtung (Monitoring) angeborener Fehlbildungen bei Neugeborenen. Auf globaler Ebene gibt es seit 1974 das International Clearinghouse for Congenital Birth Defects Monitoring Systems (ICBDMS), ein weltweites Fehlbildungs-Surveillance-System der Weltgesundheitsorganisation.

In Deutschland arbeiten derzeit drei aktive Erfassungssysteme, eines in der Ernst-Moritz-Arndt-Universität, Greifswald, weitere in der Otto-von-Guericke-Universität, Magdeburg, und in der Johannes Gutenberg-Universität, Mainz. Passive Surveillance-Systeme angeborener Defekte sind die Perinatal- und Neonatalerhebungen, die zur gynäkologischen bzw. neonatologischen Qualitätskontrolle genutzt werden. Diese erfassen jedoch nur etwa 50% der tatsächlich vorhandenen großen Fehlbildungen.

Das **Geburtenregister Mainzer Modell** ist ein aktives, prospektives und populationsbezogenes Register. Alle Neugeborenen der drei Mainzer Geburtskliniken (etwa 3500 Geburten jährlich) werden innerhalb der ersten Lebenswoche von einem in Neonatologie und klinischer Genetik geschulten Kinderarzt einer standardisierten klinischen und sonographischen Untersuchung unterzogen. Für Totgeborene, induzierte Aborte und Spontanaborte ab der 16. Schwangerschaftswoche werden die Befunde aus der Pathologie hinzugezogen. Anamnestische Daten werden etwa 6–8 Wochen vor der Geburt erhoben, um diese unbeeinflusst durch die etwaige Erfahrung der Geburt eines Kindes mit Fehlbildung erfassen zu können. In ◻ Tab. 4.2 sind einige im Mainzer Modell identifizierte Risikofaktoren für große Fehlbildungen darstellt.

- Eine umfassende, systematische Erfassung der Morbiditätsdaten für Kinder in Deutschland fehlt.
- Möglicherweise können jedoch in Zukunft die DRG-relevanten ICD-Entlassungsdiagnosen aus Kliniken brauchbare Daten liefern.
▼

- Unabhängig von Abrechnungsdaten gibt es flächendeckend etablierte Systeme zur Erfassung von Infektionskrankheiten, für Krebs und Diabetes im Kindesalter.
- Das Kinderkrebsregister ist ein Modell für die vollständige Erfassung und Dokumentation des Langzeit-Outcomes einer Krankheitsgruppe.
- Eine systematische Erfassung der Fehlbildungsprävalenz erfolgt zurzeit nur regional bei ca. 1% der Geburten.

4.3 Gesundheitsberichte/Surveys

4.3.1 Kinder- und Jugendgesundheitssurvey (KiGGS)

In den Jahren 2003 bis 2006 hat das RKI den Kinder- und Jugendgesundheitssurvey (KiGGS) durchgeführt. Ziel war es, erstmals bundesweit repräsentative **Daten zum Gesundheitszustand von Kindern und Jugendlichen im Altern von 0 bis 17 Jahren** zu erheben. Die Auswahl der Teilnehmer erfolgte durch ein zweistufiges Verfahren: Zunächst wurden 167 Studienorte in Deutschland ausgewählt, in der zweiten Stufe erfolgte eine Personenauswahl durch Stichprobenziehung aus den Melderegistern der Einwohnermeldeämter dieser Orte. Die Teilnahmerate betrug 66,6%. Die Kinder und Jugendlichen bzw. deren Eltern wurden zur Gesundheit befragt.

◻ **Tab. 4.2.** Risikofaktoren für große Fehlbildungen. (Mod. nach Queißer-Luft u. Spranger 2006)

Risikofaktor	Odds-Ratio (95%-Konfidenzintervall)
Konsanguinität	2,4 (1,6–3,5)
Geschwister mit Fehlbildung	1,9 (1,5–2,4)
Elternteil mit Fehlbildung	1,7 (1,2–2,3)
Intrazytoplasmatische Spermieninjektion	2,8 (1,8–4,5)
Diabetes mellitus (Mutter)	2,5 (1,7–3,7)
Alkoholabusus (Mutter)	3,3 (1,4–8,0)
Antiallergika (1. Trimenon; Mutter)	2,6 (1,3–5,1)

Die Kinder und Jugendlichen wurden zusätzlich untersucht. Die Untersuchungen beinhalteten u. a. die Messung von Größe und Gewicht, Blutdruck sowie eine Harnuntersuchung, eine Blutabnahme und eine Untersuchung zur körperlichen Leistungsfähigkeit. Insgesamt wurden 17.641 Kinder und Jugendliche untersucht.

Eine Basispublikation (http://www.kiggs.de/experten/erste_ergebnisse/Basispublikation/index.html), die im Internet abrufbar ist, gibt eine Übersicht über die Methodik der Erhebung und über wesentliche Ergebnisse der Basisauswertung. Die abgebildeten Daten zur Gesundheit im Kinder- und Jugendalter beinhalten u. a. allergische Erkrankungen, Übergewicht, Schmerzen, Unfälle, Messungen für Blutdruck und körperliche Leistungsfähigkeit. Die Ergebnisse zeigen, dass Migrantenkinder und Kinder aus sozial schwachen Familien in der Regel weniger gesund sind als Kinder der deutschen Mittelschicht. Dies gilt auch für die motorische Leistungsfähigkeit. Kindern aus sozial schwächeren Familien und Kinder mit Migrationshintergrund weisen überproportional häufige Probleme bei der psychischen Gesundheit auf, während bei den allergischen Erkrankungen dieser Gradient umgekehrt ist. Hier sind deutsche Mittelstandskinder häufiger betroffen als Migrantenkinder bzw. Kinder und Jugendliche aus Familien mit niedrigerem Sozialstatus.

> ❗ **Querschnittserhebungen sind wichtig. Sie erlauben die Identifikation von Problemfeldern und die Generierung von Hypothesen. Sehr viel aussagekräftiger sind prospektive Kohortenstudien, bei denen Kinder mit unterschiedlichen Expositionen hinsichtlich verschiedener gesundheitlicher Outcomes nachverfolgt werden.**

Welche Bedeutung haben z. B. frühe Auffälligkeiten im Verhalten für die Lebensperspektive der betreffenden Kinder? Welche Bedeutung haben z. B. körperliche Aktivität und Indikatoren motorischer Fitness im Kindesalter für Übergewicht, kardiovaskuläre Risikofaktoren und Schulerfolg bei Jugendlichen? Die Beantwortung dieser Fragen erfordert prospektive Daten. Deshalb sind auch prospektive Kohortenstudien basierend auf den KIGGS-Daten geplant.

4.3.2 Erhebungseinheit für seltene pädiatrische Erkrankungen im Kindesalter (ESPED)

Die Erhebungseinheit für seltene pädiatrische Erkrankungen im Kindesalter (ESPED) wurde 1992 gegründet. Hierbei handelt es sich nicht um ein Register zu definierten Erkrankungen, sondern um eine Plattform zur Beantwortung **spezifisch wissenschaftlicher Fragestellungen zu seltenen Erkrankungen** im Kindesalter.

In allen Kinderkliniken in Deutschland wird monatlich nach dem Auftreten von bis zu 12 unterschiedlichen Erkrankungen im Vormonat gefragt. Um Mitteilung wird auch dann gebeten, wenn kein Fall beobachtet worden ist. Erfolgt eine Fallmeldung, wird dieser Fall mit einem Fragebogen validiert und die für die Forschungsfragestellung relevanten Daten erhoben. Neben der Beantwortung von spezifischen Fragen zu Ätiologie, Risikofaktoren und Therapie steht häufig die Frage nach der Inzidenz im Mittelpunkt. Eine Übersicht über die aktuellen Erhebungen, die Berichte zu bereits durchgeführten Erhebungen sowie eine Übersicht zu Publikationen zu den durchgeführten Studien sind im Internet auf den Seiten der ESPED unter http://www.esped.uni-duesseldorf.de/ abrufbar.

- Punktuelle Surveys wie der KIGGS haben wichtige Daten zur Häufigkeit von Erkrankungen, insbesondere aber auch zum Kontext der Lebensbedingungen der betroffenen Kinder in Deutschland erbracht.
- Aktuelle Daten zu seltenen pädiatrischen Erkrankungen, die zur Hospitalisierung führen, können in ESPED erhoben werden.

4.4 Daten für Taten – Beispiele zum Erkenntnisgewinn aus der epidemiologischen Forschung in der Sozialpädiatrie

Die pädiatrische Epidemiologie ist in den angloamerikanischen Ländern durch einige Lehrstühle vertreten. In diesen Ländern ist die pädiatrische Epidemiologie meist in der Kinderheilkunde angesiedelt. In Deutschland wurde diese Disziplin in der

Sozialpädiatrie verankert. Wichtige Erkenntnisse aus unterschiedlichen Arbeitsfeldern werden im Folgenden dargestellt.

4.4.1 Präventionsforschung

> **Definition**
>
> Prävention – das Vermeiden von Erkrankungen bzw. die Früherkennung von Erkrankungen – ist ein Grundanliegen der Kinderheilkunde. Die Präventionsziele müssen sich einerseits an der Schwere der zu verhindernden Erkrankung und andererseits an deren Häufigkeit orientieren. Während die Schwere der Erkrankungen durch die klinische Medizin erfasst wird, lassen sich Häufigkeiten nur im Populationsbezug definieren. Studien mit Bezug auf die Allgemeinpopulation sind eine Dömane der Epidemiologie.

Eine besondere Herausforderung stellt die Erfassung der Inzidenz von eher seltenen Erkrankungen dar. Es ist hierbei entscheidend, dass entweder tatsächlich alle Fälle erfasst werden oder die wahre Inzidenz valide geschätzt wird. Da eine vollständige Erfassung aller Fälle in der Praxis selten möglich ist, muss diese Zahl häufig geschätzt werden. Dieser methodischen Herausforderung wird in der pädiatrischen Epidemiologie häufig durch den Einsatz von Capture-Recapture-Methoden (CRC) begegnet. Die Erfassung erfolgt über zwei unabhängige Datenquellen. Ist die Unabhängigkeit der Datenquellen gesichert, ist es möglich, die tatsächliche Fallzahl über eine einfache Formel, die aus der Wahrscheinlichkeitstheorie abgeleitet ist, zu schätzen. Entscheidend beim Einsatz dieser Methoden ist die Annahme der Unabhängigkeit der Datenquellen. Diese Unabhängigkeit ist meist schwer sicher zu belegen. Deshalb sollte immer dann, wenn auch eine dritte Datenquelle zur Verfügung steht, versucht werden, die Abhängigkeit der Datenerfassung zu modellieren. Diese CRC-Methoden wurden z. B. bei der Erfassung von systemischen Pneumokokken-Erkrankungen, von Varizellen-Komplikationen und bei der Erfassung symptomatischer Fettsäureoxidationsstörungen und Organoazidopathien eingesetzt.

Bei den **potenziell impfpräventablen Erkrankungen** waren Inzidenzschätzungen unverzichtbar zur Abschätzung der Krankheitslast (wie häufig sind systemische Pneumokokken-Erkrankungen im Kindesalter in Deutschland? Wie häufig sind Komplikationen von Varicella-Zoster-Virus-Erkrankungen, und wen betreffen sie?) sowie im Fall der systemischen Pneumokokken-Erkrankungen der Anteil der durch Impfung potenziell vermeidbaren Fälle.

Organoazidopathien und Fettsäureoxidationsstörungen lassen sich mittels Tandem-Massenspektroskopie im erweiterten **Neonatalscreening** erfassen: welcher Anteil dieser Fälle wird klinisch symptomatisch und wie? Zur Beantwortung dieser Fragen war eine Erfassung der Inzidenz klinisch symptomatischer Fälle notwendig.

Neben der Definition der Präventionsziele als Grundlage für die Einführung von Präventionsstrategien ist die Evaluation der Prozess- und Ergebnisqualität dieser Maßnahmen von entscheidender Bedeutung: Bewirken die Präventionsmaßnahmen tatsächlich das, was sie erreichen sollten? Funktioniert die unter Studienbedingungen wirksame Maßnahme auch im realen Leben – im Feld? Hier liegt die eigentliche Domäne der Epidemiologie, die nicht nur die Häufigkeit von Erkrankungen auf Populationsebene erfasst, sondern auch die Wirksamkeit von Maßnahmen in der Bevölkerung erfassen kann. Hierzu ist in den letzten Jahren aus der pädiatrischen Epidemiologie in der Sozialpädiatrie eine Vielzahl von Publikationen zu unterschiedlichen Themenschwerpunkten erschienen (⬛ Tab. 4.3).

- Die Wirksamkeit von Präventionsmaßnahmen kann anhand der Abnahme der Häufigkeit »ungünstiger Outcomes« nachgewiesen werden: Im Fall der Impfungen ist dies die Vermeidung der Erkrankung: die Hib-Impfung wirkt – trotz nicht optimaler Durchimpfungsraten in Deutschland – und dies auch bei Verwendung der Kombinationsimpfstoffe.
- Durch das Ultraschallscreening in Deutschland können operative Maßnahmen bei Hüftdysplasie/Luxation weitgehend, aber nicht vollständig vermieden werden. Das Screening auf MCAD verhindert Todesfälle und metabolische Krisen – aber nicht immer.

▼

- Ein Screening auf angeborene Hörstörungen allein, ohne funktionierende Tracking-Strukturen, wird nur für die Hälfte der betroffenen Kinder die Frühdiagnose ermöglichen.
- Nicht minder bedeutend sind solche Tracking-Strukturen für das Neonatalscreening auf Stoffwechselstörungen und Endokrinopathien.
- In der pädiatrischen Prävention liefert die Epidemiologie Instrumente zur Definition sinnvoller Präventionsziele und zur Erfassung der Prozess- und Ergebnisqualität. Nur so kann die Effektivität von Präventionsmaßnahmen in der Zielgruppe nachgewiesen und sichergestellt werden, dass diese Maßnahmen die Zielgruppe erreichen.

4.4.2 Ursachenforschung zu häufigen Problemen

Die moderne Medizin hat unser Verständnis von Erkrankungen wesentlich verbessert. Bei manchen Erkrankungen ist der Schlüssel zum pathophysiologischen Verständnis noch verborgen. Hier können epidemiologische Studien helfen, Hypothesen zu generieren, die dann in randomisierten Studien zu überprüfen sind. In Einzelfällen können die Erkenntnisse aus epidemiologischen Studien Grundlage für sehr brauchbare Präventionsempfehlungen sein. So konnte die allein auf epidemiologischen Studien (randomisierte Studien sind zu dieser Fra-

□ Tab. 4.3. Evaluation von Präventionsmaßnahmen im Kindesalter

Maßnahmen	Verwendete Methodik	Ergebnis/Kommentar
Screening auf Medium-chain-Acyl-CoA-Dehydrogenase-Mangel (MCAD)	Eine im Screening entdeckte MCAD-Kohorte (homozygot für c.985A>G) wird mit einer historischen Kohorte ohne Screening verglichen: Sind in der gescreenten Kohorte Todesfälle und schwere Stoffwechselkrisen seltener?	- Signifikant seltenere Todesfälle und Stoffwechselkrisen in der gescreenten Population - Aber auch in der gescreenten Population zwei Todesfälle und eine metabolische Krise - Ursache der Komplikationen trotz Frühdiagnose: Defizite im System der medizinischen Versorgung
Ultraschallscreening auf Hüftdysplasie	Erfassung »operativer Maßnahmen« bei Kindern mit Hüftdysplasie/Luxation als Indikator für ungünstiges Outcome in einer gescreenten Kohorte; Vergleich mit der Häufigkeit dieses Outcomes in ungescreenten Kohorten	- In der gescreenten Kohorte war die Rate der operativen Maßnahmen um 75% niedriger als in nicht gescreenten Kohorten - Nicht alle operativen Maßnahmen konnten durch Screening verhindert werden - Ursachen waren weniger Probleme im Screening (Nichterkennen eines pathologischen Befundes, zu spätes Screening, fehlende Teilnahme), sondern eine unzureichende Effektivität der Frühtherapie
Systemische Haemophilus-influenzae-b-(Hib-)Erkrankungen	Dokumentation der Erkrankungsinzidenzen nach Einführung des Impfprogramms; Bestimmung der Vakzineeffektivität mit etablierten statistischen Methoden	- Die Rate systemischer Haemophilus-influenzae-b-Erkrankungen im Kindesalter nach Einführung der Impfung ist auf weniger als 30 Fälle pro Jahr gesunken gegenüber weit mehr als 1000 Fällen vor Einführung der Impfung - Eine Vakzineeffektivität >90% konnte auch für die Kombinationsimpfstoffe belegt werden
Screening auf angeborene und frühkindlich erworbene hörgerätepflichtige Hörstörungen	Otoakustische Emissionen (OAE) und konsekutives Hirnstamm-Audiometrie-(BERA-)Screening; Erfassung aller gescreenten Kinder und Nachverfolgen (Tracking) aller auffälligen Kinder bis zum Ausschluss oder Nachweis der Zielkrankheit	- Ergebnisqualität: Erfolgreiche Frühdiagnose und Therapie bei der erwarteten Anzahl der Fälle - Prozessqualität: Über 95% dokumentierte Teilnahmeraten am Screening; erfolgreiches Tracking von über 90% der im Screening beidseitig auffälligen Kinder. 50% der identifizierten Fälle wurden aber nur durch Nachtelefonieren und Hausbesuche durch den öffentlichen Gesundheitsdienst erfasst - Fazit: Ein apparatives Hörscreening-Programm ist nur bei Schaffung von effektiven Tracking-Strukturen erfolgversprechend

gestellung nicht möglich) begründete Empfehlung zur Vermeidung der Bauchlage als Regelschlaflage in Deutschland pro Jahr über 600 Todesfälle an SIDS verhindern – dies entspricht der jährlichen Zahl von Neuerkrankungen an Leukämie im Kindesalter. Epidemiologische Forschung zu ätiologisch unzureichend geklärten häufigen Erkrankungen im Kindesalter betraf in den letzten Jahren u. a. allergische Erkrankungen und Adipositas.

Ursachenforschung stellt in der epidemiologischen Forschung eine besondere intellektuelle Herausforderung dar. Dass **Adipositas** z. B. etwas mit zu viel Essen und zu wenig Bewegung zu tun hat, erscheint banal. Nun gibt es aber durchaus Menschen, die sich wenig bewegen, dabei viel essen und gertenschlank bleiben. Sind das nur die Gene? Oder gibt es Faktoren in der frühen Kindheit, die das Adipositasrisiko determinieren?

Nahrungsaufnahme auf der einen und Energieverbrauch auf der anderen Seite einer Waage müssen ausgeglichen sein, um eine Gewichtszunahme zu verhindern. Eine Verschiebung der Achse der Waage kann die Balance in die eine oder andere Richtung verlagern, ohne dass Energieverbrauch oder Nahrungsaufnahme verändert werden. Eine solche Verschiebung der Achse ist durch Gene, aber auch durch eine frühe Prägung durch Umweltfaktoren (Priming, ▶ Kap. 5.1.1) möglich. In den letzten Jahren wurde durch epidemiologische Forschung insbesondere die Diskussion einer Risikoprägung durch Ernährung und toxische Exposition bei Rauchen der Mutter in der Schwangerschaft angeregt.

- Reduktion des Risikos für Adipositas durch Stillen
  - Nachweis eines Dosis-Effekts
  - Metaanalyse zum Effekt des Stillens
  - Der definitive Beweis dieses Zusammenhangs wäre jedoch nur durch randomisierte Studien möglich
- Rauchen in der Schwangerschaft
  - Erhöht das Risiko für Adipositas
  - Frühschwangerschaft scheint die kritische Phase zu sein
  - Effekte können nicht durch Rauchen des Vaters erklärt werden

- Epidemiologische Forschung untersucht u. a. den Spontanverlauf von Verhaltensauffälligkeiten, Normabweichungen und Erkrankungen im Kindesalter und
- generiert Hypothesen zur Kausalität.

Literatur

Kries R von (2009) Epidemiologie in der Sozialpädiatrie. Monatsschr Kinderheilkd (in press)

Queißer-Luft A, Spranger J (2006) Fehlbildungen bei Neugeborenen. Dtsch Ärztebl 108: A 2464–24

5 Prävention und Früherkennung von Krankheiten

*Rüdiger von Kries, Thomas Reinehr, Mathilde Kersting,
Uta Nennstiel-Ratzel, Regina Ensenauer, Helia Krüger,
Helmuth-Günther Dörr, Rüdiger Szczepanski, Nicola Ihme*

5.1 Definitionen – 76

5.1.1 Priming: Programmierung des Erkrankungsrisikos durch pränatale
und frühkindliche Expositionen – 78

5.2 Primärprävention – 79

5.2.1 Impfungen – 79

5.2.2 Ernährung – 84

5.2.3 Stillförderung – 87

5.2.4 Nahrungssupplemente – 89

5.2.5 Allergieprävention – 95

5.2.6 Unfallprävention – 97

5.2.7 SIDS-Prävention – 98

5.3 Sekundärprävention – 100

5.3.1 Wann ist Screening sinnvoll, wann nicht? – 100

5.3.2 Inhaltliche und methodische Anforderungen an ein pädiatrisches
Vorsorge- und Früherkennungsprogramm – 101

5.3.3 Neugeborenenscreening auf angeborene Stoffwechseldefekte
und endokrine Störungen – 104

5.4 Tertiärprävention und Rehabilitation in der Pädiatrie – 124

5.4.1 Rehabilitation und Kuren – Definitionund Grundlagen – 124

5.4.2 Ziele, Voraussetzungen und Inhalte der Rehabilitation – 125

5.4.3 Durchführung – 126

5.4.4 Verbesserungsbedarf in der stationären
und ambulanten Rehabilitation – 127

5.4.5 Effektivität und Qualitäts sicherung,sozialmedizinische Nachsorge
und Case-Management – 128

Literatur – 129

5.1 Definitionen

Rüdiger von Kries

Präventive Herausforderungen waren eine der Ursachen für die Entwicklung der Pädiatrie als selbstständiges Fach, unabhängig von der Inneren Medizin, vor mehr als 100 Jahren. Aus heutiger Sicht unvorstellbar hohe Raten bei der Säuglingssterblichkeit waren ein wesentlicher Stimulus. Damals waren Probleme der Ernährung und Infektionskrankheiten zentrale Herausforderungen in der Prävention. Verbesserung der Lebensverhältnisse, Ernährungsforschung mit dem Ziel der Verbesserung der Säuglingsernährung und Erkenntnisse der Hygiene und Impfstoffentwicklung waren wesentlich für die Fortschritte. Heute steht die Prävention vor neuen Herausforderungen.

Primäre Prävention: Vermeiden von Erkrankungen

Das Auftreten von Erkrankungen kann durch verschiedene Maßnahmen verhindert werden. Diese Maßnahmen können sich an Individuen richten mit dem Ziel der **Verhaltensprävention** oder die Lebensverhältnisse verändern im Sinne einer **Verhältnisprävention**. Am Beispiel von Maßnahmen zur Unfallprävention bei Kindern lassen sich diese unterschiedlichen Ansätze verdeutlichen.

Durch eine Elternberatung zu altersspezifischen Unfallrisiken im Kindesalter wird angestrebt, dass die Eltern ihr Verhalten so ändern, dass sie z. B. auf die Verwendung von Tischdecken im Haushalt verzichten. Kleinkinder ziehen bekannterweise gelegentlich an Tischdecken mit dem Risiko für Verbrühungen und sonstige Verletzungen durch herabfallende Gegenstände. Verhältnisprävention zur Verhinderung von Unfällen trifft der Gesetzgeber, indem er z. B. kindersichere Verschlüsse für Medikamente, die Verwendung von Kindersitzen im Auto oder die Anschnallpflicht im Auto verpflichtend macht.

Meist sind Maßnahmen zur Verhältnisprävention wirksamer als solche zur Verhaltensprävention.

Neben **spezifischen Maßnahmen**, die auf definierte Erkrankungen gerichtet sind, wie z. B. die Impfung gegen Haemophilus influenzae b (Hib),

die sehr effektiv invasive Erkrankungen durch diesen Erreger verhindert, gibt es auch weniger spezifische Präventionsstrategien. Hierunter fällt u. a. die **vorausschauende Gesundheitsberatung.**

Fällt z. B. bei der Früherkennungsuntersuchung auf, dass eine Mutter ihr Kind wenig anschaut oder abwertend über ihr Kind spricht, kann dies verschiedene Ursachen haben: die Mutter kann einen »schlechten Tag« haben oder dies ist möglicherweise als Ausdruck einer gestörten Mutter-Kind-Beziehung zu deuten. Im letzteren Fall kann dies ein Hinweis auf eine drohende Vernachlässigung oder Misshandlung des Kindes sein. Die Beurteilung kann nur im Gesamtkontext der Familiensituation, früherer und zukünftiger Arztkontakte erfolgen. Die Notwendigkeit einer Beratung ergibt sich aus dem Gesamtkontext.

Vorausschauende Gesundheitsberatung kann sich jedoch auch allein aus dem Alter des Kindes beim Arztkontakt ergeben. So sollten bei den Früherkennungsuntersuchungen im Alter von bis zu 6 Monaten die aktuellen Empfehlungen zur Prävention des plötzlichen Kindstods angesprochen werden, bei allen Untersuchungen die altersspezifischen Unfallrisiken und die Möglichkeiten der Unfallprävention. Hierunter fällt auch eine Ernährungsberatung zum Stillen oder bei älteren Kindern z. B. der Hinweis auf einen ausreichenden Milchkonsum mit dem Ziel einer ausreichenden Kalzium- und Vitamin-D-Zufuhr zur Prävention der Osteoporose.

Der Begriff der **Salutogenese** wurde von dem israelisch-amerikanischen Medizinsoziologen Aaron Antonovsky (1923–1994) in den 1970er Jahren als Gegenbegriff zur Pathogenese entwickelt. Aaron Antonovsky wertete 1970 eine Erhebung über die Adaptation von Frauen verschiedener ethnischer Gruppen an die Menopause aus. Eine Gruppe von ihnen war 1939 zwischen 16 und 25 Jahren alt gewesen und hatte sich zu dieser Zeit in einem nationalsozialistischen Konzentrationslager (KZ) befunden. Ihre emotionale Befindlichkeit wurde mit der einer Kontrollgruppe verglichen. Der Anteil der in ihrer Gesundheit nicht beeinträchtigten Frauen betrug in der Kontrollgruppe 51%, im Vergleich zu 29% der KZ-Überlebenden. Nicht der Unterschied an sich, sondern die Tatsache, dass in der Gruppe der KZ-

Überlebenden 29% der Frauen trotz der unvorstellbaren Qualen eines Lagerlebens mit anschließendem Flüchtlingsdasein als (körperlich und psychisch) »gesund« beurteilt wurden, war für ihn ein unerwartetes Ergebnis.

In der Tat gibt es Faktoren, die auch bei ungünstigen Lebensverhältnissen ein gutes Outcome ermöglichen. In der Mannheimer Studie zu Entwicklungsverläufen bei Kindern aus Hochrisikofamilien – u. a. mütterliche Wochenbettdepression und alkoholabhängige Väter – war mitnichten die psychische Entwicklung bei allen Kindern gestört. Als Schutzfaktoren wurden u. a. ein einfühlsames und responsives Verhalten der Mütter, supportives Verhalten der Väter sowie sprachliche Kompetenz und ein positives Selbstkonzept der Kinder festgestellt. Diese Faktoren, die die Kinder resilient gegen ungünstige Lebensumstände machen, gilt es zu stärken.

Sekundäre Prävention: Früherkennung

Früherkennung ist kein Wert an sich. Die meisten Genträger von Chorea Huntington, die in jungen Jahren bei bester Gesundheit ein ausgefülltes Leben führen können, würden eine Frühdiagnose ablehnen: Das frühe Wissen, dass sie später einmal schwer behindert sein werden, hilft ihnen kaum, weil keine effektive Frühtherapie, die die Prognose verbessert, verfügbar ist.

> **!** Eine Frühdiagnose ist nur dann sinnvoll, wenn es eine für den Betroffenen akzeptable Frühtherapie gibt, die die Langzeitprognose der Erkrankung verbessert.

Darüber hinaus ist die Frühdiagnose keine einfache Angelegenheit. Notwendig ist u. a. ein ausreichend sensitiver und spezifischer Test.

Definition

- **Sensitivität:** Wie viele (%) der tatsächlich Erkrankten erkennt der Test korrekt als krank?
- **Spezifität:** Wie viele (%) der tatsächlich Gesunden erkennt der Test korrekt als gesund? Die Differenz dieser Prozentzahl gegenüber 100% gibt den Anteil der fälschlich als krank erkannten Gesunden an.

Sensitivität und Spezifität sind Charakteristika des Tests. Ein Test mit einer Sensitivität von 99% und einer Spezifität von 95% hat so ziemlich eine »Traumnote« verdient. Dennoch kann ein solcher Test für bestimmte Fragestellungen ziemlich unbrauchbar sein, wenn er nämlich verwendet wird, um für eine seltene Störung zu screenen. Dies sei am Beispiel des OAE-Screenings für angeborene oder frühkindliche erworbene Hörstörungen erläutert. Geräte zur Ableitung otoakustischer Emissionen (OAE) mit einfacher Auswertbarkeit – grün für »pass«; rot für »fail« – sind seit einigen Jahren im Einsatz. Die Sensitivität dieses Verfahrens liegt bei ca. 99%, die Spezifität bei ca. 95%. Die Prävalenz angeborener oder frühkindlich erworbener Hörstörungen liegt bei ca. 1/1000. Was kommt heraus, wenn 100.000 Neugeborene mit einem solchen Test untersucht werden (**☐ Tab. 5.1**)?

Diese Tabelle beschreibt in der Tat einen hochspezifischen und hochsensitiven Test mit »Traumnote«: Alle bis auf einen Erkrankten wurden erkannt (99/100) = 100% Sensitivität. Auch die Spezifität war ausgezeichnet: 94.905 von 99.900 = 95% der Gesunden wurden richtig als gesund erkannt. Leider waren aber nur 99 von den 5.094 Kindern (99 + 4995) mit auffälligem Test tatsächlich erkrankt: 2% positiver prädiktiver Wert des Tests. Das heißt, dass 49 von 50 Eltern von Kindern mit auffälligem Test zu Unrecht beunruhigt würden – und dies an den ersten Lebenstagen, einer durchaus kritischen Lebensphase für Eltern und Kind: die Eltern sollten ihrem Kind Sicherheit vermitteln, was ausgesprochen schwierig ist für Eltern, die beunruhigt sind, dass ihr Kind taub sein könnte. Der betreuende Arzt wird den Befund herunterspielen – »es wird schon nichts sein«, was ja nicht ganz falsch ist (immerhin

☐ Tab. 5.1. Vierfeldertabelle zur Bestimmung des positiven prädiktiven Wertes (N=100.000)

	Krank	Gesund	
Test auffällig	99	4.995	Positiver prädiktiver Wert: 2%
Test unauffällig	1	94.905	Negativer prädiktiver Wert: 99,9%
	100	99.900	100.000 Untersuchte

sind ja tatsächlich fast alle im Test auffälligen Kinder gesund). Als Folge dieser Wahrnehmung werden viele auffällige Befunde nicht nachkontrolliert. Ist nun auch das 50. Kind, das tatsächlich eine relevante Hörstörung hat, darunter, wird das Screening die Frühdiagnose für angeborene oder frühkindliche erworbene Hörstörungen nicht verbessern. Es ist daher wenig verwunderlich, dass gut gemeinte Aktionen, alle Geburtskliniken mit OAE-Geräten zu versorgen, wenig Einfluss auf die Frühdiagnose von relevanten Hörstörungen hatten. Die neuen OAE-Screeningprogramme fordern deshalb zwei nacheinander geschaltete Screeninguntersuchungen.

> ❗ **Der beste Screeningtest allein erlaubt es nicht, »Nadeln im Heuhaufen« zu finden: Bei seltenen Erkrankungen sind Screeningprogramme, die gegebenenfalls mehrere Tests hintereinander schalten, notwendig.**

Tertiäre Prävention: Verhinderung von Krankheitskomplikationen

Bei vielen chronischen Krankheiten – beispielsweise die Hämophilie oder Diabetes Typ I – ist das therapeutische Ziel nicht die Heilung, sondern eine Kompensation, die eine normale Lebensführung erlaubt. War z. B. das Leben eines Jungen mit Hämophilie in den 1960er Jahren geprägt durch immer wieder auftretende schmerzhafte Gelenkblutungen, die ein »normales Junge-Sein« sehr erschwerten, erlaubt die Dauersubstitution und Heimselbstbehandlung dem Jungen heute ein fast normales Leben – mit der Möglichkeit, an vielen sportlichen Aktivitäten teilzunehmen. Gelenk- und Muskelblutungen treten selten auf. Gleichzeitig wird durch diese Behandlung auch eine Invalidisierung mit Arthrosen und folgender Frühinvalidisierung verhindert. Eine gute Diabetesbehandlung verhindert Langzeitfolgen wie die Nephro- und Neuropathie.

> ❗ **Tertiäre Prävention beschreibt das Langzeitziel der Behandlung chronischer Erkrankungen: Verhinderung von vermeidbaren Krankheitsfolgen und Komplikationen.**

5.1.1 Priming: Programmierung des Erkrankungsrisikos durch pränatale und frühkindliche Expositionen

Das Priming-Konzept (Priming: Prägung des Risikos durch frühe Expositionen) basiert u. a. auf tierexperimentellen Studien aus den 1960er Jahren. Junge Ratten, die in den ersten drei Lebenswochen unterernährt waren, blieben ihr Leben lang untergewichtig; eine ebenso lange Nahrungsdeprivation zwischen der 9. und 12. Lebenswoche führte zunächst zu einer ähnlich verminderten Gewichtszunahme, wobei die Defizite jedoch rasch nach Ende der Nahrungsdeprivation wieder aufgeholt wurden. Dieses Experiment zeigt, dass veränderte Lebensumstände in einer frühen Lebensphase nicht nur langfristige Effekte auf das Wachstum haben, sondern dass die Wirkung solcher Veränderungen der Lebensumstände an kritische Lebensphasen gebunden ist.

Dass solche Einflüsse auch beim Menschen relevant sein können, zeigten zuerst Untersuchungen von David Barker: Männer mit niedrigem Geburtsgewicht und niedrigem Gewicht im ersten Lebensjahr hatten nicht nur ein deutlich erhöhtes Risiko für Herzinfarkte, sondern auch für das metabolische Syndrom mit zentraler Adipositas – im Volksmund als Bierbauch bezeichnet –, Insulinresistenz, Typ-2-Diabetes, Bluthochdruck, Hypertriglizeridämie und erniedrigtes HDL-Cholesterin.

Eine günstige Programmierung für kardiovaskuläre Risikofaktoren scheint durch Stillen möglich zu sein: eine Reduktion des Adipositasrisikos sowie eine langfristige Reduktion des Blutdrucks erscheinen wahrscheinlich. Andererseits erhöht Rauchen der Mutter in der Schwangerschaft nicht nur das Risiko für plötzlichen Kindstod und Asthma, sondern auch für Adipositas. Die Höhe der in der Kindheit erreichten Knochendichte reduziert das Risiko für Osteoporose. Eine optimierte Protein- und Kalorienzufuhr in den ersten Lebenswochen junger Frühgeborener hat einen günstigen Einfluss auf den Intelligenzquotienten.

> ❗ **Das intrauterine Milieu und Lebensumstände wie die Ernährung in den ersten Lebensmonaten können das Risiko für Erkrankungen im Er-**
> ▼

wachsenenalter prägen. Optimierung der Lebensumstände »von der Konzeption bis zum ersten Geburtstag« ist eine wichtige Herausforderung in der pädiatrischen Primärprävention.

5.2 Primärprävention

Rüdiger von Kries, Thomas Reinehr, Nicola Ihme, Mathilde Kersting

5.2.1 Impfungen

Impfungen gehörten zu den wesentlichen primärpräventiven Leistungen des Kinderarztes. Grundlage der Impfpraxis in Deutschland sind die Impfempfehlungen der **Ständigen Impfkommission (STIKO)** am Robert Koch-Institut (RKI). Die Impfempfehlungen werden jährlich aktualisiert in der letzten Juli-Woche im Epidemiologischen Bulletin veröffentlicht. Die jeweils aktuellen Empfehlungen können auf den Internetseiten des RKI abgerufen werden (http://www.rki.de/cln_100/nn_205768/DE/Home/homepage__node.html?__nnn=true) und sind deshalb sinnvollerweise nicht Inhalt eines Lehrbuchs für Sozialpädiatrie. Die STIKO-RKI-Seiten enthalten neben den aktuellen Empfehlungen auch ausführliche Begründungen und weitere Informationen, so z. B. zum Aufklärungsbedarf und verschiedenen Fragen zu speziellen Impfungen und Impfsituationen (z. B. Impfungen bei Immundefekt). Unter der Rubrik FAQ werden verschiedenste häufig gestellte Fragen zu spezifischen Impfungen und Prävention der Verbreitung infektiöser Krankheiten durch andere Maßnahmen (z. B. Chemoprophylaxe) dargestellt.

Im Rahmen eines Sozialpädiatrie-Lehrbuchbeitrags zur Prävention werden deshalb nur einige generelle im Impfkontext relevante Fragen, die in der Impfberatung bzw. bei der Beurteilung von Impfempfehlungen wichtig sind, aufgegriffen.

- Schützen Impfungen vollständig und lebenslang?
- Was ist die Herdenimmunität? Welche Rolle spielt die Herdenimmunität?
- Durchimpfungsraten in Deutschland – welche Herausforderungen bestehen? Wie sollten diese angegangen werden?
- Impfen nur gegen »Geißeln der Menschheit«?
- Sind alle möglichen Impfnebenwirkungen empfohlener Impfungen bekannt?

Schützen Impfungen vollständig und lebenslang?

Dass dies für alle Totimpfstoffe und zumindest manche Lebendimpfstoffe nicht gilt, ist seit Langem bekannt. Dennoch wird, wenn immer ein Impfdurchbruch nach einer Lebendimpfung berichtet wird, dies von Impfgegnern als der definitive Beweis angeführt, dass Impfungen ja doch gar nicht wirksam sind.

Impfdurchbrüche bei fehlender primärer Impfantwort **(primäres Impfversagen)** oder der Verlust der Immunität **(sekundäres Impfversagen)** sind möglich. Impfdurchbrüche sind insbesondere für Mumps – hier in Abhängigkeit vom verwendeten Impfstamm (fragliche Vakzineeffektivität für den Rubini-Stamm) – aber auch für Masern beschieben worden. Mit zwei Impfdosen und Verwendung immunogener Impfstämme ist jedoch – bei hohen Durchimpfungsraten – ein ziemlich kompletter Impfschutz gegen diese beiden Erreger möglich. Bei der Varizellen-Impfung sind auch nach zweimaliger Impfung Impfdurchbrüche beschrieben worden.

Impfungen sind keine »Wunderwaffen« mit garantiert 100%iger Wirkung. Dennoch kann eine Kontrolle der impfpräventablen Krankheit auch bei niedrigerer Vakzineeffektivität erreicht werden.

Welche Rolle spielt die Herdenimmunität?

Herdenimmunität beschreibt die Tatsache, dass auch ungeimpfte Kinder von der Impfung der geimpften Kinder profitieren. Sind viele Kinder immun, wird die Zirkulation des Erregers reduziert, so dass auch nicht geimpfte Kinder immer seltener eine Chance haben, infiziert zu werden.

Ein eindrucksvolles Beispiel für Herdenimmunität ist eine Beobachtung zur Häufigkeit der systemischen Meningokokken-C-(Men-C-)Erkrankungen in den Niederlanden nach Einführung der Impfung. Wie in Deutschland erfolgt die Men-C-Impfung in den Niederlanden einmalig und zwar ab dem 2. Lebensjahr. Eine Besonderheit in den Niederlanden war jedoch ein »Catch-up-Impfprogramm«: von Juni bis November 2002 wurden bei Einführung des Impfprogramms 95% der 1- bis 18-jährigen Niederländer Men-C-geimpft. Nicht geimpft wurden die Säuglinge vor dem ersten Geburtstag. Dennoch kam es in dieser Altergruppe zu einer dramatischen Abnahme der Erkrankungsraten, wie ◘ Tab. 5.2 zeigt:

Herdenimmunität ermöglicht auch dann, wenn die Vakzineeffektivität nicht 100% erreicht, eine effektive Kontrolle der Infektion, wenn hinreichend viele Individuen geimpft sind. Das langfristige Ziel eines Impfprogramms kann es sein, den Erreger zu eliminieren: wird unter laufendem Impfprogramm weniger als eine Erkrankung pro eine Million Einwohner beobachtet, gilt die Krankheit als eliminiert. Dies ist zurzeit in Deutschland für Polio erreicht.

Besteht ein solcher Zustand – Elimination – weltweit über einen längeren Zeitraum, kann das Impfprogramm beendet werden, die Erkrankung ist eradiziert, eine Situation, die für Pocken erreicht wurde.

Wie hohe Durchimpfungsraten für die Elimination des Erregers notwendig sind, hängt vom Reproduktionsfaktor »Ro« des Erregers ab. Dieser ist ein Merkmal des Erregers im Feld und wird u. a. durch die Anzahl der Kontakte Infizierter mit empfänglichen Personen pro Zeiteinheit, der Übertragungswahrscheinlichkeit pro Kontakt und der Dauer der Ansteckungsfähigkeit bestimmt. Die notwendigen Durchimpfungsraten für die Elimination typischer Kinderkrankheiten sind in ◘ Tab. 5.3 dargestellt.

Herdenimmunität ist wesentlich für die Erfolge von Impfprogrammen. Sie erlaubt einen Impfschutz auch für Individuen, die aufgrund ihres Alters oder von Grundkrankheiten nicht geimpft werden können. Herdenimmunität ist auch eine Basis für die Elimination von Erkrankungen bei hohen Durchimpfungsraten.

Durchimpfungsraten in Deutschland – wo sind die Defizite? Welche Ursachen liegen zugrunde?

Eine wichtige Datenquelle für die Ermittlung des Impfstatus sind die Daten, die im Rahmen der Schuleingangsuntersuchungen kontinuierlich durch die Gesundheitsämter oder von ihnen beauftragten Ärzten nach § 34 Abs. 11 Infektionsschutzgesetz (IfSG) erhoben werden. Diese aggregierten Daten werden vom RKI zentral erfasst und analysiert. Die repräsentativen Impfdaten aus den Schuleingangsuntersuchungen geben – je nach Einschulungsalter

◘ **Tab. 5.2.** Anzahl der Patienten mit Meningokokken-C-Erkrankung in den Niederlanden. (Originaldaten in de Greeff et al. 2006)

Alter [Jahre]	2000	2001	2002	2003	2004
0	2	20	13	11	1
1	5	16	4	6	1
2–18	60	164	131	1	1
19–24	10	19	25	6	1
25–44	7	18	17	7	6
≥45	21	39	31	11	7
Gesamt	105	276	225	42	17

◘ **Tab. 5.3.** Epidemiologische Charakteristika verschiedener Erreger impfpräventabler Erkrankungen

	Mittleres Alter bei Infektion [Jahre]	Zyklus [Jahre]	Ro	Notwendige Durchimpfung [%]
Masernvirus	4–5	2	15–17	92–95
Bordetella pertussis	4–5	3–4	15–17	92–95
Mumpsvirus	6–7	3	10–12	90–92
Rötelnvirus	9–10	3–5	7–8	85–87
Corynebacterium diphteriae	11–14	4–6	5–6	80–85
Poliovirus	12–15	3–5	5–6	80–85

in den Bundesländern – Auskunft über den Impfstatus 4- bis 7-jähriger Kinder. Daten der Schuleingangsuntersuchungen zeigen über die Jahre einen kontinuierlichen Anstieg der Impfquoten.

Die Impfquoten gegen Diphtherie, Tetanus, Pertussis, Hib und Poliomyelitis lagen bei den Schuleingangsuntersuchungen 2006 in Deutschland über 90%. Die Impfquoten für die seit 1995 von der STIKO am RKI empfohlenen Hepatitis-B-Impfungen sind im Laufe der Jahre stark angestiegen. Mit bundesweiten 87,2% sind sie für einen Schutz dieser Altersgruppen aber immer noch unzureichend. Die erste Masernimpfung liegt zum Zeitpunkt der Einschulung bei derzeit 95%. 2002 waren nur 33,1% der einzuschulenden Kinder zweimal gegen Masern geimpft, 2006 waren es bereits 83,2%.

Die Impfdaten, die im Rahmen der Schuleingangsuntersuchungen erhoben werden, liefern jedoch keinen Hinweis auf eine zeitgerechte Impfung von Kleinkindern. Sie ermitteln durchgeführte Impfungen, die überwiegend 3–5 Jahre zurückliegen, wodurch eine zeitnahe Reaktion auf Impflücken erschwert wird. Auch liegt bei bis zu 15% der einzuschulenden Kinder kein Impfausweis vor. Dies

könnte dann einen erheblichen Einfluss auf die ermittelte Durchimpfungsrate haben, wenn diese Kinder mit fehlendem Impfbuch andere Impfgewohnheiten – z. B. schlechtere – hätten.

Ergebnisse aus einer bundesweit repräsentativen Telefonumfrage bei Eltern kleiner Kinder zeigen, dass das Hauptproblem die zeitlichen Verzögerungen bei der Durchführung der Impfungen ist. Wie ◘ Tab. 5.4 deutlich zeigt, sind zwar viele Kinder im Alter von 2 Jahren gegen die meisten Erreger immunisiert worden, schaut man jedoch auf den Zeitpunkt, zu dem die Impfungen eigentlich empfohlen sind, stellt man fest, dass erschreckend wenige Kinder zeitgerecht alle Impfungen erhalten haben. Diese Zahlen haben sich zwar im Laufe der Jahre etwas verbessert, es sind aber immer noch zu wenige Kinder zeitgerecht geimpft. Gerade für die Masernimpfung sind die Defizite auffällig: im Laufe der Jahre hat sich zwar das Alter, in dem die Kinder geimpft werden, zu einem jüngeren Alter hin verschoben; im Alter von 24 Monaten waren aber weiterhin nur ca. 70% der Kinder aus den Geburtskohorten 6/2001 bis 6/2003 mit mindestens einer Maserndosis geimpft. Die ungenügend hohen Durchimpfungsra-

◘ **Tab. 5.4.** Vergleich der Durchimpfungsraten von Kindern der Geburtsjahrgänge 6/1996–6/1998 und 6/2001–6/2003 für die vollständige Grundimmunisierung mit dem entsprechenden Impfstoff

Kinder geboren von … bis …	Anteil geimpfter Kinder im Alter von 2 Jahren [%]		Anteil der Kinder, die bis zum empfohlenen Alter geimpft wurden[a] [%]	
	6/1996–6/1998	6/2001–6/2003	6/1996–6/1998	6/2001–6/2003
Vollständige Grundimmunisierung				
Diphtherie, Tetanus	93,8	92,2	6,9	15,7
Polio	85,6	90,7	11,6	15,5
Pertussis	91,1	90,0	6,9	15,7
Haemophilus influenzae Typ b	63,4	83,7	7,1	16,0
Masern				
1. Impfung	74,3	69,2	19,5	42,4
2. Impfung	1,3	34,6	–[b]	–[b]

[a] Mindestens vollständige Grundimmunisierung gegen Diphtherie, Tetanus, Polio, Pertussis, Hib oder Hepatitis B bis zum Alter von <5 Monaten.

[b] Für die zweite Masernimpfung hat sich das empfohlene Alter 2001 geändert, somit ist ein Vergleich nicht sinnvoll.

ten von Masern im Alter von 24 Monaten erfüllen in keiner Weise die von der WHO geforderte Rate von mindestens 95%, die zur Elimination (Abnahme der Inzidenz auf weniger als 1 pro Million Einwohner) von Masern in Europa nötig wären.

Eine plausible Erklärung für das bessere Timing aller Impfungen könnte in der Einführung von **Kombinationsimpfstoffen** liegen. In der genannten Studienperiode wurden zunehmend höher valente Impfstoffe verwendet: Höher valente Impfstoffe reduzieren die Anzahl an Injektionen, die ein Kind benötigt, um alle Impfungen zu erhalten, und reduzieren damit auch die Anzahl benötigter Arztbesuche. Interessant ist daher, dass sich gerade für die Impfstoffe, die in der Studienperiode in Mehrfachimpfstoffe aufgenommen wurden (Polio, Hib, Hepatitis B), auch die Durchimpfungsraten mit 24 Monaten für die Grundimmunisierung verbessert haben. Gerade für Hib und Pertussis ist die möglichst frühe Impfung enorm wichtig, da hier die höchste Erkrankungs- bzw. Komplikationswahrscheinlichkeit im ersten Lebensjahr liegt.

Die Gründe für die zögerlichen und verzögerten Impfungen sind vielfältig. In den seltensten Fällen sind die Eltern jedoch absolute sog. Impfgegner. Untersuchungen gehen von einem Anteil von unter 5% echten – und damit auch keinen Argumenten aufgeschlossenen – sog. Impfgegnern aus. Meist sind die Eltern vielmehr beunruhigt über mögliche negative Auswirkungen von Impfungen und sehen den Nutzen der Impfung bzw. die Gefahr der damit verhinderten Erkrankung nicht. So meint z. B. die Hälfte aller Eltern, dass das Immunsystem ihres Kindes stark unter den Impfungen leidet, und fast 40% aller Eltern hat generell Angst vor den Nebenwirkungen von Impfungen. Die Hälfte der Eltern ist der Auffassung, ihre Kinder sollten die gängigen Kinderkrankheiten ruhig »durchmachen«. Die Tatsache, dass alle empfohlenen Impfungen kaum relevante Nebenwirkungen haben und vor z. T. sehr schwerwiegenden – oder zumindest lästigen und schmerzhaften – Erkrankungen schützen, findet meist in der elterlichen Wahrnehmung keinen Platz.

Ein weiterer Grund für verzögerte Impfungen ist die Angst, sein Kind bei Infekten impfen zu lassen. Da aber gerade Kleinkinder ständig unter irgendwelchen banalen Infekten leiden, ist es nicht verwunderlich, dass mehr als die Hälfte aller be-

fragten Eltern angeben, einen Impftermin ihres Kindes schon wegen Krankheit verschoben zu haben. Der größte Teil der Eltern (70%) würde sein Kind auch bei Infekten ohne Fieber, bei Husten oder einem Hautausschlag nicht impfen lassen. Dies steht in krassem Gegensatz zu der Stellungnahme der Kommission für Infektionskrankheiten und Impffragen der Deutschen Akademie für Kinderheilkunde und Jugendmedizin e. V. (DAKJ) und der STIKO: »Banale« Infekte sind kein Hinderungsgrund für Impfungen.

Eine Infektionskrankheit darf dann als banal angesehen werden, wenn folgende drei Kriterien erfüllt sind:

- es besteht kein Fieber oder lediglich subfebrile Temperatur (≤38,5°C),
- das Allgemeinbefinden des Impflings ist nicht oder nur wenig beeinträchtigt,
- Anamnese und sonstige Symptomatik des Impflings sprechen gegen den möglichen Beginn einer schweren Krankheit.

Die Durchimpfungsraten bei Kindern in Deutschland haben sich in den letzten Jahren verbessert. Probleme bestehen derzeit insbesondere hinsichtlich der zeitgerechten Durchführung der Impfungen. Eltern sollten besser über den Nutzen und die Notwendigkeit zeitgerechter Impfungen sowie über »falsche Impfhindernisse« aufgeklärt werden.

Impfen nur gegen »Geißeln der Menschheit«?

Der hohe Stellenwert des Impfens – immerhin ist dies die einzige Präventionsmaßnahme, für die das Bundesgesundheitsministerium eine ständige Kommission am RKI eingerichtet hat – resultiert aus der Bedeutung der zu bekämpfenden Krankheiten. Diese ergibt sich aus deren Schwere, aber auch aus deren Relevanz für das öffentliche Leben. Eine Masernepidemie zur Fußball-Weltmeisterschaft mag da noch ein kleines Übel sein, eine Influenza-Pandemie größeren Ausmaßes kann zur nationalen Katastrophe werden.

Jedem Kinderarzt ist nachvollziehbar, warum eine Polio- oder Hib-Impfung dringend notwendig ist – bei den Varizellen und sogar bei der Pneumokokken-Konjugatimpfung gab es dagegen durchaus Vorbehalte.

Das Ziel einer Impfung muss jedoch nicht unbedingt der Erhalt der Menschheit oder die Vermeidung nationaler Katastrophen sein. Das Ziel, gerade wenn es ein geringeres Ziel ist, muss aber klar definiert sein. Bei der Definition des Ziels ist die Schwere und Häufigkeit der zu verhindernden Erkrankung ein wesentlicher Aspekt. Neben der Zieldefinition müssen weitere Fragen geklärt werden: Was würde ein Impfprogramm realistisch erreichen können – an direkten (Individualschutz der Geimpften) und indirekten Effekten (Herdenimmunität: Schutz auch Nichtgeimpfter)? Gibt es einen geeigneten und – wenn ja, wie – wirksamen Impfstoff? Sind die Nebenwirkungen hinreichend untersucht, und überwiegt bei einer Nutzen-Risiko-Abwägung der Nutzen?

Die Nutzen-Risiko-Abwägung kann durchaus auch bei relativ banalen Erkrankungen zugunsten der Impfung ausfallen, wenn die betreffende Erkrankung nur häufig genug ist. Gibt es realistische Chancen, dass eine solche Impfempfehlung in der Breite umzusetzen ist, stellt sich dann die Frage nach der Kosten-Nutzen-Abwägung – der gesundheitsökonomischen Evaluation – der Impfung.

Letztendlich entscheidend für eine sich dann etwa ergebende generelle Impfempfehlung sind Wertesysteme im gesellschaftlichen Gesamtkontext. Wie viel darf ein verhinderter Todesfall kosten – wie viel eine verhinderte Behinderung? Wäre ein Impfprogramm auch dann gerechtfertigt, wenn es wesentlich »nur monetären Benefit« (für die Gesellschaft? die Kostenträger?) bringt?

Entscheidend ist bei der Beantwortung dieser Frage eine klare Positionierung der politischen Entscheidungsträger. Wer sonst als die politischen Entscheidungsträger sollte das konsentierte Wertesystem unserer Gesellschaft vertreten, sieht man einmal von kirchlichen Repräsentanten ab? Diese sind allerdings mit verschiedensten Interessen und Werten – wie sie einer pluralistischen auf Konsens bedachten Gesellschaft inhärent sind – konfrontiert, beim Thema Impfen auch mit mythischen Vorstellungen zum Wirken der Natur und der Legitimation etwaiger Eingriffe in dieses Wirken.

Die Entscheidung zur individuellen Impfung ist von solchen Überlegungen unberührt: Möchte eine Mutter ihrem Kind die Rotavirus-Infektion z. B. ersparen, kann dies durch die Verordnung eines zugelassenen Impfstoffes erfolgen – mit ebenso wie ohne öffentliche Impfempfehlungen.

Öffentliche Impfempfehlungen sind durchaus auch zu Impfungen möglich, die nicht gegen »Geißeln« der Menschheit gerichtet sind. Entscheidend sind eine klare Definition der Impfziele, die Nutzen- und Risikoabwägung und eine klare Begründung.

Sind alle möglichen Impfnebenwirkungen empfohlener Impfungen bei Zulassung des Impfstoffs bekannt?

Bei Impfnebenwirkungen müssen verschiedene Schweregrade, die mit unterschiedlicher Häufigkeit auftreten, unterschieden werden:

> **Definition**
>
> - **Impfreaktionen/Impfkrankheit:** Harmlose, typische Beschwerden, die im Rahmen der Immunantwort auftreten, die Häufigkeit liegt im Prozentbereich.
> - **Impfkomplikationen:** Vorübergehende, therapiebedürftige Erkrankung wie z. B. Fieberkrampf oder Thrombozytopenie nach Masern-Mumps-Röteln-(MMR-)Impfung, die Häufigkeit liegt im Promillebereich.
> - **Impfschäden:** Bleibende Behinderung nach Impfung, die Häufigkeit liegt im Bereich von 1/1 Million.

Typische Impfreaktionen können systemisch und lokal auftreten. Typische systemische Impfreaktionen sind: Kopf- und Gliederschmerzen, Fieber unter 39,5°C (rektal), Mattigkeit, Unwohlsein, Übelkeit, Unruhe. Typische lokale Impfreaktionen sind: Rötung, Schwellung, Schmerzhaftigkeit an der Einstichstelle über 1–3 Tage nach der Impfung, gelegentlich auch länger. Diese Symptome treten besonders häufig nach Totimpfstoffen, seltener nach Lebendimpfstoffen auf. Bei Lebendimpfstoffen kann es nach 1–3 Wochen zu abgeschwächten Symptomen der Krankheit kommen, gegen die geimpft wurde.

Zulassungsstudien mit in der Regel Probandenzahlen im 10^5-Bereich können gut das Risiko von Impfreaktionen/Impfkrankheit und meist auch ungewöhnliche Häufungen von Komplikationen erkennen. Mögliche Impfschäden würden bestenfalls zufällig entdeckt.

Da im Rahmen der Zulassungsstudien möglicherweise nicht alle Impfkomplikationen entdeckt werden können, hat der Gesetzgeber im Infektionsschutzgesetz eine Meldepflicht für alle »über das übliche Maß hinaus gehenden Impfreaktionen« eingeführt. Der Arzt, der solche Verdachtsfälle beobachtet, meldet diese an das lokale Gesundheitsamt. Eine eingehende Prüfung und Bewertung der Fälle erfolgt dann im Paul-Ehrlich-Institut (http://www. pei.de), das wiederum das RKI informiert.

Bestätigt sich die Diagnose eines Impfschadens durch Ausschluss alternativer Erklärungsmöglichkeiten, kann bei öffentlich empfohlenen Impfungen der Antrag auf Impfschadensanerkennung beim Versorgungsamt gestellt werden. Der Gesetzgeber folgt hiermit seiner Fürsorgepflicht: Der Impfling hat sich nicht nur für seinen persönlichen Gesundheitsschutz, sondern auch im öffentlichen Interesse impfen lassen.

- Impfreaktionen sind häufig, Impfkomplikationen selten, Impfschäden sind extrem selten.
- Impfkomplikationen und Impfschäden können in Zulassungsstudien kaum ausreichend analysiert werden.
- Damit diese erkannt werden, muss der impfende Arzt alle »über das übliche Maß hinaus gehenden Impfreaktionen« melden.

Literatur

Greeff S de et al. (2006) Protection from routine vaccination at the age of 14 months with meningococcal serogroup C conjugate vaccine in the Netherlands. Pediatr Infect Dis J 25: 79–80

Kalies H, Kries R von (2005) Durchimpfungsraten bei Kindern in Deutschland. Monatsschr Kinderheilkd 153: 859–861. (Kinderärztl Prax, Sonderheft Impfnebenwirkungen 2005)

Kuter B et al. (2004) Ten year follow-up of healthy children who received one or two injections of varicella vaccine. Pediatr Infect Dis J 23: 132–137

Peltola H et al. (2000) Mumps and rubella eliminated from Finland. JAMA 284: 2643–2647

Peltola H et al. (2007) Mumps outbreaks in Canada and the United States: Time for new thinking on mumps vaccines. Clin Infect Dis 45: 459–466

5.2.2 Ernährung[1]

Ziel der Ernährungsprävention

»Die ideale Definition des physiologischen Bedarfs ist die Menge und chemische Form eines Nährstoffs, welcher systemisch benötigt wird, um eine normale Gesundheit und Entwicklung zu ermöglichen, ohne den Stoffwechsel eines anderen Nährstoffes zu beeinträchtigen. Der entsprechende Nährstoffbedarf ist die Zufuhrmenge, welche ausreicht, um den physiologischen Bedarf zu decken, idealerweise sollte dies ohne extreme homöostatische Prozesse oder ausgeprägte Verarmung bzw. Überschüsse der Körperdepots erreicht werden« – so die völlig korrekte, aber nur wenig anschauliche Definition der europäischen Gesellschaft für pädiatrische Gastroentrologie, Hepatologie und Ernährung.

> **Definition**
>
> Eine handlungsrelevante Definition von Prävention durch Ernährung könnte lauten:
> - Vermeidung von Mangelernährung,
>   - generell mit Folge von Unterernährung,
>   - speziell bezogen auf einzelne Nahrungsbestandteile;
> - Vermeidung von Überernährung.
>
> Eine Optimierung der Ernährung dient nicht nur dem Ziel der Vermeidung temporärer Imbalancen, sondern auch der metabolischen Programmierung für das Lebenszeitrisiko chronischer Erkrankungen.

Ernährung bei Kindern muss nicht nur den aktuellen Bedarf zum Ausgleich für Grundumsatz, obligate Verluste und körperliche Aktivitäten, sondern auch für das Wachstum decken. Besonders kritische Phasen sind die Säuglingsperiode mit besonders raschem Wachstum und der präpubertäre Wachstumsschub. Referenzwerte für die Ernährung von Säuglingen, Kindern und Jugendlichen wurden von der Deutschen Gesellschaft für Ernährung in Zusammenarbeit mit entsprechenden Organisationen in der Schweiz und Österreich erarbeitet. Diese auf

---

[1]   Unter Mitarbeit von Mathilde Kersting, FKE, Dortmund.

Nährstoffe heruntergebrochenen Referenzwerte finden ein Korrelat in den vom Forschungsinstitut für Kinderernährung Dortmund (FKE) herausgegebenen lebensmittel- und mahlzeitenbezogenen Ernährungskonzepten, dem Ernährungsplan für das 1. Lebensjahr und der Optimierten Mischkost »optimix« für Kinder und Jugendliche.

Biologisch-epidemiologischer Hintergrund

Eine repräsentative Erhebung zu Länge und Gewicht bei Kindern und Jugendlichen erfolgte im Kinder- und Jugendgesundheitssurvey (KIGGS). Untergewicht wurde seltener beobachtet als nach den zugrunde gelegten Perzentilen zu erwarten war: in allen Altersstufen war der Anteil der Kinder mit starkem Untergewicht (definiert als BMI <3. Perzentile der Referenzpopulation) deutlich unter dem Erwartungswert von 3%. Dies galt auch für »unter Normalgewicht« definiert als 3. Perzentile –<10. Perzentile. Bei Teilnahmeraten am Survey von durchschnittlich 66%, wäre es denkbar, dass sich unter den Nichtteilnehmern überproportional viele untergewichtige Kinder verbergen könnten. Eine Nichtteilnehmeranalyse, bei der zwei Drittel der Nichtteilnehmer zum Berichten von Basisdaten wie u. a. Länge und Gewicht gewonnen werden konnten, ergab hierfür jedoch keinen Anhalt. Die Tatsache, dass weniger untergewichtige Kinder als erwartet beobachtet wurden, schließt jedoch nicht aus, dass es in Deutschland Kinder mit behandlungsbedürftigem bzw. vermeidbarem Untergewicht gibt, so z. B. bei Kindern aus sozialen Randgruppen mit relevanter Unterernährung durch mangelndes Nahrungsangebot. Der für Nahrung vorgesehene Betrag im Arbeitslosengeld II für Kinder und Jugendliche deckt nur gut die Hälfte der Lebensmittelkosten der **Optimierten Mischkost**.

❗ **Globale Unterernährung ist derzeit in Deutschland eher selten. Ein häufigeres Problem stellt jedoch der Mangel an bzw. eine marginale Versorgung mit einzelnen Nahrungsbestandteilen dar.**

Wesentliche Daten zu dieser Problematik in Deutschland stammen aus der Donald-Studie und dem KIGGS.

Mangel an Nahrungsbestandteilen

Flüssigkeit

In allen Altersgruppen der in der Donald-Studie untersuchten Kinder lag die Aufnahme von Flüssigkeit bei Kindern häufig unter den Empfehlungen in »optimix«.

Kalzium

Durchschnittlich nehmen Kinder ab dem Beginn des Schulalters weniger Kalzium zu sich als empfohlen wird. Dieses Defizit nimmt mit dem Alter zu – es ist bei Jungendlichen deutlicher als bei Kleinkindern. Die Kalziumzufuhr wird im Wesentlichen durch Milch und Milchprodukte gedeckt. Während bei Kindern, die viel Milchprodukte zu sich nehmen, die Kalziumzufuhr meist die Empfehlungen erreicht, liegt sie bei Kindern, die wenige Milchprodukte verzehren, weit darunter.

Jod

In den letzten Jahrzehnten wurden Anstrengungen unternommen, die Jodversorgung in Deutschland zu verbessern: Angebot von jodiertem Speisesalz, Supplementierung von Jod in Tierfutter und Verwendung von Jodsalz in Lebensmitteln. Heute wird die Jodversorgung bei Kindern in Deutschland nicht mehr im Wesentlichen durch Seefisch, sondern durch jodiertes Speisesalz und Jod in Milch und Milchprodukten gedeckt. Beurteilt wird die Jodversorgung auf Bevölkerungsebene üblicherweise anhand der Jodausscheidung im Urin.

Im Rahmen des KIGGS und der Donald-Studie wurde u. a. die Jodausscheidung im Urin gemessen. Hierbei zeigte sich, dass sich in Deutschland die Jodversorgung bei Kindern aus einer Mangelsituation in Richtung auf eine niedrig normale Jodversorgung gewandelt hat.

Um diesen Erfolg zu verstetigen, sollte das Werben um Verwendung von jodiertem Speisesalz fortgesetzt werden, um zu erreichen, dass weiter mindestens 90% der Haushalte jodiertes Speisesalz verwenden. Die Lebensmittelindustrie, deren Produkte derzeit nur zu etwa 30% mit jodiertem Speisesalz hergestellt sind, muss noch intensiver als Partner für die Verbesserung der Jodversorgung gewonnen werden.

Eisen

Die Zufuhr von Eisen bleibt bei Gruppen mit relativ hohem Eisenbedarf wie Kleinkindern und weiblichen Jugendlichen häufig unter den empfohlenen Mengen. Eine deutliche Verbesserung der Eisenversorgung ist in diesen Gruppen durch mit Eisen supplementierte Frühstückszerealien möglich. Häufig sind diese aber stark gezuckert und dann als Süßigkeiten zum gelegentlichen Verzehr anzusehen. Diese sollten dann mit Haferflocken angereichert werden, um das gewohnte Geschmackserlebnis zu erhalten. Auch ist der Eisengehalt variabel, wobei hohe Eisengehalte bei bereits gut versorgten Kindern (z. B. Jungen jenseits des Kleinkindalters) zu einer unerwünscht hohen Eisenzufuhr führen können.

Folsäure

Die Zufuhr von Folsäure bleibt bei vielen Kindern hinter den Empfehlungen zurück. Hinzu kommt, dass bei der Zubereitung von Speisen insbesondere bei längerem Erhitzen und Warmhalten Verluste von über 50% des Vitamins auftreten können. Die Verwendung von mit Folsäure angereichertem Speisesalz kann die Folsäureversorgung verbessern. Der in Deutschland bislang nur punktuell (nur in wenigen Mühlen) realisierten Folsäureanreicherung von Mehl als bevölkerungsbezogene Maßnahme zur Verbesserung der Folsäureversorgung in Deutschland liegt die Annahme zugrunde, dass bei Verwendung von aus diesem Mehl hergestellten Backprodukten auf die bisherige Anreicherung vielfältiger anderer Lebensmittel verzichtet wird.

Überernährung

Die Daten aus dem KIGGS machen deutlich, dass nicht Unterernährung, sondern die Folgen einer relativen Überernährung eine wichtige präventive Herausforderung darstellen. Relative Überernährung definiert sich durch eine zu hohe Kalorienzufuhr bezogen auf den Verbrauch. Bewegungsmangel durch exzessiven Konsum von Fernsehen und Computerspielen und wenig körperliche Aktivität kann selbst bei im Grundsatz adäquater quantitativer Kalorienzufuhr für Länge, Gewicht und Lebensalter eine Nettobilanz verursachen, die in Übergewicht mündet (▶ Kap. 9.1).

Soziale Determinanten von Fehlernährung

Dass Übergewicht und Adipositas bei Kindern aus sozial schwachen und bildungsfernen Familien gehäuft vorkommen, ist durch zahlreiche Studien belegt. Neben quantitativen Studienergebnissen, die zeigen, dass diese Kinder seltener in Sportvereinen und häufiger vor dem Fernseher anzutreffen sind, offenbaren qualitative Studien und Berichte von Sozialarbeitern in vielen dieser Familien Problemfelder, die weit über das in quantitativen Studien Abgebildete hinausgehen.

- Ein Bewusstsein für gesunde Ernährung fehlt in vielen dieser Familien.
- Das schmale Haushaltsbudget wird mitunter zu einem Drittel für Softdrinks verwendet.
- Gekauft wird, was kurzfristig satt macht – und das sind selten gesunde Lebensmittel.
- Viele dieser Mütter sind nicht in der Lage, einfache Gerichte selber zuzubereiten.
- Grundkenntnisse der Hauhaltsführung u. a. zur Planung der Ausgaben fehlen – mit der Folge von fehlendem Geld für notwendige Lebensmitteleinkäufe zum Ende des Monats.
- Manche der Kinder kommen zum Ende des Monats hungrig in Kindergarten oder Schule.

Herausforderungen in der Ernährungsprävention bestehen nicht nur in der Optimierung, sondern in der Sicherung der Basisbedürfnisse für Kinder aus sozial schwachen Familien. Der Ausbau der Ganztagsbetreuung bietet die Chance, Kinder mit einer gesunden warmen Mittagsmahlzeit zu versorgen.

Metabolische Programmierung

Fragen der metabolischen Programmierung werden derzeit in epidemiologischen und interventionellen Studien und tierexperimentellen Untersuchungen analysiert. Im Fokus stehen hierbei Einflüsse der frühen Ernährung auf Determinanten von Übergewicht, auf Blutdruck, Blutfette, Typ-2-Diabetes, allergische Erkrankungen, Knochengesundheit und Intelligenzentwicklung. Es steht zu erwarten, dass sich hieraus in den nächsten Jahren konkrete und gut gesicherte Empfehlungen zur Ernährung in der Schwangerschaft und im frühen Kindesalter ergeben werden.

Hinweise für die Praxis

- Kinder aller Altersgruppen sollten mehr trinken, und zwar ungesüßte Flüssigkeiten, im Durchschnitt zusätzlich 1 Tasse Wasser pro Tag.
- Wichtig zur Osteoporoseprävention ist eine ausreichende Kalzium- und Vitamin-D-Zufuhr und viel Bewegung. Viele Kinder sollten mehr Milch trinken bzw. Milchprodukte essen – und dabei fettarme Produkte verwenden. Empfehlenswert sind etwa 350 ml Milch oder Joghurt pro Tag für Vorschulkinder ansteigend auf 450 ml pro Tag für Jugendliche. 20 g Käse entsprechen ca. 100 ml Milch.
- Familien sollten jodiertes, fluoridiertes und mit Folsäure angereichertes Speissalz verwenden.
- In sozial schwachen Familien sollte das Thema Ernährung angesprochen und gegebenenfalls niedrigschwellige Hilfen angeboten werden.

Literatur

Alexy U, Clausen K, Kersting M (2008) Die Ernährung von Kindern und Jugendlichen nach dem Konzept der Optimierten Mischkost. Ernährungsumschau 55: 168–175

Debertin H, Verwied-Jorky S, Koletzko B (2006) Mangel im Überfluss: An welchen Nährstoffen mangelt es Kindern und Jugendlichen wirklich? Kinderärztl Prax 77 (Sonderheft Ernährung): 4–8.

Kersting M (2006) Ist und Soll von Verzehrsmengen. Kinderärztl Prax 77 (Sonderheft Ernährung): 15–18.

Lehmkühler S (2006) Ernährungsalltag sozial schwacher Familien. Kinderärztl Prax 77 (Sonderheft Ernährung): 20–22

Rüb-Hering B (2006) Gesunde Ernährung in prekären Lebensverhältnissen. Kinderärztl Prax 77 (Sonderheft Ernährung): 23–25

Sichert-Hellert W, Kersting M (2003) Impact of fortified breakfast cereals on iron intake in German children and adolescents. J Pediatr Gastroenterol Nutr 36: 149–153

Thamm M, Ellert U, Thierfelder W, Liesenkötter KP, Völzke H (2007) Jodversorgung in Deutschland: Ergebnisse des Jodmonitorings im Kinder- und Jugendgesundheitssurvey (KIGGS). Bundesgesundheitsblatt 50: 744–750

Zwiauer K (2006) Kalzium in der Kinderernährung und Osteoporose-Prävention. Kinderärztl Prax 77 (Sonderheft Ernährung): 10–13

Das Forschungsinstitut für Kinderernährung gibt eine Vielzahl sehr hilfreicher Schriften und Elternbroschüren zum Thema gesunde Ernährung heraus: http://www.fke-do.de/index.php.

5.2.3 Stillförderung[2]

Stillfrequenzen in Deutschland

Der Kinder- und Jugendgesundheitssurvey (KiGGS), in dem eine bundesweit repräsentative Stichprobe von Kindern im Alter von 0 bis 17 Jahren untersucht wurde, erlaubt den Vergleich retrospektiv erhobener Stillraten in Deutschland für die im KiGGS untersuchten Geburtskohorten von 1986 bis 2005. Hierbei wurden folgende wesentliche Erkenntnisse gewonnen.

Stillfrequenzen

Die Angaben betreffen den Anteil der Frauen, die jemals gestillt haben, ohne Berücksichtigung von Dauer und Umfang des Stillens:

- Zunahme der Stillhäufigkeit von 74% auf 81,5%
- Höhere Stillraten bei Kindern aus Migrantenfamilien: 79% (versus 76,2% gemittelt über alle Kohorten), aber kürzere Dauer
- Niedrigere Stillratenhäufigkeit bei Kindern mit Müttern von niedrigem Sozialstatus: 67,3% im Vergleich zu 90,5% bei Kindern von Müttern mit hohem sozialen Status
- Niedrigere Stillraten bei Kindern, nach deren Geburt Probleme auftraten (72,5% versus 78%)
- Niedrigere Stillraten bei Frühgeborenen: 64,8% (verglichen mit 78,7% bei reifen Kindern)
- Niedrigere Stillraten bei Mehrlingen: 57,5%
- Niedrigere Stillraten bei Kindern von Müttern, die während der Schwangerschaft geraucht haben: 58% (im Vergleich zu 80,9% wenn die Mütter nicht geraucht haben)

Die durchschnittliche Stilldauer für mindestes teilweises Stillen betrug 6,9 Monate – für Vollstillen 4,6 Monate. Hinsichtlich der Dauer des Stillens zeigten sich ähnliche Einflussfaktoren wie bei jeglichem Stillen. Über die letzten 20 Jahre nahm die Dauer des Stillens zunächst bis 2001 zu, während nach 2001 die Stilldauer wieder abzunehmen scheint.

---

[2] Wir danken Frau Prof. Hildegard Przyrembel für hilfreiche Kommentare zu diesem Beitrag.

Eine Stärke der KiGGS-Daten zum Stillen liegt in der einheitlichen Erfragung der Stillfrequenzen in unterschiedlichen Geburtskohorten, wobei Verzerrungen hinsichtlich des zeitlichen Verlaufs durch unpräzises Erinnern in den älteren Kohorten nicht völlig auszuschließen sind. In jedem Fall handelt es sich um retrospektive Erhebungen. Darüber hinaus waren die Erhebungsinstrumente möglicherweise nicht ausreichend sensitiv und präzise, um z. B. Vollstillen und teilweises Stillen hinreichend zu differenzieren. Es ist wahrscheinlich, dass die Stillraten im KiGGS eher überschätzt wurden. So erreichte z. B. in einer prospektiven Erhebung in Deutschland aus dem Jahr 2001 (»Stillen und Säuglingsernährung« – SuSe-Studie) bei 4 Monate alten Kindern die Rate für volles Stillen (nur Frauenmilch oder Frauenmilch plus Wasser oder wasserbasierte Getränke) nur 44% und die Rate für zumindest teilweises Stillen nur 59%. Da die Teilnahmeraten in der SuSe-Studie suboptimal und Mütter aus höheren Schichten überrepräsentiert waren, muss angenommen werden, dass die tatsächlichen Stillraten noch niedriger liegen.

Benefit des Stillens für Kinder in industrialisierten Gesellschaften

Während am Anfang des vorletzten Jahrhunderts auch in Deutschland Stillen für das Überleben der Kinder entscheidend sein konnte und dies in Entwicklungsländern auch heute noch ist, ist der Nachweis günstiger Effekte des Stillens in wohlhabenden industrialisierten Nationen weniger evident.

Eine Vielzahl günstiger Effekte bezüglich der Mutter-Kind-Bindung und kindlicher Gesundheit werden postuliert. Da randomisierte Studien zum Stillen nicht möglich sind, basieren diese Erkenntnisse im Wesentlichen aus Beobachtungsstudien. Beobachtungsstudien dienen zur Hypothesengenerierung, allerdings können Beobachtungsstudien kaum kausale Zusammenhänge beweisen. Kommen jedoch eine Vielzahl von Beobachtungsstudien in Metaanalysen zu identischen Ergebnissen, erscheinen die günstigen Ergebnisse des Stillens wahrscheinlich. Metaanalysen zu den günstigen Effekten des Stillens gibt es u. a. hinsichtlich der Prävention von Adipositas, des atopischen Ekzems, allergischer Erkrankungen und einer Reduktion des Blutdrucks.

Um diese Effekte zu sichern, erfolgte kürzlich eine Interventionsstudie, in der Stillförderung randomisiert eingesetzt wurde. Es wurde erhofft, dass hiermit etwaige günstige Effekte des Stillens zweifelsfrei bewiesen werden könnten. Die einzigen günstigen Ergebnisse im Sinne eines statistisch gesicherten Benefits des Stillens in dieser Studie in Weißrussland betrafen die Häufigkeit von Durchfallerkrankungen. Das Fehlen statistisch signifikanter Einflüsse auf die Häufigkeit von Adipositas und allergischen Erkrankungen z. B. könnte jedoch möglicherweise durch unzureichende Fallzahlen erklärt werden. Letztendlich war der Unterschied bezüglich des Anteils gestillter Kinder zwischen den randomisierten Gruppen zwar signifikant, aber klein.

Programme zur Stillförderung

Im Jahre 1991 wurde von UNICEF und der WHO die Babyfriendly Hospital Initiative eingeführt. Seitdem haben sich viele Geburtskliniken auf der ganzen Welt diesem Programm angeschlossen.

»Zehn Schritte zum erfolgreichen Stillen« werden hierin postuliert:

1. Schriftliche Richtlinien zur Stillförderung für das gesamte Gesundheitspersonal
2. Eine regelmäßige Schulung des Pflegepersonals, damit es die für die Richtlinien nötigen Kompetenzen erwirbt
3. Information aller Schwangeren über die Vorteile und Handhabung des Stillens
4. Hilfe beim ersten Anlegen des Kindes innerhalb der ersten Stunde nach der Geburt
5. Den Müttern das richtige Anlegen zu zeigen und sie darin zu unterrichten, wie sie die Milchproduktion aufrechterhalten, auch wenn sie von ihren Kindern getrennt sind
6. Den Kindern keine andere Nahrung oder Flüssigkeiten zu geben als nur die Muttermilch, solange dies nicht medizinisch indiziert ist
7. Den Müttern zu erlauben, 24 Stunden am Tag mit ihren Kindern zusammen zu sein
8. Die Mütter anzuregen, nach Bedarf zu stillen
9. Den Kindern keine Schnuller oder künstliche Sauger zu geben
10. Förderung der Bildung von Stillgruppen und Mütter nach Entlassung dorthin zu verweisen

In Deutschland wurde darüber hinaus 1994 die Nationale Stillkommission gegründet, die über Maßnahmen in der Geburtsklinik hinausgehende Initiativen zur Schaffung eines das Stillen begünstigenden Umfeldes verfolgt. Diese beinhalten u. a. das Einfordern der Beachtung des Säuglingsnahrungswerbegesetzes, das u. a. Werbung für Säuglingsnahrung in der Öffentlichkeit, die Abgabe von Proben an Mütter, auch über Gesundheitspersonal, und idealisierende Darstellungen auf den Verpackungen verbietet. Weitere Projekte zur Stillförderung sind im EU-Projekt SPC 2002359 (http://www.ms.etat.lu/MIN_SANT/Publication/20050218_blueprintdefinal_de.pdf) gebündelt. Persönliche Hilfen und Beratung für junge Mütter zum Thema Stillen werden u. a. angeboten von: Hebammenverbänden, ILCA (International Lactation Consultants Association), La Leche Liga Deutschland e. V., Arbeitsgemeinschaft Freier Stillgruppen und Bund Deutscher Laktationsberaterinnen, http://www.stillen-info.de. Viele dieser Aktivitäten sind aus Initiativen von Selbsthilfegruppen entstanden.

Hinweise für die Praxis
- Die Stillraten in Deutschland könnten immer noch verbessert werden.
- Stillförderung beginnt vor der Geburt des Kindes, sollte nicht auf die Zeit unmittelbar nach der Geburt beschränkt werden und außer der Mutter das familiäre Umfeld mit einbeziehen, besonders die Väter.
- Insbesondere Mütter mit sozial schwachem, bildungsfernem Hintergrund sollten durch die Stillförderung angesprochen werden.
- Auch rauchende Mütter können und sollen stillen. Sie sollten jedoch nach der Stillmahlzeit rauchen und die Wohnung als rauchfreie Zone erhalten.
- Lokale Netzwerke zur individuellen Stillberatung sollten genutzt werden.

Literatur

Dorea JG (2007) Maternal smoking and infant feeding: Breastfeeding is better and safer. Matern Child Health J 11: 287–291

Kramer MS, Chalmers B, Hodnett ED et al.; PROBIT Study Group (Promotion of Breastfeeding Intervention Trial) (2001) Promotion of Breastfeeding Intervention Trial (PROBIT): A randomized trial in the Republic of Belarus. JAMA 285: 413–420

Kersting M, Dulon M (2002) Assessment of breast-feeding promotion in hospitals and follow-up survey of mother-infant pairs in Germany: the SuSe Study. Pub Health Nutr 5: 547–552

La Leche Liga Deutschland: http://www.lalecheliga.de/

Lange C, Schenk L, Bergmann R (2007) Verbreitung, Dauer und zeitlicher Trend des Stillens in Deutschland – Ergebnisse des Kinder- und Jugendgesundheit-Surveys (KiGGS). Bundesgesundheitsbl-Gesundheitsforsch-Gesundheitsschutz 50: 624–633

Nationale Stillkommission: Weitere Informationen unter http://www.bfr.bund.de/cd/2404

Zehn Schritte zum erfolgreichen Stillen: http://www.baby-friendlyusa.org/eng/10steps.html

5.2.4 Nahrungssupplemente

Vitamin D

Zu verhindernde Krankheit und quantitative Bedeutung

Dass das Ziel der Vitamin-D-Prophylaxe die Verhinderung der **Vitamin-D-Mangel-Rachitis** ist, ist jedem Kinderarzt vertraut. Ebenso bekannt ist, dass im Nachkriegsdeutschland die Vitamin-D-Mangel-Rachitis ein häufiges Problem war und dass erst in den 1970er Jahren die heute gebräuchliche tägliche Gabe von Vitamin-D-Supplementen als optimale Prophylaxe Akzeptanz und Verbreitung fand. Vorausgegangen waren langen Kontroversen über Vitamin-D-Stoßtherapie, deren Nutzen und Risiken, Supplementierung von Milch und Milchprodukten.

Wie häufig unter den heutigen Lebensbedingungen eine Rachitis ohne Prophylaxe sein würde, ist unklar. Sicher ist, dass auch gestillte Kinder ohne Prophylaxe an Rachitis erkranken können. Andererseits gibt es Daten, die zeigen, dass eine regelmäßige Sonnenlichtexposition bei gestillten Kindern ohne Vitamin-D-Prophylaxe die 25-OH-Vitamin-Spiegel oberhalb der Untergrenze des Normalbereichs halten kann. Andererseits kann eine konsequente Befolgung der Empfehlungen zum Lichtschutz – Sonnencremes, möglichst weitgehende Bedeckung der lichtexponierten Körperteile – die Vitamin-D-Synthese in der Haut reduzieren.

Wissenswertes zur Pathophysiologie

Unter Sonnenlichteinstrahlung wird in der Haut aus 7-Dehydrocholesterol Vitamin D_3 synthetisiert. Daneben wird Vitamin D_3 in kleinerer Menge auch mit der Nahrung aufgenommen. In der Leber wird dies weiter zu 25(OH)-Vitamin D_3 hydroxyliert. In der Niere entsteht hieraus das funktionell voll wirksame 1,25(OH)-Vitamin D_3.

Die Lichtabhängigkeit der endogenen Synthese erklärt, warum mit der Migration der Landbevölkerung in die Städte im Rahmen der industriellen Revolution im 19. Jahrhundert und dem Aufwachsen der Kinder des Industrieproletariats in finsteren Hinterhöfen die Rachitis epidemisch wurde. Diese Lichtabhängigkeit der endogenen Synthese erklärt aber auch, welche Kinder heute ein besonderes Risiko für Rachitis aufweisen: dunkelhäutige Kinder von Migranten, besonders dann, wenn traditionell die Haut der Kinder konsequent durch Kleidung vor Licht geschützt wird.

Empfehlung in Deutschland

- Während der ersten 12 Lebensmonate 500 I.E. Vitamin D_3 pro Tag.
- Im 2. Lebensjahr kann die Substitution während der sonnenarmen Monate (Oktober bis April) weitergeführt werden.

> **Hinweise für die Praxis**
> - Alle Kinder sollten die empfohlene Vitamin-D-Prophylaxe erhalten.
> - Besonders wichtig ist diese für Kinder mit dunkler Hautfarbe und Kinder aus Migrantenfamilien.
> - Rachitis in der Pubertät kann bei jungen Mädchen auftreten, die aus traditionellen Gründen voll verschleiert groß werden.
> - Eine weitere Risikogruppe stellen Kinder aus Veganerfamilien dar. Während eine ausgewogene, rein vegetarische Ernäh-
> ▼

rung für die nutritiven Bedürfnisse heranwachsender Kinder ausreichend sein kann, ist bei einer Ernährung nicht nur ohne Fleisch und Fisch, sondern auch ohne Eier und Milchprodukte die Vitamin-D-Versorgung kritisch (neben der vielleicht noch wichtigeren Unterversorgung mit Vitamin B_{12}!).

Literatur

Dagnelie PC, Vergote FJ, van Staveren WA, van den Berg H, Dingjan PG, Hautvast JG (1990) High prevalence of rickets in infants on macrobiotic diets. Am J Nutr 51: 202–208

Molgaard C, Michaelsen K (2003) Vitamin D and bone health in early life. Proc Nutr Soc 62: 823–828

Oken E, Lightdale J (2001) Updates in pediatric nutrition. Curr Opin Pediatr 13: 289–288

Fluorid

Zu verhindernde Krankheit und quantitative Bedeutung

Ziel der Fluoridierung ist eine **Reduktion der Zahnkaries** im Kindesalter. Das Ausmaß der Zahnkaries wird üblicherweise anhand der Zahl der durch Karies geschädigten oder verlorenen Zähne beurteilt. Hierzu wird die Summe der kariösen (»**d**ecayed«), gefüllten (»**f**illed«) oder fehlenden (»**m**issing«) Zähne bestimmt und durch den DMF-Index beschrieben: die Großbuchstaben »DMF« beschreiben die permanenten Zähne, mit kleinen Buchstaben »dmf« werden die Milchzähne beschrieben. Eine weitere Präzisierung der Befunde erfolgt durch die Ergänzung s/S – auf eine einzelne Zahnfläche bezogen – oder t/T – auf den ganzen Zahn bezogen.

Vor Einführung der Fluoridprophylaxe betrug z. B. der DMF-Index bei Erhebungen in Hamburg 1978 bei 12-jährigen Kindern 6,3 gegenüber 0,88 im Jahr 2004.

Wissenswertes zur Pathophysiologie

Karies ist eine kohlenhydratmodifizierte Infektionskrankheit. Meist erfolgt diese Ansteckung im Babyalter, wenn ein Elternteil beispielsweise den Schnuller des Babys, den Löffel beim Füttern oder den Sauger der Trinkflasche ableckt. Hauptfaktoren für die Manifestation von Karies sind Zuckerkonsum – hier insbesondere die Dauer der Exposition –,

◼ Tab. 5.5. Übersicht über die möglichen Quellen der Fluoridzufuhr und sich hieraus ergebenden notwendigen Anpassungen bei individuellen Supplementen

Alter	Angemessene Fluorid-Gesamtzufuhr [mg/Tag[a,b,c]]		Supplemente: Tabletten (mg/Tag), Salz mit 250 mg/kg je nach Trinkwasserfluoridgehalt[d,e]					
			Trinkwasserfluoridgehalt [mg/l]				
			<0,3		0,3–0,7		>0,7[f]
	m	w	Fluorid-Speisesalz[g]	oder Tabletten [mg Fluorid][d]	Fluorid-Speisesalz	oder Tabletten [mg Fluorid]	–
Säuglinge							
0–3 Monate	0,25		Tabl 0,25	0,25	+	0	–
4–23 Monate	0,5		Tabl 0,25	0,25	+	0	–
Kinder							
2–3 Jahre	0,7		Tabl 0,25	0,5	+	0	–
4–5 Jahre	1,0		+	0,75	+	0,25	–
6–9 Jahre	1,1		+	1	+	0,5	–
10–12 Jahre	2		+	1	+	0,5	–
13–14 Jahre	3,2	2,9	+	1	+	0,5	–
Jugendliche							
15–18 Jahre	3,2	2,9	+	1	+	0,5	–
Schwangere		3,1	+	1	+	0,5	–
Stillende		3,1	+	1	+	0,5	–

[a] Das Risiko einer chronischen *Überdosierung von Fluorid ist wegen der großen Wachstumsrate im 1. Lebensjahr besonders gering. Eine Fluorose der bleibenden Zähne durch Fluoridsupplemente in den ersten 6 Lebensmonaten ist wegen der späteren Mineralisation nicht zu erwarten und auch nicht beobachtet worden.*

[b] Fluoridzufuhr aus fester Nahrung, Trinkwasser, Getränken und Nahrungsergänzungen. *Bei einer längeren Überschreitung der Obergrenzen (etwa 0,1 mg/kg KG/Tag), besonders im Alter von 2 bis 8 Jahren, ist mit Zahnschmelzflecken (Dentalfluorose) zu rechnen.*

[c] Entspricht im *Säuglings- und Kindesalter etwa 0,05 mg/kg Körpergewicht.*

[d] Standardsituation: Trinkwasserfluorid <0,3 mg/kg, *kein fluoridiertes Speisesalz, keine Spezialdiä*t.

[e] Bilanzierte Diäten, *z. B. zur Behandlung von Stoffwechselkrankheiten, sind meist mit Spurenelementen, auch Fluorid, angereichert. Dann sind zusätzliche Fluoridgaben nicht zu empfehlen. Herstellerangaben sind zu beachten.*

[f] *Trinkwasserfluoridgehalt (mg/l). Ab 0,7 mg/l sind weder Fluoridtabletten noch Fluorid-Speisesalz zu empfehlen.*

[g] Der Fluoridgehalt von fluoridiertem Speisesalz beträgt in *Deutschland 250 mg/kg. Die Zufuhr von Salz im Säuglings- und Kindesalter gilt als so gering, dass für diesen Altersbereich zusätzlich Fluoridtabletten gerechtfertigt sind, auch wenn die Familie fluoridiertes Speisesalz verwendet (+). Wenn im Haushalt wenig Salz verzehrt wird, z. B. ≤1 g/Person/ Tag, sind zusätzlich Fluoridtabletten vertretbar.*

Mundhygiene und Mineralqualität des Zahnschmelzes. Fluoride können in den ersten Lebensjahren in den unreifen Zahnschmelz eingebaut werden; später werden Fluoride aus Speichel oder bei lokaler Applikation in den Zahnschmelz eingebaut. Fluoride fördern die Remineralisierung, wirkend hemmend auf die Säureproduktion der Bakterien im Zahnbelag und helfen bei der Reparatur beginnender Kariesdefekte.

Eine überhöhte Zufuhr von Fluorid während der Zahnentwicklung kann – dosisabhängig – Schmelzflecken unterschiedlicher Ausprägung verursachen. Schmelzflecken kommen jedoch auch ohne Fluoridprophylaxe vor. Die tägliche Zufuhr an Fluoriden sollte 0,1 mg pro kg Körpergewicht nicht überschreiten.

Nuckelflaschenkaries ist Folge einer extremen Zuckerbelastung der exponierten Zähne bei »Dauernuckeln« an Trinkfläschchen mit zuckerhaltigem Inhalt, aber auch an der Brust und kann auch bei optimaler Fluoridprophylaxe nicht verhindert werden.

Empfehlung in Deutschland

Die empfohlene Fluoriddosierung unter Standardbedingungen (keine weiteren Fluoridquellen) ist altersabhängig:

- Im Alter von 0 bis <2 Jahre
  0,25 mg Fluorid pro Tag
- Im Alter von 2 bis <4 Jahre
  0,5 mg Fluorid pro Tag
- Im Alter von 4 bis <6 Jahre
  0,75 mg Fluorid pro Tag
- Ab dem Alter von 6 Jahren
  1,0 mg Fluorid pro Tag

■ Tab. 5.5 gibt eine Übersicht über die möglichen Quellen der Fluoridzufuhr und sich hieraus ergebenden notwendigen Anpassungen bei individuellen Supplementen.

Unterschiedliche Sichtweisen der Kinder- und Zahnärzteschaft zur Fluoridprophylaxe waren in den letzten Jahren Inhalt intensiver Diskussionen. Unterschiedlich beurteilt wurden nicht der Sinn der systemischen und topischen Fluoridgabe an sich oder die Verwendung von fluoridiertem Salz und fluorhaltigen Zahnpasten bei Kindern nach dem 3. Geburtstag, sondern die Verwendung von Kinderzahnpasten vor dem 3. Geburtstag. Während die Zahnärzte dies als Alternative zur Supplementierung mit Fluortabletten befürworten, wird von Seiten der Kinderärzte entschieden die Beibehaltung der etablierten, gesicherten Supplementierung mit Tabletten und keine Verwendung von fluoridierter Kinderzahnpasta vor dem 3. Geburtstag gefordert.

Die Verwendung von fluoridierter Kinderzahnpasta in dieser Altersgruppe wird abgelehnt, weil

- das Kosmetikum Zahnpasta unzureichend standardisiert ist,
- die übliche Fluoridkonzentration in Kinderzahnpasten unzureichend für topische Effekte ist,
- die Gefahr der systemischen Aufnahme bei Verschlucken von Kinderzahnpasta und somit der völlig unkontrollierten Fluoridzufuhr besteht und
- weil es Hinweise für eine Überlegenheit der Supplemente bei nachweislich hoher Akzeptanz der kombinierten Vitamin-D+Fluorid-Supplemente gibt.

riert werden: besser meiden! Süßigkeiten sollen selten und möglichst nicht zwischen den Mahlzeiten genascht werden.

- **Fluorid, systemisch:** In den Haushalten sollte Speisesalz mit Jod, Fluorid und Folsäure verwendet werden. Unter anderem wegen der relativ geringen Fluoridkonzentration im Salz ist diese Fluoridquelle insbesondere bei Säuglingen und Kleinkindern jedoch unzureichend.
- **Fluoridanamnese:** Besonders bei Kleinkindern muss eine Überdosierung von Fluorid vermieden werden. Dafür ist eine kurze Fluoridanamnese sinnvoll:
  - Der Fluoridkonzentrationsbereich **im lokalen Trinkwasser** kann beim Gesundheitsamt erfragt werden. Liegen die Werte bei 0,3 ppm oder darunter, so gilt die Standarddosierung für Fluorid. Liegen sie über 0,3, aber unter 0,7 ppm, so werden reduzierte Dosierungen für Fluorid empfohlen. Oberhalb von 0,7 ppm sollten keine Fluoridsupplemente gegeben werden.
  - Erhält das Kind regelmäßig **fluoridreiches Mineralwasser** (auf den Flaschen sind Fluoridwerte über 0,3 ppm meist angegeben, ab 1,5 ppm ist eine Deklaration vorgeschrieben) z. B. mit der Flaschennahrung, so sollte dessen Fluoridkonzentration ähnlich berücksichtigt werden wie die von Trinkwasser.

- **Bilanzierte Diäten** müssen in der Regel alles enthalten, was die damit ernährte Person benötigt. Wird ein Kind mit einer solchen Spezialdiät ernährt, so enthält diese meist auch Fluoridzusätze, die weitere Supplemente überflüssig machen.
- **Topische Fluoridanwendungen bei kleinen Kindern:** Diese sollten unterbleiben, solange die Kinder die angewandten Präparate mit ihrem meist sehr hohen Fluoridgehalt nicht absolut zuverlässig ausspucken. Dies ist in der Regel erst im Schulalter gegeben.
- **Zahnpflege bei kleinen Kindern:** Ziel ist es, den Kindern die Zahnpflege nahezubringen. Kinder lernen über Vorbilder. Sie sollen sehen, wie ihre Eltern und älteren Geschwister ihre Zähne putzen. Eine wichtige Rolle kommt hier der Gruppenprophylaxe in Kindergärten zu. Mindestens bis zum Schulalter sollten die Zähne durch die Eltern nachgeputzt werden.
- **Zahngesundheit assoziiert mit dem Einkommen und Bildungsstand der Eltern:** Hohe DMF-Indizes werden heute überwiegend bei Kindern aus sozial schwachen Familien gefunden. Diese Familien stellen für die Beratung eine besondere Zielgruppe dar!
- Eine sehr gute Elternbroschüre der DGKJ »Gesunde Zähne für mein Kind« liegt vor.

Literatur

DAKJ (2004) Stellungnahme zu den Empfehlungen der Deutschen Gesellschaft für Zahnerhaltung. Kinder Jugendarzt 35: 538–545

DAKJ (2007) Prävention der Milchzahnkaries: Empfehlungen der DAKJ zur Prävention der Milchzahnkaries. Kinder Jugendarzt 38: 218–220

Vitamin K

Zu verhindernde Krankheit und quantitative Bedeutung

Frühe Vitamin-K-Mangelblutung. Blutungen durch Vitamin-K-Mangel am ersten Lebenstag wurden aufgrund ihrer typischen Ursache – Einnahme von Antiepileptika oder Tuberkulostatika in der Schwangerschaft – und der charakteristischen Blutungsmanifestation – Hirnblutungen – von den klassischen Vitamin-K-Mangelblutungen abgegrenzt. Wie viele Fälle ohne Prävention auftreten würden, ist unbekannt. Insgesamt sind in der Literatur nur wenige Fälle beschrieben worden.

Klassische Vitamin-K-Mangelblutung. Klassische Vitamin-K-Mangelblutungen treten in der ersten Lebenswoche auf. Sie manifestieren sich als gastrointestinale Blutung, Nasenbluten, Hautblutungen, Blutung bei Zirkumzision. Hirnblutungen sind untypisch.

In älteren Arbeiten wurden Blutungsraten von bis zu 1,7% angegeben, wobei 80% der Blutungen im Rahmen von Zirkumzisionen – ohne vorherige Gerinnungsdiagnostik – auftraten. Die derzeit zu erwartende Inzidenz dieser Blutungen in Deutschland ohne Vitamin-K-Prophylaxe ist unbekannt.

Späte Vitamin-K-Mangelblutung. Späte Vitamin-K-Mangelblutungen manifestieren sich überwiegend als Hirnblutungen, daneben aber auch als Haut-, Schleimhaut- und Nasenbluten. In Deutschland wurde die Rate der späten Vitamin-K-Mangelblutungen für die frühen 1980er Jahre mit 7/100.000 Geburten geschätzt. Da diese Blutungen fast ausschließlich bei voll gestillten Kindern auftreten, ist das Erkrankungsrisiko bei diesen jedoch wahrscheinlich deutlich höher.

Wissenswertes zur Pathophysiologie
- Die Vitamin-K-Reserven bei der Geburt sind minimal.
- Nimmt die Mutter Medikamente ein, die mit dem Vitamin-K-Metabolismus interferieren, wie Anitiepileptika oder Tuberkulostatika, kann es zur Blutung am ersten Lebenstag kommen.
- Die Vitamin-K-Versorgung in den ersten Lebenstagen erfolgt über die Nahrung. Da der Milcheinschuss an den ersten Tagen schleppend sein kann und der Vitamin-K-Gehalt der Frauenmilch im ng/ml-Bereich liegt, ist ein Vitamin-K-Mangel in der ersten Lebenswoche bei ausschließlich gestillten Kindern häufig. Mit »Ingangkommen« der Laktation ist der Vitamin-K-Mangel jedoch reversibel: sobald die Kinder mehr als 100 ml Muttermilch pro Tag erhalten, normalisieren sich die Gerinnungsparameter. Trotz der erheblichen Häufigkeit eines Vitamin-K-Mangels in der ersten Lebenswoche – bei gut 50% aller voll gestillten Neugeborenen ist biochemisch ein Vitamin-K-Mangel nachweisbar – sind Blutungen selten.
- Im Gegensatz hierzu ist ein Vitamin-K-Mangel nach der ersten Lebenswoche eine Rarität. Tritt er jedoch auf, sind Blutungen häufiger. Ein solcher später Vitamin-K-Mangel betrifft fast ausschließlich voll gestillte Kinder, die meist zusätzlich eine Vitamin-K-Resorptionsstörung bei Cholestase haben.

- Zur Prävention der frühen Vitamin-K-Mangelblutungen sind pränatale Vitamin-K-Gaben an Mütter, die Anitiepileptika oder Tuberkulostatika einnehmen, geeignet. Zur Prävention der klassischen Vitamin-K-Mangelblutungen in der ersten Lebenswoche ist bereits eine einmalige orale Gabe von 1 mg Vitamin K ausreichend. Praktisch keine späten Vitamin-K-Mangelblutungen werden nach parenteraler (i.m. oder s.c.) Gabe von 1 mg Vitamin beobachtet. In vielen europäischen Ländern wurde jedoch – wegen einer postulierten, nie jedoch bewiesenen Karzinogenität parenteraler Gaben – die parenterale Vitamin-K-Prophylaxe verlassen. Zur oralen Prävention der späten Vitamin-K-Mangelblutungen sind wiederholte Vitamin-K-Gaben notwendig, wobei in verschiedenen Ländern unterschiedliche Regimes verwendet werden.

Derzeitige Empfehlungen in Deutschland
- Am 1. Lebenstag (U1)
  2 mg Vitamin K
- An einem Tag im Zeitraum vom 3. bis 10. Lebenstag (U2)
  2 mg Vitamin K
- An einem Tag in der 4. bis 6. Lebenswoche (U3)
  2 mg Vitamin K
- Kranke Neugeborene bzw. Frühgeborene, bei denen keine orale Vitamin-K-Gabe möglich ist:
  - Bei Geburt
    100–200 µg Vitamin K parenteral
  - Dosierung und Art der Vitamin-K-Gabe bei U2 und U3 erfolgt abhängig vom klinischen Zustand

Hinweise für die Praxis
- Späte Vitamin-K-Mangelblutungen treten in den ersten 12 Lebenswochen auf.
- Besonders wichtig ist die dreimalige orale Gabe von 2 mg Vitamin K bei vollgestillten Säuglingen.
- Die Prophylaxe kann nicht alle Fälle verhindern.
- Der Hirnblutung geht manchmal eine leichtere Hautblutung oder Nasenbluten voraus.

- Bei unklarer Hautblutung oder Nasenbluten bei jungen Säuglingen
  - an Vitamin-K-Mangel denken und Gerinnungsstatus abnehmen,
  - besonders bei
    - gestilltem Kind
    - + Ikterus prolongatus

Literatur

Cornelissen M et al. (1997) Prevention of vitamin K deficiency bleeding: Efficacy of different multiple oral dose schedules of vitamin K. Eur J Pediatr 156: 126–130

Kries von R (1991) Neonatal vitamin K. BMJ 303: 1083–1084

Kries R von, Shearer MJ, Gobel U (1988) Vitamin K in infancy. Eur J Pediatr 147: 106–112

Kries R von, Hachmeister A, Gobel U (2003) Oral mixed micellar vitamin K for prevention of late vitamin K deficiency bleeding. Arch Dis Child Fetal Neonatal Ed 88: F109–112

5.2.5   Allergieprävention

Definition und Häufigkeit

Allergische Erkrankungen umfassen die atopische Dermatitis, Heuschnupfen und Asthma. Die Prävalenz allergischer Erkrankungen war bei Verwendung identischer Definitionen für die Arztdiagnose und Erfassung klinischer Symptome in verschiedenen Ländern sehr unterschiedlich: die höchsten Prävalenzen wurden für Kinder in westlichen Ländern mit hohem Lebens- und Hygienestandard gefunden.

Nach Daten des Kinder- und Jugendgesundheitssurveys (KiGGS) hatte unter den zwischen 2003 und 2006 befragten Kindern im Alter von 14 bis 17 Jahren etwa jeder Dritte in seinem Leben zumindest eine Manifestation einer allergischen Erkrankung gehabt, jeder Fünfte in dieser Altergruppe hatte im letzten Jahr mindestens ein Symptom einer allergischen Erkrankung gehabt. Während in den Jahren von 1970 bis 1990 in verschiedenen westlichen Ländern ein Anstieg der Prävalenz atopischer Erkrankungen berichtet wurde, zeigten jedoch neuere Daten aus Deutschland von 1992 bis 2001 keinen weiteren Anstieg der Prävalenz von Asthma und allergischer Sensibilisierung, so dass angenommen werden kann, dass das Plateau erreicht wurde.

Präventive Ansätze – Bewertung auf Grundlage der AWMF (Arbeitsgemeinschaft der Wissenschaftlichen Medizinischen Fachgesellschaften, S3-Leitlinie)
Stillen. Die vorliegenden Daten unterstützen überwiegend die Empfehlung zum ausschließlichen Stillen über mindestens 4 Monate zur Prävention atopischer Erkrankungen. Aufgrund der Untersuchungen kann die Stillempfehlung von mindestens 6 Monaten nicht belegt werden, da die meisten bewerteten Studien kürzere Stillzeiten (Stillen von 3 bzw. 4 Monaten) untersuchten.

Restriktionen und Karenz in der mütterlichen Diät während Schwangerschaft und/oder Stillzeit. Für eine Empfehlung zu diätetischen Restriktionen während der Schwangerschaft gibt es keine gesicherten Belege. In Familien ohne Allergierisiko gibt es auch keine »Evidenz« für die Durchführung einer mütterlichen Diät in der Stillzeit. Bei Risikokindern (erhöhtes genetisches Risiko durch familiäre Belastung) kann die Vermeidung potenter Nahrungsmittelallergene (z. B. Kuhmilch und -produkte, Eier, Fisch) in der mütterlichen Diät während der Stillzeit einen präventiven Effekt auf die Entwicklung der atopischen Dermatitis haben. Der mögliche Nutzen der Restriktion ausgewählter Lebensmittel während der Schwangerschaft und Stillzeit, also in besonderen Lebenslagen, in denen der Bedarf über dem normalen Erwachsenenbedarf liegt, sollte gegenüber der Gefahr eines Mangels an bestimmten Nährstoffen, Vitaminen und Spurenelementen abgewogen werden. Zusätzlich lässt die Studienlage derzeit keine Ableitungen von Empfehlungen darüber zu, dass durch die Elimination potenter Nahrungsmittelallergene in der Ernährung von Mutter und Kind die Entwicklung von atopischen Erkrankungen verhindert bzw. verzögert werden kann.

Hydrolisierte Säuglingsnahrung bzw. Sojanahrung mit und ohne Stillen. Eine Empfehlung zur Gabe von hypoallergener Säuglingsnahrung bei Risikokindern ist vertretbar, sofern Stillen nicht möglich ist. In einzelnen Studien hat sich extensiv hydrolysierte Säuglingsnahrung auf Kaseinbasis gegenüber partiell hydrolysierter Nahrung als protektiv überlegen gezeigt.

Einführung von Beikost. Eine frühe Gabe von Beikost (vor dem vollendeten 4. Lebensmonat) kann einen möglichen Risikofaktor für die Entwicklung von atopischen Erkrankungen bei Kindern darstellen. Die derzeit in Deutschland existierende Empfehlung, Beikost nicht vor dem vollendeten 4. Lebensmonat einzuführen, wird von den bewerteten Studien gestützt.

Haustierhaltung. Zum Ende der 1990er Jahre erschien eine Reihe von Publikationen zum protektiven Effekt von Leben auf dem Bauernhof auf das Risiko für Heuschnupfen und Asthma – nicht aber Neurodermitis. Der protektive Effekt war besonders ausgeprägt bei berichtetem Kontakt zu Stalltieren. Diese Befunde waren überraschend, galt doch für Allergiker die Empfehlung, Tiere eher zu meiden. Diese protektiven Effekte von Kontakt zu Stalltieren lassen sich **nicht** direkt auf Kontakte zu Haustieren übertragen.

Für Personen ohne erhöhtes Allergierisiko besteht nach der gegenwärtigen Datenlage kein Grund für eine Empfehlung zur Einschränkung der Haustierhaltung aus Präventionsgründen. Für Kinder mit erhöhtem Risiko für allergische Erkrankungen liegt bislang keine ausreichende »Evidenz« vor, die eine völlige Abkehr von den bisherigen Präventionsempfehlungen für Risikopopulationen begründen könnte. Folgende differenzierten Aussagen können durch die Daten aber begründet werden:

- Die Anschaffung von Felltieren als Präventionsmaßnahme ist nicht zu empfehlen.
- Frühe Hundehaltung ist nach den vorliegenden Daten nicht mit einem höheren Allergierisiko verbunden.
- Bei der Katzenhaltung überwiegen die Studien, die in der Haltung einen Risikofaktor sehen. Deshalb sollte in Risikopopulationen die Katzenhaltung vermieden werden.
- Diese Aussage gilt auch für die Haltung von Nagetieren (Kaninchen, Meerschweinchen).

Hausstaubmilben. Für Risikopopulationen kann die Reduktion der Exposition gegenüber Hausstaubmilbenallergenen das Allergierisiko senken. Eine effektive Maßnahme ist hier im Sinne der Sekundärprävention das »encasting« der Matratze.

Schimmel und Feuchtigkeit. Ein Innenraumklima, das Schimmelpilzwachstum begünstigt (hohe Luftfeuchtigkeit, mangelnde Ventilation), sollte zur Allergieprävention vermieden werden. Sinnvolle Maßnahmen zur Vermeidung und Sanierung sind im »Leitfaden zur Vorbeugung, Untersuchung, Bewertung und Sanierung von Schimmelpilzwachstum in Innenräumen« des Umweltbundesamtes enthalten (http://www.bfr.bund.de/cm/232/schimmelpilz_leitfaden_des_umweltbundesamtes.pdf).

Rauchverhalten der Eltern und Passivrauchexposition. Aktive und passive Exposition gegenüber Tabakrauch erhöht das Allergierisiko (insbesondere das Asthmarisiko) und ist zu vermeiden. Dies gilt auch während der Schwangerschaft (▶ Kap. 3.8).

Unspezifische Immunmodulation. Es gibt Hinweise darauf, dass eine frühzeitige unspezifische Immunstimulation vor der Entwicklung allergischer Erkrankungen schützen kann. Hierzu zählen eine ländliche Wohnumgebung, der Besuch der Kindertagesstätte in den ersten 2 Lebensjahren und eine größere Geschwisterzahl. Es lassen sich aber noch keine Empfehlungen dazu ableiten.

Ein im Oktober 2007 erschienener Cochrane-Review zur Gabe von Probiotika wie z. B. Lactobazillus GG kam zum Schluss, dass die Datenlage bezüglich der Prävention von Neurodermitis noch unklar ist, obwohl es einige Studien gab, die protektive Effekte berichteten, während es hinsichtlich einer möglichen Prävention von Heuschnupfen und Asthma keine Hinweise für protektive Effekte gab.

Kfz-Emission. Verkehrsemissionen (insbesondere Dieselruß) sind mit einem erhöhten Risiko für allergische Erkrankungen assoziiert.

Innenraumluftschadstoffe. Es gibt Hinweise darauf, dass Innenraumluftschadstoffe ebenfalls das Risiko für allergische Erkrankungen erhöhen können (z. B. Verwendung von offener Gasbenutzung), ▶ Kap. 3.8.

Impfungen. Alle Kinder, auch Allergiegefährdete, sollen nach den STIKO-Empfehlungen geimpft werden.

Antibiotikaeinnahme. Es fehlt der Nachweis eines ursächlichen Zusammenhangs zwischen Antibiotikagabe und Allergieentstehung.

Körpergewicht. Es gibt Hinweise, dass ein erhöhter Body-Mass-Index (BMI) mit Asthma positiv assoziiert ist.

Hinweise für die Praxis

Wenngleich familiäre Risikofaktoren bekannt sind, die das Atopierisiko im Durchschnitt ca. um den Faktor 3 erhöhen, ist zu berücksichtigen, dass hiervon maximal ein Drittel der Kinder betroffen ist. Mehr als die Hälfte der Kinder mit Asthma hat keine positive Familienanamnese.

> Die am besten gesicherten Präventionsempfehlungen sind:
> - Stillen über mindestens 4 Monate
> - Keine Rauchexposition – weder in der Schwangerschaft noch im häuslichen Umfeld!
> - Extensiv hydrolysierte Säuglingsnahrung auf Kaseinbasis, wenn Stillen nicht möglich ist

Literatur

AWMF Leitlinie (2004) Allergieprävention. Allergo J 13: 252–260

Osborn DA, Sinn JK (2007) Probiotics in infants for prevention of allergic disease and food hypersensitivity. Cochrane Database Syst Rev 17: CD 006475

Zöllner IK, Weiland SK, Piechotowski I et al. (2005) No increase in the prevalence of asthma, allergies and atopic sensitisation among children in Germany: 1992 – 2001. Thorax 60: 545–548

5.2.6 Unfallprävention

Definition und Häufigkeit

Unfälle – die englische Bezeichnung »unintended injury« (unbeabsichtigte Verletzung) beschreibt den Sachverhalt exakter – sind ab dem Kleinkindalter noch immer die bei Weitem häufigsten Todesursachen im Kindesalter, obwohl die Rate der tödlichen Unfälle seit den 1970er Jahren auf weniger als ein Viertel zurückgegangen ist. Während die Datenlage zu tödlichen Unfällen gut ist, beruhte sie zu

nichttödlichen Unfällen in Deutschland bislang auf punktuellen, regionalen Erhebungen. Im KiGGS konnten erstmals flächendeckend repräsentative Daten erhoben werden. Erfragt wurden Unfälle mit Arztkontakt in den letzten 12 Monaten. Wurden Unfälle berichtet, wurden der Unfallort, Unfallmechanismus, Verletzungsfolgen und stationäre Behandlungen erfragt. Wesentliche Erkenntnisse:

- Jungen verunglückten häufiger als Mädchen: ca. jedes 7. Mädchen hatte im letzten Jahr einen Unfall; bei den Jungen war es etwa jeder 6., in der Altergruppe 15–17 Jahre sogar jeder 5. Junge.
- Etwas mehr als jeder 8. Unfall mit Arztkontakt erfordert eine stationäre Behandlung.
- Die Unfallorte variierten in Abhängigkeit vom Alter: Während bei Kleinkindern häusliche Unfälle 60% ausmachten, waren es im späteren Alter zunehmend Sport und Freizeit und Betreuungs- und Bildungseinrichtungen. Auf öffentlichen Verkehrswegen ereigneten sich, je nach Alter, nur 10,9–16,7% der Unfälle.
- Stürze – je nach Alter in unterschiedlichem Zusammenhang – waren bei über 50% die Unfallmechanismen.
- Nur bei den Verkehrsunfällen waren Kinder aus Familien mit niedrigem Sozialstatus überproportional häufig betroffen.

Präventive Ansätze

Die Tatsache, dass es in Deutschland zu einer deutlichen Abnahme der Unfalltodesfälle gekommen ist, belegt die grundsätzliche Verhinderbarkeit von Unfällen. Eine solche Abnahme kann durch Verhältnisprävention wie auch durch Verhaltensprävention erreicht werden.

Verhältnisprävention zur Reduktion der Unfallhäufigkeiten betrifft nicht nur augenfällige gesetzgeberische Regelungen wie Gurtpflicht, Kindersitzpflicht und kindersichere Verschlüsse von Medikamenten. Weniger bekannt ist z. B. das Verbot paraffinhaltiger gefärbter Lampenöle, wodurch es zu einer deutlichen Abnahme der Inzidenz von Aspirationspneumonien durch Lampenölaspiration gekommen ist. Der Gesetzgeber kann hier auch durch Normen und Verordnungen die Risiken für Unfälle reduzieren. Solche Normen betreffen u. a. Spielzeug und andere Gegenstände im Lebensumfeld der Kinder.

Verhaltensprävention beinhaltet erzieherische Maßnahmen zur Reduktion von Unfallrisiken. Neben der Verkehrserziehung für Kinder ist hierbei eine Information für Eltern zu altersbezogenen Unfallrisiken von besonderer Bedeutung. Risiken können durch Verhaltensänderung – beispielsweise das Kleinkind nie auf dem Wickeltisch unbeaufsichtigt lassen – oder durch Verwendung technischer Geräte wie kindersichere Steckdosen oder Treppengitter reduziert werden. Grundsätzlich bieten die Früherkennungsuntersuchungen eine optimale Möglichkeit, auf alterspezifische Unfallrisiken im Säuglings- und Kleinkindesalter hinzuweisen. So plausibel es erscheint, dass solche Maßnahmen die Unfallinzidenzen reduzieren würden, so sehr fehlt bislang der zweifelsfreie Beweis der Wirksamkeit solcher Maßnahmen. Zwei randomisierte Studien aus England, in denen Familien von Kleinkindern nicht nur beraten, sondern auch mit entsprechendem Sicherheitsequipment wie Treppengittern, Feuermeldern oder Fenstersicherungen ausgestattet wurden, konnten keine signifikanten günstigen Effekte nachweisen. Das Fehlen der Nachweises eines statistisch signifikanten Effekts in Studien schließt die Möglichkeit eines solchen jedoch nicht sicher aus: »Absence of evidence is not evidence of absence«.

Hinweise für die Praxis

Sinnvolle praktische Hinweise zur Unfallprävention werden in den Leitlinien zur der Unfallprävention der Deutschen Gesellschaft für Sozialpädiatrie und Jugendmedizin (DGSPJ) gegeben. Auch wenn diese Hinweise nicht auf randomisierten Studien beruhen, was für die meisten Hinweise auch gar nicht möglich ist, so sind sie plausibel und beruhen auf Erfahrungen aus der Literatur. Sinnvolle Beratungsinhalte bei Früherkennungsuntersuchungen sind im Internet abrufbar und betreffen die Verhinderung von Sturzunfällen, Fahrradunfällen, Ersticken, Ertrinken, Vergiftungen, Verbrühungen/Verbrennungen und Tierunfällen.

Literatur

DGSPJ (2002) Leitlinie Unfallprävention. http://www.dgspj.de/llunfallpraevention.php. Gesehen 26 Mar 2009

Kahl H, Dortschy R, Ellsäßer G (2007) Verletzungen bei Kindern und Jugendlichen (1–17 Jahre) und Umsetzung von persönlichen Schutzmaßnahmen. Bundesgesundheitsbl-Gesundheitsforsch-Gesundheitsschutz 50: 718–727

Kendrick D, Marsh P, Fileding K, Miller P (1999) Preventing injuries in children: Cluster randomised controlled trial in primary care. BMJ 318: 980–983

Watson M, Kendrick D, Coupland C, Woods A, Futersd D, Robinson J (2005) Providing child safety equipment to prevent injuries: Randomised controlled trial. BMJ 330: 178–184

5.2.7 SIDS-Prävention[3]

Definition und Häufigkeit

Unter plötzlichem Kindstod (»sudden infant death syndrome«, SIDS) versteht man den unerwarteten Tod eines Kindes unter einem Jahr, für den eine vollständige Obduktion, die Betrachtung des Ereignisorts sowie eine Erhebung der Krankheitsgeschichte des Kindes keine erkennbare Ursache ergeben. Trotz einer deutlichen Abnahme der Inzidenz auf etwa ein Drittel seit Beginn der 1990er Jahre ist der plötzliche Kindstod in Deutschland noch immer die häufigste Todesursache für Kinder im 1. Lebensjahr nach dem ersten Lebensmonat. Im Jahr 2005 starben 298 Kinder von 685.795 Lebendgeburten an plötzlichen Kindstod. Dies ergibt eine Inzidenz von 0,43 pro 1000 Lebendgeburten.

Pathophysiologie und präventive Ansätze

Der genaue Entstehungsmechanismus ist unbekannt. Das Dreifach-Risiko-Modell postuliert die notwendige Koinzidenz von drei Faktoren: eine genetische Prädisposition, eine kritische Entwicklungsperiode und exogene Stressoren. Exogene Stressoren sind Risikofaktoren, die potenziell verändert werden können. Die Forschung zum plötzlichen Kindstod der letzten 20 Jahre konnte einige Risikofaktoren identifizieren. Empfehlungen zu deren Vermeidung sind sehr wahrscheinlich für die Abnahme der SIDS-Raten in Deutschland verantwortlich ist. Möglicherweise ist die Vermeidung der Bauchlage hierbei der wichtigste Risikofaktor: Beim Vergleich von plötzlichen Todesfällen mit und ohne identifizierbare Ursache unterschied allein die Bauchlage SIDS-Fälle von Fällen von plötzlichem Kindstod mit identifizierbarer Ursache.

---

[3] Wir danken Frau PD Dr. Mechtild Vennemann für hilfreiche Kommentare zu diesem Beitrag.

Nach Einführung der Informationskampagnen hat sich das Spektrum der Risikofaktoren des plötzlichen Kindstods verschoben: Der Anteil von Kindern aus sozial schwachen Familien und von in der Schwangerschaft rauchenden Müttern hatte deutlich zugenommen. Dies muss bei zukünftigen Kampagnen berücksichtigt werden.

Ziemlich sicher ist auch in Deutschland das Potenzial bei der Verhinderung des plötzlichen Kindtods noch nicht voll ausgeschöpft. Die SIDS-Raten waren in den 1990er Jahren in Deutschland und in den Niederlanden vergleichbar (☐ Abb. 5.1, Originaldaten in Laubereau et al. 2006). Zwar kam es in beiden Ländern nach Einführung der Präventionsempfehlungen zu einer deutlichen Abnahme von SIDS-Fällen; 2004 war allerdings die Rate in Deutschland noch etwa dreimal so hoch wie in den Niederlanden. Eine Untersuchung zur Umsetzung der Präventionsempfehlungen in Deutschland zeigte mögliche Ursachen dafür auf: In Geburtskliniken wurde weiterhin ein erheblicher Teil der Kinder auf den Bauch zum Schlafen gelegt und nicht, wie empfohlen, Schlafsäcke verwendet. Weiterhin fiel auf, dass noch nicht alle Eltern u. a. die Empfehlung, die Rückenlage zur Regelschlaflage des Kindes zu machen, umgesetzt hatten.

Empfehlungen

- Säuglinge sollten im 1. Lebensjahr in Rückenlage schlafen.
- Säuglinge sollten so ins Bett gelegt werden, dass ihr Kopf nicht durch Bettzeug bedeckt werden kann.
- Säuglinge sollten im elterlichen Schlafzimmer, aber im eigenen Bett schlafen.
- Säuglinge sollten sowohl vor als auch nach Geburt in einer rauchfreien Umgebung aufwachsen.
- Raumtemperatur und Bettdecke sollten so gewählt werden, dass es für das Kind angenehm, d. h. weder zu warm noch zu kalt ist (nicht wärmer als 18°C).

Hinweise für die Praxis

- Auch die Seitenlage stellt einen Risikofaktor dar. Sie ist instabil, wodurch die Kinder in die Bauchlage zurückrollen können.
- Die Benutzung von Schnullern zum Schlafen während des 1. Lebensjahres kann wahrscheinlich das Risiko des plötzlichen Kindstods reduzieren.
- Wichtiger für die Prävention von SIDS als die Identifikation neuer möglicher Risikofaktoren ist aber eine bessere Umsetzung der bekannten Empfehlungen.
- Geburtskliniken sollten ihrer Vorbildfunktion gerecht werden.
- Eine konsequente Elternberatung könnte die SIDS-Raten weiter reduzieren.
- Diese Elternberatung sollte insbesondere sozial schwache und bildungsferne Familien fokussieren.

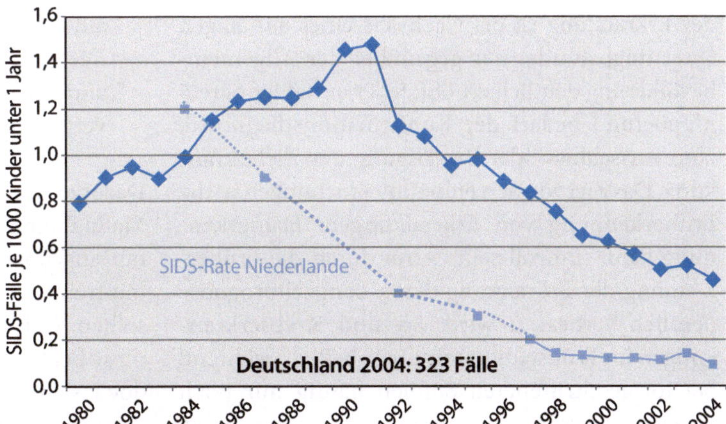

☐ **Abb. 5.1.** SIDS-Inzidenz: zeitliche Trends in Deutschland und den Niederlanden

Literatur

DAKJ (2000) Stellungnahme der DAKJ zum Thema »Vermeidbare Risikofaktoren für den plötzlichen Säuglingstod«. Monatsschr Kinderheilkd 11: 1064

Hauck FR, Omojokun OO, Siadaty MS (2005) Do pacifiers reduce the risk of sudden infant death syndrome? A meta-analysis. Pediatrics 116: e716–e723

Laubereau B, Küfer M, Lüders A, Ehrensperger-Reeh P, Wildner M, Nennstiel-Ratzel U (2006) Prävention des Plötzlichen Säuglingstods noch nicht ausgeschöpft! Kinderärztl Prax 77: 204–211

Moon RY, Horne RS, Hauck FR (2007) Sudden infant death syndrome. Lancet 370: 1578–1587

Vennemann M, Bajanowski T, Butterfaß-Bahloul T, Sauerland C, Jorch G, Brinkmann B, Mitchell EA (2007) Do risk factors differ between explained sudden unexpected death in infancy and sudden infant death syndrome? Arch Dis Child 92: 133–136

Willinger M, James LS, Catz C (1991) Defining the sudden infant death syndrome (SIDS): Deliberations of an expert panel convened by the National Institute of Child Health and Human Development. Pediatr Pathol 11: 677–684

5.3   Sekundärprävention

Rüdiger von Kries, Uta Nennstiel-Ratzel,
ReginaEnsenauer, Helia Krüger,
Helmuth-Günther Dörr, Nicola Ihme

5.3.1   Wann ist Screening sinnvoll, wann nicht?

Ein wesentliches Element der sekundären Prävention ist das Screening. Screeninguntersuchungen erfolgen bei primär gesund erscheinenden Menschen. Ein auffälliger Screeningbefund beweist nicht die Diagnose. Die Wahrscheinlichkeit für das Vorliegen der Erkrankung ist bei Nachweis eines auffälligen Screeningbefundes nur gegenüber der Allgemeinbevölkerung deutlich erhöht. Jeder auffällige Screeningbefund bedarf der Konfirmationsdiagnostik zum Ausschluss oder Bestätigung der Zielerkrankung. Das Ziel von Screeninguntersuchungen ist die Früherkennung von Erkrankungen. Früherkennung kann sinnvoll sein, wenn durch die Früherkennung der Erkrankung deren Langzeitprognose deutlich verbessert wird. So sind Krebserkrankungen im Frühstadium mitunter heilbar, während bei fortgeschritteneren Stadien häufig nur noch eine Palliativbehandlung möglich ist. Aber auch bei nicht heilbaren Erkrankungen kann die Frühdiagnose sinnvoll sein, wenn hierdurch Folgeschäden der Erkrankung vermieden werden können.

Bei Frühdiagnose in der Neugeborenenzeit ist eine Hypothyreose nicht heilbar – eine fehlangelegte Schilddrüse z. B. wächst nicht nach –, wohl aber lassen sich durch eine effektive und frühe Behandlung die Folgeerscheinungen einer angeborenen Hypothyreose wie körperliche und geistige Behinderung vermeiden.

Die Verfügbarkeit eines geeigneten, sensitiven und spezifischen Testverfahrens ist eine notwendige, aber nicht hinreichende Voraussetzung für die Einführung eines Screeningprogramms. Weitere sinnvolle Kriterien, die WHO-Screeningkriterien von Wilson und Jungner (1968), geben hier eine Richtschnur:

- Die Krankheit ist ein wichtiges gesundheitliches Problem, wobei die Wichtigkeit sich sowohl aus der Häufigkeit der Erkrankung als auch aus deren Schwere ergeben kann.
- Die Krankheit sollte eine klinisch a- bzw. oligosymptomatische Frühphase haben, die eine Frühdiagnose allein durch evidente klinische Symptome nicht erlaubt.
- Die Krankheit ist behandelbar, und der Behandlungsbeginn vor Auftreten von Symptomen verhindert die Folgen der Krankheit oder vermindert diese erheblich.
- Ein geeignetes und von der Gesellschaft akzeptiertes Testverfahren zur Früherkennung steht zur Verfügung (hohe Sensitivität und Spezifität).
- Die Risiko/Nutzen-Relation des Screenings liegt auf der Seite des Nutzens.
- Die Kosten für das Screening sind im Kontext anderer Aufwendungen im Gesundheitssystem vertretbar.

Darüber hinaus stellt sich bei evidenzbasierten Maßnahmen der Frühdiagnostik die Frage, ob diese nur angeboten werden, wobei die Inanspruchnahme freiwillig ist, oder ob diese verpflichtend sein sollten. Geht man von freiwilliger Teilnahme aus, muss bei Screeningmaßnahmen im Kindesalter jedoch sichergestellt werden, dass jedes Kind die Chance hat, am Screening teilzunehmen.

- Screening kann, muss nicht immer eine sinnvolle Maßnahme sein.
- Die Verfügbarkeit eines sensitiven Screeningtests allein ist eine notwendige, aber keine hinreichende Begründung für die Einführung eines Screeningprogramms.
- Bei der Einführung von Screeningprogrammen müssen neben der Verfügbarkeit eines geeigneten Screeningtests auch Schwere und Häufigkeit der Erkrankung, der Benefit der Frühdiagnose und die Umsetzbarkeit der Screeningmaßnahme in der Bevölkerung geprüft werden.

Literatur

Wilson J, Junger G (1968) The principles and practice of screening for disease. Public Health Papers: WHO 34

5.3.2 Inhaltliche und methodische Anforderungen an ein pädiatrisches Vorsorge- und Früherkennungsprogramm

Das Programm der Kinderfrüherkennung besteht seit 1971. Seither wurde es um drei Früherkennungsuntersuchungen (U7a, U9 und J1) und um das sonographische Screening auf angeborene Hüftgelenkdysplasien und ein apparatives Screening auf schwere angeborene und frühkindlich erworbene Hörstörungen erweitert. Es ist mit Abstand das in Deutschland am besten akzeptierte Präventionsprogramm mit einer Teilnahmerate von über 90% in den ersten 2 Lebensjahren und rund 80% im Vorschulalter. In § 26 SGB V, der gesetzlichen Grundlage des Kinder-Früherkennungsprogramms, ist die Zielrichtung des Programms eindeutig als sekundäre Prävention definiert:

> Versicherte Kinder haben bis zur Vollendung des sechsten Lebensjahres Anspruch auf Untersuchungen sowie nach Vollendung des zehnten Lebensjahres auf eine Untersuchung zur Früherkennung von Krankheiten, die ihre körperliche oder geistige Entwicklung in nicht geringfügigem Maße gefährden.

Die Früherkennungsuntersuchungen werden von Kinder- und Allgemeinärzten erbracht.

> ! Leistungen der primären Prävention wie Impfungen oder vorausschauende Elternberatung sind bisher nicht Inhalt dieses gesetzlichen Anspruchs der Versicherten.

Die Zielrichtung des Programms als sekundäre Prävention impliziert, dass – analog zu anderen in Screeningprogrammen zu erfassenden Erkrankungen – Zielkrankheiten mit der Angabe von Messlatten für die Überprüfung der Zielerreichung definiert werden sollten. Hierdurch könnte die Wirksamkeit der Früherkennungsuntersuchungen belegt werden.

Untersuchungen zur Wirksamkeit der Früherkennung definierter Zielkrankheiten gibt es nur punktuell, da das bisherige Früherkennungsprogramm keine Konzeption zur Evaluierung enthielt.

Diese punktuellen Untersuchungen zeigten z. B. (v. Kries u. Schlack 2006):

- Eine Früherkennung von schweren angeborenen und frühkindlich erworbenen Hörstörungen ist durch klinische Untersuchungen durch Kinder- und Allgemeinärzte nicht möglich. Deshalb wurde 2009 ein apparatives Hörscreening Inhalt des Leistungskatalogs.
- Eine Früherkennung von zur Amblyopie führenden Refraktionsanomalien und Mikrostrabismus bis zum Alter von 24 Monaten ist durch klinische Untersuchungen durch Kinder- und Allgemeinärzte nicht möglich. Dies wäre nur durch eine zusätzliche augenärztliche Untersuchung möglich.
- Punktuelle Erhebungen zum Alter bei Erstoperation eines Hodenhochstands weisen auf erhebliche Defizite bei der klinisch zu stellenden Diagnose des Hodenhochstands hin. Da diese Erhebungen punktuell durchgeführt wurden, können die Ergebnisse nur bedingt verallgemeinert werden.
- Eine systematische Untersuchung zur Rate operativer Maßnahmen bei Hüftluxation unter laufendem Ultraschallscreeningprogramm zeigte, dass die Häufigkeit dieser Eingriffe – verglichen mit anderen Ländern mit ausschließlich klinischem Früherkennungsprogramm und Daten aus Deutschland vor Einführung des Ultraschallscreenings – auf etwa ein Viertel reduziert wurde.

❗ — Es ist möglich, für definierte Zielkrankheiten im Kinder-Früherkennungsprogramm Zielvorgaben, Messlatten der Zielerreichung und Instrumente bzw. Strukturen zur Überprüfung der Zielerreichung zu definieren und solche Evaluationen durchzuführen.
— Solche Evaluationen können den Nachweis der Wirksamkeit belegen und/oder die wissenschaftliche Grundlage für strukturelle Verbesserungen im Früherkennungsprogramm liefern.

Anforderungen an eine Neukonzeption des Kinder-Früherkennungsprogramms

Der Anspruch des Kinder-Früherkennungsprogramms geht über das Ziel der Früherkennung definierter Zielkrankheiten hinaus. In § 26 SGB V, der gesetzlichen Grundlage des Kinder-Früherkennungsprogramms, wird die Sorge für die körperliche und geistige Entwicklung des Kindes ausdrücklich und ausschließlich als Präventionsziel genannt. Risiken für die Entwicklung gehen aber nicht nur von einer (kleinen) Zahl genau definierbarer Zielkrankheiten aus, sondern von einer Vielzahl von Belastungsfaktoren, deren Auswirkung sich zunächst oft nur in mehrdeutigen Symptomen manifestieren. Das gilt in besonderem Maße für funktionelle und sozial-emotionale Entwicklungsstörungen sowie körperliche Störungen als Folge falscher Lebensgewohnheiten, die derzeit den größten Anteil der Gesundheitsstörungen im Kindesalter (sog. neue Morbidität) ausmachen (Schlack 2006).

Vorausschauende Gesundheitsberatung

Vorausschauende Gesundheitsberatung ist ein unverzichtbares Element der pädiatrischen Prävention. Nach der derzeitigen Gesetzgebung ist die primäre Prävention jedoch nicht Bestandteil des Leistungskatalogs. Wenn derzeit im Rahmen der Früherkennungsuntersuchungen Beratung zu altersspezifischen Gesundheitsrisiken erfolgt, ist dieses eine freiwillige Leistung der Ärzte. Es steht jedoch außer Zweifel, dass eine altersspezifische Beratung z. B. zu Stillen, Impfung, Ernährung, ausgewählten Nahrungssupplementen, Unfallrisiken sinnvoll ist.

Überarbeitung des Untersuchungshefts

Eine Überarbeitung des gelben Kinderuntersuchungshefts ist dringend nötig. Das derzeit gültige Kinderuntersuchungsheft umfasst eine sehr heterogene Liste von Zielkrankheiten, die zu einem großen Teil die Screeningkriterien der WHO nicht erfüllen. Sie sind entweder

— keine klar definierte Zielkrankheit (z. B. Kennziffer 12 »Blutkrankheiten«),
— oder sie haben keine zuverlässig erkennbaren Frühsymptome (z. B. Kennziffer 19 »Anfallsleiden«),
— oder sie sind nicht alle effektiv therapierbar (z. B. Kennziffer 35 »Myopathien«),
— oder es handelt sich um einen krankhaften Dauerzustand, der zwar beachtet werden muss, aber keine Zielkrankheit im Sinne der Früherkennung ist (z. B. Kennziffer 37 »Multiple Fehlbildungen«).

Zielkrankheiten

Die Auswahl von Zielkrankheiten sollte beschränkt werden auf »screeningwürdige« Erkrankungen (▶ Kap. 5.1), für die nicht nur nachweislich geeignete Testverfahren und eine effektive Frühtherapie, sondern auch Messlatten zur Zielerreichung verfügbar sind.

Multifaktoriell bedingte und nosologisch heterogene Störungen

Zur Früherkennung von komplexen, multifaktoriell bedingten und nosologisch heterogenen Störungen, die ungeachtet ihrer Heterogenität potenziell schwerwiegende Folgen haben und diagnostische Klärung und ggf. Interventionen zur Folge haben müssen, sollten standardisierte Verfahren entwickelt und verwendet werden. Im Sinne der Zielsetzung des § 26 SGB V müssen beide Kategorien von Gesundheitsstörungen im Früherkennungsprogramm repräsentiert sein.

Bei der Neukonzeption des Früherkennungsprogramms zu berücksichtigende Elemente

Als obligate Untersuchungsbestandteile sollen berücksichtigt werden:

— Messung von Länge, Gewicht und Kopfumfang, Berechnung des BMI (Eintragung in Perzentilkurven);

- standardisierte klinisch-körperliche Untersuchung;
- standardisierte Erfassung von Grenzsteinen der kindlichen Entwicklung (Michaelis 2004). Hierdurch lassen sich früh Hinweise auf mögliche Entwicklungsauffälligkeiten in den Dimensionen Motorik, Sprache, der Selbstständigkeit und Handlungsfähigkeit sowie der kognitiven, sozialen und emotionalen Kompetenz gewinnen.
- Die Eltern sollten an Hand von aktuellen, dem Lebensalter angepassten, allgemeinverständlichen Materialien informiert werden, z. B. zur Prävention von SIDS, Supplementen wie Fluor, Vitamin D, Vitamin-K-Prophylaxe, Unfallverhütung, Impfungen.

Weitere sinnvolle Untersuchungsziele bei Früherkennungsuntersuchungen

- **Prävention der terminalen Niereninsuffizienz:** Pro Jahr sind in Deutschland ca. 8.000 Kinder von Nierenfehlbildungen betroffen. Von diesen entwickeln bis zur Adoleszenz ca. 50–60 eine terminale Niereninsuffizienz. Wegbereiter der terminalen Niereninsuffizienz bei diesen Kindern sind bakterielle Harnwegsinfektionen. Besonders gefährdet sind Neugeborene mit bereits bei Geburt reduzierter Nierenparenchymmasse. Diese, ebenso wie weitere Nierenfehlbildungen, lassen sich durch ein Ultraschall-Nierenscreeening nach der Geburt erkennen. Die Eltern betroffener Kinder können so für Symptome und Frühdiagnostik von Harnwegsinfektionen sensibilisiert werden. Auch ohne Ultraschallscreening könnte die Frühdiagnose von Harnwegsinfektionen bei allen Kindern durch das Einkleben von zwei Urinbeuteln in das gelbe Heft und entsprechende Aufklärung der Eltern verbessert werden (Bachmann 2006).
- **Früherkennung von neonataler Cholestase:** Pro Jahr sind in Deutschland etwa 300 Neugeborene betroffen. Von diesen haben ca. 60 eine Gallengangatresie, die bei ca. 6–12 von diesen erst nach dem 60. Lebenstag diagnostiziert wird. Eine Frühdiagnose der Cholestase ist für die Langzeitprognose der Kasai-Operation bei Gallengangatresie entscheidend: Bei frühzeitig optimal durchgeführter Operation können 10–20% der betroffenen Kinder geheilt werden – bei den übrigen Kindern wird Zeit bis zur Leber-

transplantation gewonnen. Jeder über den 14. Lebenstag hinausgehende Ikterus sollte Anlass für Differenzialdiagnostik sein. Bei der U3 sollte ein weiter bestehender Ikterus dokumentiert und eine unverzügliche Bestimmung des direkten und indirekten Bilirubins veranlasst werden. Eine Stuhlfarbskala im »gelben Heft« würde den Eltern erlauben, acholische Stühle – ein weiteres Leitsymptom der Gallengangatresie – selber früh zu erkennen (Melter 2006).

- Als weitere, wahrscheinlich sinnnvolle Ziele der sekundären Prävention im Kindes- und Jugendalter sind u. a. zu nennen: Früherkennung von **Asthma, Typ-2-Diabetes** (► Kap. 9.1) sowie die Identifikation von Hochrisikokindern für **kardiovaskuläre Erkrankungen**.

❗ Eine alleinige Vermehrung der Zahl der Früherkennungsuntersuchungen ohne strukturelle und inhaltliche Anpassung wird die gesundheitliche Situation von Kindern und Jugendlichen in Deutschland nicht verbessern.

Die Verpflichtung zur Teilnahme an den Früherkennungsuntersuchungen mit dem Ziel der Verhinderung von Kindesmisshandlung ist aus verschiedenen Gründen problematisch. Die für die Sicherstellung der Teilnahme notwendige Logistik absorbiert erhebliche Ressourcen, die besser in die Betreuung von Risikofamilien investiert würden. Selbst wenn bei verpflichtenden Früherkennungsuntersuchungen mehr Kinder identifiziert werden, die intensiver Betreuung bedürfen, ist damit noch nicht garantiert, dass bei den identifizierten Kindern eine Misshandlung oder Vernachlässigung verhindert wird: derzeit stehen weder ausreichende Angebote für frühe Hilfen zur Verfügung, noch sind diese in ihrer Effektivität evaluiert.

Eine Weiterentwicklung der Früherkennungsuntersuchungen sollte berücksichtigen:
- Einsatz standardisierter Instrumente zur Erfassung von Entwicklungsauffälligkeiten,
- Leitlinien zur Diagnostik und Therapie bei Entwicklungsauffälligkeiten,
- Identifikation definierter Screeningziele und Überprüfung der Zielerreichung,
- Berücksichtigung der Primärprävention: Standardisierte Elternberatung soll Bestandteil der abrechnungsfähigen Leistungen sein.

Literatur

Bachmann H (2006) Früherkennung von Neugeborenen mit reduzierter Nierenparenchymmasse und Identifikation von febrilen Harnwegsinfektionen im 1. und 2. Lebensjahr. Kinderärztl Prax 77: 338–343

Melter M (2006) Neonatale Cholestase: Verbesserung der Früherkennung nötig und möglich. Kinderärztl Prax 77: 331–337

Michaelis R (2004) Das Grenzsteinprinzip für die Pädiatrische Entwicklungsbeurteilung. In: Schlack HG (Hrsg) Entwicklungspädiatrie. Marseille, München

Kries R von, Schlack H (2006) Früherkennungsuntersuchungen U1 bis U9: Alte und neue Herausforderungen. Kinderärztl Prax 77: 324–328

Schlack H (2006) Die Zukunft des Kinder-Vorsorgeprogramms. Kinderärztl Prax 77: 320–323

5.3.3 Neugeborenenscreening auf angeborene Stoffwechseldefekte und endokrine Störungen

Das Neugeborenenscreening auf angeborene Stoffwechseldefekte und endokrine Störungen ist der Prototyp für effektive, populationsbezogene Sekundärprävention im Kindesalter. Bereits seit Ende der 1960er Jahre werden in Deutschland die Neugeborenen auf Phenylketonurie (PKU) mit dem Guthrie-Test gescreent, seit Anfang der 1980er Jahre zusätzlich auf Galaktosämie und auf Hypothyreose. Ende der 1990er Jahre eröffnete die Entwicklung der Tandem-Massenspektrometrie (TMS), ein neues analytisches Verfahren, neben der Option einer verbesserten analytischen Sensitivität und Spezifität des Screenings auf PKU die Möglichkeit, den Screeningumfang ohne wesentliche zusätzliche Kosten zu erweitern. Hinzu kam die Möglichkeit, mit anderen analytischen Verfahren aus derselben Blutprobe auf zwei weitere schwere angeborene Erkrankungen zu screenen: das adrenogenitale Syndrom (AGS) und den Biotinidasemangel.

Nicht alle mit TMS technisch diagnostizierbaren Krankheiten sollten ins Screeningprogramm aufgenommen werden. Sicher nicht ins Programm aufgenommen werden sollten Krankheiten, bei denen keine Therapie möglich ist, der Benefit einer Frühtherapie fraglich ist und solche, bei denen die klinische Relevanz der diagnostizierbaren Stoffwechselstörung nicht gesichert ist. Deshalb wird – trotz der technischen Möglichkeit zur Verdachtsdiagnose in der TMS – nicht gescreent z. B. auf nichtketotische Hyperglycinämie (nicht behandelbar) oder den 3-MCC-Mangel (nicht nachgewiesene klinische Relevanz).

> Bei der Beurteilung der Prozessqualität des Stoffwechselscreenings ist wesentlich,
> - dass allen Kindern die Chance gegeben wird, am Screening teilzunehmen;
> - dass tatsächlich eine Frühdiagnose möglich wird – hierzu notwendig sind:
>   - zeitgerechte Blutabnahme,
>   - zeitgerechter Eingang der Blutprobe im Labor,
>   - rasche Durchführung der Messungen nach Eingang der Proben;
> - dass möglichst wenige Eltern aufgrund von falsch positiven Screeningbefunden beunruhigt werden; das ist erreichbar durch eine hohe Spezifität der Testverfahren und Wahl optimaler Cut-off-Werte;
> - dass alle im Screening auffälligen Befunde kontrolliert werden;
> - dass die Konfirmationsdiagnose rasch gestellt und die gezielte Therapie unmittelbar eingeleitet wird.

Werden neue Zielkrankheiten in das Screeningprogramm aufgenommen, so muss darüber hinaus die Effektivität und Effizienz durch die Erfassung des Langzeit-Outcomes der betroffenen Kinder evaluiert werden. Deshalb sind insbesondere für die neu ins Screeningprogramm aufgenommenen Krankheiten Nachuntersuchungen der im Screening diagnostizierten Kinder nötig: Lassen sich die erhofften Verbesserungen im Langzeit-Outcome der betroffenen Kinder nach Einführung des Screenings tatsächlich erreichen?

In Bayern wurde das erweitete Neugeborenenscreening als Modellprojekt bereits 1999 begonnen, so dass Erfahrungen zu erreichbaren Zielen, aber auch zu möglichen Fehlerquellen vorliegen. In diesem Modellprojekt war eine schriftliche Einwilligung der Eltern (»informed consent«) zur Teilnahme und zur Übermittlung der Personendaten an ein Screeningzentrum notwendig. Im Screeningzentrum wurde die Teilnahme am Screening sowie die Durchführung nötiger Kontrolluntersuchungen erfasst und durch Erinnerungssysteme optimiert. Als Indikatoren der Prozessqualität wurden erfasst:

- Teilnahmeraten am Screeningprogramm von über >98,5% konnten durch nachträgliche Blutentnahmen, wenn diese z. B. bei einer Verlegung vergessen wurden oder die Testkarte verloren ging, erreicht werden.
  Bei etwa jedem 1000. Neugeborenen ist die Screeningkarte nicht im Labor angekommen, obwohl die Eltern dem Screening zugestimmt hatten und die Blutabnahme im gelben Heft vermerkt war. Bei ca. 1/1.000.000 Neugeborenen ist hierdurch ein **Übersehen einer Zielkrankheit im Screening zu erwarten.**
- Von den notwendigen Kontrolluntersuchungen gingen ohne weitere Aufforderung nur 84% im Labor ein, 16% mussten vom Screeningzentrum ein oder mehrmals angefordert werden. Konnten die Eltern durch Telefonate und Anschreiben auch über den Kinderarzt nicht erreicht werden, wurde das Gesundheitsamt aktiv. Durch dieses Trackingverfahren wurden über 99% der notwendigen Kontrolluntersuchungen durchgeführt. Insgesamt wären **ohne das Tracking 4,7% der betroffenen Kinder nicht frühzeitig diagnostiziert worden.** Das Tracking war jedoch nur möglich, wenn die Eltern einer Datenübermittlung an den Öffentlichen Gesundheitsdienst (ÖGD) zugestimmt hatten. Die Screeninguntersuchung im Rahmen des Modellprojektes war freiwillig. 1,4% der Eltern lehnten eine Datenübermittlung, 0,1% das Screening ab.
- Für alle verwendeten Testverfahren lag mit 99,2% eine sehr hohe Spezifität vor, d. h. nur wenige Eltern gesunder Kinder werden fälschlicherweise beunruhigt, die Folgekosten für die weitere diagnostische Abklärung bleiben gering.
- Eine Langzeitstudie zur Dokumentation einer tatsächlichen Verbesserung der Langzeitprognose für Kinder mit neu in das Screeningprogramm aufgenommenen Erkrankungen belegte diese Verbesserung bei den Medium-chain-Acyl-CoA-Dehydrogenase-(MCAD-)Defekten. Für andere, seltenere Erkrankungen ist in den nächsten Jahren mit entsprechenden Daten zu rechnen.

Nicht alles, was mit der TMS screenbar ist, sollte gescreent werden: nur relevante Krankheiten, bei denen die Frühdiagnose eine wesentliche Verbesserung der Langzeitprognose erwarten lässt, wurden in das erweiterte Neugeborenenscreening aufgenommen.

Neben der Sicherstellung hoher Teilnahmeraten ist die Nachuntersuchung aller im Screening auffälligen Patienten eine besondere Herausforderung.

Bundesweite Einführung des Neugeborenenscreenings auf angeborene Stoffwechseldefekte und endokrine Störungen als Leistung der gesetzlichen Krankenversicherung (GKV)

Der Gemeinsame Bundesausschuss der Ärzte und Krankenkassen (GB-A) beschloss, das erweiterte Neugeborenenscreening zum 01.04.2005 bundesweit als Leistung der gesetzlichen Krankenkassen einzuführen. Es ist seither Bestandteil der Richtlinie über die Früherkennungsuntersuchungen bei Kindern bis zum Alter von 6 Jahren (Kinderrichtlinie). Damit steht in Deutschland jedem Neugeborenen das Recht auf das Neugeborenenscreening auf die in ◘ Tab. 5.6 dargestellten Erkrankungen zu. Die in dieser Tabelle zusätzlich angegebenen Prävalenzen lassen erkennen, dass die meisten neu in das Programm aufgenommenen Erkrankungen sehr selten sind. Nur das AGS und der MCAD-Mangel treten etwa halb so häufig auf wie die PKU.

Verantwortlichkeiten

In der Kinderrichtlinie sind die Verantwortlichkeiten für die Aufklärung der Eltern und die Durchführung des Screenings klar geregelt. Jedes Neugeborene hat einen Anspruch auf die Teilnahme am Screening.

- Gemäß § 7 der Kinderrichtlinie liegt die Verantwortung für die Durchführung des Screenings bei dem Leistungserbringer, der die Geburt des Kindes verantwortlich geleitet hat.
- Der die U2-Früherkennungsuntersuchung durchführende Arzt soll darüber hinaus überprüfen, ob das Neugeborenenscreening durchgeführt wurde, und dieses gegebenenfalls nachholen (§ 7,2).

Tab. 5.6. Prävalenzen für Zielkrankheiten im erweiterten Neugeborenenscreening in Deutschland 2006

Krankheit	Prävalenz
Hypothyreose	1:4.165
Adrenogenitales Sandrom (AGS)	1:12.032
Biotinidasemangel	1:25.400
Galaktosämie (klassisch)	1:48.986
Phenylketonurie (PKU)/Hyperphenyl-alaninämie (HPA)	1:7.144
Ahornsirupkrankheit (MSUD)	1:137.161
Medium-chain-Acyl-CoA-Dehydro-genase-Mangel (MCAD-Mangel)	1: 10.085
Long-chain-3-OH-Acyl-CoA-Dehydro-genase-Mangel (LCHAD-Mangel)	1:137.161
(Very-)Long-chain-Acyl-CoA-Dehydro-genase-Mangel (VLCAD-Mangel)	1:76.200
Carnitin-Palmitoyl-CoA-Transferase-I-Defekt (CPT-I-Defekt)	1:228.601
Carnitin-Palmitoyl-CoA-Transferase-II-Defekt (CPT-II-Defekt)	Kein Fall
Carnitin-/Acylcarnitin-Translokase-Mangel (CACT-Mangel)	Kein Fall
Glutarazidurie Typ I	1:171.451
Isovalerianazidämie (IVA)	1:85.726
Gesamt	**1:1.488**

— Vor der Blutentnahme müssen die Personensorgeberechtigten über das Screening und die Zielkrankheiten aufgeklärt werden. Eine schriftliche Einwilligung muss auf einem entsprechenden Informationsblatt vorliegen. Diese den Vorgaben der Kinderrichtlinie entsprechenden Informationsmaterialen werden allen einsendenden Institutionen durch die Screeninglaboratorien zur Verfügung gestellt.

Probenentnahme

— Als optimaler Zeitpunkt für die Blutentnahme wird die 48.–72. Lebensstunde, frühestens jedoch die 37. Lebensstunde durch die Kinderrichtlinie vorgegeben.

— Bei ambulanter Entbindung oder Entlassung vor der vollendeten 36. Lebensstunde aus der Entbindungsklinik sollte ein erstes Screening unabhängig vom Lebensalter vor Entlassung erfolgen. Dieses soll jedoch auch bei unauffälligem Befund wiederholt werden (§ 8,1 Richtlinie), um den sicheren Ausschluss einiger Zielkrankheiten zu gewährleisten. Der Einsender hat die Eltern über die Notwendigkeit der Zweituntersuchung zu informieren.

— Das Gleiche gilt für das Screening bei sehr unreifen Neugeborenen unter einem Gestationsalter von 32 Schwangerschaftswochen (SSW). Hier soll ein abschließendes Zweitscreening in einem korrigierten Alter von 32 SSW erfolgen. Vor einer Transfusion, Kortikosteroid- oder Dopamintherapie soll Blut für das Screening abgenommen werden. Lehnen die Eltern das Screening ab oder verstirbt das Neugeborene innerhalb der ersten 3 Lebenstage, ist dies auf einer leeren Filterpapierkarte zu dokumentieren und diese dem Labor zuzusenden (§ 9,6 Richtlinie). Das Entnahmedatum soll zugleich Probenversanddatum sein.

Logistische Anforderungen an die Durchführung des Screenings

— Grundsätzlich soll der Zeitraum zwischen der Abnahme einer Probe bis zur Übermittlung eines positiven Screeningbefundes an den Einsender 72 Stunden nicht überschreiten (§ 6,3). Um diese enge Zeitvorgabe zu erfüllen, ist eine Versendung der Trockenblutkarte am Tag der Blutentnahme erforderlich. Die Screeninglaboratorien müssen an allen Tagen mit Posteingang die Labordiagnostik durchführen und pathologische Befunde übermitteln.

— Ist der Befund unauffällig, so ergeht ein schriftlicher Befund an den Einsender. Dieser muss den Befundrücklauf kontrollieren, um sicherzugehen, dass das Screening auch wirklich durchgeführt wurde. Bei pathologischen Befunden muss das Labor umgehend den Einsender informieren, der den Eltern das kontrollbedürftige Screeningergebnis umsichtig und nachdrücklich mitteilen soll. Bewährt hat sich hier eine enge Zusammenarbeit der Screeninglaboratorien mit pädiatrischen Zentren für metabole und endokrine Erkrankungen, die sowohl Einsender als auch Eltern bei einer schnellen und effektiven Abklärung des Erkrankungsverdachts unterstützen. Dabei ist auf die Notwendigkeit einer schnellen, fachkompetenten Abklärung und Weiterbetreuung ausdrücklich hinzuweisen. Datum und Uhrzeit der Befundübermittlung, der Informationsempfänger und das vereinbarte Vorgehen sind zu dokumentieren. Nichtpathologische Befunde werden dem Einsender schriftlich mitgeteilt. Die Eltern werden ohne Vorliegen eines pathologischen Befundes nur auf ihre ausdrückliche Nachfrage vom verantwortlichen Einsender informiert.

Eine flächendeckende bundesweite Überprüfung, ob jedes Kind diese Vorsorgeleistung erhält, ist derzeit nicht möglich.

In den Kliniken muss auf eine zeitgerechte Probenentnahme und insbesondere auf eine rasche Probenübersendung geachtet werden, um unnötige und möglicherweise fatale Verzögerungen bei Diagnosestellung und Therapiebeginn zu vermeiden. Trotz dieser Probleme wird die Hälfte der im Screening entdeckten Kinder bereits im Alter von 9 Tagen therapiert, 90% innerhalb der ersten 3 Lebenswochen. Dies bedeutet einen großen Fortschritt, der durch eine weitere Verkürzung der Prozesszeiten auch für die übrigen betroffenen Kinder angestrebt werden muss.

Ein Tracking der kontroll- und wiederholungsbedürftigen Befunde ist in den Richtlinien nicht geregelt. In einigen Bundesländern übernimmt dies ein Screeningzentrum, in anderen bemühen sich die Laboratorien darum, in weiteren liegt dies allein in der Verantwortung des Einsenders. Dieser muss kontrollieren, ob die Screeningbefunde eingegangen sind, auch wenn Mutter und Kind schon entlassen sind. Ist der Befund kontrollbedürftig, so ist er verpflichtet, die Eltern darüber und über die erreichbaren Stoffwechsel- bzw. endokrinologischen Zentren zu informieren.

Die Kenntnis des Ergebnisses der Konfirmationsdiagnostik ist für die Laboratorien zwingend erforderlich zur Überprüfung der Plausibilität der

Nach den Screeningrichtlinien tragen Entbindungsklinik und Labor die Verantwortung für die ordnungsgemäße Durchführung des Neugeborenenscreenings.

- Der Kinderarzt
  - muss bei der U2 die erfolgte Blutabnahme für das Neugeborenenscreening überprüfen,
  - sollte die systematische Nachuntersuchung aller im Erstscreening auffälligen Befunde bis zum Ausschluss oder Konfirmation sicherstellen,
  - sollte wissen, dass u. a. aus logistischen Gründen Screeningversager möglich sind,
  - sollte wissen, dass bei allen im Screening auffälligen Befunden unverzüglich mit dem spezialisierten Stoffwechselzentrum in der nächsten Universitäts-Kinderklinik Kontakt aufgenommen werden muss.
- Als Notfall mit sofortiger Klinikeinweisung sind anzusehen:
  - Alle Organoazidämien (Ahornsirupkrankheit, Glutazidurie Typ I, Isovalerianazidämie),
  - Störungen des Carnitinzyklus [Carnitin-Palmitoyl-CoA-Transferase-I-(CPT-I-)Defekt, Carnitin-/Acylcarnitin-Translokase-(CACT-)Mangel, Carnitin-Palmitoyl-CoA-Transferase-II-(CPT-II)-Defekt],
  - Störungen der Oxidation langkettiger Fettsäuren [Long-chain-3-Hydroxy-Acyl-CoA-Dehydrogenase-(LCHAD-)Mangel, Very-long-chain-Acyl-CoA-Dehydrogenase-(VLCAD-)Mangel].
- Bei dringendem Verdacht auf MCAD-Mangel, klassische Galaktosämie, AGS und Biotinidasemangel ist jeweils eine rasche ambulante Vorstellung innerhalb der nächsten 24 Stunden anzustreben.
- Die stationäre Aufnahme bei PKU/Hyperphenylalaninämie zur diagnostischen Abklärung auf einen angeborenen Tetrahydrobiopterin-(BH4-)Kofaktor-Mangel sollte ebenfalls möglichst zügig, innerhalb weniger Tage nach Screeningbefunderhalt, erfolgen.

mitgeteilten Diagnose und damit zur Qualitätssicherung hinsichtlich der einzelnen diagnostischen Parameter im Labor. Eine enge Kooperation der Behandlungszentren mit den Screeninglaboratorien und -zentren ist zur Qualitätssicherung des Screenings notwendig.

Literatur

DGKJ (2003). Stellungnahme der Deutschen Gesellschaft für Kinder- und Jugendmedizin e.V. zu Screeningrichtlinien. http://www.dgkj.de/88.html. Gesehen 27 Mar 2009

Liebl B, Nennstiel-Ratzel U, Kries R von, Fingerhut R, Olgemöller B, Zapf A, Roscher A (2002a) Very high compliance in an expanded MS–MS-based newborn screening program despite written parental consent. Prev Med 34: 127–131

Liebl B, Nennstiel-Ratzel U, Kries R von, Fingerhut R, Olgemöller B, Zapf A, Roscher A (2002b) Expanded newborn screening in Bavaria: Tracking to achieve requested repeat testing. Prev Med 34: 132–137

Nennstiel-Ratzel U, Liebl B, Zapf A (2003) Model project for reorganising of newborn screening. Gesundheitswesen 65 Suppl 1: 31–35

Nennstiel-Ratzel U. et al. (2009) Nationaler Screeningreport 2006 – DGNS. http://www.screening-dgns.de/screening-register-2c.htm. Gesehen 27 Mar 2009

Hypothyreose

Krankheitsbild und quantitative Bedeutung

Die angeborene Hypothyreose gehört mit einer Inzidenz von 1:3.000 bis 1:4.000 zu den häufigsten im Neugeborenenscreening erfassten Erkrankungen. Unbehandelt würde die angeborene Hypothyreose zu einer Störung in der Entwicklung des ZNS (verminderte Neuronenbildung und -reifung, verminderte Myelinisierung, verminderte Ausbildung von Synapsen) mit der Folge von geistiger und motorischer Behinderung, Innenohrschwerhörigkeit und Übergewicht sowie zu einer Wachstumsverzögerung führen. Diese Spätfolgen können bei früher und optimaler Behandlung verhindert werden.

Die Ursachen einer angeborenen Hypothyreose sind vielfältig, wobei Anlagestörungen der Schilddrüse ca. 80 % ausmachen. Dabei spielen auch genetische Ursachen eine Rolle. So konnten in den letzten Jahren Mutationen in für die Schilddrüsenentwicklung notwendigen Transkriptionsfaktoren (z. B. PAX8) sowie Mutationen im Thyroidea-stimulierendes-Hormon-(TSH-)Rezeptor-Gen identifiziert werden (Grüters u. Krude 2008). Die Defekte der Schilddrüsenhormonbiosynthese werden autosomal-rezessiv vererbt, wobei am häufigsten Mutationen im Thyreoperoxidase-(TPO-)Gen gefunden werden. Von besonderer Bedeutung sind die zentrale Hypothyreose – diese kann durch das TSH-Screening nicht erkannt werden – und die transienten Hypothyreosen, meist durch Jodkontamination oder mütterliche Autoantikörper bedingt.

Screening

In Europa wird von der Europäischen Gesellschaft für Pädiatrische Endokrinologie die Bestimmung von TSH in getrockneten Bluttropfen als Screeningmethode empfohlen (Working Group for Neonatal Screening 1999). Richtig durchgeführt hat diese eine Sensitivität von 97,5% und eine Spezifität von 99%. Die nicht hunderprozentige Sensitivität kann verschiedene Ursachen haben: Neben der durch die alleinige Bestimmung von TSH systematisch nicht erkennbaren zentralen Hypothyreose kann auch die sehr seltene Hypothyreose mit verspätetem TSH-Anstieg bei Unreife des hypothalamisch-hypophysären Feedbacksystems der Frühdiagnose im TSH-Screening unerkannt bleiben. Daher wird bei sehr unreifen Frühgeborenen (<32. SSW) eine zweite Blutabnahme durchgeführt, wenn sie rechnerisch die 32. SSW erreicht haben. Diese Störungen könnten durch die parallele Bestimmung von TSH und Tetrajodthyronin (T_4) im Screening erfasst werden, das von der American Academy of Pediatrics empfohlen wurde (American Academy of Pediatrics 2006). In einer Studie in Quebec, welche die Ergebnisse der alleinigen TSH-Screeningmethode mit denen der kombinierten Messung von TSH und T_4 vergleicht, wurden durch die Kombinationsmessung 2 von 93.000 gescreenten Kindern mit kongenitaler Hypothyreose erkannt, welche durch die alleinige Messung von TSH nicht erkannt worden waren (Dussault et al. 1983).

Häufigere Ursache für nicht erkannte Hypothyreosen sind jedoch Probleme bei der Logistik des Neugeborenenscreenings, z. B. Verlust der Karte beim Versand oder Kartenverwechselung, Probleme bei der Befundübermittlung oder durch fehlende Kontrolle auffälliger Screeningbefunde. Letztere lassen sich nur durch Etablierung von Tracking-Strukturen zur Sicherstellung der Kontrolle aller auffälligen Screeningbefunde vermeiden. Auch wenn die oben genannten Fehlerquellen »schicksal-

haft« oder nur durch Optimierung der Screeninglogistik zu beeinflussen sind, gibt es auch für den das Screening durchführenden Kinderarzt vermeidbare Fehlerquellen:
- Kontrolle früherer Screeningbefunde bei sehr kleinen Frühgeborenen, sobald die 32. SSW erreicht ist,
- Kontrollblutabnahme,
    - wenn die erste Abnahme unter Dopamin- oder Glukokortikoidbehandlung durchgeführt wurde, oder
    - bei peripartaler Kontamination durch jodhaltige Antiseptika oder Kontrastmittel.

Bestätigungsdiagnostik

Durch die Bestimmung von TSH, T_4 und freiem Trijodthyronin (fT_3) in einer venösen Blutprobe kann die Diagnose einer angeborenen Hypothyreose konfirmiert bzw. ausgeschlossen werden. Hierbei müssen die alterspezifischen Normwerte des Labors zugrunde gelegt werden. Wesentliche Hinweise auf die möglichen Ursachen gibt die Schilddrüsensonographie. Hiermit können Fehlanlagen der Schilddrüse erkannt bzw. eine normal entwickelte oder vergrößerte Schilddrüse bei Biosynthesedefekten differenziert werden. Durch die zusätzliche Bestimmung von Thyreoglobulin kann bei fehlendem sonographischem Schilddrüsennachweis eine Athyreose (Thyreoglobulin fehlend) von einer Ektopie (Thyreoglobulin vorhanden) unterschieden werden. Eine ausführliche Anamnese und die Bestimmung von Schilddrüsenantikörpern – zur Erkennung einer passageren Blockade der Schilddrüse durch maternale Antikörper – lassen die häufigsten Ursachen der passageren Hypothyreose erkennen.

Wirksamkeit der Screeningprogramme

Die Wirksamkeit der Screeninguntersuchung und Frühbehandlung hinsichtlich der Vermeidung einer mentalen Retardierung wurde in einer Reihe von Studien untersucht. Hierbei handelte es sich nicht um randomisierte Studien, sondern um Beobachtungen in gescreenten und nichtgescreenten Kohorten. Am aussagekräftigsten erscheinen die Studien, welche über eine Kontrollgruppe, Kinder ohne Hypothyreose, verfügen. Eine dazu erschienene Übersichtsarbeit (Grüters et al. 2002) fasste die Ergebnisse solcher Studien folgendermaßen zusammen:

Im Großteil der Studien sind die Unterschiede zwischen den Ergebnissen in den IQ-Tests der Fälle und der Kontrollen sehr klein. Für die Kinder mit früh behandelter angeborener Hypothyreose ergab sich ein IQ-Median zwischen 97 und 116, für die Kontrollen zwischen 97 und 118.

Auch wenn die Streuung der Testergebnisse bei den Kindern mit Hypothyreose unwesentlich breiter als bei den Kontrollen war, konnte in anderen Studien gezeigt werden, dass diese Streuung der Ergebnisse durch die Schwere der Hypothyreose (beurteilt durch Ausmaß der Retardierung des Knochenalters und sehr niedrige T_4-Werte bei Diagnose), den Zeitpunkt des Therapiebeginns, die Höhe der initialen L-Thyroxin-Dosierung sowie die Einhaltung der Therapie beeinflusst werden kann:
- bei Therapiebeginn vor dem 13. Lebenstag: bessere Testergebnisse,
- bei Anfangsdosis ≥9,5 µg/kg KG/Tag L-Thyroxin versus <9,5 µg/kg KG/Tag: bessere Testergebnisse,
- bei schlechter Compliance und/oder inadäquater Therapie in der Kindheit: beeinträchtigte Schulleistungen.

Trotz frühzeitiger und optimaler Behandlung der kongenitalen Hypothyreose können in Einzelfällen Defizite im Bereich der Kognition nicht immer vermieden werden, da diesen und der Hypothyreose unter Umständen gemeinsame genetische Ursachen zugrunde liegen können.

Leitlinien zur Behandlung

Die Leitlinien der European Society for Pediatric Endocrinology (Working Group on Neonatal Screening 1999; aktualisiert in 2007) empfehlen einen Therapiebeginn vor der 2. Lebenswoche, initiale Behandlung mit L-Thyroxin in einer Dosis von 10–15 µg/kg KG/Tag, das entspricht beim Durchschnittsneugeborenen mit einem Geburtsgewicht von 3–4,5 kg einer Dosis von 50 µg pro Tag.

Die Dauerbehandlung der Patienten sollte in enger Anbindung an ein Zentrum für pädiatrische Endokrinologie erfolgen. Als Zielwert sollte ein TSH <10 mU/l innerhalb der ersten Monats nach Beginn der Behandlung erreicht werden, danach sollten die Werte bei regelmäßigen Kontrollen zwischen 0,5 und 5 mU/l liegen. Die Thyroxin-(T_4-)

bzw. freien T_4-(fT_4)-Konzentrationen sollten dagegen im oberen Normbereich liegen.

Ein Auslassversuch im Alter von 2 Jahren zur Bestätigung der Diagnose muss nicht zwingend bei allen Kindern ausgeführt werden: Falls bei schwerer Hypothyreose im Ultraschall kein Schilddrüsengewebe nachgewiesen werden kann und/oder unter Therapie wiederholt TSH-Werte >10 mU/l nachgewiesen werden, so kann auf den Auslassversuch verzichtet werden. Bei vorhandener, nicht vergrößerter Schilddrüse und Hypothyreose bzw. Hyperthyreotropinämie sollte nach 24 Monaten in jedem Fall ein Auslassversuch erfolgen.

Um etwaige Hörverluste frühzeitig zu erkennen, sollte während der ersten 2 Lebensmonate, spätestens aber bis zum 3. Lebensmonat, das Hörvermögen der betroffenen Kinder mit objektiven Methoden überprüft werden.

Die Frage, ob Kinder mit der nicht ganz seltenen, bei 1:1.000–1:8.000 Neugeborenen beobachteten isolierten Hyperthyreotropinämie, definiert durch isolierte TSH-Erhöhung bei normalen peripheren Schilddrüsenhormonspiegeln, behandelt werden müssen, ist ungeklärt. Hierbei erreichen die TSH-Spiegel meist nur Werte von 10–15 mU/l. Meist nehmen die TSH-Werte während der ersten Lebenswochen ab – so bei den Fällen, die auf eine Anwendung von jodhaltigen Agenzien zurückzuführen sind. Eine Hyperthyreotropinämie kann aber auch persistieren, z. B. bei angeborenen genetischen Syndromen, kompensierten Schilddrüsenentwicklungsstörungen bzw. Defekten der Schilddrüsenhormonbiosynthese, TSH-Rezeptor-Mutationen, Defekten der TSH-Signaltransduktion, hypothalamischer Hypothyreose oder der seltenen Schilddrüsenhormonresistenz. Häufig bleibt die Ursache aber auch ungeklärt. Eine in diesen Fällen besonders schwierig zu stellende, etwaige Therapieindikation sollte bei mindestens jährlichen Vorstellungen in einem Zentrum für pädiatrische Endokrinologie überprüft werden.

Hinweise für die Praxis

- Bei einem laufenden Screeningprogramm wird erwartet, dass alle Fälle von angeborener Hypothyreose frühzeitig identifiziert werden. Um dies sicherzustellen sollte der Kinderarzt in der Praxis auf Folgendes besonders achten:
  1. Jeder fragliche Screeningbefund muss möglichst in einem Zentrum für pädiatrische Endokrinologie abgeklärt werden!
  2. Bei ehemals Frühgeborenen und schwerkranken Kindern (s. oben) auf etwa notwendige Zweitabnahmen achten!
- Frühtherapie und ausreichend hohe Dosierung sind entscheidend für eine optimale Langzeitprognose (s. oben).
- Bei klinischen Symptomen einer Hypothyreose auch bei unauffälligem Hypothyreosescreening an eine Hypothyreose denken: fast alle, aber eben **nicht alle Fälle** können im Neugeborenenscreening erfasst werden.
- Unnötige Therapien vermeiden: Potenziell passagere Hypothyreosen sollten durch Anamnese und Suche nach mütterlichen Schilddrüsenantikörpern schon bei der Diagnose identifiziert werden. Standardisierter Auslassversuch im Alter von 2 Jahren bei Kindern mit sonographisch vorhandener, aber nicht vergrößerter Schilddrüse und »milder« Hypothyreose.
- Eine Indikation zur Therapie einer isolierten Hyperthyreotropinämie sollte nur in einem Zentrum für pädiatrische Endokrinologie gestellt werden.

Literatur

American Academy of Pediatrics Section on Endocrinology and Commitee on Genetics, American Thyroid Association Commitee on Public Health (2006) Update of newborn screening and therapy for congenital hypothyroidism. Pediatrics 117: 2290–2303

Arenz S, Nennstiel-Ratzel U, Wildner M, Dörr HG, Kries R von (2008) Intellectual outcome, motor skills and BMI of children with congenital hypothyroidism: A population-based study. Acta Paediatr 97: 447–450

Bongers-Schokking J, de Muinck Keizer-Schrama S (2005) Influence of timing and dose of thyroid hormone replacement on mental, psychomotor, and behavioral development in children with congenital hypothyroidism. J Pediatr 147: 768–774

Dussault JH, Morisette J (1983) Higher sensitivity of primary thyropin in screening for congenital hypothyrroidism: a myth? J Clin Endocrinol Metab 56: 848–852

Grüters A, Krude H (2007) Update on the management of congenital hypothyroidism. Horm Res 68 (Suppl 5): 107–111

Grüters A, Krude H (2008) Angeborene Hypothyreose. Monatschr Kinderheilkd 156: 951–960

Grüters A, Jenner A, Krude H (2002) Long-term consequences of congenital hypothyroidism in the era of screening programmes. Best Pract Res Clin Endocrinol Metab 16: 369–382

Rovet J, Daneman D (2003) Congenital hypothyroidism: A review of current diagnostic and treatment practices in relation to neuropsychologic outcome. Pediatr Drugs 5: 141–149

Working Group on Neonatal Screening of the European Society for Paediatric Endokrinology (1999) Revised guidelines for neonatal screening programmes for primary congenital hypothyroidism. Horm Res 52: 49–52

Phenylketonurie

Krankheitsbild und quantitative Bedeutung

Bei der Phenylketonurie handelt es sich um eine angeborene Stoffwechselstörung, deren Prävalenz im Jahr 2005 in Deutschland bei 1:6.000 lag. Sie wird autosomal-rezessiv vererbt und führt unbehandelt zu Störungen in der geistigen Entwicklung, Mikrozephalie, Verhaltensauffälligkeiten und evtl. auch Epilepsie. Sie kommt je nach Ausprägung des Enzymdefekts in verschiedenen Formen vor: der klassischen Phenylketonurie, der milden und der atypischen Phenylketonurie (2% der Fälle).

Bei der klassischen Phenylketonurie ist die Inaktivität oder Funktionseinschränkung des Enzyms Phenylalaninhydroxylase ursächlich für die Erkrankung. Dadurch kann die Aminosäure Phenylalanin nicht zu Tyrosin abgebaut werden. Folglich kommt es einerseits zu einer Ansammlung von Phenylalanin im Organismus und andererseits zu einem Mangel an Tyrosin, welches für die Synthese von Dopamin, Schilddrüsenhormonen und Melanin benötigt wird. Tyrosin muss daher vermehrt mit der Nahrung aufgenommen werden. Der Abbau von Phenylalanin erfolgt dann über Phenylacetat, Phenylpyruvat und Phenyllaktat. Diese werden vermehrt mit dem Urin ausgeschieden.

Für die atypische Phenylketonurie ist eine Störung des Tetrahydrobiopterins (BH$_4$) verantwortlich. Dies ist ein Koenzym der Phenylalaninhydroxylase, welches entweder in seiner Biosynthese oder in seiner Regeneration gestört sein kann. Beides führt zu einem Mangel an Tetrahydrobiopterin, welches auch bei der Synthese von Serotonin, Dopamin, Noradrenalin und Adrenalin von Bedeutung ist.

Screening

Aufgrund der Schwere des Krankheitsbildes, der diätetisch »einfach« möglichen Beeinflussbarkeit und der relativen Häufigkeit dieser Störung war die PKU die erste Krankheit, die im Neugeborenenscreening auf Stoffwechselstörungen in Deutschland schon in den 1970er Jahren Berücksichtigung fand. Im Screening erfolgte der Nachweis von Phenylalanin seinerzeit semiquantitativ mit einer mikrobiologischen Methode, dem Guthrie-Test. Derzeit wird das PKU-Screening mit Tandem-Massenspektrometrie durchgeführt. Die Blutabnahme sollte am 3. Lebenstag erfolgen, da dann die Kinder bereits ausreichend Milch zu sich genommen haben, so dass diagnostisch verwertbar hohe Phenylalaninspiegel erreicht werden. Bestimmt wird der Phenylalaninspiegel im Blut und das Verhältnis von Phenylalanin:Tyrosin. Eine Phenylalaninkonzentration von >2 mg/dl[4] und eine Phe:Tyr-Ratio von >3 sind kontrollbedürftig und sprechen für das Vorliegen einer Hyperphenylalaninämie.

Bestätigungsdiagnostik

Bei auffälligem Screening werden als Bestätigungsdiagnostik und zum Ausschluss einer atypischen PKU folgende Untersuchungen durchgeführt:
- Säulenchromatographische Bestimmung der Aminosäuren im Plasma;
- BH$_4$-Belastungstest: Bestimmung von Phenylalanin und Tyrosin im Plasma oder Serum 4 und 8 Stunden nach oraler Gabe von 20 mg BH$_4$/kg KG: fällt das Plasmaphenylalanin ab, so liegt eine atypische PKU vor;
- Bestimmung von Biopterin und Neopterin im Urin, um eine Störung in der Synthese von BH$_4$ zu detektieren;

---

[4] Umrechnung: mg/dl×0,006054×10^4=µmol/l.

- Bestimmung der Aktivität des Enzyms Dihydropteridinreduktase (DHPR) in den Erythrozyten zum Nachweis eines Defekts der BH_4-Regeneration.
- Bei BH_4-Mangel:
  - Messung der biogenen Amine und Pterine im Liquor. Diese können sich ansammeln, da die niedrige BH_4-Konzentration und die sich daraus ergebende erhöhte Phenylalaninkonzentration ein Enzym stimuliert, welches deren Synthese katalysiert.

Wirksamkeit von Frühdiagnose und Therapie

Von zentraler Bedeutung für die Intelligenzentwicklung der Patienten mit klassischer PKU ist der rechtzeitige Beginn der Therapie. Wird mit dieser erst nach der 8. Lebenswoche begonnen, so muss mit einer Intelligenzeinbuße von ca. einem IQ-Punkt für jede weitere Woche gerechnet werden. Bei einer in der 3. Lebenswoche beginnend konsequent durchgeführten Therapie kann eine normale Intelligenz erreicht werden.

Als potenzielle Nebenwirkung der diätetischen Therapie wurden psychische Auffälligkeiten bei jungen Erwachsenen beschrieben, die insbesondere depressive Störungen betreffen. Mögliche Ursachen hierfür könnten in der Belastung durch die diätetischen Restriktionen und Überprotektion durch die Eltern liegen.

Therapie

Der Beginn der Therapie sollte innerhalb der ersten 3 Lebenswochen erfolgen, um die unerwünschten Wirkungen eines erhöhten Phenylalanin- und niedrigen Tyrosinspiegels (s. oben) zu vermeiden.

Bei einem Phenylalaninplasmaspiegel >20 mg/dl (klassische PKU) wird solange eine industriell hergestellte phenylalaninfreie Säuglingsnahrung gegeben, bis der Phenylalaninplasmaspiegel auf <10 mg/dl gesunken ist. Anschließend wird eine phenylalaninarme Diät begonnen. Der Säugling erhält dabei entweder Muttermilch oder Säuglingsmilch. Ziel ist es, einen Phenylalaninplasmaspiegel von 0,7–4 mg/dl zu erreichen. Sobald die Kinder nicht mehr gestillt werden, müssen Nahrungsmittel mit besonders hohem Proteinanteil wie z. B. Fleisch, Milch, Milchprodukte, Eier und Fisch völlig vermieden werden. Stattdessen sollte eiweißarme Milch gegeben werden. Auch Teig- und Backwaren müssen aus speziellem eiweißarmem Mehl hergestellt sein, um die Phenylalanintoleranz des Kindes nicht zu überschreiten. Damit das Wachstum und die körperliche Entwicklung des Kindes durch die eiweißarme Diät nicht beeinträchtigt ist, sollte Eiweiß mittels eines phenylalaninfreien Aminosäuregemischs substituiert werden. Zusätzlich enthält dieses Vitamine, Mineralstoffe und Spurenelemente.

Mit der vor Kurzem erfolgten Zulassung von BH_4 als oralem Therapeutikum ist es möglich, bei Vorliegen einer BH_4-sensitiven Form der Hyperphenylalaninämie (ohne BH_4-Mangel) mit einer normalen oder nur mäßiggradig proteinrestriktiven Diät Phenylalaninspiegel im Zielbereich zu erreichen.

Die Betreuung der Patienten sollte in einem Zentrum für pädiatrische Stoffwechselkrankheiten erfolgen.

Hinweise für die Praxis

- **Junge Frauen mit PKU:** in der Schwangerschaft wird die PKU wieder relevant! Kinder von Patientinnen mit PKU können schon intrauterin durch hohe Konzentrationen von Phenylalanin im Plasma der Mutter geschädigt werden. Häufige Folgen davon sind Spontanaborte, niedriges Geburtsgewicht, Mikrozephalie, Entwicklungsstörungen, angeborene Herzfehler und andere Fehlbildungen. Frauen mit PKU und Kinderwunsch sollten deshalb bereits vor der Schwangerschaft sowie die gesamte Schwangerschaft hindurch strengstens eine phenylalaninarme Diät einhalten. Ziel ist hierbei:
  - eine Phenylalaninkonzentration von 2–6 mg/dl,
  - eine Tyrosinkonzentration über 0,8 mg/dl[5].

---

[5] Umrechnung: mg/dl×0,0552mmol/l.

- Die **strikte Einhaltung der Diät ist** für die Kontrolle des Phenylalaninspiegels und damit für die Entwicklung des Kindes dringend notwendig. Noncompliance, insbesondere bezüglich der regelmäßigen Einnahme des phenylalaninfreien Aminosäurensupplements, birgt daneben das Risiko einer Mangelversorgung mit Eiweiß, Mineralstoffen, Spurenelementen und Vitaminen. Deshalb ist es von zentraler Bedeutung, die Eltern sowohl über die Erkrankung selbst gut zu informieren, vor allem aber auch im Umgang mit der Erkrankung und den zu ergreifenden Maßnahmen (Ernährung, regelmäßige Kontrollen) intensiv zu schulen.
- **Psychische Probleme** und Störungen in der Eltern-Kind-Beziehung werden bei Patienten mit PKU nicht selten beobachtet. Diese sollten frühzeitig erkannt und ggf. eine psychologische Betreuung der gesamten Familie eingeleitet werden.
- PKU bedeutet eine **erhebliche finanzielle Belastung** für die betroffenen Familien: Laut der Richtlinien des Gemeinsamen Bundesausschusses (G-BA) über die Verordnung von Arzneimitteln in der vertragsärztlichen Versorgung sind diätetische Lebensmittel »keine Arzneimittel und insoweit grundsätzlich nicht Bestandteil des Leistungskatalogs der GKV.«
Während die Kosten für die phenylalaninfreien Aminosäuremischungen von den Krankenkassen in der Regel übernommen werden, haben die Patienten die Kosten ihrer phenylalaninarmen Diät jedoch selbst aufzubringen. Die Mehrkosten für diese Lebensmittel betragen je nach Alter zwischen 30 und 70 Euro pro Monat, was für betroffene Familien eine hohe finanzielle Belastung darstellen kann.

Literatur

Burgard P (1996) Development of intelligence in early treated phenylketonuria. Eur J Pediatr 159(Suppl 2): 74–79

Deutsche Gesellschaft für Neugeborenenscreening (2007) Nationaler Screeningreport 2005. http://www.screening-dgns.de/screeningregister-2b.htm. Gesehen 27 Mar 2009

Gemeinsamer Bundesausschuss (2005) Enterale Ernährung: Zusammenfassender Bericht des Unterausschusses »Arzneimittel« des Gemeinsamen Bundesausschusses über die sytematische Literaturbewertung zur Enteralen Ernährung. http://www.g-ba.de/downloads/40-268-53/2005-11-24-Lit_Bewertung_EE.pdf. Gesehen 27 Mar 2009

Muntau A, Röschinger W, Habich M, Demmelmair H, Hoffmann B, Sommerhoff C, Roscher A (2002) Tertahydrobiopterin as an alternative treatment for mild phenylketonuria. N Engl J Med 347: 2122–2132

Muntau A, Beblo S, Koletzko B (2000) Phenylketonurie und Hyperphenylalaninämie. Monatschr Kinderheilkd 148: 179–193

Peul S (2004) Finanzielle Belastung durch diätetische Behandlung der Phenylketonuire. Monatsschr Kinderheilkd 152: 1336–1337

Pietz J, Fätkenheuer B, Burgard P, Armbruster M, Esser G, Schmidt H (1997) Psychiatric disorders in adult patients with early-treated phenylketonuria. Pediatrics 99: 345–350

Adrenogenitales Syndrom

Krankheitsbild und quantitative Bedeutung

Für die Synthese der Nebennierenrindenhormone sind verschiedene Enzyme notwendig. Störungen dieser Enzyme werden unter dem Begriff adrenogenitales Syndrom (AGS) zusammengefasst. Die häufigste Ursache ist ein Defekt der 21-Hydroxylase. Mit einer Häufigkeit von ca. 1:10.000 ist der 21-Hydroxylase-Defekt etwas seltener als die PKU. Die Vererbung erfolgt autosomal-rezessiv. Je nach Schwere des Gendefekts (Lokalisation: kurzer Arm des Chromosom 6) unterscheidet man ein klassisches und ein nichtklassisches (»late onset«) AGS. Beim klassischen AGS ist die Synthese von Kortisol vermindert (einfach virilisierende Form) oder häufiger (ca. zwei Drittel) zusätzlich die Synthese von Aldosteron vermindert (Salzverlust). Über eine reaktiv gesteigerte Sekretion von adrenokortikotropem Hormon (ACTH) kommt es zu einer Nebennierenhyperplasie und aufgrund des Enzymdefekts auch zu einer vermehrten Androgenproduktion. Daher kommt es bereits intrauterin beim klassischen AGS zur Virilisierung des äußeren Genitales bei betroffenen Mädchen. Bei den Kindern mit der Salzverlustform kommt es ohne Therapie in den ersten Lebenswochen (bereits ab dem 9. Lebenstag) zu potenziell lebensbedrohlichen Salzverlustkrisen. Ohne adäquate Therapie bewirkt der hohe Androgenspiegel bei den Kindern eine Pseudopubertas praecox (vermehrtes Längenwachstum, Schambehaarung und frühzeitiger Verschluss der Epiphysenfugen).

Screening

Ziel der Frühdiagnose und Therapie des AGS ist die korrektive Geschlechtszuweisung bei Mädchen mit intersexuellem Genitale, die Verhinderung von potenziell tödlichen Salzverlustkrisen und der Pubertas praecox. Bestimmt wird 17-Hydroxy-Progesteron (17-OHP) im Trockenblut, eine Hormonvorstufe in der Kortisolproduktion. Die Normwerte sind abhängig vom Gestationsalter und Geburtsgewicht. Mit dem Screening auf 17-Hydroxy-Progesteron werden milde Genmutationen mitunter nicht erfasst. Diese können durchaus auch zu einer Virilisierung, jedoch so weit bekannt nicht zu einem Salzverlust führen. Deshalb sollte bei klinischem Verdacht auf Virilisierung auch bei negativem AGS-Screening bei der weiterführenden Diagnostik auch eine möglicherweise unerkannte Störung der Synthese der Nebennierenhormone berücksichtigt werden.

Bestätigungsdiagnostik

Die Konfirmationsdiagnostik erfolgt durch Messung von 17-OHP im Serum mit spezifischen Methoden, Messung von Pregnantriol (einem Abbauprodukt von 17-OHP) im Urin und molekulargenetischer Untersuchung des CYP21-Gens.

Wirksamkeit des Screenings

Durch das Screening wird eine falsche Geschlechtszuweisung und ein daraus folgendes psychosoziales Trauma vermieden. Auch Salzverlustkrisen bzw. Todesfälle sollten heutzutage nicht mehr beobachtet werden. Der Langzeitgewinn bezüglich des Längenwachstums ist derzeit noch nicht beurteilbar.

Leitlinien zur Behandlung
Initiale Behandlung

Ziel der Therapie ist die Substitution des fehlenden Kortisols und die Suppression der Synthese des ad-renalen Androgens. Mittel der Wahl ist im Kindesalter Hydrokortison, wobei die orale Dosis individuell gewählt wird und meistens zwischen 12–15 mg/m^2 Körperoberfläche liegt. Beim Salzverlustsyndrom wird zusätzlich das Mineralokortikoid Fludrokortison in einer Dosis von 0,05–0,15 mg täglich verabreicht. Da es vom Hydrokortison nur Tabletten mit einer Stärke von 10 mg gibt, muss die entsprechende Einzeldosis als Pulver in Tütchen oder verkapselt vom Apotheker hergestellt werden.

Langzeitbehandlung

Die Langzeitbehandlung sollte ebenso wie die Konfirmationsdiagnostik und Therapieeinleitung in einem pädiatrisch-endokrinologischen Zentrum bzw. durch Ärzte mit der Zusatzbezeichnung »Pädiatrische Endokrinologie und Diabetologie« erfolgen. Neben Körperlänge, Gewicht, Blutdruck, Genitalstatus und Pubertätszeichen werden bei den Kontrolluntersuchungen in der Regel biochemische Parameter wie Elektrolyte, 17-OHP, Androstendion und/oder Testosteron sowie die Plasmareninaktivität oder Renin bestimmt. Überdosierung des Glukokortikoids führen zu Übergewicht, Hypertonie, Wachstumsstillstand, während eine Unterdosierung eine frühe Pubertät, vermehrtes Längenwachstum, beschleunigte Knochenentwicklung und eine Addison-Krise bedingen.

Wichtig ist die Ausstellung eines Notfallausweises, der die Diagnose, Notfallmedikation, Anschrift und Telefonnummer des betreuenden Arztes enthält, und die regelmäßige Schulung der Eltern sowie des Patienten.

- Falsch negative Werte sind möglich:
  - wenn die Filterkarten zum Trocknen auf die Heizung gelegt wurden,
  - bei perinataler Behandlung mit Steroiden.
- Bei Frühgeborenen sollte eine Zweitabnahme nach abgeschlossener 32. SSW erfolgen; die erhöhten Werte von Frühgeborenen müssen so oft kontrolliert werden, bis die Messungen normale Werte aufzeigen.
- Salzverlustkrisen können bereits in den ersten Lebenstagen auftreten: jeder im Screening beobachtete 17-OHP-Wert über 90 nmol/l bei einem reifen Kind ist ein endokrinologischer Notfall!

Bei der Betreuung von AGS-Patienten ist zu beachten:

- Eltern, Kinder und Jugendliche sollten einen Notfallausweis haben und mit sich führen.
- Der Wissenstand von Eltern, Kindern und Jugendlichen zur lebenslangen Notwendigkeit der Substitutionsbehandlung und zur Dosisanpassung bei Stresssituationen sollte regelmäßig überprüft und gegebenenfalls aufgefrischt werden.
- In akuten Stresssituationen wie z. B. einem Unfall, einer Operation oder Fieber ist eine Dosiserhöhung auf das Zwei- bis Fünffache notwendig.

Literatur

Dörr HG, Nennstiel-Ratzel U (2005) AGS-Screening: Neugeborenenscreening auf das Androgenitale Syndrom mit 21-Hydroxylase-Defekt. Kinderärztl Prax 76: 284–291

Grosse SD, Vliet G van (2007) How many deaths can be prevented by newborn screening for congenital adrenal hyperplasia? Horm Res 67: 284–291

Honour JW, Torresani T (2001) Evaluation of neonatal screening for congenital adrenal hyperplasia. Horm Res 55: 206–211

Joint LWPES/ESPE Working Group (2002) Consensus statement on 21-hydroxylase deficiency from The Lawson Wilkins Pediatric Endocrine Society and The European Society for Paediatric Endocrinology. J Clin Endocrinol Metab 87: 4048–4053

Riepe FG, Sippell WG (2007) Recent advances in diagnosis, treatment, and outcome of congenital adrenal hyperplasia due to 21-hydroxylase deficiency. Rev Endocr Metab Disord 8: 349–363

Working Group on Neonatal Screening of the European Society for Paediatric Endocrinology (2001) Procedure for neonatal screening for congenital adrenal hyperplasia due to 21-hydroxylase deficiency. Horm Res 55: 201–205

Medium-chain-Acyl-CoA-Dehydrogenase-Mangel (MCADD)

Krankheitsbild und quantitative Bedeutung

Der MCADD gehört mit etwa 1:10.000 zu den häufigeren Zielerkrankungen des Neugeborenenstoffwechselscreenings. Ursache ist eine Störung im Abbau mittelkettiger Fettsäuren in der mitochondrialen Fettsäureoxidation durch einen Defekt im Enzym Medium-chain-Acyl-CoA-Dehydrogenase (MCAD). Relevant wird diese Störung bei längeren Nüchternphasen: Sind die Glykogenspeicher in der Leber aufgebraucht, deckt die Fettsäureoxidation einschließlich der Bereitstellung von Ketonkörpern für das Gehirn bis zu 80% des gesamten Energiebedarfs. Ist dies bei MCADD nicht möglich, resultiert letztendlich eine hypoketotische Hypoglykämie mit potenziell deletären Folgen für das ZNS. Dieser geht jedoch bereits eine Enzephalopathie mit Erbrechen und Lethargie bis hin zum Koma voraus, bedingt durch eine Anhäufung von mittelkettigen Fettsäuren, noch bevor ein Abfall der Plasmaglukose zu verzeichnen ist. Biochemisch können bei schweren Stoffwechselkrisen außerdem eine metabolische Azidose, Hyperammonämie und Hyperlaktatämie eintreten.

Stoffwechselkrisen können nach längeren Nüchternphasen bei Infekten, bei Inappetenz oder bei Operationen auftreten. Ein Risiko besteht lebenslang. Besonders häufig sind Krisen im Säuglings- und Kleinkindalter mit den Leitsymptomen Übelkeit, Erbrechen, Apathie, Krampfanfall und Koma. Mitunter manifestieren sich solche metabolischen Krisen schon in den ersten Lebenstagen. Ein besonderes Risiko besteht auch in der Adoleszenz im Zusammenhang mit Diäten, Alkohol- und Drogenkonsum oder Extremsport. Im Rahmen von metabolischen Krisen versterben unbehandelt ca. 20% der betroffenen Kinder, bei weiteren ca. 20% kommt es in der Folge zu neurologischen Residualschäden.

Screening

Das Screening auf MCADD erfolgt durch die Bestimmung von Acylcarnitinen mittels Tandem-Massenspektrometrie. Erhöhte Konzentrationen von mittelkettigen Acylcarnitinen einschließlich Hexanoyl-(C6-)Carnitin, Octanoyl-(C8-)Carnitin, Decanoyl-(C10-)Carnitin, Decenoyl-(C10:1-)Carnitin sowie verschiedener Ratios gelten als diagnostische Parameter für MCADD. Bei auffälligem Befund im Neugeborenenscreening fordert das Labor eine Kontrollkarte an. Bei Bestätigung der pathologischen Befunde kann die Diagnose als gesichert gelten. Die betroffenen Kinder sollten daraufhin umgehend in einem pädiatrischen Stoffwechselzentrum vorgestellt werden. Dort erfolgt neben weiteren metabolischen Analysen und einer molekulargenetischen Konfirmationsdiagnostik eine Beratung und Schulung der Eltern. Bei ca. 50% der Fälle wird die Mutation c.985A>G (p.K329E) homozygot gefunden. Diese geht mit einem besonders hohen Risiko für metabolische Krisen einher. Andere, seltenere Mutationen führen möglicherweise weniger häufig zu metabolischen Krisen.

Therapie und deren Wirksamkeit

Die Therapie besteht in Maßnahmen zur Vermeidung von metabolischen Krisen. Längere Nüchternperioden müssen vermieden werden:

- Beim Säugling im ersten Lebenshalbjahr sollten Nahrungspausen maximal 4 Stunden, im zweiten Lebenshalbjahr 6 Stunden und beim Kleinkind bis 4 Jahre maximal 8 Stunden betragen; ab dem Alter von 4 Jahren sowie beim Schulkind und Jugendlichen sollten 10 Stunden nicht überschritten werden.
- Bei Infekten ist bei beginnender Symptomatik zweistündlich die Zufuhr eines glukosehaltigen Getränks (Maltodextrin) nötig, welches zu Hause begonnen werden kann (◘ Tab. 5.7). Ist dies nicht möglich (z. B. aufgrund von rezidivierendem Erbrechen, Diarrhö oder zunehmender Lethargie), ist in jedem Fall eine sofortige stationäre Aufnahme und intravenöse anabolisierende Behandlung einzuleiten.

◘ **Tab. 5.7.** Empfehlungen zur oralen Kohlenhydratzufuhr bei beginnenden Infekten

Lebensalter [Jahre]	Maltodextrinlösung[a]	kcal/ 100 ml	Tagesmenge
0–1	10%	40	Mindestens 150 ml/kg KG
1–2	15%	60	120 ml/kg KG
2–6	20%	80	1200–1500 ml
6–10	20%	80	1500–2000 ml
>10	25%	100	2000 ml

[a] 10% = 10 g Maltodextrin in 100 ml Flüssigkeit auflösen.

❶ Bei der Durchführung der Therapie des MCADD ist die Rolle der Eltern entscheidend: diese müssen lernen, dass ihr scheinbar gesundes Kind gefährdet ist. Essenziell ist daher eine eingehende Schulung der Eltern. Die betroffenen Kinder sollten immer einen Notfallausweis mit allen wesentlichen Informationen zur Diagnose und zum genauen Vorgehen bei Krankheiten oder Operationen bei sich tragen, der den betreuenden Ärzten in diesen Fällen unbedingt vorgelegt werden muss.

Ziel der Maßnahmen ist die Vermeidung von metabolischen Krisen. Gelingt dies, und – wenn nicht – woran liegt dies? Dieser Frage wurde in einer Langzeitstudie (Nennstiel-Ratzel 2005) von im Screening erkannten MCADD-Fällen in Bayern nachgegangen. Hierbei wurden im Screening identifizierte Kinder mit der homozygoten c.985A>G-(p.K329E-) Mutation mit einer retrospektiven Kohorte von nicht im Screening entdeckten Kindern mit der gleichen Mutation verglichen. Untersucht wurde, wie lange die Kinder in beiden Kohorten frei von metabolischen Krisen blieben. Während in der ungescreenten, unbehandelten Gruppe 60% der betroffenen Kinder bis zum Alter von 5 Jahren bereits mindestens eine metabolische Krise hatten, waren dies in der gescreenten Kohorte nur 3 Kinder (10%). Zwei dieser Kinder verstarben im Alter von 10 Monaten im Rahmen von Infekten, wobei ein Kind an einem MCADD sowie auch an einem AGS litt. In beiden Fällen konnte die Krise nicht verhindert werden: In einem Fall nahm der herbeigerufene Notdienstarzt den vorgelegten Notfallausweis nicht zur Kenntnis und verordnete eine Teepause, im anderen Fall (AGS und MCADD) führten tragische Umstände dazu, dass nicht rechtzeitig reagiert wurde. Beim dritten Fall wurde das Kind rechtzeitig stationär aufgenommen und richtig behandelt. Es überlebte die Krise ohne Schaden.

Hinweise für die Praxis

Neugeborene mit Verdacht auf MCAD-Defekt sollten unmittelbar nach Stellung der Verdachtsdiagnose in einem Stoffwechselzentrum vorgestellt werden.

> Bei der Hausärztlichen Betreuung ist es wichtig,
> - den Kenntnisstand der Eltern zur Therapie des MCAD-Defektes und Greifbarkeit des Notfallpasses beim Kind zu überprüfen (keine Aufbewahrung im Ordner);
> - bei drohenden/manifesten Krisen die empfohlene Therapie zu veranlassen und die betreffenden Kinder gegebenenfalls rechtzeitig zur Durchführung der intravenösen Glukoseinfusion einzuweisen;
> - die Eltern in ihrer Kompetenz zu stärken und so eine Übertherapie des Kindes durch Unsicherheit der Eltern zu vermeiden.
> - Das Risiko für metabolische Krisen bei MCAD-Defekt besteht lebenslang; Diäten, Alkohol- und Drogenexzesse bei Jugendlichen mit MCAD-Defekt können tödlich enden.

Literatur

Dixon MH, Leonard JV (1992) Intercurrent illness in inborn errors in intermediary metabolism. Arch Dis Child 67: 1387–1391

Mayell SJ, Edwards L, Reynolds FE, Chakrapani AB (2007) Late presentation of medium chain acyl-CoA dehydrogenase deficiency. J Inherit Metab Dis 30: 104

Knerr I, Nennstiel-Ratzel U, Röschinger W, Maier E, Baumkötter J, Kries R von (2005) Medium-Chain-Acyl-CoA-Dehydrogenase-Mangel: Eine klinisch bedeutsame Stoffwechselstörung. Dtsch Ärztebl 102: A2565–A2569

Nennstiel-Ratzel U, Arenz S, Maier E et al. (2005) Reduced incidence of severe metabolic crisis or death in children with medium chain acyl-CoA dehydrogenase deficiency homozygous for c.985A>G identified by neonatal screening. Mol Genet Metab 85: 157–159

Hoffmann G, Kries R von, Klose D et al. (2004) Frequencies of inherited organic acidurias and disorders of mitochondrial fatty acid transport and oxidation in Germany. Eur J Pediatr. 163: 76–80

Wilhelm GW (2006) Sudden death in a young woman from medium chain acyl-coenzyme A dehydrogenase (MCAD) deficiency. J Emerg Med 30: 291–294

Angeborene Hörstörungen[6]

Krankheitsbild und quantitative Bedeutung

Für die natürliche Sprachentwicklung eines Kindes ist ein ausreichendes Hörvermögen unbedingte Voraussetzung. Bilaterale angeborene Hörstörungen mit einem Hördefizit ≥35 dB auf dem besseren Ohr sind relativ häufig. Ihre Prävalenz in Deutschland liegt nach Schätzungen des Deutschen Zentralregisters für kindliche Hörstörungen bei ca. 1,2:1.000 Neugeborene. Selbst eine mittel- und hochgrade Schwerhörigkeit mit beidseitigem Hörverlust >60 dB wird bei alleiniger klinischer Untersuchung meist erst im 2. Lebensjahr oder später entdeckt. Häufig ist eine fehlende/unzureichende Sprachentwicklung das zur Diagnose führende Leitsymptom. Erfolgt die Anpassung eines Hörgeräts/Cochlea-Implantats erst nach dem 9. Lebensmonat, ist mit bleibenden Defiziten der Sprachentwicklung rechnen.

Screening

Die relativ hohe Prävalenz von angeborenen Hörstörungen sowie deren schwerwiegenden Konsequenzen, wenn sie nicht frühzeitig entdeckt bzw. behandelt werden, rechtfertigen die Einführung eines Hörscreenings. Der Grund für die Durchführung des Screenings in der Neugeborenenperiode ist im Wesentlichen die Logistik – relativ einfache Erreichbarkeit fast aller Neugeborenen – und das Streben nach einem möglichst frühen Diagnosetermin. Ein alleiniges Risikogruppenscreening wäre zwar kostengünstiger, würde aber nur rund 50% der Fälle entdecken. Ziel des Hörscreenings ist die Frühdiagnostik von

---

6 Wir danken Herrn Dr. Andreas Nickisch, Kinderzentrum München, für hilfreiche Kommentare zu diesem Beitrag.

beidseitigen Hörstörungen mit einem Hörverlust von 35 dB oder mehr.

Die Kinder-Richtlinien des Gemeinsamen Bundesausschusses (2008) fordern die Untersuchung beider Ohren bis zum 3. Lebenstag und empfehlen dafür folgende **Methoden**:

Transitorisch evozierte otoakustische Emissionen (TEOAE)

Über eine Sonde im Gehörgang werden Geräusche abgegeben, die zu den äußeren Haarzellen der Cochlea fortgeleitet werden. Sind diese intakt, so werden akustische Antwortsignale ins Außenohr zurückgeleitet, welche in ihrer Stärke wiederum von der Sonde gemessen werden. Ein schwaches oder fehlendes Signal kann also eine gestörte Schallaufnahme im Innenohr anzeigen.

Hiermit können Hörstörungen, die durch Verlegung des äußeren Gehörgangs entstehen, Mittelohrerkrankungen sowie Störungen an den äußeren Haarzellen detektiert werden. Besonders Hörverluste im Bereich zwischen 2 und 4 kHz werden von dieser Methode gut erkannt. Nicht erfasst werden mit dieser Methode Fehlfunktionen der inneren Haarzellen, des Hörnervs oder der zentralen Hörbahn im Hirnstamm.

Vorteilhaft ist die einfache und schnelle Durchführung der Messung. Sie ist nichtinvasiv und benötigt keine spezielle Vorbereitung des Patienten. Die TEOAE können sowohl bei termingerecht Geborenen wie auch bei Frühgeborenen eingesetzt werden. Die automatische Technologie verhindert eine Einflussnahme des Untersuchers und erlaubt gleichzeitig eine Durchführung der Untersuchung durch nichtprofessionelles Personal.

Die Sensitivität bezogen auf alle screeningrelevanten schweren Hörstörungen liegt über 90%, die Spezifität in Abhängigkeit vom Lebensalter bei ca. 95%.

Bei unruhigem Kind, Hintergrundgeräuschen oder Flüssigkeit im Außenohr des Kindes (besonders am ersten Lebenstag, weniger ab dem 3. Lebenstag) können falsch-positive Befunde entstehen. Deshalb wird die Untersuchung oft im Schlaf und unter möglichst ruhigen Bedingungen durchgeführt.

Automatisierte Hirnstammaudiometrie (AABR)

Über eine Sonde oder einen Kopfhörer werden in der Regel Klicks mit 35 dB an das Ohr abgegeben. Wird das Innenohr hierdurch erregt, führt dies im Innenohr und im Verlauf der Hörbahn zur Entstehung elektrischer Impulse, die wiederum über Elektroden an der Kopfhaut des Neugeborenen abgeleitet werden können. Bei der AABR wird überprüft, ob sich Reizantworten auf Klickstimuli von 35 dB nachweisen lassen oder nicht.

Geeignet ist die AABR, um Hörstörungen aufgrund von Beeinträchtigungen des äußeren Ohres, des Mittelohres, des Innenohres, des Hörnervs und des Hirnstammes nichtinvasiv zu identifizieren. Dadurch können im Gegensatz zu TEOAE auch sensorineurale Hörstörungen, die durch Fehlfunktionen der inneren Haarzellen, des Hörnervs oder der zentralen Hörbahn im Hirnstamm verursacht sind, erkannt werden. Die automatisierte Hirnstammaudiometrie kann auch von nichtprofessionellem Personal durchgeführt werden. Durch eine verglichen mit TEOAE höhere Spezifität kann die Rate der falsch-positiven Befunde reduziert werden.

Die Testzeit ist länger als bei den TEOAE, da bei dieser Messung Elektroden angelegt werden müssen. Es existieren aber auch Headsets, bei denen die Elektroden am Kopfhörer fest angebracht sind und kein Aufkleben erforderlich ist.

Richtlinien zur Durchführung des Neugeborenen-Hörscreenings

Alle Kinder haben Anspruch auf ein Hörscreening. Die Eltern werden hierüber informiert. Sie können die Teilnahme ihres Kindes mit schriftlicher Ablehnung verweigern.

- Die Erstuntersuchung – in der Regel innerhalb der ersten 3 Lebenstage – kann bei gesunden Neugeborenen mit TEOAE oder AABR erfolgen. Bei Kindern mit erhöhtem Risiko, typischerweise den in die Kinderklinik verlegten und frühgeborenen Kindern, muss das Screening mit AABR durchgeführt werden, da bei diesen Kindern das Risiko für sensorineurale Hörstörungen erhöht ist.
- Bei auffälligem Testergebnis sollte möglichst am selben Tag, spätestens aber bis zur U2 eine Kontroll-AABR durchgeführt werden.

- Bei einem auffälligen Befund in der Kontroll-AABR muss eine umfassende pädaudiologische Konfirmationsdiagnostik bis zur 12. Lebenswoche erfolgen.
- Befunde der Erstdiagnostik, etwaige Kontrollbefunde und die Ergebnisse der Konfirmationsdiagnostik müssen im gelben Heft dokumentiert werden.
- Die Diagnose angeborener Hörstörungen soll bis zum 3. Lebensmonat gesichert, die Anpassung von Hörgeräten bis zum 6. Lebensmonat erreicht werden.

Wirksamkeit des Hörscreenings

Ein früher Diagnosezeitpunkt ist eine notwendige, aber nicht hinreichende Voraussetzung für eine normale Sprachentwicklung und Lebenspartizipation trotz erheblichem, beidseitigem Hörverlust. Von entscheidender Bedeutung hierfür ist neben der optimalen Anpassung der Hörgeräte bzw. der gegebenenfalls rechtzeitigen Entscheidung im Hinblick auf eine Cochlea-Implantation eine optimale Förderung der betroffenen Kinder. In vielen Studien waren neben der Schwere der angeborenen Hörstörung auch soziale Faktoren wie Bildungsstand der Mutter wichtige Determinanten der Sprachentwicklung. Da der Bildungsstand der Mutter an sich kaum diese Zusammenhänge erklären kann, ist dieser als »Surrogat-Marker« der Förderung des Kindes zu sehen. Institutionelle Therapieangebote sind wichtig – mindestens ebenso wichtig ist die Anleitung und Motivation der Eltern.

Eine 2006 im *New England Journal of Medicine* veröffentlichte Untersuchung bei 7-jährigen Kindern zeigte, dass bei Diagnose vor dem 9. Lebensmonat die Sprachentwicklung günstiger war als bei späterem Diagnosezeitpunkt (Kennedy et al. 2006). Dies betraf sowohl das passive Sprachverständnis (rezeptive »language«) als auch die Fähigkeit sich mitzuteilen, wobei die Mitteilung auch durch Geste erfolgen konnte. Keine signifikante Verbesserung wurde hinsichtlich des Sprechens (»speech«) im engeren Sinne beobachtet. Es erscheint möglich, dass bei noch früherem Diagnosezeitpunkt die Ergebnisse günstiger werden. Entscheidend ist hierfür aber auch eine optimale Betreuung der erkrankten Kinder.

Therapie

Sobald die Art und das Ausmaß der Hörminderung bekannt sind, sollte im Falle einer spracherwerbsrelevanten beidseitigen peripheren Schallempfindungsschwerhörigkeit umgehend durch den Facharzt für Phoniatrie und Pädaudiologie (FPP) eine Hörgeräteversorgung eingeleitet werden. Die Hörgeräteversorgung erfolgt als vergleichende Hörgeräteanpassung entweder durch den FPP selbst oder durch niedergelassene Pädakustiker, d. h. Hörgeräteakustiker mit spezieller Ausbildung in kindlichen Hörgeräteversorgungen, und nimmt mehrere Wochen bis Monate in Anspruch. Der Anpassungserfolg der Geräte muss wiederum engmaschig durch den FPP überprüft werden, bis die Zielerwartungswerte erreicht sind, die Erstversorgungsphase abgeschlossen und verordnet werden können. Im Anschluss daran erfolgen beim FPP Kontrollen des Hörvermögens, der Hörgeräteversorgung und der Sprachentwicklung regelmäßig über das gesamte Kindesalter. Parallel zur Hörgeräteversorgung werden bereits zum Zeitpunkt der Diagnosestellung regelmäßige Hör-Sprach-Frühfördermaßnahmen eingeleitet, meist über die an Förderzentren mit Schwerpunkt Hören angeschlossenen pädagogisch-audiologischen Beratungsstellen sowie ggf. bei Sprachentwicklungsstörungen eine logopädische Behandlung. Bei sehr ausgeprägten Hörverlusten und mangelndem Erfolg der Hörgeräteversorgung kann evtl. auch eine Cochlea-Implantation in Erwägung gezogen werden.

Angeborene, beidseitige Schallleitungsschwerhörigkeiten, die zunächst nicht operativ versorgt werden können, werden ebenfalls unmittelbar nach der Diagnosestellung mit Hörgeräten versorgt.

Zusätzlich muss betont werden, dass Hörgeräteversorgungen auch bei einseitigen permanenten Hörstörungen und ebenfalls bei Hörstörungen mit Hörverlusten zwischen 20–35 dB sinnvoll erscheinen, jedoch nicht im frühen Säuglingsalter, sondern erst gegen Ende des ersten Lebensjahres.

Hinweise für die Praxis

- Das Neugeborenenscreening erfasst im günstigsten Fall alle angeborenen sprachrelevanten Hörstörungen. Noch einmal etwa halb so viele Kinder werden im Laufe der Kindheit diese Störung jedoch erst entwickeln (Fortnum et al. 2001). Deshalb müssen **in jedem Lebensalter Hinweise der Eltern auf Hörstörungen ernstgenommen** werden.
- Nach den Richtlinien sollte der Anteil der Kinder, die wegen Verdacht auf Hörstörungen zur pädaudiologischen Konfirmationsdiagnostik geschickt werden müssen (Recall-Rate), unter 4% liegen. Das bayerische Hörscreeningmodell hat gezeigt, dass Recall-Raten von 0,4% bei beidseitigem und von 1,6% bei mindestens einseitigem Verdacht auf relevante Hörstörungen erreichbar sind. Bei 0,4% Recall wird etwa jedes vierte auffällige Kind tatsächlich eine Hörstörung haben, bei 2% etwa jedes 20. Kind, bei 4% jedes 40. Kind. Auch wenn bereits bei 39 und mehr der im Screening auffälligen Kinder in Ihrer Praxis die Verdachtsdiagnose bei der Konfirmationsdiagnostik nicht bestätigt werden konnte, spricht das nicht gegen die Validität der Screeninguntersuchung: **alle auffälligen Befunde müssen abgeklärt werden**.
- Die Tatsache, dass die meisten im Hörscreening auffälligen Kinder gesund sind, führt dazu, dass die Eltern nicht immer mit dem nötigen Nachdruck zur Wahrnehmung der Konfirmationsdiagnostik ermuntert werden. Selbst in dem bayerischen Modellprojekt mit einer Recall-Rate von nur 0,4% hatten innerhalb der ersten 12 Lebenswochen nur ca. 50% der Kinder die Konfirmationsdiagnostik wahrgenommen. Die übrigen Kinder wurden durch ein Erinnerungsprogramm (Tracking) des öffentlichen Gesundheitsdienstes solange an die Konfirmationsdiagnostik erinnert, bis diese wahrgenommen wurde. Von 15 im Programm identifizierten Fällen wurden 8 nur durch das Tracking identifiziert. In Bundesländern ohne solche etablierten Tracking-Strukturen liegt die Verantwortung für die Wahrnehmung der Konfirmationsdiagnostik ausschließlich in der Verantwortung des Arztes, der die U3 durchführt. **Sicherstellung der Nachuntersuchung** aller im Hörscreening auffälligen Kinder ist der Schlüssel für eine erfolgreiche Früherkennung angeborener Hörstörungen.
- **Schwerhörige Eltern** haben häufig wieder Kinder mit Hörstörungen, da angeborene Hörstörungen erblich sein können. Manche dieser Eltern erleben ihre Hördefizite als »normal« und sind deshalb wenig motiviert, ihren Kindern eine Frühdiagnose und Therapie zu ermöglichen. In diesen Familien ist der betreuende Kinderarzt besonders gefordert, bei im Screening auffälligen Kindern – diese haben dann auch ein hohes Risiko tatsächlich erkrankt zu sein – den Weg zur Konfirmationsdiagnose zu bahnen.
- Die Eltern der betroffenen Kinder brauchen Hilfe beim Finden kompetenter Frühförderstellen und Beratung und Unterstützung, um ihrem Kind adäquate sprachliche Anregung geben zu können.

Literatur

Fortnum H, Summerfield A, Marshall D, Davis A, Bamford J (2001) Prevalence of permanent childhood hearing impairment in the United Kingdom and implications for universal neonatal hearing screening: Questionnaire based ascertainment study. BMJ 23: 536–540

Gemeinsamer Bundesausschuss (2008) Beschluss über eine Änderung der Kinder-Richtlinien: Einführung eines Neugeborenen-Hörscreenings. http://www.g-ba.de/informationen/richtlinien/quellennachweis/681/. Gesehen 30 Mar 2009

Hayes D (2003) Screening methods: Current status. Ment Retard Dev Disabil Res Rev 9: 65–72

Interdisziplinäre Konsensuskonferenz für das Neugeborenen-Hörscreening (2004) Universelles Hörscreening bei Neugeborenen: Empfehlungen zur Organisation und Durchführung des universellen Neugeborenen-Screenings auf angeborene Hörstörungen in Deutschland. HNO 52: 1020–1027

IQWiG (2007) Früherkennungsuntersuchung von Hörstörungen bei Neugeborenen. Abschlussbericht S05-01. Institut für Qualität und Wirtschaftlichkeit im Gesundheitswesen (IQWiG), Köln

Kennedy C, McCann D, Campbell M et al. (2006) Language ability after early detection of permanent childhood hearing impairment. N Engl J Med 354: 2131–2141

Thompson D, McPhillips H, Davis R, Lieu T, Homer C, Helfanf M (2001) Universal newborn hearing screening: Summary of evidence. JAMA 286: 2000–2010

Hüftdysplasie/-luxation

Krankheitsbild und quantitative Bedeutung

Die angeborene Hüftluxation (»congenital dislocation of the hip«) ist wahrscheinlich die häufigste angeborene Skelettfehlentwicklung. Zu berücksichtigen ist allerdings, dass die Luxation in der Regel gerade nicht angeboren ist, wohl aber die Disposition hierzu, die angeborene Dysplasie. Diese ist ungleich häufiger als die tatsächlich manifeste Luxation, für die Inzidenzen zwischen 0,8 und 1,6 pro 1000 angegeben wurden. Die Dysplasie ist eine Fehlbildung der Hüfte, die auf eine Entwicklungsstörung der Hüftgelenkpfanne in der Fetalperiode zurück geht. Der Gelenkkopf des Oberschenkelknochens findet keinen ausreichenden Halt in der Gelenkpfanne des Beckenknochens und gleitet durch den Muskelzug aus der Pfanne hinaus.

Die genauen Ursachen der Hüftdysplasie sind nicht bekannt. Es gibt jedoch Risikofaktoren, die auf die Entstehung einer Hüftgelenkdysplasie begünstigend wirken. Diese sind:

- Geburt aus Beckenendlage,
- weibliches Geschlecht (6-mal häufiger betroffen als männliches),
- Stellungsanomalien besonders im Bereich Füße, aber auch der Wirbelsäule und der Beine,
- beengende Verhältnisse im Mutterleib, z. B. Mehrlingsschwangerschaften,
- Genetik (familiäre Häufung beschrieben).

Klinisches Bild und Langzeitfolgen einer unbehandelten Luxation resultieren daraus, dass der Femurkopf nicht in seiner physiologischen Pfanne ruht. Hieraus resultieren eine Deformierung des Schenkelhalses sowie das Trendelenburg-Hinken, im Volksmund »Watschelgang« genannt. Die langfristigen Folgen sind Hüftarthrose unterschiedlichen Schweregrades bis zur Notwendigkeit der Endoprothesenimplantation und mitunter Invalidität im Erwachsenenalter. Diese Spätfolgen können z. T. auch durch orthopädische Eingriffe bei manifester Luxation verhindert werden, jedoch um den Preis einer invasiven Behandlung. Auch sind die Langzeitergebnisse dieser Eingriffe nicht so gut wie bei natürlicher Nachreifung der Hüftpfanne, die meist bei Frühbehandlung erreicht werden kann. Somit besteht kein Zweifel, dass die Hüftdysplasie eine screeningwürdige Erkrankung ist.

Wirksamkeit des Screenings

Ein klinisches Screening auf Hüftdysplasie nach Ortolani ist in Deutschland seit 1973 empfohlen und stellt in vielen Ländern auch derzeit noch die einzige empfohlene Screeningmaßnahme für angeborene Hüftdysplasie dar, obwohl die Effektivität dieser Screeningmaßnahme häufig in Frage gestellt bzw. als unzureichend eingeschätzt wurde. Während in Österreich und Deutschland ein generelles Ultraschallscreening rasch Akzeptanz fand, wird dies in vielen, insbesondere angloamerikanischen Ländern, noch immer als generelles Screening abgelehnt. Als Begründung wird u. a. in dem 2006 erschienenen systematischen Review für die US-Preventive Task Force (Shipman et al. 2006) der fehlende Nachweis der Effektivität in randomisierten Studien angegeben. Dass dieser Nachweis fehlt, ist nicht verwunderlich, handelt es sich doch bei der therapiebedürftigen Hüftluxation mit ca. einem Fall pro 1000 Geburten um eine relativ seltene Erkrankung. Selbst unter der Annahme starker Effekte – Abnahme der Rate operativer Eingriffe bei Hüftluxation auf ein Viertel – wären Studien mit mehr als 40.000 Teilnehmern nötig, um solche Effekte mit einer Wahrscheinlichkeit von mindestens 80% nachweisen zu können. Insbesondere aus Kostengründen wird es randomisierte Studien zur Wirksamkeit des Ultrschallscreenings auf Hüftdysplasie wahrscheinlich nie geben.

In Beobachtungsstudien wurde häufig als Falldefinition für »angeborene Hüftluxation« die »Häufigkeit operativer Maßnahmen wegen Hüftluxation« verwendet. Leider wurde in Deutschland versäumt, die so definierte Inzidenz der Hüftluxation vor der Einführung des Ultraschallscreenings in standardisierter Weise zu erfassen. Immerhin jedoch wurde diese Inzidenz unter laufendem Screeningprogramm erfasst, so dass ein Vergleich mit historischen Daten ohne Ultraschallscreeningprogramm in anderen Ländern möglich wurde (Ihme et al. 2008; von Kries et al. 2003). Diese Daten zeigen, dass unter laufendem Hüftscreeningprogramm die Rate der operativen Maßnahmen deutlich niedriger als in anderen Ländern ohne Ultraschallscreening liegt: sie betrug etwa ein Viertel der Rate in Vergleichspopulationen. Auch wenn solche Daten den definitiven Beweis der Wirksamkeit des Ultraschallscreeningprogramms nicht erbringen können, geben sie doch starken Anhalt für die Wirksamkeit des Programms in Deutschland.

Darüber hinaus zeigten diese Daten, dass selbst bei Frühdiagnose der Hüftdysplasie mittels Ultraschall operative Maßnahmen wegen Hüftluxation nicht immer verhindert werden können. Dies betrifft etwa jedes 10.000. Neugeborene. Dies ist zwar unzweifelhaft besser als ca. 10 Fälle pro 10.000 Neugeborene, wie dies in der Ära vor der Einführung des Ultraschallscreenings der Fall war, aber impliziert eben nicht den 100%igen Erfolg eines solchen Screeningprogramms.

Auch in Deutschland sind jedoch nicht alle relevanten Fragen im Zusammenhang mit dem Ultraschallscreening geklärt:
- Wie hoch ist die Rate der Behandlungen?
- Wie hoch ist die Komplikationsrate bei den früh behandelten Kindern? Hierbei ist insbesondere die Femurkopfnekrose von Bedeutung.
- Ist das Programm kosteneffektiv?

Zur **Durchführung des Ultraschallscreenings** gibt es detaillierte Vorgaben hinsichtlich der Durchführung der Ultraschalluntersuchung, die in den entsprechenden Lehrbüchern nachzulesen sind. Die Ausbildung zur Durchführung des Hüftultraschalls ist in gesonderten Kursen möglich, jedoch nicht vorgeschrieben. Häufig wird die Sonographie der Säuglingshüfte in der klinischen Tätigkeit erlernt, und nicht selten werden dabei Fehler des Ausbildenden weitergegeben. Die typischen Fehler sind neben der unzureichenden Bildqualität meist die fehlerhafte Interpretation und Befundung der Bilder. Der häufigste Fehler entsteht bei der Winkelmessung. Auch wird nicht selten ein luxiertes Hüftgelenk (was nicht jeder Arzt in seiner Ausbildung aufgrund der geringen Inzidenz sieht) als normal befundet, indem die Verknöcherungslinie im Schenkelhals mit der Kontur des Hüftkopfes verwechselt wird. Aber auch das eigentliche Sonogrammbild birgt Fehlerquellen. Wird nicht streng nach den von Graf geforderten Qualitätsmerkmalen und der Standardebene »Unterrand-Schnittebene-Knochen« vorgegangen, werden Fehldiagnosen begünstigt.

Bezüglich der **Bewertung der Ultraschallbefunde** im Zusammenhang mit klinischen Befunden gibt es seit 1996 eine Leitlinie (Altenhofen 1996), deren wesentliche Elemente im Folgenden dargestellt werden.

Eine klinische Untersuchung für alle Kinder im Rahmen der U2 am 3. Lebenstag wird weiterhin gefordert: Instabilitätsuntersuchung nach Ortolani oder Barlow sowie die Untersuchung auf Beinlängenunterschied und Abspreizhemmung in der Hüfte (insbesondere im Seitvergleich). Hier auffällige Befunde sollten sofort sonographisch gesichert bzw. ausgeschlossen werden. Das Vorgehen hierfür bzw. für Kinder mit anamnestischen Risikofaktoren ist in ◻ Tab. 5.8 dargestellt.

Alle übrigen Kinder erhalten die Ultraschalluntersuchung bei der U3 (4.–6. Lebenswoche). Das Vorgehen hierfür ist in ◻ Tab. 5.9 dargestellt.

Die (Ab-)Spreizbehandlung erfolgt in der Regel mit einer Spreizschiene oder -orthese, in weniger Fällen auch mit einem Sitzhockgips (Fettweis-Gips). Es gibt eine vielfältige Anzahl dieser Orthesen auf dem Markt, wobei allen jedoch gemeinsam ist, dass die Hüfte in einer Beugung von ca. 100° und mittiger Abduktion gehalten wird. Einige wenige sind auch zur Reposition eines Hüftgelenkes geeignet, wie z. B. die Pavlik-Bandage. Alle Schienen sollten unbedingt individuell vom Arzt angepasst und ihre Handhabung den Eltern ausführlich erklärt werden, da sonst ein Therapieerfolg unwahrscheinlich wird.

Sollte eine Spreiztherapie mit Schiene nicht zum Erfolg führen bzw. das Gelenk im Falle einer Luxation irreponibel sein, sind weitere Maßnahmen nötig. Vorweg hilft neurophysiologische Krankengymnastik nach Vojta, das Gelenk zu lockern, oder sonst auch eine mehrwöchige Extensionsbehandlung, die den Hüftkopf schonend zurück in die Pfanne zieht, die jedoch von Eltern eine enorme Compliance erfordert. Sind diese Maßnahmen nicht erfolgreich, ist eine Operation unumgänglich. Dabei wird der Hüftkopf offen eingestellt, bei älteren Kindern ggf. auch in Kombination mit einer Umstellungsoperation an Becken und oberen Ober-

☐ Tab. 5.8. Vorgehen im Neugeborenenalter unter Berücksichtigung des anamnestischen, klinischen und sonographischen Befundes

Instabilität und/oder Abspreizhemmung	Sonographie (α-Winkel) [Grad]	Entspricht derzeit Hüfttyp nach Graf[a]	Diagnostische/ therapeutische Konsequenzen
+/–[c]	<51	IIc/g; D; IIIa/b; IV	Spreizbehandlung[b]; Sonokontrolle U3
–	51–56	IIa	Sonokontrolle U3
+	>56	IIa	Breit wickeln; Sonokontrolle U3
+/–[c]	>56	Ia/b; IIa	Sonokontrolle U3

[a] Die Abweichungen gegenüber den bei Graf (1993) genannten Winkelgrenzen ergeben sich aufgrund anderer statistischer Berechnungsmethoden.
[b] Unter »Spreizbehandlung« sind die dem Einzelfall angepassten therapeutischen Maßnahmen zu verstehen.
[c] Das Vorhandensein einer Instabilität und/oder Abspreizhemmung hat keinen Einfluss auf die diagnostischen/therapeutischen Konsequenzen.

☐ Tab. 5.9. Vorgehen bei der U3 unter Berücksichtigung des anamnestischen, klinischen und sonographischen Befundes

Instabilität	Abspreizhemmung	Sonographie (α-Winkel) [Grad]	Entspricht derzeit Hüfttyp nach Graf[a]	Diagnostische/ therapeutische Konsequenzen
+/–[c]	+/–[c]	<51	IIc/g; D; IIIa/b; IV	Spreizbehandlung[b]
+/–[c]	+/–[c]	51–56	IIa	Breit wickeln; Sonokontrolle nach 4 Wochen
–	–	>56	Ia/b; IIa	Keine
–	+	>56	Ia/b; IIa	Sonokontrolle nach 4 Wochen

[a] Die Abweichungen gegenüber den bei Graf (1993) genannten Winkelgrenzen ergeben sich aufgrund anderer statistischer Berechnungsmethoden.
[b] Unter »Spreizbehandlung« sind die dem Einzelfall angepassten therapeutischen Maßnahmen zu verstehen.
[c] Das Vorhandensein einer Instabilität und/oder Abspreizhemmung hat keinen Einfluss auf die diagnostischen Konsequenzen.

schenkelknochen. Nachfolgend ist eine Gipsbehandlung notwendig, damit die Hüfte zentriert bleibt. Auch Restdysplasien werden nach dem ersten Lebensjahr operativ durch Umstellungsoperationen therapiert. Insgesamt lässt sich die Hüftdysplasie so erfolgreich behandeln, sofern sie früh erkannt wird. Es ist jedoch wichtig zu wissen, dass eine einmal dysplastische Hüfte trotz früher Ausheilung und Nachreifung sich im Laufe des Wachstums (insbesondere zu Zeiten schnellen Wachstums) wieder verschlechtern kann, so dass eine Röntgenkontrolle vor Einschulung und vor der Pubertät unbedingt zu empfehlen ist.

Hinweise für die Praxis
Bei der Studie zur Häufigkeit operativer Maßnahmen bei Hüftluxation (von Kries et al. 2003) ergaben sich weitere Hinweise für praktische Möglichkeiten zur Verbesserung des Screeningprogramms: 13% der Fälle hatten ein Ultraschallscreening erhalten, das offenbar als normal befundet worden war, 14% der Kinder waren verspätet, d. h. nach der 6. Lebenswoche, gescreent worden, und 18% der Fälle waren gar nicht gescreent worden.

- Das Screening sollte frühzeitig, unbedingt aber vor der vollendeten 6. Lebenswoche durchgeführt werden.
- Die Durchführung des Ultraschallscreenings muss entsprechend qualitätsgesichert erfolgen.
- Allen Kindern soll das Ultraschallscreening der Hüfte angeboten werden.

Literatur

Ärzte Zeitung (2007) Große Defizite bei Sonographie der Säuglingshüfte, KV Westfalen-Lippe leitet Schulungsoffensive ein. Ärzte Zeitung 30.07.2007

Altenhofen L (1996) Leitlinie für das hüftsonographische Screening im Rahmen des Programms »Krankheitsfrüherkennung im Kindesalter«, Leitlinie Konsensusstatement. Dtsch Ärztebl 93: 57–60

Graf R (2000) Sonographie der Säuglingshüfte und therapeutische Konsequenzen (5. Aufl.). Thieme, Stuttgart

Graf R, Tschauner C, Klapsch W (1993) Progress in prevention of late developmental dislocation of the hip by sonographic newborn hip »screening«: Results of a comparative follow-up study. J Pediatr Orthopaedics (B)2: 115–121

Ihme N, Altenhofen L, Kries R von, Niethard FU (2008) Sonographisches Hüftscreening in Deutschland: Ergebnisse und Vergleich mit anderen Screeningverfahren. Orthopäde 37: 541–549

Kries R von, Ihme N, Oberle D, Lorani A, Stark R, Altenhofen L, Niethard FU (2003) Effect of ultrasound screening on the rate of first operative procedures for developmental hip dysplasia in Germany. Lancet 362: 1883–1887

Leck I (1986) Epidemiological assessment of neonatal screening for dislocation of the hip. J R Coll Phys 20: 56–62

Shipman SA, Helfand M, Moyer VA, Yawn BP (2006) Screening for developmental dysplasia of the hip: A systematic literature review for the US Preventive Services Task Force. Pediatrics 117: 557–576

5.4 Tertiärprävention und Rehabilitation in der Pädiatrie

Rüdiger Szczepanski

E. M., 13 Jahre, hat ein schweres Asthma bronchiale. Er benötigt neben einer hohen inhalativen Steroiddosis und Singulair auch eine systemische Cortisongabe. Trotz der hoch dosierten Dauertherapie hat er immer wieder asthmatische Beschwerden nachts oder bei

▼

körperlicher Anstrengung. Deswegen hat er häufig in der Schule gefehlt und nimmt nur partiell am Sportunterricht teil. Diese Defizite können trotz intensiver Förderung durch Asthmazentrum, Schule und die gesamte Familie nicht ausreichend kompensiert werden. Um die körperliche Belastbarkeit zu bessern, das Asthma zu stabilisieren und dessen Management zu optimieren, gezielt Schuldefizite zu verringern und auch psychische Folgeprobleme aufzuarbeiten, wird vom Kinderarzt eine Rehabilitation vorgeschlagen.

5.4.1 Rehabilitation und Kuren – Definitionund Grundlagen

Chronische Krankheiten im Kindes- und Jugendalter bewirken oft eine Abnahme der Belastbarkeit durch akute Symptome und Exazerbationen sowie eine Zunahme chronischer Funktions- und Teilhabestörungen. Für eine primäre somatische Besserung sind die Konzepte der kurativen Medizin zielführend und meist auch erfolgreich. Chronische Krankheiten haben darüber hinaus aber auch Auswirkungen auf Körperfunktionen, auf den familiären und sozialen Kontext, daneben auf Aktivitäten und insbesondere auch auf eine altersentsprechende Teilhabe. Die Gesamtheit dieser Aspekte ist laut WHO in die Betreuung und auch in den Begriff Gesundheit mit einzubeziehen.

❗ **Die tertiäre Prävention hat zum Ziel, die vorhandenen Folgen durch die Intervention »Rehabilitation« zu minimieren und Ressourcen zu stärken.**

Rehabilitationsmaßnahmen werden als »Leistung zur Teilhabe« bezeichnet (§ 4, SGB IX), zuständig für die Durchführung von stationären Kinderrehabilitationen (§ 6, SGB IX) sind sowohl die gesetzlichen Krankenkassen (§§ 40, 43 SGB V) als auch die Träger der Rentenversicherungen (§ 31 SGB VI). Die Krankenkassen gewähren gegenwärtig 3- bis 4-wöchige Rehabilitationen, während die Rentenversicherer je nach Indikation meist 4 Wochen – in Ausnahmen auch 6 Wochen – bewilligen. Leistungen für Kinder werden so geplant und gestaltet, dass sie nicht von ihrem sozialen Umfeld getrennt werden und ihre Sorgeberechtigten intensiv in den Rehabilitationsprozess mit einbezogen werden (§ 4 SGB IX).

Definition

Rehabilitation wird somit als stationäre Heilmaßnahme bei manifester Erkrankung definiert. Die **Rehabilitationsbedürftigkeit** bezieht sich auf eine gesundheitlich bedingte drohende und bereits manifeste Beeinträchtigung der Teilhabe, die über die kurative Versorgung hinaus den mehrdimensionalen interdisziplinären Ansatz der medizinischen Rehabilitation erforderlich macht.

Vorsorgemaßnahmen (»Kuren«) sind von Inhalt und Durchführung her abzugrenzen: Sie sind vorbeugende Maßnahmen zur Verhinderung einer Erkrankung (§ 20 SGB V) und unterliegen somit anderen Vorgaben, bedürfen anderer Indikationen und sind **keine** Maßnahme der Tertiärprävention. Kuren sind somit eher der Vorsorge zuzuordnen, die Effekte sind nicht in jedem Falle gesichert (Szczepanski 1985).

Der Rehabilitation werden in aller Regel Kinder und Jugendliche zugewiesen, bei denen eine komplexe Erkrankung vorliegt und, je nach Art der Schädigung, Verlust bereits erworbener Fähigkeiten und Fertigkeiten drohen bzw. bereits eingetreten sind, so dass ein Wiederherstellungsprozess zur Teilhabe indiziert ist. Dieses umfasst neben der Dynamik kindlicher Entwicklungsabläufe auch psychosoziale Kontextfaktoren, da diese in starkem Maße die Adaptation des Kindes an die chronische Gesundheitsstörung beeinflussen. Schädigungen und Funktionsstörungen in Teilaspekten der Gesundheit sowie auch nicht angemessene Teilhabe können sich bei Kindern und Jugendlichen stärker auf die körperliche, geistige, seelische und soziale Entwicklung auswirken als vergleichsweise bei Erwachsenen. Diese konzeptuellen Grundlagen spiegeln sich wider in der ICF (International Classification of Functioning, Disability and Health – deutsche Fassung bezogen auf Kinder und Jugendliche derzeit in Vorbereitung, ► Kap. 2.5.). Die Deutsche Gesellschaft für Pädiatrische Rehabilitation und Prävention hat bereits für einige Indikationen entsprechende Leitlinien entwickelt (2007). In vielen therapeutischen Leitlinien, teils auch im Rahmen der Disease-Management-Programme, wird unmittelbar der Aspekt der Rehabilitation mit aufgegriffen

(z. B. Asthma bronchiale, Neurodermitis, Adipositas, Diabetes mellitus, s. AWMF-Leitlinien und DMP-Rechtsverordnungen: Versorgungslevel 3).

- Rehabilitationsmaßnahmen können verordnet werden, wenn aufgrund der schweren. chronischen Krankheit bereits Einschränkungen in der Teilhabe eingetreten sind.
- Rehabilitationsmaßnahmen erfüllen somit die Merkmale der tertiären Prävention.
- Vorsorgemaßnahmen (Mutter-Vater-Kind-Maßnahmen, häufig »Kur« genannt) erfüllen die Kriterien der primären bzw. sekundären Prävention.

5.4.2 Ziele, Voraussetzungen und Inhalte der Rehabilitation

Ziel der Rehabilitation ist, die krankheitsbedingt drohenden bzw. bereits manifesten **Beeinträchtigungen der Teilhabe** am Leben in der Gesellschaft durch frühzeitige Maßnahmen abzuwenden, zu beseitigen, zu mindern, eine Verschlimmerung zu verhüten oder weitere Folgen zu minimieren (BAR 2008). Dies beinhaltet auch die Verbesserung der Krankheitsbewältigung und des Krankheitsmanagements. Andere Schwerpunkte sind dabei die kontinuierliche Anwendung und das Verfestigen von Fertigkeiten, Management, aber auch soziale Durchsetzungsstrategien bei gleichzeitigem gezieltem Training, um Defizite auszugleichen. Kinder und Jugendliche können in dem »geschützten« Rahmen der Rehabilitation neue Verhaltensmuster erproben und einüben, um sie später im Alltag einsetzen zu können.

Idealerweise erfolgt eine Absprache zwischen zuweisendem Arzt, Familie und Rehabilitationseinrichtung hinsichtlich der zu erreichenden **Ziele**. Diese müssen dann zu Beginn der Rehabilitation hinsichtlich ihrer Realisierbarkeit überprüft und spezifiziert werden. Unter Umständen ist auch eine gezielte somatische vertiefende Diagnostik (z. B. beim Asthma bronchiale Lungenfunktion, Allergietest, bei Neurodermitis Provokation) erforderlich und in den Rehabilitationsplan zu integrieren.

Die persönlichen **Voraussetzungen** sind erfüllt, wenn der Rehabilitand motiviert bzw. motivierbar ist, sich mit dem individuellen Behandlungsziel zu identifizieren, wenn er zudem in der Lage ist, am festgelegten Programm teilzunehmen und bereit ist bzw. befähigt werden kann, konsequent und langfristig sein Gesundheitsverhalten im Sinne einer Risikoverminderung zu ändern oder durch Krankheitsbewältigungsstrategien zu lernen, mit der Krankheit besser zu leben (BAR 2008). Es gibt auch **Kontraindikationen** für eine Rehabilitation: Dazu gehören schwere geistige Behinderung, fehlende Integrationsfähigkeit in eine Gruppe, Komplikationen, die einer akuten stationären Therapie bedürfen, sowie Drogensucht.

Für die **Indikation** zu einer Rehabilitation müssen neben den klinischen Diagnosen folgende Aspekte erfasst sein: Komplikationen, Risiken, Einschränkungen von Körperfunktionen, Aktivitäten und Teilhabe. Letzeres meint im Wesentlichen Einschränkungen in den Bereichen Familienleben, Kindergarten, Schule, Berufsfindung, Sport, Freunde/Peers, Straßenverkehr. Der **Antrag** wird vom behandelnden Kinderarzt gestellt und entweder bei der Gesetzlichen Krankenkasse oder aber beim Rentenversicherungsträger eingereicht.

Für die **Verordnung** über die gesetzlichen Krankenkassen ist Voraussetzung, dass der Vertragsarzt entweder über die Gebietsbezeichnung »Physikalische und rehabilitative Medizin«, »Sozialmedizin« oder »Rehabilitationswesen« verfügt oder an einer 16-stündigen, von der kassenärztlichen Vereinigung und den Spitzenverbänden der Krankenkassen anerkannten Fortbildung teilgenommen oder aber mindestens 20 Rehabilitationsgutachten erstellt hat. Für die Rentenversicherung kann auch ohne solche zusätzliche Qualifikation der Antrag gestellt werden.

5.4.3 Durchführung

Das Therapiekonzept verfolgt einen ganzheitlichen Ansatz, umfasst medizinische, psychologische und pädagogische Maßnahmen. Die medikamentösen Behandlungen orientieren sich an den Leitlinien sowohl der Fachgesellschaften als auch – wenn vorhanden – der Rehabilitationsgesellschaften. Leider zeigt sich, dass Patienten zu Beginn einer Rehabilitation oft nicht entsprechend den aktuellen Behandlungsempfehlungen eingestellt sind und einer verbreiterten Diagnostik und Therapieeinstellung bedürfen. Der Vorteil in der Rehabilitation besteht darin, dass im Alltag der Einrichtung die aktuelle Therapie unmittelbar überprüft und in das Selbstmanagement und die Eigensteuerung des Patienten einbezogen werden kann. Je nach Indikation sind daneben physio- und sporttherapeutische Interventionen und Aspekte der Diät- und Ernährungsberatung zentrale Module, die in der Rehabilitation intensiver einbezogen werden können, als es am Heimatort möglich ist. Insbesondere pädagogische und psychologische Aspekte sind ausgesprochener Schwerpunkt der Rehabilitation: Das Krankheitsmanagement wird durch entsprechende Schulungsmaßnahmen verbessert (▶ Kap. 8.6), wobei Programme und Qualitätsvorgaben analog zu ambulanten Schulungsmaßnahmen gelten. Durch Training des Gelernten im Rehabilitationsalltag, z. B. in Gruppensituationen, können neue situative Strategien erarbeitet, geübt und verfestigt werden. In diesem Zusammenhang sind auch geeignete Maßnahmen zur Förderung der Krankheitsakzeptanz, Förderung der Selbstwahrnehmung und Selbstwirksamkeit wesentliche Elemente – sei es über pädagogische Module oder über gezielte psychologische Einzel-/Gruppenbetreuung. In diesen Zusammenhang gehören auch Entspannungstraining und Stressmanagement.

5.4.4 Verbesserungsbedarf in der stationären und ambulanten Rehabilitation

Für die Absicherung eines langfristigen Rehabilitationserfolges ist eine gute Kooperation mit den ambulant betreuenden Ärzten und Einrichtungen unabdingbar. Optimal ist ein Kontakt vor Antritt der Rehabilitation, so dass Rehabilitationsziele und -plan schon vorstrukturiert werden können. Rehabilitationsdiagnostik, Rehabilitationsplan, Durchführung und Dokumentation des Verlaufs sowie der Ergebnisse unterliegen den entsprechenden Vorgaben des jeweiligen Kostenträgers und müssen zeitnah erstellt sowie dem am Wohnort weiter behandelnden Arzt/Zentrum zur Verfügung gestellt werden. Leider sind häufig die Zeitabstände zwischen Ende der Rehabilitation und der Information für die ambulante Weiterbetreuung zu lang (Thyen 2003). Bei vielen Indikationen (z. B. bei Diabetes mellitus mit der Erprobung der neuen Stoffwechseleinstellung im Alltag oder bei Adipositas mit notwendiger Nachbetreuung über 12–24 Monate) reicht eine 6-wöchige Rehabilitationsmaßnahme nicht aus: Hier bedarf es einer gezielten **Rehabilitationsnachsorge**. Diese ist aber nur marginal vorhanden. Zum einen resultiert das Defizit aus dem Fehlen adäquater ambulanter Strukturen, insbesondere aber fehlt bislang eine gesetzliche Grundlage für ambulante rehabilitative Maßnahmen bei Kindern und Jugendlichen (der Regelungsbedarf ist erkannt, aber die Novellierung des SGB IX seit Langem ausstehend). Kooperative Strukturen zu ambulanten Rehabilitationseinrichtungen sind prinzipiell möglich (Szczepanski et al. 1998; Stachow u. Szczepanski 2001), jedoch gibt es bisher als gesetzliche Grundlage nur den § 43 SGB V. Dieser regelt als »ergänzende Leistungen zur Rehabilitation« die Förderung des Rehabilitationssportes und des Funktionstrainings, der Versicherten ärztlich verordnet werden kann und in Gruppen unter ärztlicher Betreuung ausgeübt wird, sowie die Teilnahme an wirksamen und effizienten Patientenschulungsmaßnahmen für chronisch Kranke.

> **❶** Prinzipiell ist eine Verknüpfung der ambulanten mit stationären Maßnahmen im Sinne einer **Rehabilitationskette** notwendig.
> ▼

> Dazu müssten allerdings die gesetzlichen Rahmenbedingungen ausgeweitet werden.
> Zurzeit sind nur Modellversuche für den kinder- und jugendärztlichen Bereich möglich (Thyen 2003).

Eine **alleinige ambulante Rehabilitation** ist gleichfalls denkbar. In folgenden Situationen könnte sie einer stationären vorgezogen werden:

- Die Rehabilitation sollte innerhalb des unmittelbaren sozialen Kontextes durchgeführt werden.
- Die Verteilung der Maßnahmen über einen längeren Zeitraum ist besser geeignet, um das Rehabilitationsziel zu erreichen.
- Eine unmittelbare Einflussnahme im Rahmen der Rehabilitation auf Kontextfaktoren und deren Veränderungspotenzial (Familie und weiteres soziales Umfeld, Schule, berufsvorbereitende Maßnahmen) ist intensiv notwendig.
- Es besteht eine Rehabilitationsnotwendigkeit beim Patienten, die aber aktuell nicht über eine stationäre Maßnahme erreicht werden kann.

Stationär versus ambulant

Ziele und Qualitätssicherung bei ambulanter und stationärer Rehabilitation unterscheiden sich nicht (BAR 2008). Prinzipielle Vorteile der ambulanten Rehabilitation bestehen darin, dass der Rehabilitationsprozess über einen deutlich größeren Zeitraum gestaltet werden kann, was Lern- und Trainingseffekte unterstützt. Daneben können gezielt Kindergarten, Schule und Ausbildungsstellen und Berufsberatung in den Rehabilitationsprozess mit einbezogen werden. Gleiches gilt für die Möglichkeit des intensiveren Einbezugs der Familien und Peergroups zur Verbesserung der fördernden Kontextfaktoren (insbesondere für den Bereich Patientenschulung und psychosoziale Maßnahmen; Szczepanski et al. 1998; Thyen 2003; Thyen u. Oepen 2008).

Im Gegensatz zur »Kur« gehören zur Rehabilitation spezifische Behandlungskonzepte in spezialisierten Einrichtungen, intensive Gesundheitsbildung in Kursen, Seminaren und in Einzelberatungen, ein interdisziplinäres Rehabilitationsteam, Möglichkeiten zur psychologischen und sozialen Beratung und Betreuung, qualitativ hoch stehende Möglichkeiten für ärztliche diagnostische und therapeutische Maßnahmen und auch spezielle Möglichkeiten zur Verlaufsbeobachtung und qualifizierten sozialmedizinischen Begutachtung.

Einer **stationären** Rehabilitation ist unbedingt dann der Vorzug zu geben, wenn Umwelteinflüsse ausgeschaltet werden sollen (z. B. Allergene, Schadstoffe), eine Herausnahme aus besonders belastenden Situationen notwendig ist und/oder eine Möglichkeit der intensiven Konzentration auf die Krankheitsbewältigung durch die Entlastung von anderen Verpflichtungen notwendig ist. Eine **ambulante** Rehabilitation (sei sie solitär oder im Zusammenhang mit einer Rehabilitationskette) ist dann indiziert, wenn ein größerer Zeitrahmen zum Erreichen der Rehabilitationsziele notwendig ist (z. B. Adipositas), sich ein schwerpunktmäßiger Einbezug des unmittelbaren sozialen Umfeldes (Familie, Peergroup) als wesentlicher unterstützender Kontextfaktor ergibt bzw. wenn nachstationär eine weitere laufende Maßnahme (z. B. über 6–12 Monate) für eine Verstetigung des stationär Erreichten sinnvoll und zielführend ist.

5.4.5 Effektivität und Qualitätssicherung, sozialmedizinische Nachsorge und Case-Management

Die Träger der Rentenversicherungen haben in Zusammenarbeit mit den Krankenkassen für die Kinderrehabilitation qualitätssichernde Maßnahmen eingeführt (BAR 2008). So wurde ein Katalog notwendiger Struktur- und strukturnaher Prozessmerkmale (sog. Basiskriterien) entwickelt und in einer bundesweiten Umfrage erhoben (Petersen 2006; Gemeinsame Richtlinien der Träger der Rentenversicherung nach § 31 Abs. 1 Satz Nr. 4 SGB VI für Kinderheilbehandlungen). Einzelne Aspekte der Prozessqualität werden durch die Verpflichtung zur Dokumentation nach KTL (Klassifikation therapeutischer Leistungen, DRV-Bund 2006) zumindest für die Rentenversicherungen abgedeckt. Leider ist mit diesem Instrument ein qualifiziertes Benchmarking noch nicht möglich. Einzelne Kliniken und Kostenträger führen systematische Befragungen bei ihren Klienten nach Abschluss der Rehabilitation durch. Weitere Instrumente befinden sich noch in der Entwicklung. Darüber hinaus werden Studien initiiert, um die Effektivität der Kinderrehabilitation zu erfassen. Bisherige Studien beschäftigen sich mit der Rehabilitation bei Asthma bronchiale, Neurodermitis, ansatzweise Diabetes mellitus sowie Adipositas (weitere Einzelheiten s. Stachow et al. 2008; Bauer et al. 2002; Stachow et al. 2005; van Egmond-Fröhlich et al. 2006). Effekte einer Rehabilitation sind deswegen schwierig abzubilden, weil nach heutigen Gesichtspunkten eine Prä-post-Beurteilung unzureichend ist, aber auf der anderen Seite Vergleichsgruppen für die Durchführung randomisierter kontrollierter Studien ausgesprochen schwierig zu bilden sind. Einige Elemente der Rehabilitation wurden bereits in anderen Zusammenhängen validiert (z. B. Schulungsmaßnahmen bei Asthma bronchiale, Neurodermitis, Diabetes mellitus) und in die Rehabilitationsprogramme übernommen (AG Asthmaschulung 2007; AG Neurodermitisschulung 2003; Werfel et al. 2008).

Leider sind nach wie vor sowohl den Familien als auch vielen niedergelassenen Ärzten bzw. stationären Einrichtungen die unterschiedlichen Kriterien der Rehabilitation bzw. Kur (Vorsorgemaßnahmen) nicht ausreichend bekannt. Für Rehabilitationseinrichtungen bedeutet dies, dass der deutlich höhere finanzielle Aufwand, der auch höhere Sätze als bei einer Kur (Vorsorgemaßnahme) nach sich zieht, oft nicht ausreichend anerkannt und dadurch eine qualifizierte geeignete Rehabilitation erschwert wird. Ein weiteres Manko besteht darin, dass es – anders als für Erwachsene – noch nicht das Primat der ambulanten vor der stationären Rehabilitation gibt. Somit können sich bislang keine zureichenden ambulanten Strukturen entwickeln. Das Vorhandensein ambulanter Rehabilitationsangebote ist keine Konkurrenz, sondern eine wesentliche Ergänzung zu stationären Angeboten (Szczepanski et al. 1998; Stachow u. Szczepanski 2001). Für ambulante Rehabilitationen bei Kindern/Jugendlichen ist zurzeit – außer im Rahmen von Modellversuchen – keine übergreifende interdisziplinäre Versorgung möglich.

Allerdings können vor dem Hindergrund des derzeitig gültigen § 43 SGB V ambulante wohnortnahe Rehabilitationsmaßnahmen als »Kann-Leistung« angeboten werden: **Patientenschulung** (außerhalb des DMP, ▶ Kap. 8.6), **Rehabilitationssport** (z. B. Asthmasport) und insbesondere die **sozialmedizinische Nachsorge** (»Bunter Kreis«, ▶ Kap. 8).

Mit der sozialmedizinischen Nachsorge ist ein gezieltes Angebot gesetzlich verankert worden, das es ermöglicht, schwer kranken Kindern und Kindern mit erheblichen gesundheitlichen oder funktionalen Handikaps gezielt integrierend zu helfen. Notwendige Leistungen können entweder aus dem akut stationären oder dem stationär rehabilitativen Bereich veranlasst und verordnet werden. Es handelt sich um das sog. »**Case-Management**«, für das es bereits bundesweit verbindliche Rahmenvereinbarungen der Spitzenverbände der Krankenkassen gibt (BAR 2008; Thyen 2003). 2009 wird die Ausgestaltung dieses Paragraphen zwischen Leistungserbringern und Kostenträgern neu zu regeln sein.

Um eine ausreichende Kapazität an Schulungsplätzen für die Indikationen, die sich aus den DMP ergeben (Asthma bronchiale, Diabetes mellitus), zu gewährleisten, gibt es einen Bedarf an qualitätsgesicherter stationärer Rehabilitation (somit Patientenschulung). Darüber hinaus bietet die stationäre Rehabilitation die Möglichkeit, für bestimmte Zielgruppen Schulungsprogramme anzubieten, die ambulant fehlen: z. B. für Familien mit bildungsfernem oder Migrationshintergrund, bei bestehender Multimorbidität oder seltenen Krankheiten. Über das »Kompetenznetz Patientenschulung« ▶ Kap. 8.6) ist eine Vernetzung der stationären mit ambulanten Angeboten und eine modulare Weiterentwicklung der Schulung als notwendige Basis dafür eingeleitet worden.

Literatur

AG Asthmaschulung im Kindes- und Jugendalter e.V. (Hrsg) (2007) Handbuch Qualitätsmanagement in der Asthmaschulung von Kindern und Jugendlichen 2007. Zuckschwerdt, München

AG Neurodermitisschulung im Kindes- und Jugendalter e. V. (2003) Qualitätsmanagement in der Neurodermitisschulung von Kindern und Jugendlichen sowie ihren Eltern. http://www.neurodermitisschulung.de/uploads/media/Qualitaetshandbuch.pdf. Gesehen 30 Mar 2009

Arbeitsgemeinschaft der Wissenschaftlichen Medizinischen Fachgesellschaften e. V.: AWMF-online. www.uni-duesseldorf/awmf

Bauer CP, Petermann F, Kiosz D, Stachow R (2002) Langzeiteffekte der stationären Rehabilitation bei Kindern und Jugendlichen mit mittelschwerem bis schwerem Asthma bronchiale. Pneumologie 56: 478-485.

Bundesarbeitsgemeinschaft für Rehabilitation (BAR) (2008) Gemeinsames Rahmenkonzept der Gesetzlichen Krankenkassen und der Gesetzlichen Rentenversicherung für die Durchführung stationärer medizinischer Leistungen der Vorsorge und Rehabilitation für Kinder und Jugendliche. http://www.bar-frankfurt.de/Gemeinsames_Rahmenkonzept_Kinder_und_Jugendliche.bar. Gesehen 30 Mar 2009

Deutsche Gesellschaft für pädiatrische Rehabilitation und Prävention (2007) Leitlinien zur pädiatrischen Rehabilitation. http://www.uni-duesseldorf.de/AWMF/ll/ll_070.htm. Gesehen 30 Mar 2009

Deutsche Rentenversicherung Bund (Hrsg) (2006) KTL: Klassifikation therapeutischer Leistungen in der medizinischen Rehabilitation. DRV-Bund, Berlin

Egmond-Fröhlich A van, Bräuer W, Goldschmidt H, Hoff-Emden H, Oepen J, Zimmermann E (2006) Effekte eines strukturierten ambulanten Weiterbehandlungsprogrammes nach stationärer medizinischer Rehabilitation bei Kindern und Jugendlichen mit Adipositas – Multizentrische, randomisierte, kontrollierte Studie. Rehabilitation 45: 40–51

Stachow R, Szczepanski R (2001) Wir brauchen eine funktionsfähige Rehabilitationskette. Kinderarzt 32: 918–926

Stachow R, Scheewe S, Keins P (2005) Prospektive Evaluation der Kinderrehabilitation bei Atopischem Ekzem. Tagungsband 14. Rehabilitationswissenschaftlicher Kongress in Hannover. DRV-Bund, Berlin

Stachow R, Szczepanski R, Staab, D (2008) Kinderrehabilitation. In: Schultze-Werninghaus G, Fuchs T, Bachert C, Wahn U: Manuale allergologicum (S 1621–1631). Dustrie, München

Szczepanski R (1985) Kann man mit Kuren der Gefährdung einer normalen Entwicklung eines Kindes entgegenwirken – gemäß § 187 RVO? In: Silomon et al. (Hrsg) Sozialmedizin, Sozialrecht, Gesundheitsökonomie. Springer, Berlin

Szczepanski R, Taube K, Junggeburth J, Worth H (1998) Ambulante wohnortnahe pneumologische Prävention und Rehabilitation bei obstruktiven Atemwegserkrankungen – Stand, Perspektive und Forschungsbedarf. Pneumologie 52: 476–483

Thyen U (2003) Chronisch kranke Kinder: Betreuungslücken beim Übergang vom stationären in den ambulanten Bereich. In: Porz F, Erhardt H (Hrsg) Case-Management in der Kinder- und Jugendmedizin – Neue Wege in der Nachsorge (S 11–14). Thieme, Stuttgart

Thyen U, Oepen J (2008) Rehabilitation von Kindern und Jugendlichen: Aktuelle Empfehlungen für Pädiater. Kinderärztl Prax 79: 128–130

Werfel T, Lotte C, Scheewe S, Staab D (2008) Manual Neurodermitisschulung. Dustrie, München

II

Spezielle Themen der Sozialpädiatrie und Jugendmedizin

6 Seelische Entwicklung und ihre Störungen in der frühen Kindheit – 133
Ute Ziegenhain, Rüdiger von Kries

7 Umschriebene Entwicklungsstörungen – 157
Hans G. Schlack, Günter Esser

8 Chronische Gesundheitsstörungen – 189
Ute Thyen, Rüdiger Szczepanski, Volker Krötz, Michaela Kuske

9 Kinder und Jugendliche mit chronischen Erkrankungen von besonderer Häufigkeit und Bedeutung – 233
Rüdiger von Kries, Thomas Reinehr, Rüdiger Szczepanski, Knut Brockmann, Dieter Karch, August Ermert, Sören Lutz, Brigitte Stiegler, Ulrike Schara, Raimund Schmid

10 Intelligenzminderung (Geistige Behinderung) – 295
Hans G. Schlack

11 Vernachlässigung, Misshandlung, Missbrauch – 311
Ute Thyen

12 Kinder und Jugendliche mit psychischen Störungen und Entwicklungsauffälligkeiten – 341
Joachim Walter, Gabriele Schmid

13 Betreuung von Kindern und Jugendlichen aus Familien mit Migrationserfahrung – 377
Joachim Walter

14 Kinder in besonderen Familiensituationen – 395
Christiane Deneke, Ute Thyen, Hans G. Schlack

15 Spezielle jugendmedizinische Aspekte – 411
Wolf-R. Horn

6 Seelische Entwicklung und ihre Störungen in der frühen Kindheit

Ute Ziegenhain, Rüdiger von Kries

6.1 Entdeckung der frühen Kindheit – 134

6.2 Regulationsstörungen – 135
6.2.1 Exzessives Schreien – 135
6.2.2 Schlafstörungen – 141
6.2.3 Fütterstörungen – 143

6.3 Bindungsstörungen – 146
6.3.1 Bindungstheoretische Annahmen – 146
6.3.2 Frühkindliche Bindungsstörungen – 147
6.3.3 Ergebnisse der klinischen Bindungsforschung – 148
6.3.4 Bedeutung von Umweltfaktoren und Lebensstil – 149
6.3.5 Handlungsbedarf und Möglichkeiten der Prävention – 149
6.3.6 Konzepte für Diagnostik und Therapie – 151

Literatur – 154

6.1   Entdeckung der frühen Kindheit

Die Beschäftigung mit der frühen Kindheit als besonderer Entwicklungsabschnitt ist relativ neu. Innerhalb der Entwicklungspsychologie gewann die Säuglings- und Kleinkindforschung insbesondere für den Bereich der sozial-emotionalen Entwicklung erst in der Mitte der 60er Jahre des vergangenen Jahrhunderts an Einfluss und wurde im deutschsprachigen Raum auch nur an wenigen Zentren betrieben. Im klinischen Bereich zeigte sich die zunehmende Bedeutung der frühen Kindheit dann im Verlauf der 1980er Jahre darin, dass etwa in der Säuglingspsychiatrie zunehmend umfassendere Übersichten und Lehrbücher erschienen. Erstmalig wurde in dieser Zeit auch die Klassifikation der frühkindlichen Bindungsstörungen in das diagnostische Manual des DSM-III aufgenommen.

Die zunehmende Bedeutung, die die frühe Kindheit für die klinische Praxis gewann, wurde nicht zuletzt durch die Bindungstheorie und -forschung angeregt. Sie verweist auf die **besondere Beziehungssituation von Säuglingen und Kleinkindern**, die in hohem Maße abhängig und angewiesen auf ihre Beziehungsumwelt sind. Wohlbefinden ebenso wie Unwohlsein oder auch Verhaltensprobleme von Säuglingen und Kleinkindern lassen sich überwiegend nur in dieser unzertrennlichen Dyade zwischen Eltern und Säugling interpretieren.

Verhaltensprobleme oder Störungen in der frühen Kindheit sind daher immer auch im Kontext ihrer Beziehung mit engen Bindungspersonen zu diskutieren.

> ❗ **Probleme und Störungen bei Säuglingen und Kleinkindern beginnen häufig zunächst mit Problemen in der frühen Eltern-Kind-Interaktion und sind in diesem Frühstadium oft noch diskret und nicht klinisch auffällig.**

Damit geht einher, dass sich der Störungsbegriff, wie er dem medizinischen Klassifikationssystem unterliegt und deutlich umschreibt, was als »krankheitswertig« definiert wird, für Säuglinge und Kleinkinder nur sehr begrenzt anwenden lässt (Ziegenhain u. Fegert 2004). Vielmehr sind Verhaltensprobleme bei Kleinkindern häufig eher situativ, d. h. Verhaltensauffälligkeiten lassen sich nur gelegentlich beobachten: sie tauchen nur eine Zeitlang und in bestimmten Kontexten oder nur in Interaktion mit bestimmten Bezugspersonen auf. Symptome wie beispielsweise **exzessives Schreien, Schlaf- oder Fütterprobleme** verschwinden nach oft nur kurzer Intervention erstaunlich schnell, zumindest dann, wenn die Säuglinge und Kleinkinder nicht behindert und/oder biologisch/organisch vorgeschädigt sind. Verhaltensprobleme oder -syndrome im Sinne altersunabhängiger pathologischer Verhaltensweisen dürften in der frühen Kindheit und im Kleinkindalter eher selten sein. Insofern lassen sie sich eher als Extreme in Intensität oder dem Ausprägungsgrad eines spezifischen Verhaltens darstellen oder als Ausmaß, in dem das Kind bestimmten Risiken ausgesetzt ist. Der klinische Störungsbegriff wird damit durch Kriterien ersetzt, die auf einen beginnenden entwicklungspsychopathologischen Prozess hinweisen oder durch Risikofaktoren für spätere Pathologie. Hier liegen auch Chancen von Beratung und präventiver Intervention.

Frühkindliche Regulationsstörungen und frühkindliche Bindungsstörungen lassen sich als phasenspezifische Regulationsprobleme charakterisieren, die sich entlang von jeweils entwicklungstypischen Regulationsanforderungen ausbilden können.

> ❗ **Zentrale und frühe Regulationsanforderung oder Entwicklungsaufgabe ist die Anforderung, Verhalten sowie emotionale und physiologische Erregungszustände zu regulieren.**

Dies ist die Voraussetzung, um sich der Umwelt offen zuwenden zu können. Diese Regulationskompetenzen werden in frühen Bindungsbeziehungen entwickelt. Die Bindungsperson hat dabei die Funktion einer »externen Regulationshilfe«, die das Kind unterstützt, wechselnde Erregungszustände und damit verbundene Emotionen zu regulieren und zu modulieren. Die Anforderung an die elterliche Regulationshilfe steht in einem dynamischen Wechselspiel mit biologischen oder dispositionellen, also angeborenen oder reifungsabhängigen Bedingungen beim Kind. Dabei spielen insbesondere temperamentsbedingte Aspekte wie etwa Reaktivität und Selbstberuhigungskompetenzen beim Säugling und Kleinkind eine wichtige Rolle. Beispielsweise dürfte die Erfahrung zuverlässigen und wiederholten elterlichen Trostes und Zuwendung bei

Kummer oder Übererregung bei einem Säugling dazu führen, dass er zunehmend lernt, sich selber zu regulieren und weniger häufig weint. Umgekehrt können Kinder aufgrund individuell unterschiedlicher Ansprechbarkeit unterschiedlich positiv oder unkompliziert auf elterliche Unterstützung reagieren. Ein von seinem Temperament her leicht irritierbarer Säugling kann seine Eltern überfordern und wiederum verstärkt inadäquates und/oder wenig feinfühliges Verhalten bewirken.

- Um sich ihrer Umwelt offen zuwenden zu können, müssen junge Säuglinge lernen, emotionale und physiologische Erregungszustände zu regulieren.
- Die Bindungsperson hat dabei die Funktion einer »externen Regulationshilfe«.
- In diesem Beziehungsgeflecht können Probleme entstehen, wenn die Bezugsperson überfordert ist und/oder seitens des Kindes durch ein schwieriges Temperament besondere Herausforderungen bestehen.

6.2   Regulationsstörungen

Regulationsstörungen im Säuglings- und Kleinkindalter (0–3 Jahre) beziehen sich auf Schwierigkeiten des Säuglings oder Kleinkindes in der Verhaltensregulation (Steuerung der physiologischen, sensorischen, affektiven, motorischen und Aufmerksamkeitsprozesse). Dies zeigt sich in Problemen, in einem oder mehreren Interaktions- und regulativen Kontexten einen ruhigen, wachen und aufmerksamen Verhaltenszustand herzustellen.

> **Definition**
>
> Regulationsstörungen äußern sich in alters- und entwicklungsphasentypischen kindlichen Symptomen wie exzessivem Schreien, Schlaf- und Fütterstörungen. Regulationsstörungen bestehen typischerweise in einer Symptomtrias, nämlich einer gestörten Regulation kindlichen Verhaltens, elterlichen physischen und psychischen Belastungen sowie einer gestörten Interaktion zwischen dem Säugling oder Kleinkind und seinen Bindungspersonen.

Sie lassen sich als misslingende Bewältigung von entwicklungstypischen Regulationsanforderungen interpretieren, z. B. bei der Schlaf-Wach-Regulation, Zustandsregulation, Nahrungsaufnahme, der affektiven Erregungssteuerung, Bindungssicherheit und Exploration oder Abhängigkeit und Autonomie. Regulationsstörungen werden in der ICD-10 unter F98 kodiert.

6.2.1   Exzessives Schreien

Definition und Häufigkeit

Wenn Eltern exzessives Schreien bei ihrem Kind berichten, ist dies meist berechtigt, wie der Vergleich von Tagebuchaufzeichnungen der Mütter und von Tonbandaufnahmen zeigte (St James-Roberts et al. 1993). Exzessives Schreien und Dreimonatskoliken (»infantile colic«) und anfallsweise auftretende Unruheattacken (»paroxismal fussing«) werden weithin synonym verwendet.

> **Definition**
>
> Eine Falldefinition für »serious fussing«, exzessives Schreien, die – mit unterschiedlichen Modifikationen – weite Verbreitung fand, wurde 1954 von Wessel gegeben: «ansonsten gesunde Kinder in gutem Ernährungszustand mit anfallsartig auftretender Erregbarkeit, Unruhezuständen oder Schreien mit mehr als drei Stunden Dauer pro Tag, an mehr als drei Tagen pro Wochen über mehr als drei Wochen«.

Anfälle von typischem exzessivem Schreien sind gekennzeichnet durch:

- plötzlich auftretende Attacken aus scheinbarem Wohlbefinden ohne erkennbare Trigger;
- Beginn ab einem Alter von ca. 2 Wochen und weitgehendes Verschwinden der Symptome bis zum 4. Monat; Auftreten in den frühen Abendstunden;
- Untröstlichkeit und lange Dauer der Schreiattacken; häufig zusammengeballte Hände, angezogene Beine, überstreckter Rücken, Gesichtsrötung, harter Bauch, Spucken, Abgang von Winden, Grimassieren.

Auch bei Kindern ohne »exzessives Schreien« berichten die Eltern häufig, dass ihre Kinder häufiger am frühen Abend schreien. Die wesentlichen Unterschiede sind die Dauer und die Untröstlichkeit: Schreikinder lassen sich durch Herumtragen nur unzureichend beruhigen. Offenbar gibt es biologische Unterschiede, die Schreikinder von anderen Kindern unterscheiden. Für eine genuine Regulationsstörung als Ursache spricht z. B. die Beobachtung von unterschiedlichem Ansprechen auf Zuckerlösungen: Erhielten schreiende Kinder im Alter von 6 Wochen dreimal im Abstand von 30 Sekunden 250 µl 50% Zuckerlösung auf den vorderen Zungenabschnitt getropft, hörten sie innerhalb einer Minute meist auf zu schreien. Während dieser Effekt bei Kindern ohne exzessives Schreien bis zu 4 Minuten anhielt, war er bei Schreikindern nach spätestens 2 Minuten verschwunden (zitiert in von Kries 2006).

»Exzessives Schreien« in der frühen Säuglingsphase ist kein Problem der westlichen Kulturen. Der typische Verlauf des Schreiens mit einem Maximum in den frühen Abendstunden und Beginn bis zur 6. Woche, höchster Prävalenz zwischen der 6. und 8. Woche und deutlicher Abnahme bis zur 12. Woche wird auch in gänzlich anderen Kulturen, z. B. in Afrika, gefunden. Dies unterstreicht die Annahme einer biologischen und nicht soziogenen Ursache.

Zur Häufigkeit des exzessiven Schreiens gibt es unterschiedlichste Angaben – in Abhängigkeit von Änderungen der Falldefinition. Wie sehr unterschiedliche Falldefinitionen das Ergebnis beeinflussen, illustriert eindrücklich eine Arbeit aus den Niederlanden (Reijneveld et al. 2001): Unterschiedliche Falldefinitionen für exzessives Schreien, die alle bislang in der Literatur verwendet worden waren, ergaben bei identischen Kindern Schätzungen der Häufigkeit von 2,2 bis 17,8%. Letztendlich ist eine exakte Angabe, wie häufig exzessives Schreien ist, in der Beratungssituation des Kinderarztes nur von untergeordneter Bedeutung.

> ❶ Entscheidend für die Beratung ist: Exzessives Schreien ist nicht selten, und je nach Falldefinition ist bis zu jedes 6. Kind betroffen.

Risikofaktoren

In verschiedenen Studien, u. a. einer sehr großen Studie mit über 50.000 Kindern im Alter von 24–37 Tagen, wurden verschiedene Risikofaktoren für exzessives Schreien untersucht (Crowcroft u. Strachan 1997). Risikofaktoren waren u. a. höhere Bildung und Alter der Mutter, bessere Wohngegend und Erstgeborenenstatus (◼ Tab. 6.1). Der protektive Effekt durch Flaschenmilchernährung war marginal. In einer großen Kohortenstudie zu allergischen Erkrankungen wurden Symptome für Säuglingskoliken im Alter von 2 Monaten und das spätere Auftreten allergischer Erkrankungen bzw. von Asthma bis zum Alter von 11 Jahren erfasst. Es fand sich kein Zusammenhang von »Koliken« und späteren allergischen Erkrankungen und Asthma (Castro-Rodriguezet al. 2001).

> ❶ Exzessives Schreien ist also nicht früher Ausdruck einer allergischen Disposition.

In prospektiven Studien zu somatischen und psychosozialen Belastungen in der Schwangerschaft und exzessivem Schreien im Alter von 4–8 Wochen wurden Stress und somatische Symptome in der Schwangerschaft, negative Erfahrungen im Umfeld der Geburt und Unzufriedenheit in der sexuellen Partnerschaft sowie psychosoziale Belastungen im Sinne von u. a. Depression und dem Gefühl, überfordert zu sein, als Risikofaktoren identifiziert. Auch Rauchen der Mutter in der Schwangerschaft – wobei dies in der Regel auch mit Rauchen nach der Schwangerschaft assoziiert ist – erhöhte in prospektiven Studien das Risiko für exzessives Schreien.

◼ **Tab. 6.1.** Einflussfaktoren auf die Häufigkeit von exzessivem Schreien

Einflussfaktor	Risiko
Höheres Alter der Mutter	↑
Höherer Bildungsstand der Mutter	↑
Erstgeborene	↑
Formelmilchernährung	Marginal ↓
Allergien	Kein Einfluss
Psychosoziale Belastung in der Schwangerschaft	↑
Körperliche Belastungen in der Schwangerschaft	↑
Rauchen der Mutter	↑

Natürlicher Verlauf – wann hören die meisten Schreikinder auf zu schreien?

Die Hoffnung, dass im Alter von 3 Monaten das exzessive Schreien bestimmt vorbei sei, wird mitunter enttäuscht. Etwa ein Drittel der »Schreikinder« schreit auch noch im 4. Lebensmonat, wie in mehreren bevölkerungsbezogenen Studien gezeigt wurde (von Kries 2006). Bei einigen Kindern – je nach verwendeter Definition bei 0,3–7,7% bezogen auf alle untersuchten Kinder – wird auffälliges Schreien auch noch im Alter von 6 Monaten beobachtet.

- Alle Säuglingen schreien irgendwann – die Abgrenzung exzessiven Schreiens erfolgt meist anhand der Wessel-Kriterien.
- Die Häufigkeit exzessiven Schreiens wird je nach Falldefinition unterschiedlich zwischen 2% und 20% angegeben.
- Exzessives Schreien wird gehäuft nach Rauchen in der Schwangerschaft oder sonstigen Belastungen in der Schwangerschaft beobachtet.
- Etwa ein Drittel der betroffenen Kinder schreit länger als 3 Monate.

Aus Behandlungszentren ist bekannt, dass bei Kindern mit multiplen Regulationsstörungen häufiger auch exzessives Schreien in der Anamnese berichtet wird (Papousek u. von Hofacker 1998). In einer prospektiven Studie wurden bei Nachuntersuchungen von Kindern mit exzessivem Schreien, das deutlich länger als 3 Monate bestanden hatte und häufig zusätzlich mit Schlaf- oder Essstörungen assoziiert war, gehäuft Hyperaktivitätsprobleme und Schulschwierigkeiten berichtet (Wolke et al. 2002). Eine Assoziation von exzessivem Schreien und Ess- bzw. Schlafstörungen wurde nur bei »Schreikindern« mit mindestens über 6 Monate persistierender Symptomatik beobachtet, während bei Schreikindern mit einer auf die ersten 3 Lebensmonate begrenzten Symptomatik keine Assoziation zu Schlaf- und Essstörungen gefunden wurde (von Kries et al. 2006). Während der IQ bei den Kindern mit »typischen Koliken« genauso hoch bzw. höher war als bei den unauffälligen Kindern, wurde in einer Studie bei Kindern mit verlängertem Schreien ein verminderter IQ gefunden (Rao et al. 2004).

Erhöhte Langzeitrisiken durch exzessives Schreien?

- Kinder mit typischen Koliken ausschließlich in den ersten 3 Monaten haben meist keine Probleme hinsichtlich weiterer Regulationsstörungen, späterer Verhaltensauffälligkeiten oder IQ-Defizite.
- Kinder, die deutlich länger als 3 Monate schreien, haben häufiger auch andere Symptome von Regulationsstörungen.
- Solche »Langschreier«, meist mit weiteren Symptomen von Regulationsstörungen, scheinen ein erhöhtes Risiko für spätere Verhaltensauffälligkeiten wie Aufmerksamkeitsdefizit-/Hyperaktivitätsstörung (ADHS) und Schulschwierigkeiten zu haben.
- Bei einer kleinen Zahl von Langschreiern wurde im Alter von 5 Jahren ein niedrigerer IQ als bei unauffälligen Kindern bzw. Kindern mit typischen Koliken gefunden.

Beratung und Therapie

Medikamente und Diäten. Eltern von Schreikindern brauchen eine Beratung, deren Grundlage empirisch fundiert ist. Die höchste Evidenz für die Wirksamkeit einer Maßnahme besteht dann, wenn eine Metaanalyse mehrerer randomisierter, kontrollierter Studien einen signifikanten Therapieeffekt nachweisen konnte.

Nur zu wenigen Beratungsinhalten bzw. Therapien bei exzessivem Schreien wurden doppelblinde, randomisierte Studien (RCT) durchgeführt. Zwei systematische Reviews über drei randomisierte kontrollierte Studien fanden keine Evidenz dafür, dass der Einsatz von **Simethicon** (in Deutschland unter dem Handelsnamen »Sab Simplex« vertrieben) Häufigkeit oder Schwere von Dreimonatskoliken günstig beeinflussen könnte. Es wurden keine Nebenwirkungen berichtet (Wade u. Kilgour 2001).

❗ Manche Mütter berichten bei gestillten Kindern über Zusammenhänge der beobachteten Schreihäufigkeit und ihrer Diät.

In einer randomisierten Studie wurde allen Müttern empfohlen, bei ihrer Ernährung auf Farbstoffe und Zusatzstoffe in der Nahrung zu verzichten. In der Interventionsgruppe wurde darüber hinaus empfohlen, auf u. a. Kuhmilchprodukte, Eier und Nüsse zu verzichten. Hierbei wurde kein signifikanter Effekt der diätetischen Intervention bei den stillenden Müttern gefunden. Der fehlende Nachweis eines signifikanten Effektes in einer Studie kann jedoch mögliche Zusammenhänge nicht ausschließen – »absence of evidence is not evidence of absence«: Eine nichtsignifikante Studie beweist nicht die Richtigkeit der Nullhypothese »kein Effekt«. Vor dem Hintergrund der kleinen Fallzahlen in diesen Studien können günstige Effekte von Diätmodifikationen bei stillenden Müttern somit nicht ausgeschlossen werden.

Neben einer Studie zum günstigen Effekt von Casein-Hydrolysat-Milch gibt es eine weitere gut durchgeführte randomisierte Doppelblindstudie mit einer exzessiv hydrolysierten Molkenprotein-Milchnahrung versus Standard-Kuhmilch-basierter Säuglingsnahrung bei Kindern ohne Kuhmilchintoleranz, in der signifikante günstige Effekte berichtet wurden (zitiert in von Kries 2006). In der Hydrolysatnahrungsgruppe nahm die Anzahl der Minuten pro Tag, die die Kinder schrien, um 47 Minuten mehr ab als in der Kontrollgruppe (Intention-to-treat-Analyse). Dieser Unterschied war statistisch signifikant. Erfolgte eine kategorielle Auswertung hinsichtlich der Frage, wie viele Kinder in der 2. Woche der diätetischen Intervention noch länger als 3 Stunden pro Tag an mindestens 3 Tagen pro Woche schrien, so waren dies in der Hydrolysatgruppe 8 von 20 Kindern weniger und in der Standardkuhmilchformelgruppe 5 von 18 Kindern weniger. Dieser Unterschied war nicht signifikant.

> ⓘ **Im günstigsten Fall würde also jedes sechste mit Hydrolysatmilch behandelte Kind hiervon so profitieren, dass es nicht mehr an mehr als 3 Stunden pro Tag an mindestens 3 Tagen pro Woche schreien würde.**

Die Wirksamkeit medikamentöser und diätetischer Interventionen auf exzessives Schreien kann in randomiserten, kontrollierten Studien untersucht werden.

- Mittel gegen »Blähungen« wie Simethicon haben kleinen signifikanten Einfluss.
- Ob im Einzelfall eine Diät bei stillenden Müttern günstige Effekte auf das Schreien ihres Kindes haben kann, lässt sich nicht ausschließen. Studien, die solche Effekte belegen, fehlen jedoch.

▼

- Extensive Casein- und Molkenprotein-Hydrolysatnahrungen können die Dauer exzessiven Schreiens verkürzen – die Effektstärke ist jedoch in Regel nur moderat.
- Deshalb sollten solche Nahrungen nur dann empfohlen werden, wenn die Kinder sonstige Symptome haben, die auf eine Kuhmilcheiweißintoleranz hinweisen.

Beratung der Eltern zur Verhaltensmodifikation. Grundsätzlich ist die Beurteilung der Wirksamkeit von Verhaltensmodifikationen hinsichtlich einer Abnahme exzessiven Schreiens bei Kindern nur schwer zu beurteilen, da zwar randomisierte Studien, nicht aber Doppelblindstudien möglich sind. Einerseits lässt sich nicht einfach überprüfen, inwieweit die Verhaltensmodifikationen tatsächlich umgesetzt worden sind, andererseits kann die von den Eltern wahrgenommene und in Tagebüchern dokumentierte Abnahme des Schreiens auch subjektive Erwartungshaltungen reflektieren, da die Eltern sehr wohl wissen, ob sie die Verhaltensmodifikationen umgesetzt haben oder nicht. Immerhin ist eine randomisierte Studie aber in jedem Fall der einfachen klinischen Beobachtung – hat geholfen oder nicht – überlegen, da zumindest eine Vergleichsgruppe zum Spontanverlauf vorhanden ist.

Aus randomisierten Studien zur Reduktion exzessiven Schreiens durch Verhaltensmodifikation kann abgeleitet werden, dass:

- »viel Herumtragen« außerhalb der Schreiattacken keinen Einfluss auf das exzessive Schreien der Kinder hat,
- spezifische Empfehlungen zu Verhaltensmodifikation bei Kindern mit exzessivem Schreien wirksamer sein können als andere,
- Empfehlungen, Überstimulation zu vermeiden, signifikante Effekte haben,
- Beratungen durch qualifizierte Laien wirksam sein können, wenn die Beratung die spezifische Situation des Kindes und der Familie berücksichtigt und Empfehlungen gibt, die meist eine Vermeidung der Überstimulation beinhaltet.

Studie zur Wirksamkeit von Umhertragen

Der Frage, ob Kinder mit Dreimonatskoliken, die viel herumgetragen werden, seltener schreien, gingen Barr et al. 1991 in einer randomisierten Studie mit 66 Müttern nach, die den Kinderarzt wegen Schreiproblemen des Kindes aufgesucht hatten. Sie wurden randomisiert zu üblicher pädiatrischer Beratung einerseits oder der expliziten Beratung andererseits, das Herumtragen des Kindes außerhalb der Schreiattacken um mindestens 50% zu steigern. Diese Empfehlung wurde auch umgesetzt: Die Mütter, die diese Empfehlung erhalten hatten, trugen in der Tat ihre Kinder 2,2 Stunden pro Tag mehr herum als die Mütter, die diese Empfehlung nicht erhalten hatten. Obwohl es zu einer signifikanten Zunahme des Herumtragens der Kinder außerhalb der Schreiattacken kam, wurde die Häufigkeit des Schreiens, die mit einem standardisierten Tagebuch erfasst wurde, nicht signifikant beeinflusst: Im Alter von 6 Wochen schrien die Kinder in der Interventionsgruppe durchschnittlich nur 3 Minuten weniger lang als die Kinder, die nicht so viel herumgetragen wurden.

Studie zur Wirksamkeit von spezifischer Beratung

Untersucht wurde, ob spezifische, den Bedürfnissen der Familie und des Kindes angepasste Beratungen erfolgreicher sind als eine allgemeine unterstützende Beratung. Wolke et al. 1994 beschreiben die Wirksamkeit einer Telefonberatung der Mütter von Schreikindern durch Mütter in Selbsthilfegruppen. Mütter, deren Kinder selber geschrien hatten, hatten sich in einem Netzwerk zusammengefunden, um anderen Müttern mit Rat zur Seite zu stehen. Die Wirksamkeit einer Beratung durch Laien wurde in einer randomisierten Studie überprüft. Kinder mit exzessivem Schreien im Alter von 1–5 Monaten wurden in diese Studie rekrutiert. Voraussetzung für die Aufnahme in die Studie war, dass das exzessive Schreien über mindestens 4 Wochen bestanden haben musste und dass die Kinder während einer Rekrutierungswoche über mehr als 3 Stunden pro Tag im Durchschnitt geschrien haben mussten. Die Instrumente zur Erfassung des Schreiens stellten durch die Eltern selbst auszufüllende Tagebücher dar. Die Eltern wurden gebeten, bei Rekrutierung und 3½ Monate nach der Rekrutierung die Tagebücher auszufüllen.

In jedem Fall wurden die Eltern am Telefon durch die Mütter der Selbsthilfegruppen beraten. Zunächst wurden Kinder für die »**Empathiegruppe**«, dann die für die Gruppe »**Verhaltensmanagement**«

▼

rekrutiert. Der Erfolg der Maßnahmen wurde beurteilt anhand von Tagebuchaufzeichnungen zur durchschnittlichen Schreidauer pro Tag und der Anzahl der Schreiattacken über 7 Tage. In der Empathiekontrollgruppe wurde den Müttern Verständnis für ihre Situation vermittelt. Sie wurden darüber aufgeklärt, dass das exzessive Schreien ihres Kindes normal sei, dass sie alle Anstrengungen unternehmen sollten, auf sich selber zu achten und sich Hilfen von Partnern und Familien zu suchen. In der Verhaltensmanagementgruppe wurden sehr detailliert die Lebensumstände und die Umstände des Schreiens erfragt. Es wurden spezifische Empfehlungen gegeben, welche die Umstände und möglichen Ursachen des länger währenden Schreiens des Kindes berücksichtigten. Es handelte sich immer um eine individuelle Beratung, in Abhängigkeit von der geschilderten Belastung und der besonderen Situation. Gemeinsame Elemente aller Beratungen waren hierbei

- eine **Information** der Eltern über den normalen Verlauf des Schreiens,
- die Empfehlung einer geregelten **täglichen Routine** für das Kind hinsichtlich Schlaf, Essen und »Unterhaltung« bzw.
- die Einrichtung von **Spielzeiten und Vermeidung von Überstimulation**, wenn dies ein evidentes Problem war.

Die Eltern sollten versuchen zu diskriminieren zwischen verschiedenen Ursachen des Schreiens ihres Kindes, z. B. wegen Hunger oder anderer Arten von Schreien, und ihnen wurde geraten, nicht sofort zu intervenieren, wann immer das Kind einen negativen Laut von sich gab. Das Kind sollte lernen, sein Verhalten selbst zu kontrollieren. Im Gegensatz zur Empathiegruppe war somit die Beratung spezifisch und fokussierte Veränderungen in der täglichen Versorgung des Kindes. Zudem erhielten die Eltern ein Buch mit Empfehlungen zum Umgang mit einem schreienden Kind.

In beiden Gruppen hatte die Dauer des Schreiens und die Anzahl der Schreiattacken deutlich abgenommen. Die Abnahme war aber deutlich größer in der Gruppe der Kinder von Müttern, die Empfehlungen zur Verhaltensmodifikation erhalten hatten. Die Studie zeigt, dass eine **Unterstützung betroffener Mütter durch Selbsthilfegruppen erfolgversprechend** ist. Die Erfolge sind dann besonders groß, wenn in diese Beratung durch Mütter Elemente eingehen, die Abläufe rund um das Kind berücksichtigen und empfehlen, Überstimulation zu vermeiden und nicht sofort zu springen, wenn das Kind den ersten Laut von sich gibt.

Studie zur Wirksamkeit von Stimulationsreduktion

Hintergrund einer Studie von McKenzie 1991 zum Einfluss der Empfehlung, bei Schreikindern Stimulation zu reduzieren, war die Beobachtung der Autorin, dass viele Schreikinder, sobald sie in die Klinik aufgenommen wurden, nicht mehr auffällig viel schrien. Die Folgerung daraus war, dass die Aufnahme der Kinder in die Klinik mit der dort sehr viel niedrigeren Stimulation möglicherweise für die Abnahme des häufigen Schreiens der Kinder verantwortlich sein könnte. Da mit einer Pilotstudie gezeigt worden war, dass die Empfehlung, Überstimulation zu vermeiden, zu einer drastischen Abnahme des Schreien und der Belastung der Mütter führte, wurde eine randomisierte Studie durchgeführt. In dieser Studie erfolgten folgende Interventionen alternativ mit randomisierter Zuordnung der Mutter-Kind-Paare: Nur empathische Beratung oder aber die explizite Beratung, Stimulation zu reduzieren. Explizite Vermeidung von Stimulation implizierte,

- dass die Kinder nicht »beklopft« werden sollten,
- sie sollten nicht durch die Luft gewirbelt werden, sie sollten so wenig wie möglich hochgehoben werden.
- Wenn die Kinder geschaukelt wurden, sollte das Schaukeln in einem langsamen Rhythmus erfolgen,
- laute Musik sollte vermieden werden, lärmende Spielgeräte ebenfalls.
- Bei Vokalisationen in der Einschlafphase sollten die Eltern nicht reagieren, da dies, so wurde den Eltern erklärt, ein normales Verhalten in der Einschlafphase sei.
- Nicht zuletzt wurde den Eltern empfohlen, ihre Kinder, wenn sie schrien, auch einmal liegen zu lassen.

Die Eltern wussten nicht, dass sie an einer randomisierten Studie teilnahmen. Sie gingen in jeden Fall davon aus, dass sie die bestmögliche Beratung erhalten hatten. Sie wurden gebeten zu beurteilen, ob sich das Schreiverhalten und die Belastung der Mütter während der Interventionsphase geändert habe oder nicht, wobei auf einer Skala von –5 bis +5 Angaben möglich waren: eine Verbesserung um mindestens 2 Pluspunkte galt als Indikator für eine Verbesserung. Überprüft wurde dies in beiden Gruppen 3 Tage nach Beginn der Intervention. Zu dem Zeitpunkt wurde dann in der Empathiegruppe auch die Empfehlung gegeben, die Kinder so wenig wie möglich zu stimulieren.

Nach 3 Tagen zeigte sich eine Verbesserung hinsichtlich des Schreiverhaltens bei 4 von 20 Kindern der Empathiegruppe. Auch der mütterliche Stress hatte bei 4 von 20 Müttern dieser Gruppe um mindestens 2 Punkte abgenommen. Sehr viel stärker war der Effekt in der Gruppe, welche die spezifische Empfehlung erhalten hatte: hier hatte das Schreien bei 14 von 22 Kindern um mindestens 2 Punkte abgenommen und der mütterliche Stress bei 15 von 22 Müttern. Im weiteren Verlauf – die beiden Gruppen wurden noch 14 Tage nachverfolgt – näherten sich die Werte zwischen den Gruppen an, nachdem auch in der primären Gruppe mit »Empathie« allein die entsprechende Empfehlung, Überstimulation zu vermeiden, gegeben worden war.

Exzessives Schreien als sozialpädiatrische Herausforderung

Schreien des jungen Säuglings ohne erkennbaren Grund ist häufiger Anlass für Beratungsbedarf durch den Kinderarzt. Nach der Identifikation möglicher Ursachen und deren Therapie bleiben nicht wenige junge Säuglinge, die ohne erkennbaren Grund bevorzugt in den Abendstunden untröstlich schreien. Für die meisten dieser Kinder und ihre Eltern ist eine empathische Beratung, die sich an den hier dargestellten empirisch gesicherten Erfahrungswerten orientiert, ausreichend. Für manche Eltern wird auch der Hinweis auf die Elternbroschüren der Deutschen Gesellschaft für Kinderheilkunde (http://www.dgkj.de/fileadmin/user_upload/images/fuer_eltern/DGKJ_SCHREIBABY.pdf) hilfreich sein.

Darüber hinaus ist der beratende Kinderarzt gefordert, Situationen zu erspüren, wo die Belastung der Familie durch das exzessive Schreien ihres Kindes so groß ist, dass hierdurch eine Gefährdung des Kindes durch Misshandlung entstehen könnte. Dass exzessives Schreien des jungen Säuglings mütterliche Fantasien von Aggression bis zum Infantizid provozieren kann, ist bekannt (Levitzky u. Cooper 2000). Diese Mütter brauchen Hilfe, um mit diesen Fantasien so umgehen zu können, dass hieraus keine »Unfälle« resultieren.

Warnzeichen von (drohender) Kindeswohlgefährdung zeigen sich gewöhnlich frühzeitig im Kontext der Eltern-Kind-Interaktion. Etablierte Verhaltenbeobachtungsverfahren, wie beispielsweise der CARE-Index von Crittenden (2005), die gleichermaßen elterliches dysfunktionales bzw. bedrohliches

Verhalten als auch kindliche Reaktionen darauf operationalisieren, ermöglichen es, Hinweise auf mögliches kritisches Elternverhalten abzuleiten.

> **Kindliches Verhalten als Reaktion auf kritisches Elternverhalten (nach Crittenden)**
> - Plötzlicher Beginn und Beendigung von Lächeln/uneindeutiges, angedeutetes Lächeln
> - Hände oder Gegenstände vor dem Gesicht, wenn im Blickkontakt mit der Bindungsperson
> - Ausdruckslos, maskenhaft
> - Eingefroren, wachsam (vigilant)
> - Blickabwendung
> - Unbequeme Körperhaltung, steif oder regungslos
> - Abgehackte, ausfahrende Bewegungen
> - Hohe Erregung (»arousal«), verbunden mit Schweigen
> - Fröhlich ohne erkennbaren Anlass
> - Mangelnde Freude, Angeregtheit
> - Tolerieren negativen oder harschen elterlichen Verhaltens ohne beobachtbare Reaktion
> - Mangelnde Initiative
> - Verzögerte Verhaltensreaktionen

Bei einigen der Schreikinder ist das exzessive Schreien Symptom komplexerer Regulationsstörungen. Hieran muss insbesondere dann gedacht werden, wenn die Symptome deutlich länger als 3 Monate bestehen und weitere Zeichen einer möglichen Regulationsstörung wie Schlaf- und Fütterprobleme bestehen. Diese Kinder bedürfen einer sehr viel intensiveren Betreuung. Wichtig ist es, Eltern dafür zu motivieren, weitergehende Hilfen in Anspruch zu nehmen. Mittel der Wahl ist die **Eltern-Säuglings-Psychotherapie**, die insbesondere in Anlehnung an die Therapieansätze der Münchner Schreibabysprechstunde der Arbeitsgruppe um Mechthild Papousek zunehmend häufig in Deutschland vorgehalten wird. Eltern-Säuglings-Psychotherapie erfolgt je nach Therapieansatz über die Repräsentationsebene der Eltern (psychodynamisch), systemisch oder interaktionszentriert (verhaltenstherapeutisch). Zentral ist die Fokussierung und Bearbeitung dysfunktionaler Interaktionsmuster zwischen Eltern und Kind. Hierbei bewährt hat sich der Einsatz von Video-Feedback im Kontext der Beachtung der oben genannten Symptomtrias.

6.2.2 Schlafstörungen

Definition und Häufigkeit

Vermutlich wegen der hohen individuellen Variabilität und der raschen altersabhängigen Veränderungen des Schlafes bzw. des Schlafverhaltens von Säuglingen und Kleinkindern gibt es bisher keine allgemein gültige Definition für Schlafstörungen der frühen Kindheit. Wiederholtes, kurzes nächtliches Aufwachen ist im Säuglingsalter physiologisch. Allerdings gelingt es den meisten Säuglingen im Verlauf der ersten Lebensmonate bei entsprechender elterlicher »externer Regulationshilfe«, ohne wesentliche Unterstützung allein wieder einzuschlafen. Gegen Ende des ersten Lebensjahres ähnelt der Schlaf des Kleinkindes bereits dem des Erwachsenen.

In den Leitlinien der Deutschen Gesellschaft für Kinder- und Jugendpsychiatrie und -psychotherapie wird zwischen Einschlafstörungen und Durchschlafstörungen unterscheiden.

> **Definition**
>
> Danach liegt eine **Einschlafstörung** dann vor, wenn das Kind mit Unterstützung und Einschlafhilfen länger als 30 Minuten zum Einschlafen benötigt. Eine **Durchschlafstörung** liegt vor, wenn das Kind mindestens 3-mal pro Nacht mit Unruhe und Schreien aufwacht, ohne selbstständig wieder einzuschlafen und/oder wenn die nächtlichen Aufwachphasen pro Nacht länger als 20 Minuten dauern und dies mindestes 4-mal pro Woche der Fall ist (Deutsche Gesellschaft für Kinder- und Jugendpsychiatrie et al. 2007; Papousek 2002).

Für die Diagnose einer Schlafstörung ist es notwendig, nicht nur das nächtliche Schlafverhalten, sondern den gesamten Tag mit einzubeziehen. Dabei hat es sich bewährt, die Eltern zu bitten, über mehrere

Tage ein sog. **Schlaftagebuch** auszufüllen, in dem die Schlaf- und Wachzeiten des Kindes über 24 Stunden hinweg von den Eltern protokolliert werden.

Die Arbeitsgruppe um Mechthild Papousek schlägt darüber hinaus vor, die Wachbefindlichkeit des Kindes nachts und am Tage zu erfragen sowie die Art, die Anzahl und den Ablauf elterlicher Einschlafhilfen bzw. Einschlafrituale, die Dauer von Unruhe und Schreien tagsüber (6–18 Uhr) und nachts (0–6 Uhr) ebenso wie die Schlafgewohnheiten der Familie (schläft das Kind im eigenen oder im elterlichen Bett) und nicht zuletzt mögliche Verhaltensauffälligkeiten des Kindes in den Wachzeiten. Hieraus lassen sich ggf. Zusammenhänge herstellen mit exzessivem Klammern des Kindes oder Schwierigkeiten der Eltern, Grenzen zu setzen. Die Dauer des Gesamtschlafs des Kindes lässt sich für eine Diagnose nicht heranziehen, da diese großen interindividuellen Schwankungen unterliegt.

Pavor nocturnus als eine Form der Schlafstörung, bei der das Kind nachts aus dem Tiefschlaf heraus schreiend aufschreckt, ggf. auch um sich schlägt, dabei aber nicht wach wird und danach auch wieder einschläft, muss von den Ein- und Durchschlafstörungen abgegrenzt werden. Bei einem Verdacht auf Schlafstörungen ist es des Weiteren notwendig, akute und chronische Erkrankungen wie z. B. chronische Neurodermitis abzuklären (von Hofacker 1998).

Je nach den zugrunde liegenden Kriterien für eine Schlafstörung schwanken die Auftretenshäufigkeiten zwischen 15–20% bei engeren Kriterien (mindestens 3-mal Aufwachen pro Nacht, mindestens 5-mal in der Woche im Zeitraum von wenigstens 3 Monaten) und 29%, wenn ein einmaliges Aufwachen in der Nacht als Kriterium zugrunde gelegt wird. Einmal entwickelte Schlafstörungen scheinen eine gewisse Persistenz aufzuweisen. Gemäß einer Studie von Fegert et al. (1997) blieben Schlafstörungen bei etwa der Hälfte der Kinder, die mit 6 Monaten eine Schlafstörung hatten, bis zum 18. Lebensmonat oder bis ins 3. Lebensjahr bestehen. Dabei fühlte sich aber nur etwa die Hälfte der Eltern subjektiv durch die Schlafprobleme ihrer Kinder gestört (Fegert et al. 1997). Schlafstörungen treten häufiger auf und persistieren auch länger bei Kindern, die lange gestillt werden bzw. die mit den

Eltern im Bett oder im selben Zimmer schlafen (Papousek 2002; Papousek et al. 2004).

Beratung und Therapie

Beratung und Therapie bei Schlafstörungen sollte immer auch entwicklungspsychologische Information und Beratung über phasentypische Aspekte des Schlafes bei Säuglingen und Kleinkindern und die Bedeutung eines regelmäßigen Schlaf-/Wach-Rhythmus beinhalten. Beratungshilfen beziehen sich dann häufig auf die **Unterstützung eines regelmäßigen Schlaf-/Wach-Rhythmus**. Dabei lässt sich z. B. mit Hilfe eines Schlaftagebuchs herausarbeiten, inwieweit Diskrepanzen zwischen den Zeiten, die das Kind im Bett verbringt, und der eigentlichen Schlafzeit bestehen. Die Beratung der Eltern bezieht sich dann darauf, die **Bettzeiten an das jeweilige individuelle Schlafbedürfnis des Kindes anzupassen**. Eingeschliffene und dysfunktionale Gewohnheiten bei Ein- und Durchschlafproblemen lassen sich am ehesten verhaltenstherapeutisch verändern. Dabei wird den Eltern empfohlen, **gemeinsame wiederkehrende Rituale** mit dem Kind durchzuführen, bei denen sie ihm ihre ungeteilte Aufmerksamkeit schenken. Danach sollte das Kind wach ins Bett gelegt werden. Empfohlen wird weiterhin, dass sich die Eltern dann verabschieden und aus dem Zimmer gehen. Wenn das Kind weint oder schreit, wird den Eltern empfohlen, in regelmäßigen Abständen kurz ins Zimmer zurückzukehren, dem Kind zu versichern, dass sie da sind, und dann wieder zu gehen (»checking«). Damit wird dem Kind ein Gefühl von Sicherheit vermittelt und es wird ihm Gelegenheit gegeben, sich selber wieder zu beruhigen. Einschlafhilfen sollten auf Hilfen beschränkt werden, die das Kind selber einsetzen und kontrollieren kann, wie z. B. Schmusetier oder -windel (Kast-Zahn u. Morgenroth 1994).

Wenn die mit Schlafstörungen einhergehenden dysfunktionalen Einschlafinteraktionen mit langwierigen Abstillproblemen, mütterlichen Verlustängsten, die in ihrer eigenen Biographie begründet sind, schweren Paarkonflikten oder einer Bindungsstörung verbunden sind, reichen solche verhaltenstherapeutischen Empfehlungen nicht aus. Es ist dann nötig, bei den Eltern darauf hinzuwirken, dass sie weitergehende Hilfen in Anspruch nehmen. Dazu kann psychotherapeutische Unterstützung der Mutter bzw. paartherapeutische Unterstützung der Eltern gehören oder idealerweise eine interaktionszentrierte Eltern-Kind-Psychotherapie.

Medikamentöse Behandlung mit Beruhigungs- oder Schlafmitteln oder Neuroleptika sind **nicht indiziert**. Ausnahmen sind akute Krisen. Leider sind medikamentöse Behandlungen auf der Symptomebene aber in der kinderärztlichen Praxis verbreitet. Nach einer Erhebung der Gmünder Ersatzkasse ist etwa die Verordnungsrate von Atosil bei Schlafproblemen im Alter von 0–4 Jahren relativ zum Einsatz von Neuroleptika bei allen Altersgruppen (0–19) überdurchschnittlich hoch (Fegert et al. 2006).

- Bei der Diagnose von Schlafstörungen muss der Entwicklungsstand des Kindes, seine individuellen Schlafbedürfnisse und die Wachbefindlichkeit des Kindes berücksichtigt werden. Hierbei ist das Führen eines Schlafkalenders über mehrere Tage ganztags hilfreich.
- Frühe Schlafstörungen persistieren nicht selten in den ersten 3 Lebensjahren.
- Beratungsinhalte betreffen insbesondere die Berücksichtigung der individuellen Schlafbedürfnisse des Kindes, Rituale zur Einschlafsituation und Empfehlungen zum Verhalten bei schwierigem Einschlafen.
- Eine medikamentöse Behandlung ist nicht indiziert.
- Eine mögliche Notwendigkeit psychotherapeutischer Unterstützung der Mutter bzw. paartherapeutischer Unterstützung besteht bei:
    - langwierigen Abstillproblemen,
    - mütterlichen Verlustängsten, die in ihrer eigenen Biographie begründet sind,
    - schweren Paarkonflikten,
    - Hinweisen auf eine Bindungsstörung.

6.2.3 Fütterstörungen

Definition und Häufigkeit

Im Säuglingsalter sind vorübergehende Fütterprobleme häufig und nicht von vornherein als Störung einzuschätzen. Die Abgrenzung zu normalen Anpassungsproblemen an neue Nahrungsmittel mit unbekannter Konsistenz oder Geschmack ist nicht immer einfach.

> **Definition**
>
> Gemäß den Leitlinien der Deutschen Gesellschaft für Kinder- und Jugendpsychiatrie und -psychotherapie wird dann von einer **Fütterstörung** gesprochen, wenn die Fütterinteraktion von den Eltern über mehr als einen Monat hinweg als problematisch empfunden wird. **Jenseits der ersten 3 Lebensmonate** liegt eine Fütterstörung vor, wenn das Füttern durchschnittlich mehr als 45 Minuten dauert und/oder das Intervall zwischen den Mahlzeiten kleiner als 2 Stunden ist (Deutsche Gesellschaft für Kinder- und Jugendpsychiatrie et al. 2007).

Grob lassen sich fünf unterschiedliche Problembereiche unterscheiden:

- Allgemeine Hyperexzitabilität, Ablenkbarkeit, motorische Unruhe und exzessives Schreien
- Angstgetönte und panische Abwehr mit oder ohne Kombination mit anatomisch oder neurophysiologisch bedingten Saug-, Kau- und Schluckproblemen, unwillkürlichem Würgen oder Erbrechen
- Passive Vermeidung (Mund verschlossen halten, automatisches Mundöffnen, Nahrung im Mund behalten oder herauslaufen lassen)
- Provokative Abwehr mit aktiver Nahrungsverweigerung, gezieltem Ablenken, Zusammenpressen der Lippen, Schreien beim Anblick der Nahrung, Ausspucken, Würgen, Wegstoßen oder Wegwerfen von Löffel oder Teller)
- Fehlender Appetit und scheinbare Essunlust bei gleichzeitigem »Erlebnishunger«, Füttern beim Herumlaufen, »Spielen« mit dem Essen, Ablenkungsmanöver, automatisches Essen, nur wenn abgelenkt (Papousek 2002)

Fütterstörungen können, müssen aber nicht mit einer **Gedeihstörung** einhergehen. Eine Gedeihstörung lässt sich anhand der normativen Wachstums- und Gewichtskurven ermitteln.

> **Definition**
>
> Danach sind Kriterien einer Gedeihstörung gegeben, wenn bei normalem Geburtsgewicht über der 3. Perzentile ein Gewichtsabfall durch Gewichtsstagnation oder durch -verlust über zwei Hauptperzentilen hinweg stattfindet oder unter die 3. Perzentile über einen Zeitraum von 2 Monaten (Säuglinge unter 6 Monaten) bzw. 3 Monaten (Säuglinge über 6 Monate) hinweg sinkt. Kriterien einer Gedeihstörung bei einem Geburtsgewicht unter der 3. Perzentile sind, wenn eine Gewichtsstagnation oder ein -verlust über einen Zeitraum von mindestens einem Monat stattfindet (Papousek 2002).

Gedeihstörungen werden, auch nach der historischen Unterscheidung in organische und nichtorganische (Letztere assoziiert mit Vernachlässigung oder Hospitalismus), mit mangelnder elterlicher Zuwendung bzw. Empathiedefiziten in Verbindung gebracht.

> **Definition**
>
> Danach gilt neben erheblichen Wachstumsdefiziten eine mangelnde entwicklungsadäquate soziale Kontaktaufnahme (Augenkontakt, Lächeln, Vokalisieren) gegenüber der Bindungsperson beim Füttern als Diagnosekriterium.

Hier liegen Überschneidungen zur Klassifikation der frühkindlichen Bindungsstörungen vor. Gedeihstörungen finden sich gehäuft im Kontext hoher psychosozialer Risiken oder psychischer Erkrankung der Eltern. Im Kontext komplexer Risikofaktoren ist allerdings unklar, ob die Interaktions-und Beziehungsproblematik ursächlich mit einer Gedeihstörung zusammenhängt oder nur Folge der Fütterstörung ist bzw. diese aufrechterhält. Wegen des hohen Anteils gemischter Störungen in der Praxis (z. B. nichtorganisch mit begleitenden neuromotorischen/mundmotorischen Auffälligkeiten bzw. organischen Gedeihstörungen mit interaktionellen Auffälligkeiten) erweist sich die Unterteilung in organische und nichtorganische Gedeihstörung letztlich als wenig sinnvoll.

Zur **Diagnose** einer Fütterstörung gehört notwendig neben einer pädiatrischen auch eine neuropädiatrische und psychologische Abklärung, die neben den (organischen und nichtorganischen) kindlichen Faktoren auch elterliche Faktoren mit beinhaltet einschließlich einer Verhaltensbeobachtung der Fütterinteraktion. Unter den kindlichen Faktoren, die im Zusammenhang mit einer Fütterstörung stehen können, sind organische Bedingungen eher selten. Zu ihnen gehören z. B. ein gastroösophagealer Reflux, Zerebralparesen, Herzfehler, genetische Syndrome mit mentaler Retardierung (Schädler et al. 2007).

Im Zusammenhang mit Fütterstörungen stehen außerdem negative Erfahrungen im Mund-Schlund-Ösophagus-Bereich bei Kindern, die mit Sonden ernährt oder intubiert wurden, die Erstickungsanfälle erfahren haben oder unter neurologischen Störungen von Mundmotorik und Sensorik nach Zwangsernährung leiden (Untergruppe »posttraumatische Fütterstörung«).

Unter den nichtorganischen kindlichen Faktoren spielen ein »schwieriges Temperament« mit »starkem Willen«, Hyperreaktivität, Ablenkbarkeit oder Problemen, Neues (z. B. Nahrungsmittel) zu akzeptieren, eine deutlich größere Rolle.

❶ **Elterliche Faktoren, die es im Zusammenhang mit einer Fütterstörung abzuklären gilt, sind gemäß den Ergebnissen der Untersuchungen der Arbeitsgruppe um Mechthild Papousek tiefgreifende Ängste um das Gedeihen und das Überleben des Kindes, Versagensgefühle und Verunsicherungen bis hin zu depressiven Symptomen, das Kind nicht hinreichend ernähren zu können und der mütterlichen Rolle nicht gerecht zu werden.**

Wichtig ist es abzuklären, inwieweit die Fütterstörung mit Belastungen der Eltern-Kind-Beziehung verbunden oder aber Teil einer manifesten Störung der Beziehung ist und sich in dysfunktionalen Interaktionsmustern zeigt (von Hofacker 1998).

Die Auftretenshäufigkeiten von Fütterstörungen liegen bei gesunden Säuglingen bei 25% bzw. bei 35% bei Kindern mit Entwicklungsstörungen (Papousek 2002). Demgegenüber sind Gedeihstörungen deutlich seltener und liegen bei ca. 3–4%.

Beratung und Therapie
Für die Beratung und Therapie bei Säuglingen und Kleinkindern mit Fütterstörungen sieht die Arbeits-

gruppe um Mechthild Papousek als wesentliches Ziel, dem Kind eine von Hunger und Appetit gesteuerte und zunehmend selbstständigere Nahrungsaufnahme zu ermöglichen und das bisherige, stark durch die Eltern gesteuerte Nahrungsregime abzulösen.

Die **Leitlinien der Deutschen Gesellschaft für Kinder- und Jugendpsychiatrie und -psychotherapie** empfehlen mit den Eltern abzusprechen,

- den Tagesablauf mit Nahrungspausen zu strukturieren, um Hunger und damit die Motivation zu essen zu ermöglichen;
- Ablenkung, Druck, Forcierung oder Zwang unbedingt zu vermeiden;
- eine altersabhängige, selbstständige aktive Beteiligung an der Nahrungsaufnahme zu ermöglichen, jegliche Bereitschaft des Kindes zu selbstständiger Nahrungsaufnahme zu unterstützen, d. h. Nahrung nur dann anzubieten, wenn das Kind sein Interesse oder seine Bereitschaft zu essen signalisiert;
- dysfunktionale Interaktionsmuster durch differenzielle Verstärkung erwünschter Verhaltensmuster zu ersetzen.

Bei **posttraumatischen Fütterstörungen** wird eine systematische Desensibilisierung mit häufigem Anbieten kleiner Mengen Nahrung bis an die Schwelle erster angstgetönter Reaktionen (ohne Forcierung der Nahrungsaufnahme) empfohlen.

Mechthild Papousek empfiehlt darüber hinaus folgende Essensregeln:

- feste Mahlzeiten,
- Nahrungskarenz zwischen den Mahlzeiten,
- Kontrolle eines altersadäquaten Nahrungsangebotes durch die Mutter,
- Kontrolle der Nahrungsmenge durch Hunger- und Sättigungssignale des Kindes (Papusek 2002).

Wichtig für die Beratung und Therapie ist es außerdem, mit den Eltern abzusprechen, provokativ getönte Abwehr von Nahrung oder Vermeidung zu ignorieren. Ebenso wichtig ist es, mit den Eltern abzusprechen, dass sie das Kind nicht ablenken, um es zu füttern.

Wesentlich ist es, diese verhaltenstherapeutischen Maßnahmen durch **videogestützte Interaktionsanleitungen** zu unterstützen.

> **Essensregeln für Eltern von Kleinkindern (nach Chatoor 2002)**
> - Füttern Sie Ihr Kind zu regelmäßigen Zeiten und halten Sie zwischen den Mahlzeiten Pausen von 3–4 Stunden ein.
> - Erlauben Sie dem Kind außerhalb der regulären Mahlzeiten weder eine Zwischenmahlzeit noch Saft oder Milch.
> - Benutzen Sie Essen nicht als Geschenk, Belohnung oder Trost.
> - Bestehen Sie darauf, dass das Kind bis zum Ende der Mahlzeit am Tisch sitzen bleibt.
> - Bieten Sie nie mehr als 4 verschiedene Speisen gleichzeitig an und stehen Sie nicht vom Tisch auf, um Ihrem Kind etwas anderes zu holen, falls es danach fragt.
> - Fragen Sie Ihr Kind, ob es den Nachtisch oder andere Speisen zuerst essen möchte.
> - Servieren Sie das Essen in kleinen Portionen und geben Sie dem Kind die Möglichkeit, ein zweites und drittes Mal nachzuverlangen, bis es satt ist.
> - Gestatten Sie während der Mahlzeiten keine Ablenkung (etwa durch Spielzeuge, Bücher oder Fernsehen).
> - Loben Sie Ihr Kind, wenn es allein isst, aber bleiben Sie neutral, was die Menge angeht.
> - Loben oder kritisieren Sie Ihr Kind nicht dafür, wie viel oder wenig es isst.
> - Versuchen Sie nicht durch Ablenkung, Überredung, Vergünstigungen oder Drohungen zu erreichen, dass Ihr Kind mehr isst.
> - Wenn das Kind von seinem Stuhl aufsteht oder das Essen und Geschirr um sich wirft, warnen Sie es **ein**mal. Wenn es nicht hören will, wenden Sie die »Auszeit-Methode« an:
>   - Bringen Sie es für eine »Auszeit« in sein Bett, seinen Laufstall oder in sein Zimmer.
>   - Weint Ihr Kind deshalb, warten Sie ab, bis es sich beruhigt hat.
>   - »Auszeit«: etwa 1 Minute pro Lebensjahr!

Eine konsequente Durchführung dieser verhaltenstherapeutischen Empfehlungen ist gewöhnlich erfolgreich, wenn keine tiefgreifende Beziehungsstörung vorliegt bzw. keine psychopathologische Belastung der Mutter. Im letzteren Fall ist es nötig, bei den Eltern darauf hinzuwirken, dass sie weitergehende Hilfen in Anspruch nehmen. Dazu gehört psychotherapeutische Unterstützung der Mutter und idealerweise eine interaktionszentrierte Eltern-Kind-Psychotherapie.

Bei posttraumatischen Fütterstörungen und insbesondere dann, wenn sensumotorische Beeinträchtigungen im Mundbereich vorliegen, ist eine erfolgreiche Behandlung deutlich langwieriger und schwieriger. Dies gilt ebenso für die Behandlung einer Gedeihstörung. Beide Therapien sollten in einem stationären Setting unter pädiatrischer Überwachung vorgenommen werden. Allerdings zeigen erste klinische Erfahrungen, dass eine erfolgreiche Sondenentwöhnung langzeitsondierter Säuglinge unter strukturierter interdisziplinärer Betreuung von Säugling und Mutter möglich ist.

6.3   Bindungsstörungen

6.3.1   Bindungstheoretische Annahmen

Gemäß den Annahmen der Bindungstheorie verfügen Säuglinge und Kleinkinder über die angeborene soziale Motivation, eine oder mehrere enge Beziehungen zu emotional nahestehenden Bezugspersonen einzugehen (Bowlby 2006). Bindungsbezogenes Verhalten ist in einem eigenständigen Motivationssystem organisiert, dem sog. Bindungssystem. Es wird, entsprechend seiner stammesgeschichtlich begründeten Überlebensfunktion, insbesondere in Situationen von Verunsicherung und Angst ausgelöst.

> **Definition**
>
> Das Bindungssystem beschreibt die Organisation von Verhaltensweisen, über die das Kleinkind unter Stress Nähe und (Körper-)Kontakt zu einer oder mehreren Bindungspersonen herstellt.

Seine Aktivierung lässt sich beim Kind an innerer Erregung beobachten (Herzfrequenzanstieg), die erst mit Nähe zur bzw. Kontakt mit der Bindungsperson wieder abklingt. Mary Ainsworth, Protagonistin der empirischen Bindungstheorie, spricht

von der **sicheren Basis, die die Eltern darstellen** und die eine Voraussetzung dafür ist, dass das Kind unbelastet und interessiert seine Umwelt erkunden kann. Das **Interesse an Exploration und Erkundung** gilt als komplementäres Grundbedürfnis zum Bedürfnis nach Bindung.

- Danach lässt sich eine ausgewogene Verwirklichung von Sicherheits- und Bindungsbedürfnissen auf der einen Seite und von Erkundungs- bzw. Autonomiebestrebungen auf der anderen Seite mit **sicherer Bindung** gleichsetzen (Typ B).
- Ein unausgewogenes Verhältnis bzw. eine Dysregulation zwischen diesen beiden Bedürfnissen lässt sich demgegenüber als **unsichere Bindung** charakterisieren. Danach lassen sich vor dem Hintergrund interindividueller Unterschiede in der Organisation von Bindung zwei Stile unsicherer Bindung unterscheiden:
  - **Unsicher-vermeidende** Bindung (Typ A): Bei diesen **Kindern ist das Gleichgewicht zwischen Bindung und Regulation zuungunsten des Bedürfnisses nach Bindung und Sicherheit** verschoben (mangelnde emotionale Unterstützung und Regulationshilfe, verbunden mit zu früher und überfordernder »Selbstständigkeit«).
  - **Unsicher-ambivalente** Bindung (Typ C): Hierbei **ist das Gleichgewicht zuungunsten des Bedürfnisses nach Exploration und Autonomie** verschoben (zu viel bzw. unangemessene Unterstützung und damit fehlende Möglichkeiten, eigenständig zu erkunden und sich als selbstständig zu erleben).

Hier wird die Bedeutung der auf die jeweilige Befindlichkeit des Kindes abgestimmten elterlichen Unterstützung bei der physiologischen, emotionalen und Verhaltensregulation von Kindern im Sinne der oben angesprochenen elterlichen Regulationshilfe deutlich.

❶ Solcherart elterliche intuitive und kontinuierliche Regulationshilfe der wechselnden Erregungsniveaus und der jeweiligen emotionalen Befindlichkeit des Säuglings und Kleinkinds wird als feinfühliges Verhalten beschrieben und gilt als mäßiger, aber durchaus robuster Prädiktor für die Entwicklung sicherer Bindung.

Beide unsicheren Bindungsstile, der Stil unsicher-vermeidender Bindung und der Stil unsicher-ambivalenter Bindung, sind normale Entwicklungsvarianten und nicht als pathologisch bzw. pathogen anzusehen.

- Eine sichere Bindung erlaubt dem Kind, sich der Umwelt zu öffnen.
- Bindung beschreibt die Suche und das Finden von Trost bei einer Bezugsperson in Stresssituationen.
- Dem Bindungs- und steht das Autonomiebedürfnis des Kindes gegenüber.
- Der Stil unsicher-vermeidender Bindung (Verschiebung zuungunsten der Bindung) und der Stil unsicher-ambivalenter Bindung (Verschiebung zuungunsten der Autonomie) sind normale Entwicklungsvarianten.

6.3.2 Frühkindliche Bindungsstörungen

> **Definition**
>
> **Bindungsstörungen** als voll ausgebildete psychische Störung des Kindesalters nach der ICD-10 beschreiben **kindliche Verhaltensweisen, die in hohem Maße von den Bindungsverhaltensweisen abweichen**, wie sie gemäß dem Paradigma der Bindungstheorie erwartet werden. I**n Situationen von Verunsicherung und Belastung suchen die Kinder keine Nähe und Kontakt zur Bindungsperson** bzw. reagieren nicht mit einer zwar unsicheren, aber dennoch organisierten Strategie, mit der sie ihre innere Belastung einigermaßen regulieren können. Vielmehr sind sie bei Belastung deutlich gestresst, können aber keinen Trost bei der Bindungsperson suchen, oder aber sie sind nicht nur unbeteiligt, sondern wenden sich sogar an eine fremde Person statt an die vertraute Bezugsperson.

Frühkindliche Bindungsstörungen werden in der ICD-10 als ein in den meisten sozialen Kontexten entwicklungsunangemessenes Verhalten und im Zusammenhang mit schwerer elterlicher Vernachlässigung und Misshandlung beschrieben. Es lassen sich zwei Typen von Bindungsstörungen klassifizieren: die »reaktive Bindungsstörung im Kindesalter« (F94.1) und die »Bindungsstörung des Kindesalters mit Enthemmung« (F94.2). Gemäß der Klassifikation der ICD-10 muss die Störung vor dem 5. Lebensjahr begonnen haben.

Über die **Auftretenshäufigkeiten von Bindungsstörungen** gibt es so gut wie keine empirischen Daten. Extrapolierte Schätzungen analog zur Prävalenz von Misshandlung und Vernachlässigung liegen bei weniger als 1%. Die Ergebnisse der Untersuchung einer deutschen Inanspruchnahmepopulation zeigten, dass von Kindern, die bei ihrer leiblichen Mutter aufwuchsen, unter 1% an einer Bindungsstörung nach ICD-10 litten. Demgegenüber bekamen in dieser Studie mehr als 25% aller Kinder aus Pflegefamilien und über 10% der im Durchschnitt älteren Heimkinder eine der beiden Diagnosen einer Bindungsstörung nach ICD-10.

Reaktive Bindungsstörung

❶ Kriterien reaktiver Bindungsstörungen sind übermäßig ängstliches und wachsames Verhalten sowie widersprüchliche oder ambivalente Reaktionen in unterschiedlichen sozialen Situationen.

Des Weiteren gehören emotionale Auffälligkeiten zum Störungsbild. Sie lassen sich in verminderter Ansprechbarkeit, Furchtsamkeit, Rückzugsverhalten sowie aggressivem Verhalten gegenüber sich selbst oder gegenüber anderen als Reaktion auf das eigene Unglücklichsein beobachten (Deutsche Gesellschaft für Kinder- und Jugendpsychiatrie und -psychotherapie 2007). Kinder mit reaktiven Bindungsstörungen zeigen gegenüber Bindungspersonen Symptome ambivalenter Reaktionen wie beispielsweise wechselnde Nähesuche und Vermeidung von Körperkontakt oder von elterlichen Trostversuchen, auch oder insbesondere in für das Kind belastenden Situationen. Sie zeigen außerdem ein gleichermaßen aggressives wie stark zurückgenommenes Verhalten gegenüber Bindungspersonen. Dennoch lassen sich in der Interaktion mit adäquat reagierenden Bezugspersonen soziale Gegenseitigkeit und Ansprechbarkeit beobachten. Die **Interaktion mit Gleichaltrigen**, wie z. B. soziales Spielen, ist **eingeschränkt**.

> ❗ In der klinischen Praxis sind es nahezu immer Kinder mit ausgeprägter Vernachlässigung, oder psychischer und körperlicher Misshandlung, die mit einer reaktiven Bindungsstörung klassifiziert werden.

Unzureichendes bzw. grob inadäquates Elternverhalten kann allerdings aufgrund mangelnder Evidenz über den Zusammenhang dieses Elternverhaltens mit kindlicher Störung nicht als diagnostische Bedingung herangezogen werden. Gemäß der Leitlinien der ICD-10 sollte aber die Diagnose einer reaktiven Bindungsstörung ohne Hinweise auf Vernachlässigung oder Misshandlung mit Vorsicht gestellt werden. Insbesondere bei Kindern mit reaktiver Bindungsstörung ist abzuklären, inwieweit eine nichtorganische Gedeihstörung sowie psychosozialer Minderwuchs vorliegt.

Bindungsstörung mit Enthemmung

> ❗ Kriterien von Bindungsstörung mit Enthemmung sind diffuse, also wenig emotional bezogene bzw. mangelnde persönliche Bindungen, situationsübergreifend wenig modulierte und distanzlose Interaktionen mit unvertrauten Personen sowie anklammerndes Verhalten oder Suche nach Aufmerksamkeit.

Diffuse Bindungen an Bezugspersonen zeigen sich darin, dass insbesondere Bindungsbedürfnisse, wie Suche nach Trost oder Nähe, unterschiedslos gegenüber Bezugspersonen und unvertrauten Personen gezeigt werden. Auch für den Typ Bindungsstörung mit Enthemmung sind aggressives Verhalten (gegen sich selbst und gegen andere) sowie **eingeschränkte Interaktion mit Gleichaltrigen** und eingeschränktes soziales Spiel kennzeichnend.

Voraussetzung für die Klassifikation einer der beiden Typen von Bindungsstörung gemäß ICD-10 ist, dass die Störung vor dem 5. Lebensjahr des Kindes einsetzt. Primär organische Ursachen und/oder tief greifende Entwicklungsstörungen (F84) müssen ausgeschlossen werden (vgl. Ziegenhain 2009).

6.3.3   Ergebnisse der klinischen Bindungsforschung

Über sog. **hochunsicher gebundene Kinder** finden sich zunehmend empirische Belege aus der entwicklungspsychologisch-bindungstheoretischen Forschung. Hochunsichere Bindung bezieht sich ebenso wie das Konzept der Bindungsstörungen auf beziehungsbezogene Störungen, die sich individuell manifestieren. Sie lässt sich ebenso wie Bindungsstörungen entwicklungspsychopathologisch im Sinne abweichenden Verhaltens von biologisch erwartbarem Bindungsverhalten interpretieren.

> ❗ Hochunsicher-desorganisierte Bindung wird insbesondere bei vernachlässigten und misshandelten Säuglingen und Kleinkindern gefunden (Van Ijzendoorn et al. 1999).

Vernachlässigte und misshandelte Kinder werden in ihren Regulationsbemühungen von ihren Eltern nicht nur unzureichend unterstützt, sondern erfahren schlimmstenfalls überhaupt keine Unterstützung bzw. erfahren durch ihre Eltern massives Leid (▶ Kap. 11). Sie erleben Deprivation und/oder sind massiv feindseligem, bedrohlichem oder aggressiv übergriffigem elterlichem Verhalten ausgesetzt. Sie erfahren häufige Episoden von Angst oder erleben diese gar als chronischen Bestandteil ihrer Beziehungserfahrungen. Damit befinden sie sich in einem unlösbaren emotionalen Konflikt: Angst aktiviert, biologisch vorprogrammiert, das kindliche Bindungssystem. Das Kind muss daher unweigerlich Nähe und Kontakt zur Bindungsperson suchen. Ist aber die Bindungsperson diejenige, bei der das Kind Schutz sucht, gleichzeitig und in Personalunion diejenige, die seine Angst verursacht, dann kollabieren seine Verhaltensstrategien und seine Aufmerksamkeit. Dabei, so die bindungstheoretische Interpretation, entsteht die Angst des Kindes entweder unmittelbar aus der direkten Interaktionserfahrung mit einer aggressiven oder misshandelnden Bindungsperson, oder sie entsteht mittelbar und indirekt über die Auswirkungen (potenziell) traumatischer Beziehungsvorerfahrungen der Bindungsperson auf die aktuelle Beziehung mit dem Kind. Sind solche konflikthaften Erfahrungen nachhaltig und/oder stark angstauslösend, beeinträchtigen sie offenbar die Bewältigungskompetenzen des

Kindes und seine Fähigkeiten, seine Gefühle flexibel zu regulieren.

⊕ **Die Kinder zeigen unter Belastung keine Nähe- und Kontaktsuche zur Bindungsperson bzw. bizarre Verhaltensweisen, z. B. starke Gehemmtheit in der Situation, körperliches Erstarren über mehrere Sekunden oder Furchtreaktionen.**

6.3.4 Bedeutung von Umweltfaktoren und Lebensstil

Wie so häufig beim Auftreten von Verhaltensauffälligkeiten und Störungsbildern ist es die Kumulation von Risiken und deren Wechselwirkung, welche zur Entwicklung von hochunsicherer Bindung bzw. Bindungsstörungen oder Regulationsstörungen führt. Diese Auffassung wird durch Befunde der Resilienz- und Risikoforschung gestützt. Danach wirken sich einzelne/isolierte Risiken gewöhnlich nicht oder nur wenig ungünstig auf die weitere Entwicklung von Kindern aus.

⊕ **Erst die Kumulation mehrerer Risiken und dabei das Fehlen von Schutzfaktoren, die diese Risiken abpuffern können, begünstigt die spätere Entwicklung von Verhaltensproblemen oder Entwicklungsstörungen.**

Über die Entstehung von Bindungsstörungen ist wenig bekannt. Die empirische Datenbasis bezieht sich auf wenige Längsschnittstudien über Kinder, die in Institutionen aufwuchsen, und in jüngerer Zeit auf zwei Längsschnittstudien, in denen der Entwicklungsverlauf rumänischer Heimkinder nach der Adoption verfolgt wurde.

⊕ **Gemäß diesen Studien und gemäß klinischen Beobachtungen finden sich Symptome der Bindungsstörung mit Enthemmung eher bei Kindern, die massive Deprivationserfahrungen bzw. häufig wechselnde Bindungspersonen haben, und Symptome der reaktiven Bindungsstörung eher bei Kindern, die massiv misshandelt wurden.**

Viele Kinder erleben allerdings gleichermaßen häufig wechselnde Bezugspersonen wie auch Misshandlung, so dass eine Unterscheidung schwierig ist.

Misshandlung wurde auch als wesentlicher **Risikofaktor** bei der Entstehung **hochunsicherer Bindung** gefunden. Bekanntermaßen unterliegen Misshandlung wiederum vielschichtige und miteinander interagierende Risiken wie Armut, fehlende soziale Unterstützung oder Partnerschaftsgewalt, biographische Belastungen der Eltern wie eigene Misshandlungs- und Vernachlässigungserfahrungen oder Fremdunterbringungen, psychische und gesundheitliche Belastungen, wie psychische Erkrankung oder Suchterkrankung der Eltern bzw. besondere Persönlichkeitsmerkmale. Zu Letzteren gehören geringe Impulskontrolle, beständige Gefühle von Hoffnungslosigkeit, mangelnde Problemlöse- bzw. Stressbewältigungskompetenzen sowie Intelligenzminderung.

Weitere wesentliche Risikofaktoren, die im Zusammenhang mit der Entstehung hochunsicherer Bindung stehen, sind **psychische Erkrankungen der Eltern** (▶ Kap. 14.1) und wiederum hohe Belastung durch psychosoziale Risikofaktoren (Van Ijzendoornet al. 1999).

Im Zusammenhang mit Hochrisikosituationen, wie bei Familien mit hohen psychosozialen Belastungen, psychisch kranken Eltern, misshandelnden oder vernachlässigenden Eltern, jugendlichen und alleinerziehenden Müttern, finden sich häufig eingeschränktes Erziehungsverhalten und eingeschränkte Erziehungskompetenzen. Diese zeigen sich beispielsweise in der Unfähigkeit, sich flexibel auf die verändernden Bedürfnisse des Kindes einstellen zu können, in Problemen, die eigenen Bedürfnisse von denen des Kindes getrennt wahrnehmen zu können, sowie in verzerrten Wahrnehmungen der kindlichen Signale, gefolgt von verzerrten Interpretationen und Zuschreibungen sowie feindseligem, aggressivem Verhalten gegenüber dem Kind bis hin zu misshandelndem Verhalten.

6.3.5 Handlungsbedarf und Möglichkeiten der Prävention

⊕ **Kinder mit der Diagnose einer Bindungsstörung haben eine eher ungünstige Prognose.**

Die beiden Bindungsstörungsdiagnosen werden in der kinder- und jugendpsychiatrischen Praxis fast ausschließlich auf schwer vernachlässigte, früh misshandelte Kinder angewandt. Es geht also um massive Deprivationsfolgen. Insofern sind auch mit intensiver Förderung, die diese Kinder meist später von professioneller Seite, aber auch im häuslichen Milieu z. B. durch Pflegefamilien bekommen, positive Entwicklungsveränderungen schwer zu erreichen (Ziegenhain u. Fegert 2004). An der Entwicklung der nach England bzw. nach Kanada adoptierten rumänischen Heimkinder zeigten sich insbesondere bei den Kindern mit dem längsten Heimaufenthalt vor der Adoption nachhaltige Symptome von Bindungsstörung mit Enthemmung. Diese Zeichen von Bindungsstörung bestanden auch noch Jahre nach der Adoption; hingegen hatten die Kinder Entwicklungsrückstände im Wachstum, in der Intelligenz oder in schulischen Leistungen aufgeholt. Ebenso hatten sich Verhaltensprobleme gebessert.

❗ **Möglichkeiten der Prävention liegen in frühen Angeboten zur Förderung der Eltern-Kind-Bindung. Bewährt haben sich insbesondere frühe Angebote zur Bindungsförderung.**

Bindungsbezogene Interventionen richten sich direkt auf die Förderung elterlicher Beziehungs- und Erziehungskompetenzen. Tatsächlich ist die Wirksamkeit von Interventionen, die Eltern gezielt in ihren Erziehungs- und Beziehungskompetenzen ansprechen, mittlerweile gut belegt (Bakermans-Kranenburg et al. 2003). Die Wirksamkeit einiger dieser Programme konnte auch bei Kindern mit Bindungsproblemen und kritischen Eltern-Kind-Interaktionen im klinischen Kontext bei psychosozial hoch belasteten Familien gezeigt werden. Im Rahmen einer Metaanalyse wurde auf der Basis von 15 Studien die Wirkung bindungsorientierter Interventionen spezifisch für die Verringerung hochunsicher-desorganisierter Bindung geprüft. Dabei zeigte sich zwar insgesamt keine Abnahme hochunsicherer Bindungen. Allerdings schnitten diejenigen Programme (n=5) deutlich besser ab, die elterliches feinfühliges Verhalten förderten. Sie unterschieden sich damit von Programmen, die zusätzliche Maßnahmen einbezogen und breiter angelegt waren (d=0.24). Mit aller Vorsicht aufgrund der noch schmalen empirischen Datenbasis scheint aber die **Förderung elterlichen feinfühligen Verhaltens auch bei Eltern mit kritischem und dys-**

funktionalem Verhalten vielversprechend. Ein nächster Schritt liegt in der Entwicklung von Interventionsbausteinen, die spezifisch auf die ängstigenden Aspekte elterlichen Verhaltens abzielen, unter denen sich kritisches Elternverhalten bei hochunsicheren Säuglingen und Kleinkindern vermutlich zusammenfassen lässt. Neuere Beobachtungsverfahren, die Aspekte bedrohlichen, ängstigenden oder dissoziativen elterlichen Verhaltens aufgreifen, bestätigen diese Vermutung. Danach belegten erste Ergebnisse aus Studien, die Eltern in Interaktion mit dem Kind mit diesen Beobachtungsverfahren untersuchten, dass Kleinkinder, deren Eltern solches ängstigendes Verhalten zeigten, deutlich häufiger hochunsicher-desorganisiert waren als andere Kleinkinder.

Bisher sind spezifische Elternprogramme zur frühen und präventiven Bindungsförderung bei Familien in Hochrisikokonstellationen und selektiv präventive Elternprogramme in Deutschland wenig vorhanden und nicht systematisch in bestehende Regelstrukturen integriert. Spezifisch auf Familien in Hochrisikosituationen zugeschnitten sind beispielsweise das Interventionsprogramm **STEEP** (»**Steps Toward Effective and Enjoyable Parenting**«; Erickson u. Egeland 2006; www.zepra-hamburg.de/steep-fruehehilfen.html) und die »**Entwicklungspsychologische Beratung**« (Ziegenhain et al. 2006; www.uniklinik-ulm.de/struktur/kliniken/kinder-und-jugendpsychiatriepsychotherapie).

STEEP wurde in zwei US-amerikanischen Studien evaluiert. Danach verbesserte sich feinfühliges Verhalten von Müttern im Umgang mit dem Säugling in beiden Studien relativ zu Kontrollmüttern, mit positiven Veränderungen in der Bindung in einer Studie. Mit entwicklungspsychologischer Beratung verbesserte sich feinfühliges Verhalten jugendlicher Mütter im Umgang mit ihren Säuglingen relativ zu Müttern mit regulärer Jugendhilfebetreuung. Darüber hinaus wird derzeit das »**Nurse Family Partnership Program**« (**NFP** um die Arbeitsgruppe von David Olds) im Rahmen eines Modellprojekts auf deutsche Verhältnisse übertragen und evaluiert. Das Programm wurde in drei aufeinander folgenden randomisierten Studien erfolgreich evaluiert (www.stiftung-pro-kind.de). Wesentliche Ergebnisse waren eine Reduktion von misshandelndem und vernachlässigendem Verhalten relativ zu

Müttern aus der Kontrollgruppe bzw. vermehrt positive und nicht misshandlungsassoziierte Erziehungseinstellungen in der zweiten Studie, weniger häufige Folgeschwangerschaften in allen drei Evaluationen. Keine Interventionseffekte zeigten sich in der Häufigkeit der Verhaltensprobleme der Kinder. Insgesamt sind frühe Programme zur Bindungsförderung, die auf spezifischen Charakteristika der Eltern-Kind-Interaktion zugeschnitten sind, erfolgversprechend.

Im Kontext der derzeitigen bundesweiten zahlreichen Initiativen im Bereich »Frühe Hilfen« zur Entwicklung von Netzwerken und Angebotsstrukturen entstehen zunehmend neue Angebote in den Kommunen. Viele Kommunen haben bereits eine eigene Internetseite eingerichtet, auf der Informationen und Adressen recherchiert werden können. Auskünfte über die jeweiligen Angebotsspektren lassen sich auch beim zuständigen Jugendamt, dem Gesundheitsamt oder bei Erziehungsberatungsstellen erfragen.

6.3.6 Konzepte für Diagnostik und Therapie

In der Arbeitsgruppe um Tom O'Connor und Michael Rutter wurden im Rahmen der oben erwähnten Studie über die Entwicklung rumänischer Waisenkinder nach der Adoption Kriterien operationalisiert, die, über Befragung der Eltern oder aber über Beobachtung des Kindes mit den Eltern oder mit fremden Menschen, erste Informationen über das mögliche Vorliegen einer Bindungsstörung geben können (O'Connor et al. 1999, ◻ Tab. 6.2). Diese Informationen ermöglichen zusammen mit der Beobachtung von nicht selten erheblichen psycho-

sozialen Belastungen der Familie bzw. persönlichen Belastungen der Eltern eine erste Einschätzung. Häufig ist eine weitergehende Unterstützung der Familie notwendig. Jugendämter sind, nicht zuletzt durch die breite Diskussion in der (Fach-)Öffentlichkeit) um die zwingende Notwendigkeit interdisziplinärer Zusammenarbeit im Bereich Kindeswohlgefährdung und frühe Hilfen, zunehmend offen und bereit, anonym über ein weiteres Vorgehen und mögliche Hilfeangebote zu beraten.

Für eine weitere Abklärung empfiehlt sich ggf. eine Überweisung in eine kinderpsychiatrische Ambulanz bzw. zu einem niedergelassenen Kinder- und Jugendpsychiater, in ein sozialpädiatrisches Zentrum oder zu einem Kinder- und Jugendlichenpsychotherapeuten, die über eine besondere Expertise verfügen.

Gemäß den Leitlinien der Deutschen Gesellschaft für Kinder- und Jugendpsychiatrie und -psychotherapie wird empfohlen, neben der Anamnese des allgemeinen Entwicklungsverlaufs des Kindes sein Bindungsverhalten gegenüber seinen Bezugs- und anderen Kontaktpersonen sowie seine Betreuungsgeschichte zu erheben. Als wichtige Informationsquelle wird empfohlen, über die Familie hinaus auch Dritte wie z. B. Erzieher, Sozialarbeiter, Kinderärzte oder Hausärzte zu befragen (Deutsche Gesellschaft für Kinder- und Jugendpsychiatrie und -psychotherapie et al. 2007).

Abgeklärt werden des Weiteren etwaige Entwicklungsverzögerungen, das Entwicklungs- bzw. das Intelligenzniveau des Kindes, umschriebene Entwicklungsstörungen oder körperliche Erkrankungen. Insbesondere erfasst werden sollten das Vorliegen von Kindeswohlgefährdung und Misshandlung (hierzu ▶ Kap. 11) sowie von Kontextbedingungen wie z. B. den Wechsel von Bezugsper-

◻ **Tab. 6.2.** Indikatoren gestörter Bindung. (Mod. nach O'Connor et al. 1999)

Indikatoren gestörter Bindung	Form der Bindungsstörung
Eindeutiges Fehlen einer Unterscheidung zwischen Eltern und anderen Erwachsenen	Bindungsstörung mit Enthemmung
Eindeutiges Fehlen rückversichernden Verhaltens in neuen Situationen	Bindungsstörung mit Enthemmung
Klare Anzeichen, dass das Kind mit einer fremden Person mitgehen würde	Bindungsstörung mit Enthemmung
Kind signalisiert Stress, aber sucht keinen Trost bei der Bindungsperson	Reaktive Bindungsstörung

sonen oder die aktuelle Sorgerechtssituation. Ergänzende Abklärungen von Komorbiditäten psychischer Störungen und zur Diagnostik von Begleitstörungen (Störungen des Sozialverhaltens, hyperkinetische Störungen, altersspezifische emotionale Störungen, Angststörungen, Intelligenzminderung) sowie gegebenenfalls weitergehende differenzialdiagnostische Abklärungen (zur Komorbidität einer tiefgreifenden Entwicklungsstörung, organischen/neurologischen Primärstörung, posttraumatischen Belastungsstörung) werden empfohlen. Ebenso notwendig ist eine somatische Abklärung, die bei Kleinwuchs auch eine endokrinologische Untersuchung einschließt (vgl. Ziegenhain 2009).

Für die Erhebung des kindlichen Bindungsverhaltens empfehlen die sog. Practice Parameter der American Academy of Child and Adolescent Psychiatry (AACAP Official Action 2005) als Minimalstandards, Verhaltensbeobachtungen durchzuführen.

> Daraus lassen sich bindungsrelevante (Fehl-) Verhaltensweisen bei Kindern unter 5 Jahren erkennen:
>
> - im Affektverhalten (eingeschränkter Affektaustausch in unterschiedlichen sozialen Situationen oder distanzloser positiver Affekt gegenüber relativ unvertrauten Erwachsenen),
> - in fehlender Trostsuche (wenn verletzt, ängstlich oder krank, bzw. ambivalentes Verhalten wie erhöhte Verstörung, aber keine Trostsuche),
> - in der Suche nach Hilfe (klammert exzessiv oder unfähig, Hilfe der Bezugsperson zu suchen und zu nutzen),
> - in mangelnder Kooperation gegenüber der Bezugsperson (durchgängig ungehorsam bei Bitten oder Forderungen oder ängstlich überangepasst, »compulsive compliance«),
> - in kontrollierendem Verhalten gegenüber der Bezugsperson (übermäßig besorgt und/oder altersunangemessen fürsorglich oder extrem dominant oder bestrafend),
> - im Explorationsverhalten (keine Rückversicherung bei der Bezugsperson, wenn es in unvertrauten Situationen umherstreift oder sich beinahe gänzlich weigert, sich von der Bezugsperson zu lösen, um zu erkunden),
> - im Verhalten nach kurzen Trennungen von der Bezugsperson (kann keinen interaktiven Austausch (re-)etablieren, eingeschlossen aktiv ignorierendes/vermeidendes Verhalten, intensiver Ärger, offensichtlicher Mangel an positivem Affekt oder Unvermögen, Verstörung aufgrund der Trennung zu beenden, Hinweise auf desorganisiertes Bindungsverhalten),
> - in distanzloser Reaktion gegenüber fremden Menschen (engagiert sich unmittelbar ohne anfängliche Vorsicht, nimmt extensiv körperlichen Kontakt auf ohne Rückversicherung mit der Bezugsperson), ist bereit die Bezugsperson ohne Protest zu verlassen (und mit der fremden Person mit zu gehen).

Die Behandlung und Therapie bei Kindern mit Bindungsstörungen ist langwierig. Die klinische Praxis zeigt, dass die Entwicklung von Kindern mit Bindungsstörungen immer wieder auch durch institutionell bedingte Beziehungsabbrüche gefährdet wird. Insofern ist es notwendig, alle therapeutischen Planungen langfristig anzulegen und abzusichern (Ziegenhain 2009).

Dabei hat sich bisher für die Therapie und Behandlung von Kindern mit Bindungsstörungen kein therapeutisches Vorgehen als hinreichend erfolgreich erwiesen. Allerdings ist unbestritten, dass das Vorhandensein einer emotional zuverlässigen und konstanten Bindungsperson unabdingbarer Bestandteil jedes therapeutischen Vorgehens ist.

> **❶ Die Förderung der Eltern-Kind-Interaktion, möglichst mit standardisierten Programmen, und darüber hinaus begleitende Elternarbeit ist daher zentraler therapeutischer Fokus. Weitergehende psychotherapeutische Maßnahmen sollten erst dann in Erwägung gezogen werden, wenn eine emotionale Stabilisierung durch die Etablierung einer stabilen Beziehung und begleitender Elternarbeit erreicht ist.**

Dabei wird insbesondere bei jüngeren Kindern eine **Eltern-Kind-Therapie zur Förderung elterlichen feinfühligen Verhaltens** empfohlen (AACAP Official Action 2005). Bewährt haben sich standardisierte Therapieprogramme vor bindungstheoretischem Hintergrund, wie sie auch im oben beschriebenen präventiven Kontext durchgeführt werden. Dabei wird entweder auf der Ebene der sog. mentalen Bindungsrepräsentationen der Eltern versucht, ihnen die Erlebens-, Verarbeitungs- und Verhaltensweise des Kindes nahezubringen und mit der eigenen emotionalen Erfahrung zu verknüpfen, oder es wird auf der Verhaltensebene versucht, elterliche Feinfühligkeit im Umgang mit dem Kind zu unterstützen. Dies geschieht häufig durch videogestützte Interventionsansätze und durch die Betonung der Stärken und Ressourcen der Bindungsperson bzw. die Hervorhebung mütterlicher und kindlicher Kompetenzen im Umgang miteinander.

Über solche gezielten Interventionen zur Förderung der Eltern-Kind-Beziehung hinaus ist **begleitende Elternarbeit** notwendig, um Eltern durch Gespräche und Verhaltensanleitungen zu unterstützen, das häufig befremdliche und schwer interpretierbare Verhalten des Kindes zu verstehen, adäquat darauf zu reagieren und auch die eigenen Gefühle der Bindungspersonen von Angst, Enttäuschung oder Ärger zu bearbeiten (AACAP Official Action 2005). Kinder mit Bindungsstörungen zeigen häufig ambivalentes Verhalten im Umgang mit emotionaler Nähe und Distanz. Sie fordern häufig körperliche oder psychische Nähe ein und überschreiten dabei sozial adäquate Grenzen. Andererseits zeigen sie ein ausgeprägtes Bedürfnis nach emotionaler und körperlicher Distanz. Sie reagieren unbeteiligt, abweisend oder aggressiv auf Beziehungsangebote, insbesondere dann, wenn sie gestresst sind. Versuchen Eltern, Nähe zu »erzwingen«, kommt es häufig zu paradoxen Reaktionen, nämlich Rückzug und Reinszenierung der Beziehungsabbrüche aus der Vorgeschichte der Kinder.

> ❗ **Bindungstheoretisch lässt sich solches Verhalten als Ausdruck von Angst, verlassen zu werden, interpretieren. Adäquate elterliche Verhaltenskonsequenzen sind dann klares Setzen von Grenzen, aber gleichzeitig auch verlässlich-versicherndes Verhalten.**

Darüber hinaus hat sich in der klinischen Praxis bewährt, beharrlich, auch bei Abwehr, immer wieder auf das Kind zuzugehen und Beziehungsangebote zu machen, diese aber in ihrer emotionalen Intensität vorsichtig zu dosieren. Dabei lassen sich verhaltenstherapeutische Belohnungsprogramme gut im Alltag nutzen, um Beziehungen herzustellen und zu gestalten, ohne aber für das Kind emotional bedrohlich zu sein.

Therapie bei Kindern mit Bindungsstörungen hängt in hohem Maße von der **Kooperation der Eltern** ab. Wenn bereits eine Vorgeschichte von Vernachlässigung und/oder Misshandlung vorliegt, bestehen häufig geringe Chancen für eine Kooperation mit den Eltern, insbesondere dann, wenn deren Einsicht in zurückliegendes eigenes Fehlverhalten nicht zu erreichen ist. In gravierenden Fällen kann eine therapeutische Intervention die Herausnahme des Kindes aus der Herkunftsfamilie und die Betreuung in einer Pflegefamilie einschließen (AACAP Official Action 2005; Deutsche Gesellschaft für Kinder- und Jugendpsychiatrie und -psychotherapie et al. 2007). Die Therapie richtet sich dann auf die Unterstützung der Pflegeeltern bei der Etablierung und Gestaltung einer tragfähigen Bindungsbeziehung mit dem Kind. Im Falle schwebender Entscheidungen bzw. in Fällen (drohender) Kindeswohlgefährdung ist eine Therapie gewöhnlich nur in enger Kooperation mit dem Jugendamt durchzuführen und in der Regel von weiteren intensiven Jugendhilfemaßnahmen und möglichst engmaschigen, vom Jugendamt organisierten, Hilfeplankonferenzen begleitet.

- Schwere Bindungsstörungen sind eine klinisch-psychiatrische Diagnose.
- Sie treten unter dem Bild einer reaktiven Bindungsstörung oder unter dem Bild einer Bindungsstörung mit Enthemmung auf.
- Die Prognose solcher Kinder ohne adäquate psychotherapeutische Behandlung ist schlecht.
- Die wichtigsten Risikofaktoren sind neben einer Vernachlässigung und Misshandlung psychische Erkrankungen der Eltern.
- Präventiv wirksam ist die frühe Identifikation von Risikofamilien und die Förderung »feinfühliger« Verhaltensmuster in diesen Familien. Solche stan-
  ▼

dardisierten und bindungstheoretisch fundierten Programme zur Förderung der Eltern-Kind-Interaktion sind bislang wenig institutionell etabliert.

▬ Bislang gibt es kein empirisch abgesichertes oder auch klinisch bewährtes erfolgreiches Behandlungsmodell. Sicher ist, dass die Behandlung und Therapie bei Kindern mit Bindungsstörungen langwierig ist.

▬ Die Voraussetzung jeder Therapie ist das Vorhandensein einer emotional zuverlässigen und konstanten Bindungsperson, ebenso wie die Schaffung eines »sicheren Umfeldes«, das es dem Kind ermöglicht, angstfrei mit traumatischen Vorerfahrungen umzugehen.

▬ Die Etablierung neuer Bindungsbeziehungen mit Pflegeeltern ist in den Fällen notwendig, in denen ein Verbleib des Kindes in der Herkunftsfamilie nicht möglich ist.

Literatur

AACAP Official Action (2005) Practice parameter for the assessment and treatment of children and adolescents with reactive attachment disorder of infancy and early childhood. J Am Acad Child Adolesc Psychiatry 44: 1206–1219

Bakermans-Kranenburg MJ, Ijzendoorn MH van, Juffer F (2003) Less is more: Meta-analyses of sensitivity and attachment interventions in early childhood. Psychol Bull 129: 195–215

Bakermans-Kranenburg MJ, Ijzendoorn MH van, Juffer F (2005) Disorganized infant attachment and preventive interventions: A review and meta-analysis. Infant Ment Health J 26: 191–216

Barr RG, McMullan SJ, Spiess H et al. (1991) Carrying as colic »therapy«: A randomized controlled trial. Pediatrics 87: 623–630

Bowlby J (2006) Bindung, Trennung, Verlust (3 Bd.). Reinhardt, München

Castrro-Rodriguez JA, Stern DA, Halonen M, Wright AL, Holberg CJ, Taussig LM, Martinez FD (2001) Relation between infantile colic and asthma/atopy: A prospective study in an unselected population. Pediatrics 108: 878–882

Chatoor I (2002) Feeding disorders in infants and toddlers: Diagnosis and treatment. Child Adolesc Psychiatr Clin N Am 11(2): 163–183

Crittenden PM (2005) Der CARE-Index als Hilfsmittel für Früherkennung, Intervention und Forschung. Frühförderung interdisziplinär24(3): 99–106

Crowcroft NS, Strachan DP (1997) The social origins of infantile colic: Questionnaire study covering 76,747 infants. BMJ 314: 1325–1328

Deutsche Gesellschaft für Kinder- und Jugendpsychiatrie und Psychotherapie et al. (2007) Leitlinien zur Diagnostik und Therapie von psychischen Störungen im Säuglings-, Kindes- und Jugendalter (3. Aufl.). Deutscher Ärzte Verlag, Köln, S 311–317

Erickson MF, Egeland B (2006) Die Stärkung der Eltern-Kind-Bindung. Frühe Hilfen für die Arbeit mit Eltern von der Schwangerschaft bis zum zweiten Lebensjahr des Kindes durch das STEEP-Programm. Klett-Cotta, Stuttgart

Fegert JM, Schulz J, Bergmann R, Tacke, Bergmann KE, Wahn U (1997) Sleep behavior in the first 3 years of life. Prax Kinderpsychol Kinderpsychiatr 46: 69–91

Fegert JM, Kölch M, Zito JM, Glaeske G, Janhsen K, (2006) Antidepressant use in children and adolescents in Germany J Child Adolesc Psychopharmacol 16(1–2): 197–202

Hofacker N von (1998) Frühkindliche Störungen der Verhaltensregulation und der Eltern-Kind-Beziehungen. Zur differentiellen Diagnostik und Therapie psychosomatischer Probleme im Säuglingsalter. In: Klitzing K von (Hrsg) Psychotherapie der frühen Kindheit. Vandenhoeck & Ruprecht, Göttingen

Hofacker N von, Papousek M, Wurmser H (2004) Fütter- und Gedeihstörungen im Säuglings- und Kleinkindalter. In: Papousek M, Schieche M, Wurmser H (Hrsg) Regulationsstörungen der frühen Kindheit. Frühe Risiken und Hilfen im Entwicklungskontext der Eltern-Kind-Beziehungen. Huber, Bern, S 171–199

Kast-Zahn A, Morgenroth H (1994) Jedes Kind kann schlafen lernen. Oberstebrink, Düsseldorf

Kries R von, Kalies H, Papoušek M (2006) Does excessive crying beyond three months herald other features of multiple regulatory problems? Arch Pediatr Adelosc Med 160: 508–511

Kries R von (2006) Exzessives Schreien bei jungen Säuglingen: Definitiion – Häufigkeiten –Risikofaktoren – natürlicher Verlauf – Prognose. Kinderärztl Prax 77: 84–88

Levitzky S, Cooper R (2000) Infantile colic syndrome – maternal fantasies of aggression and infanticide. Clinical Pediatrics 39: 395–400

McKenzie S (1991) Troublesome crying in infants: Effect of advice to reduce stimulation. Arch Dis Child 66: 1416–1420

O'Connor TG, Bredenkamp D, Rutter M, the English and Romanian Adoptees Study Team (1999) Attachment disturbances and disorders in children exposed to early severe deprivation. Infant Ment Health J 20: 10–29

Papousek M (2002) Störungen des Säuglingsalters. In Esser G (Hrsg) Lehrbuch der klinischen Psychologie und Psychotherapie des Kindes- und Jugendalters. Thieme, Stuttgart, S 80–101

Papousek M, Hofacker N von (1998) Persistent crying in early infancy: A non-trivial condition of risk for the developing mother-infant relationship. Child Care Health Dev 24: 395–424

Papousek M, Schieche M. & Wurmser, H. (2004). Regulationsstörungen der frühen Kindheit. Frühe Risiken und Hilfen im Entwicklungskontext der Eltern-Kind-Beziehungen. Bern: Huber.

Rao MR, Brenner RA, Schisterman EF, Vik T, Mills JL (2004) Long term cognitive development in children with prolonged crying. Arch Dis Child 89: 989–992

Rautava P, Helenius H, Lehtonen L (1993) Psychosocial predisposing factors for infantile colic. BMJ 307: 600–604

Reijneveld SA, Brugman E, Hirasing RA (2001) Excessive infant crying: The impact of varying definitions. Pediatrics 108: 893–897

Schädler G, Süss-Burghart H, Toschke AM, Voss H von, Kries R von (2007) Feeding disorders in ex-prematures: Causes – response to therapy – long term outcome. Eur J Pediatr 66: 803–808

St James-Roberts I, Hurry J, Bowyer J (1993) Objective confirmation of crying durations in infants referred for excessive crying. Arch Dis Child 68: 82–84

Van IJzendoorn MH, Schuengel C, Bakermans-Kranenburg MJ (1999) Disorganized attachment in early childhood: Meta-analysis of precursors, concomitants and sequelae. Develop Psychopathol 11: 225–249

Wade S, Kilgour T (2001) Extracts from »clinical evidence« infantile colic. BMJ 323: 437–441

Wessel MA, Cobb JC, Jackson EB, Harris GS Jr, Detwiler AC (1954) Paroxysmal fussing in infancy, sometimes called colic. Pediatrics 14: 421–435

Wolke D, Gray P, Meyer R (1994) Excessive infant crying: A controlled study of mothers helping mothers. Pediatrics 94: 322–332

Wolke D, Rizzo P, Woods S (2002) Persistent infant crying and hyperactivity problems in middle childhood. Pediatrics 109: 1054–1060

Ziegenhain U, Fegert JM (2004) Frühkindliche Bindungsstörungen. In: Eggers C, Fegert JM, Resch F (Hrsg) Psychiatrie und Psychotherapie des Kindes- und Jugendalters. Springer, Berlin, S 875–890

Ziegenhain U, Fries M, Bütow B, Derksen B (2006) Entwicklungspsychologische Beratung für junge Eltern. Ein Handlungsmodell für die Jugendhilfe. Juventa, Weinheim

Ziegenhain U (2009) Bindungsstörungen. In: Schneider S, Marggraf J (Hrsg) Störungen des Kindes- und Jugendalters. Verhaltenstherapie, Bd 3 (3. Aufl). Springer, Berlin

7 Umschriebene Entwicklungsstörungen

Hans G. Schlack, Günter Esser

7.1 Definition und übergreifende Merkmale – 158

7.1.1 Ätiologie und Pathogenese – 158

7.1.2 Der »Krankheitswert« umschrie benerEntwicklungsstörungen – 160

7.1.3 Grundsätzliche Überlegungen zu diagnostischen und therapeutischen Maßnahmen – 160

7.2 Umschriebene Entwicklungsstörungen der Motorik – 162

7.2.1 Begriffsbestimmung und Klassifikation – 162

7.2.2 Häufigkeit und Ursachen – 164

7.2.3 Bedeutung von Bewegungsmangel und anderen Umweltfaktoren – 164

7.2.4 Prognose – 166

7.2.5 Diagnostische Konzepte – 166

7.2.6 Handlungsbedarf: Präventionsmöglichkeiten und Behandlungsindikationen – 168

7.2.7 Therapieevaluation: Best-Practice-Modelle – 169

Literatur – 170

7.3 Umschriebene Entwicklungsstörungen des Sprechens und der Sprache – 171

7.3.1 Begriffsbestimmung und Klassifikation – 171

7.3.2 Prävalenz, Ätiologie und Probleme der Abgrenzung – 172

7.3.3 Leitsymptome der SSES und Beziehung zu Störungen des Schriftspracherwerbs – 174

7.3.4 Prognose – 175

7.3.5 Diagnostische Konzepte – 175

7.3.6 Interventionskonzepte – 176

7.3.7 Stottern – 177

Literatur – 178

7.4 Kognitive Teilleistungsstörungen/frühe Lernstörungen – 179

7.4.1 Begriffsbestimmung und Klassifikation – 179

7.4.2 Erscheinungsbild und Diagnose einer Lese-Rechtschreib-Störung (LRS) – 179

7.4.3 Erscheinungsbild und Diagnose einer umschriebenen Rechenstörung – 181

7.4.4 Prävalenzraten und Genese – 182

7.4.5 Komorbidität und Prognose – 183

7.4.6 Best-Practice-Modelle/evidenzbasierte Behandlungsstrategien – 184

Literatur – 186

7.1   Definition und übergreifende Merkmale

Hans G. Schlack

Definition

Unter dem Begriff »umschriebene Entwicklungsstörungen« sind in der ICD-10 (F80–F83) Krankheits- bzw. Störungsbilder zusammengefasst, die sich in einer Beeinträchtigung oder Verzögerung zentralnervöser Funktionsentwicklung äußern und sich bereits im Kindesalter manifestieren. Sie betreffen insbesondere das wachsende Repertoire der Fähigkeiten und Fertigkeiten von Kindern im Verlauf der Entwicklung. Psychische oder somatische Probleme gehören nicht primär dazu, tragen aber nicht selten als Folgeerscheinungen wesentlich zur Krankheitslast bei.

Umschriebene Entwicklungsstörungen (nach früherer Terminologie »Teilleistungsschwächen«) gibt es auf motorischem, sprachlichem und kognitivem Gebiet. Zu Letzterem sieht die ICD-10 nur die Kategorie der schulischen Fertigkeiten (F81) vor, was eine erhebliche Einschränkung angemessener Kodierungsmöglichkeiten bedeutet und den konkreten Gegebenheiten in der Praxis nicht gerecht wird; schließlich fallen die »Entwicklungsstörungen schulischer Fertigkeiten« nicht zum Zeitpunkt des Schulbeginns vom Himmel, sondern haben schon im Vorschulalter ihre erkennbaren Vorläufersymptome. Diese werden nach Michaelis (2004) als **frühe Lernstörungen** und in der angelsächsischen Literatur als **»specific learning disorders«** bezeichnet (s. unten).

Wesentliches Merkmal einer **umschriebenen** Entwicklungsstörung ist, dass die Einschränkung in einem bestimmten Bereich nicht Ausdruck oder Teil einer allgemeinen Beeinträchtigung ist, etwa einer geistigen Behinderung. Im Einzelfall lässt sich gelegentlich eine umschriebene Entwicklungsstörung nicht eindeutig von einer Senke im individuellen Begabungsprofil oder – mit anderen Worten – eine »krankhafte« Störung von einer Normvariante abgrenzen, auch wenn standardisierte Testverfahren auf kognitivem und sprachlichem Gebiet eingesetzt werden.

! Für die Diagnose einer umschriebenen Entwicklungs- oder Teilleistungsstörung werden im Grundsatz Testwerte gefordert, die für den betreffenden Funktionsbereich um wenigstens 1,5 Standardabweichungen unter dem individuellen Niveau der allgemeinen Intelligenz und um wenigstens 1,5 Standardabweichungen unter dem Mittelwert der Leistungen gleichaltriger Kinder liegen müssen.

Das hört sich eindeutiger an, als es in der Praxis oft ist: Testwerte sind keine festen Größen, sondern hängen nicht unerheblich von der Tagesform eines Kindes und anderen Untersuchungsumständen ab, und bei kognitiven Teilleistungsschwächen ist manchmal unklar, an welchen Testwerten man das »allgemeine Intelligenzniveau« festlegen soll.

Wegen der diagnostischen Unschärfen in der Abgrenzung zum Normbereich sind präzise Angaben zur Prävalenz der verschiedenen Formen von umschriebenen Entwicklungsstörungen kaum möglich. Aus dem gleichen Grund sollten Therapieindikationen nicht in erster Linie von Testwerten, sondern vom individuellen Krankheitswert einer umschriebenen Entwicklungsstörung abhängig gemacht werden (▶ Kap. 7.1.2).

! Ein entscheidendes Merkmal umschriebener Entwicklungsstörungen ist, dass die bestehende Funktionseinschränkung die Bewältigung des Alltags und der altersgemäßen Entwicklungsaufgaben wesentlich beeinträchtigt.

7.1.1   Ätiologie und Pathogenese

Grundsätzlich gibt es zur Ätiologie zwei Erklärungsmodelle: ein »quantitatives« und ein »qualitatives« Modell.

Quantitatives Modell

Eine umschriebene Entwicklungsstörung stellt eine Extremform der Minderbegabung auf einem spezifischen Feld der Entwicklung dar, wie sie bei Annahme einer Normalverteilung mit einer bestimmten Wahrscheinlichkeit zu erwarten ist (◻ Abb. 7.1).

Danach wäre eine umschriebene Entwicklungsstörung eine **Normvariante**, was einen subjektiven

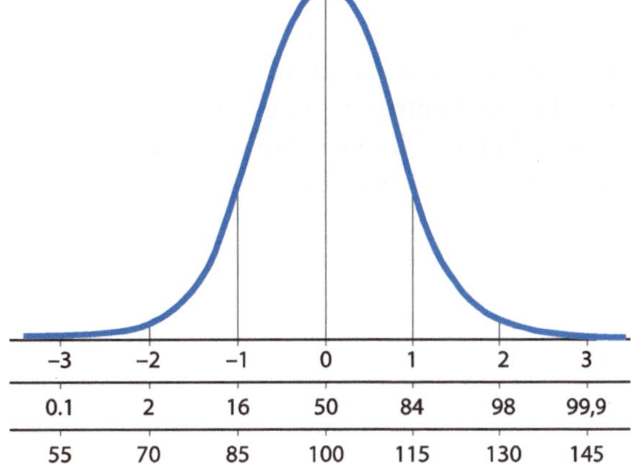

Abb. 7.1. Variation der Begabungen. Standardzahlen basierend auf einer Normverteilung der Messwerte. Die *Z-/SDS-Skala* kennzeichnet die Standardabweichung vom Mittelwert; in der gelegentlich auch dafür verwendeten T-Skala entsprechen 10 Punkte jeweils einer Standardabweichung (SD): T 50 = Mittelwert, T 40 =−1 SD, T 30 =−2 SD, T 60 =+1 SD, T 70 =+2 SD usw.

Krankheitswert in Abhängigkeit von der aktuellen Lebenssituation natürlich nicht ausschließt. Bei der Annahme einer Normvariation sind zwei von einander prinzipiell unabhängige Komponenten zu bedenken: die querschnittliche und interindividuelle (die sich in der Kurve der Normalverteilung, ■ Abb. 7.1, ausdrückt) und eine längsschnittliche und intraindividuelle (■ Abb. 7.2). Die letztgenannte Form der Variabilität ist dafür verantwortlich, dass Kinder bestimmte Entwicklungsschritte zu unterschiedlichen Zeitpunkten machen, ohne dass damit regelmäßig bei den Frühentwicklern ein hohes und bei den Spätentwicklern ein niedriges Leistungsniveau am Ende der Entwicklung verbunden wäre. Bei einem Spätentwickler kann daher zu bestimmten Zeitpunkten fälschlicherweise eine »krankhafte« Störung vermutet werden (■ Abb. 7.2). Für beide Formen der Normvariation sind in erster Linie genetische Faktoren verantwortlich.

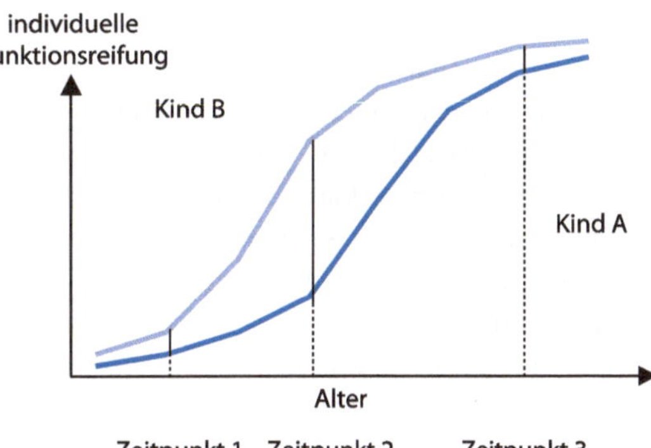

Abb. 7.2. Variation der Entwicklungsverläufe. Schematische Darstellung von Entwicklungsverläufen bei einer späten (Kind A) und einer frühen Entwicklung (Kind B). Während sich beide Kinder zum Zeitpunkt 1 (am Beginn des Auftretens einer Fähigkeit) und zum Zeitpunkt 3 (am Ende der funktionellen Ausreifung) wenig unterscheiden, ist die Differenz zum Zeitpunkt 2 so groß, dass Kind A für entwicklungsgestört und therapiebedürftig gehalten werden kann

Qualitatives Modell

Dieses Erklärungsmodell geht davon aus, dass einer umschriebenen Entwicklungsstörung (Teilleistungsschwäche) grundsätzlich **abnorme** Bedingungen zugrunde liegen, sei es im Form genetischer oder aber läsioneller Ursachen (also Gen-Polymorphismus bzw. prä-, peri- oder postnataler Schädigungen des Nervensystems). Für beide Formen gibt es plausible Argumente: Einerseits die oft zu beobachtende familiäre Häufung sprachlicher, kognitiver oder motorischer Teilleistungsschwächen, andererseits umschriebene Lern- und Leistungsschwächen z. B. bei ehemals Frühgeborenen mit nachgewie-

senen zerebralen Läsionen. Wie in ▶ Kap. 7.2 ausgeführt wird, unterscheiden sich die läsionellen von den mutmaßlich genetisch bedingten Störungen in der Art des neurologischen Befundes.

Bis in die 1980er Jahre stand das Konzept von MCD (minimale zerebrale Dysfunktion) bzw. MBD (»minimal brain damage«) oder POS (psychoorganisches Syndrom) für die weit verbreitete Annahme, dass umschriebene Entwicklungsstörungen und begleitende psychische Auffälligkeiten durch Schwachformen frühkindlicher Hirnschädigungen bedingt seien. Diese Annahme gilt inzwischen als obsolet. Esser und Schmidt (1990) wiesen nach, dass es eine »MCD« als konstantes Syndrom nicht gibt, sondern dass vielmehr die diesem Begriff zugeordneten Symptome in ganz unterschiedlicher Kombination auftreten. Außerdem besteht weitgehend Konsens darüber, dass läsionelle Ursachen nur einen relativ kleinen Anteil der umschriebenen Entwicklungsstörungen ursächlich erklären, ohne dass allerdings dieser Anteil genau beziffert werden kann.

> **!** **Für die Mehrheit der umschriebenen Entwicklungsstörungen sind genetische Faktoren verantwortlich, jedenfalls im Sinne der Disposition.**

Ein geringeres Leistungspotenzial in bestimmten Bereichen als Ausdruck einer **Disposition** ist sowohl mit dem quantitativen Modell (unteres Extrem der Normvariation) als auch mit dem qualitativen Modell (normabweichende genetische Ausstattung oder aber Läsion) erklärbar, und wahrscheinlich sind alle diese Möglichkeiten in der Realität vorhanden. Welche Probleme sich jedoch aus einer solchen Disposition ergeben, wird in ganz erheblichem Umfang von den Lebensumständen des einzelnen Kindes bestimmt. In der Mannheimer Längsschnittstudie zeigte sich, dass die Ausprägung von Teilleistungsschwächen am höchsten mit belastenden Lebensereignissen korreliert war, nicht aber mit »organischen« Risiken wie perinatalen Komplikationen (Esser 1994). Offensichtlich spielen psychische Faktoren eine entscheidende Rolle für die effektive Leistungsfähigkeit unter den Bedingungen eines geringeren Potenzials.

7.1.2 Der »Krankheitswert« umschriebener Entwicklungsstörungen

Der Grad der subjektiven und objektiven Belastung eines Kindes durch umschriebene Entwicklungsstörungen hängt nicht nur von Art und Umfang einer funktionellen Schwäche ab, sondern ganz wesentlich von den Anforderungen und den Reaktionen der jeweiligen aktuellen Lebenswelt. Die individuelle Problemlage eines Kindes ist grundsätzlich auf drei Ebenen zu analysieren:

- der unmittelbaren Auswirkung funktioneller Schwächen (**Primärsymptome**),

- dem Missverhältnis zwischen aktuellem Leistungsvermögen des Kindes einerseits und den Erwartungen und Anforderungen von Eltern, Schule usw. andererseits mit der Folge zumindest situativer Überforderung (**Sekundärsymptome**)

- und den Rückwirkungen häufigen Misserfolgserlebens auf das Selbstbild bzw. den Selbstwert des Kindes (**Tertiärsymptome**).

Beispiele von Primär-, Sekundär- und Tertiärsymptomen sind in ◘ Tab. 7.1 aufgelistet. Die Konstellation von Symptomen der verschiedenen Ebenen ist bei jedem auffälligen Kind anders. Das Bemühen, die Pathogenese der Symptome im Einzelfall richtig zu interpretieren, ist eine wichtige Voraussetzung für eine gezielte und erfolgreiche Intervention.

> **!** **Kinder mit frühen Lernstörungen sind selten vom Säuglingsalter an auffällig; sie bemühen sich meist, die an sie gestellten Erwartungen im Lernen und Handeln bestmöglich zu erfüllen. Erst durch fortwährende Überforderung und Misserfolgserlebnisse treten sekundäre Verhaltensprobleme wie motorische Unruhe, Aufmerksamkeits- und Impulsstörungen auf – Symptome, die dann in der Regel zur Diagnose »Aufmerksamkeitsdefizit-/Hyperaktivitätsstörung« (ADHS) führen.**

Die eigentliche Ursache liegt in diesen Fällen nicht in einer primären Aufmerksamkeitsstörung, sondern in Schwächen der Informationsverarbeitung (Michaelis 2004; Michaelis et al. 2008). Therapeutisch stehen heilpädagogische Maßnahmen und nicht die Pharmakotherapie im Vordergrund.

7.1.3 Grundsätzliche Überlegungen zu diagnostischen und therapeutischen Maßnahmen

Von großer Wichtigkeit ist daher die frühe Wahrnehmung von Hinweisen auf umschriebene Entwicklungsstörungen, bevor der Leidensdruck bei Kind und Familie durch Sekundär- und Tertiärsymptome steigt.

◘ Tab. 7.1. Auswirkungen funktioneller Entwicklungsstörungen auf das Verhalten in den ersten Lebensjahren (Beispiele)

Funktionelle Schwäche	Primärsymptome
Verminderte Reiztoleranz	Erhöhte Erregbarkeit, Unruhe
Erhöhte Reizschwelle	Lautes, unruhiges, selbststimulierendes Verhalten
Gestörte Informationsverarbeitung, z. B.	
▬ eingeschränkte »Gestaltwahrnehmung« (Identifizieren und Wiedererkennen von räumlichen und zeitlichen Strukturen, Abfolgen, Regeln)	Verzögerter Spracherwerb, mangelhafte Anpassungsfähigkeit an regelmäßige Abläufe, Nicht-Warten-Können
▬ eingeschränkte »Figur-Hintergrund-Differenzierung« (visuell, auditiv)	Verminderte Aufmerksamkeit, erhöhte Ablenkbarkeit
Mangelhafte Informationsspeicherung	Schlechtes Kurzzeitgedächtnis
Eingeschränktes Handlungsrepertoire	Dyspraxie, Ungeschicklichkeit
Interaktion der Primärsymptome mit Bedingungen der Umwelt	**Sekundärsymptome**
Situative Überforderung	Schneller Konzentrationsabbruch Vermeidungshaltung Sprunghaftigkeit Schnelles Aufgeben
Dysfunktionale Kompensationsversuche	Impulsiver Arbeitsstil
Rückwirkung von Primär- und Sekundärsymptomen auf das Selbstbild des Kindes	**Tertiärsymptome**
Selbstwertproblematik	Selbstabwertung Misserfolgsorientierung Depressivität Aggressivität Kontaktstörung
Dysfunktionale psychische Verarbeitung	Psychosomatische Störungen Ersatzbefriedigungen Realtitätsverlust, Verdrängung

Hinweise auf umschriebene Entwicklungsstörungen/frühe Lernstörungen im Vorschulalter

- Eingeschränktes Verstehen von Sprache (z. B. bei verbalen Aufforderungen)
- Verminderte Fähigkeit zuzuhören
- Defizite in der visuellen Aufmerksamkeit, im Wiedererkennen von Bildern, Buchstaben, Zahlen
- Schwächen im Erkennen von Reimworten, im Erfassen von (Vers-)Rhythmen
- Ungeschickte, schlecht koordinierte Körper- und Handmotorik
- Mangelhaftes Malen (z. B. Reproduktion einfacher Figuren oder Gegenstände)

Unabhängig von den Besonderheiten, die bei Entwicklungsstörungen auf sprachlichem, kognitivem oder motorischem Gebiet zu beachten sind und in den nachfolgenden Kapitelteilen erörtert werden, haben sich in der Praxis einige Grundsätze als Leitlinie diagnostischer und therapeutischer Interventionen bewährt:

1. Exploration
- In welchem Kontext treten die Auffälligkeiten des Kindes in Erscheinung? (Hinweise auf die Art vorhandener Schwächen und Anlässe von Überforderungen.)
- Wie wirken sich diese Auffälligkeiten auf die familiäre Interaktion aus? (Information über den subjektiven Belastungsgrad.)
- Gibt es in der nahen Verwandtschaft weitere »Fälle«? (Hinweise auf genetische Ursachen, die auch den Eltern zu besserem Verständnis verhelfen können.)

2. Diagnostik
- Entwicklungsneurologischer Befund (wichtig für die Differenzialdiagnostik, insbesondere um nicht die Initialsymptomatik einer Prozesserkrankung zu übersehen; ▶ Kap. 7.2).
- Testuntersuchung des kognitiven Leistungsprofils (als Voraussetzung für realistische Anforderungen an das Kind).

3. Eingehende Elternberatung
- Justierung der an das Kind gerichteten Anforderungen und Erwartungen entsprechend seinen Möglichkeiten.
- Optimierung der Umgebungsbedingungen (z. B. Vermeidung von Störreizen und Ablenkungen) sowie der Förderungsmöglichkeiten im familiären Alltag.
- Information über Entstehungsbedingungen und Zusammenhänge von Primär-, Sekundär- und Tertiärsymptomen (um den Eltern ihren »Anteil« am Gesamtproblem verständlich zu machen).

4. Verordnung von funktionellen Übungsbehandlungen (ggf. auch Psychotherapie),
- wenn die Elternberatung nicht ausreicht,
- wenn zwischen dem verordnendem Arzt, dem Therapeuten und den Eltern ein Therapieziel vereinbart ist,
- wenn die vorgesehene Therapiemethode dem Therapieziel adäquat ist,
- wenn eine therapeutische Bezugsperson außerhalb der Familie hilfreich ist, um das Kind und die Familie zu entlasten.

> ❶ **Testwerte allein ergeben noch keine Indikation zu einer Heilmittelverordnung!**

Detaillierte Ausführungen zur Indikation von Physiotherapie (Karch 2005), Logopädie (Bode 2005) und Ergotherapie (Straßburg 2005) sind in den Leitlinien der Deutschen Gesellschaft für Sozialpädiatrie und Jugendmedizin niedergelegt (www.dgspj.de).

7.2 Umschriebene Entwicklungsstörungen der Motorik

Hans G. Schlack

7.2.1 Begriffsbestimmung und Klassifikation

> **Definition**
>
> Motorische Entwicklungsstörungen im Kindesalter äußern sich hauptsächlich in einem verzögerten Erwerb motorischer Fertigkeiten, in der Bewegungssteuerung bei zielgerichteten Aktionen, in der Koordination von Bewegungsabläufen, der Gleichgewichtsbewahrung und der Imitation.

Bei manchen betroffenen Kindern liegen die Probleme hauptsächlich in der manuellen Feinmotorik, bei anderen eher in der großmotorischen Körperkoordination. In der ICD-10 steht die Kodierung F82 für »umschriebene Entwicklungsstörungen der motorischen Funktionen« und ist damit gewissermaßen die offizielle Bezeichnung für ein variabel ausgeprägtes Spektrum von Auffälligkeiten der motorischen Entwicklung.

Synonym verwendet werden
- das Syndrom des ungeschickten Kindes,
- zentralmotorische Koordinationsstörung,
- »clumsiness«,
- »developmental motor coordination disorder«.

Motorische Auffälligkeiten und Einschränkungen, die unter diesen Begriffen zusammengefasst werden, müssen definitionsgemäß bereits »frühzeitig in der Entwicklung« vorhanden sein, dürfen also nicht Ausdruck eines »erworbenen Defizits« oder Teil einer komplexeren Störung wie geistiger Behinderung, schweren Seh- oder Hörstörungen oder »diagnostizierbaren neurologischen Störungen« sein (Dilling et al. 1993).

Damit werden die definierenden Kriterien nur recht unpräzise beschrieben. Was bedeuten »frühzeitig vorhanden«, »erworbenes Defizit« und »diagnostizierbare neurologische Störung«?

Nicht dazu gehören in jedem Fall die Frühsymptome einer Prozesserkrankung (z. B. eines zerebralen Tumors oder einer Leukodystrophie) oder die leichte Ausprägung einer infantilen Zerebralparese, die manchmal allerdings von einer umschriebenen Entwicklungsstörung im Sinne der ICD (► Kap. 7.1) nicht leicht zu unterscheiden sind.

Florian oder die Differenzialdiagnose der Ungeschicklichkeit

Der 5½-jährige Florian wird beim Kinderarzt vorgestellt, weil sich die Eltern vor der anstehenden Einschulung Sorgen über die Motorik des Kindes machen. Die Auffälligkeiten, die früher nicht bemerkt worden waren, äußern sich in häufigem Stolpern und manueller Ungeschicklichkeit; sie werden dem Erwartungsdruck vor der Einschulung zugeschrieben. Der Junge erhält eine krankengymnastische Behandlung über fast ein Jahr, die motorischen Auffälligkeiten nehmen aber in dieser Zeit, wenn auch sehr langsam, an Ausprägung zu. Bei einer schließlich durchgeführten neuropädiatrischen Untersuchung werden eine Ataxie und eine leichte beinbetonte Spastik festgestellt. Die weiteren Untersuchungen führen zur Diagnose einer metachromatischen Leukodystrophie (frühjuvenile Form). Ein tragischer Aspekt dieser Kasuistik: In dem Jahr, in welchem durch die unterlassene neuropädiatrische Untersuchung die Diagnosestellung versäumt wurde, wurde Florians Mutter erneut schwanger. Bei dem Geschwisterkind wurde später die gleiche (rezessiv erbliche) Krankheit festgestellt.

Entscheidend für die Abgrenzung ist der neurologische Befund – entscheidend nicht für eine Klassifikation, die lediglich der Statistik dient, sondern vor allem für die Differenzialdiagnose im Einzelfall (Neuhäuser u. Ohrt 2004). Spezifische neurologische Symptome wie Spastik, Athetose oder Ataxie weisen auf eine residuale oder prozesshafte Schädigung bestimmter zentralnervöser Strukturen und Systeme hin; insbesondere gibt eine Ataxie grundsätzlich den Anlass zu einer sorgfältigen differenzialdiagnosti-

schen Abklärung. Demgegenüber sind die neurologischen Befunde bei einer umschriebenen Entwicklungsstörung unspezifisch, sie werden oft unter dem eher vernebelnden als hilfreichen Begriff »soft signs« zusammengefasst (► Kap. 7.2.5).

Die motorischen Fähigkeiten werden von zahlreichen Funktionsbereichen bestimmt, die beim einzelnen Kind schon im Rahmen der Normvariation unterschiedlich gut ausgebildet und dafür verantwortlich sind, dass ein Kind motorisch geschickter ist als ein anderes oder dass das eine Kind eher in der manuellen Feinmotorik, das andere eher bei sportlichen Aktivitäten Schwierigkeiten hat. Stärker ausgeprägte Schwächen in einem Funktionsbereich oder kombiniert in mehreren führen zu Auffälligkeiten, die als **motorische Ungeschicklichkeit** oder **»clumsiness«** bezeichnet werden. Beispiele für Symptome, die aus Schwächen in bestimmten motorischen Funktionsbereichen hervorgehen, gibt ◻ Tab. 7.2. Beim einzelnen Kind können solche Schwächen in unterschiedlicher Form kombiniert sein, woraus sich die klinische Vielfalt der Symptome beim »ungeschickten Kind« erklärt (Neuhäuser u. Ohrt 2004).

Dieses Symptomspektrum wird noch verbreitert durch mögliche **Komorbidität**. Motorische Ungeschicklichkeit ist »üblicherweise mit einem gewissen Grad von Leistungsbeeinträchtigung bei visuell-räumlichen Aufgaben« verbunden (Dilling et al. 1993). Kombinationen mit anderen (z. B. sprachlichen oder kognitiven) Entwicklungsstörungen sind möglich (dann Kodierung unter F83, »Kombinierte umschriebene Entwicklungsstörungen« nach ICD-10); das ist aber nicht die Regel. Viele Begleiterscheinungen, insbesondere Verhaltensauffälligkeiten und psychische Belastungen, sind sekundärer oder tertiärer Natur (► Kap. 7.1.2). Misserfolgserlebnisse und konsekutives Vermeidungsverhalten spielen dabei eine große Rolle. Aufmerksamkeitsstörungen sind ebenfalls nicht selten sekundär mit umschriebenen Entwicklungsstörungen verbunden (Michaelis 2004; Michaelis et al. 2008). Auch wenn es sicherlich Symptomkonstellationen gibt, die in einer gewissen Häufung vorkommen, erscheint es nicht sinnvoll, daraus neue »Syndrome« zu konstruieren (z. B. DAMP = »deficits in attention, motor control and perception«). Solche Kategorisierungsversuche nützen weder dem nosologischen Ver-

□ Tab. 7.2. Umschriebene Entwicklungsstörung motorischer Funktionen. Beispiele für Symptome bei Schwächen in einzelnen motorischen Funktionsbereichen.

Schwächen im Bereich	Symptom (Beispiel)
Tonusregulation und Kraftdosierung	Unbeabsichtigtes Zerstören von Spielzeug, unbeabsichtigte Grobheit beim Schmusen
Bewegungsflüssigkeit und Tempo	Ungeschicktes Rennen, verlangsamte Stiftführung beim Malen oder Schreiben
Körperwahrnehmung und sensumotorische Kontrolle	Übersehen und Anrempeln von Hindernissen, vermindertes Schmerzempfinden
Dynamische Haltungskontrolle	Gleichgewichtsverlust bei intendierten Bewegungen
Koordination einzelner Bewegungsmuster zu komplexen Fertigkeiten	Mangelhafte Automatisierung von sinnvollen Bewegungsabläufen
Bewegungsplanung	Dyspraxie, erschwerter Abruf von Handlungsprogrammen im Alltag

ständnis noch dem betroffenen Kind, und sie sind letztlich nur eine Wiederbelebung des obsoleten MCD-Konzepts (▶ Kap. 7.1.2).

7.2.2 Häufigkeit und Ursachen

Präzise empirische Daten zur Häufigkeit umschriebener motorischer Entwicklungsstörungen gibt es nicht. Das liegt nicht zuletzt an methodischen Gründen (unklare Grenzen zum Normbereich, mangelnder Konsens über die diagnostischen Kriterien). Schätzungen gehen von einer **Prävalenz** von durchschnittlich 3% im Kindes- und Jugendalter aus. In kinder- und jugendpsychiatrischen Inanspruchnahmepopulationen liegt die Prävalenz um rund das Dreifache höher (Warnke 2003), was darauf hinweist, dass Entwicklungsstörungen der Motorik ein disponierender Faktor in der Pathogenese kinder- und jugendpsychiatrischer Störungsbilder sein können.

Viele Autoren (u. a. Lunsing et al. 1992; Soorani-Lunsing u. Touwen 1995) beschreiben eine **Altersabhängigkeit** der Prävalenz motorischer Entwicklungsstörungen und insbesondere einen deutlichen Rückgang in der Pubertät. Das kommt auch in kinder- und jugendpsychiatrischen Inanspruchnahmepopulationen zum Ausdruck: Darin sind motorische Entwicklungsstörungen vor der Pubertät um ein Mehrfaches häufiger als danach. Dieses Phänomen ist aber nicht nur mit möglichen Nach-

reifungsvorgängen unter dem hormonellen Einfluss der Pubertät (Soorani-Lunsing u. Touwen 1995) erklärbar, sondern auch damit, dass die Bedeutung der motorischen Fähigkeiten für die Bewältigung der Entwicklungsaufgaben im Kindergarten- und Grundschulalter hoch ist, dann aber abnimmt (Warnke 2003). Zur Frage der Ursachen wird auf die Ausführungen in ▶ Kap. 7.1.1 verwiesen.

7.2.3 Bedeutung von Bewegungsmangel und anderen Umweltfaktoren

Obwohl es darüber keine ganz einheitlichen empirischen Daten gibt, kann von einer Zunahme motorischer Ungeschicklichkeit und von einer Abnahme motorischer Leistungsfähigkeit bei Kindern als Folge **zivilisationsbedingter Lebensgewohnheiten** ausgegangen werden (Dordel 2000; Bös 2003). Zugleich besteht ein allgemeiner Konsens darüber, dass motorische Aktivität ein sehr wichtiger Faktor für Gesundheit und körperliche Fitness ist.

❗ Eine umschriebene Entwicklungsstörung motorischer Funktionen ist nicht das Gleiche wie eine geringe motorische Leistungsfähigkeit als Folge mangelhafter Bewegung.

Ein Zusammenhang zwischen beiden ist trotzdem nicht von der Hand zu weisen, da eine schwächere motorische Begabung durch regelmäßige, eigenmotivierte Inanspruchnahme sicherlich die Chance einer zumindest partiellen Kompensation hat, weil vorhandene neurobiologische Verknüpfungen durch regelmäßige Nutzung und Übung verbessert werden. Umgekehrt gehen diese Verknüpfungen durch Nichtgebrauch verloren mit dem Resultat einer manifesten Teilleistungsschwäche. Wie bereits oben (► Kap. 7.1.1) erwähnt wurde, hängt die Ausprägung von Teilleistungsschwächen – gemessen an der Höhe der statistischen Korrelation – am stärksten von belastenden (d. h. depressionsfördernden, »lähmenden«) Lebensereignissen ab (Esser 1994).

Als zivilisationsbedingte **Risikofaktoren** für die motorische Entwicklung gelten insbesondere ein hoher Konsum von Fernsehen und anderen elektronischen Medien sowie (in Wechselwirkung damit) die zunehmende Häufigkeit von Übergewicht bzw. Adipositas (Spitzer 2005), ferner die Einschränkung von Bewegungsräumen vor allem in städtischen Wohngebieten (Dordel 2000) und der hohe Motorisierungsgrad, der auch über kurze Distanzen (z. B. für den Weg zum Kindergarten) zur Benutzung eines Autos verführt. Zusammenhänge zwischen Lebensweltbedingungen und motorischer Aktivität wurden auch im nationalen Kinder- und Jugendgesundheitssurvey (KiGGS) deutlich: Kinder und Jugendliche, die nicht regelmäßig (wenigstens einmal wöchentlich) Sport treiben oder eine vergleichbare motorische Aktivität ausüben, kommen überproportional häufig aus Familien mit niedrigem Sozialstatus und/oder Migrationshintergrund (Lampert et al. 2007), und in diesen Bevölkerungskreisen fand sich auch im Vergleich zu den Kindern aus der oberen Sozialschicht eine verminderte motorische Leistungsfähigkeit (Starker et al. 2007). Zugleich haben Kinder aus der unteren Sozialschicht ein rund dreifach erhöhtes Adipositasrisiko (Kurth et al. 2007) und »nutzen« elektronische Medien sehr viel intensiver. Vorschulkinder (!) aus der unteren Sozialschicht haben mehr als dreimal häufiger einen eigenen Fernsehapparat als in der oberen Sozialschicht (53 vs. 16%), und ein eigener Fernseher im Kinderzimmer erhöht den täglichen Fernsehkonsum im Durchschnitt um eine Stunde (von Egmond-Fröhlich 2007). Ein zeitlich ausgedehnter Konsum elektronischer Medien wirkt sich mit hoher Wahrscheinlichkeit auf eine Reduktion motorischer Aktivität aus.

Fernsehen macht dumm, dick und faul (Quelle: http://www.Welt.de, 15.2.2008)

Es ist eine alte Erkenntnis, doch ein spektakulärer Satz sollte ihr neue Wucht verleihen: »Zu viel Medienkonsum macht dick, krank, dumm und traurig, vielleicht auch aggressiv.« Dieser Satz des Kriminologen Christian Pfeiffer war die Essenz einer neuen Studie, die über die Folgen übermäßigen Medienkonsums bei Schülern aufklärt. Der Leiter des Kriminologischen Forschungsinstituts Niedersachsen präsentierte, flankiert von zwei Kultusministern, in Düsseldorf aktualisierte Erkenntnisse eines bekannten Problems.

Der Titel »Die Pisa-Verlierer – Opfer ihres Medienkonsums« liest sich zwar effekthascherisch. Doch in der Tat sind die Ergebnisse frappierend, denn sie gewähren einen unbehaglichen Blick ins Familienleben. Seit mehr als drei Jahren erforscht ein Team den Medienkonsum von 6.000 Viertklässlern und 17.000 Neuntklässlern in sechs Bundesländern. Dabei sind grundsätzliche Auffälligkeiten für übermäßigen Medienkonsum erkennbar, die sich an Geschlecht, Region, Bildungsniveau der Eltern und Herkunft festmachen lassen und schon bei den Pisa-Schulstudien deutlich wurden. Wenn man so will, dann sieht das konkrete Risikoprofil für fernsehverliebte Schulversager zusammengefasst so aus: männlich, Eltern mit niedrigem Bildungsabschluss, ausländische Herkunft, wohnhaft in Norddeutschland.

Gemäß der Studie verfügen bereits fast 40 Prozent der 10-jährigen Jungen über Fernseher, Spielekonsole und Computer im eigenen Zimmer, bei den gleichaltrigen Mädchen sind es immerhin um die 30 Prozent. Bei Eltern mit Hauptschulabschluss steigt die Quote der kleinen TV-Besitzer sogar auf 57 Prozent. In Familien mit hohen Bildungsabschlüssen verfügen nur 16 Prozent der gleichaltrigen über ein Fernsehgerät, aber immerhin 30 Prozent über einen PC.

Eigenes TV-Gerät verführt zu mehr Konsum

Logischerweise schauen Kinder mit einem eigenen Fernseher länger auf den Bildschirm. Sie kommen pro Schultag auf 124 Minuten, während Kinder ohne eigenen Fernseher 70 Minuten vor der Glotze verbringen. Noch größer werden die Unterschiede, wenn man die ethnische Herkunft berücksichtigt. »Kinder aus Familien mit Migrationshintergrund erreichen im Vergleich zu deutschen Kindern pro Schultag 60 Minuten

▼

mehr Mediennutzung«. In bildungsschwachen Familien werden täglich drei Stunden Fernsehen und Computer genutzt, im Gegensatz zu etwas mehr als einer Stunde in bildungsstarken Familien. An Wochenenden fällt dieser Unterschied noch krasser aus.

Die Studie enthält eine weitere nachvollziehbare Erkenntnis: Kinder und Jugendliche mit eigenem Fernseher und Computer sehen deutlich öfter brutale Sendungen, die noch nicht für ihr Alter freigegeben sind.

Viel Zeit zum Lernen geht verloren

Der übermäßige Medienkonsum hat Konsequenzen: Die Schulleistungen werden schlechter, weil viel Zeit fürs Lernen verloren geht und die Konzentration gestört ist. So offenbart ein Vergleich, dass Schüler, die oft vor brutalen PC-Spielen ab 16 beziehungsweise 18 Jahre sitzen, schlechtere Noten in Deutsch, Sachkunde und Mathematik bekommen. »Als stärkster Belastungsfaktor für die Schulleistungen erweist sich die Vorliebe für Mediengewalt. Aber auch eine erhöhte Medienzeit bedingt für sich genommen bereits schlechtere Schulleistungen«, heißt es in der Studie.

Die Kultusminister von Nordrhein-Westfalen und Niedersachsen, Barbara Sommer und Bernd Busemann (beide CDU), resümierten: »Keine Bildschirme in Kinderzimmern«. Bei Grundschulkindern seien täglich 60 Minuten Medienkonsum akzeptabel. Eltern sollten ihre Kinder bis zum zehnten Lebensjahr im Internet begleiten. Sommer kündigte eine Aufklärungskampagne an. Eine Präventionsmaßnahme gegen ungehemmten TV-Konsum wurde besonders hervorgehoben: die Ganztagsschule. Dadurch werde der Tagesablauf »gut strukturiert und ausgefüllt«, sagte Minister Busemann.

7.2.4 Prognose

Zur Prognose sind vor allem zwei Fragen von praktischer Bedeutung:

- Verändern sich die Symptome motorischer Ungeschicklichkeit, wachsen sie sich möglicherweise aus?
- Welche Auswirkungen haben umschriebene motorische Störungen auf den Schulerfolg und andere Bereiche der Entwicklung?

Bezüglich der Persistenz bzw. Rückbildung motorischer Auffälligkeiten gibt es sehr unterschiedliche Verläufe, was darauf hinweist, dass es sich wahrscheinlich um eine recht heterogene Gruppe von Störungsbildern handelt. Bei einem völligen Verschwinden der Auffälligkeiten im Jugendalter liegt die Annahme einer Normvariante mit einer individuellen Spätentwicklung nahe (▶ Kap. 7.1.1 und ◨ Abb. 7.2). Generell scheint eine Tendenz zu bestehen, dass die Symptome motorischer Ungeschicklichkeit während und nach der Pubertät weniger auffällig sind, zumindest dass sie teilweise kompensiert werden, dass die Betroffenen damit besser umzugehen gelernt haben und dass die dann anstehenden Entwicklungsaufgaben nicht mehr so bedeutsam von motorischen Fähigkeiten abhängen wie in jüngeren Altersstufen.

Die Auswirkungen motorischer Entwicklungsstörungen auf den Schulerfolg und andere relevante Dimensionen der Entwicklung werden im Wesentlichen von der Komorbidität bestimmt. Isolierte motorische Entwicklungsstörungen bedingen für sich allein keine statistisch nachweisbare Risikoerhöhung für schulische Probleme – im Gegensatz zu Sprachentwicklungsstörungen, Legasthenie oder Rechenstörungen (Esser u. Wyschkon 2000). Für die individuelle »Krankheitslast« sind Sekundär- und Tertiärsymptome (▶ Kap. 7.1.2) ausschlaggebend, d. h. das individuelle Misfit zwischen den motorischen Schwächen des Kindes und den konkret gestellten Aufgaben und Erwartungen sowie die Auswirkungen häufigen Misserfolgserlebens auf das Selbstbild und die psychische Stabilität.

7.2.5 Diagnostische Konzepte

Bei der Beurteilung motorischer Auffälligkeiten im Rahmen umschriebener Entwicklungsstörungen sind die Kriterien der klassischen Neurologie (z. B. Spastik, Ataxie, Athetose; Hemisyndrome oder ausgeprägte Seitendifferenzen, Hirnnervenausfälle) wenig hilfreich, zumal diese Befunde Ausdruck läsioneller Störungen sind, die auch bei schwacher Ausprägung definitionsgemäß nicht unter den Begriff der umschriebenen Entwicklungsstörungen fallen (▶ Kap. 7.2.1). Hilfsweise wurden die beobachteten Auffälligkeiten (z. B. verstärkte Mitbewegungen, ausfahrende Bewegungsabläufe, unsichere Gleichgewichtsreaktionen) oft als »soft signs« (»weiche«, unsichere Zeichen) bezeichnet. Damit ist weder ein konkreter diagnostischer Nutzen noch ein Erkenntnisgewinn verbunden, der Begriff ist daher obsolet.

Untersuchungskonzepte zur Objektivierung motorischer Auffälligkeiten bzw. zur Dokumentation motorischer Fähigkeiten lassen sich grundsätzlich in zwei Kategorien einteilen:

- entwicklungsneurologische Verfahren,
- motorische Leistungstests.

Entwicklungsneurologische Verfahren

In dieser Kategorie verdienen die »Untersuchung von Kindern mit geringen neurologischen Funktionsstörungen« nach Touwen (1982) und die »Zürcher Neuromotorik« (Largo et al. 2002) eine nähere Erläuterung aufgrund ihrer wissenschaftlichen und praktischen Bedeutung.

Touwen übertrug das von Prechtl für die Neugeborenen-Neurologie entwickelte Optimalitätskonzept auf die Untersuchung von Kindern »mit geringen neurologischen Funktionsstörungen« – einer Klientel mit umschriebenen Funktionsschwächen und Verhaltensproblemen, die früher weitgehend unter den MCD-Begriff subsumiert wurde (▶ Kap. 7.2.1). Touwen definierte für 10 verschiedene Bereiche motorischer bzw. neurologischer Kriterien Optimalbefunde, und die Abweichungen von der Optimalität ergibt für das untersuchte Kind ein individuelles neurologisches Profil.

Das besondere Merkmal der Zürcher Neuromotorik ist die Quantifizierung der Befunde durch die Messung der für eine genau definierte motorische Aufgabe benötigten Zeit. Durch Untersuchung einer Normierungsstichprobe konnten Normkurven erstellt werden (◘ Abb. 7.3), welche die Normvariation mit Perzentilkurven in Abhängigkeit vom Lebensalter dokumentieren. Für jedes einzelne Kind kann sein Prozentrang bei den einzelnen Aufgaben und danach auch sein individuelles Profil motorischer Schwächen und ggf. auch Stärken abgelesen werden.

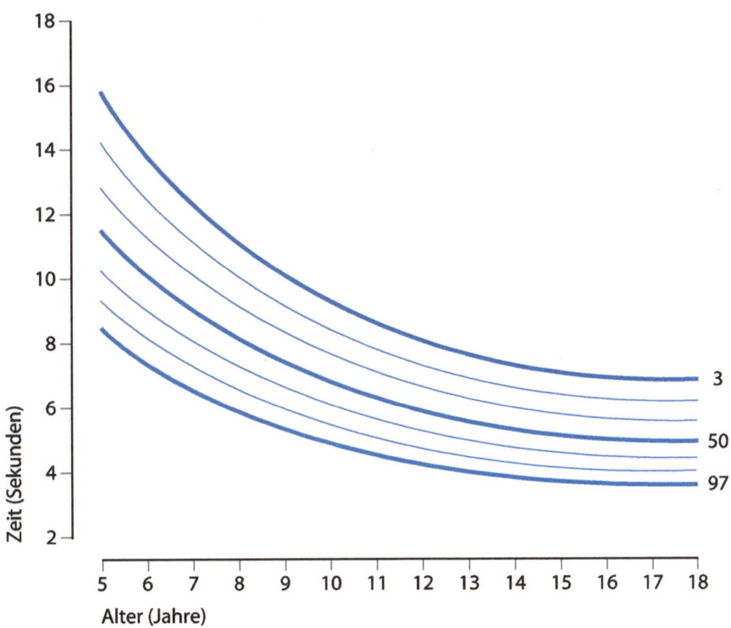

◘ **Abb. 7.3.** Alternierende Handbewegungen. Item-Beispiel aus der »Zürcher Neuromotorik«. Aufgabe: Das Kind soll (sitzend, in genau definierter Ausgangshaltung) schnellstmöglich 10-mal nacheinander eine Pro-/Supinationsbewegung des Unterarms und der Hand durchführen. Gemessen wird die dafür benötigte Zeit (mit der Stoppuhr auf Zehntelsekunden genau). Der Zugewinn an motorischer Fähigkeit und der Bewegungsflüssigkeit im Verlauf der Entwicklung drückt sich in der Verkürzung der für diese Aufgabe benötigten Zeit aus. Im oben genannten Beispiel halbiert sich der durchschnittliche Zeitaufwand zwischen dem Alter von 5 und 12 Jahren. Zugleich nimmt im Zuge der Entwicklung die interindividuelle Variationsbreite ab (ausgedrückt im absoluten Abstand zwischen der 3. und der 97. Perzentile). Die Abbildung zeigt die Normen für Knaben

Man kann den grundsätzlichen Unterschied in der Sichtweise so zusammenfassen: Während es Touwen darum geht, durch eine präzise Definition der Kriterien eine vermutete neurologische **Abnormität** zu objektivieren, betrachtet die Zürcher Neuromotorik motorische Auffälligkeiten »ungeschickter« Kinder in erster Linie vor dem Hintergrund der **Normvariation**. Beide Verfahren setzen ein standardisiertes Vorgehen voraus und erfordern auch nach Einarbeitung einen Zeitaufwand von etwa 20 Minuten pro Untersuchungsgang.

Dieser Zeitbedarf setzt im kinderärztlichen Praxisalltag Grenzen für einen Einsatz als diagnostisches Routineverfahren. Andererseits wäre es problematisch, für die Praxis ein kurzes »neuromotorisches Screening« zusammenzustellen, weil damit die Gefahr einer eklektischen Item-Sammlung mit geringem Aussagewert verbunden ist.

> ❗ **Für die Praxis ist es entscheidend, eine motorische Ungeschicklichkeit im Sinne der ICD-10 (F82) von einer definierten neurologischen Störung abgrenzen zu können.**
>
> **Es kommt also darauf an, spezifische neurologische Symptome wie Spastik, Ataxie, Dyskinesie, Dystonie oder markante Seitendifferenzen zu erkennen oder auszuschließen. Ist man sich darin im Einzelfall nicht sicher, ist die Inanspruchnahme kollegialer Konsultation geboten.**

Motorische Leistungstests

Bei den Motorik-Tests handelt es sich um Verfahren zur Beurteilung motorischer Leistungsfähigkeit in unterschiedlichen Funktionsbereichen. Seit Längerem eingeführt (und daher mit nicht mehr ganz aktueller Standardisierung) sind der »Körperkoordinationstest« nach Kiphardt und Schilling, der »MOT 4–6« (für das Vorschulalter) und die »Lincoln-Oseretzky-Scale« (mit ihr werden auch feinmotorische Fähigkeiten überprüft). Ein neuer Untersuchungsgang wurde für das Motorik-Modul des Kinder- und Jugendgesundheitssurveys (KiGGS) entwickelt (Opper et al. 2007); er wurde über den KiGGS an einer großen und repräsentativen Stichprobe standardisiert und ist wohl künftig das Verfahren der Wahl insbesondere für wissenschaftliche Fragestellungen. Die Verwendung in kinderärzt-

lichen Praxen wird wegen der notwendigen apparativen Ausstattung dagegen eher die Ausnahme sein. Grundsätzlich gilt für alle Tests, dass die Ergebnisse Momentaufnahmen sind und stark von der aktuellen Motivation des Kindes und anderen Gegebenheiten der Testsituation beeinflusst werden. Testergebnisse sind daher für sich allein kein hinlänglicher Grund für eine Verordnung funktioneller Übungsbehandlung (▶ Kap. 7.2.6).

7.2.6 Handlungsbedarf: Präventionsmöglichkeiten und Behandlungsindikationen

Bewegungsmangel ist unzweifelhaft ein hoch bedeutsamer Risikofaktor insbesondere im Hinblick auf Übergewicht, Herz- und Kreislauferkrankungen sowie Erkrankungen des Stütz- und Bewegungsapparats. Ein großes **Präventionspotenzial** liegt daher in der Bewegungsförderung vom frühen Kindesalter an, um – im Sinne der Verhaltensprävention – die Angewöhnung ungünstiger Verhaltensgewohnheiten möglichst zu vermeiden. Bei Kindern mit motorischen Entwicklungsstörungen muss mit einer verstärkten Tendenz zu Bewegungsmangel als Folge von Vermeidungsverhalten gerechnet werden.

> In der vorausschauenden (präventiven) Beratung von Eltern sind daher vor allem folgende Inhalte zu berücksichtigen:
>
> ▬ »Vermeidung des Vermeidungsverhaltens«: Erzieherische Ermutigung zum Selbsttun auch bei Ungeschicklichkeit, Verzicht auf Überbehütung oder Überversorgung durch die Eltern (»weil es schneller geht«), Motivation zu motorischer Aktivität auf Gebieten relativer Stärken des Kindes.
>
> ▬ Restriktiver Umgang mit Fernsehen und anderen elektronischen Medien (Empfehlung der Deutschen Gesellschaft für Sozialpädiatrie und Jugendmedizin 2005: Unter 3 Jahren völlige Fernsehkarenz, 3–6 Jahre nicht mehr als 30 Minuten täglich, 6–10 Jahre nicht mehr als 60 Minuten täglich).

Zwischen **präventiver** Elternberatung und ärztlicher Verordnung einer Übungsbehandlung (Heilmittel) steht die **therapeutische** Elternberatung. Sie sollte eigentlich das Kernstück jeder therapeutischen Intervention sein, da nachhaltige Behandlungseffekte nur dann zu erwarten sind, wenn die veranlassten Maßnahmen im Alltag des Kindes fortwirken. Die allgemeinen Grundsätze einer therapeutischen Beratung bei umschriebenen Entwicklungsstörungen wurden bereits im einleitenden Teilkapitel (▶ Kap. 7.1) genannt. In ◻ Tab. 7.3 sind einige Punkte aufgelistet, die sich in der Beratung bei umschriebenen motorischen Entwicklungsstörungen bewährt haben. Da die Grenzen zwischen präventiver und therapeutischer Beratung fließend sind, ist hier auch besonders auf die sehr alltagsrelevanten Empfehlungen von Dernick (2005) zu einem allgemeinen Kompetenztraining für Vorschulkinder hinzuweisen.

Die **Indikation** zu funktioneller Übungsbehandlung physiotherapeutischer, mototherapeutischer

oder ergotherapeutischer Art ergibt sich in erster Linie aus dem Grad des Leidendrucks, der aus einer funktionellen Schwäche für ein Kind unter den gegebenen Lebensumständen hervorgeht. Dieser Leidensdruck ist nicht regelmäßig proportional zum objektiven Grad einer motorischen Ungeschicklichkeit ausgeprägt.

> ❗ **Motorische Auffälligkeiten, die bei einer Routineuntersuchung festgestellt werden, die aber das Kind subjektiv nicht beeinträchtigen, begründen keine Therapieindikation.**

Eltern, die über das Fortkommen ihrer Kinder besorgt sind, und Pädagogen in Kindergarten und Schule, die mit Schwächen und Verhaltensauffälligkeiten von Kindern nicht zurechtkommen, haben z. T. recht unkonkrete und unrealistische Vorstellungen von den Möglichkeiten einer Therapie. Nicht selten setzen sie deswegen Kinderärzte unter Druck, z. B. Ergotherapie zu verordnen, in der Erwartung, dass damit das Problem in Kürze zu beseitigen sei. Im Rahmen der Ergotherapie wird ein sehr großes Spektrum von Methoden angeboten, welche die verordnenden Ärzte kaum beurteilen können. Sie sollten daher die Therapeuten, mit denen sie zusammenarbeiten, persönlich gut kennen, um einschätzen zu können, ob die dort praktizierten Methoden dem Problem des Kindes angemessen sind.

Zu weiteren Ausführungen über Therapieindikationen wird auf die Leitlinien der Deutschen Gesellschaft für Sozialpädiatrie und Jugendmedizin verwiesen (http://www.dgspj.de).

7.2.7 Therapieevaluation: Best-Practice-Modelle

Ein Nachweis der Wirksamkeit von Physiotherapie oder Ergotherapie auf umschriebene Entwicklungsstörungen der Motorik im Sinne der evidenzbasierten Medizin kann – zumindest bisher – nicht geführt werden. Andererseits besteht in der Praxis kein Zweifel, dass sehr vielen Kindern mit umschriebenen Entwicklungsstörungen und den damit verbundenen sekundären und tertiären Problemen durch Beratung und Therapie entscheidend geholfen werden kann. Es liegt nahe anzunehmen, dass Verbesserungen auch auf dem Gebiet der funktio-

◻ Tab. 7.3. Elternberatung bei motorischen Entwicklungsstörungen

Ziel der Beratung	Beispiele für Beratungsinhalte
Elterliches Vorbild geben	Kürzere Wege zu Fuß statt mit dem Auto zurücklegen Treppen steigen statt Aufzug fahren
Alltagsabläufe strukturieren und ritualisieren	Fürs morgendlichen Anziehen genügend Zeit bereitstellen, strukturierende und richtig dosierte Hilfen anbieten
Aufgaben übertragen und Erfolgserlebnisse ermöglichen	Zu sinnvoller, den Möglichkeiten des Kindes angemessener Mithilfe im Haushalt anleiten
Stärken des Kindes herausfinden, bewusst machen und fördern	Auf motorischem Gebiet: geeignete Sportarten wählen (z. B. Judo, Schwimmen) Auf anderen Gebieten: z. B. Schach, Musik
Aktivsein des Kindes erhalten, passiver Konsumhaltung entgegenwirken	Hobbys fördern, die vom Kind mit spontaner Motivation und Aktivität betrieben werden

nellen Fähigkeiten hauptsächlich auf indirektem Wege, also durch psychische Stabilisierung (Stärkung von Selbstbewusstsein, Selbstvertrauen, Eigenmotivation, Kontaktfähigkeit, sozialer Anpassungsfähigkeit u. a.) bewirkt werden. Für diese Annahme spricht, dass auch nach relativ wenigen und in wöchentlichen oder längeren Abständen durchgeführten Therapieterminen Besserungen eintreten können, die schlechterdings nicht mit Übungseffekten erklärt werden können.

Die **therapeutische Beziehung** scheint danach eine größere Bedeutung zu haben als die angewandte therapeutische Methode. Auch wenn diese Feststellung zutrifft, spricht sie nicht gegen Sinn und Notwendigkeit einer gut überlegten und sorgfältig indizierten funktionellen Therapie. Allerdings wird man unter solchen Überlegungen eher zurückhaltend mit einer symptomorientierten Übungsbehandlung in Einzeltherapie sein, weil damit der Blick verstärkt auf die Schwächen eines Kindes gelenkt und ein vorhandenes Störungsbewusstsein möglicherweise verstärkt wird.

Bewährt hat sich das **Konzept der Psychomotorik** (Zimmer 2007). Dieses Konzept berücksichtigt sowohl die primären motorischen Schwächen als auch die damit verbundenen Probleme im sozialen Kontakt und im psychischen Erleben. Es bietet Kindern einerseits einen geschützten Bewegungs- und Sozialerfahrungsraum, in welchem sie Wege zur Bewältigung emotionaler Schwierigkeiten finden können, andererseits auch die Gelegenheit zur Kompensation motorischer Schwächen und damit zur Erfahrung verbesserter eigener Kompetenz. Die Behandlung findet in der Regel in Kleingruppen statt. Nach statistischer Wahrscheinlichkeit haben in solchen Gruppen alle Kinder ihre Probleme, aber auf unterschiedlichen Gebieten. Dadurch hat das einzelne Kind im Vergleich zu den anderen Gruppenmitgliedern nicht nur Schwächen, sondern auch relative Stärken. Deswegen ist es sehr viel einfacher, Kinder längerfristig zu solchen Therapieformen zu motivieren als zu einer Übungsbehandlung in Form einer Einzeltherapie.

Psychomotorik enthält wesentliche pädagogische und psychotherapeutische Elemente. Sie wird nicht im Heilmittelkatalog geführt; eine Verordnung zu Lasten der GKV ist daher im Allgemeinen nicht möglich. An einigen Orten gibt es Finanzierungsmodelle, an denen neben dem Jugendamt auch Krankenkassen beteiligt sind (z. B. Mitfinanzierung der Psychomotorik als ergänzende Leistung zur Rehabilitation nach § 43 SGB V). In solchen Fällen ist eine individuelle ärztliche Begründung der (medizinischen!) Notwendigkeit einer Psychomotorikbehandlung erforderlich. Eine weitere Finanzierungsmöglichkeit psychomotorischer Behandlung ist im Rahmen der Jugendhilfe (nach § 35a SGB VIII) gegeben; Voraussetzung für eine Kostenübernahme durch das Jugendamt ist in der Regel ein positives Gutachten durch den öffentlichen Jugendgesundheitsdienst. Wenn kein örtliches Angebot einer Psychomotorikbehandlung besteht oder den Eltern eine Kostenbeteiligung nicht zumutbar ist, kann auch eine Heilmittelverordnung (Physiotherapie oder Ergotherapie) indiziert sein, wenn die unter ▸ Abschn. 7.1.3 aufgeführten Voraussetzungen erfüllt sind.

- Umschriebene Entwicklungsstörungen sind mehrheitlich Normvarianten und nicht Ausdruck einer exogenen Läsion des ZNS.
- Die individuelle Krankheitslast hängt ab vom Grad der Leistungsminderung auf einzelnen Gebieten, von den Anforderungen bzw. Überforderungen und von der psychischen Verarbeitung häufigen Misserfolgserlebens.
- Therapeutische Interventionen müssen in jedem Einzelfall auf der Analyse dieses Bedingungsgefüges aufbauen.
- Der neurologische Befund ist das entscheidende Kriterium bei der Differenzialdiagnose zwischen einer umschriebenen Entwicklungsstörung und läsionsbedingten (residualen oder prozesshaften) zentralnervösen Störungen.

Literatur

Bode H (2005) Indikationen zur Verordnung von Logopädie bei umschriebenen Entwicklungsstörungen der Sprache und bei Zweisprachigkeit (Leitlinien Kinder- und Jugendmedizin, R11). Elsevier, Urban & Fischer, München

Bös K (2003) Motorische Leistungsfähigkeit von Kindern und Jugendlichen. In: Schmidt W, Hartmann-Tews I, Brettschneider WD (Hrsg) Erster Deutscher Kinder- und Jugendsportbericht. Hoffmann, Schorndorf, S 85–109

Dernick R (2005) FamilienErgo®. Ein Kompetenztraining für Kinder von 4 ½ bis 7 Jahren. http://www.FamilienErgo.de. Gesehen 01 Apr 2009

Dilling H, Mombour W, Schmidt MH (Hrsg) (1993) Internationale Klassifikation psychischer Störungen, ICD-10, Kapitel V(F). Huber, Bern, S 262–281

Dordel S (2000) Kindheit heute: Veränderte Lebensbedingungen = reduzierte motorische Leistungsfähigkeit? Motorische Entwicklung und Leistungsfähigkeit im Wandel. Sportunterricht 49: 341–349

Egmond-Fröhlich A von (2007) Risiken für Psyche und Körper. Übermäßiger Medienkonsum von Kindern und Jugendlichen. Dtsch Ärztebl 104(38): A2560–2564

Esser G (1994) Die Bedeutung organischer und psychosozialer Risikofaktoren für die Entstehung von Teilleistungsschwächen. Frühförderung interdisziplinär 13: 49–60

Esser G, Schmidt MH (1990) Der Verlauf psychiatrischer Störungen und Minimaler Cerebraler Dysfunktion im Längsschnitt bei Kindern von acht bis dreizehn Jahren. In: Schmidt MH (Hrsg) Fortschritte in der Psychiatrischen Epidemiologie. VCH, Weinheim, S 35–73

Esser G, Wyschkon A (2000) Umschriebene Entwicklungsstörungen. In: Petermann F (Hrsg) Lehrbuch der Klinischen Kinderpsychologie und -psychotherapie. Hogrefe, Göttingen, S 409–430

Karch D (2005) Physiotherapie bei neurologisch bedingten Entwicklungsstörungen (Leitlinien Kinder- und Jugendmedizin, R10). Elsevier, Urban & Fischer, München

Kurth BM, Schaffrath Rosario A (2007) Die Verbreitung von Übergewicht und Adipositas bei Kindern und Jugendlichen in Deutschland. Ergebnisse des bundesweiten Kinder- und Jugendgesundheitssurveys (KiGGS). Bundesgesundheitsbl-Gesundheitsforsch-Gesundheitsschutz 50: 736–743

Lampert T, Mensink GBM, Romahn N, Woll A (2007) Körperlich-sportliche Aktivität von Kindern und Jugendlichen in Deutschland. Ergebnisse des Kinder- und Jugendgesundheitssurveys (KiGGS). Bundesgesundheitsbl-Gesundheitsforsch-Gesundheitsschutz 50: 634–642

Largo RH, Fischer JE, Caflisch JA (2002) Zürcher Neuromotorik. AWE, Zürich

Lunsing RJ, Hadders-Algra M, Huisjes HJ, Touwen BCL (1992) Minor neurological dysfunction from birth to 12 years. Puberty is related to decreased dysfunction. Dev Med Child Neurol 34: 404–409

Michaelis R (2004) Frühe Lernstörungen. In: Schlack HG (Hrsg) Entwicklungspädiatrie. Marseille, München, S 149–160

Michaelis R, Berger R, Barth K (2008) 7-Punkte-Suchtest zur Erfassung früher Lernstörungen. Kinderärztliche Praxis 79: 231–236

Neuhäuser G, Ohrt B (2004) Das motorisch ungeschickte Kind. In: Schlack HG (Hrsg) Entwicklungspädiatrie. Marseille, München, S 141–148

Opper E, Worth A, Wagner M, Bös K (2007) Motorik-Modul (MoMo) im Rahmen des Kinder- und Jugendgesundheitssurveys (KiGGS). Bundesgesundheitsbl-Gesundheitsforsch-Gesundheitsschutz 50: 879–888

Schlack HG (2001) Inflation funktioneller Therapien im Kindesalter. Was wirkt? Was ist sinnvoll? Kinderärztl Prax 72: 1–6

Soorani-Lunsing IJ, Touwen BCL (1995) Welchen Einfluss hat die Pubertät auf leichte Hirnfunktionsstörungen (MND) und Verhaltensprobleme? Kindheit Entwicklung 4: 138–142

Spitzer M (2005) Vorsicht Bildschirm! Klett, Stuttgart

Starker A, Lampert T, Worth A, Oberger J, Kahl H, Bös K (2007) Motorische Leistungsfähigkeit. Ergebnisse des Kinder- und Jugendgesundheitssurveys. Bundesgesundheitsbl-Gesundheitsforsch-Gesundheitsschutz 50: 775–783

Straßburg HM (2005) Indikationen zur Verordnung von Ergotherapie (Leitlinien Kinder- und Jugendmedizin, R12). Elsevier, Urban & Fischer, München

Touwen BCL (1982) Die Untersuchung von Kindern mit geringen neurologischen Funktionsstörungen. Thieme, Stuttgart

Warnke A (2003) Umschriebene Entwicklungsstörungen. In: Herpertz-Dahlmann B, Resch F, Schulte-Markwort M, Warnke A (Hrsg) Entwicklungspsychiatrie. Schattauer, Stuttgart, S 397–466

Zimmer R (2007) Handbuch der Psychomotorik – Theorie und Praxis der psychomotorischen Förderung. Herder, Freiburg/Br

7.3 Umschriebene Entwicklungsstörungen des Sprechens und der Sprache

Hans G. Schlack

7.3.1 Begriffsbestimmung und Klassifikation

Umschriebene Sprachentwicklungsstörungen sind nach der Definition der ICD-10 ausgeprägte Störungen in frühen Stadien des Spracherwerbs, die nicht auf neurologische Erkrankungen, Sinnesstörungen (insbesondere Hörminderung), intellektuelle Beeinträchtigungen oder Umweltfaktoren zurückzuführen sind (über den Ausprägungsgrad der Beeinträchtigung, der für die Diagnose einer umschriebenen Entwicklungsstörung gefordert ist ▶ Kap. 7.1). Folgende Untergliederungen sind in der ICD-10 vorgesehen:

- **F80.0 Artikulationsstörung**: Betroffen ist nur die Artikulation, während alle anderen sprachlichen Fertigkeiten im Normbereich liegen; es handelt sich somit um Sprech- (nicht Sprach-) Störungen.
- **F80.1 Expressive Sprachstörung**: Die Fähigkeit der Verwendung gesprochener Sprache ist

schwerwiegend beeinträchtigt, während das Sprachverständnis der Norm entsprechend entwickelt ist.

- F80.2 **Rezeptive Sprachstörung**: Das Sprachverständnis des Kindes liegt weit unterhalb des seinem Intelligenzalter angemessenen Niveaus, in fast allen Fällen ist dadurch auch die expressive Sprache deutlich gestört.

Die Kodierung kindlicher Sprachentwicklungsstörungen nach dieser Einteilung der ICD ist wichtig für die Abrechnung mit den Kostenträgern, für die Morbiditätsstatistik und ähnliche Zwecke.

> **Definition**
>
> Von weit größerer praktischer Bedeutung ist dagegen die Unterscheidung nach nosologischen Gesichtspunkten, welche sowohl Ätiologie und Pathogenese als auch – davon abhängig – der Behandlung berücksichtigt. Hierbei unterscheidet man
>
> - **spezifische Sprachentwicklungsstörungen** (SSES, im angelsächsischen Sprachgebrauch SLI = »specific language impairment«),
> - **umweltabhängige Sprachentwicklungsverzögerungen** (durch mangelhafte Anregung und Förderung bedingt),
> - **sekundäre Sprachstörungen** (als Folge von Hörstörungen, intellektueller Minderbegabung und anderen Grundkrankheiten).

Die expressiven und rezeptiven Sprachstörungen (F80.1 bzw. F80.2) gehören zu den spezifischen Sprachentwicklungsstörungen (SSES). Die Artikulationsstörungen (F80.0) spielen wegen ihrer günstigen Gesamtprognose eine weniger bedeutsame Rolle; sie erfüllen auch nur in eher selteneren Fällen (z. B. bei schweren phonetisch-phonologischen Störungen, Dysarthrie oder oraler Dyspraxie) das Definitionskriterium einer umschriebenen Entwicklungsstörung, dass nämlich durch die Funktionseinschränkung die Bewältigung des Alltags und der altersgemäßen Entwicklungsaufgaben wesentlich beeinträchtigt werden (► Kap. 7.1). Deshalb werden die Artikulationsstörungen in diesem Kapitel nur am Rande behandelt.

Soziogene Ursachen verzögerter Sprachentwicklung (durch ungünstige sozioökonomische Umstände, Anregungs- und Bildungsmangel, Migration/Mehrsprachigkeit) gehören definitionsgemäß (s. oben) nicht zu den umschriebenen Entwicklungsstörungen, die das hauptsächliche Thema dieses Kapitels sind. Wegen ihrer Häufigkeit, ihrer sozialpädiatrischen Bedeutung und der differenzialdiagnostischen Abgrenzungen zu den SSES werden sie dennoch in diesem Kapitel berücksichtigt, ebenso wie das für die kinder- und jugendärztliche Praxis relevante Störungsbild des Stotterns (F98.5). Spracherwerbsstörungen als Folge von Migration/Mehrsprachigkeit werden in ► Kap. 13 behandelt.

Zur Erfassung angeborener Hörstörungen (als häufiger Ursache sekundärer Sprachstörungen) wird auf ► Kap. 5.3. verwiesen. Die Wichtigkeit routinemäßiger Hörprüfungen zur Erkennung später erworbener Hörstörungen, etwa bei den Früherkennungsuntersuchungen U8 und U9 und bei der Schuleingangsuntersuchung, sei an dieser Stelle besonders hervorgehoben.

7.3.2 Prävalenz, Ätiologie und Probleme der Abgrenzung

Spezifische Sprachentwicklungsstörungen (SSES) bestehen – in weitgehender Übereinstimmung in- und ausländischer Untersuchungen (z. B. Esser 1991; Tomblin et al. 1997; von Suchodoletz 2007) – bei etwa 6–7% der Kinder mit ausgeprägter Knabenwendigkeit im Verhältnis von annähernd 3:1. Als Ursache werden in erster Linie genetische Faktoren angenommen. Die Prävalenz der auf der Grundlage definierter Kriterien festgestellten SSES ist (auch im internationalen Vergleich) über die Jahre ziemlich konstant. Da verschiedene zentralnervöse Funktionsbereiche beim Spracherwerb interindividuell unterschiedlich betroffen sind (► Kap. 7.3.3), sind vermutlich mehrere Gene daran beteiligt. Umweltfaktoren sind nach wissenschaftlichem Konsens für eine SSES nicht primär verantwortlich, spielen aber dennoch eine bedeutsame Rolle. Wenn ungünstige Umgebungsbedingungen (z. B. niedriger sozioökonomischer Status, mangelnde Anregung, migrationsbedingte Mehrsprachigkeit) auf eine genetische Disposition zu SSES treffen, wirken sich diese Umstände besonders nachteilig (supraadditiv) auf die Sprachentwicklung aus. Da eine SSES, insbesondere wenn sie nicht oder nur unzureichend behandelt wird, ein gravierender Risikofaktor für Schullaufbahn, Ausbildung und spätere berufliche Qualifikation ist, führt sie häufig in einen niedrigen sozioökonomischen Status. Kinder aus solchen Familien stehen dann unter einer doppelten Risikobelastung: der genetischen Disposition zu SSES und einer statistisch erhöhten Wahrscheinlichkeit, unter ungünstigen psychosozialen Bedingungen aufzuwachsen.

Auffälligkeiten und Verzögerungen der Sprachentwicklung insgesamt werden dagegen mit wesentlich höheren und anscheinend ansteigenden Prävalenzen angegeben, z. B. bei deutschsprachigen Zweijährigen in 13% (Sachse et al. 2007a), bei 27,5 % der deutschen und 74% der nichtdeutschen Kindergartenkinder in Bielefeld (Grimm et al. 2004) oder bei 35% aller Einschulkinder in Mannheim (Schäfer 2008). In diesen Untersuchungen wurden die genannten Prävalenzraten auf der Grundlage von Screeningverfahren ermittelt, nicht mit differenzierten diagnostischen Verfahren, die den oben genannten Prävalenzangaben für SSES zugrunde lagen.

> ❗ Das macht deutlich, dass »Sprachauffälligkeit« nicht gleichbedeutend mit »Sprachentwicklungsstörung« ist und dass sich unter dem Begriff »Sprachauffälligkeit« sowohl SSES wie umweltbedingte Sprachentwicklungsverzögerung verbergen können. Die weitere diagnostische Abklärung der »Sprachauffälligkeit« entscheidet darüber, welche Maßnahmen (pädagogische Sprachförderung oder logopädische Therapie) notwendig sind bzw. ob eine abwartende Beobachtung noch gerechtfertigt ist (s. unten).

Bei der Beurteilung von Sprachauffälligkeiten spielt neben den anlage- und umweltbedingten Störungen der Sprachentwicklung auch deren normale Variabilität (Szagun 2006) eine bedeutsame Rolle und erschwert im Einzelfall die Einschätzung, welcher Kategorie ein Kind mit verzögerter Sprachentwicklung zuzuordnen ist und welche Konsequenzen daraus abzuleiten sind. Gemeinsam ist allen diesen

Formen ein **später Beginn der Sprachproduktion**, und empirisch hat sich als ein wichtiges Kriterium herausgestellt, ob ein Kind im Alter von 24 Monaten über einen aktiven Wortschatz von 50 Wörtern (einschließlich solcher in Kindersprache) verfügt. Kinder, die zu diesem Zeitpunkt weniger als 50 Wörter sprechen, werden als »**Late Talkers**« bezeichnet. Im Laufe des 3. Lebensjahres normalisiert sich die Sprachentwicklung bei etwa der Hälfte der Late Talkers (Sachse et al. 2007a, ◼ Abb. 7.4); diese Kinder – sog. »**Late Bloomers**« – sind somit Teil der Normvariation. Übereinstimmende Angaben zur Prognose von Late Talkers macht Kausche (2006): 35–50% der Kinder holen Defizite bis zum Erreichen des 3. Geburtstages auf mit anschließend weitgehend unauffälliger Sprachentwicklung. Mindestens 50% aber zeigen ab dem 3. Geburtstag sprachliche Auffälligkeiten im Sinne einer spezifischen Sprachentwicklungsstörung.

Sachse et al. fanden, dass die Prognose der Late Talkers günstiger war (d. h. die Normalisierung häufiger eintrat), wenn folgende Kriterien gegeben waren:

- Wortschatz >25 (d. h. zwischen 25 und 50),
- erste Zwei-Wort-Kombinationen,
- altersgemäßes Sprachverständnis,
- höherer Bildungsstand der Mutter (Abitur).

Die Autoren weisen aber zugleich darauf hin, dass man sich auf diese prognostischen Kriterien nicht unbedingt verlassen kann, weshalb bei allen Kindern mit einem aktiven Wortschatz von weni-

Untersuchung von 149 einsprachig deutsch aufwachsenden Kindern im Alter von 24 und 36 Monaten:

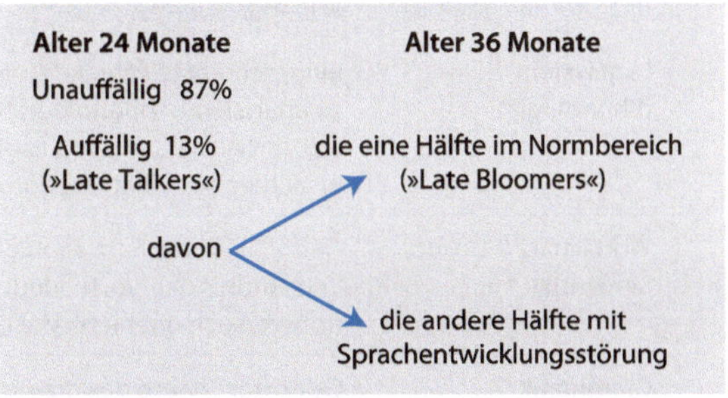

◼ **Abb. 7.4.** Sprachentwicklung bis zum Alter von 3 Jahren bei Kindern, die mit 2 Jahren einen aktiven Wortschatz von weniger als 50 Wörtern beherrschten. (Nach Daten von Sachse et al. 2007a)

ger als 50 Wörtern im Alter von 24 Monaten eine sorgfältige, engmaschige Beobachtung und gegebenenfalls eine weiterführende Diagnostik angezeigt ist, um im Falle einer persistierenden Sprachstörung den rechtzeitigen Therapiebeginn nicht zu versäumen.

- Kinder, die mit 24 Monaten über einen aktiven Wortschatz von weniger als 50 Wörtern verfügen (»Late Talkers«), müssen sorgfältig auf die Manifestation einer Sprachentwicklungsstörung beobachtet und frühzeitig weiterer Diagnostik zugeleitet werden. Dazu gehören insbesondere
    - der Ausschluss einer Hörstörung,
    - die Überprüfung des allgemeinen Entwicklungsstandes (geistige Behinderung?),
    - die Klärung der Frage nach deprivierenden Lebensumständen oder nach dem Vorliegen einer tiefgreifenden Entwicklungsstörung (z. B. Autismus).
- Bei etwa der Hälfte der Late Talkers normalisiert sich die Sprachentwicklung im Laufe des 3. Lebensjahres spontan, diese Gruppe ist Ausdruck der Normvariation.
- Eine zuverlässige Diagnose einer spezifischen Sprachentwicklungsstörung (SSES) ist in der Regel ab einem Alter von 3 Jahren möglich; bei schwerer Ausprägung kann u. U. auch schon früher die Diagnose gestellt und eine Behandlung eingeleitet werden.

7.3.3 Leitsymptome der SSES und Beziehung zu Störungen des Schriftspracherwerbs

Die normale Sprachentwicklung setzt das Zusammenwirken mehrerer zentralnervöser Funktionsmodule voraus. Je nach deren Funktionsfähigkeit bzw. Dysfunktion können daraus Sprachentwicklungsstörungen mit unterschiedlichen Leitsymptomen resultieren. Nach phänomenologischen Gesichtspunkten werden die Probleme bei SSES wie folgt unterteilt (Tab. 7.4).

Besondere Bedeutung wird der **phonologischen Bewusstheit** zugemessen. Darunter versteht man die Fähigkeit, die einzelnen Elemente der gesprochenen Sprache (Laute, Silben, Wörter) zu analysieren und beim eigenen aktiven Sprachgebrauch auch wieder synthetisch einzusetzen. Man unterscheidet die phonologische Bewusstheit im weiteren Sinne, die sich bereits im Kleinkindalter entwickelt und die Fähigkeit beschreibt, Wörter in Silben zu unterteilen und Versrhythmen und Reime wahrzunehmen, sowie die phonologische Bewusstheit im engeren Sinne. Diese bezeichnet die Fähigkeit, bestimmte Laute in Wörtern oder Silben zu erkennen und zu unterscheiden (einfaches Beispiel: »Welche Wörter fangen mit A an?«). Sie entwickelt sich im Vorschulalter und im frühen Schulalter beim Erlernen der Orthographie.

Ein hohes Risiko für eine Lese- und Rechtschreibschwäche (LRS) im Schulalter (▶ Kap. 7.4)

◻ Tab. 7.4. Gestörte Funktionen und Leitsymptome bei SSES

Betroffene Funktion	Wichtigste Symptome
Lautsystem (Phonologie)	Eingeschränkte Fähigkeit, die Lautstruktur der gesprochenen Sprache zu erfassen und zu analysieren (phonologische Bewusstheit, s. oben); dadurch fehlerhafte Wortbildung, z. B. mit Auslassung von Lauten (Phonemen). Abzugrenzen von rein sprechmotorisch verursachten Artikulationsstörungen!
Wortschatz (Lexikon, Semantik)	Geringer Wortschatz; Probleme mit der Speicherung und dem Abruf von Wörtern und dem Verständnis der Wortbedeutung. Erschwerte Kategorisierung (Oberbegriffe). Oft Kompensationsversuch über lebhafte Gestik und Mimik, Ersatzwörter, Umschreibungen
Grammatik (Morphologie, Syntax)	Gestörter Erwerb des grammatikalischen Regelsystems (Deklination, Konjugation, Satzbau)
Pragmatik (Kommunikationskompetenz)	Probleme beim Dialog, bei der Herstellung und Aufrechterhaltung eines kommunikativen Blickkontakts, beim Wechsel von Frage und Antwort, beim Rollenspiel

besteht, wenn eine geringe Ausprägung der phonologischen Bewusstheit mit Schwächen im verbalen Kurzzeitgedächtnis und mit Verlangsamung sprachgebundener Informationsverarbeitung kombiniert ist (Küspert et al. 2007). Da bei einer SSES meist mehrere Funktionsbereiche, wenn auch in unterschiedlicher Gewichtung, eingeschränkt sind, ist es leicht erklärlich, dass sehr viele Kinder mit einer SSES (insbesondere diejenigen ohne ausreichende Therapie) auch von einer LRS betroffen sind. Umgekehrt kann sich eine LRS durchaus auch ohne die »Vorwarnung« durch eine Sprachentwicklungsstörung manifestieren; in der Regel sind dann aber aus der Vorgeschichte andere Auffälligkeiten zu erfahren (»frühe Lernstörungen«, ▸ Kap. 7.1).

7.3.4 Prognose

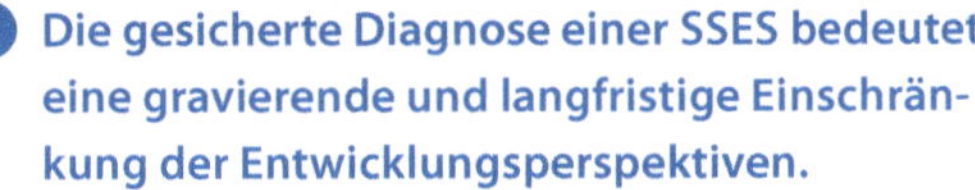

Ein »Auswachsen« einer Sprachentwicklungsverzögerung in den ersten Lebensjahren kann nur erwartet werden, wenn es sich dabei um eine echte normvariante Spätentwicklung (Late Bloomer) handelt, nicht aber, wenn eine SSES vorliegt. Im Gegenteil: Eine SSES persistiert bis ins Erwachsenenalter, und die Probleme nehmen noch zu durch schulische und soziale Misserfolge. Das gilt in besonderem Maße für Kinder mit rezeptiven Sprachstörungen: Bei ihnen ist **sekundär** auch die **nonverbale Intelligenz** beeinträchtigt durch das eingeschränkte Aufnahmevermögen für verbal vermittelte Inhalte (schulischer Unterricht!) und durch mangelhafte Entwicklung der inneren Sprache, die eine wesentliche Voraussetzung des Denkens ist.

Kinder mit SSES erleben daher in einem hohen Prozentsatz unerfreuliche Schulkarrieren mit Sonderschulbesuch, fehlenden Schulabschlüssen oder Abschlüssen unterhalb des nonverbalen Intelligenzniveaus (Esser u. Schlack 2003). Dementsprechend gering sind danach auch die Aussichten der beruflichen Qualifikation und Tätigkeit. Die Rate sekundärer psychischer Störungen (z. B. Hyperaktivität, emotionale Störungen mit Rückzug, dissoziale Entwicklungen) ist hoch.

Durch adäquate Therapie (▸ Kap. 7.3.6) wird die Prognose verbessert, allerdings in erster Linie bei Kindern, bei denen eine überwiegend expressive Sprachstörung vorliegt. Ausgeprägte Störungen des Sprachverständnisses scheinen dagegen durch Therapie kaum beeinflussbar zu sein (von Suchodoletz 2007). Aber auch in diesen Fällen hat die therapeutische Vermittlung von Kompensationsstrategien und die primäre oder sekundäre Prävention von psychosozialen Folgeproblemen eine hohe Bedeutung für die Gesamtprognose.

Im Vergleich dazu haben **Artikulationsstörungen** eine gute Prognose, sowohl bezüglich des Erfolgs logopädischer Behandlung als auch der schulischen und beruflichen Laufbahn.

7.3.5 Diagnostische Konzepte

Die Häufigkeit von Störungen der Sprachentwicklung und ihre Bedeutung sowohl für das betroffene Kind als auch für das Versorgungssystem und die Gesundheitsökonomie verlangen ein rationales Vorgehen. Es gilt, eine sinnvolle Abfolge von Screening und Bestätigungsdiagnostik zu etablieren. In der Schwierigkeit, eine frühzeitige und zugleich zuverlässige Unterscheidung zwischen physiologischer Spätentwicklung und SSES zu treffen, liegt eines der größten Probleme.

Als Screeninginstrument sind **Elternfragebögen** am weitesten verbreitet. Sie beziehen sich ausschließlich auf die expressive Sprache; diese Einschränkung ist aber für Screeningzwecke hinnehmbar, da bei rezeptiven Sprachstörungen fast immer die expressiven Sprachfunktionen ebenfalls betroffen sind. Die zurzeit am häufigsten eingesetzten Fragebögen sind der **ELFRA-1** (für Kinder im Alter von einem Jahr, einzusetzen bei der Früherkennungsuntersuchung U6), und der **ELFRA-2** (für 2-jährige Kinder, U7). Während die prognostische Validität des ELFRA-1 als nicht zufriedenstellend anzusehen ist (Sachse et al. 2007b), hat sich der ELFRA-2 als zuverlässiges Instrument erwiesen (Sachse et al. 2007a).

Der ELFRA-2 (Grimm u. Doil 2000) besteht aus einer Liste von 260 Wörtern, die im Alter von 2 Jahren am häufigsten vorkommen, sowie 36 Beispielen für Satzbau (Syntax) und Wortendungen

(Morphologie). Die Eltern kreuzen auf dem Fragebogen an, welche Wörter, Satzbeispiele und Endungen ihr Kind schon beherrscht. Für das Alter von 24 Monaten sind kritische Grenzwerte definiert. Ein Beispiel für die Diskriminationsfähigkeit des ELFRA-2 ist in der oben zitierten Arbeit von Sachse et al. 2007a (◘ Abb. 7.4) gegeben. Sachse und von Suchodoletz (2007) konnten außerdem zeigen, dass eine Kurzform des ELFRA-2 eine der Langform vergleichbar hohe Aussagefähigkeit hat, die für die Verwendung in der Praxis sehr aufwendig ist. Leider steht die Kurzform aus urheberrechtlichen Gründen derzeit nicht allgemein zur Verfügung.

Weitere Fragebögen sind derzeit in Entwicklung bzw. im Stadium der Validierung: Der SBE-2-KT (von Suchodoletz u. Sachse) für das Alter 21–24 Monate/U7 (ein praxistaugllicher Kurztest mit 58 Items), der SBE-3-KT (von Suchodoletz et al.) für das Alter von 3 Jahren/U7a sowie der FRAKIS für den Altersbereich 18–30 Monate (Szagun). Der SBE-2-KT ist bereits kostenfrei im Internet abrufbar (www. kjp.med.uni-muenchen.de/sprachstoerungen/ sprachentwicklung/php), der SBE-3-KT voraussichtlich im Laufe des Jahres 2009.

Ein positiver Screeningbefund im Alter von 2 Jahren gibt Anlass zur diagnostischen Abklärung, insbesondere im Hinblick auf sekundäre Sprachentwicklungsstörungen (► Kap. 7.3.2). Die definitive Diagnose einer SSES ab einem Alter von 3 Jahren erfolgt in der Regel nicht in der kinder- und jugendärztlichen Praxis, sondern durch kompetente Logopäden oder in Sozialpädiatrischen Zentren. Bewährte psychometrische Testverfahren auf diesem Gebiet sind z. B. der SETK-2 (Grimm) für das Alter von 24–35 Monaten und der SETK-3–5 (Grimm) für das Alter von 3;0 bis 5;11 Jahren.

7.3.6 Interventionskonzepte

Die Interventionen bei primären Störungen der Sprachentwicklung lassen sich in zwei grundsätzliche Kategorien unterteilen: **Sprachförderung** und **störungsspezifische Therapie**. Diese beiden Formen haben unterschiedliche Indikationen.

> **Definition**
>
> **Sprachförderung** umfasst alle Maßnahmen innerhalb und außerhalb der Familie, die erfahrungsgemäß für die Sprachentwicklung anregend und wichtig sind: Häufige verbale Interaktionen (z. B. regelmäßige Kommentare der Erwachsenen zu Aktivitäten des Kindes), gemeinsames Betrachten von Bilderbüchern mit Benennen des Dargestellten, Vorlesen, Reimspiele und Singen mit Kindern, die Vermeidung ausgedehnten Konsums von Fernsehen und anderen Medien, mit denen das Kind nicht interaktiv kommunizieren kann, bis hin zur Durchführung sprachfördernder Programme in Kindertagesstätten nach entsprechender Fortbildung der Erzieher. Es handelt sich dabei also um primär- und sekundärpräventive Maßnahmen mit pädagogischem Schwerpunkt.

Ein besonders empfehlenswertes Verfahren ist das Heidelberger Elterntraining zur frühen Sprachförderung (Buschmann 2008); seine Effektivität ist bereits in einer Evaluationsstudie nachgewiesen worden. Dieses Training ist nicht nur in der Familie, sondern auch in Kindertagesstätten einsetzbar, wofür eine besondere Trainerqualifizierung entwickelt wurde. Dieses Vorgehen ist gleichermaßen geeignet für die Förderung der Sprachkompetenz nicht entwicklungsauffälliger Kinder wie auch für Late Talkers, also »sprachauffällige« Kinder. Diese Gruppe umfasst – wie oben ausgeführt – Kinder mit einer Sprachentwicklung im unteren Normbereich, mit Sprachentwicklungsverzögerungen als Folge unzureichender Anregung oder anderer sozialer Ursachen sowie Kinder mit einer Disposition zu SSES in einem Alter, in dem noch keine gesicherte Diagnose einer SSES möglich ist.

Definition

Sprachtherapie ist demgegenüber eine medizinische Intervention zur Behandlung einer definierten krankhaften Störung. Diese Indikation ist gegeben nach definitiver Diagnose einer SSES (etwa ab Vollendung des 3. Lebensjahres) und bei den meisten Formen sekundärer Sprachstörungen (z. B. audiogene Sprachstörungen, Dysarthrie bei Zerebralparese u. a.). Sie ist die Domäne der Logopäden und findet in der Regel als Einzeltherapie statt. Sprachtherapie kann nach Maßgabe der Heilmittelverordnung zu Lasten der Krankenkassen verordnet werden.

Theoretisch stellen sich für beide Interventionsformen klar getrennte Indikationsbereiche dar: Sprachförderung für Kinder mit Sprachentwicklungsverzögerung ohne organische Ursachen, Sprachtherapie für Kinder mit medizinisch definierten Gesundheitsstörungen. In der Praxis ist diese Abgrenzung oft viel weniger eindeutig, weil es sehr viele Kinder gibt, bei denen sowohl körperliche als auch psychosoziale Ursachen in vergleichbarer Gewichtung zu einer manifesten Sprachentwicklungsstörung beitragen. Das sind vor allem Kinder mit genetischer Disposition zu einer SSES und zusätzlichen Risikofaktoren (niedriger sozioökono-

mischer Status, Migrationshintergrund, Begabung am unteren Rand der Norm). In diesen Fällen reicht eine ausschließlich pädagogische Sprachförderung der Kinder oft nicht aus, um ihre kommunikative Kompetenz und ihre Teilhabe im Rahmen des individuell Möglichen zu verbessern, sondern erfordert eine zusätzliche, spezifische Sprachtherapie.

Auf der anderen Seite wird in der Praxis noch zu häufig Sprachtherapie verordnet, weil zu wenige Angebote zur Sprachförderung (insbesondere in den Kindertagesstätten) zur Verfügung stehen. Das kann im Einzelfall eine sinnvolle Maßnahme sein, wenn nur so erheblichen Auffälligkeiten in der Sprachentwicklung begegnet werden kann, es entspricht jedoch nicht einem gezielten und gesundheitsökonomisch adäquaten Einsatz der verfügbaren Ressourcen.

Für mehrsprachig aufwachsende Kinder mit Migrationshintergrund ist die Versorgungssituation noch viel problematischer. Sprachförderungs- und Therapiemöglichkeiten stehen bisher nur an wenigen Stellen und auch dort meist nicht in ausreichendem Umfang zur Verfügung; Empfehlungen zur Beratung der Eltern und Erzieher sind in ▶ Kap. 13 gegeben.

7.3.7 Stottern

Stottern als die häufigste Form der Redeflussstörung ist für die kinder- und jugendärztliche Praxis ein relevantes Thema. Von besonderer Bedeutung ist dabei die frühzeitige Abgrenzung »normaler« Unflüssigkeiten des Sprechens von den Anfängen eines chronischen Stotterns.

Im Zuge der Zunahme des Sprachrepertoires mit Bildung von Mehrwortsätzen zeigt die große Mehrzahl aller Kinder (ca. 80%) im 3.–5. Lebensjahr vorübergehende Auffälligkeiten im Sprachfluss. Rund 5% zeigen Symptome, die ein erhöhtes Risiko für die Chronifizierung des Stotterns anzeigen, in 4/5 dieser Fälle tritt im Laufe der Kindheit eine Remission ein; nach dem 8. Lebensjahr ist eine spontane Remission nur noch selten zu erwarten. So beträgt die Prävalenz des Stotterns im Erwachsenenalter noch etwa 1% (Johannsen 2008). Jungen sind von einer Chronifizierung des Stotterns stärker bedroht als Mädchen.

Zu den normalen oder physiologischen Unflüssigkeiten zählen Sprechpausen, eingeschobene Wörter, einfache Wort- oder Silbenwiederholungen und Satzkorrekturen, insbesondere wenn das Kind dabei keine Anspannung zeigt (Mannhardt 2009). **Kennzeichen des Stotterns** sind:

- **mehrfache Wiederholungen** von einzelnen Lauten, Silben oder Wörtern,
- **Dehnungen** von Lauten (u. U. mit Veränderungen der Tonhöhe und/oder der Lautsärke) sowie
- **Blockierungen** als hörbarer Ausdruck muskulärer Verspannungen im Respirations-, Phonations- und Artikulationsapparat (Johannsen 2008).

Ursächlich wird das Stottern auf ein Zusammenwirken zahlreicher Faktoren zurückgeführt, deren Konstellation interindividuell sehr unterschiedlich ist. Genetische Faktoren spielen offenbar eine disponierende Rolle. Zur Auslösung und Chronifizierung des Stotterns können neuromotorische, psychologische und linguistische Faktoren beitragen. Monokausale Erklärungen (z. B. bezogen auf besondere Erziehungshaltungen der Eltern) gelten heute als obsolet.

»Der **Therapiebeginn** ist nicht vom Alter eines Kindes abhängig, sondern allein davon, ob bei ihm ein chronischer Stotterverlauf möglich oder gar wahrscheinlich ist« (Johannsen 2008).

> Für das Risiko eines chronischen Verlaufs sprechen folgende Merkmale:
> - Dauer der Symptome >6 Monate
> - Vermehrtes Auftreten von Mitbewegungen (Gesicht, Rumpf, Extremitäten)
> - Auftreten von Dehnungen mit Anstieg von Tonhöhe und Lautstärke sowie von Blockaden mit sichtbarer Anstrengung
> - Erkennbares Störungsbewusstsein des Kindes
> - Verfestigung der Symptomatik nach Beobachtung der Eltern
> - Familiäre Belastung (mindestens ein weiteres Familienmitglied stottert)

Wenn eines oder gar mehrere dieser Kriterien erfüllt sind, ist die Überweisung zur weiterführenden Diagnostik indiziert. Dabei sind dann auch die anderen Dimensionen der Sprachentwicklung zu überprüfen. In Anbetracht der schwerwiegenden Beeinträchtigung, die ein persistierendes Stottern für den Betroffenen bedeutet, sollte keine Zeit mit der Erprobung von »Hausmitteln« vertan, sondern frühzeitig der Weg zu einem kompetenten diagnostischen und therapeutischen Management geebnet werden.

Für die kinder- und jugendärztliche Praxis gibt es ein bewährtes und einfaches Screeninginstrument, die SLS (»Screening List for Stuttering«, deutsche Übersetzung 2003), die im Internet unter http://www.ivs-web.de kostenfrei abrufbar ist. Die Liste umfasst 18 unterschiedlich gewichtete Kriterien in 5 Kategorien (Form der Sprechunflüssigkeit, Häufigkeit, Dauer der Symptomatik, Reaktionen des Kindes, Reaktionen der Umgebung). Anhand der ermittelten Punktzahl ist eine Einteilung in unverdächtige, kontrollbedürftige und dringend abklärungsbedürftige (auf chronisches Stottern verdächtige) Auffälligkeiten des Sprachflusses möglich.

Literatur

Buschmann A (2008) Heidelberger Elterntraining zur frühen Sprachförderung. Urban & Fischer, München

Esser G (1991) Was wird aus Kindern mit Teilleistungsschwächen? Der langfristige Verlauf umschriebener Entwicklungsstörungen. Enke, Stuttgart

Esser G, Schlack HG (2003) Umschriebene Entwicklungsstörungen. Bedeutung und langfristiger Verlauf. Kinderärztl Prax 74: 304–315

Grimm H, Doil H (2000) Elternfragebögen für die Erfassung von Risikokindern (ELFRA). Hogrefe, Göttingen

Grimm H, Aktas M, Jungmann T, Peglow S, Stahn D, Wolter E (2004) Sprachscreening im Vorschulalter: Wie viele Kinder brauchen tatsächlich eine Sprachförderung? Frühförderung interdisziplinär 23: 108–117

Johannsen HS (2008) Stottern im Kindesalter. Prävention und Frühtherapie. Monatsschr Kinderheilkd 156: 867–874

Kausche C (2006) Lexikalische Störungen, Late Talker. In: Siegmüller J, Bartels H (Hrsg) Leitfaden Sprache, Sprechen, Stimme, Schlucken. Urban & Fischer, München

Küspert P, Weber J, Marx P, Schneider W (2007) Prävention von Lese-Rechtschreibschwierigkeiten. In: Suchodoletz W von (Hrsg) Prävention von Entwicklungsstörungen. Hogrefe, Göttingen

Mannhard A (2009) Stottern und Poltern – Redeflussstörungen im Kindesalter. Kinder Jugendarzt 40: 6–10

Sachse S, Suchodoletz W von (2007) Diagnostische Zuverlässigkeit einer Kurzversion des Elternfragebogens ELFRA-2 zur Früherkennung von Sprachentwicklungsverzögerungen. Klin Pädiatr 219: 76–81

Sachse S, Pecha A, Suchodoletz W von (2007a) Früherkennung von Sprachentwicklungsstörungen. Ist der ELFRA-2 für einen generellen Einsatz bei der U7 zu empfehlen? Monatsschr Kinderheilkd 155: 140–145

Sachse S, Saracino M, Suchodoletz W von (2007b) Prognostische Validität des ELFRA-1 bei der Früherkennung von Sprachentwicklungsstörungen. Klin Pädiatr 219: 17–22

Schäfer P (2008) Einschulungsuntersuchungen in Mannheim. Ergebnisse 2003–2007 im Zeitverlauf und Perspektive. Informationsvorlage 56/2008 der Stadt Mannheim

Suchodoletz W von (2007) Prävention umschriebener Sprachentwicklungsstörungen In: Suchodoletz W von (Hrsg) Prävention von Entwicklungsstörungen. Hogrefe, Göttingen

Szagun G (2006) Variabilität im frühen Spracherwerb: Normal – nicht pathologisch. Kinder Jugendarzt 37: 697–703

Tomblin JB, Records NL, Buckwalter P, Zhang X, Smith E, O'Brien M (1997) Prevalence of specific language impairment in kindergarten children. J Speech Lang Hear Res 40: 1245–1260

7.4 Kognitive Teilleistungsstörungen/frühe Lernstörungen

Günter Esser

7.4.1 Begriffsbestimmung und Klassifikation

> **Definition**
>
> Der Begriff »**kognitive Teilleistungsstörungen**« wird gemäß ICD-10 gleichgesetzt mit dem Begriff »**umschriebene Entwicklungsstörungen schulischer Fertigkeiten**« (F81). Damit fallen Lese-Rechtschreib-Störung (F81.0), isolierte Rechtschreibstörung (F81.1), Rechenstörung (F81.2) sowie kombinierte Störung schulischer Fertigkeiten (F81.3) in die vorgegebene Kategorie. Alle vier Krankheitsbilder haben gemeinsam, dass sie sowohl die Normalitätsannahme (keine neurologische Erkrankung, keine geistige Behinderung, keine fehlende Förderung, keine psychische Erkrankung als Ursache) sowie die
> ▼

> Diskrepanzannahme (1,5 Standardabweichungen unter der Norm der Klassenstufe sowie 1,5 Standardabweichungen unter der individuellen Norm) erfüllen müssen.

7.4.2 Erscheinungsbild und Diagnose einer Lese-Rechtschreib-Störung (LRS)

In der Vorgeschichte fällt bei mehr als der Hälfte der betroffenen Kinder eine **verzögerte Sprachentwicklung** auf, z. B. verspäteter Sprachbeginn, geringer Wortschatz, Dysgrammatismus, Schwierigkeiten im Sprachverständnis (Lyytinen et. al 2005; Warnke u. Roth 2002). Schwere Formen einer Lese-Rechtschreib-Störung manifestieren sich bereits in den ersten Monaten des Schulbesuchs durch große Probleme beim Erwerb des Lesens und Rechtschreibens. Beim Lesen sind sowohl die Buchstabenerkennung, die Lesegeschwindigkeit als auch die Lesegenauigkeit beeinträchtigt. Beim Rechtschreiben sind alle **Fehlertypen** anzutreffen. Legasthenie-spezifische Fehler gibt es nicht. Allerdings treten gewisse Fehlertypen (z. B. nicht lautgetreues Schreiben) noch zu einem so späten Zeitpunkt (z. B. noch in der 4. Klasse) auf, wie dies bei Kindern ohne Lese-Rechtschreib-Störung nicht beobachtet wird. Nicht lautgetreues Schreiben mit zumeist mehreren Graphemfehlern in einem Wort ist ab der 2. Klasse ein wichtiger Hinweis auf eine Rechtschreibstörung. Die große Unsicherheit im Rechtschreiben dokumentiert sich darin, dass dasselbe Wort im gleichen Text einmal richtig und einmal falsch oder unterschiedlich falsch geschrieben wird. Schwierigkeiten bei der lautlichen Durchgliederung des Wortes bzw. der akustischen Reihenbildung – als Ausdruck einer Störung der phonologischen Bewusstheit (▶ Kap. 7.3) – sind bei frühen und schwerwiegenden Formen fast immer anzutreffen.

Intelligente und gut geförderte Kinder kompensieren ihre Lese-Rechtschreib-Störung anfangs teilweise durch Auswendiglernen und fallen somit erst auf, wenn ungeübte Diktate geschrieben werden. Getreu dem Grundsatz des diagnostischen Lehrens sollte dies bereits in der ersten Klasse erkannt werden. Drei Viertel bis vier Fünftel der betroffenen Kinder sind laut Ergebnissen von epidemiologischen Studien Jungen.

> An eine Rechtschreibstörung sollte gedacht werden, wenn
> - eine familiäre Belastung besteht,
> - die Sprachentwicklung verzögert verlief,
> - mehrere Schreibfehler in einem Wort auftauchen (ab dem 2. Schuljahr),
> - dasselbe Wort im gleichen Text einmal richtig, einmal falsch geschrieben wird,
> - dasselbe Wort auf unterschiedliche Weise mehrmals falsch geschrieben wird.

Ist die Lese-Rechtschreib-Störung weder auf eine neurologische Erkrankung, eine geistige Behinderung, eine mangelnde Förderung oder eine schwere psychische Störung zurückzuführen und zeigt das Kind Lese- und/oder Rechtschreibleistungen, die mindestens 1,5 Standardabweichungen unter dem Mittelwert der Klassengruppe und gleichzeitig mindestens 1,5 Standardabweichungen hinter der eigenen Intelligenzleistung zurückbleiben, so erfüllt ein Kind prinzipiell die Kriterien einer Lese-Rechtschreib-Störung. Um die Diagnose zu stellen, muss außerdem eine Rechenstörung ausgeschlossen werden, denn wenn beide Störungen bestehen, müsste die Diagnose einer kombinierten umschriebenen schulischen Entwicklungsstörung gestellt werden. Das diagnostische Vorgehen ist ◼ Tab. 7.5 zu entnehmen:

❶ Beschränkt sich das Leistungsdefizit des Kindes nur auf die Rechtschreibung und hatte das Kind in der Vergangenheit mit dem Lesen (auch beim Erstleseunterricht) keine Probleme, so wird die Diagnose einer isolierten Rechtschreibstörung (F81.1.) gestellt. Um abzusichern, dass die Leseleistungen nicht nur zum Testzeitpunkt unauffällig sind, sondern dies seit Beginn der Beschulung der Fall war, müssen die Zeugnisse der ersten Schuljahre eingesehen werden.

Da sich die Leseleistung von lese-rechtschreib-gestörten Kindern im Verlauf in der Regel schneller verbessert als die Rechtschreibleistung, findet man zwischen beiden Bereichen häufiger eine Diskrepanz, die jedoch für sich allein genommen die Diagnose einer isolierten Rechtschreibstörung nicht rechtfertigt.

◼ **Tab. 7.5.** Diagnostik einer Lese- und Rechtschreib-Störung nach ICD-10

Notwendige Schritte in der Diagnostik	Psychologische Testverfahren, deren Verwendung empfohlen wird
Ausschluss einer Sinnesschädigung	
Ausschluss einer neurologischen Erkrankung	
Ausschluss unzureichender Förderung	
Ausschluss einer Rechenstörung	◼ Tab. 7.6
Erfassung der Leseleistung	Zürcher Lesetest (Linder u. Grissemann 2000) Salzburger Lesetest (Landerl et al. 1997) BUEGA (Esser et al. 2008)
Erfassung der Rechtschreibleistung	Hamburger Schreibprobe (May 2002) DRT 1 bis DRT 5 (Müller 2003a,b,c; Grund et al. 2003a,b) BUEGA (Esser et al. 2008)
Erfassung der nonverbalen Intelligenz	CPM (Bulheller u. Häcker 2002) SON-R 5 ½-17 (Snijders et al. 1997) CFT 20-R (Weiß 2006) BUEGA (Esser et al. 2008)

7.4.3 Erscheinungsbild und Diagnose einer umschriebenen Rechenstörung

---

Definition

Unter einer umschriebenen Rechenstörung wird eine spezifische Schwäche im Rechnen verstanden, die den allgemeinen Kriterien (Normalitäts- und Diskrepanzannahme) einer umschriebenen Entwicklungsstörung entspricht.

Das Störungsbild sollte grundsätzlich bereits in den ersten Schuljahren zu diagnostizieren sein. Kinder mit einer umschriebenen Rechenstörung weisen Raumorientierungsschwächen und Schwächen bei der Erkennung von Richtungen auf, daneben vor allem Schwierigkeiten bei der Erfassung von Größen und Mengen. Insbesondere die grundlegenden mathematischen Operationen (Addition, Subtraktion, Multiplikation und Division) bereiten extreme Schwierigkeiten. Ziffern werden verwechselt, Menge, Zahlwort und Ziffern falsch zugeordnet. Erschwert durch die Benennungsrichtung der zweistelligen deutschen Zahlwörter (die Einer werden vor den Zehnern gesprochen, aber nach den Zehnern geschrieben, z. B. einundsechzig/61) wird häufig die Ziffernreihenfolge verwechselt. Noch sehr lange werden die Finger zum Rechnen benutzt, wobei es aufgrund des fehlerhaften Zählbeginns zum typischen Verrechnen um eins kommt.

Erfüllt das Kind die Kriterien (Rechenleistung mindestens 1,5 Standardabweichungen unter der Klassennorm, Intelligenzleistung mindestens 1,5 Standardabweichungen besser als die Rechenleistung) sollte eine weitere umfassende neuropsychologische Diagnostik erfolgen, um die zugrunde liegenden Defizite der Informationsverarbeitung offenzulegen. Hierzu zählen Tests zur Erfassung des räumlichen Gedächtnisses, des Kurzzeitgedächtnisses, der Symbolreihenfolge sowie der Symbolzuordnung (◘ Tab. 7.6).

Traditionell wird unterschieden zwischen rechengestörten Kindern **mit zusätzlicher Lese-Rechtschreib-Störung** (F 81.3) und rechengestörten Kindern **ohne Lese-Rechtschreib-Störung** (F81.2).

◘ **Tab. 7.6.** Diagnostik einer Rechenstörung nach ICD-10 (F81.2)

Notwendige Schritte in der Diagnostik	Psychologische Testverfahren, deren Verwendung empfohlen wird
Ausschluss einer Sinnesschädigung	
Ausschluss einer neurologischen Erkrankung	
Ausschluss unzureichender Förderung	
Ausschluss einer Lese-Rechtschreib-Störung	◘ Tab. 7.5
Erfassung der Rechenleistung	DEMAT 1+ bis DEMAT 4 (Krajewski et al. 2002, 2004; Roick et al. 2004; Gölitz et al. 2006) ZAREKI-R (von Aster 2006) BUEGA (Esser et al. 2008)
Erfassung der verbalen Intelligenz	Verbal-IQ des HAWIK-III (Tewes et al. 2000) Verbalbereich des PSB-R 4-6 (Lukesch et al. 2002) BUEGA (Esser et al. 2008)

❗ Die reinen Rechenstörungen werden bei Jungen und Mädchen etwa gleich häufig gefunden, z. T. wird vom Überwiegen der Mädchen berichtet. Unter den kombinierten Formen finden wir dieselben Geschlechtsverhältnisse wie für Kinder mit Lese-Rechtschreib-Störung (eine Jungenwendigkeit von 3:1 bis 4:1). Dies und die Tatsache, dass bei reinen Rechenstörungen zusätzliche Verhaltenstörungen sehr viel seltener auftreten als bei den kombinierten Formen und den reinen Lese-Rechtschreib-Störungen, lässt darauf schließen, dass die kombinierten umschriebenen Entwicklungsstörungen schulischer Fertigkeiten (F81.3.) den Lese-Rechtschreib-Störungen (F81.1) ähnlicher sind als den Rechenstörungen (F81.2).

7.4.4 Prävalenzraten und Genese

Während für Lese-Rechtschreib-Störungen Prävalenzraten zwischen 5% und 7% angegeben werden bei Verwendung des doppelten Diskrepanzkriteriums von 1,5 Standardabweichungen, schwanken die Angaben zu umschriebenen Rechenstörungen deutlich. Die verschiedenen Überblicksarbeiten (z. B. Hasselhorn u. Schuchardt 2006) beziffern Rechenstörungen auf 3–8%. Dies liegt hauptsächlich daran, dass die Definitionskriterien nicht eingehalten werden. Da Rechenleistungen und Intelligenz höher miteinander korrelieren als Intelligenzleistungen und Ergebnisse in Lese- und Rechtschreibtests, ist die Wahrscheinlichkeit für bedeutsame Diskrepanzen zwischen Rechnen und Intelligenz niedriger als zwischen Lese-Rechtschreib-Leistungen und Intelligenz. Demnach sind für das Rechnen deutlich niedrigere Prävalenzraten zu erwarten.

❗ **Eine eigene neue Untersuchung an einer großen repräsentativen Stichprobe von Grundschulkindern in Potsdam und Umgebung ergab unter Verwendung desselben doppelten Diskrepanzkriteriums von 1,5 Standardabweichungen für Rechenstörungen und für Lese-Rechtschreib-Störungen eine Prävalenzrate von 1,8% für Rechenstörungen, während sie für Lese-Rechtschreib-Störung 5,8% betrug (Esser et al. 2008).**

Genese von Lese-Rechtschreib-Störungen

Als Hauptursache einer Lese-Rechtschreib-Störung werden **genetische Faktoren** angenommen (Schulte-Körne et al. 1993). Diese Annahme beruht auf den erhöhten Konkordanzraten in Zwillingsuntersuchungen und auf beobachteten familiären Häufungen der Störung. Lyytinnen et al. (2005) geben an, dass das Risiko eines Kindes, selbst eine Lese-Rechtschreib-Störung zu entwickeln, bei etwa 40–50% liegt, wenn mindestens ein Elternteil von einer solchen Störung betroffen ist. Dieses Risiko erhöht sich noch, wenn das betreffende Kind im Alter von 2 Jahren einen Rückstand in der expressiven und rezeptiven Sprache aufweist. Die Geschwister der lese-rechtschreib-gestörten Kinder sind mit einer Wahrscheinlichkeit von 50–60% ebenfalls betroffen (Schulte-Körne et al. 1996).

Im Gegensatz zu früheren Annahmen finden sich für prä- und perinatale Schädigungen als Ursache einer Lese-Rechtschreib-Störung kaum empirische Daten (Esser u. Schmidt 1994). Werden solche Zusammenhänge dennoch berichtet, ist dies in der Regel darauf zurückzuführen, dass die Lese-Rechtschreib-Störung nicht nach dem doppeltem Diskrepanzkriterium definiert wurde.

Obwohl schwere Förderdefizite per Definition ausgeschlossen sind, finden sich in epidemiologischen Untersuchungen durchaus enge Beziehungen zwischen **psychosozialen Belastungen** (Anzahl der Stressoren in früher Kindheit, familiäre Belastungen) und Lese-Rechtschreib-Störungen. Damit ist der ursächliche Zusammenhang zwischen psychosozialen Faktoren und Lese-Rechtschreib-Störung jedoch nicht hinreichend belegt. Psychosoziale Risikofaktoren enthalten stets auch die Kovarianz mit genetischen Faktoren. Das Ausmaß dieser Kovarianz ist unbekannt. Theoretisch könnte der gesamte Zusammenhang zwischen psychosozialen Faktoren und Lese-Rechtschreib-Störung letztlich auf genetischen Einflüssen beruhen. Im Vergleich mit anderen umschriebenen Entwicklungsstörungen zeigt sich jedoch, dass gerade die stark förderungsabhängigen Formen (Lese-Rechtschreib-Störung, Sprachstörung) mit psychosozialen Faktoren eng verknüpft sind, während dies für andere (z. B. motorische Störungen oder Artikulationsstörungen) nicht zutrifft (Esser 1991). Auf der anderen Seite ist unstrittig, dass auch unter günstigsten, fördernden familiären Bedingungen schwere Formen der Lese-Rechtschreib-Störung auftreten können.

❗ **Nach dem heutigen Wissensstand muss von einem Vulnerabilitätsmodell der Entstehung der Lese-Rechtschreib-Störung ausgegangen werden. Bestandteil dieses Modells sind unterschiedliche Grade genetisch bedingter Informationsverarbeitungsdefizite, die durch die Lernbedingungen moderiert werden. Auf diese Weise sind sowohl die psychosozialen Einflussgrößen als auch die Entstehung schwerer Lese-Rechtschreib-Störungen unter günstigsten Entwicklungsbedingungen zu erklären. Zu den psychosozialen Einflussgrößen zählen schließlich auch die Qualität des schulischen Curriculums und die pädagogischen Fertigkeiten der Lehrperson.**

Die **Probleme bei der Informationsverarbeitung** visuell oder akustisch dargebotenen verbalen Materials sind in zahlreichen Untersuchungen nachgewiesen worden, allerdings mit widersprüchlichen Ergebnissen. Insgesamt werden die Störungen der Verarbeitung akustischer Reize als häufiger und bedeutsamer für die Entstehung der Lese-Rechtschreib-Störung angesehen. Der engere Zusammenhang ergibt sich bereits durch die Überschneidung zwischen Lese-Rechtschreib-Störungen und Sprachstörungen. In neueren Arbeiten wird immer wieder auf Defizite in der Funktion des **Arbeitsgedächtnisses** bei Kindern mit Lese-Rechtschreib-Störung hingewiesen. Wesentlich ist dabei, wie eng die gemessenen Grundfunktionen mit Lesen und Schreiben verknüpft sind. Auf anatomischer Ebene ergeben sich Hinweise auf eine **fehlende Hemisphärenasymmetrie** in der parietookzipitalen Region. In diesem Zusammenhang steht auch die fehlende Asymmetrie des Planums temporale. Entsprechend den morphologischen Veränderungen zeigen sich reduzierte Amplituden in Untersuchungen mit ereigniskorrelierten Potenzialen, wobei die Unterschiede links zentral posterior am deutlichsten nachzuweisen sind. Es ist davon auszugehen, dass verschiedene zentralnervöse Entwicklungsdefizite für Lese-Rechtschreib-Störung verantwortlich sein können.

Genese von Rechenstörungen

Über die Genese von Rechenstörungen ist bisher fast nichts bekannt. Die genetischen Faktoren können nach Allarcón et al. (1997) etwa 40% der Rechenprobleme erklären, was auf der anderen Seite einen ebenfalls bedeutsamen Umwelteinfluss unterstreicht. Ein ähnliches Vulnerabilitätsmodell wie bei den Lese-Rechtschreib-Störungen ist wahrscheinlich, so dass wir es auch hier mit der Interaktion von genetischer Disposition, Hirnreifungsstörung, neuropsychologischen Störungen, jedoch auch psychosozialen Faktoren wie frühkindlicher Stimulation und Unterrichtsfaktoren zu tun haben. Neuropsychologisch werden am ehesten Arbeitsgedächtnisschwächen, Schwächen im semantischen Langzeitgedächtnis sowie die mangelnde Fähigkeit zur visuospatialen Repräsentation numerischer Informationen angenommen.

- Die reinen Rechenstörungen werden bei Jungen und Mädchen etwa gleich häufig gefunden; teilweise wird ein leichtes Überwiegen der Mädchen angegeben.
- Bei den kombinierten Formen umschriebener Entwicklungsstörungen schulischer Fertigkeiten bestehen die gleichen Geschlechtsverhältnisse (Überwiegen der Jungen im Verhältnis 3:1 bis 4:1 wie bei den Lese-Rechtschreib-Störungen).
- Bei den reinen Rechenstörungen sind begleitende Verhaltensstörungen sehr viel seltener als bei den kombinierten Formen und den Lese-Rechtschreib-Störungen.
- Die kombinierten Formen sind somit den Lese-Rechtschreib-Störungen ähnlicher als die Rechenstörungen.
- Genetische Faktoren spielen bei allen Formen eine entscheidende Rolle.

7.4.5 Komorbidität und Prognose

Lese-Rechtschreib-Störungen

Lese-Rechtschreib-Störungen machen im Grundschulalter ungefähr die Hälfte aller nicht intelligenzbedingten Schulleistungsstörungen aus. Sie sind damit die wichtigste Ursache für Schulversagen. Auch die weitere Schulkarriere ist bei lese-rechtschreib-gestörten Kindern erheblich beeinträchtigt. Aufgrund einer eigenen epidemiologischen Untersuchung (Esser et al. 2002) konnte gezeigt werden, dass nur ca. 3% der Kinder mit einer Lese-Rechtschreib-Störung nach der Grundschule direkt den Wechsel aufs Gymnasium schaffen, über die Hälfte verbleibt auf der Hauptschule, und immerhin ein Sechstel muss die Förderschule für Lernbehinderte besuchen. Auch wenn einigen nach Abschluss der Realschule noch der Sprung aufs Gymnasium gelingt und die meisten Förderschüler noch den Hauptschulabschluss erreichen, bleiben lese-rechtschreib-gestörte Kinder in ihren Schulleistungen weit hinter denen der Gleichaltrigen zurück und entsprechen im Gesamtniveau dem von minderbegabten Kindern. Ähnliche Ergebnisse konnten Haffner et al. (1998) zeigen. Der schlechte Schulerfolg führt zu einer geringeren Berufsqualifikation und erhöhten Raten von Arbeitslosigkeit.

❗ Die Prognose einer unbehandelten Lese-Recht-schreib-Schwäche ist ungünstig. Mit einem spontanen Aufholen in den Rechtschreibleistungen gegenüber den Gleichaltrigen kann nicht gerechnet werden. Außerdem wird die Prognose belastet durch eine hohe Komorbidität vor allem in Form von
- **hyperkinetischen Störungen/ADHS,**
- **erhöhter Dissozialität und Delinquenz im Jugendalter,**
- **Abusus von Nikotin, Alkohol, Cannabis im Erwachsenenalter.**

Zwei Fünftel aller Kinder mit einer Lese-Recht-schreib-Störung zeigen zusätzliche psychische Störungen von klinischer Bedeutsamkeit (vgl. auch Heiervang et al. 2001). Im Vordergrund stehen dabei **Störungen des Sozialverhaltens**, die sich auch in einer deutlich erhöhten Rate von **Jugenddelinquenz** (25% versus 5,3%), für chronische Jugenddelinquenz sogar noch stärker (19,6% versus 1,4%), niederschlagen. Im jungen Erwachsenenalter finden wir dazu einen deutlich erhöhten **Nikotin- und Alkoholabusus**, auch erhöhte Raten von **Canabismissbrauch**.

Komorbid treten **hyperkinetische Syndrome** auf. Es ist davon auszugehen, dass das Vorliegen einer Aufmerksamkeitsstörung bei gegebener Vulnerabilität die Manifestation einer Lese-Rechtschreib-Störung begünstigt.

Störungen aus dem emotionalen Bereich (Ängste, Depressionen, psychosomatische Beschwerden) sind für Lese-Rechtschreib-Störung nicht spezifisch. Dies könnte ein Artefakt der erheblichen Knabenwendigkeit sein. Für Mädchen mit einer Lese-Rechtschreib-Störung ergeben sich Hinweise darauf, dass auch vermehrt internalisierende Probleme auftreten können (Heiervang et al. 2001).

Rechenstörungen

Die häufigste komorbide Diagnose bei Rechenstörung ist eine Lese-Rechtschreib-Störung (Hasselhorn u. Schuchardt 2006), wobei die Schätzungen zur Häufigkeit des gemeinsamen Auftretens in Abhängigkeit von den verschiedenen Definitionskriterien stark schwanken (zwischen 17% und 69%). Verlässliche Angaben über Häufigkeit und Art weiterer Verhaltensauffälligkeiten gibt es bislang nicht.

Aus klinischen Studien wird gefolgert, dass Kinder mit einer umschriebenen Rechenstörung eher vermehrt **emotionale Störungen** (Angst, Depression, Kontaktstörungen) aufweisen. Dies scheint nicht allein darauf zurückzuführen zu sein, dass sich unter den Kindern mit Rechenstörungen tendenziell mehr Mädchen befinden. In einer neueren Untersuchung (von Aster et al. 2007) ergaben sich für reine Rechenstörungen keine vermehrten Verhaltensauffälligkeiten, während für die kombinierten Formen (mit Lese-Rechtschreib-Störung) deutliche Verhaltensauffälligkeiten vorlagen. Langzeitstudien zum Verlauf der Schulkarriere liegen für rechengestörte Kinder ebenfalls nicht vor. Es ist davon auszugehen, dass auch Rechenstörungen die Schulleistungen deutlich negativ beeinflussen, vergleichbar schwere Auswirkungen wie bei Lese-Rechtschreib-Störungen sind jedoch nicht zu erwarten.

7.4.6   Best-Practice-Modelle/evidenzbasierte Behandlungsstrategien

Lese-Rechtschreib-Störungen

Zur Behandlung von Lese-Rechtschreib-Störungen gibt es ein unüberschaubar großes Angebot verschiedenster Interventionsansätze. Die meisten dieser angebotenen Hilfen sind jedoch bestenfalls zu einer unspezifischen Verbesserung des Allgemeinbefindens in der Lage. Dies trifft insbesondere für die Behandlungsprogramme zu, die auf die Therapie der gestörten Basisfunktionen ausgerichtet sind, wie z. B. ein auditives Wahrnehmungstraining. Den Stand der Forschung zu allen sog. alternativen Behandlungsverfahren haben von Suchodoletz und Mitarbeiter (2004) zusammengetragen und aufgezeigt, dass keines der Verfahren über ausreichende Wirksamkeitsnachweise verfügt.

Eine erfolgreiche Therapie der Lese-Rechtschreib-Störung setzt zunächst eine ausführliche **Testdiagnostik** voraus. Berücksichtigt werden müssen auch die häufigen **komorbiden Verhaltensstörungen** und **hyperkinetischen Störungen**. Hier muss im Einzelfall entschieden werden, ob zunächst die Verhaltensstörungen bzw. die hyperkinetischen Störungen behandelt werden, bevor die meistens längerfristige Behandlung der Lese-Rechtschreib-Störung erfolgt. Schließlich ist zu berücksichtigen, inwieweit die Motivation des Kindes, die Interaktion mit den Eltern und die Beziehung zum Lehrer durch die Lese-Rechtschreib-Störung beeinträchtigt ist. In Abhängigkeit von der Stärke der Beeinträchtigung in verschiedenen Bereichen werden die Therapieziele formuliert.

> **❶ Im Zentrum der Behandlung steht ein spezifisches, symptomorientiertes und auf die individuellen Informationsverarbeitungsdefizite abgestimmtes Übungsprogramm. Dieses Übungsprogramm orientiert sich am Erstlese- und Erstrechtschreibprozess. Therapieverfahren, die auf das Training gestörter Basisfunktionen ausgerichtet sind (z. B. verschiedene Formen von Wahrnehmungstraining) können bisher keine gesicherte Effektivität nachweisen.**

Das Programm verwendet sowohl computergesteuerte Rechtschreibprogramme als auch Papier- und Bleistiftverfahren. Computergesteuerte Verfahren sind den Papier- und Bleistiftverfahren nicht überlegen, ergänzen sie jedoch sinnvoll. Die Therapie geht in sehr kleinen Lernschritten voran. Eine Arbeit an der »Nullfehlergrenze« schafft viele Erfolgserlebnisse für das Kind. Die Lernmaterialien sollen motivierend sein, das Kind soll systematisch für alle richtigen Antworten verstärkt werden. Zur Erleichterung des Lesens und Rechtschreibens soll das Wahrnehmungsfeld entsprechend gegliedert werden. Der Therapieerfolg soll regelmäßig (mindestens alle 6 Monate) durch normierte Testverfahren kontrolliert werden.

Die Behandlung von Kindern mit Lese-Rechtschreib-Störung muss also am Symptom, d. h. am Lesen und Schreiben, ansetzen. Für Kinder der unteren Klassenstufen mit gravierenden Schwierigkeiten im Lesen und lautgetreuem Schreiben hat sich der »Kieler Lese- und Rechtschreibaufbau« von Dummer-Smoch u. Hackethal (1993) in der Praxis bewährt. Das »Marburger Rechtschreibtraining« (Schulte-Körne u. Mathwig 2001) eignet sich für Kinder, die das lautgetreue Schreiben grundlegend beherrschen, aber gravierende Schwierigkeiten im Regelbereich zeigen.

Als **Setting** wird die Kleingruppe gewählt (3–6 Kinder), der Erfolg stellt sich nur bei hoher **Therapiefrequenz** (2-mal pro Woche 2 Stunden) ein. Die **Therapiedauer** richtet sich nach dem Lernrückstand des Kindes. In der Regel ist von 2 Jahren Therapiedauer auszugehen. Die Therapie wird beendet, wenn das Kind in der Schule befriedigende bis ausreichende Leistungen erzielt und in den entsprechenden normierten Tests Leistungen erzielt, die im unteren Normbereich anzusiedeln sind. Durch eine erfolgreiche Übungsbehandlung können häufig auch Verhaltensstörungen reduziert werden. Stehen die Verhaltensstörungen des Kindes im Vordergrund, ist zunächst eine entsprechende Verhaltenstherapie erforderlich. Bei lese-rechtschreib-gestörten Kindern mit gleichzeitigem hyperkinetischem Syndrom ist zusätzlich eine Behandlung mit Psychostimulanzien zu empfehlen. Eine **Verbesserung der Eltern-Kind-Interaktion** durch Aufklärung und Beratung der Eltern sowie die Übertragung der Förderung auf eine außerfamiliäre Institution bewirken häufig eine Entlastung und Verbesserung des familiären Klimas. Die Belastbarkeit der primären Bezugsperson erwies sich in Studien als wichtiger Schutzfaktor zur Verhinderung sekundärer psychischen Störungen des Kindes.

In gleicher Weise ist der **Einbezug der Schule** in die Behandlung unumgänglich. Enge Absprachen mit den Lehrern, eine Nichtbenotung der Diktate, eine Nichtberücksichtigung der Rechtschreibleistungen in allen anderen Fächern sowie Beratung bei Schullaufbahnentscheidungen sind Hilfen, die in den meisten Bundesländern großzügig gewährt werden.

Rechenstörungen

Für die Therapie der Rechenstörungen gelten die gleichen allgemeinen Empfehlungen wie für die Übungsbehandlung einer Lese-Rechtschreib-Störung. Evaluierte Therapieprogramme, ob computerunterstützt oder als Papier-Bleistift-Verfahren, sind praktisch jedoch nicht verfügbar. Nach Grissemann und Weber (1993) sind folgende Behandlungselemente zu berücksichtigen:

- die Beachtung von quantitativen Strukturen im Alltag durch ein visuelles Wahrnehmungstraining,
- die Sicherung des Zahlbegriffs und die Förderung der Einsicht in dekadische Positionen,
- daneben die bildliche Darstellung von Rechenoperationen zur Verbesserung des Merkprozesses,

- das Verstehen von Zifferngleichungen unter Ausblendung der Vorstellung und
- die Automatisierung arithmetischer Grundbeziehungen.

Das therapeutische Angebot ist nicht vergleichbar mit dem für lese-rechtschreib-gestörte Kinder. Viele Eltern sind mit ihren Kindern auf wenige private Therapiezentren angewiesen, deren Verfahren nicht evaluiert sind und nicht durchgängig eine hohe Qualität der Förderung garantieren. Da Kinder mit einer umschriebenen Rechenstörung immer noch häufig als minderbegabt eingeschätzt werden, müssen Schule und Elternhaus aufgeklärt werden. Die Therapie der Rechenstörung erfolgt heutzutage in den meisten Fällen im **Einzelsetting**. Da es in der Therapie auch um die Vermittlung von Einsichten geht, ist auch eine **kürzere Therapiedauer** als bei der Lese-Rechtschreib-Störung vorstellbar.

Behandlungskosten

Problematisch gestaltet sich in den meisten Therapien von LRS und Rechenstörungen die **Kostenübernahme**. Die Krankenkassen haben eine Leistungspflicht explizit ausgeschlossen. Eine Kostenerstattung durch das Jugendamt unter Anwendung des § 35a SGB VIII (als Maßnahme bei drohender seelischer Behinderung) ist in den letzten Jahren immer schwieriger geworden. Voraussetzung ist in den meisten Fällen das Vorliegen einer Lese-Rechtschreib-Störung bzw. Rechenstörung gemäß doppeltem Diskrepanzkriterium sowie, dass das Kind von **seelischer Behinderung** bedroht ist. Prinzipiell sind zumindest alle lese-rechtschreib-gestörten Kinder von seelischer Behinderung bedroht. Immerhin beträgt die Wahrscheinlichkeit einer gleichzeitigen seelischen Erkrankung mindestens 40%, die Wahrscheinlichkeit innerhalb der nächsten 5 Jahre zu erkranken, mindestens 60%, die Wahrscheinlichkeit von Jugenddelinquenz 25%. Dies sollte eigentlich als ausreichende Begründung einer drohenden seelischen Behinderung angesehen werden. Die Usancen der einzelnen Jugendämter sind jedoch sehr unterschiedlich, so dass man betroffenen Eltern nur raten kann, sich vorher zu erkundigen, welche Bescheinigungen das örtliche Jugendamt fordert und wer diese Bescheinigungen aufgrund welcher Diagnostik erstellen darf.

Von der Sache her wäre es angemessen, dass nicht die Jugendhilfe, sondern die Schulen notwendige Förderprogramme anböten. Dies wird in der Praxis bisher jedoch kaum realisiert.

Literatur

Alarcón M, DeFries JC, Light JG, Pennington BF (1997) A twin study of mathematics disability. J Learn Disabil 30: 617–623

Aster M von (2006) ZAREKI-R. Testverfahren zur Dyskalkulie. Hogrefe, Göttingen

Aster M von, Schweiter M, Weinhold Zulauf M (2007) Rechenstörungen bei Kindern. Vorläufer, Prävalenz und psychische Symptome. Z Entwicklungspsychologie Päd Psychologie 39(2): 85–96

Bulheller S, Häcker H (2002) Coloured progressive matrices (CPM), 3. Aufl. Hogrefe, Göttingen

Dummer-Smoch L, Hackethal R (1993) Handbuch zum Kieler Leseaufbau, 3. Aufl. Veris, Kiel

Esser G (1991) Was wird aus Kindern mit Teilleistungsschwächen? Enke, Stuttgart

Esser G, Schmidt MH (1994) Teilleistungsstörungen und Depression. Kindh Entwickl 3: 157–163

Esser G, Wyschkon A, Schmidt MH (2002) Was wird aus Achtjährigen mit einer Lese- und Rechtschreibstörung? Z Klin Psych Psychoth 31: 235–242

Esser G, Wyschkon A, Ballaschk K (2008) Basisdiagnostik Umschriebener Entwicklungsstörungen im Grundschulalter (BUEGA). Hogrefe, Göttingen

Gölitz D, Roick T, Hasselhorn H (2006) Deutscher Mathematiktest für vierte Klassen (Demat 4+). Beltz Deutsche Schultests, Göttingen

Grissemann H, Weber A (1993) Spezielle Rechenstörungen. Ursachen und Therapie. Huber, Bern

Grund M, Haug G, Naumann CL (2003a) Diagnostischer Rechtschreibtest für 4. Klassen (DRT 4), 2. Aufl. Beltz, Weinheim

Grund M, Haug G, Naumann CL (2003b) Diagnostischer Rechtschreibtest für 5. Klassen (DRT 5), 2. Aufl. Beltz, Weinheim

Haffner J, Zerahn-Hartung C, Pfüller U, Parzer P, Strehlow U, Resch F (1998) Auswirkungen und Bedeutung spezifischer Rechtschreibprobleme bei jungen Erwachsenen – empirische Befunde in einer epidemiologischen Stichprobe. Z Kinder Jugendpsychiatrie Psychotherapie 26: 124–135

Hasselhorn M, Schuchardt K (2006) Lernstörungen: Eine kritische Skizze zur Epidemiologie. Kindh Entwickl 15: 208–215

Heiervang E, Stevenson J, Lund A, Hugdahl K (2001) Behaviour problems in children with dyslexia. Nord J Psychiatry 55: 251–256

Krajewski K, Küspert P, Schneider W (2002) Deutscher Mathematiktest für erste Klassen (Demat 1+). Beltz Deutsche Schultests, Göttingen

Krajewski K, Liehm S, Schneider W (2004) Deutscher Mathematiktest für zweite Klassen (Demat 2+). Beltz Deutsche Schultests, Göttingen

Landerl K, Wimmer H, Moser E (1997) Salzburger Lese- und Rechtschreibtest (SLRT). Hogrefe, Göttingen

Linder M, Grissemann H (2000) Zürcher Lesetest (ZLT), 6. Aufl. Hogrefe, Göttingen

Lukesch H, Kormann A, Mayrhofer S (2002) Prüfsystem für Schul- und Bildungsberatung für 4. bis 6. Klassen – revidierte Fassung (PSB-R 4–6). Hogrefe, Göttingen

Lyytinen P, Eklund K, Lyytinen H (2005) Language development and literacy skills in late-talking toddlers with and without familial risk for dyslexia. Ann Dyslexia 55: 166–192

May P (2002) Hamburger Schreib-Probe (HSP), 6. Aufl. Hogrefe, Göttingen

Müller R (2003a) Diagnostischer Rechtschreibtest für 1. Klassen (DRT 1). Beltz, Weinheim

Müller R (2003b) Diagnostischer Rechtschreibtest für 2. Klassen (DRT 2), 4. Aufl. Beltz, Weinheim

Müller R (2003c) Diagnostischer Rechtschreibtest für 3. Klassen (DRT 3), 4. Aufl. Beltz, Weinheim

Roick T, Gölitz D, Hasselhorn H (2004) Deutscher Mathematiktest für dritte Klassen (Demat 3+). Beltz Deutsche Schultests, Göttingen

Schulte-Körne G, Mathwig F (2001) Das Marburger Rechtschreibtraining: Ein regelgeleitetes Rechtschreibtraining für rechtschreibschwache Kinder. Winkler, Bochum

Schulte-Körne G, Remschmidt H, Hebebrand J (1993) Zur Genetik der Lese-/Rechtschreibschwäche. Z Kinder Jugendpsych 21: 242–252

Schulte-Körne G, Deimel W, Mülle K, Gutenbrunner C, Remschmidt H (1996) Familial aggregation of spelling disability. J Child Psychol Psychiat 37: 817–822

Snijders JT, Tellegen PJ, Laros JA (19997) Non-verbaler Intelligenztest (SON-R 5½ – 17), 2. Aufl. Hogrefe, Göttingen

Suchodoletz W von, Berwanger D, Mayer H (2004) Die Bedeutung auditiver Wahrnehmungsschwächen für die Pathogenese der Lese-Rechtschreibstörung. Z Kinder Jugendpsych 32: 19–27

Tewes U, Rossmann P, Schallberger U (2000) Hamburg-Wechsler-Intelligenztest für Kinder III: HAWIK-III. Hogrefe, Göttingen

Warnke A, Roth E (2002) Umschriebene Lese-Rechtschreibstörung. In: Petermann F (Hrsg) Lehrbuch der klinischen Kinderpsychologie und -psychotherapie. Hogrefe, Göttingen

Weiß RH (2006) Grundintelligenztest Skala 2-Revision (CFT 20-R). Hogrefe, Göttingen

8 Chronische Gesundheitsstörungen

Ute Thyen, Rüdiger Szczepanski, Volker Krötz, Michaela Kuske

8.1 Begriffsbestimmung – 191

8.2 Klassifikation – 191

8.3 Epidemiologische Daten – 193
8.3.1 Historische Entwicklungen – 193
8.3.2 Schätzung der Prävalenzen im Kinder- und Jugendsurvey – 194
8.3.3 Kinder mit besonderem Versorgungsbedarf – 195

8.4 Psychosoziale Auswirkungen – 196
8.4.1 Unterschiede und Gemeinsamkeiten chronischer
Gesundheitsstörungen – 197
8.4.2 Phasen der Bewältigung – 197
8.4.3 Familiäre Belastungen und Anpassung – 200
8.4.4 Bewältigung von Entwicklungsaufgaben – 204
8.4.5 Verhaltens- und Entwicklungsstörungen – 206

8.5 Überbringen schlechter Nachrichten: Diagnosemitteilung – 207
8.5.1 Elterngespräche – 207
8.5.2 Mit Kindern über die Erkrankung sprechen – 207
8.5.3 Sozialpädiatrische Betreuungskonzepte – 210
8.5.4 Versorgung von Kindern und Jugendlichen mit chronischen
Gesundheitsstörungen – Handlungsbedarf im 21. Jahrhundert – 211
Literatur – 212

8.6 Patienten- und Angehörigenschulung – 214
8.6.1 Ziele von Patientenschulungsprogrammen: Verbesserte Compliance
oder Empowerment? – 214
8.6.2 Inhalte von Schulungs programmenam Beispiel der Asthmaschulung – 216
8.6.3 Qualifikation/Ausbildung der Schulungsteams – 216
8.6.4 Effektivität von Patientenschulungsprogrammen – 218
8.6.5 Zeitpunkt der Durchführung, Intensität – 219
8.6.6 Schulung in Gesetzgebung, Gesundheitspolitik undVersorgung – 219
8.6.7 Ausblick – 220
Literatur – 221

8.7 Schnittstelle Krankenhaus/ambulante Pflege – 222

8.7.1 Häusliche Pflege für schwerstkranke, technologieunterstützte Kinder – 222

8.7.2 Sozialmedizinische Nachsorge (Bunter Kreis) – 223

Literatur – 224

8.8 Soziale Hilfen für Kinder und Jugendliche mit Behinderung – 225

8.8.1 Leistungen der Krankenversicherung – 225

8.8.2 Leistungen der sozialen Pflegeversicherung (SGB XI) – 225

8.8.3 Nachteilsausgleiche – 226

8.8.4 Leistungen der Sozialhilfe – 227

Literatur – 229

8.9 Tod eines Kindes – 229

Literatur – 231

8.1 Begriffsbestimmung

Ute Thyen

Im deutschen Sprachgebrauch werden mit dem Begriff »chronische Erkrankungen« meist körperliche Erkrankungen mit längerer Dauer bezeichnet. Dazu gehören beispielsweise Epilepsie, Asthma, Diabetes mellitus, rheumatoide Arthritis, onkologische Erkrankungen, chronische Lungenerkrankungen wie die Mukoviszidose, Stoffwechselerkrankungen, angeborene Herzfehler und andere, z. T. sehr seltene Krankheiten. Anders als im Erwachsenenalter haben nur sehr wenige chronische Erkrankungen eine Prävalenz über 1%, die Vielzahl möglicher Gesundheitsstörungen ist häufig angeboren oder früh erworben. Viele Kinder erleben auch schwere gesundheitliche Probleme ätiologisch oder nosologisch ungeklärter Erkrankungen. Weiterhin wird im deutschen Sprachgebrauch der Begriff der »Behinderung« genutzt, um eine chronische Gesundheitsstörung zu bezeichnen, die zusätzlich mit einer ausgeprägteren Funktionsstörung im Bereich der Mobilität (z. B. Zerebralparese, Querschnittssyndrome, Muskelerkrankungen), der kognitiven Funktionen (geistige Behinderung verschiedenster Ätiologie), der Sprache (z. B. Stottern, Taubstummheit) oder der Sinnesfunktionen (höhergradige Seh- oder Hörstörung) einhergeht. Hinzu kommen als dritte Gruppe die **seelischen Erkrankungen**, Störungen oder Behinderungen, die auch im Wesentlichen chronischer Natur sind und deutlich höhere Prävalenzen haben als die körperlichen chronischen Erkrankungen. Im Folgenden werden alle diese körperlichen oder seelischen Erkrankungen und Behinderungen mit dem zusammenfassenden Begriff »chronische Gesundheitsstörung« bezeichnet.

Die Ätiologie der chronischen Gesundheitsstörungen ist in der Regel komplex, der Verlauf und die Prognose werden durch psychosoziale Faktoren beeinflusst. Die Mehrheit der chronischen Gesundheitsstörungen entsteht auf dem Hintergrund prädisponierender, konstitutioneller, d. h. **genetischer Faktoren**. Manche chronische Gesundheitsstörungen werden überwiegend durch **soziale Lebensumstände** verursacht (beispielsweise die Folgen von Lärmschäden, vermeidbaren Vergiftungen und Unfällen, Traumatisierung durch interpersonale Gewalterfahrung). **Psychosoziale Umstände** können auch den Verlauf und den Schweregrad der Erkrankung beeinflussen. Kinder, die in Armutsverhältnissen aufwachsen, haben nicht nur ein größeres Risiko für chronische Gesundheitsstörungen, sondern der Verlauf der Erkrankung ist bei mangelnden Ressourcen, erschwertem Zugang zu Versorgungsangeboten und eingeschränkten persönlichen und familiären Kompetenzen auch deutlich schlechter.

- Chronische Gesundheitsstörungen umfassen körperliche und seelische Erkrankungen und Behinderungen mit bekannter und unbekannter Ätiologie.
- Sie sind im Kindes- und Jugendalter insgesamt seltener als im Erwachsenenalter, in diesem Lebensalter aber von besonderer Bedeutung, da sie die Bewältigung alterstypischer Entwicklungsaufgaben erschweren sowie
- Aktivitäten und Teilhabe gefährden.
- Chronische Gesundheitsstörungen bei Kindern und Jugendlichen sind mit besonderen psychosozialen Belastungen nicht nur für die Betroffenen, sondern auch für ihre versorgenden Familien und das soziale Unterstützungssystem verbunden.
- Chronische Gesundheitsstörungen, die früh in der Lebenszeit entstehen, tragen zur Gesamtlast an chronischen Gesundheitsstörungen im Erwachsenenalter bei.

8.2 Klassifikation

Ute Thyen

> **Definition**
>
> In der Regel wird eine chronische Gesundheitsstörung durch die **Diagnose**, die **Dauer (>6 Monate)** und den **Schweregrad** (meist das Bestehen von funktionellen Beeinträchtigungen) charakterisiert.

Probleme der Klassifikation

Dieser Ansatz hat eine Reihe von Nachteilen: Chronische Gesundheitsstörungen mit unbekannter Ätiologie oder fehlender nosologischer Zuordnung können bei der Abfrage einer spezifischen Diagnose nicht erfasst werden. Weiterhin variieren diagnostische Kriterien zwischen Ärzten und Versorgungssystemen in großem Umfang, beispielsweise wird bei sehr ähnlicher Symptomatik z. T. die Diagnose einer obstruktiven Bronchitis, in anderen Fällen die Diagnose eines Asthma bronchiale gestellt. Die Bedingung, dass funktionelle Einschränkungen vorhanden sein müssen, schließt Erkrankungen aus, die durch Screeningmaßnahmen erkannt werden und bei denen durch prophylaktische Behandlung klinische Symptome vermieden werden [z. B. Phenylketonurie (PKU), konnatale Hypothyreose]. Hierzu gehört beispielsweise auch die Behandlung eines positiven serologischen Status für HIV, Zytomegalievirus (CMV) oder Toxoplasmose bei einem Neugeborenen, wo durch eine intensive Chemotherapie der Ausbruch einer klinischen Erkrankung (AIDS oder klinische CMV-/Toxoplasmoseinfektion) verhütet werden kann. Ebenso wenig werden manifeste Gesundheitsstörungen erfasst, bei denen durch eine früh einsetzende, effektive symptomatische Therapie weitestgehende Beschwerdefreiheit erreicht werden kann. Bei effektiver Therapie bestehen keine Symptome mehr, so dass der Gesundheitsstatus nicht eingeschränkt erscheint, d. h. keine funktionellen Einschränkungen bestehen. Statt der Symptombelastung müssten hier also die Therapieintensität und der Aufwand für die Durchführung der Therapie gemessen werden. Weiterhin werden bei dieser Definition Erkrankungen mit einem intermittierenden Verlauf und längeren symptomfreien Intervallen bei der Punktprävalenz nicht erfasst. Beispielsweise bedeutet die Diagnose eines ersten Schubes einer multiplen Sklerose und vollständiger Remission, dass das Kind zwar derzeit gesund ist, aber eine erhöhte Wahrscheinlichkeit für das Wiederauftreten der Erkrankung besteht, und Patient und Familie mit dieser Belastung umzugehen lernen müssen.

In den letzten Jahren haben sich daher die Klassifikationssysteme für chronische Gesundheitsstörungen im Kindesalter verändert. Es werden nicht nur ausschließlich diagnostische Kriterien betrachtet, sondern zunehmend auch die **Konsequenzen der Erkrankung** mit

1. Vorhandensein von Funktions- und Teilhabestörungen sowie
2. die durch die Erkrankung hervorgerufenen psychosozialen Belastungen (»burden of illness«, Anpassungsstörungen) und
3. die erhöhte Inanspruchnahme von Versorgungsleistungen (Stein u. Silver 2002; Bethell et al. 2002).

Diese Operationalisierung hilft auch der Gesundheitsplanung und den sozialen Sicherungssystemen, das Leistungsangebot dem Bedarf an besondere Versorgungsbedürfnisse anzupassen. Hierzu ist zunächst erforderlich, speziellen Versorgungsbedarf im Zusammenhang mit chronischen Gesundheitsstörungen bei Kindern und Jugendlichen auf Bevölkerungsebene einzuschätzen und zu charakterisieren.

Bei der Verwendung solch unterschiedlicher Definitionen haben sich in der Literatur große Unterschiede in der Abschätzung der Prävalenz chronischer Gesundheitsstörungen gezeigt, die zwischen 5 und 30% aller Kinder und Jugendlichen (van der Lee et al. 2007) liegen. Bei Durchführung und Planung von epidemiologischen oder klinischen Studien sollte beachtet werden, wie der Begriff einer chronischen Gesundheitsstörung operationalisiert werden soll (Schmidt u. Thyen 2008).

> **Definition**
>
> Die Unterscheidung zwischen **chronischer Erkrankung** und **Behinderung** ist historisch gewachsen und wird zunehmend durch den Begriff »**chronische Gesundheitsstörung**« ersetzt. Diese kann überwiegend körperlicher (»chronic physical health condition«) oder überwiegend seelischer Natur (»chronic mental health condition«) sein. Der Versuch, chronische Gesundheitsstörungen allgemeiner zu definieren, umfasst in der Regel das Kriterium der Dauer der Erkrankung (meist 6 oder 12 Monate) und den Schweregrad (z. B. wenn durch die Erkrankung eine funktionelle Beeinträchtigung im Alltag resultiert). Diese zwei Hauptkriterien beschreiben chronische Gesundheitsstörungen im Kindes- und Jugendalter allerdings nur unzureichend. Eine chronische Gesund-
>
> ▼

> heitsstörungen kann auch bestehen, wenn durch den Verlauf oder gute medizinische und pflegerische Behandlung keine Symptombelastung und keine Funktionseinschränkungen bestehen, sie wird dann charakterisiert durch den erhöhten Versorgungsbedarf (»special health care needs«).

8.3 Epidemiologische Daten

Ute Thyen

8.3.1 Historische Entwicklungen

Insgesamt nehmen chronische Gesundheitsstörungen im Kindes- und Jugendalter über die Jahre zu, wenn auch das Spektrum sich deutlich verändert (Perrin et al. 2007). Die **Zunahme der Prävalenz** chronischer Gesundheitsstörungen resultiert aus zwei unterschiedlichen Entwicklungen: Bei einer großen Zahl von angeborenen, ohne Behandlung meist früh letal verlaufenden Erkrankungen konnten z. T. Teil kurative, z. T. effektive symptomatische Behandlungen entwickelt werden, die zu einer deutlichen Verbesserung der Überlebenszeit bei guter Lebensqualität geführt haben (z. B. Krebserkrankungen, angeborene Herzerkrankungen, extreme Unreife von Frühgeborenen, chronische Lungenerkrankungen, Organversagen mit der Option auf Transplantation). Dies bedeutet eine erhöhte Prävalenz bei ähnlicher Inzidenz und verlängerten Überlebenszeiten. Die betroffenen Kinder erreichen jetzt meist das Erwachsenenalter, einige benötigen aber einen erhöhten Versorgungsbedarf und z. T. Unterstützung durch medizinische Technologien. Die zweite Quelle für die Zunahme an chronischen Erkrankungen seit den 1980er Jahren resultiert aus dem deutlichen Anstieg in der Prävalenz von Adipositas, Asthma und psychischen Störungen (insbesondere Aufmerksamkeitsdefizit/-Hyperaktivitätsstörung, Depression und autistische Erkrankungsbilder), in der Literatur wurde dafür auch der Begriff der »neuen Morbidität« geprägt. Epidemiologischen Schätzungen zufolge hat sich die Zahl an diesbezüglichen Erkrankungen in den entwickelten Ländern mehr als verdoppelt (van Dyk et al. 2004; Perrin et al. 2007; Hölling et al. 2007).

Eine **Abnahme der Inzidenz** bei einigen chronischen Gesundheitsstörungen ist im Wesentlichen nur durch pränatale Diagnostik und daraus resultierendem Schwangerschaftsabbruch bei einigen angeborenen Entwicklungsauffälligkeiten zu beobachten, z. B. Down-Syndrom, Spina bifida, Hydrozephalus. Der Beitrag zur Prävalenz aller chronischen Gesundheitsstörungen ist jedoch eher marginal, da es sich um eher seltene Störungen handelt.

Ähnlich verhält es sich mit der Epidemiologie von chronischen **Infektionserkrankungen** im Kindes- und Jugendalter: Während insgesamt die Zahl schwerer Infektionserkrankungen und ihrer Komplikationen (z. B. Masernenzephalitis, chronisch aggressive Hepatitis, Pneumokokkenmeningitis) – insbesondere durch die Impfprogramme – deutlich zurückgegangen ist, sind einige infektiöse Erkrankungen wie HIV neu hinzugekommen, und es wird eine Rückkehr von Erkrankungen wie Tuberkulose oder Geschlechtserkrankungen befürchtet.

Der Einfluss neuer Behandlungsmöglichkeiten auf die Prävalenz kann am Beispiel der Frühgeborenen gezeigt werden: Der Anteil der Kinder mit Folgeerkrankungen und Behinderungen unter der Gruppe der **Frühgeborenen** ist trotz einer deutlichen Zunahme der Überlebensraten sehr unreifer Kinder über die letzten Jahrzehnte stabil gewesen. Heute überleben etwa 85% der Frühgeborenen unter 1500 g Geburtsgewicht (»very low birthweight«, VLBW). Motorische Entwicklungsstörungen sowie insbesondere eine infantile Zerebralparese (CP) (▶ Kap. 9.4) betreffen frühgeborene Kinder mit einer Häufigkeit von 4–8%, die Rate steigt bei Kindern mit einem Geburtsgewicht unter 1000 g jedoch auf 10–15% an. Die Raten einer geistigen Behinderung in diesem Kollektiv liegen ebenfalls in der Größenordnung von 15–25% (Saigal et al. 2003; Hoekstra et al. 2004). Umschriebene Entwicklungsstörungen und/oder Verhaltensstörungen (insbesondere Hyperaktivität) betreffen fast ein Drittel aller Frühgeborenen mit einem Geburtsgewicht unter 1500g. Insgesamt findet sich aber innerhalb dieser Patientengruppe kein Rückgang der Morbidität, da das deutlich verbesserte Outcome der Kinder ab 1500g durch ein häufigeres Überleben mit nachfolgenden Beeinträchtigungen extrem unreifer Kinder aufgewogen wird.

Die Epidemiologie der chronischen Gesundheitsstörungen verändert sich:

- Insgesamt zeigt sich eine Zunahme chronischer Gesundheitsstörungen.
- Eine quantitativ wenig bedeutsame Abnahme der Inzidenz zeigt sich in chromosomalen Störungen und angeborenen Fehlbildungen durch pränatale Diagnostik und daraus resultierendem Schwangerschaftsabbruch.
- Eine Zunahme der Prävalenz resultiert bei zahlreichen angeborenen chronischen Gesundheitsstörungen bei gleichbleibender Inzidenz aus längeren Überlebenszeiten bei effektiver symptomatischer, z. T. kurativer Therapie.
- Eine deutliche Zunahme zeigt sich bei den erworbenen chronischen Gesundheitsstörungen, wobei allergische Erkrankungen, Adipositas und seelische Entwicklungsstörungen den Hauptbeitrag zur Gesamtprävalenz leisten.

8.3.2 Schätzung der Prävalenzen im Kinder- und Jugendsurvey

Im **Kinder- und Jugendgesundheitssurvey (KiGGS)** wurden drei Informationsquellen zur Erhebung der diagnosespezifischen Gesamtprävalenz chronischer Erkrankungen im Kindesalter genutzt:

- Elternangaben zu einer Auswahlliste chronischer Erkrankungen und dauerhafter Gesundheitsprobleme, angeborener Fehlbildungen und amtlich anerkannter Behinderungen in standardisierten Elternfragebögen (Erfassung von 17 chronischen Gesundheitsstörungen),
- ein ärztliches computergestütztes Interview (vertiefte Erfassung von 11 chronischen Gesundheitsstörungen) sowie
- die Erfassung des erhöhten Versorgungsbedarfes.

In den aggregierten Daten aller chronischen Gesundheitsstörungen fand sich eine Gesamtprävalenz von 31,5%, die amtlich anerkannten Behinderungen wurden mit 2,0% und angeborene Fehlbildungen mit einer Prävalenz von 10,6% angegeben. Der überwiegende Anteil davon geht bei beiden Geschlechtern auf eine oder mehrere der im KiGGS spezifisch erfragten chronischen Erkrankungen oder Gesundheitsprobleme zurück. Ein signifikantes Überwiegen des männlichen Geschlechtes zeigte sich für Verhaltensauffälligkeiten.

Allergische Erkrankungen

Nach den KiGGS-Ergebnissen haben die allergischen Erkrankungen die höchste Prävalenz unter den chronischen Gesundheitsstörungen. Insgesamt leiden 16,1% der Kinder und Jugendlichen aktuell unter einer atopischen Erkrankung, darunter mehr Jungen (17,3%) als Mädchen (14,9%), wobei hier der soziale Gradient im Gegensatz zu den meisten anderen chronischen Erkrankungen umgekehrt ist: Kinder aus sozial benachteiligten Familien und solchen mit Migrationshintergrund sind seltener betroffen. Die Unterschiede in den Prävalenzen zugunsten der neuen Bundesländer haben sich weitgehend angeglichen (Schlaud et al. 2007; ▶ Kap. 9.2).

Verhaltensauffälligkeiten

Gefolgt werden die atopischen Erkrankungen von den Verhaltensauffälligkeiten. Der im KiGGS eingesetzte Elternfragebogen SDQ (»Strengths and Difficulties Questionnaire«) gilt als valides Screeningverfahren zur Erfassung seelischer Gesundheitsstörungen in den Bereichen emotionale Probleme, Hyperaktivität, Verhaltensprobleme, Probleme mit Gleichaltrigen und prosoziales Verhalten. 11,5% der 3- bis 17-jährigen Mädchen und 17,8% der Jungen zeigten einen Wert im grenzwertigen oder auffälligen Bereich. Bei diesen Störungen besteht ein sozialer Gradient, die Prävalenz eines Gesamtproblemwerts im auffälligen Bereich beträgt 6,4% in Familien mit hohem, 8,5% mit mittlerem und 12,6% mit geringem sozioökonomischen Status. Kinder aus Familien mit Migrationshintergrund sind mit 11,0% häufiger betroffen als solche aus deutschen Familien (8,8%) (▶ Kap. 12).

Adipositas

Ein sozialer Gradient findet sich bei ebenfalls bei Adipositas (BMI >P 97) im Kindesalter: Bei einer Gesamtprävalenz von 6,3% findet sich zwischen oberer und unterer Sozialschicht eine Risikoerhöhung um das rund Dreifache, bei Migranten vs. Nichtmigranten in der Gruppe der 7- bis 13-Jährigen um rund das Doppelte (▶ Kap. 9.1).

> **❗** Der soziale Gradient zuungunsten niedriger sozialerSchicht besteht in unterschiedlichem Ausmaß für nahezu alle chronischen Gesundheitsstörungen, eine Ausnahme bilden hier nur die allergischen Erkrankungen mit höheren Prävalenzen in den höheren sozialen Schichten.

Angesichts der sehr hohen Prävalenzen allein dieser drei Diagnosen – allergische Erkrankungen, Verhaltensstörungen und Adipositas – bleibt die Frage, ob und in welchem Umfang es sich um interventionspflichtige Störungen handelt und ob und in welchem Umfang die betroffenen Kinder und Jugendlichen dadurch in ihrer Entwicklung und altersentsprechenden Funktion eingeschränkt sind. Es ist allerdings zu vermuten, dass diese chronischen Gesundheitsstörungen in nicht unerheblichem Umfang zu chronischen Lungen-, Herz- und Kreislauferkrankungen und seelischen Gesundheitsstörungen im Erwachsenenalter führen werden. Sie könnten eine ansteigende Zahl von Erwachsenen bereits im jungen und mittleren Alter mit eingeschränkter Arbeitsfähigkeit, erhöhten Versorgungslasten und ökonomischen Belastungen für die Gesellschaft insgesamt nach sich ziehen. Allerdings liegen noch keine Langzeitstudien vor, die die Bedeutung chronischer Gesundheitsstörungen für die Gesamtmorbidität im Erwachsenenalter und die damit verbundenen Belastungen aufzeigen könnten. Hier wird ein kontinuierliches Gesundheitsmonitoring und im Besonderen ein Langzeit-Follow-up einer größeren Kohorte von Kindern und Jugendlichen erforderlich, wie es im Anschluss an den KiGGS aktuell geplant ist.

8.3.3 Kinder mit besonderem Versorgungsbedarf

Nutzt man Erhebungsinstrumente, die nicht einzelne Gesundheitsstörungen erfragen, sondern die die **Konsequenzen von chronischen Gesundheitsstörungen** im Hinblick auf Einschränkungen im Alltag oder erhöhten Versorgungsbedarf beschreiben, kommt man zu Angaben in einer ähnlichen Größenordnung. Im KiGGS wurde als Teil des Elternfragebogens die validierte deutsche Fassung des Instruments »Children with Special Health Care Needs«(CSHCN) eingesetzt. Es besteht aus insgesamt fünf Hauptfragen zu den folgenden Teilbereichen: »Einnahme verschreibungspflichtiger Medikamente«, »Notwendigkeit psychosozialer oder pädagogischer Unterstützung aufgrund von Gesundheitsstörungen«, »funktionelle Einschränkungen«, »spezieller Therapiebedarf«, »emotionale, Entwicklungs- oder Verhaltensprobleme«. Die Definition eines bestehenden Versorgungsbedarfes gilt als erfüllt, wenn mindestens eine der 5 Hauptfragen von den Eltern bejaht wird und das Problem bereits 12 Monate anhält bzw. absehbar für mindestens 12 Monate bestehen wird (Bethell et al. 2002). Bei insgesamt 11,4% der Mädchen und 16,0% der Jungen in Deutschland war laut KiGGS definitionsgemäß ein aktueller erhöhter Versorgungsbedarf gegeben. Ein positives Befragungsergebnis reflektiert den von den Eltern wahrgenommenen Versorgungsbedarf bzw. bereits in Anspruch genommene Versorgungsleistungen (Scheidt-Nave et al. 2007, 2008).

Die Kinder mit mindestens einer von den Eltern angegebenen spezifischen chronischen Erkrankung oder Behinderung und die mit erhöhtem Versorgungsbedarf überlappen sich, sind aber nicht identisch: In nur einem Viertel der Fälle wurde von den Eltern bei Vorliegen mindestens einer chronischen Gesundheitsstörung gleichzeitig ein aktuell bestehender spezieller Versorgungsbedarf angegeben. Offenbar handelt es sich z. T. um wenig gravierende, keiner Behandlung bedürftige Gesundheitsstörungen (dies kann nochmals als Beleg gewertet werden, dass die reine Aggregation von Diagnosen keine Daten liefert, die gesundheitspolitischem Handeln zugrunde gelegt werden können.) Andersherum gab es deutlich mehr Übereinstimmung: Bei 72,9% der insgesamt 13,7% der Kinder und Jugendlichen mit besonderem Versorgungsbedarf wurde auch mindestens eine spezifische gesundheitliche Störung genannt. Ein spezieller Versorgungsbedarf ohne Vorliegen spezifisch benannter gesundheitlicher Einschränkungen bedeutet in der Regel, dass es sich um Entwicklungsauffälligkeiten oder Verhaltensstörungen handelt, bei denen keine definitive Diagnose gestellt oder mitgeteilt wurde.

❶ **Kinder und Jugendliche mit Migrationshintergrund und solche aus Familien mit niedrigerem Sozialstatus leiden häufiger an chronischen Erkrankungen, ihre Eltern berichten jedoch über einen signifikant geringeren Versorgungsbedarf, was als geringere Inanspruchnahme und Barrieren im Zugang zu Gesundheitsleistungen gedeutet werden muss.**

Im KiGGS finden sich große Unterschiede in der Inanspruchnahme von Gesundheitsleistungen zwischen ländlichen (14,5%) und großstädtischen Regionen (16,7%) und zwischen Migranten (8,0%) und Nichtmigranten (17,1%). Auch im europäischen KIDSCREEN-Survey, der sich an repräsentative Stichproben von Kindern und Jugendlichen wandte, wurde der CSHCN-Screener eingesetzt: hier variierten die Angaben über erhöhten Versorgungsbedarf zwischen den Ländern beträchtlich, am stärksten zwischen den Niederlanden (16,4%) und Irland (3,4%) (Gosch et al. 2006). Diese Befunde weisen neben Variation von Versorgungsangeboten und Organisation eines Gesundheitswesens auf Sprach- und Kulturabhängigkeiten hin. Dies ist beim Einsatz von Methoden, die den Versorgungsbedarf als Proxy-Maß für chronische Gesundheitsstörungen nutzen, zu berücksichtigen (Porterfield u. McBride 2007).

8.4 Psychosoziale Auswirkungen

Ute Thyen

Obwohl sich die Krankheitssymptome und -verläufe, die Behandlung sowie die medizinischen Versorgungsangebote bei verschiedenen Erkrankungen stark voneinander unterscheiden, müssen sich Kinder mit chronischen Gesundheitsstörungen und ihre Familien mit Belastungen und Bewältigungsaufgaben auseinandersetzen, die allgemeiner Natur sind und daher gemeinsam für alle Kinder und Jugendlichen mit chronischen Gesundheitsstörungen dargestellt werden können. Chronisches Erkranktsein oder Behinderung im Kindesalter ist eine große Herausforderung für das Kind, die Familie und die Gesundheitsversorger, da die sehr heterogenen Erkrankungsverläufe in einer komplexen und vielfältigen Weise mit

der emotionalen, sozialen und körperlichen Entwicklung des Kindes assoziiert sind. »Niemand ist alleine krank« (von Schlippe u. Theiling 2005).

Die inzwischen sehr umfangreiche Literatur zur Anpassung an das Leben mit einer chronischen Gesundheitsstörung geht prinzipiell von der Gesundheitsstörung und den daraus folgenden Funktionsstörungen als einem potenziellen chronischen Stress aus. Jedes Individuum entwickelt Strategien zur erfolgreichen Stressbewältigung. Dabei wird unterschieden zwischen sog. »Coping-« (Bewältigungs-) Prozessen und der erreichten »adaptation« (Anpassungsleistung). Diese Prozesse werden in der alltäglichen Praxis wenig bewusst reflektiert, spielen aber im Langzeitverlauf, für den Umgang mit der Gesundheitsstörung, Erfolg im Selbstmanagement und Compliance und damit auch für die Arzt-Patienten-Beziehung eine große Rolle.

Definition

»Krankheitsbewältigung« (»coping«) beschreibt einen dynamischen Prozess, in dem die durch den Stress ausgelösten Gefühle und die Wahrnehmung von Stress sich ständig wechselseitig beeinflussen und sich auf die Beziehung des Individuums und seiner Umwelt auswirken. Nach Lazarus und Folkmann (1984) spielen fünf Faktoren eine entscheidende Rolle für erfolgreiches Coping:

- Nutzbarmachen des sozialen Netzwerkes,
- problemorientierte Lösungsstrategien,
- Überzeugungen und Wertesystem der Familie und des Individuums,
- Nutzung verfügbarer technischer, institutioneller, organisatorischer und ökonomischer Ressourcen sowie
- Gesundheit, Energien und Lebensanschauungen in der Familie.

»Anpassung« (»adjustment«) beschreibt den Endpunkt des Bewältigungsprozesses zu einem bestimmten Zeitpunkt. Er kann als psychologisches Konstrukt im Sinne gesundheitsbezogener Lebensqualität, personaler oder familiärer Funktion, Wohlbefinden oder als soziales Konstrukt im Sinne von Teilhabe oder Rollenerfüllung gemessen werden.

Während für jeden Menschen eine ganz individuelle Bewältigungsstrategie beobachtet werden kann, lassen sich die verschiedenen Strategien nach ihrem adaptativen oder palliativen Gehalt unterscheiden. **Adaptative Bewältigungstrategien** sind problemorientiert, haben eine kognitve Komponente, wirken strukturierend, suchen nach Unterstützungsmöglichkeiten und wirken gefühlsregulierend. **Palliative Bewältigungsstrategien** sind eher gefühlsorientiert, vermeidend, verleugnend und stützen sich auf Wunschdenken oder (Selbst-)Vorwürfe. Beide Strategien können zu bestimmten Zeitpunkten nützlich sein oder sich ergänzen, wobei langfristig palliative Strategien eine erfolgreiche Anpassung behindern können.

8.4.1 Unterschiede und Gemeinsamkeiten chronischer Gesundheitsstörungen

Die besonderen Anforderungen durch die Gesundheitsstörung treffen auf die alterstypischen Entwicklungsaufgaben und können diese erschweren. In diesem Zusammenhang wird zwischen sog. **normativen** und den **nichtnormativen** Entwicklungsaufgaben unterschieden. Zu den ersten gehören die Aufgaben, die jedes Kind im Laufe der Entwicklung bewältigen muss, z. B. Selbstregulation, Bindung und interpersonale Kommunikation im Säuglingsalter, Selbstständigkeit und Ablösung von den primären Bezugspersonen im Kindergartenalter, Lernen und Umgang mit Gleichaltrigen im Schulalter. Zu den nichtnormativen gehören die Bewältigung einer chronischen Erkrankung, aber auch eines traumatogenen Ereignisses, einer Umweltkatastrophe oder der Verlust von primären Bezugspersonen.

Neben den Gemeinsamkeiten, die durch die Bewältigung von chronischen Gesundheitsstörungen als nichtnormativen Entwicklungsaufgaben bestehen, spielen außerdem spezifische Faktoren eine Rolle, die den Anpassungsprozess nachhaltig beeinflussen können. Auch diese lassen sich krankheitsübergreifend beschreiben, treffen aber für bestimmte Gruppen von Erkrankungen und Behinderungen in besonderer Weise zu und können genutzt werden, die Aufgaben des betroffenen Kindes oder Jugendlichen und der Familie besser zu verstehen.

Weiterhin ist im Verständnis der individuellen Bewältigung eine Reihe von familiären, sozialen und umweltbezogenen Kontextfaktoren von Bedeutung, die das Gelingen des Anpassungsprozesses erheblich beeinflussen können (◘ Tab. 8.1).

8.4.2 Phasen der Bewältigung

Die Belastungen und der Stress im Zusammenleben mit einem Kind mit einer komplexen chronischen Erkrankung können sich in sehr verschiedener Weise auf Familien auswirken. Die betroffene Familie teilte vor der Erkrankung des Kindes mit anderen jungen Familien Erwartungen auf gesundes Wachstum, positive Entwicklung, Erfolg, materielle Absicherung, gesellschaftliche Anerkennung und persönliche Befriedigung in der Beziehung zu dem Kind. Ein Kind mit einer chronischen Erkrankung oder einer Behinderung zu versorgen, bedeutet auch, diese Wünsche und Erwartungen zu modifizieren und neue Prioritäten und Ziele zu setzen. Insbesondere die Geburt eines Kindes mit einer schweren Erkrankung oder angeborenen Fehlbildungen oder die Mitteilung einer gravierenden Diagnose im Verlauf löst eine Reihe von aufeinanderfolgenden oder wechselnden Gefühlen aus (◘ Abb. 8.1).

Phase der Krise

Die Mitteilung des Verdachts einer schwerwiegenden Gesundheitsstörung oder die Übermittlung der Diagnose löst in aller Regel Gefühle des Überwältigtseins, der Hilflosigkeit und eine Krise aus. Manche Familien brauchen in einer solchen Phase akut psychosozialen oder seelsorgerischen Beistand. Familienangehörige und Freunde sollten auf Wunsch der Eltern in Gespräche mit einbezogen werden, um den Informationsaustausch und die Kommunikation im häuslichen Bereich zu erleichtern. Gelegentlich ist nach längerer Verdachtsphase oder länger bestehenden unklaren Symptomen die Krise begleitet von Gefühlen der Erleichterung durch die definitive Gewissheit und die Möglichkeit eines Neubeginns. Manche Familien sind jedoch zu diesem Zeitpunkt bereits sehr erschöpft und neigen zu depressiven Reaktionen, so dass Unterstützung angeboten werden sollte.

◼ Tab. 8.1. Faktoren, die den Verlauf und die Anpassung an eine chronische Gesundheitsstörung für das betroffene Kind und die Familie beeinflussen

Faktoren	Bedeutsame Kategorien
Diagnosespezifische Faktoren/Beeinträchtigung von Funktionen	
Zeitpunkt des Erkrankungsbeginns	Angeboren, früh erworben, im Laufe der Jahre erworben
Verlauf der Erkrankung	Chronisch stationär, intermittierend, krisenhaft, chronisch progredient
Prognose	Vorhersehbar, unbestimmt, akute schwere Komplikationen möglich, frühe Letalität
Pflege- und alltäglicher Unterstützungsbedarf	Pflegestufe 0–3, Notwendigkeit von Behandlungspflege
Notwendige Aufsicht des Kindes	Dauerhaft; delegierbar an Laien? an Pflegekräfte?
Auswirkungen auf Kommunikation	Sprachliche, nonverbale, keine Kommunikation
Auswirkungen auf Mobilität	Gehfähig, im Haushalt gehfähig, rollstuhlabhängig, bettlägerig
Kontinenz	Erreichbar, zum Teil erreichbar, nicht erreichbar
Personen-(Kind-)bezogene Faktoren	
Alter	Säugling, Kleinkind, Schulkind, Adoleszenz, junges Erwachsenenalter
Temperament	Gute/eingeschränkte Fähigkeit zur Selbstregulation
Intelligenz	Gute/eingeschränkte kognitive Fähigkeiten
Coping-Strategien	Gute/eingeschränkte Selbstwirksamkeit, innere versus externe Kontrollüberzeugungen, soziale Kompetenz
Familiäre Faktoren	
Familiäre Funktion	Adaptativ versus dysfunktional
Gesundheit der Eltern	Eigene, insbesondere seelische Gesundheitsstörungen
Haushaltsstruktur	Geschwisterzahl, pflegebedürftige Angehörige, helfende Angehörige
Familiäre Kompetenzen	Bildungsstand der Eltern, sprachliche Kompetenz, kultureller Hintergrund, Nutzung von sozialer Unterstützung, gesundheitsbezogene Kontrollüberzeugungen
Sozioökonomische Ressourcen	Haushaltseinkommen, Unterstützung durch Transferleistungen, Erstattung von gesundheitsbezogenen Kosten und Hilfsmitteln sowie Betreuungskosten
Soziale und kulturelle Kontextfaktoren	
Gesellschaftliche Einstellungen	Stigmatisierung, Solidarisierung
Zugang zum Versorgungssystem	Versicherungsschutz, Koordinierung von Sozial- und Gesundheitsleistungen, effizientes Case-Managment versus Barrieren
Gemeindenahe Unterstützung	Soziale Unterstützung im Quartier, Erreichbarkeit von Beratungs- und Entlastungsangeboten, reich an kulturellen Angeboten, Erreichbarkeit von notwendigen Gütern
Schule und Kinderbetreuung	Ganzheitlich, ganztags, unterstützend versus ausgrenzend
Physische Umwelt	Barrierefrei, sicher, Freizeitangebote, Mobilität

◨ Abb. 8.1. Phasen der Anpassung an die Diagnose einer schweren, chronischen Gesundheitsstörung

Phase der Wut und Enttäuschung

Zum Teil wird die Phase der Diagnosemitteilung gefolgt von einer mehr oder weniger langen Phase der Wut und Enttäuschung. In der Arzt-Patienten-Beziehung manifestiert sich dies in einer z. T. vorwurfsvollen, gelegentlich abwehrend-aggressiven Haltung bestimmten Ärzten, Kliniken, Einrichtungen oder dem gesamten Gesundheitswesen gegenüber. Es ist wichtig, hier nicht mit Gegenvorwürfen oder Schuldzuweisungen zu reagieren, sondern dies als Ausdruck eines Auseinandersetzungs- und Anpassungsprozesses zu verstehen. Familien können in dieser Phase am besten unterstützt werden, indem ein verbindliches Betreuungssystem abgesprochen wird und Absprachen von ärztlicher und pflegerischer Seite eingehalten werden. Häufig kommt es durch ungünstige Übertragungsprozesse zu einer vermeidenden Haltung in der Betreuung, weil die Familien als »schwierig« erlebt werden. Dadurch wird der Kreislauf der gegenseitig gestörten und enttäuschten Erwartungen weitergetrieben. Hier helfen nur gezielte Strategien der Deeskalation, die vom gesamten Behandlungsteam abgestimmt und unterstützt werden müssen.

Phase der Trauer

Nach unterschiedlich langer Zeit, z. T. sehr rasch, z. T. erst nach Monaten, setzt eine Zeit der Trauer ein. Die Eltern und Angehörigen verabschieden sich von dem Bild des Kindes, das gesund und altersgemäß aufwächst und die Erwartungen erfüllen kann, die (bewusst oder unbewusst) in das Kind gesetzt worden sind. Meist bedeutet dieser Abschnitt auch, dass die Eltern akzeptieren, dass ihre eigene Lebensplanung hinsichtlich Beruf, Karriere, Familienplanung, Freizeitmöglichkeiten sich geändert hat und weitere Änderungen absehbar sind. Andere, neue Pläne müssen gemacht werden. In dieser Phase ist es hilfreich, den Eltern zu signalisieren, dass neben der Sorge um die gesundheitliche Beeinträchtigung des Kindes auch die Trauer um eigene Lebensentwürfe, die verworfen werden müssen, einen angemessenen Raum hat. Es ist diese Phase, in der religiös orientierte Menschen sich an die tröstenden Inhalte ihres Glaubens erinnern, aber auch viele andere Familien erfahren Zuspruch und Trost und können so neue Erfahrungen machen. In der ärztlichen Betreuung ist in diesem Abschnitt insbesondere wichtig, sich Zeit zu lassen, nicht unbedingt notwendige diagnostische und therapeutische Maßnahmen aufzuschieben und Zeit für das Zuhören und unterstützende Gespräche zu haben. In dieser Zeit können professionelle psychosoziale Unterstützungsangebote hilfreich sein, wenn familiäre und nachbarschaftliche, gemeindenahe Ressourcen nicht ausreichen, den Prozess zu begleiten. Praktische Hilfe in der Versorgung des betroffenen Kindes, z. B. Pflegedienst, familienentlastende Dienste, soziale Beratung, eine familienorientierte Rehabilitationsmaßnahme können und sollten bei Bedarf angeboten werden.

❗ Während Gefühle von Trauer, Verzweiflung, Hilflosigkeit als Reaktion auf die Situation normalen menschlichen Gefühlen entsprechen, ist es wichtig, Hinweise auf einen unproduktiven Umgang mit diesen Gefühlen (Suchtmittelgebrauch, Verleugnung, Rückzug aus der Familie,
▼

persistierende Gefühle von Aggressionen) oder prolongierte Trauer und Übergang in eine depressive Episode zu erkennen und klar anzusprechen. In einer solchen Situation sollten die Probleme behutsam, aber offen angesprochen werden und spezifische Interventionen angeboten werden.

Phase der Anpassung

Schließlich folgt eine mehr oder weniger stabile Phase der (vorläufigen) Anpassung an die neue Situation (»conditional acceptance«): die Krise ist überwunden, wird als ein Neubeginn verstanden, positive Gefühle und Erfahrungen werden wahrgenommen. Diese Phase kann durch Änderungen im Familiensystem oder Verschlechterung der gesundheitlichen Situation des Kindes immer wieder herausgefordert werden, so dass Aspekte der bereits durchlaufenden Phasen wieder auftreten oder gleichzeitig nebeneinander bestehen, sowohl innerhalb einer Person als auch unter Mitgliedern eines Familienverbandes. Erkrankungen mit einem instabilen, unvorhersehbaren Verlauf führen zu einem ständigen Gefühl der Bedrohung und erheblichem Stress in der Familie, was die Belastbarkeit und Durchhaltevermögen jedes einzelnen Familienmitglieds auf die Probe stellt. Gerade bei Erkrankungen mit einem intermittierend oder chronisch progredienten Verlauf ohne Heilungschancen und verkürzter Lebenserwartung stellen sich oft depressive Symptome bei den verschiedenen Familienmitgliedern ein. Sorgen bezüglich der Zukunft des Kindes, der Angst vor dem Tod und die damit einhergehende Hilflosigkeit der Eltern, wie auch der von Zweifeln geprägte Umgang mit der Erkrankung bedeuten weitere Stressfaktoren für die Familien.

Die Adaptationsprozesse jedes einzelnen Familienmitgliedes verlaufen unterschiedlich und sollten gegebenenfalls spezifisch abgefragt werden. Auch hier lohnt es sich, die gesamte Familie oder zumindest beide Eltern zum gemeinsamen Gespräch einzuladen.

8.4.3 Familiäre Belastungen und Anpassung

Innerfamiliäre Beziehungen

Erfolgreiche Bewältigung lässt sich daran messen,

- dass alle Familienmitglieder sich trotz der Belastungen einer möglichst intakten körperlichen und seelischen Gesundheit erfreuen,
- dass die einzelnen Familienmitglieder in der Lage sind, ihre Rollenfunktion adäquat auszufüllen und
- dass die Familie insgesamt die ihr gestellte Aufgabe annehmen kann.

Ehe- und Partnerbeziehungen

Ehe- und Partnerbeziehungen werden durch die Sorge um ein chronisch krankes oder behindertes Kind belastet; dennoch sind Scheidungs- und Trennungsraten in diesen Familien nicht signifikant höher als in anderen Familien. Die Unterstützung der Eltern untereinander spielt eine entscheidende Rolle für den Anpassungsprozess, auch wenn die Aufgaben entsprechend der typischen Geschlechtsrollen verteilt sind. Der Eindruck mangelnder Beteiligung der Väter wird auch dadurch vermittelt, dass sich die meisten Untersuchungen, in denen es um chronische Erkrankungen bei Kindern geht, fast ausschließlich auf die Reaktionen und Perspektiven der **Mütter** im Umgang mit der Krankheit beschränken. Frauen übernehmen den weitaus größten Anteil der Pflege von kranken oder behinderten Familienangehörigen zu Hause, aber auch die **Väter** haben eine wichtige Funktion im Bewältigungsprozess. Sie sehen sich häufig in der Verantwortung, beruflich erfolgreich zu sein, um die ökonomische Grundlage der Familie zu sichern. Typische Probleme von betroffenen Vätern sind das Hin- und Hergerissensein zwischen beruflichen und familiären Anforderungen, das Gefühl des Ausgeschlossenseins aus der Familie wie auch die Überbeschäftigung der Lebenspartnerinnen mit dem Kind (Fröhlich 2007). Die Mütter sind häufig erschöpft und haben zu wenig Zeit für Freizeit und Erwerbstätigkeit. Die Aufgabe einer Berufstätigkeit, um ein chronisch krankes Kind zu Hause zu versorgen, bedeutet ein Risiko für eine depressive Entwicklung und Lebensunzufriedenheit bei Frauen (Thyen et al 1999; Hirchert 2005).

Bei einer erfolgreichen Bewältigung dieser Probleme stellen sich oft neue Rollenmuster, verbesserte Kompetenzen und ein persönliches Wachstum an den neuen Aufgaben ein.

Eltern, die ihr Coping als gelungen empfunden haben, beschreiben übereinstimmend eine Veränderung der innerfamiliären Rollenentwicklung: die Mütter wurden selbstbewusster und sozial kompetenter, die Väter gefühlsoffener und weniger leistungsorientiert – also gewissermaßen eine Konvergenz aus den traditionellen Rollenpositionen in Richtung der Gegenposition (Hinze 1999).

Eltern von chronisch kranken Kindern sind häufig erschöpft und klagen vermehrt über eigene gesundheitliche Probleme (Thyen et al.1998; Hatzmann et al. 2008). Familien mit Kindern mit chronischen Erkrankungen sind nur ausnahmsweise durch eine offensichtliche familiäre Dysfunktion gekennzeichnet, zahlen aber z. T. einen hohen Preis im Sinne nicht wahrgenommener Chancen in persönlicher, beruflicher und sozialer Entwicklung. Sozioökonomische Deprivation, welche die Familie von der Teilhabe am gesellschaftlichen Leben ausschließt, kulturelle und soziale Ausgrenzung von Familien und ihren Kindern, Trennungen und extreme Mobilität der Familie, Erkrankungen von Familienangehörigen, insbesondere psychische Erkrankungen machen die Bewältigung einer chronischen Erkrankung oder Behinderung in der Familie besonders schwierig. Neben den Belastungen berichten viele Eltern über positive Erfahrungen: Befriedigung durch die gelingende Fürsorge und die Wahrnehmung des Kindes als Quelle von Freude und Glück, Festigung der Partnerschaft und der familiären Beziehungen, Entwicklung neuer Kompetenzen und persönliche Weiterentwicklung sowie Lebenssinn und Spiritualität. Nach einer langen Phase der Orientierung auf mögliche Defizite richtet die Forschung derzeit vermehrt den Blick auf den Zusammenhang von persönlichen und sozialen Ressourcen, dem Wirksamwerden von Bewältigungsstrategien und Familienresilienz.

Geschwister

Die zahlreichen Aufgaben einer Familie in der Versorgung eines Kindes mit einer chronischen Erkrankung lässt wenig Zeit für die Geschwister. Die wenigen Studien, die sich mit dieser Frage beschäftigen, zeichnen ein gemischtes Bild (für eine Übersicht vgl. Hackenberg 2008). Hackenberg beschreibt fünf wesentliche psychodynamische Konstellationen, die von Geschwistern von Kindern mit Behinderungen deutlich gemacht wurden:

- die enge Verbundenheit zwischen der Mutter und dem behinderten Kind,
- die subjektive Unterlegenheit des gesunden Kindes und
- die Machtposition des behinderten Geschwisterkindes,
- aber auch positive Erfahrungen im Sinne von »jeder hat seinen Platz« und
- die Integration im Kreis der Familie.

Etwa ein Drittel aller Studien zeigen erhöhte Raten von Verhaltensproblemen bei Geschwistern, allerdings zeigen insbesondere die methodisch besseren Arbeiten geringe oder keine Unterschiede zwischen Geschwistern behinderter Kinder und Kontrollkindern. Etwas vermehrte Pflichten im Haushalt und Betreuungsaufgaben gehen in der Regel nicht mit einer Beeinträchtigung des Kindes einher, sondern haben leicht positive Effekte auf die Entwicklung, wenn sie nicht ein hohes Maß erreichen, die das betroffene Kind von außerfamiliären Kontakten und Freizeitmöglichkeiten abschneiden. In ihrer **sozialen und emotionalen Entwicklung** können Geschwister davon profitieren, mit einem chronisch kranken oder behinderten Geschwisterkind zusammenzuleben, indem sie Verständnis entwickeln und Rücksichtnahme üben. Sie können in der persönlichen Entwicklung und Kompetenz gewinnen, wenn sie altersangemessen an der Pflege des kranken oder behinderten Kindes beteiligt werden – dies stärkt ihre Kapazität zu prosozialem Verhalten, einem wichtigen allgemeinen Resilienzfaktor. Auf der anderen Seite wirken sich ungünstige materielle Umstände, niedriger Bildungsstand und unzureichendes Coping der Eltern mit Überforderung insbesondere der Mutter und ein besonderer Schweregrad der Behinderung als Risiken für die psychische Gesundheit von Geschwistern aus.

»Meinem behinderten Bruder muss ich viel helfen. Ich habe deshalb häufig nicht Freizeit, wann ich will. Ohne meinen Bruder würde ich vielleicht auch über Behinderte lästern, aber so weiß ich, dass er ein ganz normaler Mensch ist. Da gibt's nichts zu lästern.« (Marcel, 13 Jahre, zit. nach Grünzinger 2005, S. 30)

Erfahrungen von **Stigmatisierung** und sozialer Diskriminierung können eine Quelle der Belastung werden, die allerdings häufiger von Eltern als von Geschwisterkindern beschrieben wird. Weitere Einschränkungen ergeben sich insbesondere, wenn das Kind mit einer Behinderung die Eltern stark an das Haus bindet. Die Teilnahme der Eltern an außerhäuslichen Aktivitäten, wie sportliche und schulische Veranstaltungen, oder Freizeitgestaltung mit den gesunden Kindern wird dadurch eingeschränkt. Geschwister können sich **zurückgesetzt** fühlen und mit Ärger, Eifersucht und Schuldgefühlen reagieren. Manchmal sind sie aufgrund der erlebten Unterlegenheit und Machtposition des behinderten Kindes unfähig, diese Gefühle gegenüber den Eltern zum Ausdruck zu bringen. Bei deutlicher elterlicher Vernachlässigung der Bedürfnisse des gesunden Kindes können im Einzelfall bei den Geschwisterkindern introvertierte Störungen wie depressive Entwicklungen oder aggressive Verhaltensstörungen und schulisches Versagen auftreten.

»Ich war als Kind sehr still, und manchmal hatte ich das Gefühl, dass meine Eltern mich gar nicht wollten. Sie vermittelten mir das Gefühl, mein Bruder sei ihnen viel wichtiger als ich. Somit begann ich, alles durch meine guten Noten zu kompensieren und ich wollte beruflich unabhängig werden, was mich auch heute noch stark einholt. Ich denke immer noch, dass ich der Menschheit beweisen muss, dass ich nicht behindert bin. Mit meinen Leistungen bin ich nie zufrieden, egal was es ist.« (Doris, 27 Jahre, zit. nach Grünzinger 2005, S. 31)

Abhängig vom Entwicklungstand haben Geschwister chronisch kranker Kinder vermehrt **Ängste und Sorgen um die eigene Gesundheit**. In Anbetracht der vielfältigen Auswirkungen chronischer Gesundheitsstörungen wird jedes Geschwisterpaar sehr individuelle Interaktionsformen entwickeln, in die die jeweiligen Stärken und Schwächen

der Kinder integriert werden. Erwartungen der Eltern auf besonders hohe soziale und kognitive Leistungen des gesunden Kindes, Anpassungsfähigkeit und »reibungsloses« Funktionieren sowie Trostbedürfnisse der Eltern können zu einer Überforderung des gesunden Kindes führen. Die besonderen Erfahrungen von Geschwistern von Menschen mit Behinderung, die im Laufe ihres Lebens die horizontale Geschwistererfahrung mit vertikaler Verantwortung verschränken, stellen eine Bereicherung des gesellschaftlichen Miteinanders dar.

> ❗ **Wichtig in der Betreuung eines Kindes mit einer chronischen Gesundheitsstörung ist die Wahrnehmung der Geschwister mit ihren Entwicklungsbedürfnissen und Belastungen. Zentral für einen angemessenen Umgang mit Geschwisterkindern ist die elterliche Bewältigung ihrer Lebenssituation.**

Für betroffene Familien stehen Materialien des Staatsinstituts für Familienforschung an der Universität Bamberg (http://www.ifb.bayern.de) zur Verfügung, die wertvolle Hinweise auf den Umgang mit den Geschwistern eines behinderten oder kranken Kindes in der Familie geben. Für Kinder gibt das Institut ein Bilderbuch mit dem Titel »Teddy ist ein guter Zuhörer« heraus, das Eltern helfen kann, mit dem Geschwisterkind ins Gespräch zu kommen.

Soziale Netzwerke

Familien können enorm von dem **Netzwerk ihrer eigenen sozialen Beziehungen** wie auch von Ressourcen in der Gemeinde oder im Quartier profitieren. Viele Familien beschreiben im Rahmen eines positiven Bewältigungsprozesses, dass sie sich als Familie nähergekommen seien. Das Zusammenleben mit einem Familienmitglied mit einer chronischen Erkrankung bietet auch Chancen und Entwicklungspotenziale für die gesamte Familie. Oft stellt sich im Laufe der Zeit ein zunehmendes Gefühl von persönlicher Kompetenz bei den Eltern ein. Geschwisterkinder wachsen und entwickeln sich gut in Familien, in denen jedes Mitglied um seiner besonderen Fähigkeiten und Stärken willen geschätzt wird und die Bedürfnisse aller nach Zuwendung, Respekt und Aufmerksamkeit gesehen und angemessen berücksichtigt werden. Weitere positive Fähigkeiten der Familien schließen die Fähigkeit ein, Konflikte auszudrücken und zu bewältigen, die Unabhängigkeit der Familienmitglieder zu fördern und das Familienleben so zu organisieren, dass sowohl Orientierung vermittelnde Strukturen als auch Flexibilität entstehen. Allgemeine Lebenseinstellungen, die vorwiegend auf Optimismus und positivem Denken beruhen (z. B. Freizeitgestaltung, das »Jetzt« leben), sportliche Aktivitäten und soziales und kulturelles Engagement sind positive Faktoren für eine gelingende Anpassung. Insbesondere bei pflegenden Müttern kann eine Berufstätigkeit ein protektiver Faktor sein und vor Erschöpfung und Isolation trotz der Mehrfachbelastung schützen (Thyen et al. 1999).

Weiterhin spielen Gespräche und der Erfahrungsaustausch mit Ärzten, Therapeuten, Verwandten und anderen betroffenen Eltern einen wichtigen Part im Anpassungsprozess. Diese Hilfestellung dient zur Orientierung im Umgang mit der Krankheit und zur Vermittlung von Ratschlägen in praktischer wie psychologischer Hinsicht. Effektive soziale Unterstützung hilft Familien nachweislich, den Stress zu bewältigen. **Selbsthilfe- und Elterngruppen** können emotionale Unterstützung, aber insbesondere Informationen und praktische Tipps anbieten und ein Gefühl der Wertschätzung für die in der Familie geleistete Arbeit vermitteln. Kommunikation mit Familienmitgliedern, auch Angehörigen der erweiterten Familie, Evaluation von Erwartungen und Ängsten, Aufklärung über die Erkrankung und praktische Hinweise könnten pflegenden Eltern helfen, Konflikte und Enttäuschungen über mangelnde familiäre Unterstützung zu vermeiden (Freedman u. Boyer 2000).

In einigen Familien können **finanzielle und soziale Belastungen** die Vulnerabilität verstärken, hier muss frühzeitig eine Beratung über soziale Hilfen und Maßnahmen zur sozialen Unterstützung einsetzen. Nicht zuletzt stehen familiäre Funktion und Nutzung externer Ressourcen in einem engen Zusammenhang. Gut funktionierende Familien verfügen über mehr Kräfte und Initiative, ihre Umwelt mitzugestalten, um Hilfe nachzusuchen sowie ihre Umgebung zu informieren und zu motivieren (Rolland u. Walsh 2006). **Vulnerable Familien** sind zumindest phasenweise nicht in der Lage, entsprechende Ressourcen und Hilfsangebote aufzuspüren – sie brauchen aktive, aufsuchende Hilfen. Insbesondere im ersten Jahr nach der Entlassung aus stationärer Behandlung ist eine intensive Koordinationstätigkeit durch einen professionellen Helfer nötig. Diese Koordinationstätigkeit schließt in gewissem Sinne auch eine Anwaltschaft für die Belange der Familie ein, die häufig gerade anfangs einen hohen Bedarf an Aufklärung und Informationen über soziale und finanzielle Hilfen hat ▶ Kap. 8.7.2).

Schulungsprogramme für Kinder und Jugendliche mit chronischen Erkrankungen haben daher in der Regel Schulungsmodule zur Stärkung der Selbstwirksammkeit und zum Stressmanagement und damit der Resilienz entwickelt (▶ Kap. 8.6).

Die erfolgreiche Anpassung aller Familienmitglieder hängt von den Strategien zur Stressbewältigung der Familienmitglieder und den verfügbaren Ressourcen im Umfeld ab. Folgende Aspekte sollten regelmäßig abgefragt werden:

- Wie haben sich die Beziehungen in der Familie verändert?
- Welche Erkrankungen/Verhaltensauffälligkeiten anderer Familienmitglieder sind aufgetreten?
- Können sich die Eltern als Paar ergänzen und unterstützen?
- Sind die Geschwister des betroffenen Kindes im Blick, und wie werden sie in der Bewältigung unterstützt? Bekommen sie Anerkennung für ihre Anpassungsleistung?
- Gibt es Personen in der erweiterten Familie, in Freundeskreis und Nachbarschaft, die verlässliche Partner geworden sind?
- Gibt es Trauer und Gefühle des Verlassenseins über Personen im sozialen Nahfeld, die sich zurückgezogen haben?
- Welche Unterstützungsmöglichkeiten gibt es gemeindenah? Wer könnte angesprochen werden? Wie kann die Familie sich mitteilen?
- Wie hat sich die ökonomische Situation der Familie durch die Gesundheitsstörungen verändert? Ist Beratung über finanzielle Unterstützungsmöglichkeiten erfolgt?
- Besteht Interesse an dem Kontakt zu Eltern-/Selbsthilfegruppen oder anderen betroffenen Familien aus der Region?

8.4.4 Bewältigung von Entwicklungsaufgaben

Die Anpassung an eine chronische Erkrankung oder Behinderung erfordert die Bewältigung von Entwicklungsschritten, die sich von denen gesunder Kinder und Jugendlicher und ihrer Familien unterscheiden. Das Alter zum Zeitpunkt der Diagnosestellung und der Entwicklungsstand des Kindes beeinflussen die Bewältigungsstrategien (Coping) und die Anpassungsleistung. Viele Kinder mit einer angeborenen Fehlbildung, wie einer Spaltbildung der Hand, Spina bifida, infantiler Zerebralparese, angeborener Hör- oder Sehstörung, empfinden ihre Funktionsstörung nicht als Krankheit, sondern als Besonders- oder Anderssein als andere. Andere chronische Gesundheitsstörungen sind zu einem späteren Zeitpunkt aufgetreten und werden weniger in das Selbstbild integriert, z. B. die Neumanifestation eines Diabetes Typ 1, einer rheumatoiden Arthritis oder einer Epilepsie. Hier kommt es schon eher dazu, dass die Erkrankung als etwas Externes, Abzuwehrendes verstanden wird. Die Bewältigung wird auch davon abhängen, welche Auswirkungen die Funktionsstörung auf das Erreichen von neuen Meilensteinen der Entwicklung hat und ob Hindernisse durch eine unterstützende und barrierefreie Umwelt, geeignete Therapieverfahren, Schulungen oder Hilfsmittel beseitigt werden können. Je mehr Entwicklungsbereiche durch die Funktionsstörung beeinträchtigt werden, umso größer ist die Anpassungsleistung. Kognitive Beeinträchtigungen und bestimmte Verhaltensstörungen, oft als Verhaltensphänotyp charakteristisch für die Erkrankung, erhöhen das Risiko besonders, dass dieser Prozess nicht gelingt (◘ Tab. 8.1, Thyen u. Perrin 2009).

Säuglinge und Kleinkinder

Gesundheitsstörungen, die bei Neugeborenen oder im Säuglings- und Kleinkindalter auftreten und häufige und lange Krankenhausaufenthalte erfordern, bergen ein Risiko für die Eltern- (und Geschwister-)Kind-Beziehung und können frühe Bindungsprozesse beeinträchtigen. Das Kind ist durch die Erkrankung möglicherweise körperlich eingeschränkt, wenig belastbar, häufig müde oder irritabel. Störungen der Sinnesfunktion wie Blindheit oder höhergradige Hörstörungen vermitteln den El-

tern den Eindruck einer fehlenden Anteilnahme und Reaktion auf Interaktionsangebote. Durch eine **gestörte oder quantitativ oder qualitativ eingeschränkte Interaktion** zwischen dem Säugling und den primären Bezugspersonen können die Regulations- und Kommunikationsfähigkeit sowie die sozial-emotionale Entwicklung beeinträchtigt werden.

Säuglinge und Kleinkinder müssen sich im Gesicht der Eltern spiegeln. Häufig sehen sie jedoch in ein besorgtes, ängstliches oder ausdrucksloses Gesicht, sie erfahren weniger sprachliche, nonverbale Kommunikation. Diese Interaktion führt – neben anderen Faktoren – dazu, dass chronisch kranke Säuglinge und Kleinkinder häufig ein Defizit in diesen Entwicklungsbereichen haben und seltener lautieren und lachen als gleichaltrige Kinder, auch wenn sie nicht akut an Schmerzen leiden (► Kap. 6).

Auf Seiten der Eltern entwickelt sich insbesondere im Rahmen eingreifender Therapien, kardiorespiratorischer Instabilität und notwendigen operativen Eingriffen das **Gefühl einer besonderen Vulnerabilität dieses Kindes**, das auch nach Stabilisierung des Kindes und Rücknahme therapeutischer Maßnahmen über Jahre anhalten kann. Es ist daher in dieser Phase besonders wichtig, auch andere Familienmitglieder in die Betreuung einzubeziehen, insbesondere aber die Geschwister des Kindes, soweit dies mit deren Entwicklungsmöglichkeiten vereinbar erscheint. Insbesondere jüngere Kinder zeigen sich in ihrer emotionalen Reaktion häufig weniger belastet und interagieren spontan, zugewandt und interessiert. Darüber hinaus sind auf Zeichen einer Eltern-Kind-Interaktionsstörung zu achten und frühzeitig Beratungs- und Förderangebote zu vermitteln.

> ❗ Bei chronischen Gesundheitsstörungen im Säuglings- und frühen Kleinkindesalter muss beonders auf das Gelingen einer stabilen und sicheren Eltern-Kind-Bindung und einer positiven Interaktion geachtet werden.

Im Alter von 2 bis 6 Jahren sollten Kinder zunehmend die Umwelt explorieren, Beziehungen zu sekundären Bindungspersonen aufnehmen und festigen, die eigenen Kräfte erproben, Wünsche gezielt deutlich machen und mit Frustrationen umgehen lernen. Chronische Gesundheitsstörungen bei jungen Kindern beeinträchtigen häufig das Erreichen der alterstypischen Meilensteine der Entwicklung und die Teilhabe am Kindergartenbesuch und der Interaktion mit Gleichaltrigen. Sie bewirken damit auch eine Beeinträchtigung der Selbstwirksamkeit, Erproben von Geschlechtsrollenverhalten und anderen sozialen Lernprozessen.

Schulalter

Kinder im Schulalter sind ebenfalls häufig an der Teilhabe der verschiedenen schulischen Aktivitäten eingeschränkt, sie haben auch häufigere Fehlzeiten in der Schule. Ausgrenzung, Stigmatisierung und fehlendes Verständnis der Umwelt kann zu einer **Anpassungsstörung** beitragen. Die Schule ist für Kinder mit chronischen Gesundheitsstörungen aber häufig eine besonders wichtige Ressource und wird positiv erlebt. Demgegenüber entstehen aufgrund der Funktionseinschränkungen, mangelnder Mobilität oder sozialen Ängsten häufig in den Bereichen der außerschulischen Interaktion mit Gleichaltrigen Einschränkungen. In diesem Alter ist es für die ärztliche Versorgung wichtig, die gesundheitliche Versorgung mit der Betreuung in Kindergarten und Schule zu verknüpfen. Erzieher und Lehrer sollten mindestens schriftliches Informationsmaterial über die Erkrankung erhalten und eingeladen werden, sich bei Fragen an die Eltern zu wenden. Bei Bedarf können gemeinsame Gespräche erfolgen.

❗ Im Kindergarten- und frühen Schulalter sollten Eltern über die Bedeutung von Erfahrungen mit Gleichaltrigen, soziales Lernen und Erproben der eigenen Fähigkeiten und Möglichkeiten aufgeklärt werden. Auch und gerade Kinder mit chronischen Gesundheitsstörungen profitieren von der Teilhabe in Krippe, Kindergarten und Schule, meistens ist eine Beschulung in der Regelschule bei guter Vorbereitung möglich und sinnvoll. Hinweisen auf eine Stigmatisierung, Ausgrenzung oder chronische Überforderung sollte frühzeitig nachgegangen und entsprechende Maßnahmen eingeleitet werden, z. B. Nachteilsausgleich, Begutachtung, ob besonderer Förderbedarf vorliegt, offensive Gesundheitsaufklärung bei Mitschülern und ihren Eltern und Lehrern und Abbau von Barrieren im Umfeld.

Jugendalter

Während in den ersten drei Jahren die stabile Eltern-Kind-Bindung und Integration in die Familie höchste Priorität in der psychosozialen Betreuung hat, gewinnt die Störung der Selbstständigkeitsentwicklung und Autonomie des heranwachsenden Kindes während der Adoleszenz durch die vermehrte Abhängigkeit von der Familie wegen der chronischen Erkrankung oder Funktionseinschränkungen eine zunehmende Bedeutung. In dieser Phase sollte der **Interaktion mit Gleichaltrigen** und **Teilnahme an altersangemessenen Freizeitaktivitäten** besondere Beachtung geschenkt und nachgefragt werden. Bei unzureichender Krankheitsverarbeitung besteht die Gefahr, dass die Kinder insbesondere in der Adoleszenz gegen die Einschränkungen und häufig auch Behandlungsmaßnahmen rebellieren und ein Machtkampf zwischen Eltern und Jugendlichen entbrennt. Bestimmte Themenbereiche wie **sexuelle Entwicklung** werden mit Jugendlichen mit chronischen Erkrankungen seltener angesprochen und offen diskutiert als mit gleichaltrigen Jugendlichen. Dies ist aber erforderlich, auch wenn oder gerade wenn eine sexuelle Funktionsstörung (z. B. bei Spina bifida) zu erwarten ist. Bei Kindern mit chronisch progredienten Erkrankungen wie Muskeldystrophie, Mukoviszidose, malignen Erkrankungen u. a. ist die Verwirklichung von **altersentsprechenden Ablösungsprozessen** ohnehin schon durch eine erhöhte Abhängigkeit von erwachsenen Bezugspersonen erschwert aufgrund der motorischen Beeinträchtigungen und des Pflegebedarfs dieser Kinder. Eltern sollten unterstützt werden, die Autonomiewünsche der Jugendlichen anzuerkennen und positiv als Entwicklungsfortschritt zu bewerten. Eltern und Kinder haben die Aufgabe, angemessene Räume zur Selbsterprobung auszuloten (▶ Kap. 15). Eltern, die auf Krankheit mit Restriktionen, Ängstlichkeit, Überprotektion oder vermehrten Konflikten und Kommunikationsstörungen reagieren, tragen zu Anpassungsstörungen ihrer Kinder bei. Der Zusammenhang zwischen elterlicher sozialer Kompetenz, psychologischen Problemen und Befähigung zur Beelterung und Erziehung der Kinder ist nicht prinzipiell unterschiedlich von Familien mit gesunden Kindern, wird in Familien mit chronisch kranken Kindern allerdings auf eine besondere Probe gestellt.

❶ **Eltern von Jugendlichen mit chronischen Gesundheitsstörungen brauchen ebenso viel Hilfe
in der Ablösephase wie die Jugendlichen
selbst: Eltern sollten unterstützt werden, eigene Ängste zu bewältigen und zurückzustellen.
Sie können ermutigt werden, die Autonomiebestrebungen des Jugendlichen als Entwicklungsfortschritt zu deuten. Eine positive
Interaktion von Eltern und Kind in dieser Phase
bedeutet das Vereinbaren von Abmachungen
und Regeln, die von beiden Seiten eingehalten
werden. Die sozialpädiatrische Beratung klärt
die diagnosespezifischen, notwendigen Einschränkungen und wichtige Regeln, deren Einhaltung die Voraussetzung für mehr Selbstständigkeit bedeuten.**

8.4.5 Verhaltens- und Entwicklungsstörungen

Chronische körperliche Erkrankungen erhöhen
das Risiko für seelische und verhaltensbezogene
Entwicklungsstörungen. In den meisten größeren,
bevölkerungsbezogenen Studien wird von einer
Verdopplung der Rate der seelischen Entwicklungsstörungen und Verhaltensauffälligkeiten im
Vergleich zur gesunden Vergleichspopulation ausgegangen (Übersicht in Thompson 1997). Dies bedeutet aber auch, dass die überwiegende Zahl der
Kinder mit chronischen Krankheiten oder Behinderungen sich im Hinblick auf Verhalten, Stimmung, soziale Integration und Lebensqualität nicht
von anderen Gleichaltrigen unterscheidet, eine
pauschale Annahme von Entwicklungsauffälligkeiten ist nicht gerechtfertigt. Die Rate der auffälligen Kinder unterscheidet sich unter den verschiedenen diagnostischen Gruppen wenig, d. h. innerhalb der Gruppe der Kinder und Jugendlichen mit
Diabetes mellitus sind die Prävalenzen für Ver-
haltsauffälligkeiten etwa genauso hoch wie bei solchen mit rheumatoider Arthritis oder onkologischen Erkrankungen. Eine Ausnahme bilden die
Erkrankungen, die das zentrale Nervensystem betreffen, hier ist das Risiko für das Auftreten von
Verhaltensauffälligkeiten auf das Drei- bis Vier-
fache erhöht. Die Verhaltensauffälligkeiten oder
psychischen Störungen können

- direkt aus der Erkrankung resultieren (z. B. Hydrozephalus, Hirnfehlbildungen, Schädel-Hirn-
Verletzungen, Epilepsie oder Enzephalitis),
- Folge der Behandlung sein (z. B. antikonvulsive
Therapie, neurotoxische Medikamente oder Be-
strahlung des ZNS bei Leukämien)
- oder aus einer nicht gelungenen Anpassung an
die chronische Gesundheitsstörung und ihren
Folgen hervorgehen (Anpassungsstörung).

Die Schwere der Erkrankung korreliert überraschend wenig mit der Anpassung des Kindes. Eine
besondere Rolle mag das Konzept der **Marginalität**
spielen. Kinder im Grenzgebiet zwischen völlig gesund und leicht chronisch krank sind unsicher, zu
welcher Gruppe sie gehören, aus dieser Ambiguität
kann ein höheres Risiko für psychische Probleme
resultieren. In verschiedenen Studien berichten Jugendliche mit leichten Gesundheitsstörungen über
ebensolche emotionalen Belastungen wie schwerwiegend erkrankte Jugendliche.

Die **kognitiven Fähigkeiten** des Kindes scheinen ebenfalls einen Einfluss auf seine Anpassung zu
haben, wobei Kinder mit stärkeren Einschränkungen ein höheres Risiko für Verhaltens- oder
emotionale Störungen haben und sozial schlechter
adaptiert sind als Kinder mit besserer Funktion. Offensichtlich wirken kognitive Funktionen als protektive Faktoren.

Spezifische Anpassungsprozesse und **Coping-
Mechanismen** sind bei Kindern im Vergleich zu
Erwachsenen in geringerem Umfang untersucht
worden. Die meisten Kinder und Jugendlichen benutzen wiederkehrende Strategien (»coping pat-
tern«), die auf früheren Erfahrungen, Lernen, Überzeugungen, Kultur und Umweltfaktoren beruhen,
sich aber auch im Laufe der Zeit entsprechend den
Entwicklungsphasen verändern. Situative Einflüsse
scheinen bei Kindern von besonderer Bedeutung zu
sein: bezogen auf ein und denselben Stress, z. B.
Frustration durch die notwendigen medizinischen
Therapiemaßnahmen oder Heilmittelanwen-
dungen, kann in einer Situation ein **problemorien-
tierter, aktiver Umgang** gewählt werden (z. B.
Kommunikation mit Angehörigen über Sinn der
Maßnahme und Freude am Verstehen, Nutzen von
Anerkennung für die eigene Leistung und Mitar-
beit, aktive Beteiligung mit eigenen Ideen und Wün-

schen, Verhandeln von Abmachungen und Regeln) oder ein **vermeidender palliativer Umgang** (z. B. Rückzug und Passivität, Verleugnung der Erkrankung, aggressive Abwehr und Entladung der Frustrationen), je nachdem, welche Strategie mehr Gewinn verspricht.

❗ Wenngleich problemlösungsorientierte Strategien offenbar mit besseren Anpassungsleistungen und positiveren Gefühlen assoziiert sind als z. B. konfliktvermeidende Strategien, können unterschiedliche Coping-Strategien adaptiv in verschiedenen Situationen sein. Betreuungspersonen, Ärzte, Schwestern und Pfleger sollten die bevorzugte Strategie des Kindes oder Jugendlichen beobachten und es oder ihn darin unterstützen, statt andere Strategien vorzuschlagen oder durchsetzen zu wollen.

Wenn einem Kind oder Jugendlichen allerdings nur eine sehr begrenzte Auswahl von Strategien zur Verfügung steht, sollte dies Anlass zur Sorge sein, dass das Verhaltensrepertoire und die persönlichen Ressourcen des Kindes eingeschränkt sind und dadurch eine gelungene Anpassung gefährdet ist.

❗ Die Veränderung klinischer Betreuungsangebote mit verstärkter Beachtung von Selbsthilfeaktivitäten, Unterstützung von Selbstwertentwicklung und Teilung von Verantwortung mit dem Betroffenen sollte dazu beitragen, Anpassungsprozesse zu fördern und damit eine bessere Lebensqualität zu erreichen.

8.5 Überbringen schlechter Nachrichten: Diagnosemitteilung

Ute Thyen

8.5.1 Elterngespräche

Das »Überbringen schlechter Nachrichten« gehört zu den zentralen Aufgaben von Ärzten. Es gibt nicht die Möglichkeit, aus einer schlechten oder unangenehmen Nachricht eine gute zu machen! Es hat sich aber gezeigt, dass die Fähigkeiten in der Arztkommunikation, d. h. gute Gesprächskompe-

tenz, insbesondere unter Einbeziehung der Familie, von besonderer Bedeutung ist für den Adaptationsprozess in der Familie (Quine u. Rutter 1994; Skotko 2005).

❗ Aufgrund der Arzt-Patienten-Beziehung, des Behandlungsvertrags und des Gebotes der Verschwiegenheit kann die Mitteilung einer schwerwiegenden medizinischen Diagnose nicht an nichtärztliche Berufsgruppen delegiert werden. In der Gesprächssituation muss auf ausreichende Zeit, angemessene Räumlichkeiten und Beteiligung von beiden Eltern geachtet werden. Vertraulichkeit, angemessene, verständliche Sprache, Ehrlichkeit, Zuverlässigkeit und Kontinuität in der Betreuung sind zentrale Elemente des Prozesses einer Diagnosemitteilung.

Zu einem familienorientierten Ansatz gehört auch die **Aufklärung aller Familienangehörigen** über die Erkrankung, Ursachen und Behandlungsmöglichkeiten (Joffe et al. 2006), einschließlich der nicht betroffenen Geschwister. Besondere Kompetenz verlangt die alters- und entwicklungsangemessene Aufklärung, Beantwortung von Fragen und Gestaltung der Einwilligung in Behandlungen bei Kindern und Jugendlichen, die häufig zu einem sehr viel früheren Alter als der gesetzlichen Mündigkeit möglich und sinnvoll sind. Kinder sollen und können in wachsendem Umfang an diagnostischen und therapeutischen Maßnahmen beteiligt werden. Eltern müssen beraten und begleitet werden, wie sie zu Hause, im Familienkreis und mit Nachbarn, Freunden, Verwandten, Schulpersonal und Arbeitskollegen über die Erkrankung kommunizieren können. Strukturierte Schulungsprogramme stehen bisher nur für wenige Erkrankungen wie Asthma, Diabetes, Übergewicht, Neurodermitis und Epilepsie zur Verfügung, für andere Erkrankungen oder Behinderungen müssen individuelle Beratungsprozesse gestaltet werden.

8.5.2 Mit Kindern über die Erkrankung sprechen

Mit von chronischen Gesundheitsstörungen betroffenen Kindern, Jugendlichen und ihren Geschwistern sollte in altersangemessener Weise über die Erkrankung und Behinderung gesprochen werden.

Empfehlungen für ein Elterngespräch über eine schwerwiegende Diagnose

- Insbesondere für Eltern von Neugeborenen oder Säuglingen sollte eine **Informationskette** von vorbehandelnden Geburtshelfern und Hebammen an die dazukommenden Kinderärzte und weiterbehandelnde Spezialisten aktiv gestaltet werden. Dazukommende Ärzte sollten möglichst vom bisher betreuenden Arzt vorgestellt und eingeführt, zumindest aber angekündigt werden.
- Gespräche »zwischen Tür und Angel« müssen unbedingt vermieden werden, es ist für ausreichende **Zeit** und einen **Raum** zu sorgen, in dem die Privatsphäre der Familie geschützt werden kann. Insbesondere bei zeitlich begrenzten Ressourcen des Arztes sollten der mögliche Zeitumfang und die wichtigsten Themen vor Gesprächsbeginn angesprochen werden.
- Im Weiteren sollte rasch vermittelt werden, ob zum Zeitpunkt des Gespräches akute oder lebensbedrohliche Komplikationen erwartet werden können. Nur so können unnötige **Ängste und Anspannung** gemindert und es den Eltern ermöglicht werden, sich auf das Gespräch zu konzentrieren.
- Die Mitteilung der Verdachtsdiagnose oder Diagnose erfolgt in möglichst einfacher, **angemessener Sprache**, die Eltern sollten wiederholt aufgefordert werden, Fragen zu stellen. Bei gesicherten Sachverhalten kann und soll das verfügbare medizinische Wissen ehrlich vermittelt werden. Weitere diagnostische und therapeutische Schritte werden im Prinzip erläutert, aber nicht im Detail in diesem ersten Gespräch. Den Eltern sollte versichert werden, dass aber alle Schritte mit der nötigen Ruhe und nach erneuter ausführlicher Information erfolgen können.
- Bei **unklarer Diagnose** sollten **Spekulationen unbedingt vermieden** werden. Mutmaßungen, um was es sich handeln könnte und wie es vermutlich weitergehen wird, wenn keine gesicherten Anhaltspunkte vorliegen, müssen unterbleiben. Die Eltern werden die Erklärung, dass entweder der diagnostische Prozess abgewartet werden oder man sich weiter informieren muss, positiv aufnehmen, wenn diese nicht als Ausflucht, sondern als Wunsch nach optimaler Versorgung gedeutet werden kann.
- Von großer Bedeutung in einer solchen Gesprächssituation ist Zuverlässigkeit. Im Gespräch gemachte Zusagen über weitere Gespräche, Befunde und Vereinbarungen müssen eingehalten werden.
- Wichtig ist eine **empathische Grundhaltung**. Anteilnahme an der durch die (Verdachts-)Diagnose ausgelösten Krise, Verständnis für die Trauerreaktion der Eltern und gegebenenfalls deren Enttäuschung auch über den diagnostischen und therapeutischen Prozess bedeuten für Eltern eine wichtige Ressource psychosozialer Unterstützung. Die Reaktion der Eltern darf nicht als Kritik an der überbrachten Nachricht fehlgedeutet werden, sondern als Teil eines notwendigen Adaptationsprozesses.

»Altersangemessen« bedeutet dabei, dass die Erklärungsinhalte wie auch die Erklärungsmodelle dem kognitiven Entwicklungsstand entsprechen müssen.

Die Entwicklung kognitiver Fähigkeiten verläuft nicht starr sequenziell, sondern mehr fluide im Erwerb von Fähigkeiten. Im Kleinkindesalter herrscht das anschauliche Denken vor, das Ursachen außerhalb des Selbst lokalisiert: Krankheiten kommen durch den kalten Wind oder die schlechte Luft (magisches Denken). Es kann jedoch schon ein einfaches Verständnis für innere Funktionen (wie das »Arbeiten einer Maschine im Inneren«) erwirkt werden. Allerdings werden zumindest akute Erkrankungen häufig noch als Bestrafung für Fehlverhalten oder Nichtbefolgen elterlicher Anweisungen verstanden (die Mütze nicht aufgesetzt, die Zähne nicht geputzt). Auch das Konzept der »Ansteckung« verstärkt das Gefühl der eigenen schuldhaften Verursachung von Krankheit. In der Phase der besseren Integration verschiedener Informationen und der Fähigkeit, Analogien zu verstehen (Grundschulalter), können Krankheiten bereits recht gut erklärt werden.

Kinder lernen, allgemeingültige Ursachen für Krankheiten zu verstehen und von der eigenen Betroffenheit zu abstrahieren.

Botenstoffe im Körper können als Briefe auf dem Postweg verstanden werden, bösartige Zellen oder Krankheitserreger als Räuber, die von guten Polizisten aufgespürt werden, das Herz als Pumpstation, der Kreislauf als Verkehrssystem mit vielen Wagen und Fahrzeugen, das Gehirn als Kommandozentrale oder Flugplatztower.

In vielen Spezialgebieten der Pädiatrie wurden verstärkt Anstrengungen mit Unterstützung aus der pädagogischen Psychologie unternommen, **Informations- und Schulungsmaterial** auch für Kinder herzustellen – insbesondere für diejenigen chronischen Gesundheitsstörungen, für die Schulungsprogramme entwickelt wurden. Falls solches Material nicht zur Verfügung steht, können Ärzte sich von Lehrern beraten lassen, mit welchen Konzepten Kindern eines bestimmten Alters naturwissenschaftliche Kenntnisse vermittelt werden, insbesondere Kenntnisse über den Körper und seine Funktionen. Kinder mit chronischen Gesundheitsstörungen verfügen allerdings häufig über **Inseln vorgereiften Verständnisses**. Bei ihnen können oft bereits ab dem 11.–12. Lebensjahr abstrakte Erklärungskonzepte verwendet werden, wenn sie in einfacher und altersgemäßer Sprache präsentiert werden.

Die Aufklärung über die eigene Erkrankung erfolgt nicht einmalig, wenn das Kind »alt genug« dafür ist, sondern begleitend. Situationsbezogen werden einzelne Erklärungen gegeben, insbesondere bezogen auf bestimmte Untersuchungen und Therapiemaßnahmen.

Das Kind kann verstehen, dass das antiepileptische Medikament den Gehirnzellen (die total fit sein müssen für die Arbeit in der Kommandozentrale) besondere Energie gibt, damit sie die Arbeit besser machen können. Dazu braucht es kein grundsätzliches Verständnis über neurobiologische Vorgänge im Gehirn. Das Kind kann sich auch vorstellen, dass mit den EEG-Kabeln wie mit einem Telefonhörer abgehört werden kann, ob die Gehirnzellen ihre Arbeit gut machen (http://www.epilepsieschulung.de).

Ältere Kinder und Jugendliche (und die Eltern!) können aufgefordert werden, ein **Fragebuch** zu führen und zur nächsten Untersuchung mitzubringen. Im Zuge dieser kontinuierlichen Aufklärung, in Verbindung mit Patientenschulungen, soweit vorhanden, erwirbt das Kind und der Jugendliche ein zunehmendes Krankheitsverständnis – eine wichtige Voraussetzung für die Übernahme von Verantwortung und ein selbstständiges Krankheitsmanagement.

Die **Beteiligung an Therapieentscheidungen** setzt heute bereits sehr viel früher ein, als die legale Volljährigkeit erreicht ist. Für eine informierte Einwilligung ist erforderlich, dass behandelnde Ärzte bereit sind, sich über den Stand des Krankheitsverständnisses zu informieren, die Krankheitsverarbeitung zu beobachten und von dem Kind oder Jugendlichen selbst die Beurteilung der Situation zu erfragen. Widersprüchliche Einschätzungen zwischen Kindern und ihren Eltern müssen angesprochen und Entscheidungen gegen den Willen des Kindes besonders gut begründet werden.

❗ Bei jüngeren Kindern spielen bei der Ablehnung von diagnostischen und therapeutischen Maßnahmen meist schlechte Vorerfahrungen und Ängste eine Rolle. Hier kann, wenn die Maßnahme oder Behandlung nicht verzichtbar ist, häufig ein Kompromiss über die Bedingungen der Durchführung erreicht werden. Gerade bei Kindern mit chronischen Gesundheitsstörungen sind traumatische Behandlungen möglichst zu vermeiden.

Neben der sachlichen Information über die Erkrankung, Untersuchungsmethoden und die Wirkung von Therapien sollten Kinder und Jugendliche und ihre Geschwister ermutigt werden, offen **in der Familie** ihre Bedürfnisse zu artikulieren, auf eine gerechte Verteilung der Aufgaben und Pflichten hinzuwirken, Phasen ungeteilter Aufmerksamkeit der Eltern zu vereinbaren und um Erklärungen für unvermeidbare Benachteiligungen zu bitten. Die Einbindung von engen **Bezugspersonen aus der erweiterten Familie** (Großeltern, Tanten und Onkel, ältere Nichten und Neffen) in diesen Prozess kann hilfreich sein. **Geschwistergruppen** können älteren Kindern und Jugendlichen helfen, sich über ihre Situation auszutauschen. Betroffene Kinder und Jugendliche treffen sich meist in den entsprechenden Gruppen der Elternselbsthilfegruppen. In vielen Verbänden werden auch Ferienfreizeiten, Seminare und Ausflüge organisiert.

8.5.3 Sozialpädiatrische Betreuungskonzepte

Eine ganzheitliche, familienorientierte Versorgung verlangt nach der strukturellen Integration von Leistungen und Angeboten aus dem Gesundheitswesen (insbesondere haus- oder kinderärztliche Betreuung, Aktivitäten des kinder- und jugendärztlichen Dienstes des öffentlichen Gesundheitsdienstes und den sozialpädiatrischen Zentren sowie allen Heilmittelerbringern und Versorgern mit Hilfsmitteln), den sozialen Diensten (insbesondere allgemeiner sozialer Dienst, Behindertenhilfe und Jugendhilfe und vorschulische Betreuung) sowie dem Bildungswesen (Schule). Die in der folgenden Übersicht genannten Aufgaben sind nicht alle im Rahmen einer typischen kinder- und jugendärztlichen Betreuung in der Praxis erfüllbar. Es sollten jedoch klare Absprachen sowohl mit der Familie als auch mit den übrigen Leistungserbringern erfolgen, wer verlässlich welche Funktionen übernimmt. Weder in den Leistungskatalogen der niedergelassenen Ärzte, der Hochschulambulanzen für chronisch kranke Menschen (§ 116b) noch in den Leistungsvereinbarungen für sozialpädiatrische Zentren ist die Finanzierung eines effizienten, familienentlastenden Case-Managements, das flexibel, kontinuierlich und zeitnah die Betreuung koordiniert, vor-

---

Individualmedizinische Aspekte in der Betreuung von Kindern und Jugendlichen mit chronischen Gesundheitsstörungen

— **Ärztliche Grundversorgung:**
  - Behandlung akuter Erkrankungen, Hilfe bei akuten Verschlechterungen, Erreichbarkeit regeln
  - Betreuung der chronischen Gesundheitsstörung in Kooperation mit behandelnden Spezialisten, Kooperation mit dem häuslichen Pflegedienst, falls erforderlich
  - Maßnahmen zur Prävention, Durchführung der Früherkennungsuntersuchungen, Impfungen
— **Monitoring der Entwicklung und des Anpassungsprozesses:**
  - Regelmäßige Überprüfung der psychosozialen Entwicklung
  - Veranlassung weitergehender spezieller sozialpädiatrischer oder kinder- und jugendpsychiatrischer Diagnostik oder ggf. Zuweisung zu psychotherapeutischer Behandlung, Schulungsmaßnahmen oder Maßnahmen der Rehabilitation
— **Unterstützung der Familie:**
  - Einschätzung der sozialen Situation und der Ressourcen der Familie
  - Begleitung der Familie, allgemeine Beratung, Information über Selbsthilfegruppen
  - Vermittlung von Wissen in Absprache mit behandelnden Spezialisten, Förderung des Krankheitsverständnisses, individualisierte Schulung
  - Monitoring des Gesundheitszustandes der Eltern, insbesondere Hinweise auf Depression oder Erschöpfung beachten
— **Kooperation und Koordination:**
  - Kooperation und Kommunikation mit Spezialisten und Therapeuten sowie allen in der Familie tätigen fördernden und unterstützenden Einrichtungen
  - Beratung und Unterstützung hinsichtlich geeigneter Kindergärten und Schulen vor Ort, Beratung der Einrichtung hinsichtlich der gesundheitlichen Versorgung des Kindes, ggf. Notfallplan erstellen
  - Soziale Beratung über Leistungen bezüglich der Behindertenhilfe, der Eingliederungshilfe, der Hilfen zur Erziehung und familienentlastende Dienste und Freizeitangebote
  - Beratung hinsichtlich der Leistungen der gesetzlichen Krankenversicherung, der Pflegeversicherung und der Rehabilitationsträger

gesehen. Insofern müssen sich zum jetzigen Zeitpunkt die verschiedenen Hilfesysteme absprechen und individuelle Vereinbarungen treffen, wer welche Aufgaben übernimmt. Viele Familien sind mittelfristig dazu selbst in den Lage, brauchen jedoch insbesondere in der Frühphase der Erkrankung oder im Rahmen von Entwicklungsübergängen Unterstützung.

8.5.4 Versorgung von Kindern und Jugendlichen mit chronischen Gesundheitsstörungen – Handlungsbedarf im 21. Jahrhundert

Kinder und Jugendliche mit chronischen Erkrankungen werden meistens gemeindenah durch den niedergelassenen hausärztlichen Kinder- und Jugendarzt betreut, viele aber auch durch den Allgemeinarzt oder hausärztlich tätigen Internisten. Hinzu kommen zahlreiche ärztliche und nichtärztliche Versorgungsleistungen, insbesondere die Spezialambulanzen in den Kinderkrankenhäusern oder bei niedergelassenen Spezialisten. Verschiedene Therapeuten versorgen das Kind mit, Pflegedienste und alternative Medizin spielen ebenfalls eine Rolle. Die Versorgungsleistungen werden von verschiedenen Personen an verschiedenen Orten erbracht, so dass die Versorgung nicht ganzheitlich, sondern in hohem Maße **fragmentarisiert** erfolgt. Die Forderung nach einem »**medizinischen Heimatort**« (»medical home«) für alle Kinder, aber insbesondere für Kinder mit chronischen Erkrankungen und Behinderungen, wurde zunächst in den USA entwickelt (American Academy of Pediatrics 2002), um Fragmentarisierung, Über- und Unterversorgung und fehlender Kooperation zwischen Institutionen entgegenzuwirken, Familien von ihrem Stress zu entlasten, die Prozess- und Ergebnisqualität der Gesundheitsversorgung zu verbessern und die Teilhabe der Kinder am familiären, sozialen, schulischen und gesellschaftlichen Leben zu verbessern.

Studien haben gezeigt, dass insbesondere in der psychosozialen Unterstützung Defizite bestehen (Thyen et al. 2000). Versorgungsbedürfnisse von Familien mit chronisch kranken Kindern sind komplex.

Studien, die häufig als qualitative Forschung im Rahmen von Fokusgruppen durchgeführt wurden, beschreiben die von Eltern am häufigsten und mit der größten Bedeutung angegebenen **Versorgungswünsche**:

- Information und Aufklärung, Partizipation an Entscheidungen, Beratung über Hilfen
- Optimale und adäquate medizinische Versorgung zur Verbesserung oder Erhaltung der Gesundheit des Kindes
- Förderung der normalen Entwicklung und des emotionalen Wohlbefinden des Kindes
- Beratung in der Erziehung eines chronisch kranken Kindes
- Förderung der Selbstständigkeit des Kindes in Aktivitäten des täglichen Lebens
- Unterstützung der Mobilität, sowohl des Kindes als auch der gesamten Familie
- Finanzielle Unterstützung und Absicherung des Zugangs zu einer guten Gesundheitsversorgung

Wenngleich wissenschaftliche Belege über bessere Ergebnisse der Behandlung von Kindern durch eine familienorientierte Behandlung noch ausstehen, zeigen Studien durchaus eine höhere Zufriedenheit der betroffenen Eltern in Versorgungsangeboten mit familienorientiertem Ansatz (Law et al. 2003). Es ist zu vermuten, dass eine höhere Zufriedenheit der Eltern auch zu einer tatsächlich besseren Versorgung des Kindes führt.

Die Integration aller dieser Aspekte verlangt nach einem effizienten »Case-Management«, d. h. Organisation des Hilfeleistungsprozess.

> **Definition**
>
> Mit **Case-Management** ist die ordnungsgemäße Abfolge vorausgeplanter Dienstleistungen gemeint, die sicherstellen soll, dass die gesundheitlichen und sozialen Funktionen des Klienten/Patienten so weitgehend wie möglich zu vertretbaren Kosten maximiert werden. Der neuere Begriff der **Koordination der Dienstleistungen** (»**coordination of care**«) legt ne-
>
> 

ben der Vermittlung von Gesundheitsleistungen und Kostenübernahme ein Schwergewicht auf die Bereiche Kommunikation zwischen den verschiedenen Anbietern von Gesundheitsleistungen untereinander und mit der Familie, Sicherung der Prozessqualität und Organisation familiärer Unterstützung. Eine zentrale Person sollte als Koordinator fungieren und mit den Patienten und Familienangehörigen kurz- und langfristige Ziele festlegen und die Verantwortlichkeiten beteiligter Personen klären.

In den USA wird von den sog. »primary care providers« (entsprechend den hausärztlich tätigen Kinder- und Jugendärzten) erwartet, dass die Praxis diese Managementaufgaben im Sinne eines »medical home« übernimmt. In England liegt die Aufgabe bei den »general practitioners« (GP), die die Rolle des »cornerstone physician« übernehmen, die allerdings von den den GP-Praxen zugeordneten Sozialarbeitern und »health visitors« unterstützt werden können. In Deutschland kann aufgrund der Strukturen der Versorgung und Vergütungssysteme kaum erwartet werden, dass der Haus- oder Kinderarzt die Rolle eines Case-Managers oder Koordinators übernimmt, mit dem Nachteil, dass die Koordinierungsaufgaben oft allein in der Verantwortung der Familien liegen.

Eine familienorientierte Versorgung kann auch den **Übergang vom Jugendalter zum Erwachsenenalter** überbrücken, indem die zentrale Koordination bei dem die Familie betreuenden Hausarzt verbleibt und er den Übergang von den spezialisierten Sprechstunden für Kinder in den pädiatrischen Kliniken zu Übergangssprechstunden (wo vorhanden) oder Spezialisten in der Erwachsenenmedizin begleitet und die jungen Patienten unterstützt, entsprechende Angebote zu finden und zu nutzen (Ullrich 2002). Jugendliche müssen nicht nur die Pubertät als kritisches Lebensereignis bewältigen, sondern parallel die besonderen Anforderungen im Rahmen der eigenen Erkrankung/Störung. Insbesondere die Abhängigkeit von den Eltern in Zeiten der steigenden Autonomie und parallel Wechsel von dem elterlich supervidierten Behandlungsmanagement zur Eigenverantwortlichkeit und Verpflichtung zur

Therapiedisziplin in Zeiten entwicklungstypischer Impulsivität und Sprunghaftigkeit stellt eine besondere Herausforderung dar. Der Übergang in Betreuung durch die Erwachsenenmedizin kann hier psychologische Vorteile haben und Ablösung und Autonomie fördern, aber der Wechsel wird von verschiedenen Faktoren erschwert: Oft besteht eine enge emotionale Bindung zwischen Kinder- und Jugendarzt und Kind/Jugendlichem/Familie, und es werden Ängste vor einem Wechsel der Behandler nach vielen vertrauensvollen Jahren geäußert. Kinder- und Jugendärzte sollten Patienten und Familien ermutigen, den Schritt zu tun. Gut ist eine Zeit der gemeinsamen Begleitung (z. B. zwischen dem 16. und 18. Lebensjahr) und gemeinsamer Konsultationen in **Übergangssprechstunden**, soweit am Ort etabliert (Lausch u. Reincke 2004).

> **❶ Tatsächlich besteht in der Erwachsenenmedizin generell eine mangelnde Bereitschaft zur klinikübergreifenden Teamarbeit, und es steht generell in den Sprechstunden weniger Zeit zur Verfügung als in der Kinder- und Jugendmedizin. Bei vielen Erkrankungen besteht eine mangelnde Vertrautheit mit dem Krankheitsbild in der Erwachsenenmedizin, da es sich um Krankheiten oder Störungen des Kindes- und Jugendalters handelt.**

Dennoch werden bei den zunehmenden Überlebenszeiten von Kindern mit chronischen angeborenen oder erworbenen Gesundheitsstörungen gemeinsam von allen Beteiligten Konzepte für eine angemessene Versorgung junger Erwachsener entwickelt werden müssen (Scal u. Ireland 2005).

Literatur

American Academy of Pediatrics (2002) The medical home. Pediatrics 110: 184–189

Bethell CD et al. (2002) Identifying children with special health care needs: Development and evaluation of a short screening instrument. Ambulatory Pediatrics 2(1): 38–48

Dickinson HO, Parkinson KN, Ravens-Sieberer U et al. (2007) Self-reported quality of life of 8-12-year old children with cerebral palsy: A cross-sectional European study. Lancet 369: 2171–2178

Dyck PC van et al. (2004) Prevalence and characteristics of children with special health care needs. Arch Pediatr Adolesc Med 158(9): 884–890

Freedman RI, Boyer NC (2000) The power to choose: Supports for families caring for individuals with developmental disabilities. Health Soc Work 25: 59–68

Fröhlich A (2007) Die Einsamkeit des Vater-Seins. Väter in der Frühförderung. Frühförderung interdisziplinär 26: 99–106

Gosch A, Erhart M, Wille N. (2006) Children with special health care needs (CSHCN) – Results of the European KIDSCREEN project. Abstract presented at the 13th ISOQOL conference, Lisbon, Portugal, October 10–14, 2006

Grünzinger E (2005) Geschwister behinderter Kinder. Besonderheiten, Risken und Chancen – Ein Familienratgeber. Care-Line, Neuried

Hackenberg W (2008) Geschwister von Menschen mit Behinderungen. Entwicklung, Risiken, Chancen. Reinhardt, München

Hatzmann J, Heymans HSA, Ferrer-i-Carbonell A, Praag BMS van, Grootenhhuis MA (2008) Hidden consequences of success in pediatrics: Parental health related quality of life – Results from the Care Project. Pediatrics 122: e1030–e1038

Hinze D (1999) Väter und Mütter behinderter Kinder. Der Prozess der Auseinandersetzung im Vergleich, 3. Aufl. HVA Edition Schindele, Winter, Heidelberg

Hirchert A (2005) Zur familialen und beruflichen Situation von Müttern behinderter Kinder. Konflikte zwischen Individualisierung und Normalisierung? Geistige Behinderung 44: 321–336

Hölling H, Erhart M, Ravens-Sieberer U, Schlack R (2007) Verhaltensauffälligkeiten bei Kindern und Jugendlichen. Erste Ergebnisse aus dem Kinder- und Jugendgesundheitssurvey (KiGGS). Bundesgesundheitsbl Gesundheitsforsch Gesundheitsschutz 50: 784–793

Hoekstra RE, Ferrara TB, Couser RJ, Payne NR, Connett JE (2004) Survival and long-term neurodevelopmental outcome of extremely premature infants born at 23–26 weeks' gestational age at a tertiary center. Pediatrics 113: e1–e6

Joffe S, Fernandez CV, Pentz RD et al. (2006) Involving children with cancer in decision-making about research participation. J Pediatr 149: 862–868

Lausch M, Reincke M (2004) Übergangssprechstunden für chronisch Kranke in Endokrinologie und Diabetologie in Deutschland. Eine aktuelle Erhebung. Dtsch Med Wochenschr 129: 1125–1129

Law M, Hanna S, King G, Hurley P, King S, Kertoy M, Rosenbaum P (2003) Factors affecting family-centred service delivery for children with disabilities. Child Care Health Develop 29: 357–366

Lazarus RS, Folkman S (1984) Stress, appraisal, and coping. Springer, New York

Lee JH van der, Mokkink LB, Grootenhuis MA, Heymans HS, Offringa M (2007) Definitions and measurement of chronic health conditions in childhood. A systematic review. JAMA 297: 2741–2751

Perrin JM, Bloom SR, Gortmaker SL (2007) The increase of childhood chronic conditions in the United States. JAMA 24: 2755–2759

Porterfield SL, McBride TD (2007) The effect of poverty and caregiver education on perceived need and access to health services among children with special health care needs. Am J Public Health 97: 323–329

Quine L, Rutter DR (1994) First diagnosis of severe mental and physical disability: A study of doctor-parent communication. J Child Psychol Psychiatry 35(7): 1273–1287

Ravens-Sieberer U, Morfeld M, Stein REK, Jessop DJ, Bullinger M, Thyen U (2001) Die Familien-Belastungs-Skala – Testung und Validierung der deutschen Version der »Impact on Family Scale« bei Familien mit behinderten Kindern. Psychother Psychosom Med Psychol 51: 384–393

Rolland JS, Walsh F (2006) Facilitating family resilience with childhood illness and disability. Curr Opin Pediatr 18: 527–538

Saigal S, den Ouden L, Wolke D et al. (2003) School-age outcomes in children who were extremely low birth weight from four international population-based cohorts. Pediatrics 112: 943–950

Scal P, Ireland M (2005) Adressing transition to adult care for adolescents with special health care needs. Pediatrics 115: 1607–1612

Scheidt-Nave C, Ellert U, Thyen U, Schlaud M (2007) Prävalenz und Charakteristika von Kindern und Jugendlichen mit speziellem Versorgungsbedarf im Kinder- und Jugendgesundheitssurvey. Bundesgesundheitsbl Gesundheitsforsch Gesundheitsschutz 50: 750–756

Scheidt-Nave C, Ellert U, Thyen U, Schlaud M (2008) Versorgungsbedürfnisse von Kindern und Jugendlichen mit chronischen Erkrankungen. Bundesgesundheitsbl Gesundheitsforsch Gesundheitsschutz 51(6): 592–601

Schlaud M, Atzpodien K, Thierfelder W (2007) Allergische Erkrankungen. Ergebnisse aus dem Kinder- und Jugendgesundheitssurvey (KiGGS). Bundesgesundheitsbl Gesundheitsforsch Gesundheitsschutz 50: 701–710

Schmidt S et al. (2006) Cross-cultural performance of the DISABKIDS condition generic measure. J Clin Epidemiol 59(6): 587–598

Skotko B (2005) Mothers of children with Down Syndrome reflect on their postnatal support. Pediatrics 115: 64–77

Steinhausen HC (1996) Psychosoziale Aspekte bei chronischen Erkrankungen im Kindes- und Jugendalter. Dtsch Ärztebl 40: 2007–2009

Stewart DA, Stein A, Forrest GC, Clark DM (1992) Psychosocial adjustment in siblings of children with chronic life-threatening illness: a research note. J Child Psychol Psychiat 33: 779–784

Schlippe A von, Theiling S (Hrsg) (2005) Niemand ist allein krank. Pabst, Lengerich

Schmidt S, Thyen U (2008) Was sind chronisch kranke Kinder? Bundesgesundheitsbl Gesundheitsforsch Gesundheitsschutz 51(6): 585–591

Seiffge-Krenke I, Boeger A, Schmidt C, Kollmar F, Floß A, Roth M (1996) Chronisch kranke Jugendliche und ihre Familien – Belastung, Bewältigung und psychosoziale Folgen. Kohlhammer, Stuttgart

Stein REK, Silver EJ (2002) Comparing different definitions of chronic conditions in a national data set. Ambul Pediatr 2(1): 63–70

Thompson RJ, Gustafson KE (1996) Adaptation to childhood chronic illness. American Psychological Association, Washington DC

Thyen U, Perrin JM (2009) Chronic health conditions. In: Carey WB, Crocker A, Coleman WL, Elias ER, Feldman HM (eds) Developmental-behavioral pediatrics, 4th edn. Saunders-Elsevier, Philadelphia, pp 343–354

Thyen U, Terres MN, Yazdgerdi SR, Perrin JM (1998) Impact of long term care of children assisted by technology on maternal health. J Develop Behav Pediatrics 19: 273–282

Thyen U, Kuhlthau K, Perrin JM (1999) Employment, child care, and mental health of mothers caring for children assisted by technology. Pediatrics 103: 1235–1242

Thyen U, Meyer C, Morfeld, M, Jonas S, Sperner J, Ravens-Sieberer U (2000) Familien mit chronisch kranken und behinderten Kindern – Welche Lücken in der Gesundheitsversorgung und welche Belastungen gibt es? Kinderärztl Prax 5: 276–286

Thyen U, Müller-Godeffroy E, Oepen J et al. (2004) Verhaltensauffälligkeiten und seelische Belastungen bei Kindern und Jugendlichen mit chronischen Erkrankungen. Kinderärztl Prax 76: 322–329

Ullrich G (2002) Chronisch kranke Jugendliche an der Schwelle zum Erwachsenenalter. Kinderärztl Prax 2: 105–115

8.6   Patienten- und Angehörigenschulung

Rüdiger Szczepanski

M. G., 9 Jahre, wird akut mit einer Ketoazidose bei Manifestation eines Diabetes mellitus aufgenommen. Die Stoffwechselsituation ist zwar schnell beherrschbar, die Umsetzung im häuslichen Milieu erfordert allerdings, dass der Patient sowie seine Eltern (die getrennt leben) und auch zu gewissen Teilen der Klassenlehrer den Jungen im Alltagsmanagement unterstützen können. Nur so ist ein normales Familienleben, eine normale Teilnahme an der Schule möglich.

K.S., ein 10-jähriges Mädchen, wird mit einer schweren Asthmaattacke stationär aufgenommen. Sie hatte zu Hause schleimlösende Mittel erhalten, schon seit Tagen ausgeprägte Luftnot, konnte kaum noch die Treppe hochgehen. Sie hat zwar ein Notfallspray, aber sich nicht getraut, dieses zu Hause bzw. in der Schule einzusetzen, weil sie nicht wollte, dass

▼

Eltern, Geschwister und Klassenkameraden mitbekommen, dass sie Luftnot hat. Schon längere Zeit hat sie Probleme bei jeder körperlichen Anstrengung, beim Sport, sogar beim Lachen. Häufig ist ihr Nachtschlaf gestört. Ihr Kinderarzt hat ihr zwar Medikamente für die Dauertherapie verschrieben, die sie aber nur gelegentlich bei ganz starken Beschwerden einsetzt.

8.6.1   Ziele von Patientenschulungsprogrammen: Verbesserte Compliance oder Empowerment?

Die ersten Schulungsprogramme, die in den 80er und 90er Jahren des letzten Jahrhunderts entstanden (für Diabetes, aber auch Asthma bronchiale) hatten zum Ziel, die **Compliance** von Patient/Familien zu optimieren. Der klassische Begriff der Compliance umschrieb das Ausmaß, in dem das Verhalten eines Patienten mit den Vorgaben eines Arztes übereinstimmt. Demzufolge sollte ursprünglich die Schulung die »Non-Compliance« beheben, den »schwierigen Patienten« einer angemessenen Therapie zuführen.

❗ In den letzten beiden Jahrzehnten hat ein Paradigmenwechsel dahingehend stattgefunden, dass man heute von einer partnerschaftlichen, vertrauensvollen Arzt-Patienten-Beziehung ausgeht, die getragen wird von beidseits zugestandener Kompetenz, gegenseitigem Respekt, gleichberechtigter Verantwortung unter Wahrung der fachlichen Kompetenzen (Arzt und Versorger für die krankheitsspezifischen Dinge; Patient und Familie für den Familienalltag). Der Begriff des »Empowerment« wird heute in der Regel statt des alten Compliance-Begriffes benutzt.

Die Schulung ist eine unverzichtbare Basis, damit Empowerment gelebt werden kann und auch familiäre Ressourcen im Sinne der Resilienz zum Tragen kommen können. Die Schulung hat in diesem Zusammenhang zum Ziel, die vorhandenen Kompetenzen bei Patient und Familie zu steigern, die vorhandenen Ressourcen zu erweitern und geeignete Selbstwahrnehmungstechniken zu vermitteln, um frühzeitig eine beginnende Verschlechterung, einen Schub, eine bestehende gesundheitliche Problematik selbstständig erkennen und angehen zu können. ◘ Tab. 8.2 gibt eine Übersicht über die Ziele und Inhalte der Asthma- und Neurodermitisschulung.

Aus dem Gesagten ist zu folgern, dass die reine Vermittlung von Wissen nicht als Schulung anzusehen ist. Zu einer Patientenschulung gehören das handlungsrelevante Wissen sowie das Verständnis über Zusammenhänge der Krankheit, der Auslöser und der Therapie. Daneben sind die Aspekte der Wahrnehmung von Früh- und Warnsymptomen und das Umgehen mit psychosozialen Folgebelastungen, das Annehmen der Erkrankung von Patient und Familie zentral wichtig. Durch Rollenspiele werden Verhaltensstrategien geübt, die in Alltagssituationen umsetzbar sind. Da hierbei auch emotionale Aspekte eine Rolle spielen (Ängste bezüglich Auswirkung der Krankheit, Nebenwirkungen durch Medikamente, Lebensplanung, Berufswahl, Schuldgefühle bezüglich des Entstehens der chronischen Erkrankung usw.), sind diese Aspekte sowie ihre Auswirkungen auf die Erkrankung

und die Patienten/ihre Familien zu berücksichtigen.

Unter dem Stichwort »Niemand ist alleine krank« sind in die Schulungsprogramme regelhaft die Eltern oder andere Bezugspersonen mit einzubeziehen. Dies empfiehlt sich vor allen Dingen vor dem Hintergrund der Erkenntnis, dass Jugendliche ihre Eltern als die wesentlichen Ratgeber in Fragen der Gesundheit ansehen. Ein weiterer Aspekt ergibt sich aus der Notwendigkeit, dass in kritischen Situationen (z. B. bei Beginn einer Hypoglykämie, eines Schubes bei Neurodermitis, einem schweren Asthmaanfall, Anaphylaxie) die Familien sich selbst in der Erstsituation kompetent helfen können müssen, bevor ein Arzt bzw. ein Notdienst zur Verfügung stehen. Auch muss dafür ein Repertoire an sozialen Durchsetzungsstrategien vorhanden sein.

Patientenschulung ist also eine pädagogische, psychologische Intervention, bei der medizinische Inhalte vermittelt und trainiert werden. Die folgenden Aspekte werden überwiegend am Beispiel der Asthma-/Neurodermitisschulung exemplarisch dargestellt.

◘ **Tab. 8.2.** Ziele und Inhalte der Asthma- und Neurodermitisschulung

Ziele der Asthma-Patientenschulung	Ziele der Neurodermitis-Patientenschulung
— Kenntnisse über das Asthma sowie medikamentöse und nichtmedikamentöse Dauer-/Akuttherapie	— Krankheitsspezifisches, handlungsrelevantes Wissen über das Krankheitsbild, Auslöser und deren Meidung
— Wahrnehmung von Auslösern und Möglichkeiten der Vermeidung	— Sinnvolle Diagnostik (insbesondere im Hinblick auf Nahrungsmittel), inkl. Ernährungsberatung
— Wahrnehmen von Frühsymptomen, körperliche Selbsteinschätzung und Frühintervention	— Therapieelemente (Auslösermeidung, Kratzalternativen, Hautpflege, Externa)
— Minderung krankheitsbezogener Ängste/emotionale Entlastung für Patient und insbesondere Eltern	— Selbstwahrnehmung (Hautdetektiv) zur Steuerung des Stufenplans
— Akzeptanz des Asthmas als chronische Erkrankung	— Juckreiz/Kratzalternativen
— Verbesserung des familiären Umgangs mit der chronischen Erkrankung	— Entspannungsverfahren, körpertherapeutische Elemente
— Verminderung psychosozialer Auswirkung durch chronische Erkrankung	— Umgang mit Stress, Schlaf
— Förderung der Eigenverantwortlichkeit	— Steigerung der sozialen Kompetenz zur Reduktion psychosozialer Belastung innerhalb der Familie bzw. im Sozialbereich
— Resultierend aus allen Bereichen Steigerung der Lebensqualität für Patient und Familie	

Patientenschulungsprogramme sollen
- vorhandene Kompetenzen zur Krankheitsbewältigung bei Patient und Familie verbessern,
- geeignete Selbstwahrnehmungstechniken vermitteln, um frühzeitig eine beginnende Verschlechterung, einen Schub, eine bestehende gesundheitliche Problematik selbstständig erkennen und angehen zu können,
- emotionale Aspekte aufgreifen,
- Verhalten, Techniken und soziale Durchsetzungsstrategien trainieren,
- Auswirkungen auf das soziale Umfeld, insbesondere die Familie minimieren.

Patientenschulungsprogramme erfordern
- die Vermittlung von handlungsrelevantem Wissen,
- das Einüben der therapeutischen Techniken,
- Verhaltenstraining,
- die Berücksichtigung des individuellen Krankheitserlebens,
- die Einbeziehung des Lebensumfelds.

8.6.2 Inhalte von Schulungsprogrammen am Beispiel der Asthmaschulung

Schulungsprogramme bei allergischen Erkrankungen gibt es seit Ende der 1980er Jahre für Asthma bronchiale, seit Ende der 1990er Jahre für Neurodermitis und seit 2009 auch für Anaphylaxie. Aus den jährlichen wissenschaftlichen Tagungen bezüglich der Asthmaschulung (seit 1991) erwuchs die interdisziplinäre **Arbeitsgemeinschaft Asthmaschulung im Kindes- und Jugendalter e. V. (AGAS)**. Sie entwickelte einheitliche Standards für die Durchführung einer Schulung, die Qualitätssicherung und auch ein einheitliches Curriculum zur Trainerausbildung. Das Programm der AGAS (2007) wird derzeit von über 3000 Trainern bundesweit durchgeführt. Die **Arbeitsgemeinschaft Neurodermitisschulung (AGNES)** entstand aus einer bundesweiten Multicenterstudie, die 1999 begann. Die AGNES hat eine Qualitätssicherung etabliert für die Durchführung der Schulung und auch Trainerausbildung. ■ Tab. 8.2 führt die Ziele der Schulung bei Asthma und bei Neurodermitis auf. ■ Tab. 8.3 und ■ Tab. 8.4

skizzieren kurz die Inhalte sowie das methodisch-didaktische Vorgehen bezogen auf die Kinderschulung. Für Jugendliche und Eltern sind natürlich andere methodisch-didaktische Vorgehensweisen angemessen.

Bundesweite Schulungsverbünde mit gesicherter Finanzierung und auch etablierter Qualitätssicherung gibt es zudem noch für Adipositas und Neurodermitis. Regionale Schulungsinitiativen mit Einzelfallentscheidung gibt es bisher für die Diagnosen Epilepsie, Rheuma, chronische Schmerzen, Psoriasis, Mukoviszidose, Herzfehler und einzelne Stoffwechselerkrankungen. Für 2009 ist die Etablierung eines bundesweiten Schulungsverbundes für Kontinenz- und Anaphylaxieschulung geplant. Regionale Initiativen zu einzelnen Diagnosen gibt es für chronisch-entzündliche Darmerkrankungen, nephrotisches Syndrom, angeborene Herzfehler, Immunmangelerkrankungen und Transplantation. Zu erwähnen ist noch, dass fast alle neuen Programme sich an den bisher gemachten Erfahrungen der Qualitätssicherung der Asthma- und Neurodermitisschulung orientieren. Ein intensiver Austausch der bestehenden Schulungsprogramme und eine Unterstützung bei der Weiterentwicklung ist durch das Kompetenznetz Patientenschulung möglich.

8.6.3 Qualifikation/Ausbildung der Schulungsteams

Da verschiedene Kompetenzen bei den Trainern und Schulungsteams vertreten sein müssen (medizinische, psychologisch-pädagogische, physiotherapeutische, pflegerische, diätetische usw.), ist es erforderlich, dass das Schulungsteam **interdisziplinär** besetzt ist und die Trainer im Rahmen ihrer Qualifikation besonders diejenigen Aspekte vermittelt bekommen, die nicht berufsspezifisch sind. Die Curricula für die **Ausbildung zum Asthma-/Neurodermitistrainer** sind im Rahmen der jeweiligen Handbücher Qualitätsmanagement geregelt (AGAS 2007, http://www.asthmaschulung.de; Neurodermitis-Handbuch 2003: http://www.neurodermitisschulung.de). Durch die interdisziplinäre Ausbildung der Trainer wird es möglich, Aspekte, Sichtweisen und Interventionsmöglichkeiten der jeweils anderen Professionen kennen zu lernen, aufzugrei-

◻ Tab. 8.3. Inhalte und methodisch-didaktisches Vorgehen in der Asthmaschulung

Inhalt	Methodisch-didaktisches Material (Beispiele)
1. Physiologie der Atmung	Kriechtunnel (Kind als Luft verzaubert); Anatomiemodelle
2. Was ist Asthma?	Scheibenmodell (4 Stufen/die »Drei Dicken« als Schicht mit Zunahme nach Grad der Obstruktion); Strohhalmübung (durch 1–2 Min. Atmung für Eltern Asthma selbst spürbar)
3. Auslöser und deren Vermeidung	Eigene Erfahrung, Kenntnisse; Krabbelsack mit kindgerechten Symbolen; Memory
4. Medikamentenwirkung	Spiele für Schutzfunktion der Dauertherapie mit entsprechenden Spielsymbolen für Wirkprinzipien; Spiele für Akuttherapie mit entsprechenden Spielsymbolen für die Wirkprinzipien
5. Stufenplan	Treppenmodell
6. Notfallbehandlung	Rollenspiel inkl. Durchsetzungsstrategien
7. Symptomwahrnehmung/ körperliche Aspekte	Lungendetektiv, Peak-flow-Messung, Symptomtagebuch inkl. daraus abzuleitender Handlungen, atemerleichternde Techniken, Entspannungsübungen, Sport und Asthma
8. Emotionale Aspekte	Über Rollenspiele für Kinder, über Handpuppe als Leitfigur für das einzelne Kind, Elternerfahrungsrunde als Gesprächskreis
9. Kognitive und Verhaltensaspekte	Rollenspiele mit Video-Feedback, Handpuppe als Leitfigur
10. Familien- und psychosoziale Aspekte	Gesprächsrunde (Eltern/Jugendliche), Rollenspiele, familienmedizinisch orientierte Einzelgespräche

◻ Tab. 8.4. Inhalte und methodisch-didaktisches Vorgehen in der Neurodermitisschulung

Inhalt	Methodisch-didaktisches Material (Beispiele)
1. Haut, Aufbau der Haut	Hautmodell
2. Was ist Neurodermitis?	Hautmodell, »Immunspiel«, »Was passiert, wenn eine Mücke sticht?«, »Fleißige Hautpolizisten«
3. Auslöser und deren Vermeidung	Eigene Erfahrung, Kenntnisse; Krabbelsack mit kindgerechten Symbolen, Memory
4. Juckreiz	»Schatzkiste« mit Kratzalternativen, eigene Erfahrungen, Wochenbogen zum Sammeln und Reflektieren
5. Stufenplan	Farblich abgestimmter Stufenplan inkl. individueller Gegebenheiten
6. Symptomwahrnehmung/ körperliche Aspekte	Hautdetektiv, Wochenbogen, Entspannungsübungen, Körperwahrnehmungsübungen
7. Emotionale Aspekte	Rollenspiele, Gespräche, Austausch, Interviews
8. Kognitive Aspekte	Handpuppe/Leitfigur, Rollenspiele, Hausaufgaben, Folien
9. Familien- und psychosoziale Aspekte	Erfahrungsrunde für Eltern, insbesondere Kinder/Jugendliche, Rollenspiele, Familieneinzelgespräche

fen und somit zu einer umfassenden Kompetenzerweiterung bei den Patienten/Familien im Rahmen der Schulung beizutragen.

Bei Asthma und Neurodermitis sieht das Trainercurriculum vor, dass zunächst eine Hospitation bei einer zertifizierten Schulung erfolgt. Danach wird ein theoretischer Ausbildungsgang durchlaufen (bei Asthma 40 Unterrichtseinheiten, bei Neurodermitis 30 Unterrichtseinheiten). Im Anschluss daran muss eine Schulung durchgeführt und supervidiert werden (live oder mittels Videoaufzeichnung). Nach Absolvieren dieser Bausteine und unter der Voraussetzung der entsprechenden beruflichen Qualifikation wird dann das Trainerzertifikat von der jeweiligen Arbeitsgemeinschaft ausgestellt.

8.6.4 Effektivität von Patientenschulungsprogrammen

Asthmaschulung

Die Effektivität der Asthmaschulung ist durch mehrere deutschsprachige Studien und eine Metaanalyse von 2003 belegt. Die Metaanalyse von Guevara et al. (2003) zeigt auf, dass die Schulung der Regelversorgung überlegen ist bezogen auf Lungenfunktion, Steigerung der Selbstwirksamkeit, Verringerung der Schulfehltage, Tage verringerter Aktivität, seltenere Notfallversorgung sowie verringerte Anzahl nächtlicher Beschwerden. Es fand sich keine Evidenz bezüglich Exazerbation und stationärer Aufnahmen. In einer zweiten Metaanalyse (Coffman et al. 2008) – die allerdings nur Schulungsprogramme in den USA berücksichtigt – zeigte sich eine Überlegenheit der Schulung dagegen im Bereich der Hospitalisation und der ambulanten Notfallvorstellung. Je interaktiver die Programme waren, desto effektiver waren sie. Es wurden keine psychometrischen Daten ausgewertet. Beide Metaanalysen zeigen die Problematik auf, die dann entsteht, wenn man eine psychoedukative Intervention mit sog. harten medizinischen Daten hinsichtlich ihrer Effektivität abzubilden versucht. Aktuell liegen die Daten einer neuen Interventionsstudie für Eltern vor, deren Kinder 2 bis 5 Jahre alt sind. Diese Studie ergab u. a., dass eine Gruppenschulung der Instruktion (also einer kurzen erklärenden Intervention unmittelbar mit Diagnosestellung/Rezeptur) ein-

deutig überlegen ist (Szczepanski 2008). Die vorhandenen Daten haben dazu geführt, dass das Schulungsprogramm der AGAS vom Bundesversicherungsamt als erstes und flächendeckendes Schulungsprogramm für die Schulung von Kindern/Jugendlichen sowie deren Familien im Rahmen des **Disease-Management-Programmes (DMP)** akkreditiert wurde.

Neurodermitisschulung

Bezogen auf die Neurodermitisschulung ergab der jüngst durchgeführte Cochrane-Review (Ersser et al. 2007), dass die von der AGNES durchgeführte Studie hinsichtlich des Designs und der Ergebnisse am besten von allen eingeschlossen Studien abschließt: Es besserten sich der SCORAD (ein Messinstrument, um das Ausmaß und die Intensität der Hautveränderungen bei Neurodermitis zu erfassen), Selbstwahrnehmung bezüglich der Hautveränderungen, Juckreizkognition, Lebensqualität, das allgemeine sowie das behandlungsrelevante Wissen. Katastrophisieren, soziale Ängste, Depressivität, Hilflosigkeit und Belastungen durch das atopische Ekzem wurden verringert. Die Effekte waren durchaus vergleichbar mit Effekten, die bei medikamentöser Intervention zu registrieren sind (Staab et al. 2006). Aus der Studie resultiert eine gemeinsame Empfehlung der GKV (http://www.neurodermitisschulung.de).

Anaphylaxieschulung

Bezüglich der Anaphylaxieschulung wird aktuell in einem multizentrischen und multiprofessionellen Team ein Konzept erarbeitet, das im Laufe des Jahres 2009 an verschiedenen Zentren erprobt und evaluiert werden soll.

Diabetes-mellitus-Schulung

Die Schulungsprogramme für Diabetes mellitus sind seit vielen Jahren etabliert und validiert (für 5- bis 12-Jährige: Jan-Programm; für Jugendliche: Jugendlichenprogramm, 13–18 Jahre). Diese Programme sind gleichfalls für das DMP Diabetes mellitus Typ 1 akkreditiert.

Messbare Effekte von Schulungsprogrammen betreffen
- Wissen um Krankheitszusammenhänge,
- (Be-)Handlungs- und Verhaltenskompetenz,
- psychische Krankheitsbewältigung,
- Indikatoren für Krankheitsprogression, Schwere und Komplikationen.

8.6.5 Zeitpunkt der Durchführung, Intensität

Optimal ist die Durchführung der Schulung mit Stellung der Diagnose. Dieses ist bei Diabetes und Anaphylaxie unerlässlich. Bei Asthma bronchiale und Neurodermitis erfolgt die Schulung meistens erst später. Daraus ergibt sich, dass mit Stellung der Diagnose einer chronischen Erkrankung unmittelbar eine kurze Einweisung (**Instruktion**) in den Gebrauch der Medikamente erfolgt, die aktuell rezeptiert wurden. Diese Instruktion ist **auf keinen Fall Ersatz für eine Schulung**. Sowohl bei Asthma bronchiale als auch Neurodermitis sollte prinzipiell jede betroffene Familie Zugang zu einer Schulung haben, wobei bei Neurodermitis allerdings die Voraussetzung ein SCORAD von mindestens 20/103 Punkten ist.

Hinsichtlich der Durchführung der Schulung (Unterrichtseinheiten = UE, Inhalte usw.) sei auf die jeweiligen Handbücher Qualitätsmanagement, Trainermanuale und die beim Bundesversicherungsamt hinterlegten verbindlichen Programme verwiesen (bezüglich Asthma- und Neurodermitisschulung ◘ Tab. 8.5, insbesondere aber auch die entsprechenden Internetseiten).

Die **Asthmaschulung** umfasst 18 UE zu 45 Minuten, dazu 12 UE parallel für die Eltern, somit insgesamt 30 UE à 45 Minuten. Die **Neurodermitisschulung** umfasst 6-mal 2 Zeitstunden für die Elternschulung, deren Kinder unter 8 Jahre sind, respektive für die Jugendlichenschulung; für die Kinderschulung (8.–13. Lebensjahr inkl. Eltern) umfasst der Stundenplan 6-mal 2 Zeitstunden jeweils für die Kinder und Eltern, also zusammen 24 Zeitstunden.

Bezüglich der Schulung bei **Diabetes mellitus** sind erfahrungsgemäß mindestens 20 UE notwendig; eine obere Begrenzung für die Stundeneinheiten gibt es nicht. Dies ist nicht sinnvoll, da die Schulung bei Diabetes mellitus aus leicht nachvollziehbaren Gründen so lange Wiederholungselemente umfassen muss, bis Patient und Familie über eine ausreichende Sicherheit für die heimische Selbstversorgung verfügen.

8.6.6 Schulung in Gesetzgebung, Gesundheitspolitik und Versorgung

Im Rahmen der Weiterbildungsordnung zum Kinder- und Jugendarzt ist eine Schulungskompetenz vorgeschrieben. Leitlinien für Asthma bronchiale (Nationale Versorgungsleitlinie Asthma bronchiale, Leitlinie der Gesellschaft Pädiatrische Pneumologie e. V.) für Neurodermitis, Diabetes und auch Rehabilitation sehen gleichermaßen obligat eine Schulung für Patienten vor.

Zentraler Bestandteil aller **Disease-Management-Programme (DMP)** ist die Schulung möglichst aller teilnehmenden Patienten/Familien. Von den DMP-Diagnosen betrifft dies allerdings nur **Asth-**

◘ **Tab. 8.5.** Verteilung der Schulungsprogramme auf Altersgruppe und zu Schulende (*A* = Asthma bronchiale; *UE* = Unterrichtseinheit à 45 Min.; *N* = atopisches Ekzem, Angabe in Zeitstunden)

Alter [Jahre]	Kinder/ Jugendliche	Eltern
0–7		
▬ 0–5	A: keine Schulung	A: 9,5 Std.
▬ 5–7	A: 18 UE	A: Davon 12 UE parallel
▬ 0–7	N: keine Schulung	N: 6-mal 2 Std.
8–12	A: 18 UE	A: Davon 12 UE parallel
	N: 6-mal 2 Std.	N: 6-mal 2 Std. separat
13–18	A: 18 UE	A: Davon 12 UE parallel
	N: 6-mal 2 Std.	N: Fakultativ 2-mal 2 Std.

ma bronchiale und **Diabetes mellitus Typ 1**. Für andere Diagnosen gilt als Rechtsgrundlage der § 43, Abs. 3 SGB V. Mit diesen gesetzlichen Regelungen und den vorhandenen Verträgen wird der Tatsache Rechnung getragen, dass die Patientenschulung heute als sinnvolle und effektive Maßnahme in die Regelversorgung integriert ist. Im Rahmen des DMP genügt die Verordnung durch den Vertragsarzt, um eine Schulung durchführen zu können. Bei Diabetes muss jeder Patient eine Schulung initial bei Manifestation erhalten. Bei Asthma bronchiale sollte jeder Patient einer Schulung zugeführt werden. Da bei der großen Anzahl von Asthmapatienten nicht jeder geschult werden kann (es gibt ca. 700.000 Kinder/Jugendliche, die prinzipiell in das DMP eingeschrieben werden können), bedarf es einer **differenziellen Indikation**. Diese basiert für Asthma auf einer schlechten Selbsteinschätzung des Kindes/einer schlechten Beurteilung der Eltern, asthmabezogener Angst bei Kind, Eltern oder Geschwistern, Streit und Ärger um die Therapiedurchführung, Notwendigkeit einer sozialen Unterstützung durch gleich Betroffene und belastenden Vorerfahrungen innerhalb der Familie bezüglich des Asthma bronchiale (Schulte im Walde et al. 2005). Eine Wiederholungsschulung ist sowohl bei Diabetes als auch bei Asthma sinnvoll, da mit dem Älterwerden, der kognitiven Weiterentwicklung des Patienten ein anderes Verständnis und auch ein anderer Zugang bzw. auch andere Auseinandersetzungen mit der chronischen Krankheit resultieren.

Hinsichtlich der **Neurodermitisschulung** bedarf es einer **Einzelfallentscheidung** (auf Antrag: Basis des § 43.3, SGB V). Zurzeit gibt es zwar keine bundesweiten Rahmenverträge für die Neurodermitisschulung, allerdings wird diese Schulung meist dann genehmigt, wenn nach den Qualitätskriterien der AGNES geschult wird. Für die Verordnung einer Teilnahme an einer Schulung ist ein SCORAD von mindestens 20/103 erforderlich: Dieser SCORAD muss auch über einen gewissen Zeitraum bestehen.

2008 hat es einen ersten Rahmenvertrag für die Durchführung der **Adipositasschulung** mit der Barmer Ersatzkasse gegeben (http://www.adipositasschulung.de; http://www.a-g-a.de), der ebenfalls auf einem qualitätsgesicherten Programm basiert. Ansonsten gibt es nur **Einzelfallentscheidungen** für einzelne regionale Projekte. Hinsichtlich aller anderen Schulungen bedarf es einer Absprache zwischen den gesetzlichen Krankenversicherern und dem jeweiligen Anbieter eines Schulungsprogramms (egal welche Indikation besteht), um eine Kostenübernahme auf der Basis einer Einzelfallentscheidung vor Initiierung der jeweiligen Schulung einzuholen. Bislang ist das Bestreben aller Initiativen, eine Kostenübernahme ohne Zuzahlungspflicht der Patienten zu gewährleisten.

> ▬ Im Rahmen von DMP-Programmen für Diabetes und Asthma ist die Verordnung von Patientenschulungen unproblematisch. Eine Diabetesschulung bei Diagnosestellung ist obligat.
> ▬ Da die Angebotsstrukturen nicht ausreichen, um allen Kindern/Jugendlichen mit Asthma im Rahmen von DMP-Programmen Schulungen anzubieten, sollte diese immer dann erwogen werden, wenn die Behandlung vom Patienten oder Behandelnden als unbefriedigend angesehen wird.
> ▬ Bei der Neurodermitis muss die Schulung beantragt werden und kann als Einzelfallentscheidung in Abhängigkeit von Schweregrad und Dauer der Beschwerden bewilligt werden.
> ▬ Bei Adipositas gibt es mit einzelnen Krankenkassen Rahmenverträge; ansonsten ist die Bewilligung eine Einzelfallentscheidung.

8.6.7 Ausblick

Um Schulungsprogramme sinnvoll bei der großen Zahl betroffener Familien umsetzen zu können, bedarf es eines flächendeckenden Angebotes und einer flächendeckenden Qualitätssicherung. Sie ist bei Asthma bronchiale, Diabetes mellitus und Neurodermitis gewährleistet (jeweilige Handbücher zum Qualitätsmanagement Asthma bronchiale/ Neurodermitis; DMP bei Diabetes). Derzeit gibt es über 3300 zertifizierte Asthmatrainer und über 1000 Neurodermitistrainer. Bezüglich der Neurodermitisschulung gibt es einen ersten Vertrag für Niedersachsen mit einer gesetzlichen Krankenkasse. Die Einführung in die Regelversorgung bei der Anaphylaxieschulung steht noch aus. Bezüglich Diabetesschulung ist der Einsatz und die Umsetzung sowohl innerhalb als auch außerhalb des DMP unproblematisch, da sie bei Diabetes schon seit über 30 Jahren eine etablierte Leistung darstellt.

2008 wurde das »**Kompetenznetz Patientenschulung**« im Rahmen der Jahrestagung der AGAS/AGNES gegründet, um die Kompetenzen der verschiedenen Schulungsinitiativen zu bündeln. Das Kompetenznetz will mit dazu beitragen, dass die geforderten Schulungsqualifikationen in den berufsbezogenen Ausbildungscurricula auch wirklich ermöglicht werden. Ein weiteres Ziel besteht darin, dass eine **Modularisierung der Trainerausbildung** erfolgen soll: Bestimmte Module der Trainerkompetenz (z. B. Gesprächsführung, Rollenspiel, Kenntnisse der Entwicklungspsychologie, emotionale Auswirkungen der chronischen Erkrankung usw.) sind gleichermaßen für alle Indikationen notwendig und könnten zu einem zentralen Ausbildungsmodul gebündelt werden. Darauf aufbauend wären dann die Module für die einzelnen Indikationen, für spezifische Kenntnisse und Kompetenzen zu ergänzen. Dieses Konstrukt könnte in überregional arbeitende Schulungszentren einmünden. Dies hätte den Vorteil, dass Schulungsprogramme auch für Diagnosen mit niedriger Inzidenz etabliert werden könnten. Ein weiterer wichtiger Aspekt ist die Vernetzung mit den Ressourcen der stationären Rehabilitation: Ein zentrales Element der stationären Rehabilitation (ambulante Rehabilitationsprogramme sind für Kinder und Jugendliche noch nicht fest etabliert) besteht in Angebot und Durchführung einer Patientenschulung. Die Erfassung der bundesweiten Schulungskapazitäten im Bereich Asthma bronchiale zeigt, dass die qualifizierte Schulung der stationären Rehabilitation die insgesamt verfügbaren Kapazitäten wesentlich erhöht. Das Kompetenznetz will für all diese Ziele die bestehenden Ressourcen bündeln, Defizite definieren und Initiativen zur Behebung derselben ermöglichen (http://www.compnet-schulung.de).

Abschließend kann gesagt werden, dass der Aspekt der Patientenschulung außerhalb des Diabetes mellitus erst in den letzten 15–20 Jahren Einzug in die ambulante, stationäre und rehabilitative Versorgung gefunden hat und derzeit einen rasanten Aufschwung erlebt. Es bedarf aber noch vieler Anstrengungen, um wirklich ein flächendeckendes, qualitativ hochstehendes wirksames Angebot zu etablieren.

Literatur

Arbeitsgemeinschaft Asthmaschulung im Kindes- und Jugendalter e. V. (2007) Handbuch Qualitätsmanagement, 3. Aufl. Zuckschwerdt, München (über: http://www.asthmaschulung.de).

Arbeitsgemeinschaft Neurodermitisschulung (2003) Qualitätssicherung in der Neurodermitisschulung von Kindern und Jugendlichen und ihren Eltern. http://www.neurodermitisschulung.de/uploads/media/Qualitaetshandbuch.pdf. Gesehen 07 Apr 2009

Coffmann JM, Cabana MD, Halpin A, Yelin EH (2008) Effects of asthma education on children's use of acute care services: A meta-analysis. Pediatrics 121: 575–586

Ersser SJ, Latter S, Sibley A, Satherlex PA, Welbourne S (2007) Psychological and educational interventions for atopic eczema in children (Rewiev). The Cochrane Database of Systematic Reviews, Issue 3, CD004054. DOI: 10.1002/14651858.CD004054.pub2

Guevara J, Wolf F, Grum C, Clark N (2003) Effect of educational interventions for self management of asthma in children and adolescents: Systematic review and meta-analysis. BMJ 326: 1308–1313

Hürter P, Jastram HU, Regling B et al. (2005): Diabetes bei Kindern: Ein Behandlungs- und Schulungsprogramm, 3. Aufl. Kirchheim, Mainz

Lange K, Berger W, Haller R et al. (1994) Jugendliche mit Diabetes: Ein Schulungsprogramm. Kirchheim, Mainz

Schulte im Walde J, Szczepanski R, Schlippe A. von (2005) Differentielle Indikation zur Asthmaschulung im Kindes- und Jugendalter. Prävent Rehab 17(2): 52–64

Staab D, Diepgen TL, Fartasch M et al. (2006) Age related, structured educational programmes for the management of atopic dermatitis in children and adolescents: Multicentre, randomised controlled trial. Research, BMJ 332: 933–938.

Szczepanski R (2004) Schulungsprogramme und andere complianceunterstützende Maßnahmen. In: Rieger C, Hardt H von der, Sennhauser F, Wahn U, Zach M (Hrsg) Pneumologie des Kindes- und Jugendalters (S 713–725). Springer, Berlin

Szczepanski R (2008) Asthmaschulung für Eltern von Vorschulkindern evaluiert. Z Gesellsch Päd Pneumologie 11: 16–19

Szczepanski R, Volmer T, Runge C (2006) Asthma, Schulung und Gesundheitsökonomie. In: Gerber A, Lauterbach KW (Hrsg) Gesundheitsökonomie und Pädiatrie (S 220–228). Schattauer, Stuttgart

Werfel T, Lotte C, Scheewe S, Staab D (2008) Manual Neurodermitisschulung. Dustrie, München

8.7　Schnittstelle Krankenhaus/ ambulante Pflege

Ute Thyen

Noch im letzten Jahrhundert wurden kranke Familienmitglieder nahezu ausschließlich zu Hause gepflegt und versorgt, meist von weiblichen Familienangehörigen, zunehmend auch unterstützt durch Ärzte und Krankenschwestern, die Hausbesuche machten. Mit dem Beginn der modernen Medizin und Entstehung der Krankenhäuser, in denen sie praktiziert wurde, verlor die häusliche Pflege von kranken Menschen an Bedeutung. Die Zunahme chronischer Erkrankungen mit immer länger werdenden Überlebenszeiten, der wachsende Anteil alter, pflegebedürftiger Menschen in der Bevölkerung und gesundheitsökonomische Überlegungen haben die häusliche Pflege wieder verstärkt in den Mittelpunkt des Interesses gerückt. Dieser Trend wurde im Bereich der Kinderheilkunde unterstützt durch Erkenntnisse aus der Entwicklungspsychologie über die negativen Auswirkungen längerer Krankenhausaufenthalte und Eltern-Kind-Trennungen auf die kindliche Entwicklung (Deprivation), wachsendes Selbstbewusstsein der Patienten und Familien (»consumerism«) und Lobbyarbeit verschiedener Selbsthilfeinitiativen (»advocacy«) (Thyen u. Perrin 2009).

8.7.1　Häusliche Pflege für schwerstkranke, technologieunterstützte Kinder

Erhebliche Fortschritte in der medizinischen und technologischen Entwicklung und der technischen Sicherheit von Geräten (z. B. Monitore), die den Einsatz außerhalb von Krankenhäusern ermöglichen, haben in einigen Fällen diesen Schritt erst möglich gemacht. Der Einsatz von Geräten, die Kinder in vitalen Funktionen unterstützen, wie z. B. Heimdialyse, Stomatherapie, enterale Ernährung über Gastrostomie, zentralnervöse Zugänge für Medikamente oder parenterale Ernährung, intensive tägliche Inhalationstherapie, Tracheostoma, Sauerstofftherapie, häusliche Beatmung und Herz-Atem-Monitoring, erfordern von Eltern jedoch eine Rund-um-die-Uhr-Präsenz und hohe Kompetenzen innerhalb der Familie im Umgang mit der Behandlungspflege (Thyen u. Perrin 2009).

> ❶ **Es konnte gezeigt werden, dass die häusliche Pflege auch schwer oder chronisch kranker Kinder nicht nur kompetent von Familienangehörigen durchgeführt werden kann, sondern auch zu einer geringeren Morbidität und besserem Überleben geführt hat.**

Damit hat die Zahl der langzeithospitalisierten Kinder deutlich abgenommen. Familien, die ein chronisch krankes Kind zu Hause pflegen, nutzen Krankenhäuser nur noch in akuten Krisen oder als Zugang zu Spezialisten oder spezialisierter Diagnostik und Therapie. Diese noch kleine, aber ständig wachsende Gruppe von Kindern wird derzeit weder in der Gesundheitspolitik noch bei Kostenträgern ausreichend wahrgenommen und berücksichtigt. In den USA wurde basierend auf Medicaid-Daten eine Prävalenz für »medically fragil, technology-supported children«, die zu Hause versorgt werden, von 0,22% geschätzt (Buescher et al. 2006).

Kostenaufwand

Hochqualifizierte häusliche Pflege ist sehr **kostenaufwendig**, wobei die genauen Kosten bisher nicht systematisch untersucht und dokumentiert wurden. Diese Kosten werden, wenn sie nicht durch die Krankenversicherung oder Pflegekassen kompensiert werden, häufig von den Familien selbst getragen. Dies gilt insbesondere, wenn es sich um indirekte Kosten wie Lohnausfall bei reduzierter Arbeitszeit, vermindertem Verdienst durch nicht wahrgenommene Aufstiegschancen, Umbauarbeiten in der Wohnung, Anschaffung eines zweiten Autos, Babysitterdienste für unbetreute Geschwister des kranken Kindes, Telefon- und Stromrechnungen oder Heizkosten handelt. Wenn Einsparungen erzielt werden können, erfolgt dies oft auf Kosten der betroffenen Familien. Der überwiegende Teil der häuslichen Pflege wird von Angehörigen, in aller Regel Müttern, geleistet (Thyen et al. 1999).

Pflegedienste

Die Verfügbarkeit und Expertise in der häuslichen Kinderkrankenpflege ist in Deutschland wegen des geringen Bedarfs und mangelnder Rentabilität für private Pflegedienste insbesondere in ländlichen Gebieten ungenügend. Die Zuweisung von Pflegekräften aus dem Erwachsenenbereich führt meist zu enttäuschter Ablehnung durch die Familie. Die Familien haben in der Regel eine hohe Kompetenz in der Pflege des Kindes erworben und erwarten die Wahrung dieses Standards auch von den sie ablösenden Pflegekräften. Hinzu kommt die in der häuslichen Versorgung von Kindern völlig unzutreffende Trennung von Grund- und Behandlungspflege (▶ Kap. 10), die eine realistische Abbildung der Pflegeleistungen durch die Eltern unmöglich macht und diese Familien schwer benachteiligt. Versicherungsgesellschaften und andere Kostenträger sind aufgefordert, diese Familien rechtzeitig, antizipatorisch und umfassend zu beraten und Entscheidungsprozesse gemeinsam mit ihnen zu gestalten. Vorschriften, rechtliche Aspekte und Versicherungsbedingungen müssen so gestaltet sein, dass Eltern nicht durch bürokratische Prozesse, unverständliche Sprachregelungen in den Entscheidungen oder langwierige Verhandlungen vor Gericht zusätzlich belastet werden. Vorausschauendes Management kann möglicherweise Kosten sparen, insbesondere solche, die sich aus Rehospitalisierung in Krisensituationen, Erschöpfung oder psychischen Erkrankungen der Eltern oder Auswirkungen familiärer Dysfunktion auf das Kind und die Geschwister ergeben.

8.7.2 Sozialmedizinische Nachsorge (Bunter Kreis)

Definition

Die sozialmedizinische Nachsorge nach § 43 Abs. 2 SGB V ist eine Ergänzung zu den bestehenden Versorgungsmöglichkeiten für chronisch und schwerstkranke Kinder und Jugendliche. Sie soll gewährt werden, »wenn die Nachsorge wegen der Art, Schwere und Dauer der Erkrankung notwendig ist, um den stationären Aufenthalt zu verkürzen oder die anschließende ambulante ärztliche Behandlung zu sichern«. Sie setzt am Ende eines statio-
▼

nären Aufenthaltes in einer Akutklinik oder einer Rehabilitationsklinik an, begleitet den Übergang nach Hause, organisiert und koordiniert die ambulanten Therapien, häusliche Pflege, Beratungen und Schulungen sowie Rehabilitationsleistungen.

Sie begleitet die Patientenfamilien in den ersten Wochen zu Hause, entlastet emotional und hilft in der Bewältigung des Alltags. Auch die Überleitung und die begrenzte Begleitung im Rahmen der Palliativphase eines Kindes kann über die sozialmedizinische Nachsorge angeboten werden. Die Nachsorge ist eine aufsuchende Hilfe, d. h. sie kommt zum Patienten und beginnt mit ersten Kontakten bereits im Krankenhaus. Die Nachsorge ist interdisziplinär, d. h. die Mitarbeiter kommen aus den Bereichen Pflege, Sozialpädagogik, Psychologie und dem ärztlichen Bereich. Bei Bedarf werden weitere Fachkräfte des Gesundheitswesens hinzugezogen.

Nachsorge wird geleistet, wenn **Kinder und Jugendliche unter 14 Jahren**, in Ausnahmefällen bis 18 Jahren, aus stationärer Behandlung entlassen werden **und**

- bestimmte **Diagnosen** vorliegen (vgl. Indikationsliste der Rahmenempfehlung der Spitzenverbände, z. B. Frühgeburt, mit Fehlbildungen, mit Krebs-, Herz- oder Stoffwechselerkrankungen, mit neurologischen Krankheiten oder nach massiven Verletzungen, im begründeten Einzelfall kann bei Diagnosen außerhalb der Indikationsliste Nachsorge beantragt werden);
- mindestens zwei schwere Probleme bei den sog. **Körperstrukturen und/oder Körperfunktionen** nach der ICF vorliegen, z. B.
  - bei Frühgeborenen Hirnblutungen oder Ateminsuffizienz,
  - bei krebskranken Kindern Beeinträchtigung der Blutbildung und Beeinträchtigungen anderer Organfunktionen in Folge eines Tumors,
  - bei Kindern mit Mukoviszidose massives Untergewicht und chronische Atemstörung,
  - auch psychische Auffälligkeiten oder Anpassungsstörungen;

- mindestens ein Problem aus den Bereichen der **Aktivitäten und/oder Teilhabe am Alltag** vorhanden ist, z. B.
  - bei Frühgeborenen Ernährungsprobleme oder häusliche Sauerstofftherapie,
  - begrenzter Kindergarten- oder Schulbesuch,
  - Beeinträchtigung des Familienlebens durch die Krankheit und Therapie.
- Ergänzend muss noch ein gravierendes Problem aus der Umwelt vorhanden sein **(negative Kontextfaktoren)**, z. B.
  - schlechte Erreichbarkeit oder ein geringes Angebot von Therapien, Beratungen oder Schulungen,
  - soziale, finanzielle oder sprachliche Probleme,
  - schwierige Elternkonstellationen,
  - somatische oder psychische Krankheiten von Bezugspersonen.

Nachsorge wird mit dem Handlungskonzept des Case-Managements durchgeführt, das sich in die Phasen **Intake**, **Assessment**, **Nachsorgeplanung**, **Durchführung**, **Monitoring** und **Evaluation** gliedert. Das Konzept und die Inhalte der Arbeit nehmen Aspekte auf, die in der Arbeit mit Familien mit einem chronisch kranken Angehörigen wesentliche Säulen der Unterstützung bilden und durch eine Nachsorgeeinrichtung nach dem Modell des »**Augsburger Bunten Kreises**« verwirklicht werden können. Wo eine solche Nachsorgeeinrichtung nicht vorhanden ist, sollten die Aspekte durch andere Kooperationen und Vernetzungen sichergestellt werden (Podeswik et al. 2009).

Die Effektivität einer frühen Begleitung und Nachsorge bei Frühgeborenen konnte mittels einer prospektiven randomisierten Studie gezeigt werden: Mütter der Interventionsgruppe mit Nachsorge zeigten in der Videointeraktionsbeobachtung eine verbesserte mütterliche Sensitivität und Mutter-Kind-Interaktion, die Kinder zeigten höhere Scores für die emotionale Regulation, die Paarbeziehung zeigte sich im Verlauf in der Interventionsgruppe weniger belastet als in der Kontrollgruppe. Die Kinder der Interventionsgruppe mussten seltener wieder stationär aufgenommen werden und benötigten weniger ambulante Untersuchungen in der Klinik. Die Mütter der Interventionsgruppe fühlten sich besser über Nachbetreuungsangebote informiert und waren besser vernetzt.

Nachsorge durch speziell geschulte Case-Manager reduziert somit die Familienbelastung und verbessert die Mutter-Kind-Interaktion und die emotionale Regulation der Frühgeborenen, was zu einer positiven Gesamtentwicklung der hoch belasteten Kinder beiträgt. Nachsorge ist ferner sozioökonomisch sinnvoll, da die Zahl der stationären und ambulanten Klinikaufenthalte reduziert werden konnte und die Mütter besser mit weiteren Nachbetreuungsangeboten vernetzt waren (Porz et al. 2006).

> **❶ Sozialmedizinische Nachsorge kann in der Regel nur durch im Krankenhaus tätige Ärzte verordnet werden, der stationäre Aufenthalt darf zum Zeitpunkt der Verordnung nicht länger als 6 Wochen zurückliegen. Wenn eine entsprechende Indikation besteht, sollte Kontakt zur regionalen Nachsorgeeinrichtung aufgenommen werden, die dann die Antragstellung unterstützt. Ein Verzeichnis findet sich unter http://www.bunter-kreis.de. Die Kosten werden im Rahmen einer Einzelfallentscheidung von der entsprechenden Krankenkasse übernommen.**

Literatur

Buescher PA, Whitmire JT, Brunssen S, Kluttz-Hile CE (2006) Children who are medically fragile in North Carolina: Using Medicaid data to estimate prevalence and medical care costs in 2004. Matern Child Health J 10: 461–466

Podeswik A, Porz F, Groeger K, Thyen U (2009) Sozialmedizinische Nachsorge für schwer und chronisch kranke Kinder. Monatschr Kinderheilk 157: 129–135

Porz F, Diedrich M, Bartmann P (2006) Familienorientierte Nachsorge bei Frühgeborenen fördert die Mutter-Kind-Interaktion und reduziert die mütterlichen Belastungen – Ergebnisse einer randomisierten Studie. Z Geburtsh Neonatol 210: S5

Thyen U, Perrin JM (2009) Chronic health conditions. In: Carey WB, Crocker A, Coleman WL, Elias ER, Feldman HM (eds) Developmental-behavioral pediatrics, 4th edn. Saunders-Elsevier, Philadelphia, pp 343–354

8.8　Soziale Hilfen für Kinder und Jugendliche mit Behinderung

Volker Krötz, Michaela Kuske

Ein Charakteristikum einiger der in ▶ Kap. 9 dargestellten Beiträge ist die Tatsache, dass es sich um Erkrankungen handelt, die zu lebenslanger Behinderung führen können. Während die Spezifika der möglichen Bewilligung sozialer Hilfen jeweils bei den einzelnen Erkrankungen dargestellt werden, wird hier kursorische Übersicht gegeben, die es erlaubt, die wesentlichen Fragen wie Ansprüche, Antragstellung und Kriterien der Bewilligung zu fokussieren (▶ Kap. 10.5).

Für Menschen mit Behinderung werden in Deutschland zahlreiche Leistungen und Unterstützungen durch die Solidargemeinschaft angeboten. Die rechtlichen Grundlagen dieser Leistungen sind in einem – nicht immer übersichtlichen – Netzwerk unterschiedlicher Gesetze festgelegt (Kruse u. Steinke 2009).

Durch die Schaffung von Rechtsnormen und die Steuerung eines wechselseitigen Zusammenwirkens von Strukturen, Regeln und Akteuren bildet das Sozialrecht die Grundlage sozialer Dienstleistungen. Durch die Steuerung des Zugangs zu Leistungen und den Abbau sozialer Hindernisse soll die »Teilhabe« von Menschen mit Behinderung an Gesundheit, Bildung, Arbeit und sozialer Sicherung erleichtert werden. Die 12 einzelnen Bücher des »Sozialgesetzbuches« (SGB) regeln die rechtlichen Voraussetzungen und die Gewährung sozialer und gesundheitlicher Leistungen. Zuständig für die Erbringung der Sozialleistungen sind die in den §§ 18–29 Erstes Buch Sozialgesetzbuch (SGB I) genannten Leistungsträger. Die Abgrenzung ihrer Zuständigkeit ergibt sich aus den einzelnen Teilen des Sozialgesetzbuches.

Die Sozialleistungsträger sind zur Auskunft, Aufklärung und Beratung verpflichtet (§§ 13 ff SGB I).

> ❗ Sozialleistungen können nur auf Antrag gewährt werden. Falls ein Antrag abgelehnt oder einem Antrag nur teilweise entsprochen wurde, besteht die Möglichkeit, Widerspruch einzulegen. Die Beachtung der in der »Rechtsbehelfsbelehrung« genannten Frist, in der ein Widerspruch eingelegt werden kann, ist unbedingt erforderlich. Sollte ein Bescheid keine oder eine unrichtige Rechtsbehelfsbelehrung enthalten, verlängert sich die Widerspruchsfrist auf ein Jahr [§§ 36 und 62 SGB X in Verbindung mit § 66 Sozialgerichtsgesetz (SGG)].

8.8.1　Leistungen der Krankenversicherung

Zu den Leistungen der gesetzlichen Krankenversicherung (SGB V) gehören u. a.

- Ärztliche, zahnärztliche und psychotherapeutische Behandlung (§ 28 SGB V)
- stationäre (Krankenhaus-)Behandlung (§ 27 SGB V),
- Versorgung mit Arznei-, Verband-, Heil- und Hilfsmitteln (§§ 31–33 SGB V),
- Fahrkostenerstattung (§ 60 SGB V),
- Haushaltshilfe (§ 38 SGB V),
- häusliche Krankenpflege (§ 37 SGB V),
- ambulante und stationäre Rehabilitationsmaßnahmen (§ 11 Abs. 2 in Verbindung mit §§ 40, 41 SGB V),
- Anspruch auf Arbeitsfreistellung und Krankengeldzahlung bei Erkrankung des Kindes (§ 45 SGB V),
- sozialmedizinische Nachsorgeleistungen (§ 43 Abs. 2 SGB V),
- Mitaufnahme einer Begleitperson (§ 11 Abs. 3 SGB V),
- stationäre und ambulante Hospizleistungen (§ 39a SGB V)

8.8.2　Leistungen der sozialen Pflegeversicherung(SGB XI)

Kinder und Jugendliche mit Erkrankungen und Behinderungen, die bei der Körperpflege, bei der Ernährung, bei der Mobilität und im Bereich der hauswirtschaftlichen Versorgung in erheblichem Maße Hilfe benötigen, können verschiedenste Leistungen aus der Pflegeversicherung (▶ Kap. 10.5.4) in Anspruch nehmen:

- Pflegegeld (§ 37 SGB XI),
- Pflegesachleistungen (Einsatz von Pflegefachkräften und häuslichen Pflegehilfen) (§ 36 SGB XI),
- Kombination Pflegegeld/Pflegesachleistungen (§ 38 SGB XI),
- Pflege bei Urlaub oder Verhinderung der Pflegeperson (§ 39 SGB XI),
- Kurzzeitpflege in geeigneten Einrichtungen (§ 42 SGB XI),
- teilstationäre Tages- und Nachtpflege (§ 41 SGB XI),
- Pflege in vollstationären Einrichtungen (§ 43 SGB XI),
- Leistungen für Pflegebedürftige mit erheblichem allgemeinem Betreuungsbedarf (§§ 45a, 45b SGB XI),
- Zuschüsse für pflegerelevante bauliche Veränderungen des Wohnumfeldes (§ 40 SGB XI),
- Pflegekurse für Angehörige (§ 45 SGB XI),
- Pflegehilfsmittel (§ 38 SGB XI),
- Leistungen der sozialen Sicherung für Pflegepersonen (§§ 44; 44a SGB XI).

Leistungen aus der sozialen Pflegeversicherung werden nicht rückwirkend, sondern frühestens vom Tag der Antragstellung an gewährt. Voraussetzung für die Gewährung von Leistungen aus der Pflegeversicherung ist die Einstufung des Kindes oder Jugendlichen in eine Pflegestufe. Die Feststellung der Stufe der Pflegebedürftigkeit (I–III) erfolgt über eine Begutachtung des Medizinischen Dienstes der Krankenversicherung (MDK) in der häuslichen Umgebung unter Berücksichtigung der Pflegebedürftigkeits- und Begutachtungsrichtlinien der Pflegekassen (Downloadmöglichkeit unter http://www.mds-ev.org). Der natürliche, altersbedingte Pflegebedarf eines Kindes wird bei der Einstufung in die Pflegestufe nicht berücksichtigt. Auch Kinder- und Jugendliche, die nicht die Voraussetzungen für eine Einstufung in die Pflegestufe I erfüllen, aber einen durch den MDK festgestellten erheblichen Bedarf an allgemeiner Beaufsichtigung und Betreuung haben (z. B. bei geistiger Behinderung oder psychischen Erkrankungen mit erheblichen Einschränkungen der Alltagskompetenz, können bestimmte zusätzliche Betreuungsleistungen als Leistung der Pflegeversicherung in Anspruch nehmen.

Unter bestimmten Voraussetzungen können Kosten der von den Wohlfahrtsverbänden angebotenen familienunterstützenden und -entlastenden Dienste über die Verhinderungspflege (§ 39 SGB XI) oder die Leistungen für Pflegebedürftige mit erheblichem allgemeinen Betreuungsbedarf (§§ 45a; 45b SGB XI) erstattet werden.

8.8.3 Nachteilsausgleiche

Das **Sozialgesetzbuch IX**, die Steuergesetze sowie eine Reihe weiterer Gesetze bieten behinderten Menschen Nachteilsausgleiche, also den Ausgleich behinderungsbedingter Nachteile oder finanzieller Mehraufwendungen, weitere Rechte, Hilfen und Einsparmöglichkeiten.

Die Einkommens- und Lohnsteuergesetze sehen verschiedene **steuerliche Erleichterungen** für behinderte Menschen und ihre Angehörigen vor. Abhängig vom Grad der Behinderung können Pauschalbeträge in die Lohnsteuerkarte eingetragen oder nachträglich bei der Einkommenssteuererklärung geltend gemacht werden.

Diese können einfacher in Anspruch genommen werden, wenn der **Schwerbehindertenstatus** anerkannt ist. Ein Schwerbehindertenausweis kann je nach Bundesland bei Versorgungsämtern oder bei den Kommunen beantragt werden. Anhand der Schwere der Funktionsbeeinträchtigungen wird der Grad der Behinderung (GdB) festgestellt. Die Feststellung erfolgt auf der Grundlage der »Versorgungsmedizin-Verordnung« (VersMedV) mit ihrer Anlage »Versorgungsmedizinische Grundsätze«. Beträgt der GdB mindestens 50, so liegt eine Schwerbehinderung vor, und es wird ein Schwerbehindertenausweis über die Höhe des GdB ausgestellt.

Dabei wird außerdem geprüft, ob die Voraussetzungen für bestimmte Merkzeichen vorliegen, die ebenfalls im Schwerbehindertenausweis eingetragen werden und zur Inanspruchnahme bestimmter Nachteilsausgleiche berechtigen. Folgende Merkzeichen können im Schwerbehindertenausweis eingetragen werden:

G   Erhebliche Beeinträchtigung der Bewegungsfähigkeit im Straßenverkehr

aG   Außergewöhnliche Gehbehinderung

B   Berechtigung für eine ständige Begleitung

H   Hilflosigkeit
BI   Blindheit
GI   Gehörlosigkeit
RF   Befreiung von der Rundfunkgebührenpflicht aus gesundheitlichen Gründen

> Die wichtigsten Nachteilsausgleiche, die aufgrund des Schwerbehindertenausweises in Anspruch genommen werden können, sind:
> — Steuerliche Vergünstigungen
> — Unentgeltliche Beförderung im öffentlichen Nahverkehr bzw. in Zügen der Deutschen Bahn
> — Unentgeltliche Beförderung einer Begleitperson
> — Parkerleichterung

8.8.4 Leistungen der Sozialhilfe

Als Leistungen der Sozialhilfe sind im **SGB XII** in Verbindung mit dem **SGB IX (Rehabilitation und Teilhabe behinderter Menschen)** die Hilfen zur Eingliederung in die Gesellschaft (Eingliederungshilfe) geregelt. Aufgabe der Eingliederungshilfe ist es, eine Behinderung oder deren Folgen zu beseitigen oder zu mindern und den behinderten Menschen in die Gesellschaft einzugliedern.

Das Leistungsspektrum der Eingliederungshilfe ist sehr vielfältig und umfasst grob folgende Bereiche:
— Leistungen zur Entwicklungsförderung minderjähriger Menschen,
— Leistungen zur Teilhabe am Arbeitsleben und
— Leistungen zur Teilhabe am gesellschaftlichen Leben.

Die Leistungen der Sozialhilfe werden nachrangig gewährt, d. h. zunächst müssen Ansprüche gegenüber Kranken- und Pflegeversicherung geltend gemacht werden. Einige Leistungen der Eingliederungshilfe sind kostenfrei, z. B. die Leistungen der Frühförderung. Bei anderen Leistungen der Eingliederungshilfe müssen sich behinderte Menschen bzw. deren Eltern nach Maßgabe ihrer Einkommens- und Vermögensverhältnisse an den Kosten beteiligen (◘ Tab. 8.6).

Für eine ausführliche Darstellung der sozialen Hilfen für Kinder und Jugendliche mit Behinderung verweisen wir auf die Broschüre: »Mein Kind ist behindert – diese Hilfen gibt es« (Kruse u. Steinke 2009), die auf der Homepage des Bundesverbandes für körper- und mehrfachbehinderte Menschen e.V. (http://www.bvkm.de) verfügbar ist.

◘ **Tab. 8.6.** Hilfen zur Förderung der Entwicklung und Eingliederung

Altersgruppe	Art der Leistungen	Kostenträger	Zuzahlungen	Rechtliche Basis
Übergreifend für alle Altersgruppen	Einzelmaßnahmen (Physio-, Ergotherapie, Logopädie)	Krankenkassen	Nein	SGB V
Teilhabe am gesellschaftlichen Leben	Hilfen und Hilfsmittel, — die nicht schon von anderen Leistungsträgern erbracht wurden, — zur Förderung und Verständigung mit der Umwelt, — zum Erwerb praktischer Fähigkeiten, — zu selbst bestimmtem Leben in betreuten Wohnmöglichkeiten	Sozialhilfeträger (wenn Leistungen nicht von anderen Leistungsträgern erbracht werden)	Einkommensabhängig	§ 55 SGB IX

☐ **Tab. 8.6** (Fortsetzung)

Altersgruppe	Art der Leistungen	Kostenträger	Zuzahlungen	Rechtliche Basis
Frühförderung (0–6 Jahre)	Medizinisch-therapeutische Komplexleistungen	Krankenkassen	Nein	§ 30 SGB IX
	Heilpädagogische Maßnahmen	Sozialhilfeträger	Nein	§ 30 SGB IX
Kindergarten	Integrative Förderung im Regelkindergarten	Sozialhilfeträger	Üblicher Kostenbeitrag	
	Heilpädagogische Förderung	Sozialhilfeträger	Nein	
Schule	Integrative Förderung in der Regelschule	Sozialhilfeträger Das Sozialamt trägt die Kosten für Integrationshelfer, technische Hilfsmittel sind i.d.R. von den Krankenkassen zu tragen	Keine außer Sonderausgaben für besondere Unternehmungen	§ 54 Abs. 1 S 1 SGB XII, neben Leistungen §§ 26, 33, 41 und 55 SGB IX
	Nachteilsausgleiche (z. B. verlängerte Arbeitszeiten bei Klassenarbeiten, Zulassen spezifischer Arbeitsmittel, größere Exaktheitstoleranz, differenzierte Aufgabenstellung)			Schulgesetze der Länder
	Förder- oder Sonderschulen für unterschiedliche Arten von Behinderungen	Sozialhilfeträger	Keine außer Sonderausgaben für besondere Unternehmungen	§ 54 Abs. 1 S 1 SGB XII
	Internatssonderschule	Sozialhilfeträger	Kosten für Lebensunterhalt	s. oben
Ausbildung	Berufsbildungswerke/ Berufsförderungswerke	Bundesagentur für Arbeit		§§ 97 ff SGB III (s. auch § 40 SGB IX)
Beruf/Beschäftigung	Werkstatt für Behinderte (WfbM)	Sozialhilfeträger Arbeitsförderungsgeld		§§ 53ff SGB XII § 33–43 SGB IX
	Tagesförderstätte	Sozialhilfeträger		
	Unterstützte Beschäftigung	Bundesagentur für Arbeit		
Studium	Ausbildungshilfen wie Begleit- und Studienhelfer, Kosten für Fahrten und Hilfsmittel	Sozialhilfeträger	Kostenbeteiligung je nach Einkommen und Vermögen	§ 13 Abs. 1 VO nach § 55 SGB IX
	Finanzierung des Lebensunterhalts	Berufsausbildungsförderungsgesetz (BAföG)		

Literatur

Kruse K, Steinke M (2009) Mein Kind ist behindert – diese Hilfen gibt es. Bundesverband für körper- und mehrfachbehinderte Menschen e.V., Düsseldorf. http:www.bvkm.de. Gesehen 04 Mai 2009

Brühl A, Fasselt U, Frings D et al. (2007) Handbuch Sozialrechtsberatung, 2. Aufl. Nomos, Baden-Baden

8.9   Tod eines Kindes

Ute Thyen

Der Tod eines geliebten Menschen »ist eine Grenzsituation des Lebens, die uns verändert, die uns den Blick für das Wesentliche frei machen kann, und es ist eine Situation, die uns auch zerbrechen kann. Ob es uns gelingt, neue Perspektiven in unser Welt- und Selbsterleben zu bringen, Todesbewusstsein auch als einen Aspekt unseres Selbstbewusstseins zu sehen, oder ob wir zerbrechen, pathologisch trauern und nie mehr aus der Trauer herauskommen, hängt wesentlich davon ab, ob wir richtig zu trauern verstehen« (Kast 1999, S. 21).

Der Verlust eines Kindes oder jungen Menschen ist eine tiefgreifende Erfahrung und stellt für die Eltern eine existenzielle Belastungssituation dar. In Deutschland sterben jährlich rund 10.000 Kinder, Jugendliche und junge Erwachsene bis 30 Jahre (Statistisches Bundesamt 2006). Am häufigsten versterben Kinder um die Geburt und im ersten Lebensjahr. Diese machen bereits ein Drittel aller kindlichen Todesfälle aus (einschließlich derjenigen Kinder, die tot zur Welt kommen). Die zweithäufigste Todesursache sind Unfälle im Kindesalter. Erst an dritter Stelle stehen die Todesfälle durch eine chronische Krankheit (insbesondere Krebs). An vierter Stelle steht bereits der Suizid, der bei Kindern selten ist, bei Jugendlichen aber die zweithäufigste Todesursache darstellt.

Die Trauer nach dem Verlust eines Kindes stellt eine besonders schwerwiegende Aufgabe dar. Es ist ein »Tod zur Unzeit«. Der Tod eines Kindes ignoriert die »natürliche« Abfolge der Generationen und zwingt Eltern dazu, ihr Kind zu begraben, statt von ihm begraben zu werden. Der Tod schließt nicht ein gelebtes Leben, eine »Vergangenheit« ab, sondern beraubt die Eltern eines Stückes ihrer Zukunft. Die Notwendigkeit, erforderliche Formalitäten zu erledigen, Vorbereitungen für die Bestattung zu treffen und – gerade, wenn es weitere Kinder gibt – auch das Familienleben aufrechtzuerhalten, kann für einige Eltern eine Hilfe sein, den Alltag in einer Situation großer Hilflosigkeit zu strukturieren, andere fühlen sich überfordert. Manche Eltern stehen in einem solchen Moment vor einer schier nicht zu bewältigenden Aufgabe und werden von ihrer Trauer überwältigt, insbesondere, wenn es sich um einen plötzlichen und unerwarteten Tod eines Kindes handelt und ein Abschiednehmen nicht möglich war (Smolka u. Rüdiger 2007).

Auch die **Todesart** hat einen Einfluss auf die Bewältigung. Als besonders schwierig zu verarbeiten gelten plötzliche, unerwartete Todesfälle durch vermeidbare Unfälle, Gewaltanwendung und Suizide.

Bei einem **plötzlichen Säuglingstod (SIDS)** bedeuten die Tatsache, dass die Ursache unbekannt ist, das Auftreten ohne jede Vorwarnung und z. T. auch Schuldvorwürfe Erschwernisse bei der Bewältigung. Hier kann es besonders wichtig sein, mit anderen betroffenen Eltern, die über die Gemeinsame Elterninitiative Plötzlicher Säuglingstog (GEPS) e. V. angesprochen werden können, Kontakt aufzunehmen (Beutel 2002).

Bei **Suiziden** von Kindern und Jugendlichen ist die Trauerarbeit besonders erschwert, wenn ein interpersonaler Konflikt zwischen dem Verstorbenen und Angehörigen, insbesondere den Eltern, bestand. Hier sollten, statt die Schuldgefühle zu bagatellisieren, diese anerkannt und ihr Realitätsgehalt überprüft werden. Häufig müssen auch verzerrte Wahrnehmungen über das betroffene Kind oder den Jugendlichen behutsam korrigiert werden, insbesondere bei Schuldzuweisungen dem Kind gegenüber und Verlassenheitsgefühlen der Eltern. Auch gegenseitige Schuldvorwürfe der Eltern sollten wahrgenommen und angesprochen werden, um einem Auseinanderbrechen der Familie vorzubeugen.

Andere Todesarten werden von der Umwelt unzureichend gewürdigt und die Trauer der Eltern bagatellisiert, z. B. bei einer **Totgeburt**. Gerade hier ist aber schwierig, dass die Eltern sich oft mit Schuldgefühlen plagen und andererseits noch keine reale Beziehung zu dem (ungeborenen) Kind aufbauen konnten. Es ist hilfreich, wenn die Eltern das Kind noch einmal sehen können, wenn ihm ein Name gegeben wird und eine Beerdigung stattfindet.

Entsprechendes gilt für den **Tod eines schwerstbehinderten Kindes**; wenn den Eltern z. B. vermittelt wird, sie müssten doch froh über die »Erlösung« des Kindes und ihre eigene Entlastung sein, empfinden sie das in der Regel als Gefühllosigkeit und als Missachtung ihrer Bindung an das Kind.

Sterben am Ende eines langen Krankheitsprozesses: palliative Therapie

Der Tod eines Kindes mit einer chronischen, lebensbegrenzenden Erkrankung, wie z. B. einer Muskeldystrophie, einer nicht behandelbaren Stoffwechselerkrankung oder einem nicht heilbaren Krebsleiden steht am Ende einer langen, bereits vorausgegangenen Trauerarbeit. Trotz der großen Belastungen während der Krankheitsphase, sowohl den emotionalen als auch den sozialen und familiären durch intensive Therapieversuche, bietet ein solcher Verlauf die Chance, sich auf den Abschied vorzubereiten. Es geht darum, die Zeit miteinander als begrenzt zu erleben und besonders intensiv zu gestalten. Für diese Eltern ist es sehr wichtig, dass das Behandlungsteam die Möglichkeit eines frühen Todes nicht ausblendet und aktiv das Gespräch anbietet. Möglichkeiten bietet hier das Gespräch über die Ziele der Behandlung. Wichtig ist dabei die Feststellung, dass die Beendigung einer kurativen Behandlung keineswegs als »Ende der Behandlung« gesehen wird, sondern dass die **Therapieziele im Sinne einer palliativen Therapie** geändert werden. Diese sollten dem Kind ein möglichst schmerzfreies und aktives

Leben in seinen üblichen sozialen Bezügen und der Familie ein gutes Miteinander ermöglichen. Diese Gespräche schließen auch ein, den tatsächlichen oder bei jüngeren oder nicht einwilligungsfähigen Kindern mutmaßlichen Willen des Kindes zu verschiedenen Therapieoptionen zu ergründen, die in eine **Patientenverfügung** für das Kind münden können. Eine solche Patientenverfügung ist insbesondere wichtig, wenn das Kind zu Hause betreut und in der Sterbephase ärztliche Hilfe angefordert wird. Nicht mit der Situation vertraute Ärzte können dann auf nicht gewünschte Behandlungen verzichten und die Familie durch lindernde Maßnahmen unterstützen oder das Kind in die vertraute Klinik begleiten, ohne invasive Maßnahmen vorzunehmen. Anleitungen und Vorschläge für eine solche Patientenverfügung finden behandelnde Ärzte und Eltern auf den Seiten des Justizministeriums (http://www.bmj.bund.de/enid/Publikationen/Patientenverfuegung_oe.html), allerdings orientieren sich die Vorlagen weiterhin an den Bedürfnissen Erwachsener, so dass behandelnde Kinder- und Jugendärzte

gemeinsam mit den Eltern individuelle Formulierungen für das betroffene Kind finden müssen. Einen guten Überblick zum Thema Therapiezieländerung und Palliativmedizin in der Pädiatrie bietet auch das Handbuch von Führer, Duroux und Borasio (2006).

Wenn die Pflege eines sterbenden Kindes vorübergehend oder dauerhaft zu Hause nicht gewährleistet werden kann, sollte die Familie frühzeitig auf ambulante oder stationäre **Hospizdienste** hingewiesen werden. Informationen sind über die Seite des Deutschen Kinderhospizvereins erhältlich (http://www.deutscher-kinderhospizverein.de, ▶ Anhang).

Psychosoziale Begleitung in diesem Lebensabschnitt gehört in der pädiatrischen Onkologie bereits seit Langem zum Versorgungsstandard, bei vielen anderen chronischen Erkrankungen jedoch noch nicht. Allerdings leisten auch hier **Elternselbsthilfegruppen** sehr gute Unterstützung. Wichtig ist, die Eltern zu unterstützen, die Realität der Erkrankung anzuerkennen und möglichst aktive Bewältigungsstrategien (▶ Kap. 8.4) zu fördern.

Verwaiste Eltern und Geschwister des verstorbenen Kindes bedürfen besonderer Zuwendung durch das bisher behandelnde Team. Eine dänische Studie belegt, dass insbesondere Mütter, aber auch Väter nach dem frühzeitigen Verlust eines Kindes deutlich höhere Mortalitäts- und Suizidraten aufweisen als Eltern, deren Kinder noch leben (Li et al. 2003).

Die verschiedenen **Phasen der Trauerarbeit** sind von Kübler-Ross und im Deutschen von Verena Kast (1999) beschrieben worden und entsprechen denen der Anpassung an die Diagnose einer

schweren, chronischen Erkrankung (◖ Abb. 8.1). Die Phasen sind jedoch durchlässig und laufen sehr unterschiedlich ab, der auch empirisch beschriebene Ablauf trifft nicht auf alle Menschen und Situationen zu. Eine empirische Studie bestätigt zwar die Sequenztheorie zur Verarbeitung von Trauer, bestätigt jedoch auch das weitgehende Nebeneinander verschiedener Reaktionen sowie das Vorhandensein von Akzeptanz von Anfang an. Allerdings handelte es sich ausschließlich um verwitwete ältere Menschen, Fälle von frühzeitigem, unerwartetem

Tod waren ausgeschlossen (Maciejewski et al. 2007). Die Trauerarbeit selbst ist stark von kulturellen Einflüssen und sozialen Normen geprägt.

Zu den Aufgaben des Umfeldes und damit auch dem bisherigen Behandlungsteam und dem hausärztlichen Kinder- und Jugendarzt oder Hausarzt der Familie gehört die Unterstützung bei der Bewältigung der Traueraufgaben (Worden 1999).

Unterstützung bei der Bewältigung der Traueraufgaben
- **Anerkennung der Realität:** Die Trauernden werden unterstützt, die Wirklichkeit des Todes anzunehmen. Dazu gehört eine immer wiederkehrende Ermutigung der Betroffenen, zu erzählen, was passiert ist, und geduldiges Zuhören.
- **Bewältigung des Schmerzes**, der auch durchaus körperlicher Natur sein kann: Die Trauernden werden unterstützt, solche Affekte – seien es ausgedrückte oder latente – zu erkennen und zu bearbeiten
- **Akzeptanz der äußeren Veränderungen:** Den Trauernden wird geholfen, neue Rollen zu übernehmen und Hindernisse bei der Wiederanpassung an die veränderte Situation zu überwinden.
- **Suche nach einem neuen, geeigneten »Platz« für den Verstorbenen**, der auch Raum für andere, neue Bindungen lässt: Die Trauernden werden ermutigt, sich angemessen von ihrem Verstorbenen zu verabschieden und sich guten Gewissens wieder dem Leben zuzuwenden.

Seit den 1990er Jahren gibt es auch in Deutschland **Selbsthilfegruppen** von und für Eltern, die ein Kind verloren haben (Bundesverband Verwaiste Eltern in Deutschland e.V.: http://www.veid.de). Die Gruppen bieten betroffenen Müttern, Vätern und Geschwistern Unterstützung und Begleitung in Trauergruppen, Seminaren und Einzelberatungen an. In einem geschützten Rahmen können betroffene Eltern und Geschwister immer wieder über ihren Verlust, ihre Trauer und ihre Gefühle und Erfahrungen sprechen, auf diese Weise ihre Trauer besser bewältigen und auch anderen Betrof-

fenen dabei helfen. Zudem werden Supervision und Fortbildungen für die ehrenamtlichen Gruppenbegleiter, Informationsveranstaltungen für Berufsgruppen, die mit Trauernden arbeiten sowie Vorträge zu den Themen Sterben, Tod und Trauer angeboten.

> Es ist halt einfach so, wenn Betroffene mit Betroffenen reden, da muss man sich nicht immer rechtfertigen, warum man jetzt noch traurig ist, warum man das empfindet. Man muss sich nicht rechtfertigen, was im Körper abgeht, was das für eine Schwäche ist, wie man einfach vom ganzen Körper geschwächt ist, dass das eine wahnsinnige Mühe ist, nur vom Stuhl aufzustehen… Das muss man vor Nichtbetroffenen in einer Tour, man muss sich immer rechtfertigen, warum man heute so ist und morgen so! (Ehrenamtliche Helferin aus dem Projekt »Primi Passi«, Smolka u. Rüdiger 2007)

Professionelle Hilfe bei der Bewältigung eines Todesfalls ist in der Regel nicht erforderlich. Trauer ist keine Krankheit. Therapie und professionelle Beratung Trauernder sollte auf die Fälle beschränkt bleiben, wo bei Menschen des sozialen Umfelds oder ehrenamtlich tätigen Trauerbegleitern, z. B. aus den genannten Selbsthilfegruppen, Gefühle von Überforderung auftreten und das Repertoire ausgeschöpft scheint (Fülbier 2003).

Literatur

Beutel ME (2002) Der frühe Verlust eines Kindes. Bewältigung und Hilfe bei Fehl-, Totgeburt und Plötzlichem Kindstod. Hogrefe, Göttingen

Führer M, Duroux A, Borasio GD (Hrsg) (2006) Können Sie denn gar nichts mehr für mein Kind tun?: Therapiezieländerung und Palliativmedizin in der Pädiatrie. Kohlhammer, München

Fülbier U (2003) Ehrenamtliche und hauptamtliche Trauerbegleitung. In: Trauerinstitut Deutschland e. V. (Hrsg.) Qualität in der Trauerbegleitung. Dokumentation der 2. NRW-Trauerkonferenz (Schriftenreihe Praxisforschung Trauer Bd 1). Wuppertal, S 55–58

Kast V (1999) Trauern: Phasen und Chancen des psychischen Prozesses. Kreuz, Stuttgart

Kübler-Ross E (2008) Kinder und Tod. Knaur, München

Kübler-Ross E, Kessler D (2006) Dem Leben neu vertrauen: Den Sinn des Trauerns durch fünf Stadien des Verlustes finden. Kreuz, Stuttgart

Li J, Precht DH, Mortensen PB, Olsen J (2003) Mortality in parents after death of a child in Denmark: A nationwide follow-up study. The Lancet 361: 363–367

Maciejewski PK, Zhang B, Block S, Prigerson HG (2007) An empirical examination of the stage theory of grief. JAMA 297: 716–723

Smolka A, Rüdiger J (2007) Primi Passi – Erste Schritte. Ein Modellprojekt des Vereins »Verwaiste Eltern München e. V.«. Abschlussbericht der wissenschaftlichen Begleitung, ifb-Materialien 2/2007, Staatsinstitut für Familienforschung an der Universität Bamberg (ifb). http://www.ifb.bayern.de/imperia/md/content/stmas/ifb/materialien/mat_2007_2.pdf. Gesehen 10 Jan 2009

Worden JW (1999) Beratung und Therapie in Trauerfällen. Huber, Bern (Orig. 1982)

9 Kinder und Jugendliche mit chronischen Erkrankungen von besonderer Häufigkeit und Bedeutung

Rüdiger von Kries, Thomas Reinehr, Rüdiger Szczepanski, Knut Brockmann, Dieter Karch, August Ermert, Sören Lutz, Brigitte Stiegler, Ulrike Schara, Raimund Schmid

9.1 Adipositas – 235
9.1.1 Definition und Prävalenz – 235
9.1.2 Adipositas als Krankheit – Komorbiditäten – 237
9.1.3 Präventive Ansätze – 239
9.1.4 Grundlagen der Adipositasbehandlung – 240
Literatur – 241

9.2 Asthma und andere atopische Erkrankungen – 242
9.2.1 Aktuelle Datenlage und wichtige Fakten – 242
9.2.2 Konzepte für Diagnostik und Therapie – 244
Literatur – 248

9.3 Zerebrale Anfälle und Epilepsien – 249
9.3.1 Definition und Grundlagen – 249
9.3.2 Fieberkrämpfe: die häufigsten Gelegenheitsanfälle im Kindesalter – 250
9.3.3 Häufige Epilepsiesyndrome des Kindes- und Jugendalters – 252
Literatur – 259

9.4 Zerebralparesen – 260
9.4.1 Definition und Grundlagen – 260
9.4.2 Differenzialdiagnose – 262
9.4.3 Komorbiditäten – 264
9.4.4 Therapie – 265
9.4.5 Teilhabe und Lebensqualität – 271
Literatur – 272

9.5   Spina bifida   – 273
9.5.1   Definition, Symptomatik und Epidemiologie   – 273
9.5.2   Pränatale Diagnostik und Management   – 274
9.5.3   Erstversorgung   – 275
9.5.4   Medizinische Betreuung: Diagnostik, Beratung und Therapie   – 276
9.5.5   Soziale Teilhabe   – 278
         Literatur   – 281

9.6   Neuromuskuläre Erkrankungen   – 282
9.6.1   Definition und Leitsymptome   – 282
9.6.2   Ausgewählte Beispiele häufiger neuromuskulärer Erkrankungen   – 283
9.6.3   Betreuung von Patienten mit neuromuskulären Erkrankungen   – 285
         Literatur   – 288

**9.7   Seltene Erkrankungen als
         sozialpädiatrische Herausforderung   – 289**
9.7.1   Definition, Epidemiologie und Fakten   – 289
9.7.2   Seltene Erkrankung und Lebensbewältigung   – 291
         Literatur   – 294

Welche chronischen Erkrankungen sind von hoher sozialpädiatrischer Relevanz? Diese Frage ist nicht ganz einfach zu beantworten. Relevanz kann sich einerseits aus der Häufigkeit der Erkrankung ableiten, andererseits daraus, dass die Behandlung einen multiprofessionellen Ansatz benötigt. Die von uns ausgewählten Erkrankungen erfüllen, in unterschiedlichem Maße, beide Kriterien. Neben den »Epidemien« der letzten Jahrzehnte – Adipositas und Asthma – werden die häufigsten neuropädiatrischen Erkrankungen wie Zerebralparesen, Epilepsie, Myelomeningozele und die Gruppe der neuromuskulären Erkrankungen aufgegriffen. Abschließend wird versucht, für die ganz seltenen Erkrankungen die gemeinsamen therapeutischen Herausforderungen und Lösungsansätze herauszuarbeiten.

9.1 Adipositas

Rüdiger von Kries, Thomas Reinehr

9.1.1 Definition und Prävalenz

Wurde in vergangenen Jahrhunderten Körperfülle als eine Normvariante angesehen, die als Ausdruck von besonderer Prosperität und Wohlergehen gedeutet wurde, gilt Adipositas heute als eine der wichtigsten gesundheitspolitischen Herausforderungen.

> **Definition**
>
> Definiert wird Adipositas auch im Kindesalter meist über den Body-Mass-Index (BMI, errechnet aus dem Körpergewicht in kg, geteilt durch das Quadrat der Körperlänge in m).

Der BMI ist zwar nicht der beste Indikator der Körperfettmasse, aber einfach zu bestimmen. Als Referenzwerte werden in Deutschland meist die Perzentilen von Krohmeyer-Hauschild verwendet. Bei BMI-Werten zwischen der 90. und 97. Perzentile wird Übergewicht, bei Werten über der 97. Perzentile Adipositas diagnostiziert (◻ Abb. 9.1, ◻ Abb. 9.2).

Die Daten aus dem KiGGS zeigen, dass die **Prävalenz** von Überwicht und Adipositas im Vorschulalter etwa dem Erwartungswert entspricht – etwas weniger als 7% der Kinder waren übergewichtig, etwas weniger als 3% waren adipös. Im Grundschulalter jedoch wurden mit 9% bzw. 6,4% deutlich mehr übergewichtige und adipöse Kinder gefunden als erwartet. Mit zunehmendem Alter erreichte der Anteil der adipösen Jugendlichen im Alter von 14 bis 17 Jahren 8,5%. Übergewicht und Adipositas hängen eng mit dem Sozialstatus zusammen: **je niedriger der Sozialstatus, desto höher ist die Prävalenz.**

Bis zum Ende der 1990er Jahre hat die Prävalenz von Übergewicht zumindest im Jugendalter deutlich zugenommen. Gut untersucht wurde diese

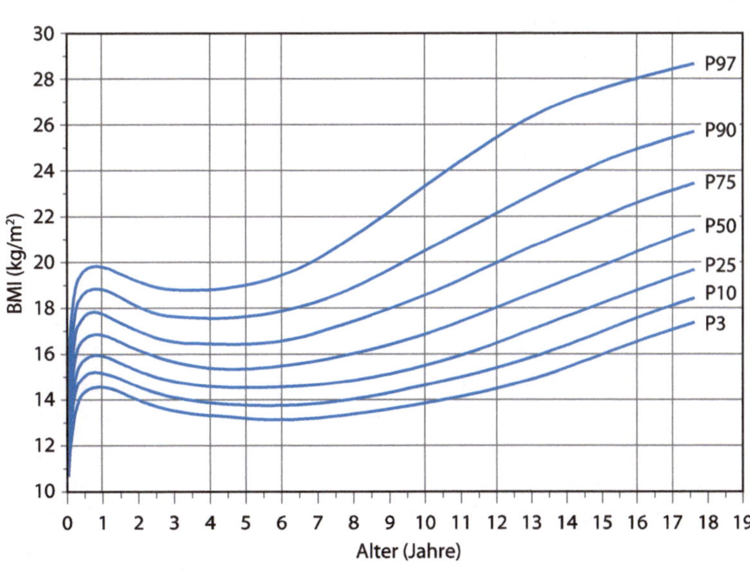

◻ **Abb. 9.1.** Perzentilen für den Body-Mass-Index von Jungen im Alter von 0 bis 18 Jahren

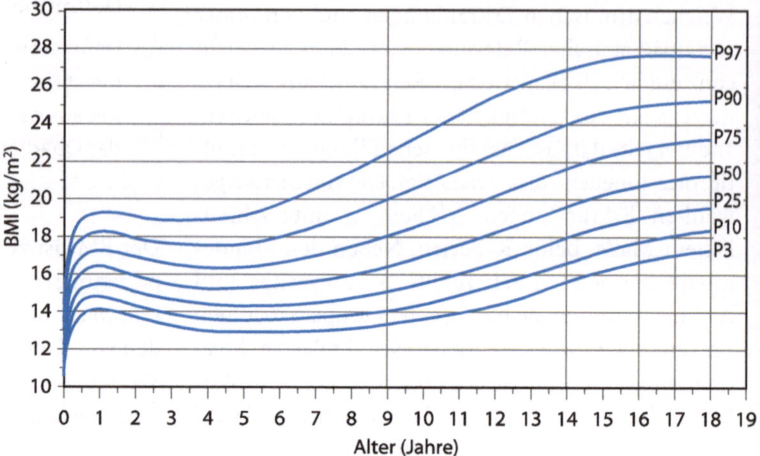

■ **Abb. 9.2.** Perzentilen für den Body-Mass-Index von Mädchen im Alter von 0 bis 18 Jahren

Zunahme anhand einer Zeitreihe von **Musterungsdaten** junger Männer aus den Geburtsjahren 1970–1979. Es zeigt sich eine deutliche Zunahme der Prävalenz von Adipositas. Die absolute Prävalenz von Übergewicht und Adipositas war zu allen Zeitpunkten bei Rekruten mit kürzerer Schulbildung am höchsten. Die Zunahme der Prävalenz im Zeitverlauf betraf aber alle Rekruten, unabhängig von der Schulbildung (■ Abb. 9.3). Ursache der Zunahme der Prävalenz von Adipositas war keine Verschiebung der BMI-Verteilung bei allen Rekruten – der BMI bei schlanken und durchschnittlich dicken Rekruten blieb praktisch unverändert – sondern eine Zunahme des BMI im Bereich der übergewichtigen Rekruten: der BMI der übergewichtigen Rekruten nahm über die Jahre deutlich zu, so dass immer mehr früher übergewichtige Rekruten am Ende der Beobachtungsperiode adipös waren. Dementsprechend ist der BMI auch nicht normalverteilt, sondern die 90. Perzentile weiter von der 50. Perzentile entfernt als die 10. Perzentile.

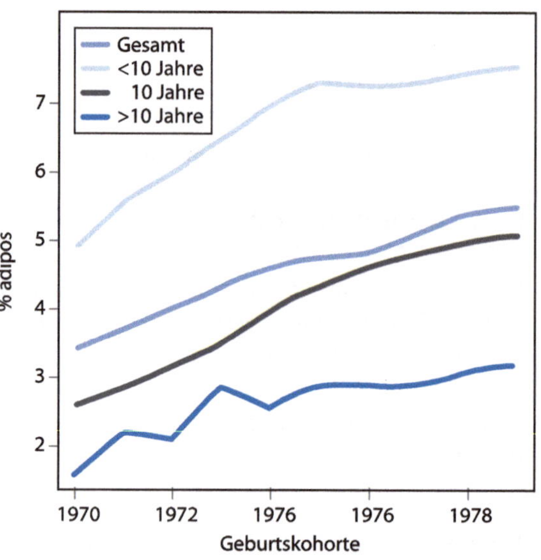

■ **Abb. 9.3.** Prävalenz der Adipositas in % in konsekutiven Geburtskohorten 1970–1979 abhängig von der Dauer der Schulbildung. (Mod. nach Toschke et al. 2005b)

Ursachen der Adipositasepidemie

Genetische Faktoren, menschliches Verhalten, Umwelt- und Lebensbedingungen sind multifaktoriell an der Entstehung der Adipositas beteiligt. Für den Anstieg der Prävalenz der Adipositas müssen vor allem die deutlichen Veränderungen von **Umgebungsfaktoren** in Betracht gezogen werden. Fehlende Bewegungs- und Spielbereiche beeinflussen das Bewegungsverhalten der Kinder ungünstig. Die modernen Möglichkeiten der Fortbewegung und die Tätigkeit vor Bildschirmen sowie Fernsehen haben in den letzten Jahren zu einem deutlichen Rückgang der täglichen körperlichen Aktivität auch bei Kindern geführt. Vor allem das Ausmaß des Fernsehkonsums korreliert mit dem Ausmaß der Adipositas.

Querschnittsuntersuchungen zur Ernährung bei Kindern und Erwachsenen konnten zeigen, dass die Prävalenz und das Ausmaß der Adipositas mit der Menge des konsumierten Fetts und dem Anteil gesüßter Getränke korrelieren. Viele **Süßigkeiten** und **Fast-Food-Gerichte** haben einen hohen Fettgehalt. Jugendliche essen heute ein Drittel aller Mahlzeiten außerhalb ihrer Familie, vorwiegend in der Schule und in Fast-Food-Restaurants. Darüber hinaus nimmt der tägliche Verzehr von beiläufig konsumierten Lebensmitteln (**»snacking«**) mit hoher Energiedichte zu.

Essen wird eingesetzt, um Stress und Frust abzubauen, Trauer und Ängste kurzfristig zu betäuben und Langeweile zu überbrücken. Dieses **emotionsinduzierte Essverhalten** führt durch eine Entkopplung der Nahrungsaufnahme vom Hunger häufig zur Aufnahme energiereicher Lebensmittel. Familiäre Bedingungen wie elterliche Berufstätigkeit oder Vernachlässigung können dabei eine wichtige Rolle spielen.

9.1.2 Adipositas als Krankheit – Komorbiditäten

Aus übergewichtigen Kindern werden meist auch übergewichtige Erwachsene, wobei das Risiko mit dem Alter und Ausmaß des Übergewichts zunimmt. Je früher die Adipositas im Kindesalter beginnt, desto höher sind hiermit assoziierte Mortalität und Morbidität. Besonders häufig finden sich Erkrankungen des Herz-Kreislauf-Systems, Diabetes mellitus Typ 2 und Gelenkverschleiß (Arthrose).

Der Leidensdruck adipöser Kinder ergibt sich aus den psychosozialen Konsequenzen. Adipositas wird von der Gesellschaft gerne als das Ergebnis von Bequemlichkeit und mangelnder Willenskraft angesehen. Untersuchungen zeigen, dass bereits Kindergartenkinder ein negatives Bild adipöser Personen verinnerlicht haben. Adipöse Kinder haben ein **geringes Selbstwertgefühl**. Dennoch wird sich ein übergewichtiges Kind selten aufgrund seines

Übergewichts als krank oder beeinträchtigt fühlen. Bei Jugendlichen war die selbst eingeschätzte Lebensqualität von adipösen Kindern, wie Untersuchungen aus dem KiGGS zeigen, gegenüber normalgewichtigen Kindern zwar signifikant, jedoch quantitativ nur geringfügig – auf einer 100%-Skala um ca. 3% – eingeschränkt. Überraschenderweise war jedoch die **Einschränkung der Lebensqualität** bei objektiv normalgewichtigen Jugendlichen, die sich selbst als zu dick einschätzten, sehr viel deutlicher eingeschränkt. Andererseits empfand sich von den adipösen Jungen nur ein Drittel als »viel zu dick« – gegenüber ca. zwei Dritteln der adipösen weiblichen Jugendlichen. Die übrigen adipösen Jugendlichen erlebten sich meist als »etwas zu dick«. Wenngleich unstrittig ist, dass manche adipöse Kinder u. a. durch Ausgrenzung und eingeschränkte Entfaltungsmöglichkeiten eine erhebliche Einschränkung ihrer Lebensqualität erfahren mögen, fällt auf, dass die durchschnittlich erlebte Einschränkung der Lebensqualität bei adipösen Jugendlichen eher gering und deutlich geringer als bei normalgewichtigen Jugendlichen mit subjektiv erlebtem »Dicksein« ist.

Eine **besondere Relevanz von Übergewicht im Kindes- und Jugendalter** ergibt sich aus dem Vorhersagewert von Übergewicht und Adipositas im Kindesalter auf Übergewicht und Adipositas bei Erwachsenen und Komorbiditäten der Adipositas.

- Übergewichtige Kinder werden häufig übergewichtige Erwachsene.
- Die Vorhersagequalität nimmt mit zunehmendem Alter zu.
- Je ausgeprägter das Übergewicht im Kindesalter, desto höher ist die Wahrscheinlichkeit für Übergewicht im Erwachsenenalter.

Wichtige Komorbiditäten der Adipositas
- Insulinresistenz (bei Adipositas häufig nachweisbar)
- Typ-2-Diabetes (Risiko bei Adipositas gegenüber nicht adipösen Personen um ein Vielfaches erhöht)
- Ungünstiger Einfluss auf das Lipidmuster
  - Erhöhte Triglyceride
  ▼

- – Erhöhung des LDL-Cholesterin
- – Erniedrigung des HDL-Cholesterin
- Blutdruckerhöhung
- **(Zentrale)Adipositas + Insulinresistenz + Dyslipidämie + Hypertonie** definieren das metabolische Syndrom, das mit einem deutlich erhöhten Risiko für kardiovaskuläre Erkrankungen assoziiert ist
- Asthmasymptome
- Schlafapnoen: besonders bei ausgeprägter Adipositas
- Orthopädische Probleme (Fußdeformitäten, Genua valga, Epiphysiolysis capitis femoris): besonders bei ausgeprägter Adipositas

Als Folgen der Adipositas sind auch bereits im Kindesalter **kardiovaskuläre Risikofaktoren** zu beobachten. In dem größten in Europa untersuchten Kollektiv mit über 1000 übergewichtigen Kindern und Jugendlichen wurden bei einem Drittel der Kinder eine arterielle Hypertonie und bei einem Viertel Fettstoffwechselstörungen diagnostiziert. Diese kardiovaskulären Risikofaktoren traten dabei meist zusammen auf (metabolisches Syndrom). Sie führen bereits im Kindesalter zu ersten arteriosklerotischen Veränderungen, wie Messungen der Dicke der Intima media der A. carotis mittels Ultraschall gezeigt haben.

Auch die Häufigkeit des **Typ-2-Diabetes-mellitus** nimmt bei adipösen Jugendlichen zu. In einem Screening von 750 asymptomatischen adipösen deutschen Jugendlichen wurden mittels eines oralen Glukosetoleranztests 12 Kinder (1%) mit einem Diabetes mellitus Typ 2 identifiziert. Es ist wahrscheinlich, dass die Prävalenz des Typ-2-Diabetes bei Kindern und Jugendlichen unterschätzt wird, weil diese eher selten durch klinische Symptome auffallen. Die Diagnose erfordert ein Screening bei Kindern mit hohem Risiko. Hierfür ist ein **oraler Glukosetoleranztest** notwendig, da die Bestimmung des HbA1c-Werts aus heutiger Sicht nicht ausreichend sensitiv ist. Ein oraler Glukosetoleranztest sollte etwa alle 2 Jahre bei Kindern über 10 Jahre bzw. ab Eintritt der Pubertät durchgeführt werden bei:

- Vorliegen einer extremen Adipositas mit einem BMI >99,5. Perzentile sowie bei Übergewicht (BMI >90. Perzentile), wenn einer der folgenden Risikofaktoren vorliegt:
  - positive Familienanamnese für Diabetes mellitus Typ 2 bei erst- oder zweitgradigen Verwandten;
  - ethnische Herkunft: Asien, Indianer, Afrika, Hispanien;
  - Zeichen der Insulinresistenz oder mit dieser assoziierte Symptome; Akanthosis nigricans, arterielle Hypertonie, Dyslipidämie, polyzystisches Ovarsyndrom

In einigen Studien konnte die zeitliche Sequenz – zunächst Adipositas, dann Auftreten von **Asthmasymptomen** belegt werden. In einigen Studien war dieser Zusammenhang bei Mädchen ausgeprägter als bei Jungen. Hierbei spielen allergische Mechanismen wahrscheinlich eine eher untergeordnete Rolle. Bedeutsamer sind wahrscheinlich mechanische Ursachen oder Inflammationsprozesse, die durch Adipositas getriggert werden.

Neben diesen Komplikationen sind bei adipösen Kindern **orthopädische Probleme** wie Knicksenkfuß, Genua valga durch aseptische Knochennekrose im medialen Tibiaanteil und Hüftkopfepiphysenlösung insbesondere bei Kindern und Jugendlichen mit ausgeprägtem Übergewicht von Bedeutung.

Neben **endokrinologischen Auffälligkeiten** (polyzystisches Ovarsyndrom, relativer Großwuchs, Pubertas praecox vor allem bei Mädchen) werden **Infektionen in den Hautfalten** sowie ein **Schlafapnoesyndrom** insbesondere bei extrem adipösen Jungen gehäuft beobachtet.

- Bei Adipositas muss auf Komorbiditäten geachtet werden.
- Zur Frühdiagnose des Typ-2-Diabetes ist ein Screening bei Risikokindern notwendig.
- Bei anderen Komorbiditäten ist eine gezielte Anamnese bzw. klinische/Laboruntersuchung notwendig.
- Therapeutisch sind bei vielen dieser Komorbiditäten Gewichtsreduktion und Steigerung der körperlichen Aktivität wirksam.

9.1.3 Präventive Ansätze

Die Therapie einer bestehenden Adipositas ist aufwendig und selten von nachhaltigem Erfolg. Deshalb erscheint die Prävention als der Königsweg – nur leider waren die Erfolge der Präventionsprogramme bislang auch eher begrenzt.

Wann sollte mit der Prävention begonnen werden?
Vor dem Hintergrund, dass viele adipöse Menschen erst im mittleren Alter erheblich zunehmen, könnte man postulieren, Prävention habe Zeit. Die neueren Zahlen auch aus Deutschland belegen nun aber, dass bereits im Jugendalter jeder Zwölfte adipös ist. Zudem ist belegt, dass Übergewicht und Adipositas bei Kindern und Jugendlichen häufig auch mit Adipositas im Erwachsenenalter assoziiert sind. Deshalb erscheinen Programme im **Vorschul- und Grundschulalter** sinnvoll.

Wer sollte in den Genuss solcher Programme kommen?
Die hohe Verbreitung der Adipositas spricht für universelle Programme, die »alle Kinder« als Zielgruppe definieren. Gegen eine auf Risikogruppen fokussierte Prävention spricht – neben einer aufwendigeren Logistik für die Identifikation und gezielten Einsatz der Maßnahmen – der begrenzte positiv prädiktive Wert der bekannten Risikofaktoren. Obwohl eine Vielzahl von Risikofaktoren bis zum 2. Lebensjahr identifiziert werden konnten, erreichten diese kombiniert nur einen maximalen positiven prädiktiven Wert von 40% für Übergewicht im Alter von 5–7 Jahren und betrafen nur 4% der Population. Deshalb erscheinen **universelle Programme** als sinnvoll.

Verhaltens- oder Verhältnisprävention?
Verhaltensprävention verfolgt einen **erzieherischen Ansatz**: bei der Adipositasprävention sollen möglichst viele Kinder und ihre Familien für eine gesunde, ballaststoffreiche und fettarme Diät und einen Lebensstil mit viel körperlicher Aktivität und wenig Fernsehen und Computerspiel gewonnen werden. Solche Interventionen erfolgen üblicherweise im »Setting-Ansatz«, d. h. in der Familie, Kindergarten oder Schule oder gleichzeitig in mehreren Settings. Die Intervention erfolgt meist multimodal, als »Paket« und nicht z. B. auf einzelne Elemente der Ernährung **oder** Bewegung fokussiert. Eine solche, gut dokumentierte randomisierte Interventionsstudie aus Kiel zeigte durchaus Erfolge: Der Anteil der über einen Zeitraum von 4 Jahren neu auftretenden Fälle von Übergewicht bei Schulkindern war in der Interventionsgruppe niedriger als in der Kontrollgruppe, während der Anteil der schon bei Studienbeginn übergewichtigen Kinder auch in der Interventionsgruppe nur mäßig abnahm. Dennoch bewerteten die Autoren die Studienergebnisse durchaus kritisch: Bei Kindern aus sozial schwachen Familien wurden diese Effekte nicht erreicht.

Als erfolgversprechender wird eine **Verhältnisprävention** angesehen. Während eine solche bei Unfällen gesetzgeberisch relativ einfach ist – z. B. Gurtpflicht und Kindersitzpflicht im Auto oder kindersichere Verschlüsse für Medikamente – erfordert eine Verhältnisprävention von Adipositas umfangreichere Aktivitäten. Mögliche Ansätze auf der Seite des Gesetzgebers könnten z. B. die Erhöhung der Schulsportstunden, eine intensive Förderung des Breitensports mit besonderer Ansprache für bildungsferne Schichten und Migranten, Verbot der Abgabe von gezuckerten Softdrinks in der Schule, möglicherweise auch eine Besteuerung dieser Produkte oder eine obligate Ernährungs- bzw. Bewegungserziehung im Kindergarten beinhalten.

Hinweise für die Praxis – einfache Empfehlungen zur Prävention von Adipositas
Auch wenn bisherige Präventionsprogramme meist wenig durchschlagende Erfolge erbracht haben, stellt sich die Frage, ob es denn sinnvolle Beratungsempfehlungen für praktisch tätige Ärzte gibt. Solche Empfehlungen würden – mangels ausreichender betreffender randomisierter Studien – kaum Eingang in eine Cochrane-Empfehlung finden. Zum anderen gibt es durchaus Plausibilität und valide Erkenntnisse, aus denen Regeln abgeleitet werden können. Von verschiedenen Stellen wurden Regeln zur Adipositasprävention vorgeschlagen, die sinnvoll erscheinen.

- Wer später ein »zu guter Esser« wird, entscheidet sich bereits in den ersten Lebensmonaten. Kinder, die als Säuglinge überfüttert werden, werden auch später mehr essen als sie brauchen. Deshalb sollte schon im Säuglingsalter eine rasche und zu frühe Gewichtszunahme vermieden werden. Dieses Ziel wird mit Hilfe des **Stillens** am ehesten erreicht. Bei der **Flaschenfütterung** sollten Eltern auf die von den Herstellern empfohlenen Mengenangaben achten und eine Überfütterung aus Flasche oder Beikost vermeiden.
- Regelmäßige **körperliche Aktivität**, zu Hause ebenso wie in der Kindertagesstätte. Kinder müssen, so oft es geht, hinaus an die frische Luft zum Toben, Rennen, Klettern.
- Eine strikte **Begrenzung der Zeit vor dem Bildschirm**, also vor dem Fernsehgerät, dem Computer oder anderen elektronischen Medien. Kinder unter 3 Jahren sollten überhaupt nicht fernsehen, danach sollten sie bis zur Einschulung maximal 45 Minuten pro Tag vor dem Bildschirm verbringen.
- Kinder brauchen mehr **Obst und Gemüse**, als sie heute verzehren, und sie sollten weniger energiedichte Speisen, große Portionen, Softdrinks und Fastfood zu sich nehmen. Sie brauchen auch reichlich zu **trinken**, allerdings keine gesüßten Getränke oder süße Säfte, sondern Wasser, Tee oder verdünnte Säfte.

9.1.4 Grundlagen der Adipositasbehandlung

Ohne Behandlung ist keine Reduktion des Übergewichts bei adipösen Kindern zu erwarten. Allerdings ist die Behandlung oft schwierig und frustrierend. Ein einmaliges Beratungsgespräch führt zu keiner dauerhaften Gewichtsreduktion. Eine medikamentöse oder chirurgische Behandlung wie auch Formuladiäten sind allenfalls bei einer extremen Adipositas im Kindesalter indiziert. Die therapeu-

tischen Maßnahmen konzentrieren sich auf eine **Veränderung des Verhaltens**. Entscheidend für den Erfolg ist eine langfristige Veränderung des Ernährungs-, Ess- und Bewegungsverhaltens durch Selbstreflexion und Selbstbewertung. Die Grundlagen der Behandlung sind in den Leitlinien der Arbeitsgemeinschaft Adipositas im Kindes- und Jugendalter (AGA, http://www.a-g-a.de) zusammengefasst, und entsprechende Arbeitsmaterialien sind publiziert.

> **❶ Ziele aller Behandlungsversuche der Adipositas im Kindesalter sollten unter Vermeidung von unerwünschten Nebenwirkungen (z. B. Essstörungen) sein:**
> 1. **eine Verringerung des Übergewichts,**
> 2. **eine Verringerung der Komorbidität und**
> 3. **eine langfristige dauerhafte Umstellung der Verhaltensweisen, die zu Übergewicht führen, wie kalorienreiche Ernährung, mangelnde Bewegung und emotionsinduziertes Essverhalten.**

Lässt sich bei wachsenden Kindern ein Gewichtsstillstand über ein Jahr erzielen, kann mit einer Verbesserung der übergewichtsassoziierten Erkrankungen gerechnet werden. Mit Ausnahme der extremen Adipositas werden von Expertengremien **ambulante Maßnahmen** zur Behandlung empfohlen. Trotz der Vielzahl der adipösen Kinder und Jugendlichen finden sich in der Literatur kaum Daten über ambulante Behandlungsmethoden. In den vereinzelt evaluierten Therapieangeboten liegen die Erfolgsquoten zwischen 46 und 93% bei einer Abbrecherquote von 6–34%. Dabei zeigte sich, dass eine **Kombination aus Bewegungs-, Ernährungs- und Verhaltenstherapie** am erfolgreichsten ist. Die Eltern sollten immer in die Therapie mit eingezogen werden, da **familiäre Einflüsse** eine wichtige Rolle in der Entstehung der Adipositas spielen können und die Eltern eine Modellfunktion für ihre Kinder besitzen.

Schulungen in Form einer Gruppentherapie sind kostengünstiger als individuelle Behandlungen und können ein motivationsförderndes Gruppengefühl aufbauen. Die Teilnehmer profitieren von den Interaktionen. Eine alleinige Gruppentherapie wird jedoch meist den Bedürfnissen des Individuums und seiner individuellen Lebenslage nicht gerecht. Deshalb sollten auch an die jeweilige Lebenssituation angepasste Einzelgespräche mit Kind und Familie in die Behandlung integriert werden.

Für Kinder und Jugendliche mit einem BMI zwischen der 90. und 97. Perzentile ohne Vorliegen einer Folgeerkrankung (**übergewichtige Kinder**) kommen am ehesten **niedrigschwellige Therapieangebote** in Frage. Liegt der BMI des Kindes/Jugendlichen zwischen der 97. und der 99,5. Perzentile (**adipöse Kinder**) und liegen weder Folgeerkrankung noch Risikofaktoren vor [wie familiäre Belastung, Insulinresistenz, Dyslipidämie (Fettstoffwechselstörungen)], sollten neben niedrigschwelligen Angeboten auch **ortsnahe ambulante Therapieangebote** erwogen werden. Unverzichtbar sind solche therapeutischen Angebote für adipöse Kinder und Jugendliche bzw. übergewichtige Kinder/Jugendliche mit Vorliegen einer Folgeerkrankung bzw. Risikofaktoren.

> **!** **Letztendlich entscheidend ist eine Veränderung des Lebensstils in der Familie.**

Power-Kids (http://www.powerkids.de/) bietet interessierten Familien mit übergewichtigen Kindern in der Altergruppe 8–12 Jahre Materialien, mithilfe derer zu körperlicher Aktivität und gesunder Ernährung motiviert wird. Diese Materialien müssen käuflich erworben werden. Sie erlauben ein Programm zur Motivation über 12 Wochen. Nachbeobachtungen sprechen für eine recht gute Wirksamkeit dieses niedrigschwelligen Behandlungsangebots.

Angebote von ortsnahen ambulanten Therapien bei Adipositas im Kindesalter findet man auf den Internetseiten der Deutschen Adipositas-Gesellschaft (http://www.adipositas-gesellschaft.de/ambulant.php), den Seiten der Arbeitsgemeinschaft Adipositas im Kindes- und Jugendalter (http://www.a-g-a.de/aga_content.html) sowie auf den Seiten der Bundeszentrale für gesundheitliche Aufklärung (BzGA, http://www.bzga-kinderuebergewicht.de/). Nur zum Teil werden bei Kindern mit reinem Übergewicht oder Adipositas ohne Folgeerkrankungen/Risikofaktoren diese Therapieangebote von Krankenkassen bezuschusst bzw. die Kosten in unterschiedlichem Ausmaß übernommen, während die Kosten bei Folgeerkrankungen (Komorbiditäten) oder bei Vorliegen von Risikofaktoren meist übernommen werden. Bei der Auswahl der Einrichtung sollte neben der Ortsnähe auch auf die Zertifizierung der Einrichtung bzw. den Nachweis der Qualitätssicherung durch die Arbeitsgemeinschaft Adipositas im Kindes- und Jugendalter geachtet werden.

Für Kinder und Jugendliche mit ausgeprägter Adipositas (>99,5. Perzentile) sollten **stationäre Behandlungsmaßnahmen** erwogen werden, wenn eine ambulante Nachbehandlung gesichert ist. Informationen zu Einrichtungen sind unter http://www.adipositas-gesellschaft.de/stationaer.php und auf den Seiten der Arbeitsgemeinschaft Adipositas im Kindes- und Jugendalter (http://www.a-g-a.de/aga_content.html) zu finden. Da stationäre Behandlungsmaßnahmen nicht von den Krankenkassen, sondern von den Rentenkassen getragen werden, ist die Kostenübernahme für solche Maßnahmen auf Antrag fast immer erreichbar.

- Eine Therapie bei Adipositas ist möglich und mindestens bei Vorliegen von Folgekrankheiten bzw. Risikofaktoren unverzichtbar.
- Neben niedrigschwelligen Angeboten sollten auch ortsnahe ambulante Therapieangebote genutzt werden.
- Stationäre Maßnahmen sollten insbesondere für Patienten mit einer ausgeprägten Adipositas erwogen werden.

Literatur

Arbeitsgemeinschaft Adipositas im Kindes- und Jugendalter (AGA) (2006) Leitlinien. Verabschiedet auf der Konsensus-Konferenz der AGA am 606.10.2006. http://www.a-g-a.de/Leitlinie.pdf. Gesehen 20 Apr 2009

Barlow SE, Expert Committee (2007) Expert committee recommendations regarding the prevention, assessment, and treatment of child and adolescent overweight and obesity: Summary report. Pediatrics 120 (Suppl 4): S164–S192

Gortmaker SL, Must A, Sobol AM, Peterson K, Colditz G, Dietz W (1996) Television viewing as a cause of increasing obesity among children in the United States 1986–1990. Arch Pediatr Adolesc Med 150: 356–362

Jahns L, Siega-Riz AM, Popkin BM (2001) The increasing prevalence of snacking among US children from 1977 to 1996. J Pediatr 138: 493–498

Kohl HW, Hobbs KE (1998) Development of physical activity behavior among children and adolescents. Pediatrics 101: 549–554

Kurth BM, Ellert U (2008) Gefühltes oder tatsächliches Übergewicht: Worunter leiden Jugendliche mehr? Dtsch Ärztebl 105: 406–412

Müller MJ, Reinehr T, Hebebrand J (2006) Prävention und Therapie von Übergewicht im Kindes- und Jugendalter. Dtsch Ärztebl 103: A334–A340

Reinehr T, Andler W, Denzer C, Siegfried W, Mayer H, Wabitsch M (2005) Cardiovascular risk factors in overweight European children and adolescents: Relation to gender, age and degree of overweight. Nutr Metab Cardiovasc Dis 15: 181–187

Schaub B, Mutius E von (2005) Obesity and asthma, what are the links? Curr Opin Allergy Clin Immunol 5: 185–193

Toschke AM, Beyerlein A, Kries R von (2005a) Children at high risk for overweight: A classification and regression trees analysis approach. Obes Res 13: 1270–1274

Toschke AM, Lüdde R, Eisele R, Kries R von (2005b) The obesity epidemic in young men is not confined to low social classes – a time series of 18-year-old German men at medical examination for military service with different educational attainment. Int J Obes (Lond) 29: 875–877

Whitlock EP, Williams SB, Gold R, Smith PR, Shipman SA (2005) Screening and interventions for childhood overweight: A summary of evidence for the US Preventive Services Task Force. Pediatrics 116: e125–144

9.2 Asthma und andere atopische Erkrankungen

Rüdiger Szczepanski

9.2.1 Aktuelle Datenlage und wichtige Fakten

> **Definition**
>
> Atopische Erkrankungen haben ihre Ursache in einer Immunglobulin-E-(IgE-)Antikörper-vermittelten starken immunologischen Antwort.
>
> Das klinische Bild manifestiert sich als
> - atopische Dermatitis,
> - Nahrungsmittelallergie,
> - Asthma bronchiale und/oder
> - allergische Rhinokonjunktivitis.

Atopische Erkrankungen haben ihre **Ursache** in einer IgE-Antikörper-vermittelten starken immunologischen Antwort. IgE-Moleküle koppeln an spezielle Zellen an (Mastzellen), die Mediatoren freisetzen, aufgrund deren Aktivität es dann zu

chronischen Entzündungen kommt (sog. Typ-1-Reaktion). Die Veranlagung dazu ist genetisch determiniert, wobei die Art der Erkrankung unterschiedlich sein kann. Es kann entweder zu einer atopischen Dermatitis, zu einer Nahrungsmittelallergie, zum Asthma bronchiale und/oder aber zur allergischen Rhinokonjunktivitis kommen. Das Risiko für ein Kind, an einer atopischen Erkrankung zu erkranken, hängt dabei im Wesentlichen davon ab, wie die unmittelbare familiäre Belastung ist (atopische Erkrankung bei leiblichen Geschwistern bzw. Eltern):

- Keine Atopie bei Verwandten 1. Grades: Risiko ca. 15%;
- ein Geschwisterkind/ein Elternteil betroffen: Risiko 20–40%;
- beide Eltern mit Atopie: Risiko 40–60%;
- beide Eltern mit gleicher atopischer Erkrankung: Risiko 50–70%

Die meisten »atopischen« Kinder rekrutieren sich jedoch aus den Familien ohne Atopieanamnese: Von 17,4% Kindern mit atopischen Erkrankungen stammten 9,6% aus Familien ohne elterliche Atopie, 6,4% aus Familien mit einem betroffenen Elternteil und 1,6% aus Familien mit zwei betroffenen Elternteilen.

Systematische Erhebungen zeigten in westlichen Ländern bis Anfang der 90er Jahre des letzten Jahrhunderts deutliche **Zunahmen der Lebenszeitprävalenz atopischer Erkrankungen**. Da diese Anstiege nicht nur die Arztdiagnosen, sondern auch die Symptome betrafen, ist davon auszugehen, dass sie nicht nur eine verbesserte Diagnostik reflektieren. Der Anstieg scheint sich jedoch in Deutschland seit 1992 nicht weiter fortzusetzen. Die KiGGS-Daten von 2007 ergaben bei 14–17 Jahre alten Kindern für die gesicherte Diagnose Asthma eine Lebenzeitprävalenz von 4,7% (unter Einbezug obstruktiver Symptome Verdopplung der Zahl), für Heuschnupfen von 18,4% und für atopisches Ekzem von 12,9%.

> ⓘ **Atopische Erkrankungen sind die einzigen Erkrankungen, die bei Bürgerkindern und Nichtmigranten häufiger sind als bei Kindern aus sozial schwachen Familien bzw. Familien mit Migrationshintergrund.**

Die **Zunahme der atopischen Erkrankungen** kann nicht allein bedingt sein durch den genetischen Hintergrund, da sich in einem so kurzen Zeitraum genetische Veränderungen nicht ergeben können. Es müssen auch andere Faktoren eine Rolle spielen, die eine »Realisierung« der genetischen Veranlagung bewirken bzw. begünstigen. Von besonderer Bedeutung könnten hierbei mit der **Hygienehypothese** in Zusammenhang stehende Faktoren sein. Ein immer sterileres Lebensumfeld bei hohem Lebensstandard ist mit einer deutlich höheren Prävalenz atopischer Erkrankungen assoziiert, während bei Kindern, die auf traditionellen Bauernhöfen mit Tierhaltung aufwuchsen, Heuschnupfen und Asthma sehr viel seltener waren als bei Kindern aus derselben Region, die nicht auf Bauernhöfen aufwuchsen. Das Aufwachsen auf dem Bauernhof könnte Surrogat für eine hohe und frühe Endotoxinbelastung darstellen. Die bisherigen Untersuchungen lassen zurzeit hieraus noch keinen generellen Präventionsansatz ableiten.

Umweltschadstoffe werden auch diskutiert, wobei deren Relevanz fraglich erscheint vor dem Hintergrund besonders niedriger Atopieraten in unmittelbar nach der Wende noch stark umweltbelasteten Regionen in den neuen Bundesländern. Auf der anderen Seite spielen Indoor-Faktoren eine ganz wesentliche Rolle, mit dem Passivrauchen als wichtigster Umweltbelastung: Nach der KiGGS-Studie 2007 sind ca. 50% aller Kinder regelmäßig passiv rauchexponiert – eine Exposition, die bereits bei früheren epidemiologischen Untersuchungen gefunden wurde. Die **niedrigere Anzahl an Infekten**, gerade im Säuglings- und Kleinkindalter, scheint ebenfalls eine wichtige Rolle zu spielen: Erstgeborene Kinder haben häufiger atopische Erkrankungen als Geschwisterkinder im Laufe der Geschwisterreihe. Ähnlich ist es in Bezug auf den Besuch von Kindertagesstätten: Frühe Infektionen scheinen das Immunsystem besser zu trainieren, so dass weniger IgE-vermittelte Erkrankungen (Atopien) entstehen. Ob die Art und Weise, wie wir uns ernähren, einen weiteren Risikofaktor darstellt, ist bisher unkklar.

Atopie ist somit Folge einer **genetischen Veranlagung**. Unter Einfluss verschiedener Trigger- und Umweltfaktoren wird diese genetische Veranlagung realisiert, es kommt zu chronisch entzündlichen Veränderungen an den Zielorganen (im Wesentlichen Bronchialschleimhaut, Haut, Atemwege). Die chronischen Entzündungen an dem jeweiligen Erfolgsorgan kann man sich vereinfacht so vorstellen: Über Mediatoren der Entzündungszellen entstehen die entsprechenden Symptome, andererseits werden neue Entzündungszellen aus der Blutbahn/dem Knochenmark rekrutiert, die in das Gewebe einwandern und dort wiederum eine Entzündung verursachen. Wir haben somit einen ständigen Entzündungskreislauf. Bisher unzureichend erklärt ist die Tatsache, dass atopische Erkrankungen in unterschiedlichen Altersgruppen mit einer deutlich differenten Prävalenz vorkommen (Maximum der Prävalenz für Nahrungsmittel in den ersten 12–36 Monaten, für die atopische Dermatitis im 2.–3. Lebensjahr, für Asthma bronchiale sowie Heuschnupfen im Schul- und frühen Jugendalter). Dieser »natürliche« Verlauf atopischer Erkrankungen schließt nicht aus, dass eine atopische Erkrankung in jedem Lebensalter, also auch bereits im Säuglingsalter auftreten kann.

Auf **Möglichkeiten der Prävention atopischer Erkrankungen** wird im ▶ Abschn. 5.2.5 eingegangen. Sinnvolle Maßnahmen der **Primärprävention** betreffen das Stillen bis zum Ende des 4. Lebensmonats und das Meiden des Rauchens während der Schwangerschaft und jeglicher Passivrauchexposition nach der Geburt. Die **sekundäre Prävention** hat als Zielgruppe sensibilisierte, aber noch symptomlose Personen. Sie dient somit der Verhinderung einer manifesten Erkrankung sowie eines Symptom-/Organwechsels. Neben dem Meiden von Tierhaltung und dem Passivrauchen sind auch Maßnahmen der Milbenallergenverringerung sinnvoll. Das

Innenraumklima von Wohnungen sollte Schimmelpilzwachstum nicht begünstigen. Klinisch relevante Allergene und toxisch irritative Substanzen sollten gemieden werden, um beginnende leichte Symptome zu minimieren bzw. einem Symptomwechsel vorzubeugen. Der Stellenwert der Gabe von Laktobazillen ist noch nicht geklärt, bisher vorliegende Daten reichen für eine Empfehlung nicht aus. Risikofamilien bzw. Familien mit atopischen Erkrankungen können problemlos gemäß der Empfehlung der STIKO (Ständige Impfkommission) geimpft werden. Die Hyposensibilisierung (z. B. bei Heuschnupfen) kann einem eventuellen »Absteigen« zum Asthma und/oder auch einer Ausweitung des Allergenspektrums vorbeugen. Patientenschulung ist eine Intervention, die zum einen Elemente der sekundären und tertiären Prävention, aber zum anderen auch rehabilitative Aspekte enthält (▶ Kap. 8.6). **Tertiäre Prävention** beschreibt den Bereich der Rehabilitation (▶ Kap. 5.4).

9.2.2 Konzepte für Diagnostik und Therapie

Asthma bronchiale

Prävalenz

Asthma bronchiale ist mit einer Prävalenz von 7,1–13,5% laut der International Study of Asthma and Allergies in Childhood (ISAAC) eine der häufigsten chronischen Erkrankungen des Kindes- und Jugendalters. Geht man von den aktuellen KiGGS-Daten aus, so haben ca. 950.000 Kinder/Jugendliche eine gesicherte Asthmadiagnose. Das Asthma hat heute seinen bedrohlichen Charakter verloren, Todesfälle sind extrem selten (ca. 1 Todesfall auf 100.000 Kinder). Im Säuglings- und Kleinkindalter haben sehr viel mehr Kinder obstruktive Beschwerden. Kinder, die ein infektgetriggertes Säuglingsasthma haben, verlieren zu einem großen Teil ihre Symptomatik mit Erreichen des Schulalters. Risikofaktoren für eine Persistenz der Symptomatik sind andere atopische Krankheiten/Symptome (z. B. atopisches Ekzem), Eosinophilie, ein erhöhtes IgE, eine frühe Sensibilisierung gegen Nahrungsmittel oder Inhalationsallergene, Asthma bronchiale der Mutter oder eine ausgeprägte obstruktive Symptomatik.

Symptomatik und Verlauf

Beim Asthma kommt es durch die chronische Entzündung zu Veränderungen an der glatten Muskulatur, an Gefäßen, an Zellwänden und Bindegewebe, die dann letztendlich für die Chronizität der asthmatischen Beschwerden im Jugend- und Erwachsenenalter verantwortlich sind. Die chronische Entzündung führt zu einer Hyperreagibilität der Bronchien, die durch unterschiedlichste Trigger verstärkt werden kann: Dies sind im Wesentlichen Infekte, körperliche Anstrengung, aber auch inhalative oder saisonale Inhalationsallergene sowie Irritanzien (Rauchen!).

Die Symptome bestehen nicht nur in einer starken, ausgeprägten Luftnot, sondern können sich auch in leichtem Pfeifen, verminderter Ausatmung, Husten (evtl. nur bei Anstrengung oder Lachen), Räuspern zeigen. Die Diagnose wird gesichert durch die typischen Beschwerden, einen entsprechenden Auskultationsbefund, pathologische Lungenfunktionen und vor allem durch den Nachweis der bronchialen Hyperreagibilität (z. B. Lungenfunktionstestungen mit Spasmolyse, unspezifische Provokation mit Medikamenten/Laufbelastung).

Therapie

 **Die Behandlungsziele beim Asthma sind Symptomfreiheit, eine möglichst normale physische, psychische und geistige Entwicklung ohne Beeinträchtigung der Alltagsaktivitäten, ein Vermeiden der Progredienz der Erkrankung unter gleichzeitigem Meiden unerwünschter Wirkungen der Therapie: »So viel wie nötig, so wenig wie möglich«.**

Die therapeutischen Bausteine bestehen aus der Meidung von Auslösern (soweit möglich), einer medikamentösen Dauertherapie, Physio- und Sportmaßnahmen, Schulung, eventuell psychosozialen Begleitmaßnahmen sowie gegebenenfalls Rehabilitation. Wenn die Meidung von Triggern nicht zu Beschwerdefreiheit führt, ist eine **antientzündliche Dauertherapie** notwendig. Es stehen im Wesentlichen inhalative Kortisonpräparate, Leukotrien-Antagonisten und lang wirksame β_2-Mimetika zur Verfügung. Die Basis jeder Therapie ist die Gabe von inhalativem Kortison. Sollte die Gabe einer niedrigen bis mittleren Dosis nicht ausreichend sein, so kann eine Kombination mit Leukotrien-Antagonisten und/oder lang wirksamen β_2-Mimetika erfolgen.

Um eine adäquate Therapiesteuerung vorzunehmen, ist der Schweregrad des Asthma festzulegen (⬛ Tab. 9.1). Die Schweregradzuweisung erfolgt auf der Basis der Symptomhäufigkeit und -schwere beim »therapienaiven« Patienten. Dosis und Kombination der Präparate ergeben sich aus ⬛ Tab. 9.2 (Einzelheiten siehe Nationale Versorgungsleitlinie Asthma 2005, Leitlinie Asthma bronchiale der Gesellschaft für Pädiatrische Pneumologie 2006).

Andere Medikamente (DNCG, Theophyllinpräparate) spielen heute praktisch keine Rolle mehr. Der Einsatz von IgE-Antikörpern (Omalizumab) ist nur dem Asthmaschweregrad 4 mit allergischer

Triggerung nach Ausschöpfung aller anderen Möglichkeiten vorbehalten.

Für die **Behandlung akuter Beschwerden** werden im Wesentlichen kurz wirksame β_2-Mimetika und systemisch wirkende Kortikosteroide eingesetzt. Kurz wirksame β_2-Mimetika setzen mit ihrer Wirkung bereits nach wenigen Minuten ein; die systemischen Steroide erst nach 20–30 Minuten. Eine Akutversorgung, um starke Beschwerden/einen Anfall zu verhindern, muss immer primär von den Familien durchgeführt werden können ▶ Kap. 8.6; ⬛ Abb. 9.4).

Die Ausweitung der **Dauertherapie** erfolgt schrittweise bis zum Erreichen einer Beschwerdefreiheit. Ein Verringern ist bei stabilem Asthma in dreimonatigen Abständen möglich. Die Zeitinter-

---

⬛ Tab. 9.1. Klassifikation der Asthmaschweregrade bei Kindern

Schweregrad		Symptomatik	Lungenfunktion[a] [% des Sollwertes]	Lebensqualität
IV	Schwergradig, persistierend[b]	Anhaltende tägliche Symptome, häufig auch nächtlich	FEV_1 <60% Variabilität >30%	Deutlich beeinträchtigt
III	Mittelgradig, persistierend[b]	An mehreren Tagen/Wochen[c] und auch nächtliche Symptome	Auch im Intervall obstruktiv FEV_1 <80% und/oder MEF_{25-75} bzw. MEF_{50} <65%, Variabilität >30%	Beeinträchtigt
II	Geringgradig, persistierend[b] (episodisch symptomatisches Asthma)	Intervall zwischen Episoden <2 Monate	Nur episodisch obstruktiv, LuFu dann pathologisch: FEV_1 <80% und/oder MEF_{25-75} bzw. MEF_{50} <65%, Variabilität 20–30% LuFu im Intervall meist noch o.p.B.: FEV_1 >80% und/oder MEF_{25-75} bzw. MEF_{50} >65%, Variabilität <20%	Nicht beeinträchtigt bzw. teilweise eingeschränkt
I	Intermittierend (intermittierende, rezidivierende, bronchiale Obstruktion)[d]	Intermittierend Husten, leichte Atemnot Symptomfreies Intervall >2 Monate	Nur intermittierend obstruktiv, LuFu dann oft noch normal: FEV_1 >80%, MEF_{25-75} bzw. MEF_{50} >65%, Variabilität <20%. Im Intervall o.p.B.	Nicht beeinträchtigt

[a] *Individuelle Maximalwerte sind zu berücksichtigen. Gegebenenfalls Überblähung beachten (FRC >120% des Sollwertes). Lungenfunktion im Säuglings- und Kleinkindesalter nur in Spezialeinrichtungen messbar. LuFu Lungenfunktion, FEV_1 Einsekundenvolumen, $MEF_{50, 25-75}$ maximaler exspiratorischer Fluss bei 50, 25–75% der forcierten exspiratorischen Vitalkapazität, FRC funktionelle Residualkapazität, o.p.B. ohne pathologischen Befund.*

[b] *Von einer bronchialen Überempfindlichkeit im symptomfreien Intervall ist bei den Schweregraden II, III und IV auszugehen.*

[c] *Zum Beispiel bei alltäglicher körperlicher Belastung.*

[d] *Chronische Entzündung und Vorliegen einer Überempfindlichkeit der Bronchialschleimhaut nicht obligat, somit definitionsgemäß dann noch kein Asthma (s. oben). Auftreten der obstruktiven Ventilationsstörung bei Säuglingen und Kleinkindern infektgetriggert, vor allem in der kalten Jahreszeit und bei Schulkindern nach sporadischem Allergenkontakt (z. B. bei Bestehen einer seltenen Tierhaarallergie).*

◻ Tab. 9.2. Medikamentöse Stufentherapie bei Kindern und Jugendlichen

Stufe		Bedarfstherapie	Dauertherapie
IV	Schwergradig, persistierend[a]	Inhalatives kurz wirksames β_2-Sympatomimetikum[b]	Hohe ICS-Dosis, sonst wie in Stufe 3 (Ausnahme:[c])
			Zusätzlich intermittierend oder dauerhaft orale Kortikosteroide
			Zusätzliche Therapie mit Anti-IgE bei entsprechender Indikation
III	Mittelgradig, persistierend[a]	Inhalatives kurz wirksames β_2-Sympatomimetikum[b]	Mittlere ICS-Dosis, falls keine Besserung: Dosissteigerung (um 50–100% = hohe ICS-Dosis = Stufe 4) bzw. zusätzlich lang wirksame β_2-Sympathomimetika[d] und/oder Montelukast und/oder Theophyllin
II	Geringradig, persistierend	Inhalatives kurz wirksames β_2-Sympatomimetikum[b]	Therapie der 1. Wahl: Niedrig dosierte ICS. Vorheriger Versuch mit Montelukast[c] oder Cromonen (DNCG oder Nedocromil) für 4–8 Wochen möglich
I	Intermittierend	Inhalatives kurz wirksames β_2-Sympatomimetikum[b]	Keine[e]

ICS *inhalative Kortikosteroide.*

[a] *Vor Dosissteigerung des ICS bzw. vor Add-on-Therapie oder Gabe oraler Kortikosteroide: Vorstellung in einem allergologisch-pneumologischen Schwerpunkt (Praxis/Zentrum).*

[b] *Alternativen: Anticholinergika (z. B. Ipratropiumbromid), wässriges Theophyllin oral, Anticholinergika evtl. auch in Kombination mit kurz wirksamen $\beta2$-Sympathomimetika.*

[c] *Bei Belastungsasthma als Monotherapie zugelassen; für Stufe 4 nicht zugelassen; bei Kleinkindern (1–6 Jahre) ist Montelukast den langwirksamen $\beta2$-Sympathomimetika vorzuziehen.*

[d] *Im Vorschulalter kaum Wirksamkeits- oder Sicherheitsdaten, deshalb hier nur in Ausnahmefällen.*

[e] *Eine vorübergehende antientzündliche Therapie z. B. bei rezidivierenden, infektgetriggerten Bronchialobstruktionen im Säuglings- oder Kleinkindesalter sowie bei kurzfristigem Allergenkontakt älterer Kinder (z. B. Birkenpollen, sporadischem Tierkontakt) ist möglich.*

valle resultieren daher, dass die Hyperreagibilität in der Bronchialschleimhaut nur sehr langsam rückläufig ist.

Die Therapiesteuerung erfolgt über Symptomprotokoll und Lungenfunktion, Selbsteinschätzung (»Lungendetektiv«) und Symptom-/Peak-Flow-Protokolle. In den heutigen Leitlinien ist der »Grad der Asthmakontrolle« Leitschiene (Lungenfunktion, Häufigkeit der Symptome, Limitierung der Alltagsaktivitäten, nächtliche Beschwerden, Bedarf an Akuttherapie, Häufigkeit schwerer Exazerbationen).

Zur bundesweiten Verbesserung der Versorgung wurde das **Disease-Management-Programm (DMP)** eingeführt. Es umfasst therapeutische Vorgaben auf der Basis von Leitlinien und eine strukturierte Schulung für Patient/Familie/Leistungserbringer. Die Qualitätsziele des DMP sind: Erhöhung des Anteils geschulter Patienten und derjenigen mit schriftlichem Selbstmanagementplan, Vermeidung notfallmäßiger stationärer/ambulanter Behandlung, Erhöhung der Anteile der Patientenzahl mit inhalativen Steroiden in der Dauertherapie. Begleitet wird das DMP durch ein Anreizsystem für Familien, Leistungserbringer und gesetzliche Krankenkassen.

Atopisches Ekzem (Neurodermitis)

Es handelt es sich um eine chronische/chronisch rezidivierende Hauterkrankung, die altersabhängig unterschiedlich ausgeprägt ist und als wesentliches Element einen starken Juckreiz hat. Auch hier ist die chronische Entzündung zentrale Ursache der Beschwerden, wobei zusätzlich der sog. Juck-Kratz-Zirkel ein wesentlicher Triggerfaktor ist. Die Folge der chronischen Entzündung ist eine herabgesetzte Reizschwelle, Reaktion auf alltägliche Umweltreize sowie den eigenen Schweiß, Kratzen, gelegentlich

Abb. 9.4. Notfallvermeidungsplan

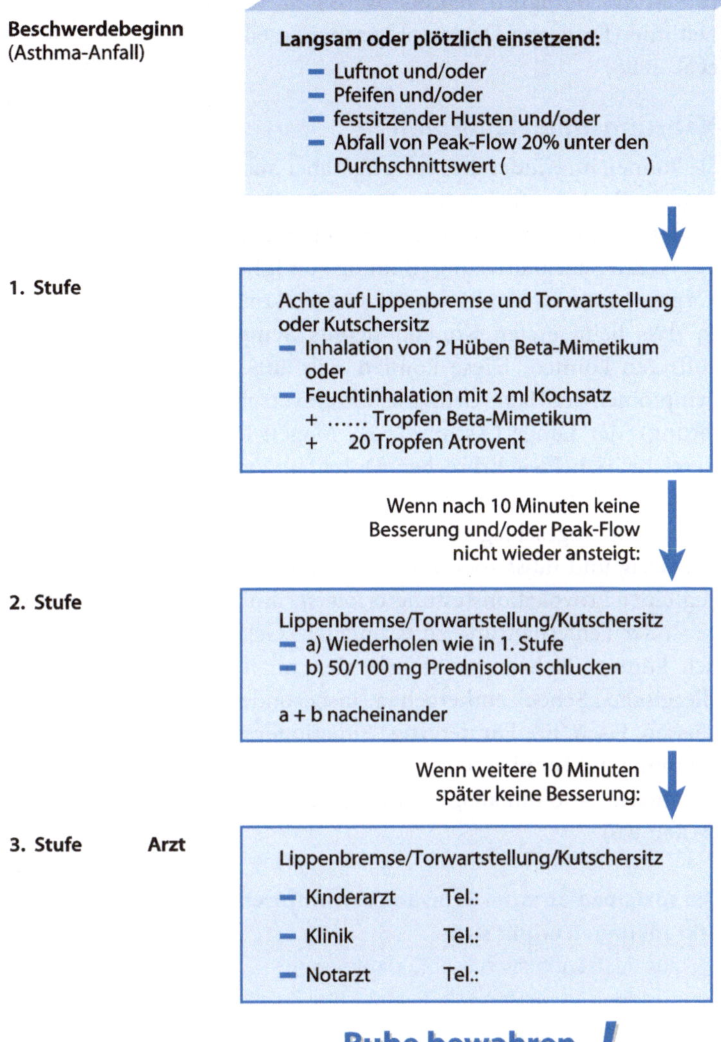

Infekte, Nahrungsmittel, Klima, Stress, eine deutlich erhöhte Neigung zu Superinfektionen. Die IgE-vermittelten Trigger können inhalative Allergene, bei Säuglingen/Kleinkindern auch Nahrungsmittel sein (nur bei ca. 30–40% der Kinder: meist Milch, Ei, Soja, Weizen).

Bei der Neurodermitis gibt es ebenfalls eine **Basistherapie**, die die unmittelbaren Auswirkungen der chronischen Entzündungen verringert (Verringerung der Entzündungsaktivität und Hauttrockenheit, Minderung von Juckreiz und Brennen): dies ist eine topische Basistherapie (rückfettende Bäder sowie Emollenzien) bei konsequenter Meidung bzw. Verringerung von Triggern. Sollten diese Maßnahmen nicht ausreichend sein, sind evtl. antipruriginöse und antiseptische Wirkstoffe und ggf. lokale Glukokortikosteroide angezeigt (bei häufigen Rezidiven oder nur langsamer Besserung evtl. auch topische Immunmodulatoren). Die Glukokortikosteroide sind in 4 Wirkklassen eingeteilt (Klasse 1 sind die mildesten, Klasse 4 die am stärksten auf die Haut wirkenden glukokortikoidhaltigen Externa). Bei Kindern reichen in der Regel Klasse-1- und -2-Präparate. Familien sollten immer autark ihre Dauertherapie, aber auch beginnende Verschlechterungen selbst beeinflussen können

(▶ Kap. 8.6), bezüglich Neurodermitis s. S2-AWMF-Leitlinie (Deutsche Dermatologische Gesellschaft et al. 2008).

Nahrungsmittelallergien

Sie können im Kindesalter sofortige, aber auch verzögerte Reaktionen hervorrufen. Die Häufigkeit (außer bei atopischer Dermatitis) beläuft sich auf ca. 4–7%. Zur Sensibilisierung (Bildung von IgE-Antikörpern) kann es bereits vor der Geburt kommen, so dass beim ersten Kontakt bereits Symptome auftreten können. Diese können sich äußern in Symptomen der Haut (Urtikaria, Ekzemverschlechterung), der Lunge (Asthma), des Magen-Darm-Bereiches (Übelkeit, Erbrechen, Durchfall, Verstopfung, Gedeihstörung), aber auch in Kopfschmerzen, Müdigkeit, Abgeschlagenheit. Die Diagnostik ist oft schwierig und muss sorgfältig, meist unter Einbezug einer Provokationstestung erfolgen, um Mangel- oder Fehlernährung zu vermeiden. Gelegentlich können Nahrungsmittelallergien mit einem allergischen Schock einhergehen (insbesondere bei Nüssen, Fisch, Ei). Für derartige Situationen ist die Schulung der Familien essenziell, um ein schnelles häusliches Notfallmanagement zu gewährleisten (▶ Kap. 8.6).

Die sozialpädiatrische Relevanz von atopischen Erkrankungen ergibt sich

- aus der Häufigkeit dieser Erkrankungen;
- aus den »limitierten« – z. B. hinsichtlich der Rauchexposition durchaus einfach umsetzbaren, aber derzeit unzureichend genutzten – Möglichkeiten der Prävention;
- aus der Notwendigkeit einer (u. U. lebenslangen) Dauertherapie, bei der die Stärkung der Eigenverantwortung des Kindes/Jugendlichen und seiner Eltern von zentraler Bedeutung ist;
- aus den Auswirkungen der Erkrankungen auf die gesamte Familie, der Dauertherapie und notwendigen Kompetenz für eine frühzeitige Selbstintervention bei Verschlechterungen: all das erfordert eine hohe Selbstständigkeit der Familien und somit eine strukturierte, wirksame **Patientenschulung** (▶ Kap. 8.6);
- daraus, dass bei einer Reihe von Familien das Meiden der Auslöser, eine adäquate Dauerthera-
▼

pie, Frühintervention sowie die Patientenschulung nicht ausreichen. Es können auch psychosoziale Rahmenbedingungen vorhanden sein, die das Krankheitsmanagement erschweren oder umgekehrt, und/oder psychosoziale Folgen aus dem Vorhandensein einer chronischen Krankheit resultieren. In diesen Fällen sind evtl. eine **psychosoziale Begleitbehandlung** und/oder auch eine **Rehabilitation** indiziert (▶ Kap. 5.4).

Literatur

Borowski C, Schäfer T (2005) Allergieprävention – Evidenz basierte und konsentierte Leitlinie. Urban & Vogel, München

Gesellschaft für Pädiatrische Pneumologie e.V. (2006) S2 – Leitlinie Asthma bronchiale im Kindes- und Jugendalter, http://www.awmf-leitlinien.de

Global initiative for asthma (GINA) (2006) Pocket guide for asthma management and prevention. Medical communications Resources, Gig Harbor, WA

Klein-Tebbe J, Lepp U, Niggemann B, Werfel T (2005) Nahrungsmittelallergie und -unverträglichkeit: Bewährte statt nicht evaluierte Diagnostik. Dt Ärztebl 27: 1660–1664

Nationale Versorgungsleitlinie – Asthma (S3) (2005) Dt Ärztebl B2307–B2311

Deutsche Dermatologische Gesellschaft et al. (2008) Leitlinie Neurodermitis (S2), http://www.awmf-leitlinien.de

Schlaud M, Atzpodien K, Thierfelder W (2007) Allergische Erkrankungen. Ergebnisse aus dem Kinder- und Jugendgesundheitsservey (KiGGS). Bundesgesundheitsbl 50: 701–710

Verordnung zur Änderung der Risikostrukturausgleichsverordnung zum Asthma bronchiale (2004) Bundesgesetzblatt 3722–3735

Wahn U, Seeger R, Wahn V, Holländer G (2005) Pädiatrische Allergologie und Immunologie. Urban & Fischer, München

Zöllner IK, Weiland SK, Piechotowski I et al. (2005) No increase in the prevalence of asthma, allergies, and atopic sensitisation among children in Germany: 1992–2001. Thorax 60(7): 545–548

9.3 Zerebrale Anfälle und Epilepsien[1]

Knut Brockmann

9.3.1 Definition und Grundlagen

Zerebrale Anfälle im Kindesalter sind häufig und treten überwiegend als **Gelegenheitsanfälle** oder seltener im Rahmen einer **Epilepsie** auf. Die Epilepsien bilden eine klinisch und ätiologisch heterogene Gruppe von Erkrankungen mit dem gemeinsamen Merkmal rezidivierender, unprovoziert auftretender paroxysmaler Störungen der Hirnaktivität, die zu einer Beeinträchtigung motorischer, sensorischer, autonomer oder psychischer Funktionen – isoliert oder in jeder Kombination – führen. Diese epileptischen Anfälle stellen das klinische Korrelat abnorm synchroner Depolarisationen zerebraler Neuronengruppen dar. Lokalisation und Größe dieser Neuronenpopulation sowie Dauer ihrer synchronen Entladung sind ausschlaggebend für die klinische Anfallssymptomatik. Anfallssymptome können vom Patienten selbst oder von einem Beobachter oder von beiden wahrgenommen werden.

> **Definition**
>
> Als Gelegenheitsanfälle bezeichnet man einzelne symptomatische zerebrale Anfälle, die in zeitlicher Kopplung an akute physikalische, metabolische, entzündliche oder toxische Einwirkungen auf das Hirn auftreten.

Pathophysiologisch liegt diesen Anfällen meist ein funktionelles Ungleichgewicht exzitatorischer und inhibitorischer Neurotransmitter zugrunde. Bei den bisher genetisch aufgeklärten idiopathischen Epilepsien fanden sich fast immer Defekte von Ionenkanälen in der neuronalen Zellmembran (Weber u. Lerche 2008).

Epidemiologie

Epilepsien stellen die häufigste neurologische Erkrankung des Kindesalters dar. Es ist mit einer Prävalenz von ca. 0,5% zu rechnen. Die Zahl der Neuerkrankungen an Epilepsien beträgt in Industrieländern etwa 50 auf 100.000 Kinder pro Jahr. Die im Kindesalter häufigsten zerebralen Anfälle sind die Fieberkrämpfe, die durch Erhöhung der Körpertemperatur provozierte Gelegenheitsanfälle und keine Epilepsie darstellen. Fieberkrämpfe treten bei etwa 3% der Kinder im Alter von 6 Monaten bis 6 Jahren auf.

Klassifikation

Eine allen klinischen, neurophysiologischen und genetischen Aspekten gleichermaßen Rechnung tragende Einteilung der Epilepsien ist bisher nicht gefunden worden (Holthausen 2001). Der internationalen Fachgesellschaft »International League Against Epilepsy« (ILAE) folgend werden als **idiopathische** die genetisch verursachten Epilepsien ohne Nachweis einer anderen fassbaren Hirnerkrankung bezeichnet. Ihnen gegenübergestellt werden die **symptomatischen** Epilepsien, bei denen Anfälle als Symptom einer fokalen zerebralen Läsion (Tumor, Entzündung, Trauma, Malformation) oder einer diffusen, meist metabolischen Erkrankung (Hypoglykämie, Elektrolytentgleisung u.a.m.) bzw. im Rahmen eines komplexen neurologischen Krankheitsbildes (Chromosomenanomalien, Rett-Syndrom, Angelman-Syndrom) auftreten. Als dritte Gruppe ergeben sich die sog. **kryptogenen** Epilepsien, bei denen eine zugrunde liegende zirkumskripte oder diffuse Hirnläsion zwar zu vermuten, mit den heute zur Verfügung stehenden diagnostischen Mitteln aber nicht nachzuweisen ist – sie sind also als »wahrscheinlich symptomatisch« anzusehen.

Eine weitere Dimension der Epilepsieklassifizierung zielt auf die Unterscheidung zwischen **primär generalisierten Epilepsien** mit Anfallsbeginn simultan in beiden Hemisphären einerseits und andererseits **primär fokalen Epilepsien** mit klinisch oder elektroenzephalographisch nachweisbarem Anfallsbeginn in einer umschriebenen Hirnregion. Bleibt bei derartigen Herdanfällen das Bewusstsein erhalten, spricht man von einfach-fokalen, bei Beeinträchtigung des Bewusstseins von komplex-fokalen Anfällen. Diese klassische Unterscheidung zwischen einfach- und komplex-fokalen Anfällen

---

[1] Für kritische Durchsicht des Manuskripts und wertvolle Anregungen danke ich Herrn Dr. Hans Holthausen, Vogtareuth.

ist im Kindesalter allerdings wenig sinnvoll, da die Bewusstseinslage während des Anfalles oft nicht sicher zu beurteilen ist. Primär fokale Anfälle können das gesamte Hirn erfassen, also sekundär generalisieren. Geht einem generalisierten Anfall eine Aura voraus, kann der fokale Ursprung als gesichert gelten. Bei jungen und mental retardierten Kindern, die ihre Aura nicht unmittelbar berichten können, lassen sich gelegentlich indirekte Hinweise auf eine Aura, wie ängstlicher Gesichtsausdruck, Aufsuchen der Mutter u.a.m. erfragen oder beobachten.

Klassifikation der Epilepsien
- **Idiopathisch:** genetische Ursachen ohne nachweisbare andere Hirnerkrankung
- **Symptomatisch:** Folge einer zurückliegenden, fortbestehenden oder progredienten Hirnerkrankung (Malformation, Infektion, Trauma, Hirnblutung oder -infarkt, Neoplasie, metabolische Störung u.a.m.)
- **Kryptogen:** wahrscheinlich symptomatisch, dies ist aber nicht nachweisbar

Gewissermaßen als Ergänzung zur klassischen Epilepsie-Klassifikation der ILAE ist im Jahre 2001 ein »diagnostisches Schema für Menschen mit epileptischen Anfällen und Epilepsien« vorgeschlagen worden, das 5 Achsen oder Stufen der Anfallscharakterisierung aufweist (Task Force der ILAE 2001, s. folgende Übersicht):

Diagnostisches Schema für Menschen mit epileptischen Anfällen und Epilepsien
- **Achse 1: Iktale Phänomene**
  Anhand eines Glossars einer beschreibenden iktalen Terminologie; iktale Ereignisse können mit jeder gewünschten Detailliertheit beschrieben werden
- **Achse 2: Anfallstyp**
  Anhand einer Liste epileptischer Anfallsformen; die vermutete Lokalisation im Gehirn sowie auslösende Reize von Reflexanfällen sollten ggf. angegeben werden
  ▼

- **Achse 3: Syndrome**
  Anhand einer Liste von Epilepsiesyndromen; erfolgt im Wissen, dass eine Syndromzuordnung nicht immer möglich ist
- **Achse 4: Ätiologie**
  Anhand einer Klassifikation von Krankheiten, die häufig mit epileptischen Anfällen oder Epilepsiesyndromen verknüpft sind; sofern möglich, werden genetische Defekte oder spezifische pathologische Substrate symptomatischer fokaler Epilepsien genannt
- **Achse 5: Beeinträchtigung**
  Dieser optionale, aber nützliche diagnostische Parameter kann anhand einer Einteilung beurteilt werden, die von der Klassifikation der WHO abgeleitet wurde (WHO-ICIDH-2) (Task Force der ILAE 2001)

9.3.2 Fieberkrämpfe: die häufigsten Gelegenheitsanfälle im Kindesalter

Definition

Als Fieberkampf wird ein zerebraler Anfall im Zusammenhang mit Fieber bezeichnet, der bei einem bisher anfallsfreien, neurologisch gesunden Kind im Alter von 6 Monaten bis 5 Jahren auftritt, ohne dass eine ZNS-Infektion vorliegt. Ein Fieberkrampf wird sich ereignen, wenn ein Kind mit entsprechender **genetischer Prädisposition** im entsprechenden **Alter** mit **Fieber** erkrankt (Waruiru u. Appleton 2004).

Fieberkrämpfe treten in der überwiegenden Mehrzahl als **primär generalisierte tonisch-klonische Anfälle** auf. Von einem unkomplizierten Fieberkrampf spricht man bei einer Dauer unter 15 Minuten und bei einmaligem Auftreten innerhalb von 24 Stunden. Als kompliziert wird der Fieberkrampf dann bezeichnet, wenn er länger als 15 Minuten dauert, innerhalb von 24 Stunden rezidiviert oder fokalen Anfallscharakter aufweist.

Etwa 30% der Kinder erleiden mindestens einen weiteren Fieberkrampf. Das **Rezidivrisiko** ist erhöht bei familiärer Belastung mit Fieberkrämpfen (nicht bei familiärer Belastung mit Epilepsie), nach Auftreten des ersten Fieberkrampfes im 1. Lebensjahr, nach Auftreten des ersten Fieberkrampfes bei relativ niedrigem Fieber und schließlich nach Auftreten einer Fieberkrampfserie innerhalb eines Infektes.

Prognose

Die **Entwicklungsprognose** wird durch Fieberkrämpfe in aller Regel nicht getrübt. In einer Reihe von Studien wurde keine Assoziation von unkomplizierten Fieberkrämpfen mit späteren neurologischen Defiziten (z. B. Hemiparese), allgemeiner kognitiver Beeinträchtigung, speziellen Gedächtniseinbußen, SIDS oder erhöhter Mortalität gefunden. Eine Ausnahme bilden komplizierte Fieberkrämpfe, insbesondere der **febrile Status epilepticus** als lebensbedrohlicher Notfall, aus dem sehr wohl bleibende motorische und mentale Behinderungen sowie eine nun erst neu entstandene Epilepsie entstehen können (Chungath u. Shorvon 2008, Vestergard et al. 2008).

Nur etwa 2–4% der Kinder mit einem oder mehreren Fieberkrämpfen haben später mindestens einen afebrilen Anfall. Die Mehrzahl dieser Kinder wird eine **Epilepsie** entwickeln. Andererseits haben immerhin 13–19% der Kinder mit afebrilen Anfällen mindestens einen Fieberkrampf in der Vorgeschichte. Effektive prophylaktische Maßnahmen, um diese Entwicklung einer Epilepsie zu verhindern, sind bisher nicht bekannt.

Therapie

Bei jedem Fieberkrampf ist an die **Differenzialdiagnose** einer **Meningoenzephalitis** mit Fieber und zerebralem Anfall zu denken und im Zweifelsfall der **Liquor** zu untersuchen. Insbesondere bei Säuglingen sowie jungen Kleinkindern bis zum Alter von 18 Monaten ist es schwierig, eine Meningoenzephalitis allein nach dem klinischen Befund sicher auszuschließen, so dass hier die Liquoruntersuchung dringend empfohlen wird (American Academy of Pediatrics 1996). Prolongierte Fieberkrämpfe müssen so rasch wie möglich nach den Therapierichtlinien für den Status epilepticus unterbrochen werden. Die rasche Fiebersenkung ist dabei von eminenter Bedeutung. Die Ursache des Fiebers ist zu klären und adäquat zu behandeln. Eine kraniale Bildgebung ist nicht erforderlich. Ein EEG im fieberfreien Intervall kann zur Beruhigung der Eltern beitragen, aber nichts über das Risiko eines Fieberkrampfrezidivs aussagen.

Prophylaxe

Zur Prophylaxe weiterer Fieberkrämpfe ist die intermittierende Antipyretika-Gabe bei fast allen Kindern unwirksam. Die intermittierende Diazepam-Gabe kann bei weniger als der Hälfte der so behandelten Kinder das Risiko weiterer Krämpfe reduzieren, ist aber mit bedeutsamen Nebenwirkungen belastet, die eine beginnende Meningoenzephalitis verschleiern können, und wird daher in den angloamerikanischen Leitlinien nicht empfohlen. Eine antiepileptische Dauermedikation zur Prophylaxe weiterer Fieberkrämpfe wird wegen der damit verbundenen Nebenwirkungen und in Anbetracht der guten Spontanprognose unkomplizierter Fieberkrämpfe allgemein heute ebenfalls nicht empfohlen (American Academy of Pediatrics 1999). Im Zentrum der kinderärztlichen Betreuung stehen die umfassende Information und **Beratung der Eltern**.

- Etwa jedes 35. Kind hat mindestens einen Fieberkrampf.
- **Unkomplizierte Fieberkrämpfe:**
  - Keine Folgeschäden,
  - 30% der Kinder erleiden mindestens einen weiteren Fieberkrampf.
  - Prävention:
    - Intermittierende Antipyretica-Gabe ist bei fast allen Kindern unwirksam.
    - Intermittierende Diazepam-Gabe kann bei weniger als der Hälfte das Risiko weiterer Krämpfe reduzieren, ist aber mit Nebenwirkungen belastet.
- **Komplizierter Fieberkrampf:**
  - Dauer >15 Minuten,
  - Rezidive innerhalb von 24 Stunden,
  - fokaler Anfallscharakter,
  - Prognose bei febrilem Staus epilepticus getrübt.

— **Fieberkrampf und Epilepsie:**
  — Kinder mit Fieberkrämpfen haben ein nur gering erhöhtes Epilepsierisiko.
  — 2–4% der Kinder mit einem oder mehreren Fieberkrämpfen haben später mindestens einen afebrilen Anfall, die Mehrzahl dieser Kinder wird eine Epilepsie entwickeln.

9.3.3 Häufige Epilepsiesyndrome des Kindes- und Jugendalters

Hier können nicht alle wichtigen Epilepsiesyndrome des Kindes- und Jugendalters erörtert werden, dazu sei auf entsprechende Monographien und neuropädiatrische Lehrbuchkapitel verwiesen (Doose 1998; Siemes u. Bourgeois 2001). Zu den relativ häufigsten Epilepsien bei Kindern und Jugendlichen zählen einerseits als **idiopathische benigne fokale Epilepsien** (Panayiotopoulos et al. 2008)

— die benigne fokale Epilepsie des Kindesalters mit zentrotemporalen Spitzen (Rolando-Epilepsie),
— die benigne frühkindliche fokale Epilepsie (Watanabe-Syndrom) und
— die benigne Okzipitallappenepilepsie des Kindesalters (Panayiotopoulos-Syndrom)

und andererseits als **idiopathische generalisierte Epilepsien** (Camfield u. Camfield 2005)
— die Absence-Epilepsie des Kindesalters (Pyknolepsie, CAE),
— die juvenile Absence-Epilepsie (JAE) und
— die juvenile myoklonische Epilepsie (Janz-Syndrom, JME).

Die wesentlichen Merkmale dieser sechs Epilepsieformen sind in ◻ Tab. 9.3 und ◻ Tab. 9.4 zusammengestellt.

◻ **Tab. 9.3.** Häufige benigne fokale Epilepsien des Kindesalters

	Rolando-Epilepsie	Watanabe-Syndrom	Panayiotopoulos-Syndrom
Beginn	2–12 Jahre, Gipfel 5–10 Jahre	2–20 Monate, Gipfel 6 Monate	1–14 Jahre, Gipfel 3–6 Jahre
Anfallssymptome	Oft schlafgebundene sensomotorische Herdanfälle der Zungen-Schlund-Region, Anarthrie, Speichelfluss, dabei Bewusstsein normal, sekundär generalisierte tonisch-klonische Anfälle	Afebrile komplex-fokale oder sekundär generalisierte Anfälle aus dem Wachen, oft mit Blässe, Zyanose, Apnoe, Tonusverlust, Blickdeviation, Nachschlaf. Clusterartige Anfallshäufung alle 4–8 Wochen	Oft schlafgebundene Anfälle mit Übelkeit, iktalem Erbrechen, anhaltender Blickdeviation, Blässe, Zyanose, allmählicher Bewusstseinstrübung, generalisierten Konvulsionen
Neurologischer Befund	Oft Koordinationsstörungen	Normal	Normal
Psychischer Befund	Oft Teilleistungsstörungen	Normal	Normal
EEG-Befunde	Zentrotemporale oder anders lokalisierte Sharp waves, oft wechselnd, mit Schlafaktivierung	Normal oder fokale Spitzen	Oft parietookzipitale Spitzen und Verlangsamung
Prognose	Remission zur Pubertät	Kurze, oft nur Monate anhaltende aktive Phase	Günstig, oft nur wenige Anfälle
Medikation 1. Wahl	Oft keine Dauermedikation erforderlich. Ggf. Sultiam, evtl. Levetiracetam, Valproat, Clobazam	Oft keine Dauermedikation erforderlich. Ggf. Carbamazepin, Sultiam	Oft keine Dauermedikation erforderlich. Ggf. Sultiam, Carbamazepin

Tab. 9.4. Häufige idiopathische generalisierte Epilepsien des Kindes- und Jugendalters

	Absence-Epilepsie des Schulalters (CAE)	Juvenile Absence-Epilepsie (JAE)	Juvenile myoklonische Epilepsie (JME)
Beginn	3–12 Jahre, Gipfel 6–7 Jahre	7–17 Jahre, Gipfel 10–12 Jahre	8–28 Jahre, Gipfel 12–18 Jahre
Anfallssymptome	Häufige, unvermittelt ohne Aura einsetzende und abrupt endende Bewusstseinspausen von meist 5–20 Sek. Dauer, starrer Blick, oft rhythmische Myoklonien, motorische Automatismen, evtl. Grand-mal-Anfälle	Seltenere, etwas längere Absencen als bei CAE, oft morgendliche Grand-mal-Anfälle	Abrupte kurze, bilaterale, meist symmetrische, einzelne oder repetitive arrhythmische Muskelzuckungen der Schultern und Arme bei erhaltenem Bewusstsein, oft morgens, vor allem bei Schlafmangel, Flickerlicht, Stress. Zudem Grand-mal-Anfälle, ebenfalls morgens
EEG-Befunde	3/Sek. generalisierte Spike waves	3–4/Sek generalisierte Spike waves, Polyspike waves	Generalisierte irreguläre Polyspike waves, Photosensibilität
Prognose	Oft Remission zur Pubertät, Übergang in JAE, Grand-mal-Anfälle möglich	Meist gut	Oft lebenslange Medikation erforderlich
Medikation 1. Wahl	Ethosuximid, Lamotrigin, Valproat	Valproat, Lamotrigin, Ethosuximid, Levetiracetam	Valproat (bevorzugt bei Männern), Lamotrigin (bevorzugt bei Frauen), Levetiracetam

Hinweise für die Praxis

- Auch bei gut behandelbaren Epilepsien: Beratung zur Lebensführung erforderlich!
  - Regelung der Lebensführung zwecks Vermeidung anfallsprovozierender Faktoren:
    - Ausreichender Nachtschlaf (wichtiger bei generalisierten als bei fokalen Epilepsien)
    - Regelmäßiger Schlaf-Wach-Rhythmus
    - Alkoholkonsum minimieren
    - Bei photogenen Epilepsien: ausreichender Abstand zum Bildschirm, ausreichende Umgebungsbeleuchtung, evtl. Sonnenbrille
- Risiko des Ertrinkens (Badewanne, Schwimmbad) ist bei Menschen mit Epilepsie ca. 15-mal höher als in der Durchschnittsbevölkerung
- Häufige benigne fokale Epilepsien des Kindesalters:
  - Oft keine Dauermedikation erforderlich
  - Häufig mit Teilleistungsstörungen assoziiert
- Häufige idiopathische generalisierte Epilepsien:
  - Vermeidung anfallsprovozierender Faktoren besonders wichtig (Schlafmangel, Alkohol)
  - Zum Teil lebenslange Medikation notwendig

Therapieschwierige Epilepsien

Auch wenn benigne idiopathische fokale und generalisierte Epilepsiesyndrome mit zufriedenstellender Anfallskontrolle unter Pharmakotherapie insgesamt den größten Anteil der Epilepsien im Kindes- und Jugendalter bilden, so sind doch etwa 25% der Epilepsien im Kindesalter schwer behandelbar (Bast 2007). Zu dieser großen heterogenen Gruppe zählen einerseits Patienten, bei denen die Epilepsie Teil einer **komplexen chronischen neurologischen Erkrankung** und Entwicklungsstörung ist, oft verbunden mit motorischer und mentaler

Behinderung. Hier ist die Prognose entscheidend abhängig von der Grunderkrankung. Für manche Patienten mit ausgeprägten **Hirnfehlbildungen** bestehen bedeutsame epilepsiechirurgische Optionen. Andererseits bieten fokale Epilepsien bei Patienten mit normaler motorischer und mentaler Entwicklung nicht selten Resistenz gegen die medikamentöse Therapie, wenn ihnen eine fokale kortikale Dysplasie oder eine andere subtile Hirnfehlbildung zugrunde liegt, die in der Routine-Magnetresonanztomographie (MRT) nicht immer ohne Weiteres zu erkennen ist. Auch diese Patienten profitieren oft von einem epilepsiechirurgischen Eingriff und sollten frühzeitig in einem auf pädiatrische Patienten spezialisierten Epilepsiezentrum zur differenzierten Diagnostik vorgestellt werden. In aktuellen Leitlinien sind die Kriterien für die Überweisung anfallskranker Patienten an ein Zentrum für Epilepsiechirurgie zusammengestellt worden (Cross et al. 2006). Besonders wichtig aber ist es, bei Therapieresistenz die bisherige epileptologische Syndromdiagnose immer wieder zu überprüfen (Bast 2008).

Etwa 25% der kindlichen Epilepsien sind schwer behandelbar:
- Epilepsien im Rahmen komplexer neurologischer Erkrankungen,
- bei Hirnfehlbildungen,
- oft assoziiert mit motorischer und mentaler Behinderung.

Diagnostik

Grundlage für die Diagnose einer Epilepsie sind ohne Ausnahme die anamnestischen oder klinischen Daten, die für das Auftreten rezidivierender unprovozierter epileptischer Anfälle sprechen. Entscheidend sind dabei in erster Linie detaillierte **Berichte durch Augenzeugen von Anfällen**, zumal des Anfallsbeginns, und nicht selten auch videogefilmte Dokumentationen von Anfällen, die entweder unter stationären Bedingungen im Rahmen eines Monitorings gewonnen oder aber von Laien im häuslichen Umfeld (mittels Amateurkamera oder Mobiltelefon) aufgenommen werden und dann für die diagnostische Einschätzung oft mehr Aussagekraft besitzen als wortreiche Beschreibungen.

Alle **apparativen Zusatzuntersuchungen** wie EEG, MRT, Labor dienen zur näheren syndromatologischen Einordnung und ätiologischen Klärung einer Epilepsie, erlauben es aber nie, die grundsätzliche Diagnose »Epilepsie« zu stellen. Deutlich mehr Menschen weisen im EEG Zeichen der erhöhten zerebralen Anfallsbereitschaft auf, als tatsächlich mit Anfällen erkranken. Insbesondere bei Kindern mit idiopathischen, aber auch bei jenen mit symptomatischen fokalen Epilepsien decken EEG-Ableitungen im Schlaf nicht selten eine massive Schlafaktivierung der epilepsietypischen Potenziale bis hin zum bioelektrischen Status im Schlaf auf. Solche Befunde erklären dann in manchem Fall eine vorliegende schwere globale oder umschriebene Entwicklungsstörung und eröffnen spezifische Therapieoptionen. Langzeit-EEG-Ableitungen mit Videosimultanaufzeichnung können eine Aussage zu Frequenz und tageszeitlicher Bindung von Anfällen sowie, durch Analyse der initialen Symptomatik, auch über die primäre epileptogene Hirnregion erlauben.

Nur ausnahmsweise kann bei eindeutiger Anamnese, Klinik und EEG-Befunden im Sinne einer idiopathischen Epilepsie auf eine kraniale Bildgebung verzichtet werden. Im Zweifel sollte immer eine MRT erfolgen, um eine symptomatische Genese der Epilepsie mit spezifischen Therapiemöglichkeiten nicht zu übersehen (Commission on Neuroimaging of the ILAE 1997).

Patienten mit therapieschwierigen Epilepsien werden zur näheren diagnostischen Zuordnung und Klärung epilepsiechirurgischer Optionen in einem pädiatrischen Epilepsiezentrum auch mittels Langzeit-Video-EEG-Monitoring untersucht (Bast 2007a). Bei speziellen Fragestellungen zur Lokalisation der primären epileptogenen Hirnregion können zusätzlich zur üblichen Oberflächenableitung des EEG invasive Elektroden platziert werden. Zu den in der prächirurgischen Epilepsiediagnostik eingesetzten speziellen Techniken funktioneller Bildgebung sowie nuklearmedizinischen Untersuchungstechniken [Positronemissionstomographie (PET), Single-Photon-Emissionscomputertomographie (SPECT), funktionelle MRT] sei auf die entsprechende Fachliteratur verwiesen.

Differenzialdiagnostisch müssen immer nicht epileptische Anfälle abgegrenzt werden. Die folgende Übersicht stellt die wesentlichen Differenzialdiagnosen zusammen.

> **Nichtepileptische Erkrankungen mit paroxysmaler Symptomatik im Kindes- und Jugendalter (nach Kurlemann u. Fiedler 2007)**
> - **Mit veränderter Bewusstseinslage**
>   - Synkope
>   - Affektkrämpfe – »breath holding spells«
>   - zyanotisch vs. blass
>   - Narkolepsie/Kataplexie
>   - Herzrhythmusstörungen
> - **Ohne Veränderung der Bewusstseinslage**
>   - Motorische Stereotypien/Ticstörungen
>   - Schauderattacken – »shuddering«
>   - Benigner paroxysmaler Schwindel
>   - Selbststimulation
>   - Benigner frühkindlicher Myoklonus
>   - Benigner paroxsmaler Torticollis
>   - Spasmus nutans
>   - Sandifer-Syndrom
>   - Benigner paroxysmaler Aufblick
>   - Kinesiogene Choreoathetose
>   - Hyperekplexie
>   - Transiente Dystonie des Kindesalters
>   - Opsoklonus-Myoklonus-Syndrom
>   - Alternierende Hemiplegie des Kindes-
>   alters
>   - Hyperventilationsattacken
>   - Panikattacken
>   - Psychogene nichtepileptische Anfälle
> - **Bewegungsmuster aus dem Schlaf heraus**
>   - Pavor nocturnus
>   - Jactatio capitis et corporis nocturna
>   - Benigne Schlafmyoklonien des Säuglings

Viele Patienten mit therapieschwierigen Epilepsien, nicht selten solche mit kognitiver Beeinträchtigung oder anderer psychiatrischer Komorbidität, entwickeln oft schon im Jugendalter zusätzlich zu ihren »echten« epileptischen Anfällen auch **psychogene nichtepileptische Anfälle (PNEA)** im Sinne einer dissoziativen bzw. somatoformen Störung. Als für PNEA besonders typische Symptome sind hervorzuheben: reaktionsloses Verharren, Dauer von mehr als 10 Minuten, Kopfschütteln, irreguläre Extremitätenbewegungen, geschlossene Augen und fehlende Zyanose bei prolongiertem konvulsivem Anfall (Reuber u. Bauer 2003). Die Diagnose eines PNEA ist nur durch die klinische Beobachtung der Anfallssymptomatik, allenfalls noch durch Analyse einer Videoaufzeichnung möglich. Kein einzelnes Anfallssymptom kann als pathognomonisch für einerseits PNEA oder andererseits den organischen epileptischen Anfall gelten. Vielmehr ist das gesamte Muster der klinischen Anfallssymptomatik für diese Diskrimination von entscheidender Bedeutung. Die Gestalt der Bewegungen im »Anfall« ist bei PNEA oft theatralischer, demonstrativer und grotesker als bei generalisierten tonisch-klonischen epileptischen Anfällen, die sich eher durch primitive, monotone Massenbewegungen auszeichnen.

> - Entscheidend für die Diagnose der Epilepsie sind die Anamnese und Anfallsbeobachtung.
> - Der Nachweis epilepsietypischer Potenziale im EEG ist bei Epilepsie häufig, aber nicht immer möglich.
> - Epilepsietypische Potenziale im EEG sind auch bei manchen Kindern ohne Epilepsie nachweisbar.
> - Bildgebende Verfahren, EEG und weitere Diagnostik bei Epilepsie dienen in erster Linie zur Syndromzuordnung und Ursachenklärung.
> - Eine differentialdiagnostische Abgrenzung nichtepileptischer Erkrankungen mit paroxysmaler Symptomatik ist notwendig.
> - Insbesondere bei Patienten mit schwer behandelbarer Epilepsie müssen psychogene nichtepileptische Anfälle von organischen epileptischen Anfällen abgegrenzt werden.

Psychosoziale und psychiatrische Konsequenzen

Psychiatrische Komorbidität ist bei Kindern und Jugendlichen mit Epilepsie fast dreimal häufiger als bei Patienten dieser Altersgruppe mit Asthma bronchiale oder insulinpflichtigem Diabetes mellitus (Salpekar u. Dunn 2007). In einer bevölkerungsbasierten Studie wurden schwere nonverbale kognitive sowie psychosoziale Probleme bei epilepsiekranken Kindern deutlich häufiger als in der Normalbevölkerung beobachtet (Hoie et al. 2008).

Zu diesen psychiatrischen und psychosozialen Problemen können mehrere Faktoren beitragen:

1. Psychopathologische Symptome können aufgrund einer Beeinträchtigung der Funktion zerebraler Neuronen im Sinne eines hirnorganischen Psychosyndroms entstehen.
2. Für manche Patienten scheinen transiente kognitive Beeinträchtigungen durch sog. subklinische epileptische EEG-Entladungen eine bedeutsame Rolle für psychosoziale Funktionsstörungen zu spielen (Binnie 2003).
3. Erlebnisreaktive Verhaltensstörungen sind zurückzuführen auf
   a) den Stress, jederzeit einen Anfall erleiden zu können,
   b) die erforderliche Umstellung der Lebensgewohnheiten,
   c) die soziale Stigmatisierung, die mit der Diagnose einer Epilepsie verbunden ist.
4. Unerwünschte Nebenwirkungen der antiepileptischen Pharmakotherapie betreffen nicht selten Kognition und Stimmung.

Welche dieser Faktoren in welchem Ausmaß beim einzelnen Patienten eine Rolle spielen, hängt von der vorliegenden Epilepsieform, etwaigen neurologischen Begleiterkrankungen, der Primärpersönlichkeit des Patienten, den Bewältigungsstrategien in der Familie und schließlich der gewählten Therapie ab.

Störungen der Kognition und Aufmerksamkeit. Selbst bei den als »benigne« bezeichneten Epilepsieformen des Kindesalters, wie der Absence-Epilepsie des Schulalters, tritt eine Beeinträchtigung der Lern- und Leistungsmöglichkeiten viel häufiger auf als bei anderen nichtepileptischen chronischen Erkrankungen des Kindesalters. Dabei scheinen kumulative Effekte häufiger kurzer Bewusstseinspausen, interiktale Beeinträchtigung des mentalen Tempos und der Aufmerksamkeit sowie Medikamentennebenwirkungen von Bedeutung zu sein.

Bei der Rolando-Epilepsie und anderen idiopathischen »benignen« fokalen Epilepsien sind durch neuropsychologische Untersuchung in einem hohen Prozentsatz umschriebene Entwicklungsstörungen bis hin zur Lernbehinderung aufzudecken, die mit Doose (1998) im Sinne einer »zerebralen Maturationsstörung« interpretiert werden können. Als Sonderformen müssen der bioelektrische Status epilepticus im Schlaf (»continuous spike wave in slow-wave sleep«, CSWS-Syndrom) und das Landau-Kleffner-Syndrom angesprochen werden, bei denen fast kontinuierliche generalisierte Spike-wave-Entladungen im Schlaf zu schwerer Regression der kognitiven, zumal der rezeptiv-sprachlichen Funktionen führen. Bei dieser prognostisch ungünstigen Erkrankungen müssen rasch alle therapeutischen Optionen genutzt werden, um den bioelektrischen Status zu durchbrechen.

Demgegenüber profitieren epilepsiekranke Kinder mit globaler kognitiver Beeinträchtigung oder umschriebener Entwicklungsstörung und häufiger »subklinischen« epilepsietypischen Potenzialen im EEG, sei es im Wachen oder im Schlaf, hinsichtlich ihrer kognitiven Leistungsfähigkeit sehr selten von einer antiepileptischen Pharmakotherapie (Binnie 2003; Wegener 2007).

Eine Aufmerksamkeitsdefizit-/Hyperaktivitätsstörung und erhöhte Impulsivität sind bei Kindern und Jugendlichen mit einer Vielzahl unterschiedlicher Epilepsiesyndrome assoziiert (Dunn et al. 2003; Sanchez-Carpintero u. Neville 2003). Dabei scheint der vorwiegend unaufmerksame Typ besonders häufig zu sein und nicht selten dem Auftreten manifester Anfälle voranzugehen. Im Einzelfall kann ein medikamentöser Behandlungsversuch mit Stimulanzien erwogen werden.

Störungen der Stimmung. Interiktale Depression stellt eine der häufigsten Komorbiditäten bei pädiatrischen Epilepsien dar. Die Suizidrate epilepsiekranker Kinder und Jugendlicher ist wesentlich höher als in der Allgemeinbevölkerung (Baker 2006). Für dieses häufige Zusammentreffen spielen offenbar genetische (häufige familiäre Belastung mit Depressionen), biochemische (gemeinsame pathogene Neurotransmitterstörungen), fokal neurologische (hohe Frequenz von Depressionen bei Temporallappenepilepsien mit möglicher limbischer Dysfunktion), iatrogene (Nebenwirkungen der antiepileptischen Pharmakotherapie und erlebnisreaktive Faktoren eine Rolle (Baker 2006).

Psychiatrische Komorbiditäten sind bei Kindern und Jugendlichen mit Epilepsie ca. dreimal so häufig wie bei Kindern mit anderen chronischen Erkrankungen. Von besonderer Bedeutung sind:

- Teilleistungsstörungen,
- ADHS,
- depressive Störungen.

Soziale Konsequenzen. Trotz umfassender Beratung und Aufklärung stellt jeder zumal generalisierte tonisch-klonische Anfall für fast alle Eltern ein furchteinflößendes Ereignis dar, das als für ihr Kind lebensbedrohlich wahrgenommen wird. Innerfamiliäre Konflikte und Stress treten in Familien mit einem anfallskranken Kind deutlich häufiger auf als in Familien, deren Kind von einer anderen chronischen Erkrankung betroffen ist.

Ein hoher Prozentsatz von Kindern mit neu diagnostizierter Epilepsie zeigt sich auch Monate nach effektiver medikamentöser Einstellung in besonderem Maße besorgt über das Risiko weiterer Anfälle, einer anfallsbedingten Verletzung sowie darüber, mit anderen über ihre Epilepsie zu sprechen. Viele wünschen Hilfe bei der Mitteilung der eigenen Diagnose gegenüber Freunden und Mitschülern (McNelis et al. 1998), nicht wenige halten die Diagnose geheim. In höherem Maße als Kinder und Jugendliche mit anderen chronischen Erkrankungen weisen Patienten mit Epilepsien neben einem reduzierten Selbstwertgefühl, schlechterer Selbsteinschätzung und dem Gefühl der Stigmatisierung auch eine Beeinträchtigung ihrer sozialen Kompetenz auf (Salpekar u. Dunn 2007). Dies betrifft vor allem Kinder mit niedrigerem IQ.

Die Aufnahme der Diagnose »Epilepsie« in der Gesellschaft fördert freilich das Gefühl der Stigmatisierung bei den Betroffenen. Annähernd 50% der Allgemeinbevölkerung sind der Überzeugung, dass Epilepsie ansteckend und anfallskranke Menschen gefährlich seien (Austin et al. 2002). Im schulischen Umfeld sehen sich epilepsiekranke Kinder oft mit unbegründeten Vorbehalten und unnötigen Restriktionen konfrontiert.

Langzeitverlaufsuntersuchungen von Patienten mit im Kindesalter beginnenden Epilepsien zeigen, dass zwar etwa zwei Drittel dieser Patienten (mit oder ohne Pharmakotherapie) anfallsfrei werden, dass sie als Erwachsene aber über eine signifikant schlechtere Schulbildung verfügen und deutlich häufiger arbeitslos, unverheiratet sowie kinderlos sind als die Durchschnittsbevölkerung (Sillanpää et al. 1998).

Epilepsie und Sport. Sowohl von ärztlicher Seite als auch aus der Sicht der Betroffenen wird aktive sportliche Betätigung bei Patienten mit Epilepsie oft mit einem erhöhten Unfallrisiko verknüpft. Die nicht selten widersprüchlichen Empfehlungen, die man zu diesem Thema lesen kann, tragen zur Verunsicherung bei. Gesichert ist, dass durch regelmäßige körperliche Aktivität, und hier insbesondere durch Ausdauersportarten, bei Menschen mit Epilepsie das Anfallsrisiko zu senken ist. Daneben profitieren auch Epilepsiekranke von den günstigen kardiovaskulären und psychosozialen Effekten regelmäßiger sportlicher Aktivität. Die Mehrzahl der Sportarten führt kein erhöhtes Unfallrisiko für Epilepsiepatienten mit sich. Dies gilt besonders für Leichtathletik, Bodenturnen, Skilanglauf, aber auch für Kontakt- und Mannschaftsportarten wie Fußball, Handball, Hockey. Erschütterungen des Kopfes z. B. durch Kopfbälle sollten jedoch vermieden werden. Schwimmen sollte nur unter unmittelbarer Aufsicht erfolgen. Von Sportarten, bei denen ein Anfall zu einem möglicherweise tödlichen Sturz aus großer Höhe führen könnte, ist natürlich abzuraten. Radfahren und reiten sollte jedermann stets nur mit Helm, dies gilt besonders für Kinder und Jugendliche mit Epilepsie. Körperliche Überlastungen sind grundsätzlich zu vermeiden (Howard et al. 2004).

Epilepsie und Führerschein. In Deutschland besteht keine gesetzliche Regelung zur Frage der Erteilung einer Fahrerlaubnis für Menschen mit Epilepsie. Verbindliche Grundlage der Beurteilung ist für Straßenverkehrsbehörden, Ärzte und Patienten das Gutachten »Krankheit und Kraftverkehr« des Gemeinsamen Beirates für Verkehrsmedizin beim Bundesminister für Verkehr und Bundesminister für Gesundheit (Lewrenz 2000; Krämer 2007). Die im Jahre 2000 aktualisierten Begutachtungsleitlinien sind zu umfangreich, um hier vollständig dargestellt zu werden. Abhängig von der Anfallsform und -häufigkeit sowie der Führerscheinklasse sind dort differenzierte Maßstäbe zur Fahreignung formuliert. Die Leitlinien werden im Internet von verschiedenen Vereinigungen und Selbsthilfegruppen dargestellt und kommentiert (http://www.izepilepsie.de, http://www.epilepsie.sh) und können beim Verlag[2] bestellt werden (Lewrenz 2000).

Therapie

Als wesentliche Elemente der Epilepsiebehandlung sind zu nennen:

1. **Ausführliche Information** und Beratung des Patienten und seiner Familie über Diagnose, Ätiologie, Grundlagen der Pathophysiologie, Prognose, Behandlungsmöglichkeiten, Verhalten im Notfall, Kommunikation der Diagnose im Freundeskreis, Kindergarten, Schule, beruflichem Umfeld. Aushändigung eines Anfallskalenders und eines Notfallausweises.

2. **Umstellung der Lebensgewohnheiten**, um im Einzelfall anfallprovozierende Faktoren (Schlafmangel, Änderungen des Wach-Schlaf-Rhythmus, Unregelmäßigkeiten der Medikamenteneinnahme, Flickerlicht, ggf. erhöhte Körpertemperatur, Alkoholkonsum) zu minimieren. Für Jugendliche stellen »Partys« mit einer Kombination mehrerer solcher Risikofaktoren einen besonders bedeutsamen Auslöser für Anfallsrezidive dar, die dann bittere Konsequenzen bezüglich des Führerscheinerwerbs nach sich ziehen können.

3. **Antiepileptische Pharmakotherapie** entsprechend den allgemeinen Empfehlungen der Medikamente erster Wahl für das jeweilige Epilepsiesyndrom (Doose 1998; Connock et al. 2006; Glauser et al. 2006; Wheless et al. 2007) und nach ausführlicher Beratung mit Patient und Familie über Pro und Contra einer Dauermedikation sowie über Effektivität und Nebenwirkungen der zur Wahl stehenden Substanzen. Nur ein Therapiekonzept, das im Einvernehmen mit Patient und Eltern entwickelt wurde, hat Aussicht auf Compliance.

4. Für die **Antiepileptikadosierung** sind Orientierung an allgemein empfohlenen Richtlinien zum therapeutischen Bereich (in mg Substanz pro kg Körpergewicht und Tag)

sowie Ausmaß der Anfallskontrolle einerseits und Auftreten unerwünschter Nebenwirkungen andererseits wesentlich wichtiger als Serumspiegel.

5. Bereitstellung einer **Notfallmedikation**.

6. Ärztliche Aufmerksamkeit für **psychiatrische Komorbidität** und **psychosoziale Probleme**, um diese früh erkennen und adäquat behandeln zu können.

7. Stärkung der **Eltern-Kind-Beziehung**. Für die psychopathologische Symptomatik von Kindern mit Epilepsie ist die Qualität der Eltern-Kind-Beziehung von herausragender Bedeutung und viel wichtiger als epilepsieassoziierte Faktoren (Rodenburg et al. 2006).

8. Aufklärung und Beratung im **sozialen Umfeld**, also von Freunden, Mitschülern, Erziehern, Lehrern usw., sofern dies vom Patienten und der Familie gewünscht wird.

9. Hinweis auf **Selbsthilfegruppen** (Verzeichnis z. B. unter http://www.epilepsie-netz.de, http://www.epilepsie-elternverband.de, http://www.epilepsie-online.de)

10. Bei therapieschwierigen Epilepsien im Rahmen komplexer neurologischer Erkrankungen mit motorischer und mentaler Behinderung benötigen die betroffenen Familien oft **soziale Hilfen**. Siehe hierzu die Hinweise in ► Kap. 8.8 und ► Kap. 10.5.

11. Für Patienten mit therapieschwierigen Epilepsien wird in entsprechend versierten pädiatrischen Epilepsiezentren oder Fachabteilungen im Einzelfall die Indikation zu einer **ketogenen Diät**, einer **Vagusnervstimulation** oder einem **epilepsiechirurgischen Eingriff** geprüft werden (Bast 2007b).

---

[2] Wirtschaftsverlag NW Verlag für neue Wissenschaft, Bremerhaven (Tel. 0471–94544-0, Fax 0471–9454477).

Literatur

American Academy of Pediatrics. Provisional Committee on Quality Improvement, Subcommittee on Febrile Seizures (1996) Practice parameter: The neurodiagnostic evaluation of the child with a first simple febrile seizure. Pediatrics 97: 769–772

American Academy of Pediatrics. Committee on Quality Improvement, Subcommittee on Febrile Seizures (1999) Practice parameter: Long-term treatment of the child with simple febrile seizures. Pediatrics 103: 1307–1309

Austin JK, Shafer PO, Deering JB (2002) Epilepsy familiarity, knowledge, and perceptions of stigma: Report from a survey of adolescents in the general population. Epilepsy Behav 3: 368–375

Baker GA (2006) Depression and suicide in adolescents with epilepsy. Neurology 66 (Suppl 3): S5–S12

Bast T (2007) Diagnostik schwer behandelbarer Epilepsien bei Kindern und Jugendlichen. Monatsschr Kinderheilk 155: 1189–1202

Bast T (2008) Therapie schwer behandelbarer Epilepsien bei Kindern und Jugendlichen. Monatsschr Kinderheilk 156: 67–78

Binnie CD (2003) Cognitive impairment during epileptiform discharges: Is it ever justifiable to treat the EEG? Lancet Neurol 2: 725–730

Camfield C, Camfield P (2005) Management guidelines for children with idiopathic generalized epilepsy. Epilepsia 46 (Suppl 9): 112–116

Camfield CS, Camfield PR (2007) Long-term social outcomes for children with epilepsy. Epilepsia 48 (Suppl 9): 3–5

Chungath M, Shorvon S (2008) The mortality and morbidity of febrile seizures. Nat Clin Pract Neurol 4: 610–621

Commission on Neuroimaging of the International League Against Epilepsy (1997) Recommendations for neuroimaging of patients with epilepsy. Epilepsia 38: 1255–1256

Connock M, Frew E, Evans BW et al. (2006) The clinical effectiveness and cost-effectiveness of newer drugs for children with epilepsy. A systematic review. Health Technol Assess 10(7)

Cross JH, Jayakar P, Nordli D et al. (2006) Proposed criteria for referral and evaluation of children for epilepsy surgery: Recommendations of the Subcommission for Pediatric Epilepsy Surgery. Epilepsia 47: 952–959

Doose H (1998) Epilepsien im Kindes- und Jugendalter, 11. Aufl. Desitin Arzneimittel GmbH, Hamburg

Dunn DW, Austin JK, Harezlak J et al. (2003) ADHD and epilepsy in childhood. Dev Med Child Neurol 45: 50–54

Glauser T, Ben-Menachem E, Bourgeois B et al. (2006) ILAE treatment guidelines: Evidence-based analysis of antiepileptic drug efficacy and effectiveness as initial monotherapy for epileptic seizures and syndromes. Epilepsia 47: 1094–1120

Høie B, Sommerfelt K, Waaler PE, Alsaker FD, Skeidsvoll H, Mykletun A (2008) The combined burden of cognitive, executive function, and psychosocial problems in children with epilepsy: A population-based study. Dev Med Child Neurol 50: 530–536

Holthausen H (2001) Epileptische Anfälle im Kindesalter. Übersicht, Terminologie und Klassifikation. Monatsschr Kinderheilkd 149: 1154–1161

Howard GM, Radloff M, Sevier TL (2004) Epilepsy and sports participation. Curr Sports Med Rep 3:15–19

Krämer G (2007) Epilepsie und Führerschein. Z Epileptol 20: 170–175

Kurlemann G, Fiedler B (2007) Differentialdiagnose kindlicher paroxysmaler Bewegungsstörungen. Kinderärztl Prax 79: 78–89

Lewrenz H (2000) Begutachtungs-Leitlinien zur Kraftfahrereignung des Gemeinsamen Beirats für Verkehrsmedizin beim Bundesminister für Verkehr, Bau- und Wohnungswesen und beim Bundesministerium für Gesundheit, 6. Aufl. (Berichte der Bundesanstalt für Straßenwesen, Mensch und Sicherheit). Wirtschaftsverlag NW Verlag für neue Wissenschaft, Bremerhaven

McNelis A, Musick B, Austin J, Dunn D, Creasy K (1998) Psychosocial care needs of children with new-onset seizures. 2. J Neurosci Nurs 30: 161–165

Panayiotopoulos CP, Michael M, Sanders S, Valeta T, Koutroumanidis M (2008) Benign childhood focal epilepsies: Assessment of established and newly recognized syndromes. Brain 131: 2264–2286

Reuber M, Bauer J (2003) Psychogene nichtepileptische Anfälle. Dtsch Ärztebl 100: A2013–A2018

Rodenburg R, Marie Meijer A, Deković M, Aldenkamp AP (2006) Family predictors of psychopathology in children with epilepsy. Epilepsia 47: 601–614

Salpekar JA, Dunn DW (2007) Psychiatric and psychosocial consequences of pediatric epilepsy. Semin Pediatr Neurol 14: 181–188

Sánchez-Carpintero R, Neville BG (2003) Attentional ability in children with epilepsy. Epilepsia 44: 1340–1349

Siemes H, Bourgeois BFD (2001) Anfälle und Epilepsien bei Kindern und Jugendlichen. Thieme, Stuttgart

Sillanpää M, Jalava M, Kaleva O, Shinnar S (1998) Long-term prognosis of seizures with onset in childhood. N Engl J Med 338: 1715–1722

Task Force der ILAE (2001) Vorschlag für ein diagnostisches Schema für Menschen mit epileptischen Anfällen und Epilepsien. Z Epileptol 14: 59–68

Vestergaard M, Pedersen MG, Ostergaard JR, Pedersen CB, Olsen J, Christensen J (2008) Death in children with febrile seizures: A population-based cohort study. Lancet 372: 457–463

Waruiru C, Appleton R (2004) Febrile seizures: An update. Arch Dis Child 89: 751–756

Weber YG, Lerche H (2008) Genetic mechanisms in idiopathic epilepsies. Dev Med Child Neurol 50: 648–654

Wegener A (2007) Neuropsychologische Befunde bei idiopathisch fokalen Epilepsien. In: Karch D, Pietz J (Hrsg) Aktuelle Neuropädiatrie 2006. Novartis, Nürnberg. S 116 ff

Wheless JW, Clarke DF, Arzimanoglou A, Carpenter D (2007) Treatment of pediatric epilepsy: European expert opinion, 2007. Epileptic Disord 9: 353–412

9.4 Zerebralparesen

Knut Brockmann, Dieter Karch

Die Zerebralparesen (CP, nach »cerebral palsy«) stellen eine ätiologisch heterogene Gruppe residualer Bewegungsstörungen dar, die seit Einführung des Begriffes durch William Little im Jahre 1843 Gegenstand immer neuer Definitionsversuche und Klassifikationsbemühungen sind (Morris 2007; Rosenbaum et al. 2007). Die europäische Arbeitsgruppe »Surveillance of Cerebral Palsy in Europe« (SCPE 2000) hat die derzeit allgemein akzeptierte Definition formuliert.

9.4.1 Definition und Grundlagen

> **Definition**
>
> Als Zerebralparesen bezeichnet man eine Gruppe von Krankheitsbildern, die
> 1. zu einer Störung von Bewegung, Haltung und motorischer Funktion führen,
> 2. permanent, aber nicht unveränderlich sind und
> 3. durch eine nicht progrediente Störung/ Läsion/Abnormalität
> 4. des sich entwickelnden Gehirns entstehen (SCPE 2000).

Aus dieser von der SCPE vorgelegten Definition ist unmittelbar abzuleiten, dass für die Diagnose der CP Anamnese und Befund, also die Phänomenologie, nicht aber die Ätiologie maßgebend sind. Daraus folgt,

- dass pathologische Befunde in bildgebenden Verfahren nicht erforderlich sind, um die Diagnose einer CP zu stellen. Im Zuge der diagnostischen Abklärung einer zunächst unklassifizierten Bewegungsstörung im Kindesalter kommt aber insbesondere der MRT besondere Bedeutung zu. Bei etwa 85% der Kinder mit CP liefert die MRT einen pathologischen, zur klinischen Symptomatik passenden Befund, und nur bei etwa 15% der Kinder ist der MRT-Befund unergiebig (Krägeloh-Mann u. Horber 2007).

- Die definitionsgemäß rein klinischen Diagnosekriterien der CP schließen eine Früherkennung mittels apparativen Screenings aus.
- Die CP ist wegen ihrer vielgestaltigen Symptomatik ein weites Feld für Fehldiagnosen. Auf die differenzialdiagnostischen Schwierigkeiten wird weiter unten näher eingegangen.

CP ist eine klinische Diagnose basierend auf Anamnese und Befund. Pathologische Befunde im MRT sind häufig, aber nicht obligat.

Epidemiologie

Die CP bildet die häufigste Ursache körperlicher Behinderung bei jungen Kindern. Unter 1000 Lebendgeborenen ist mit etwa 2–3 Fällen zu rechnen, während die Rate bei deutlich zu früh und zu leicht geborenen Kindern auf 40–100 Fälle pro 1000 ansteigt (SCPE 2000).

Risikofaktoren

Die Konzepte zur Ätiologie der CP haben sich gewandelt. Eindimensionale Theorien, die einzelne Ursachen wie perinatale Asphyxie in den Vordergrund der CP-Entstehung gestellt haben, sind zunehmend ersetzt worden durch Krankheitsmodelle, bei denen eher Kaskaden von Ereignissen oder komplexe Bedingungsgefüge unterschiedlicher, zusammenwirkender Einzelfaktoren als für die Genese einer CP entscheidend angesehen werden (Keogh und Badawi, 2006). Insbesondere ist die Relevanz intrauteriner oder subpartaler Infektionen und der systemischen Inflammationsreaktion für die Entstehung neonataler Leukoenzephalopathie und damit für die Pathogenese der CP deutlich geworden.

Die folgende Übersicht reflektiert den aktuellen Kenntnisstand zu den Risikofaktoren für CP, wobei die Summe dieser Risikofaktoren etwa ein Drittel aller Neugeborenen betrifft. Die einzelnen Risikofaktoren haben einen unterschiedlich prädiktiven Wert: so ist das Risiko für CP bei einem Frühgeborenen aus der 28. Schwangerschaftswoche (SSW) höher als bei einem Frühgeborenen aus der 32. SSW. Ausgeprägte pathologische Befunde bei bildgebenden Verfahren erhöhen das Risiko erheblich. Trotz dieser Einschränkungen erlauben diese Risikofaktoren, die Kinder zu identifizieren, denen sich der Pädiater mit besonderer Aufmerksamkeit zuwenden sollte, um eine CP frühzeitig zu erkennen.

> **Risikofaktoren für CP (Keogh u. Badawi 2006)**
> - Mütterliche Risikofaktoren
> - Frühgeburt
> - Hypotrophie
> - Mehrling (bei Reifgeborenen!)
> - Perinatales Management (Versorgung, Transport)
> - Infektion, Inflammation und Hypoxie
> - Neonatale Stressoren (Operationen)
> - Pathologische Befunde in bildgebenden Verfahren (MRT zuverlässiger als Sonographie): intraventrikuläre Hämorrhagie, periventrikuläre Leukomalazie, Ventrikelerweiterung, Läsionen in Basalganglien, Thalamus, Capsula interna

- CP ist eine der häufigsten Ursachen für körperliche Behinderung bei jungen Kindern: 1 von 300 bis 500 Kindern ist betroffen.
- Eine CP tritt fast nie ohne anamnestische Risikofaktoren auf.
- Der positive prädiktive Wert der meisten Risikofaktoren ist jedoch begrenzt: Nur ein Teil der Kinder mit »ausgeprägten« Risikofaktoren hat tatsächlich eine CP, bei manchen Risikofaktoren sind nur sehr wenige Kinder betroffen.

Klinische Symptomatik

Zerebralparesen führen meist einerseits zu einer **motorischen Retardierung** und andererseits zu **qualitativ auffälliger Motorik**. Den Daten der SCPE zufolge stellen spastische Syndrome die weit überwiegende Mehrzahl der CP (60% bilateral-spastische, 30% unilateral-spastische Syndrome). Demgegenüber sind dyskinetische mit 6% und ataktische CP mit 4% selten. Progrediente, neurodegenerative Erkrankungen, spinale Erkrankungen und Fälle mit muskulärer Hypotonie als einzigem neurologischem Zeichen werden definitiv nicht zur Gruppe der CP gezählt. Tritt die Schädigung des sich entwickelnden Gehirns erst nach dem Ende der Neonatalperiode ein, wird dies als postneonatale CP abgegrenzt (SCPE 2000).

Das Spektrum der klinischen Symptomatik bei CP reicht von milder Tonuserhöhung in einer Extremität mit nur geringfügiger funktioneller Beeinträchtigung bis hin zu schwerster spastischer Tetraparese mit rascher Entwicklung von Kontrakturen, Skoliose, Gelenkluxationen u.a.m., dann meist eingebettet in eine Mehrfachbehinderung mit vollständiger permanenter Pflegebedürftigkeit.

Früherkennung

Das Bemühen des Kinderarztes um eine Früherkennung der CP sollte sich auf die Risikokinder fokussieren, unter denen die Frühgeborenen die relativ größte Gruppe darstellen. Die CP kann nur phänomenologisch, also nach Anamnese und klinischem Befund diagnostiziert werden, und für diese Diagnosefindung sind neurologischer Status und Erfassung der funktionellen Beeinträchtigung unverzichtbar. Diese Methoden tragen aber wenig zur Früherkennung bei (Brockmann 2007b). Eine solche Frühdiagnose kann durch die **qualitative Bewegungsanalyse nach Prechtl** mit hoher Zuverlässigkeit gelingen (Prechtl 2001).

Allerdings ist die Frage, ob die aus der früheren Diagnose resultierende frühe Intervention auch zu einer besseren Prognose der betroffenen Kinder führt, nicht zufriedenstellend beantwortet, der Nutzen einer besonders frühen physiotherapeutischen Intervention ist nicht gesichert. Aktuelle Konzepte des motorischen Lernens gehen davon aus, dass Einsicht in den Sinn einer Übung und Eigenmotivation des Patienten wichtige Voraussetzungen für besonders effektive Bewegungstherapie darstellen – Voraussetzungen, mit denen im Säuglingsalter nur gerechnet werden kann, wenn keine erhebliche Einschränkung der mentalen Entwicklung besteht. Führt man sich dies vor Augen, so rückt für den Kinderarzt neben der Herausforderung, eine CP möglichst früh zu erkennen, die Aufgabe, möglichst keine voreilige und letztlich falsche CP-Diagnose zu stellen, stärker in den Vordergrund. Solche voreiligen Diagnosen führen dazu, dass viele Kinder unnötig behandelt werden und ihre Familien lange Zeit **unnötig in großer Sorge** sind.

Die CP ist keine screeningwürdige Erkrankung weil
- eine Frühdiagnostik nur durch spezielle Methoden der Bewegungsanalyse möglich ist, die flächendeckend nicht verfügbar sind,
- eine Verbesserung der Langzeitprognose durch Frühdiagnostik nicht gesichert ist.

9.4.2 Differenzialdiagnose

Differenzialdiagnostische Fragen ergeben sich bei der Untersuchung eines Kindes, bei dem möglicherweise eine CP vorliegt, in zweierlei Hinsicht:

1. Zunächst ist zu klären, ob tatsächlich ein Residualsyndrom besteht oder ob die vorliegende spastische, dyskinetische oder ataktische Bewegungsstörung nicht vielmehr
   a) eine progrediente, neurodegenerative Erkrankung,
   b) eine abgrenzbare, genetisch verursachte, syndromale Entwicklungsstörung oder
   c) Folge einer spinalen Läsion darstellt.

2. Auch bei klinisch gesicherter und neuroradiologisch plausibler Diagnose einer CP ist in vielen Fällen weitergehende Diagnostik erforderlich, um erworbene von genetischen Ursachen der Symptomatik abzugrenzen.

CP versus progrediente/metabolische/syndromale Erkrankung

Zahlreiche metabolische Erkrankungen können zunächst mit dem Bild einer statischen Enzephalopathie verlaufen und ohne Weiteres als CP verkannt werden. Hier sind besonders Defekte des mitochondrialen und peroxisomalen Stoffwechsels sowie die CDG-Syndrome zu nennen. Auch Leukodystrophien können bei früher Manifestation der typischen spastisch-ataktischen oder seltener dystonen Bewegungsstörung an eine CP erinnern (Brockmann 2007a).

■ Tab. 9.5 gibt eine Übersicht über einige wichtige, gewissermaßen klassische Differenzialdiagnosen zur CP, geordnet nach den klinischen CP-Subtypen. Zu den wegen ihrer Häufigkeit bzw. wegen spezieller Therapiemöglichkeiten besonders wich-

■ Tab. 9.5. Differenzialdiagnose der CP

Spastische CP	Dyskinetische CP	Ataktische CP
Hereditäre spastische Paraplegien	Idiopathische (primäre) Torsionsdystonien	Ataxia teleangiectasia (Louis-Bar-Syndrom)
Dopa-responsive Dystonien	Dopa-responsive Dystonien	Joubert-Boltshauser-Syndrom
Glutarazidurie Typ I	Lesch-Nyhan-Syndrom	Angelman-Syndrom
Andere Organoazidurien	Pontozerebelläre Hypoplasie Typ 2	Glukosetransportprotein-Typ-1-Defizienz-Syndrom
Mitochondriale Zytopathien	Molybdänkofaktor-/Sulfitoxidase-Defizienz	Congenital Disorders of Glycosylation (CDG-Syndrome)
Peroxisomale Erkrankungen	Mitochondriale Zytopathien	Marinesco-Sjögren-Syndrom
Congenital Disorders of Glycosylation (CDG-Syndrome)	Glutarazidurie Typ I	Mitochondriale Zytopathien
Molybdänkofaktor-/Sulfitoxidase-Defizienz	Andere Organoazidopathien	Peroxisomale Erkrankungen
Lesch-Nyhan-Syndrom		Organoazidopathien
Leukodystrophien		Abetalipoproteinämie Bassen-Kornzweig
Zervikaler Tumor		

tigen Krankheitsbildern, die mit einer spastischen CP verwechselt werden können, zählen die hereditären spastischen Paraplegien (HSP) und die Doparesponsiven Dystonien (DRD). In die differenzialdiagnostischen Überlegungen zu der initial muskulär hypotonen Symptomatik der CP ist letztlich das gesamte Spektrum des »Floppy-Infant-Syndroms« einzubeziehen.

Differenzialdiagnose unterschiedlicher Ursachen der CP: erworben oder genetisch?

Auch wenn Anamnese, Befund und Zusatzuntersuchungen eindeutig für eine CP im Sinne eines Residualsyndroms nach den oben genannten Kriterien der SCPE (SCPE 2000) sprechen, so besteht weiterer diagnostischer Klärungsbedarf hinsichtlich der Ätiologie und Pathogenese. So sinnvoll der Begriff der CP in sozialmedizinischer Hinsicht ist, so wenig sagt er als klinische Diagnose über den einzelnen Patienten aus. Innerhalb der Gruppe der CP sind Ursachen, klinische Symptomatik und funktionelle Konsequenzen derart heterogen, dass eine fundierte Beratung der Familie über Prognose und Wiederholungsrisiko ohne differenzierte diagnostische Abklärung nicht möglich ist.

In einer Metaanalyse von Untersuchungen zum Stellenwert der MRT bei CP-Patienten fanden sich bei 9% der untersuchten Kinder Hirnfehlbildungen (Krägeloh-Mann u. Horber 2007), von denen ein gewisser Teil auf vaskuläre Läsionen, ein anderer Teil auf genetische Ursachen zurückzuführen ist (◘ Abb. 9.5). Sehr viel häufiger sind CP-Fälle mit einer MR-tomographisch nachgewiesenen Läsion, die auf eine Entstehung im 3. Trimester der Schwangerschaft hinweist. Bei 56% der Patienten zeigten sich periventrikuläre Läsionen, die dem frühen 3. Trimester zuzuordnen sind (◘ Abb. 9.6), und bei 18% den Kortex involvierende Territorialinfarkte

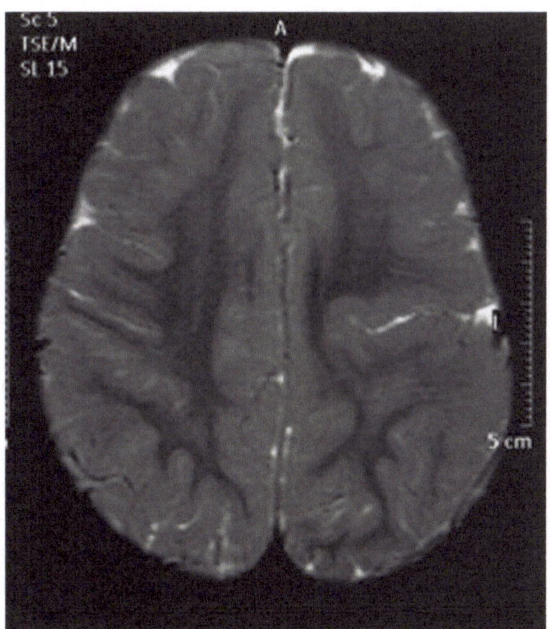

◘ **Abb. 9.5.** MRT eines 18 Monate alten Knaben mit kongenitaler armbetonter Hemiparese rechts. Das MRT zeigt eine Schizenzephalie (sog. Closed-lip-Typ) links präzentral, also eine von grauer Substanz gesäumte Spaltbildung zwischen Seitenventrikel und äußeren Liquorräumen. Schizenzephalien können vaskulär oder genetisch verursacht sein

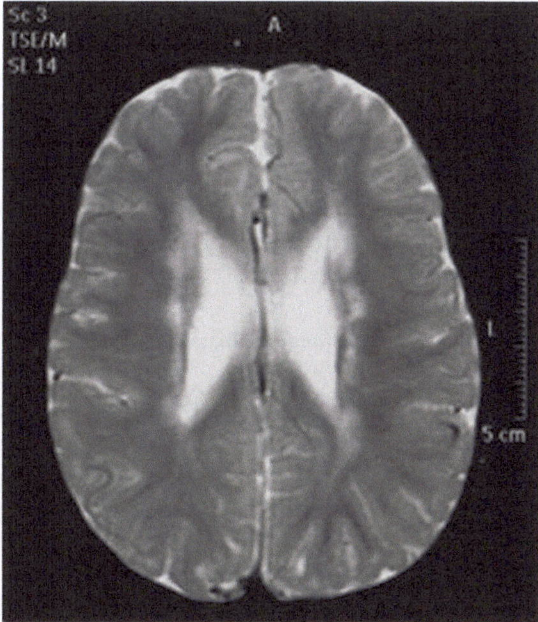

◘ **Abb. 9.6.** MRT eines 2½-jährigen Mädchens mit motorischer und sprachlicher Retardierung und linksbetonter spastischer Diplegie. Das Mädchen war in der 30. SSW mit einem Gewicht von 1160 g geboren worden. Apgar-Werte 5/8/8. Die Neonatalperiode war kompliziert durch ein schweres Atemnotsyndrom, wiederholte Sepsis, zerebrale Anfälle. Die Schädelsonographie hatte periventrikulär zystische Läsionen im Marklager rechts mehr als links dargestellt. Das MRT zeigt eine periventrikuläre Leukomalazie

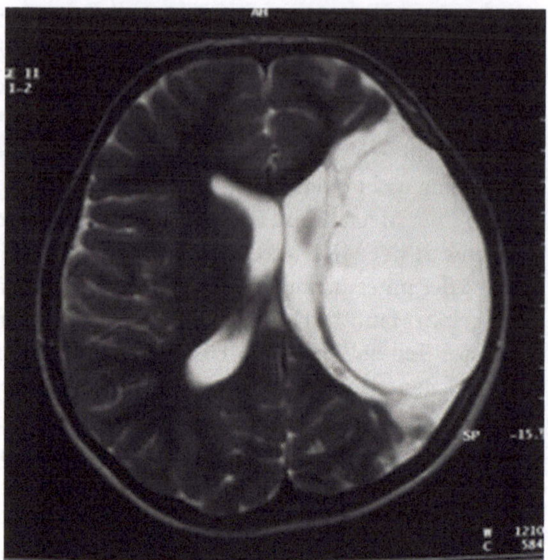

◘ Abb. 9.7. MRT eines 7-jährigen Knaben mit kongenitaler Hemiparese rechts, symptomatischer fokaler Epilepsie und Lernbehinderung. Das MRT hatte im Alter von 5 Monaten einen alten Mediainfarkt links gezeigt und stellt jetzt eine ausgedehnte zystische Läsion der linken Hemisphäre dar

aus dem späten 3. Trimester (Krägeloh-Mann u. Horber 2007) (◘ Abb. 9.7). Auch in diesen Fällen kortikaler Infarkte kann der abgelaufene vaskuläre Insult auf einer genetischen Ursache, beispielsweise einer Gerinnungsstörung beim Kind oder bei der Mutter basieren (Eberl 2007).

Eine umfassende Differenzialdiagnostik bei CP ist unverzichtbar

- für eine fundierte Beratung der Familie über Prognose und Wiederholungsrisiko, und
- weil Ursachen, klinische Symptomatik und funktionelle Konsequenzen sehr heterogen sind.

Apparativ-diagnostisches Vorgehen
Eine pragmatische Leitlinie zum diagnostischen Vorgehen bei der Abklärung einer CP-verdächtigen Bewegungsstörung im Kindesalter ist von der American Academy of Neurology veröffentlicht worden (Ashwal et al. 2004):

> **Apparativ-diagnostisches Vorgehen bei der Abklärung einer CP-verdächtigen Bewegungsstörung im Kindesalter**
> 1. Kraniale Bildgebung stets erforderlich, möglichst MRT
> 2. Metabolische und genetische Untersuchungen nicht routinemäßig
> 3. Diagnose nach Anamnese, Klinik und MRT unklar und klinisch oder paraklinisch zusätzliche suspekte Befunde bezüglich metabolischer/genetischer Ursache: entsprechende Labordiagnostik
> 4. Hirnfehlbildung im MRT: weitergehende Diagnostik mit Frage nach genetischen oder metabolischen Ursachen
> 5. Zerebraler Infarkt im MRT: Indikation zu hämostaseologischer Diagnostik prüfen

9.4.3 Komorbiditäten

Eine CP ist häufig mit anderen funktionellen Beeinträchtigungen verbunden, wie Störungen der Sensibilität, der Wahrnehmung, der kognitiven und kommunikativen Fähigkeiten sowie des Verhaltens. Zudem treten Epilepsien und sekundäre muskuloskelettale Erkrankungen bei CP oft auf.

Psychische Störungen bei Kindern mit CP
Kinder und Jugendliche mit CP sind deutlich häufiger als gesunde und auch häufiger als Kinder mit anderen, nichtneurologischen chronischen Erkrankungen von psychischen Problemen betroffen (Kunde-Trommer 2007; Sarimski 2005). Dabei handelt es sich meist um emotionale Probleme wie Ängste und Störungen des Selbstwertgefühls, Verhaltensstörungen mit Hyperaktivität, Aufmerksamkeitsmangel und Impulsivität sowie aggressives und oppositionelles Verhalten. Kinder und Jugendliche mit spastischer Tetraparese und hochgradig eingeschränkter motorischer Funktion sind häufiger von mentaler Retardierung betroffen. Kinder mit Hemiparese als besonders milder Form einer CP und nur gering unterdurchschnittlichen Lern- und Leistungsmöglichkeiten weisen oft Störungen des Selbstwertgefühls auf, da sie sich eher mit gesunden

Gleichaltrigen vergleichen und so in eine nachteilige Selbstbewertung geraten. In einer multizentrischen europäischen Studie an CP-Patienten im Alter von 8–12 Jahren ergaben sich Verhaltensschwierigkeiten in besonders hohem Maße bei Patienten mit

- besserer motorischer Funktion,
- schlechteren kognitiven Leistungen oder
- häufigeren Schmerzen sowie bei
- Kindern ohne Geschwister oder mit einem kranken oder ebenfalls behinderten Geschwister und schließlich bei
- Patienten, die in Kleinstädten leben gegenüber solchen in Großstädten oder auf dem Lande (Parkes et al. 2008).

Als ein wichtiger **Risikofaktor** für derartige psychische Störungen gelten frühe Interaktionsstörungen bei Kindern mit CP, zu denen es insbesondere bei mangelnder emotionaler Verarbeitung der Diagnose durch die Eltern, bei Überforderung durch zu viele Therapieangebote und nicht zuletzt bei Überforderung durch direktive Therapien mit möglicherweise gelernter Hilflosigkeit kommen kann (Kunde-Trommer 2007).

Anleitung zur Selbstständigkeit, Förderung der sozialen Partizipation in Kindergarten, Schule und Freizeit und Stärkung des Selbstwertgefühls bilden eine gute **Prophylaxe** psychischer Störungen bei CP-Patienten. Die kinderärztliche Führung und Begleitung der Eltern-Kind-Interaktion und die **Beratung der Eltern bzw. der wichtigsten Bezugspersonen** hinsichtlich der besonderen Bedürfnisse ihres Kindes und der adäquaten Förderung der Eigenaktivität stellen dabei eminent wichtige Aspekte der pädiatrischen Betreuung dar.

Kinder mit CP sind in erster Linie Kinder – mit einem breiten Spektrum von Problemen/Komorbiditäten. Die wichtigsten Komorbiditäten betreffen:
- Störungen der Wahrnehmung, der kognitiven und kommunikativen Fähigkeiten und nicht selten Epilepsie,
- Interaktionsstörungen/psychische Störungen, insbesondere bei inadäquater emotionaler Verarbeitung der Diagnose durch die Eltern, und bei Überforderung durch zu viele Therapieangebote.
▼

Präventiv bezüglich psychischer Störungen sind Anleitung zur Selbstständigkeit, Förderung der sozialen Partizipation in Kindergarten, Schule und Freizeit und Stärkung des Selbstwertgefühls.

9.4.4 Therapie

In Anbetracht der vielgestaltigen Symptomatik und häufigen Komorbiditäten ist in der Regel die Betreuung von Patienten mit CP in einer **multidisziplinären Versorgung** unabdingbar. In dem therapeutischen Team sollen neben der Pädiatrie Physiotherapie, Ergotherapie, Logopädie, Psychologie, Sozialpädagogik und Heilpädagogik vertreten sein. Die Behandlungskonzepte richten sich nach dem Ausmaß bzw. dem Schweregrad der Erkrankung und müssen den muskuloskelettalen, kognitiven, sozialen und allgemein-pädiatrischen Facetten der CP gerecht werden. Dafür ist eine enge Kooperation mit Orthopädie, Neurochirurgie, Urologie, Pädaudiologie, Ophthalmologie und im Einzelfall weiterer Disziplinen essenziell. Wie stets bei sozialpädiatrischer Behandlung von Kindern und Jugendlichen mit chronischen Krankheiten und Behinderungen soll die Therapie die Selbstständigkeit fördern und die soziale Teilhabe unterstützen.

Physiotherapie

Die Physiotherapie gilt als elementarer Bestandteil der Behandlung von Kindern mit CP und zielt auf die Prophylaxe von Kontrakturen und Fehlhaltungen, die Vermeidung abnormer Bewegungen, das Einüben funktionell günstiger Bewegungsabläufe und die Förderung motorischen Lernens (Gross-Selbeck et al. 2007). Metaanalysen von insgesamt annähernd 100 wissenschaftlichen Untersuchungen zur Frage der Effektivität von unterschiedlichen Verfahren der Physiotherapie bei CP zeigen eine uneinheitliche Datenlage. Eine Auswertung von 50 Studien aus den Jahren 1990 bis 2001 zur Effektivität ergab zwar, dass diese Studien methodisch besser durchgeführt wurden als in früheren Jahrzehnten, aber sich dadurch nicht die Evidenz für die Wirksamkeit der Physiotherapie verbesserte (Siebes et al. 2002). Insbesondere die großen Erwartungen, die mit der Einführung der Physiotherapie auf neurophysiologischer Grundlage vor ca. 50 Jahren verknüpft waren, konnten bis heute wissenschaftlich nicht verifiziert werden. Da vor allem methodische Mängel und Schwierigkeiten bei den Studien für diese Situation verantwortlich sind, kann man letztlich über die tatsächliche Wirksamkeit der physiotherapeutischen Behandlung kein abschließendes Urteil bilden. Trotz fehlendem Evidenznachweis gilt daher die Physiotherapie als ein wesentliches Element in der Behandlung von Kindern mit CP (Karch 2003).

Während traditionelle Vorgehensweisen (z. B. nach Vojta oder Bobath) vermutlich das Risiko für Kontrakturen verhindern und die Haltungskontrolle verbessern können, ist deren Benefit hinsichtlich im täglichen Leben relevanter funktioneller Verbesserungen begrenzt. Diese sind Fokus **aufgabenorientierter Verfahren** (Ahl et al. 2005). Ihre Therapieziele sind funktionell orientiert und wollen nicht direkt die sog. neurophysiologischen Grundlagen (»Prozess«) der Bewegungsstörungen verbessern. Verfahren, die auf Teilaspekte der Bewegungsstörung zielen, wie z. B. die Constraint-Induced-Movement-Therapie (CIMT) und die Laufbandtherapie (bei Erwachsenen) sind gut evaluiert. Die Erfolge dieser speziellen Therapieverfahren haben in den letzten beiden Jahrzehnten zu einer Umstellung physiotherapeutischer Methoden beigetragen. Bei der Physiotherapie werden heute vorwiegend funktionell orientierte Verfahren eingesetzt, bei denen alltagsrelevante und subjektiv als wichtig erachtete Ziele angestrebt werden.

Die **CIMT** wird bei Hemiparesen, z. B. einer kongenitalen Hemiparese, eingesetzt und soll die betroffene Seite aktivieren und trainieren. Ziel ist es, den Nichtgebrauch der betroffenen und die Übernahme von Funktionen durch die nicht betroffenen Extremitäten, die zu einem massiv reduzierten Spontangebrauch der betroffenen Hand/Seite führen, zu verhindern. Das Verlernen der motorischen Fähigkeiten der betroffenen Hand spiegelt sich in einer reduzierten kortikalen Repräsentation wider, im Gegensatz zur Gegenseite, wo es zu einer Vergrößerung der kortikalen Repräsentation infolge des intensiveren Gebrauchs kommt. Diesem Verhaltensmuster des »learned non-use« wird durch eine Bewegungseinschränkung der gesunden Seite (in der Regel der Hand) entgegengetreten. Die Therapie wurde zunächst bei Erwachsenen mit einer Schlaganfall evaluiert. Inzwischen ist ihre Wirksamkeit auch bei Kindern und Jugendlichen belegt (Mall 2008).

Bei der **Laufbandtherapie** werden angeborene spinale Netzwerke, die für die alternierenden Gehbewegungen mitverantwortlich sind, aktiviert. Zunächst wurde das Verfahren bei der Rehabilitation von erwachsenen Patienten mit Rückenmarksschädigungen eingesetzt und die Wirksamkeit nachgewiesen. Die Belastung durch das Körpergewicht wird dabei durch Haltevorrichtungen verringert, so dass sich der Patient auf die motorische Steuerung des Gehens konzentrieren kann. Die Therapie kann auch bei Kindern mit CP zu einer Verbesserung des Gangbildes beitragen, wenn hierzu eine ausreichende Motivation besteht (Hesse 2001; Dodd et al. 2007). Die externe Stimulation und Bewegungsführung, die bei der Laufbandtherapie erforderlich sind, haben zur Entwicklung von **Gangrobotern (Lokomat)** geführt. Bei der Lokomattherapie wird das Stehen und Gehen auf dem Laufband durch selbstaktive Schienenapparate, die an den Beinen angebracht werden, unterstützt. Der Orthesenapparat gibt ein Gangmuster vor, das sich automatisch an die Fähigkeiten des Kindes anpasst. Die Unterstützung kann von einer vollständig passiven bis hin zur weitgehend aktiven Bewegung variiert werden (Borggräfe et al. 2007; Hesse et al. 2008). Die ersten Ergebnisse sind ermutigend. Die Therapie soll nicht nur den Lernprozess zur Steh- und Gehfähigkeit fördern, sondern verringert auch die Folgen der Bewegungseinschränkungen, wie z. B. Kontrakturen, Osteoporose und Kreislaufinstabilität.

> ❗ **Die Physiotherapie unterstützt nach heutigem Verständnis generell motorische Lernprozesse.**

Diese Neukonzeption physiotherapeutischen Vorgehens beruht auf einer Reihe von Überlegungen und wissenschaftlichen Erkenntnissen:

- Die motorische Entwicklung ist insgesamt ein Lernprozess, der beeinflusst wird von der Lebenssituation, den Anregungen und der Erfahrung.
- Das zentrale Nervensystem (ZNS) wird als sich selbst organisierendes, problemlösendes und lernendes System angesehen, das insofern auch

zielgerichtete Bewegungsabläufe organisieren kann.

- Die Plastizität des ZNS ist offensichtlich größer als früher angenommen. Erfolge der Rehabilitation beruhen nicht nur Kompensation, sondern auch auf aktiver Reorganisation bzw. der Fähigkeit zur »adaptiven Plastizität« entsprechender kortikaler Strukturen.
- Die neueren Erkenntnisse zur Funktion des Spiegelneuronensystems begründen die Annahme, dass Imitation nicht nur die motorische Entwicklung, sondern auch therapeutische Maßnahmen unterstützt.
- Motorisches Lernen und motorische Rehabilitation umfassen auch die Sensorik und gelingen am besten, wenn sinnvolle Aufgaben gestellt werden, die in die Umgebungsbedingungen und die damit verbundenen alltäglichen Aufgaben zur Selbstversorgung, Selbstständigkeit und Integration eingebunden sind.

❶ Der Erfolg motorischer Lernprozess, wie bei anderen Lernprozessen, hängt maßgeblich von den Vorgehensweisen bei der Therapie ab. Die sorgfältige Auswahl der Lernschritte ist essenziell für den Therapieerfolg. Die Freude am Lernen wird durch positives Feedback auch bei kleinen Erfolgen und eine angemessene Bewertung der Fortschritte bzw. des Lernerfolges erhalten. Wichtig sind auch häufige Wiederholungen und adäquate Therapiepausen zur Konsolidierung des Gelernten.

Der Einsatz von Therapieverfahren, die vorwiegend das Ziel verfolgen, die neurophysiologischen Grundlagen und Prozesse, die für die Bewegungsstörungen verantwortlich sind, direkt zu beeinflussen, sind eher als supportive Intervention zu betrachten. Die Grenzen zwischen einer vorwiegend pädagogisch orientierten Förderung und einer vorwiegend medizinisch orientierten Therapie sind im Einzelfall nicht genau zu bestimmen.

Studien zur Evaluation von Therapieverfahren unter dem Aspekt des motorischen Lernens, wie z. B. CIMT oder bimanuelle Intensivtrainings, bei kongenitalen Hemiparesen konnten zeigen, dass die Behandlung in zwei- bis dreiwöchigen Sommercamps signifikante Fortschritte erzielte, die auch noch mehrere Monate danach erhalten blie-

ben. Die Behandlung erfolgte nicht nur durch ausgebildete Therapeuten, sondern auch durch andere (angeleitete) Bezugspersonen, z. T. auch die Eltern (an den Wochenenden) (Gordon et al. 2007; Eliasson 2007). Auch bei Evaluationsstudien der **konduktiven Förderung nach Petö**, bei der die Förderung nicht von mehreren Personen mit unterschiedlicher Profession durchgeführt wird, sondern in der Hand von Konduktorinnen liegt, konnte die Wirksamkeit in Teilbereichen evaluiert werden (Blank et al. 2007).

Folgt man diesen Vorstellungen, gewinnen neben der Botulinumtherapie Therapietechniken, die eine Mobilisierung des muskelskelletalen Systems (respektive Modifizierung des Muskeltonus) erreichen wollen, eine größere Bedeutung. Hierzu gehören Behandlungstechniken der **manuellen Medizin**, wie z. B. manuelle Therapie durch Physiotherapeuten oder chirotherapeutische Manipulationen durch Ärzte (Riedel 2008) sowie aktives und passives Durchbewegen der Extremitäten (Pin et al. 2006). Auch der Aufbau der Muskelkraft ist in diesem Kontext zielführend (Dodd et al. 2003; Mc Burney et al. 2003; Eek et al. 2008).

- die traditionellen Therapieansätze (u. a. nach Vojta und Bobath) waren prozessorientiert, d. h. die neurophysiologischen Grundlagen wurden fokussiert, ihre Wirksamkeit ist bis heute nicht ausreichend gesichert.
- Neuere krankengymnastische Therapieansätze zielen auf das Erlernen alltagsrelevanter Fertigkeiten.
  - Ziel des Erlernens dieser alltagsrelevanten Fertigkeiten ist eine Verbesserung der Selbstständigkeit des Kindes.
  - Die Therapie basiert auf der Eigenaktivität und Motivation des Kindes.
  - Die Wirksamkeit dieser Therapieansätze ist zumindest in Teilbereichen mit valider wissenschaftlicher Methodik nachgewiesen.

Ergotherapie

Bei der Ergotherapie standen und stehen funktions- und aufgabenorientierte Therapieziele im Mittelpunkt.

❗ **Die wichtigsten Indikationen bei Kindern mit CP sind die Therapie der Hand- und Feinmotorik und die Verbesserung der Handlungskompetenzen sowie die damit verbundene Förderung der Wahrnehmung und Wahrnehmungsverarbeitung. Dadurch werden auch die mentale Entwicklung unterstützt und grundlegende Fähigkeiten für schulische Lernprozesse erworben.**

Je nach dem Schweregrad und dem Ausmaß der Beeinträchtigungen können Physiotherapie und Ergotherapie sich ergänzen oder alternativ eingesetzt werden. Eine besondere Bedeutung kommt den visuomotorischen Fähigkeiten zu, da bei vielen Kindern mit CP, insbesondere auch bei sehr unreif Geborenen, erhebliche Sehstörungen oder visuelle Wahrnehmungsstörungen nachgewiesen wurden (Stiers et al. 2002; Stiers u. Vandenbusche 2004; Kunde-Trommer 2008; Leitlinie Visuelle Wahrnehmungsstörung der Gesellschaft für Neuropädiatrie). Relevante physiotherapeutische (und ergotherapeutische) Verfahren, bei denen die theoretischen Grundlagen zur Wirkweise und Wirksamkeit unter naturwissenschaftlichen Aspekten nachvollziehbar sind, werden in der folgenden Übersicht aufgeführt.

Medikamentöse Therapie
Ergänzend zur Physiotherapie und Ergotherapie werden z. B. die Verordnung von Medikamenten zur Herabsetzung des erhöhten Muskeltonus eingesetzt oder die Injektion von Botulinum-Neurotoxinen in Muskelgruppen, die für die Folgen eine spastischen oder dystonen Bewegungsstörung besonders wichtig sind. Bei der **systemischen medikamentösen Therapie** werden Benzodiazepine, Baclofen oder (bei älteren Kindern) Tolperison verabreicht. Bei sehr schwerer, generalisierter Spastik ist die Implantation einer Pumpe zur intrathekalen Baclofen-Dauerinfusion eine meist effektive, aber auch invasive Maßnahme, deren Kosten-Nutzen-Effekt von Hoving et al. (2008) positiv beurteilt wurde.

Die **Botulinum-Neurotoxin-Therapie** darf nur von speziell ausgebildeten Kinderärzten oder Orthopäden durchgeführt werden. Der Vorteil einer reversiblen, meist mehrere Monate anhaltenden Relaxation bestimmter Muskeln ist, die physiothera-

peutischen Optionen zu erweitern, die Progression von Kontrakturen zu verlangsamen und das Risiko von Gelenkluxationen zu verringern. Damit ist es möglich, orthopädische Operationen (z. B. Sehnenverlängerung bei spastischer Diplegie) auf einen späteren Zeitpunkt zu verschieben, an dem eine ak-

> **Relevante physiotherapeutische (und ergotherapeutische) Verfahren bei der Behandlung von zerebralen Bewegungsstörungen**
> - Prozessorientierte Verfahren
>   - Ursprüngliches Bobath-Konzept[a]
>   - Vojta-Konzept[a]
>   - Sensorische Integrationstherapie nach J. Ayres[a]
>   - Propriozeptive neuromuskuläre Fazilitation (PNF)
>   - Castillo-Morales-Konzept (bei mundmotorischen Störungen)[a]
> - **Aufgabenorientierte Verfahren**
>   - Motorisches Lernen
>   - Constraint-Induced-Movement-Therapie
>   - Laufbandtherapie und Lokomattherapie
>   - Konduktive Förderung nach Petö[a]
> - **Verfahren zur Mobilisierung des muskelskelettalen Systems**
>   - Passive und aktive Bewegungsübungen
>   - Manualmedizinische Therapie (z. B. manuelle Therapie)[a]
>   - Hippotherapie[a]
>   - MacMillan-Wassertherapie
>   - Anpassung von Orthesen zur Förderung der Aufrichtung und Lokomotion
>   - (Injektionen von Botulinum-Neurotoxin, ärztliche Intervention)
>   - (Medikamente zur Verminderung der Muskelspannung, ärztliche Intervention)
> - **Verfahren zur Unterstützung der physischen Verfassung**
>   - Atemtherapie
>   - Kraft- und Ausdauertrainings

[a] Siehe Stellungnahmen der Gesellschaft für Neuropädiatrie (http://www.neuropaediatrie.com).

tive Mitarbeit des Patienten bei der postoperativen Übungsbehandlung erwartet und die richtige Dosierung der Sehnenverlängerung besser eingeschätzt werden kann. Abgeleitet von Ergebnissen und Erfahrungen der instrumentellen Ganganalyse werden charakteristische Bewegungsmuster als Richtschnur zur Auswahl und Behandlung beteiligter Muskeln genutzt. Die Kenntnis dieser Muster und der daran beteiligten Muskeln ist wesentliche Voraussetzung für Therapieerfolg. Auch für die obere Extremität können häufig wiederkehrende Haltungs- und Bewegungsmuster und die zugehörigen Kennmuskeln beschrieben werden (Berweck u. Heinen 2008).

Hilfsmittelversorgung

Im Rahmen der Physiotherapie werden auch vielfältige Hilfsmittel zur Prophylaxe von Sekundärkomplikationen wie Fehlhaltungen und Kontrakturen, zur Verbesserung motorischer Funktionen bei der Aufrichtung und der Fortbewegung (Innenschuhe, Orthesen, Schienen), zur Ermöglichung des frei nicht erreichten Sitzens und Stehens (Sitzschale, Stehbrett) zur Verbesserung der Mobilität (Rollator, Rollstuhl) sowie zur Erleichterung der Pflege (Lifter für Transfer in Bett, Badewanne oder Auto) eingesetzt. Nach § 33 SGB IX ist das Ziel der Hilfsmittelversorgung, einer drohenden Behinderung vorzubeugen, den Erfolg einer Heilbehandlung zu sichern oder eine Behinderung bei der Befriedigung von Grundbedürfnissen des täglichen Lebens auszugleichen, soweit sie nicht allgemeine Gebrauchsgegenstände des täglichen Lebens sind. Die Anpassung von Hilfsmitteln ist eine interdisziplinäre Aufgabe und erfordert eine enge Zusammenarbeit von Patient, Therapeut, Bezugspersonen, Orthopädietechniker und Arzt (Sozialpädiater, Kinderneurologe oder Orthopäde). Eine bestmögliche Anpassung von Hilfsmitteln soll helfen, krankheitsbedingte Beeinträchtigungen auszugleichen, die Selbstständigkeit zu vergrößern und sich in die Gesellschaft einzugliedern. Die Versorgung hat sich einerseits am Ausmaß der Erkrankung und speziellen Symptomen/Beeinträchtigungen sowie der Prognose, andererseits aber auch an den individuellen Bedürfnissen und der Lebenssituation zu orientieren. Angesichts der Tatsache, dass ständig neue Hilfsmittel entwickelt werden und sich die Vorstellungen über ihre Auswirkungen auf die Bewegungsstörungen ändern, kann eine optimale Versorgung, vor allem bei erheblichen Bewegungsstörungen, nur in einem Team mit besonderer Erfahrung gelingen.

Für die Lebensbewältigung kann die Verordnung von Hilfsmitteln notwendig sein. **Hilfsmittel** können dienen
- zur Prophylaxe von Sekundärkomplikationen wie Fehlhaltungen und Kontrakturen,
- zur Verbesserung motorischer Funktionen bei der Aufrichtung und der Fortbewegung (Innenschuhe, Orthesen, Schienen),
- zur Ermöglichung des frei nicht erreichten Sitzens und Stehens (Sitzschale, Stehbrett),
- zur Verbesserung der Mobilität (Rollator, Rollstuhl),
- zur Erleichterung der Pflege (Lifter für Transfer in Bett, Badewanne oder Auto).

Operative Verfahren

Neuroorthopädische operative Interventionen werden einerseits als **sehnenverlängernde Eingriffe** zur Lösung von Kontrakturen (sog. Weichteiloperationen, Kondo et al. 2004; Stott u. Piedrabita 2004) und andererseits als **Arthrodesen** zur Stabilisierung von Gelenken durchgeführt. Skolioseaufrichtende Operationen, Umstellungsosteotomien und sehnenverpflanzende Eingriffe können zu deutlicher funktioneller Verbesserung führen. Die Unterbrechung sensibler Rückmeldesysteme auf spinaler Ebene (selektive dorsale Rhizotomie) reduziert den Muskeltonus der beckennahen Muskulatur und damit die Gefahr einer Hüftgelenkluxation (Trost et al. 2008).

Orthopädische und neurochirurgische Interventionen bei der Behandlung von zerebralen Bewegungsstörungen
- Orthesenversorgung
  - Einlagen, Innenschuhe, Nachtschienen, Redressionsgipse
- Andere Hilfsmittel
  - Behindertengerechte Karren, Rollatoren, Rollstühle, Lifter zum Umlagern z. B. in Badewanne, Auto

▼

- Pharmakotherapie
  - Lokal antispastische Therapie mit Botulinumtoxin
  - Intrathekale Baclofen-Therapie
- Neuroorthopädische und neurochirurgische operative Interventionen
  - Tendotomien, kontrakturlösende Operationen, Korrekturoperationen bei Fehlstellung der Sprunggelenkosteotomien
  - Selektive dorsale Rhizotomie
  - Operationen bei Gelenkluxation und Skoliose

Logopädie

Logopädische Therapie ist nicht nur bei Sprachentwicklungsstörungen notwendig. Spezielle Indikationen bestehen bei Beeinträchtigung von Mundmotorik und Schluckmotorik – eine Dysphagie besteht bei fast allen schwer betroffenen [GMFCS (»gross motor function classification system«) Level IV–V] CP-Kindern (Calis et al. 2008) –, bei in der Kommunikationsfähigkeit infolge Sprech- und Sprachstörungen sowie auch bei kognitiv erheblich eingeschränkten Kindern.

Bei **Fütter- und Essstörungen** werden die Fähigkeit zum Mundschluss angeregt, Techniken zur Flaschenfütterung und bei der Löffelkost sowie zur Unterstützung von Kauen und Schlucken vermittelt. Meist wird nach dem Castillo-Morales-Konzept behandelt, dessen Hypothesen zur Wirksamkeit sich am Bobath-Konzept orientieren (Karch et al. 2003). Da oft primäre und sekundäre Verhaltensstörungen die Interaktion von Kind und Bezugsperson belasten, sind **zusätzliche psychologische Beratungen** oder eine Behandlung unter psychotherapeutischen Prämissen erforderlich (Kunde-Trommer et al. 2001; Schädler et al. 2007).

Schwerwiegende Störungen der Schluckmotorik erfordern nicht selten die Anlage einer perkutanen endoskopischen Gastrostomie (PEG, Sullivan et al. 2005). Pathologischer Speichelfluss kann durch Scopolamin-Pflaster oder Botulinumtoxin-Injektionen in die Speicheldrüsen (Reid et al. 2008) verringert werden.

Techniken zur Förderung und Unterstützung der nonverbalen Kommunikation stehen zur Verfügung. Bei der »unterstützten Kommunikation« werden Handzeichen (Zeichensprache), Bildkarten, spezielle elektronische Kommunikationshilfen u. a. eingesetzt. Informationen finden sich auf der Homepage der Gesellschaft für unterstütze Kommunikation (International Society of Augmentative and Alternative Communication, ISAAC, http://www.isaac-online.de).

Manche Kinder mit CP können auch von speziellen logopädischen Therapietechniken profitieren:

- bei Fütter- und Essstörungen durch Anregung der Fähigkeit zum Mundschluss und Anleitung in Techniken zur Flaschenfütterung und bei der Löffelkost,
- bei der Behandlung von Kau- und Schluckstörungen (Dysphagie),
- zur Förderung und Unterstützung der nonverbalen Kommunikation.

Sozialrechtliche Aspekte

Für Menschen mit CP und ihre Familien werden in Deutschland zahlreiche Leistungen und Unterstützungen durch die Solidargemeinschaft angeboten (▶ Kap. 8.8 und ▶ Kap. 10.5). Beim Anspruch auf diese Hilfen bei Patienten mit CP sind der Schweregrad der Störung und das Ausmaß der Komorbiditäten von entscheidender Bedeutung. Alle Sozialleistungen können **nur auf Antrag gewährt** werden. Da die meisten Leistungen nicht rückwirkend eingefordert werden können, sollten sie frühzeitig beantragt werden. Der Antrag sollte möglichst schriftlich gestellt werden, um bei strittigen Entscheidungen das Widerspruchsverfahren zu vereinfachen. Alle Leistungsträger, ihre Verbände und die sonstigen in diesem Gesetzbuch genannten Vereinigungen sind verpflichtet, im Rahmen ihrer Zuständigkeit über die Rechte und Pflichten aufzuklären.

- Viele Familien von Kindern mit durchaus auch schwerer CP kennen und nutzen die Angebote sozialer Hilfen nur unzureichend.
- Alle Sozialleistungen können **nur auf Antrag gewährt** werden.
- Da die meisten Leistungen nicht im Nachhinein eingefordert werden können, sollten sie frühzeitig beantragt werden.

▼

- Der die Familie primär betreuende sozialpädiatrisch arbeitende Kinderarzt sollte nachfragen, ob die Eltern die Angebote kennen und nutzen.

9.4.5 Teilhabe und Lebensqualität

Teilhabe: Kindergarten, Schule und Beruf

Die Entscheidung über die bestgeeignete Betreuung in Kindergarten und Schule soll nach interdisziplinärer Evaluation der motorischen Stärken und Schwächen, der kognitiven Lern- und Leistungsmöglichkeiten wie auch der sozioemotionalen Situation des Kindes erfolgen.

❗ **Grundsätzlich ist die Integration in Regelschulen anzustreben, wenn die kognitive Leistungsfähigkeit adäquat ist.**

Eine Unterstützung durch Einsatz eines PCs evtl. mit angepasstem Keyboard ist bei einer deutlichen graphomotorischen Beeinträchtigung notwendig und möglich. Die baulichen und organisatorischen Voraussetzungen müssen von der Schule geschaffen werden. Eine begleitende psychologische Beratung zur Prävention von Verhaltensstörungen ist zu empfehlen, ebenso wie eine frühzeitige Planung der beruflichen Ausbildung.

Vielfach ist aber eine schulische Förderung nur im Rahmen einer **Sonderschule** möglich. Für diese Entscheidung sprechen folgende Argumente, die den Nachteil der »Aussonderung« ausgleichen können:

- Umfassende therapeutische Versorgung in der Schule entlastet Eltern bzw. Bezugspersonen und Kind.
- Adäquate schulische Lernsituation und Lernhilfen unterstützen eine individuelle Förderung.
- Möglichkeit zur adäquaten Kommunikation und Kontaktpflege mit Klassenkameraden auch über den schulischen Rahmen hinaus.
- Förderung der Eigenständigkeit durch angepasste bauliche Voraussetzungen.

Lebensqualität

Der WHO zufolge ist Lebensqualität als »die individuelle Wahrnehmung der eigenen Lebenssituation im Kontext der jeweiligen Kultur und des jeweiligen Wertesystems sowie in Bezug auf persönliche Ziele, Erwartungen, Beurteilungsmaßstäbe und Interessen« definiert, stellt also eine subjektive Größe dar (Angermeyer et al. 2000). Über die Lebensqualität bei Kindern und Jugendlichen mit CP liegen widersprüchliche Daten vor. Studien, die auf Angaben der Eltern beruhen sowie insbesondere Funktion und Aktivitäten, therapeutische Konsequenzen oder Belastungen für die Eltern berücksichtigen, ermitteln für Kinder mit CP durchweg eine niedrigere Lebensqualität als für gesunde Kinder (Varni et al. 2005). Nun muss aber die Zufriedenheit eines (zerebralparetischen) Kindes mit seinem Leben nicht zwingend an seine Fähigkeit gekoppelt sein, bestimmte Aufgaben oder Aktivitäten zu bewältigen.

In einer aktuellen bevölkerungsbasierten internationalen Untersuchung an über 1000 Kindern im Alter von 8–12 Jahren mit CP, in der ein an Referenzpopulationen validiertes Fragebogeninstrument (KIDSCREEN) eingesetzt wurde, ergab sich hinsichtlich der Lebensqualität in den Bereichen seelisches Wohlbefinden, Selbstwahrnehmung, soziale Unterstützung, Schulumgebung, finanzielle Möglichkeiten und soziale Akzeptanz kein signifikanter Unterschied zwischen den Kindern mit CP und gesunden Kindern (Dickinson et al. 2007). Eine Minderung der Lebensqualität fand sich im Bereich »Körperliches Wohlbefinden« bei Kindern mit geringerer selbstständiger Mobilität, in den Bereichen »Emotionen« und »Autonomie« für Kinder mit intellektueller Beeinträchtigung, im Bereich »Elternbeziehung« für Kinder mit Sprachstörungen sowie in allen Bereichen für Kinder mit mehr Schmerzen.

- Die Zufriedenheit eines (zerebralparetischen) Kindes mit seinem Leben ist nicht zwingend an seine Fähigkeit gekoppelt, bestimmte Aufgaben oder Aktivitäten zu bewältigen.
- Mitleid und herablassendes Bedauern sind fehl am Platze, da die meisten dieser Patienten ihr Leben nicht anders als nichtbehinderte Kinder wahrnehmen.
- Besonderes Augenmerk sollte auf der Vermeidung und Behandlung von Schmerzen liegen, die als Folge der CP in vielfältiger Weise auftreten können.

Literatur

Ahl LE, Johansson E, Granat T, Carlberg EB (2005) Functional therapy for children with cerebral palsy: An ecological approach. Dev Med Child Neurol 47: 613–619

Angermeyer MC, Kilian R, Matschinger H (2000) WHOQOL-100 und WHOQOL-BREF. Handbuch für die deutsche Version der WHO Instrumente zur Erfassung von Lebensqualität. Hogrefe, Göttingen

Ashwal S, Russman BS, Blasco PA et al. (2004) Practice parameter: Diagnostic assessment of the child with cerebral palsy: Report of the Quality Standards Subcommittee of the American Academy of Neurology and the Practice Committee of the Child Neurology Society. Neurology 62: 851–863

Berweck S, Heinen F (2007) Botulinumtoxin zur Behandlung der Spastizität bei Zerebralparese. Kinderärztl Prax 78: 319–325

Blank R, Kries R von, Hesse S, Voss H von (2007) Conductive education for children with cerebral palsy: Effects on hand motor functions relevant to activites of daily living. Arch Phys Rehabil 89: 251–259

Borggräfe I, Kumar A, Schäfer J-S, Berweck S, Meyer-Helm A, Hufschmidt A, Heinen F (2007) Robotergestützte Laufbandtherapie für Kinder mit zentralen Gangstörungen. Monatsschr Kinderheikd 155: 529–534

Brockmann K (2007a) Diagnose und Differentialdiagnose der Zerebralparesen. Kinderärztl Prax 78: 245–254

Brockmann K (2007b) Früherkennung der Zerebralparese: Wen, Wie und Warum untersuchen. Kinderärztl Prax 78: 257–265

Bundesverband für Körper- und Mehrfachbehinderte e. V. (2005) Mein Kind ist behindert – diese Hilfen gibt es. Hinweise auf finanzielle Hilfen für Familien mit behinderten Kindern. Düsseldorf. http://www.bvkm.de

Calis EAC, Sheppard JJ, Tibboel D, Evenhuis HM, Penning C (2008) Dysphagia in children with severe generalized cerebral palsy and intellectual disability. Dev Med Child Neurol 50: 625–630

Dickinson HO, Parkinson KN, Ravens-Sieberer U et al. (2007) Self-reported quality of life of 8–12-year-old children with cerebral palsy: A cross-sectional European study. Lancet 369: 2171–2178

Dodd KJ, Foley S (2007) Partial body-weight-supported treadmill training can improve walking in children with cerebral palsy: A clinical controlled trial. Dev Med Child Neurol 49: 101–105

Dodd KJ, Taylor NF, Graham HK (2003) A randomized clinical trial of strength training in young people with cerebral palsy. Dev Med Child Neurol 45: 625–657

Eberl W (2007) Perinatale Schlaganfälle und Gerinnungsstörungen. Kinderärztl Prax 78: 215–219

Eek MN, Tranberg R, Alkema C, Beckung E (2008) Muscle strength training to improve gait function in children with cerebral palsy. Dev Med Child Neurol 50: 759–764

Eliasson A-C (2007) Bimanual training for children with unilateral CP – is this something new? Dev Med Child Neurol 49: 806

Gordon AM, Schneider JA, Chinnan A, Charles JR (2007) Efficacy of a hand-arm bimanual intensive therapy in children with hemiplegic cerebral palsy: A randomized control trial. Dev Med Child Neurol 49: 430–438.

Gross-Selbeck G, Karch D, Boltshauser E, Göhlich-Rathmann G, Pietz J, Schlack HG (2007) Wie wirksam ist die Physiotherapie auf neurophysiologischer Grundlage nach Bobath und Vojta bei Kindern mit cerebralen Bewegungsstörungen. Kinderärztl Prax 78: 41–45

Hesse S (2001) Locomotor therapy in neurorehablitation. NeuroRehabilitation 16: 133–139

Hesse S, Mehrholz J, Werner C (2008) Roboter- und gerätegestützte Rehabilitation nach Schlaganfall. Deutsch Ärztebl 105: 330–336

Hoving MA, Evers SM, Ament AJ, Raak EPvan , Vles JS (2008) Intrathecal baclofen therapy in children with intractable spastic cerebral palsy: A cost-effectiveness study. Dev Med Child Neurol 50: 450–455

Karch D (2003) Jenseits wissenschaftlicher Studien: Die Notwendigkeit der Behandlung von zerebralen Bewegungsstörungen. In: Korinthenberg R (Hrsg) Aktuelle Neuropädiatrie 2002. Novartis Pharma, Nürnberg, S 225–235

Karch D, Groß-Selbeck G, Pietz J, Schlack H-G (2003) Orofaziale Regulationstherapie nach Castillo-Morales. Stellungnahme der Gesellschaft für Neuropädiatrie. In: Korinthenberg R (Hrsg) Aktuelle Neuropädiatrie 2004. Novartis, Nürnberg. S 683–692

Keogh JM, Badawi N (2006) The origins of cerebral palsy. Curr Opin Neurol 19: 129–134

Koman LA, Smith BP, Shilt JS (2004) Cerebral palsy. Lancet 363: 1619–1631

Kommission der Gesellschaft für Neuropädiatrie zur Behandlung von Entwicklungsstörung und zerebralen Bewegungsstörungen. http://www.neuropaediatrie.com

Kondo I, Iwata KH, Nomara AO, Ikeda K, KobzakYA, Nishimura H (2004) Effectiveness of selective muscle release surgery for children with cerebral palsy. Longitudinal and stratified analysis. Dev Med Child Nuerol 46: 540–547

Krägeloh-Mann I, Horber V (2007) The role of magnetic resonance imaging in elucidating the pathogenesis of cerebral palsy: A systematic review. Dev Med Child Neurol 49: 144–151

Kunde-Trommer J (2007) Psychische Störungen bei Kindern mit Zerebralparese. Kinderärztl Prax 78: 326–331.

Kunde-Trommer J, Mangelsdorf S, Rösch B (2001) Interdisziplinärer Therapieansatz für frühkindliche Essstörungen. Forum Logopädie 15: 7–11

Mall V (2007) Constraint Induced Movement Therapie. Kinderärztl Prax 78: 306–311

McBurney H, Taylor NF, Dodd KJ (2003) A qualitative analysis of the benefits of strength training for young people with cerebral palsy. Dev Med Child Neurol 45: 658–663

McLaughlin J, Bjornson K, Temkin N (2002) Selective dorsal rhizotomie: Meta-analysis of three randomized controlled trials. Dev Med Child Neurol 44: 17–25

Morris C (2007) Definition and classification of cerebral palsy: A historical perspective. Dev Med Child Neurol 49 (Suppl 109): 3–7

Parkes J, White-Koning M, Dickinson HO et al. (2008) Psychological problems in children with cerebral palsy: A cross-sectional European study. J Child Psychol Psychiatry 49: 405–413

Pin T, Dyke P, Chan M (2006) Effectiveness of passive stretching in children with cerebral palsy. Dev Med Child Neurol 48: 855–862

Prechtl HFR (2001) General movement assessment as a method of developmental neurology: New paradigms and their consequences. Dev Med Child Neurol 43: 836–842

Riedel M (2008) Manualmedizin bei zerebralen Bewegungsstörungen. Kinderärztl Prax 78: 312–318

Reid SM, Johnstone BR, Westbury C, Rawicki B, Reddihough DS (2008) Randomized trial of botulinum toxin injections into the salivary glands to reduce drooling in children with neurological disdorders. Dev Med Child Neurol 50: 123–128

Rosenbaum P, Paneth N, Leviton A, Goldstein M, Bax M (2007) A preport: The definition and classification of cerebral palsy April 2006. Dev Med Child Neurol 49 (Suppl 109): 8–14

Sarimski K (2005) Psychische Störungen bei behinderten Kindern und Jugendlichen. Hogrefe, Göttingen

Schädler G, Süss-Burghart H, Toschke AM, Kries R von (2007) Feeding disorders in ex-prematures: Causes – response to therapy – long term outcome. Eur J Pediatr 166: 803–808

Siebes RC, Wijnroks L, Vermeer A (2002) Qualitative analysis of therapeutic motor intervention programmes for children with cerebral palsy: An update. Dev Med Child Neurol 44: 593–603

Strassburg HM (2004) Behandlungskonzept bei Kindern mit infantiler Zerebralparese. Leitlinie der Deutschen Gesellschaft für Soziale Pädiatrie und Jugendmedizin. http://www.dgspj.de. Gesehen 22 Apr 2009

Stiers P, Vandenbusche (2004) The dissociation of perception and cognition in children with early brain damage. Brain Development 26: 81–92

Stiers P, Vanderken R, Vanneste G, Coene S, deRammelare M, Vandenbusche E (2002) Visual-perceptual impairment in a random sample of children with cerebral palsy. Dev Med Child Neurol 44: 370–382

Stott NS, Piedrabita I (2004) Effects of surgical adductor releases for hip subluxation in cerebral palsy: An AACPDM evidence report. Dev Med Child Neurol 46: 628–645

Sullivan PB, Jusczak E, Bachlet AM et al. (2005) Dev Med Child Neurol 47: 77–85

Surveillance of Cerebral Palsy in Europe (2000) Surveillance of cerebral palsy in Europe: A collaboration of cerebral palsy surveys and registers. Surveillance of Cerebral Palsy in Europe (SCPE). Dev Med Child Neurol 42: 816–824

Trost JP, Schwartz MH, Krach LE, Dunn ME, Novacheck (2008) Comprehensive short-term outcome assessment of selective dorsal rhizotomy. Dev Med Child Neurol 50: 765–771

Varni JW, Burwinkle TM, Sherman SA, Hanna K, Berrin SJ, Malcarne VL, Chambers HG (2005) Health-related quality of life of children and adolescents with cerebral palsy: Hearing the voices of the children. Dev Med Child Neurol 47: 592–597

9.5 Spina bifida

August Ermert

9.5.1 Definition, Symptomatik und Epidemiologie

> **Definition**
>
> »Spina bifida« (Spaltbildung der Wirbelsäule) bezeichnet ein Symptom einer komplexen angeborenen Entwicklungsstörung des zentralen Nervensystems (Dysraphie).
> - Unterschieden werden die **Spina bifida occulta** und die **offene Spina bifida (Spina bifida aperta)**,
> - dazu gehören die **Meningozele** (liquorgefüllte Zele im Bereich der Spaltbildung, in der Anteile der Hirnhäute enthalten sind), und die **Myelomeningozele** (liquorgefüllte Zele mit Meningen und Anteilen des Nervengewebes).
>
> **Krankheitsmerkmale** der Spina bifida sind neben der Spaltbildung des Rückenmarkes
> - ein **Hydrozephalus** in der großen Mehrzahl der Fälle,
> - eine **Chiari-Fehlbildung** (fehlende Verlagerung von Kleinhirnanteilen in den Schädel von unterschiedlichem Ausmaß) mit möglicher Einengung des Wirbelkanals und Kompression des Rückenmarkes,
> - eine motorische und sensible **Querschnittsymptomatik** mit Muskellähmungen und Empfindungsstörungen der Haut von unterschiedlichem Ausmaß, abhängig von der Höhe der Spaltbildung und vom neurologischen Verlauf,
> - sowie eine neurogene Funktionsstörung der **Harnblase** und des **Enddarmes**.

Die Störung entsteht bis zum 27. Tag der Entwicklung des Embryos. Ein langes Überleben ist bei den offenen Störungen durch eine operative Therapie erst seit den 1960er Jahren mit der Erfindung des Spitz-Holter-Ventils zur Drainage der inneren Liquorräume möglich. Bei 4–15 Kindern von 10.000 Schwangerschaften (0,4–1,5‰) liegt eine dysraphische Störung (Spina bifida, Anenzephalus, Enzephalozele) vor. Hiervon beträgt der Anteil der Spina-bifida-Kinder 70% (= 3–10/10.000), von denen etwa 50% (1,5–5/10.000) geboren werden. Die Lebenserwartung und Lebensqualität hängen wesentlich von der medizinischen Versorgung (»total care«) ab. Zwischen 95 und 96% aller pädiatrisch gut betreuten Kinder im Mainzer Krankengut haben (soweit das bisher zu beurteilen ist) eine normale Lebenserwartung. Todesursachen stehen gehäuft im Zusammenhang mit Atemstörungen durch die Chiari-Fehlbildung.

Die **Ursachen** der Spina bifida sind multifaktoriell. Neben genetischen Faktoren, die z. T. mit einem erhöhten Folsäurebedarf oder einem Folsäuremangel assoziiert sind, sind z. B. eine mütterliche Epilepsie, die in der Schwangerschaft mit Valproat behandelt wurde, oder ein schlecht eingestellter Diabetes mellitus in der Frühschwangerschaft von besonderer ursächlicher Bedeutung.

Prävention

Das Risiko für Fehlbildungen des Neuralrohrs kann durch eine **perikonzeptionelle Folsäureprophylaxe** auf etwa ein Viertel vermindert werden. Entscheidend hierfür ist die Einnahme von Folsäure zum Zeitpunkt der Konzeption und in den ersten 27 Tagen danach. Die Wirksamkeit der Folsäuresupplementierung ist durch zahlreiche Beobachtungsstudien und zwei randomisierte Studien belegt. Die empfohlene Tagesdosis für die Supplementierung beträgt 0,4 mg Folsäure bzw. 4 mg Folsäure pro Tag bei positiver Familienanamnese.

Leider erfolgt die perikonzeptionelle Folsäureeinnahme in Deutschland derzeit nur bestenfalls bei 20% der Schwangerschaften – und hier überwiegend nur bei geplanten Schwangerschaften. Zwar wird in der Schwangerschaft häufiger Folsäure verordnet, jedoch oft erst zu einem Zeitpunkt eingenommen, zu dem sie keinen schützenden Einfluss mehr auf die Entwicklung von Gehirn und Rückenmark hat. Eine höhere Akzeptanz ließe sich nur durch koordinierte Präventionskampagnen erreichen, wie u. a. in den Niederlanden gezeigt wurde. Ein optimaler Präventionseffekt wäre durch eine Anreicherung von Grundnahrungsmitteln mit Folsäure (wie Getreide und Salz) zu erreichen, wie Daten aus den USA und Kanada zeigen. In Deutschland wurde dieser Ansatz jedoch bislang noch nicht umgesetzt.

Eine Prävention von Entwicklungsstörungen des Neuralrohrs ist durch Folsäure möglich.
- In Deutschland wird derzeit die perikonzeptionelle tägliche Folsäuresupplementierung von 0,4 mg (in Tablettenform), bei einer Familienvorgeschichte mit Dysraphien von 4 mg empfohlen.
  - Entscheidend ist hierbei die Einnahme schon präkonzeptionell und bis zum 28. Tag nach Konzeption.
  - Die perikonzeptionelle Folsäuresupplementierung erreicht in Deutschland bestenfalls 20% der Schwangerschaften und meist nur bei geplanter Schwangerschaft.
- Die in den USA und Kanada erfolgreiche Supplementierung von Grundnahrungsmitteln ist bislang in Deutschland noch nicht empfohlen.

9.5.2 Pränatale Diagnostik und Management

Pränatale Diagnostik

Pränatal wird eine Spina bifida zunehmend häufig (50%) durch die Ultraschalluntersuchungen ab der 14.–15. Woche festgestellt. Der Zusammenhang zwischen den pränatalen Hinweisen auf eine Entwicklungsstörung der Wirbelsäule im Ultraschall und den bei der Geburt erkennbaren Auswirkungen ist oft nur unscharf, was die Möglichkeiten einer genauen prognostischen Einschätzung erschwert. Deshalb ist die Diagnose durch eine sonographische Kontrolluntersuchung in einer Einrichtung zu bestätigen,

a. die über eine technische Ultraschallausstattung auf der Stufe von DeGUM 3 verfügt und durch eine 3-D-Untersuchung ergänzt werden kann,
b. in der spezielle Erfahrungen mit der pränatalen Beurteilung und Rehabilitation von Spina-bifida-Kindern bestehen,
c. in der eine Vertrauensperson dauernd als Ansprechpartner zur Verfügung steht, die einen Überblick über alle rehabilitativen Möglichkeiten geben kann und die den Eltern emotional und bei der Klärung offener Fragen assistiert.

! **Bei Anenzephalie erfolgt in der Regel ein Schwangerschaftsabbruch. Bei Spina bifida kann durch die heutigen rehabilitativen Möglichkeiten ein hoher Grad an Lebenszufriedenheit erreicht werden.**

Elternbetreuung

Nach der Diagnose und Erstberatung dürfen die werdenden Eltern nicht sich selbst überlassen bleiben, sondern sie sollten die Möglichkeit haben, sich während der ganzen Schwangerschaft bei neuen Fragestellungen an eine erfahrene Vertrauensperson zu wenden und sich früh, ggf. mit Unterstützung der Elternselbsthilfe (ASBH)[3], um eine Mitbetreuung an Einrichtungen zu bemühen, in denen spezielle Erfahrungen mit der Schwangerschaftsbetreuung und Entbindung eines Spina-bifida-Kindes bestehen. Die Inhalte des ersten Gespräches bleiben den Eltern zeitlebens in Erinnerung.

Entbindung

Die Entbindung sollte – wegen der Gefahr der allergischen Sensibilisierung – in einer latexfreien Umgebung und in einer Einrichtung erfolgen, in der spezielle Erfahrungen mit der Entbindung von Neugeborenen mit Spina bifida vorliegen, in denen eine mikrochirurgische Erstversorgung, eine psychosoziale Begleitung und eine Langzeitbetreuung von Eltern und Kind gewährleistet ist. Eine Hausgeburt ist wegen der komplexen Risiken – vor allem für das Kind – nicht vertretbar. In der Regel ist eine (strikt latexfreie) operative Entbindung durch Kaiserschnitt in der 38. Schwangerschaftswoche (SSW) – vor Beginn der Wehen – zu bevorzugen. Sie ist unumgänglich, wenn eine Zelenbildung (Myelozele oder Meningomyelozele) über der Spaltbildung (sonographisch) nachzuweisen ist. Die pränatale Zunahme des Hydrozephalus kann ebenfalls ein Argument für eine vorzeitige Entbindung sein.

Wenn auch eine zunehmende Zahl von Spina-bifida-Kindern vorgeburtlich bekannt ist, ist eine Spina bifida als überraschender Befund bei der Geburt keine Ausnahme. Unbedachte verletzende Be-

---

[3] ASBH: Arbeitsgemeinschaft Spina bifida – Hydrocephalus e.V., Grafenhof 5, 44137 Dortmund, Telefon: 0231-8610500, http://www.asbh.de.

merkungen durch die an der Geburt beteiligten Personen (Hebamme, Arzt), erschreckte Ausrufe, Hektik, Fehleinschätzung wie Verharmlosung oder Überbewertung, bleiben vor allem der Mutter als belastendes Erlebnis lebenslang in Erinnerung. Auch ein nach der Geburt einsetzender medizinischer Aktionismus, der nur ausnahmsweise bei Notfällen gerechtfertigt ist, lässt die psychische Verarbeitung der Geburt kaum zu. Dies kann die spätere Rehabilitation und die Akzeptanz negativ beeinflussen.

Operative Versorgung vor der Geburt

Noch umstritten ist die operative Versorgung des offenen Rückens vor der Geburt. Zwischen der 21. und 25. SSW erfolgt in einzelnen Zentren der USA der plastische operative Verschluss des offenen Rückens. Zum Vergleich von Sicherheit und Ausgang der Erstversorgung vor und nach der Geburt führen seit 2003 fünf Zentren eine Studie (MOMS) durch. Es liegen noch keine Langzeitergebnisse vor, die eine Beurteilung der Vorteile des frühen Eingriffes eindeutig belegen. Ethische und medizinische Fragen sind bisher nicht ausreichend geklärt.

9.5.3 Erstversorgung

Der **operative Verschluss** erfolgt in der Regel innerhalb der ersten 24–48 Lebensstunden. Grundsätzlich ist eine mikrochirurgische Technik mit größtmöglicher Schonung des Nervengewebes und der Blutversorgung des Rückenmarks in einem latexfreien Operationsbereich zu fordern. Wenn kein Notfall aus kindlicher Sicht vorliegt, bleibt in jedem Fall ausreichend Zeit für einen für die Bindung wichtigen Körperkontakt zwischen Mutter/Vater und Kind.

Bei einer bereits bei Geburt bestehenden ausgeprägten **Erweiterung der Hirninnenräume** kann gleichzeitig mit der Erstversorgung des offenen Rückens eine Hirnwasserableitung gelegt werden.

Weil das **Sorgerecht** der Eltern mit der Sorgepflicht verbunden ist, dürfen elterliche Entscheidungen nicht zum Nachteil des Kindes getroffen werden. Es ist ärztliche (Beratungs-)Pflicht, in eingehenden Gesprächen (mit Dokumentation unter Zeugen) darauf hinzuweisen, dass eine Verweigerung medizinischer Hilfe eine Verschlechterung der Gesamtprognose des Kindes zur Folge hat. Bei nicht eilbedürftigen Eingriffen, deren Unterlassung für das Kind mit erheblichen Risiken verbunden ist, bedarf es einer ausdrücklichen Einwilligung beider sorgeberechtigter Eltern. Verweigern Eltern trotz eingehender Aufklärung die Einwilligung zur Erstversorgung oder können sie sich nicht einigen, muss u. U. eine Entscheidung des Vormundschaftsgerichtes herbeigeführt werden. Besteht eine unmittelbare Gefährdung des Kindes, kann das elterliche Sorgerecht vorübergehend auch ohne gerichtliche Zustimmung außer Kraft gesetzt werden. Ärztliche Maßnahmen sind dann durch den »rechtfertigenden Notstand« (§ 34 StGB) gedeckt.

- Bei pränataler Diagnose einer Spina bifida
  - sollte bei der Beratung der Familie die Expertise von Menschen, die viel Erfahrung in der Betreuung von Spina-bifida-Patienten haben, einbezogen werden; das Leben mit Spina bifida ist zwar häufig nicht unbeschwert, aber »lebenswert«;
  - sollte etwa für die 38. Woche eine »latexfreie« Sectio-Entbindung geplant werden.
- Bei überraschendem Befund einer Spina bifida bei Geburt: keine wertenden Äußerungen, kein Aktionismus (Notfallverlegung), sondern Anerkennung (»Glückwunsch«).
- Körperkontakt der Mutter/Eltern zum Kind unmittelbar nach der Geburt ermöglichen.
- Die chirurgische Erstversorgung kann nach heutiger Auffassung in dem größeren Zeitrahmen von 48 Stunden erfolgen.
- Die gemeinsame elterliche Operationseinwilligung sollte vorliegen.
- Ein früher Besuch des Kindes in der Intensivstation/Kinderklinik durch die Eltern soll ermöglicht werden.
- Stillen soll ermöglicht und gefördert werden.
- Die »sensible Phase« um die Geburt ist bedeutsam, die Bindung zu prägen und den Eltern Sicherheit im Umgang mit ihrem Kind zu vermitteln.

9.5.4 Medizinische Betreuung: Diagnostik, Beratung und Therapie

Das mit der Spina bifida verbundene Krankheitsbild kann sich zeitlebens verändern. Deshalb sind multidisziplinäre Kontrolluntersuchungen etwa alle 6 Monate sinnvoll.

Neurologische Symptomatik

Hierbei muss vor allem auf mögliche Veränderungen der neurologischen Symptomatik geachtet werden: Neu auftretende/verschwindende oder sich verstärkende/abschwächende Eigen- und Fremdreflexe sowie Veränderungen der Sensibilität sind mögliche Hinweise auf eine **spinale Hypertonie bzw. eine aszendierende Lähmungshöhe** durch **sekundäre Rückenmarkveränderungen** (z. B. bei Tethered cord, Syringomyelie, Zysten, Rückenmarkkompression in der hinteren Schädelgrube).

Besonders zu beachten sind neurologische, nicht selten vital bedrohliche Symptome, die von der **Chiari-Fehlbildung** ausgehen: zentrale (nächtliche) Atemstörungen mit oft erheblichen peripheren Sauerstoffuntersättigungen, die orientierend ambulant oder in einem Schlaflabor erkannt werden können. Schluckstörungen evtl. sogar in Verbindung mit einem gastroösophagealen Reflux, können Ursache von rezidivierenden Aspirationen, Bronchitiden oder Pneumonien sein.

Hirndrucksymptomatik

Bei ca. 80% der Kinder mit Myelomeningozele besteht ein **shuntpflichtiger Hydrocephalus internus**. Nicht immer funktioniert die Ableitung optimal: Ursache einer rezidivierenden Hirndrucksymptomatik ist vor allem eine Überdrainage der Ventrikel, die zu Schlitzventrikeln kollabieren, den Ventrikelkatheter verlegen und den Liquorabfluss vorübergehend verhindern. **Schlitzventrikel** sind die Hauptursache von wiederholten, nicht indizierten Shuntrevisionen. Die Symptome sind **klinisch** von denen eines chronischen Überdrucks kaum zu unterscheiden (Ermert 2009). **Akuter Hirn(über)druck** mit Erbrechen, Störungen des Bewusstseins, der Atmung und Krämpfen kann vor allem Folge eines akuten Shuntversagens oder einer Einklemmung im Bereich der Chiari-Fehlbildung sein und ist immer als Notfall zu behandeln.

Die Diagnostik bei **Hirnüberdruck** stützt sich **vor allem auf die klinischen Symptome** (Ermert 2009) und wird ergänzt

a. durch die augenärztliche Untersuchung (Unsöld 2009) des Sehens und des Augenhintergrundes (wobei sich nur etwa bei einem Drittel der Patienten eine Stauungspapille zeigt!),

b. durch den sonographischen Nachweis einer Verdickung des N. opticus bei akutem und chronischem Hirnüberdruck vor seinem Eintritt in das Auge (Helmke u. Hansen 1996),

c. durch die Röntgenübersicht des gesamten Shunts zum Nachweis von Kontinuität und ausreichender Länge des ableitenden Systems,

d. durch das Schädel-CT, das bei Schlitzventrikeln nur selten (!) verändert ist,

e. sowie durch eine sonographische Untersuchung des Bauchraums zum Nachweis/Ausschluss freier Flüssigkeit bzw. eines Abflusshindernisses (Zyste).

Funktionsstörungen der Harnwege

Schlüsseluntersuchung zum **gesamten Management der Harnwege** ist die regelmäßig zu wiederholende urodynamische Untersuchung (Stein et al. 2007) zur Ermittlung und Verlaufsbeobachtung des individuellen Lähmungstyps, der sich durch neurologische Veränderungen zeitlebens (!) allein durch Wachstum und nach Rückenmarkoperationen ändern kann. Bestimmt werden (u. a.)

1. der **Überlaufdruck (»leak-point pressure«)** der Harnblase, der ab einem Druck von mehr als 40 cm H_2O eine regelmäßige aseptische Katheterentleerung (Stein et al. 2007) zunächst durch die Eltern erforderlich macht. Ab etwa dem 8. Lebensjahr kann dies den Kindern selbst – am besten in einer Gruppe – vermittelt werden. Andere Entleerungstechniken können wegen der damit verbundenen Risiken als obsolet gelten.

2. die **Dehnbarkeit (Compliance)** des Detrusors, um eine Hypertonie des Detrusors früh zu erkennen, der durch Antimuscarinica (z. B. Propiverin, Oxybutynin, ggf. intravesikal) behandelt werden kann, womit gleichzeitig eine für die (Pseudo-)Kontinenz ausreichend große Blasenkapazität erreicht wird.

3. eine sonographische Überprüfung des **Harntransports** mit voller und leerer Harnblase.

Ursache von **asymptomatischen Harnwegsinfektionen** sind krankhafte Restharnbildungen (vor allem während der Nacht, aber auch durch Immobilität am Tag), die durch eine erhöhte Flüssigkeitsgabe und Ansäuerung des Urins sowie durch eine konsequente Darmentleerung zu minimieren sind. Eine antiinfektiöse Dauerprophylaxe ist bei asymptomatischen Bakteriurien nur bei bestehendem Reflux indiziert. Das Auftreten von **hämorrhagischen Zystitiden** und **Pyelonephritiden** muss immer ein Anlass sein, das gesamte urologische Konzept zu überdenken.

Funktionsstörungen des Enddarmes

Wesentliche Folgen der **Lähmung des Darmes** (unterhalb der linken Kolonflexur) sind die Stuhltransportstörung mit Eindickung (Obstipation) sowie die Inkontinenz für Stuhl durch die Lähmung der Sphinkteren. Die Komplikationen sind in der Regel durch geeignete Entleerungstechniken des Enddarmes zu vermeiden, nämlich durch Ausräumen (was ästhetisch belastend und bei Adipositas oft nicht selbstständig möglich ist), die Anwendung von (Glycerin-, Sorbit-, nie Phosphat-) Klistieren oder durch mechanisch bzw. elektrisch gestützte Irrigation. Die regelmäßige Darmentleerung ist auch die wichtigste Voraussetzung zum Erreichen einer Kontinenz für Stuhl und zur Vermeidung von sozial isolierender Geruchsbelästigung. Die möglichst frühe Entwicklung eines Hygienebewusstseins durch Körper-(Intim-)Pflege und Erlernen von Harn- und Entleerungstechniken ist wesentlicher Bestandteil der sozialen Integration (Wollstädter u. Ermert 2009).

Motorik

Das Erreichen der **Aufrichtung, des Stehens und Gehens sowie der individuell optimalen Mobilität** hat einen hohen medizinischen, vor allem aber menschlichen Stellenwert. Wichtigstes Ziel einer regelmäßigen Physiotherapie (Karch 2004) ist, die Freude an der Bewegung anzubahnen und zu erhalten und die motorische Entwicklung unter Berücksichtigung individueller Risiken (z. B. Osteoporose, vesikoureteraler Reflux) zu unterstützen. Für die meisten motorischen Entwicklungsphasen und Lähmungshöhen steht eine **orthetische Versorgung** vorwiegend aus leichten Materialien zur Verfügung (Michael 2009) (■ Abb. 9.8). Sie kann durch eine

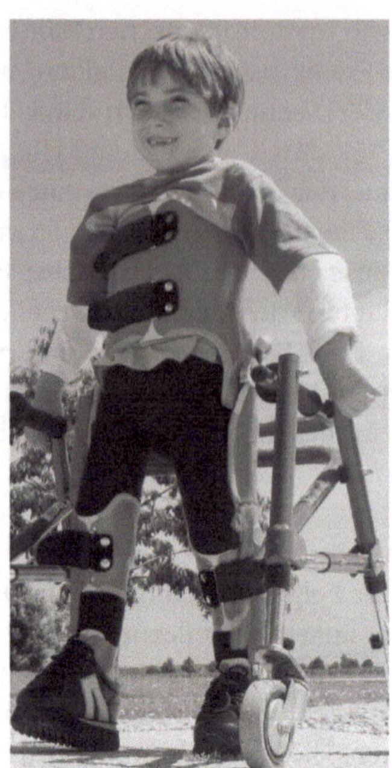

Abb. 9.8. Name: S.H.; Alter: 6 Jahre zum Zeitpunkt der Aufnahme; Lähmungshöhe: Th11/12; Orthese: Reziproke Gehorthese (RGO), täglich getragen beim Gehen im Nahbereich, Gehstrecke: 100 m, bei weiteren Strecken: Rollstuhlbenutzung; Schultyp: Regelschule. (Mit freundlicher Genehmigung der Fa. Gottinger Handelshaus OHG)

rechtzeitige Rollstuhlversorgung ergänzt werden (Herzog 2009).

Gelenkfehlstellungen sind oft

- Folge von **unbalancierten Lähmungen**, die durch minimale Weichteileingriffe (z. B. die Schwächung des stärkeren Muskels) zu verbessern oder zu beheben sind (Doll u. Martin 2009) oder
- durch **Rückenmarkveränderungen** (s. oben) verursacht, die vor jeder Art von knöchernen orthopädischen Eingriffen – das gilt vor allem für die Aufrichtung einer Skoliose – abzuklären und ggf. kooperativ neuroorthopädisch-neurochirurgisch zu therapieren sind (Harms et al. 2009).

9.5.5 Soziale Teilhabe

Kindertagesstätte und Schule

Der Besuch einer Kindertagesstätte und Schule unterstützt die normale Entwicklung eines Kindes und fördert Sozialverhalten und Selbstständigkeit. Die Entscheidung zur Wahl einer Einrichtung wird erleichtert, wenn Eltern die örtlichen und regionalen Einrichtungen aufsuchen, um sich ein persönliches Bild von der Erreichbarkeit, Barrierefreiheit, vom Betreuungsangebot und den pädagogischen Möglichkeiten zu machen (Haupt 2009). Eine außergewöhnliche Gesundheitsgefährdung des Kindes durch einen Krippen- oder Kindergartenbesuch besteht nicht. Wenn Zweifel bestehen, können diese durch eine ärztliche Bescheinigung genauer beschrieben bzw. ausgeschlossen werden.

Nicht jedes Kind mit einer Behinderung fühlt sich in einer Regeleinrichtung akzeptiert. Manche Kinder bleiben dort sozial isoliert und fühlen sich besser in Sonder- und Fördereinrichtungen aufgehoben. Besondere Aufgaben der Erzieherinnen bestehen in der Beachtung und richtigen Einschätzung körperlicher Beschwerden (hierzu geben die Eltern wichtige Hinweise), der Gabe von Medikamenten (hierzu ist eine schriftliche Festlegung über Menge und Zeit erforderlich), Gewährleisten einer ausreichenden Trinkmenge (Flüssigkeitsgabe), die für die ungestörte Funktion der Hirnwasserableitung (vgl. Schlitzventrikelsyndrom) und der Harnwege erforderlich sein kann. Weiterhin ist eine regelmäßige (Katheter-)Entleerung der Harnblase sowie eine regelmäßige Sichtkontrolle der sensibel gestörten Hautzonen zur Vermeidung von Druckstellen (Dekubiti) erforderlich. Beim Besuch eines Regelkindergartens ist zur Gewährleistung der Pflege und Geruchsneutralität im Allgemeinen die Mitarbeit der Eltern erforderlich. Sie können durch geschulte Integrationshelfer unterstützt werden.

❶ Bei guter Infrastruktur kann etwa die Hälfte der Kinder mit Spina bifida und Hydrozephalus eine Regelschule besuchen.

In jeder **Fördereinrichtung** – im Allgemeinen handelt es sich um Sonderkindergärten oder Sonderschulen für körperbehinderte Kinder – die Kinder mit Spina bifida und Hydrozephalus besuchen, muss zusätzlich die Pflege, eine regelmäßige Physiotherapie, bei Bedarf auch Ergotherapie gewährleistet sein. Therapeutische Fachkräfte können – sofern vorhanden – den Schulbesuch erleichtern. Geprüft werden muss, ob ein pädagogischer Mehraufwand durch Fördermaßnahmen ausgeglichen werden kann. Besondere Fähigkeiten wie sprachliche Ausdrucksfähigkeit, Interesse an Musik und handwerklich-technische Tätigkeiten sollten gezielt gefördert werden. Kennzeichen des allgemeinen Verhaltens sind bei nicht wenigen Kindern Durchhaltevermögen, Geduld, Fröhlichkeit, Kontaktfreude und soziale Kompetenz, die sich in Hilfsbereitschaft,

Großzügigkeit und Verständnis zeigt. Längere Arbeitszeiten brauchen die meisten Kinder wegen körperlicher Minderbelastbarkeit, motorischer Störungen der Hand (bei etwa der Hälfte der Kinder), Beeinträchtigung der Konzentration (bei etwa drei Vierteln der Kinder) und des Antriebs. Beeinträchtigungen des Lernens können auch entstehen durch unzureichende Sitzmöbel und eine nicht ausreichende Beleuchtung. Besondere Belastungen ergeben sich bei ausgeprägtem Hilfebedarf für die täglich wiederkehrenden Verrichtungen, bei Orientierungsschwierigkeiten, bei Ablehnung von Hilfe und bei Ablehnung von Zusammenarbeit von Erzieherinnen und Eltern. Die Teilnahme am Sport sollte im Rahmen der Möglichkeiten allein aus sozialen Gründen ermöglicht werden. Die Teilnahme am Schwimmen ist auch bei Inkontinenz möglich, weil die heute zur Verfügung stehenden Maßnahmen zur Sicherung der Kontinenz eine Belastung des Wassers so gut wie ausschließen.

Die **Auswahl einer geeigneten Schule** hängt wesentlich ab von den örtlichen und regionalen schulischen Möglichkeiten sowie von dem Ausmaß der körperlichen und intellektuellen Beeinträchtigung. Die Schuleingangsuntersuchungen durch den kinder- und jugendärztlichen Dienst des Gesundheitsamtes sollten bereits im Vorschulalter mit einer Überprüfung der kognitiven Fähigkeiten erfolgen. Zur aktuellen Ermittlung der Selbstständigkeit/Unselbstständigkeit stehen geeignete Verfahren zur Verfügung [z. B. Functional Impairment Measurement (FIM), Barthel-Index, u. a.].

- Die Aufnahme in Regelkindergarten bzw. Schule sollte in Abhängigkeit von den lokalen Gegebenheiten angestrebt werden. Hierbei müssen die Betreuer über die besonderen Bedürfnisse der Kinder informiert werden.
- Die medizinische und pflegerische Betreuung von Kindern mit Spina bifida stellt vielfältige Anforderungen, die mitunter die Familie überfordern.
- Die sozialen Auswirkungen der medizinischen Versorgung auf die Familie sind zu beachten: Verlust von Freunden, Bedrohung des Arbeitsplatzes bei zu häufiger Vorstellung des Kindes.
- Ein Augenmerk ist auf therapiefreie Zeiten zu legen, die ein geordnetes Familienleben ermöglichen.

Jugendliche und Erwachsene

Die Zahl der jugendlichen und erwachsenen behinderten Menschen nimmt aufgrund der längeren Überlebenszeiten zu. Damit entwachsen sie auch kinderärztlichen Praxen, sozialpädiatrischen Zentren und Kinderkliniken, einer Versorgungsstruktur, die flächendeckend über Jahrzehnte aufgebaut wurde und in der sich Kinder wie Eltern gut aufgehoben fühlen konnten. Eine ambulante und stationäre Versorgungsstruktur für die wachsende Zahl der Jugendlichen und Erwachsenen mit Behinderung fehlt bis heute. Dieser Mangel zeigt sich besonders schwerwiegend bei Patienten mit medizinisch und sozial komplexen Krankheiten, wie hier bei den Folgezuständen der Spina bifida. Die wesentliche ärztliche Aufgabe besteht darin, den individuellen diagnostisch-therapeutischen Rehabilitationsplan, d. h. die Zusammenstellung der medizinischen und sozialen Besonderheiten des Patienten, zu gewährleisten.

> **!** Widersprüchliche Auffassungen von Ärzten und Therapeuten über den Rang der Therapieformen sollten z. B. durch effektives Case-Management koordiniert werden.

Eine zunehmende Bedeutung hat für die Jugendlichen und Erwachsenen die psychosoziale Unterstützung bei der individuellen Entwicklung und der Lebensbewältigung. Die **Eltern** sind mit zunehmendem Alter und durch den Verlauf der Erkrankung und das jahrelange, oft hohe Engagement bis an ihre Grenzen belastet, häufig auch erschöpft. Einerseits möchten sie sich zurückziehen, sehen sich aber weiter in der Pflicht, weil sie die gesundheitliche und soziale Gefährdung ihres jugendlich oder erwachsenen gewordenen Kindes erkennen.

Die überwiegende Zahl der rechtlich mündigen **Heranwachsenden und jungen Erwachsenen** versucht – der normalen Entwicklung folgend – einen (ihren) eigenen Lebensstil durchzusetzen, wozu auch die »Selbstbestimmung« der Gesundheit gehört. Die Selbstbestimmung muss für Jugendliche mit Spina bifida auch Selbstverantwortung für das Management ihrer Krankheit mit einbeziehen. Die Befreiung von der elterlichen »Bevormundung« in diesem Bereich ohne Übernahme der Eigenverantwortung durch die Jugendlichen führt zu gesundheitlichen Risiken. In dieser Phase der Individuation treten schwerwiegende Komplikationen auf mit z. T. erheblichen gesundheitlichen Dauerschäden.

Die Angst vor den Konsequenzen ärztlicher Untersuchungen, das Desinteresse und die negative Einstellung zur Gesundheitsfürsorge verbessern sich mit zunehmendem Alter bei **Erwachsenen** wieder. Aber wegen der Einschränkungen der Mobilität und des Antriebs bleiben gerade den Patienten – und hier besonders den schwer betroffenen – für sie wichtige lebenserleichternde Neuerungen oft unbekannt.

Sozialmanagement

Kinder und Jungendliche mir Spina bifida haben in der Regel Anspruch auf einen **Schwerbehindertenausweis** und die damit in Zusammenhang stehenden Vergünstigungen. Ein Schwerbehindertenausweis wird nur nach Antrag ausgestellt (▶ Kap. 8.8). Daneben benötigen Patienten mit Spina bifida zahlreiche ärztliche Berichte und Bescheinigungen. Eine Zusammenstellung wichtiger, häufig angeforderter Berichte und Bescheinigungen für Ämter (Versorgungsamt, Wohnungsamt) und Krankenkassen (Zuordnung zu Pflegestufen und Hilfs- und Heilmitteln) ist im Handbuch zur Betreuung von Menschen mit Spina bifida und Hydrozephalus der ASBH zu finden (Ermert 2009).

Rehabilitationsberatung

Die Ermittlung der Abhängigkeit von Fremdhilfe bei den regelmäßig wiederkehrenden Verrichtungen des täglichen Lebens (z. B. Barthel-Index, FIM) ist die Grundlage für eine gezielte Rehabilitationsberatung, um ein selbstständiges Leben zu ermöglichen. Hierzu gehören Alltagshilfen (z. B. Rutschbretter, Greifzangen, Lagerungshilfen usw.), der barrierefreie Zugang zur Wohnung, eine der Behinderung angepasste Einrichtung der Wohnung. Die Realisierung erfolgt in Zusammenarbeit mit dem Sozialdienst (Anträge), der Ergotherapie (Anpassung, Training), der mobilen Krankenpflege und der Elternselbsthilfe.

Mobile Krankenpflege

Der außergewöhnliche Behinderungsumfang vieler, vor allem erwachsener Betroffener macht eine nachgehende häusliche Pflege erforderlich. Bei regelmäßigen **Hausbesuchen** durch die »mobile

Krankenpflege« wird oft erst bei Kenntnis der häuslichen Besonderheiten der Bedarf an Pflege, Therapie, Hilfsmitteln und sozialer Stützung erkennbar. Die notwendige pflegerische Assistenz kann, soweit erforderlich, zunächst geleistet und sobald wie möglich – nach ausführlicher Beratung und kontinuierlicher Überwachung – an ambulante Pflegedienste übergeben werden. Die nachgehende Betreuung ist – wie alle Formen von Hausbesuchen – eine wichtige Schnittstelle zwischen den Betroffenen und dem Ambulanzteam, vor allem mit dem Sozialdienst.

Elternselbsthilfe

Viele Elemente, mit denen die Lebenszufriedenheit der Betroffenen zu erreichen ist, sind nicht rechtlich abgesichert. Vor allem Jugendliche und Erwachsene leben nicht selten gesellschaftlich isoliert, haben Probleme mit der Anpassung in ihrem Lebensumfeld (z. B. am Arbeitsplatz, mit Pflegediensten, Behörden), der Lebensgestaltung und Organisation ihres Alltags. Die Elternselbsthilfe ermöglicht den Familien, in denen behinderte Jugendliche und Erwachsene leben, Stützung und Entlastung, Beratung zu Rechtsansprüchen und hilft bei der Lebensbewältigung. **Seminare** sind ein wichtiger Teil der Ausbildung und Krankheitsbewältigung. Sie werden vom Bundesverband ASBH (▶ Abschn. 9.5.2) sowohl für Spina-bifida- wie Hydrozephalus-Betroffene und deren Familien **für alle Altersstufen** angeboten und an unterschiedlichen Einrichtungen durchgeführt. Auskünfte über Ort und Zeit erteilt der ASBH-Bundesverband (http://www.asbh.de/).

Literatur

Czeizel AE, Dudás I (1992) Prevention of the first occurrence of neural-tube defects by periconceptional vitamin supplementation. N Engl J Med 327: 1832–1835

Czeizel AE, Dudás I, Métneki J (1994) Pregnancy outcomes in a randomised controlled trial of periconceptional multivitamin supplementation. Final report. Arch Gynecol Obstet 255: 131–139

Doll B, Martin S (2009) Operative orthopädische Eingriffe bei neuromuskulären Funktionsstörungen. In: ASBH Bundesverband e.V. (Hrsg) Leben mit Spina bifida und Hydrocephalus (ASBH-Ratgeber 20). ASBH, Dortmund

Ermert A (2009) Handbuch Spina bifida und Hydrozephalus, Übersichten, Anleitungen. In: ASBH Bundesverband e.V. (Hrsg) Leben mit Spina bifida und Hydrocephalus (ASBH-Ratgeber 20). ASBH, Dortmund. Oder http://www.handbuch.arque.de

Ermert A, Peters H (2002) Mainzer Spina bifida-Ambulanz: Ein Modell. Kinderärztl Prax 73(2): 126–134

Harms J, Letko L, Aretz K, Jensen R (2009) Wirbelsäulendeformitäten bei Myelomeningozelen. In: ASBH Bundesverband e.V. (Hrsg) Leben mit Spina bifida und Hydrocephalus (ASBH-Ratgeber 20). ASbH, Dortmund

Haupt U (2009) Lernerschwerungen und Lernerleichterungen bei Schülern mit Hydrocephalus. In: ASBH (Hrsg) Hydrocephalus bei Schülern, Hilfe bei Schwierigkeiten im Schulalltag (ASBH-Ratgeber 19). ASBH, Dortmund

Helmke K, Hansen HC (1996) Fundamentals of transorbital sonographic evaluation of optic nerve sheath expansion under intracranial hypertension. Pt. 2 Patient study. Pediatric Radiol 26: 706–710

Herzog U (2009) Mobilität und Rollstuhlversorgung – alles Einstellungssache. In: ASBH Bundesverband e.V. (Hrsg) Leben mit Spina bifida und Hydrocephalus (ASBH-Ratgeber 20). ASBH, Dortmund

Koletzko B, Pietrzik K (2004) Gesundheitliche Bedeutung der Folsäurezufuhr. Dtsch Ärztebl 101(23): 1670–1681, http://www.ak-folsaeure.de. Gesehen 23 Apr 2009

Karch D (2004) Physiotherapie bei neurologisch bedingten Bewegungsstörungen im Kindesalter. Deutsche Gesellschaft für Sozialpädiatrie und Jugendmedizin. http://www.dgspj.de/llphysio.php. Gesehen 23 Apr 2009

Luthy DA et al. (1991) Caesarean section before the onset of labor and subsequent motor function in infants with meningomyelocele diagnosed antenatally. N Engl J Med 324: 662

Michael T (2009) Orthesenversorgung bei unterschiedlichen Lähmungshöhen nach dem Ferrari-Konzept. In: ASbH Bundesverband e.V. (Hrsg) Leben mit Spina bifida und Hydrocephalus (ASBH-Ratgeber 20). ASBH, Dortmund

MOMS Management of Myelomeningocele Study (2006) http://www.spinabifidamoms.com/english/index.html. Cited 23 Apr 2009

Müller-Godeffroy E, Michael T, Poster M, Seidel U, Schwarke D, Thyen U (2008) Self-reported health-related quality of life in children and adolescents with myelomeningocele. Dev Med Child Neurol 50: 456–461. Epub 2008 Mar 25

Queißer-Luft A (2007) Prospektive Effektivitätsstudie zur Überprüfung der perikonzeptionellen Folsäure-Einnahme zur Prävention von Neuralrohrdefekten (NRD) in Rheinland-Pfalz. Geburtenregister Mainzer Modell. http://www.mainzermodell.de. Gesehen 23 Apr 2009

Rothenberg SP, da Costa M, Sequeira JM et al. (2004) Autoantibodies against folate receptors in women with a pregnancy complicated by a neural-tube defect. New Eng J Med 350: 134–142

Stein R, Schröder A, Beetz R et al. (2007) Urologische Erkrankungen bei Patienten mit Meningomyelozele. Diagnostik und Management. Urologe 46: 1620–1642. DOI 10.1007/s00120-007-1522-3

Unsöld R (2009) Sehstörungen bei hydrocephalen Patienten. In: ASBH Bundesverband e.V. (Hrsg) Leben mit Spina bifida und Hydrocephalus (ASBH-Ratgeber 20). ASBH, Dortmund

Wald N, Sneddon J (1991) Prevention of neural tube defects: Results of the Medical Research Council Vitamin Study. Lancet 338: 131–137

Weise S (1985) Die unerwartete Geburt eines Kindes mit Spina bifida – Reaktionsweisen der Eltern im Kontakt mit ihrer Umwelt. Inauguraldissertation, Mainz

Wollstädter C, Emert A (2009) Darmmanagement bei Spina bifida. In: ASBH Bundesverband e.V. (Hrsg) Leben mit Spina bifida und Hydrocephalus (ASBH-Ratgeber 20). ASBH, Dortmund

9.6 Neuromuskuläre Erkrankungen

Sören Lutz, Brigitte Stiegler, Ulrike Schara

9.6.1 Definition und Leitsymptome

Neuromuskuläre Erkrankungen (NME) umfassen eine Vielzahl meist hereditärer Erkrankungen, deren Symptome durch Defekte im Bereich der Motoneurone, der peripheren Nerven, der motorischen Endplatte oder der Muskelzelle selbst verursacht werden. Sie manifestieren sich von der Prä- und Perinatalzeit bis ins Erwachsenenalter. Neuromuskuläre Erkrankungen sind in der Regel chronisch progredient und führen im Verlauf zu einer zunehmenden Einschränkung von Kraft und Beweglichkeit. Die Prävalenz erblicher und erworbener neuromuskulärer Erkrankungen liegt bei mindestens 1:1500. Hierbei liegt beispielsweise die Inzidenz der Muskeldystrophie Duchenne bei 1:3500 und die Inzidenz der spinalen Muskeldystrophie (SMA) bei 1:6000 bis 1:8000. Die Häufigkeit neuromuskulärer Erkrankungen in der Summe beträgt ca. ein Viertel bis ein Drittel der Häufigkeit von Zerebralparesen.

In der sozialpädiatrischen/kinderärztlichen Praxis ist bei einer Vielzahl von **Symptomen** an eine neuromuskuläre Erkrankung zu denken:

- Muskelschwäche
- Muskelhypotonie
- Auffälliges Muskelrelief
- Belastungsintoleranz
- Muskelkrämpfe
- Muskelschmerzen
- Myoglobulinurie nach körperlicher Belastung
- Externe Ophthalmoplegie und Ptose
- Abnahme der motorischen Leistungsfähigkeit im Tagesverlauf und im Rahmen von Infektionen
- Verzögertes Erreichen von motorischen Entwicklungsstufen
- Auffällige Gangbilder wie Zehenspitzengang und »funny walks«
- Häufiges Stolpern
- Störungen des Halte- und Bewegungsapparates (z. B. Skoliose, Fußdeformitäten und Gelenkkontrakturen)
- Positive Familienanamnese
- Die Erhöhung von Enzymen wie Kreatinkinase (CK) und Laktatdehydrogenase (LDH) kann auf eine neuromuskuläre Erkrankung hinweisen

Eine Erhöhung der CK wird häufig im Rahmen einer Blutentnahme bei Infekt oder vor einem elektiven operativen Eingriff festgestellt und lenkt den Verdacht auf eine neuromuskuläre Erkrankung. Die Frage der Interpretation dieser Werte und des weiteren Procedere führen oft zur Verunsicherung bei Ärzten und Eltern (Schara et al. 2004). Die Höhe des CK-Wertes steht nicht in direkter Korrelation mit der Schwere einer NME. Fehlende pathologische CK-Werte schließen das Vorliegen einer neuromuskulären Erkrankung nicht aus.

Neben der CK und der LDH werden auch die Enzyme ASAT (Aspartat-Aminotransferase, Synonym: GOT= Glutamat-Oxalacetat-Transaminase) und ALAT (Alanin-Aminotransferase, Synonym: GPT= Glutamat-Pyruvat-Transaminase) untersucht. Diese Enzyme sind dem Kinder- und Jugendmediziner als Leberenzyme vertraut, kommen allerdings ebenfalls in der Skelettmuskulatur vor. Bei erhöhten ASAT- und ALAT-Werten wird oftmals eine umfangreiche hepatologische Diagnostik durchgeführt, bevor diese Werte auch als Muskelenzyme wahrgenommen werden. Die zusätzliche Erhebung der γ-GT (Gamma-Glutamyl-Transferase) und der CK erlauben eine genauere Zuordnung der Laborwerte (Merkenschlager et al. 2006).

> **Charakteristika verschiedener neuromuskulärer Erkrankungen**
> - Veränderung der muskulären Struktur
>   - Muskeldystrophie Duchenne/Becker
>   - Gliedergürtelmuskeldystrophien (LGMD)
>   - Kongenitale Muskeldystrophien (CMD)
>   - Kongenitale Myopathien
> - Erkrankungen des 2. Motoneurons
>   - Spinale Muskelatrophien
> - Erkrankungen der peripheren Nerven
>   - Hereditär motorisch-sensible Neuropathie (HMSN/Charcot-Marie-Tooth)
>   - Hereditär sensorisch-autonome Neuropathie (HSAN)
>   - Hereditäre Neuropathie mit Anfälligkeit für Druck (HNPP/tomakulöse Neuropathie)
>   - Riesenaxonneuropathie
> - Störungen der Neurotransmission
>   - Myasthenia gravis
>   - Kongenitale myasthene Syndrome (CMS)

9.6.2 Ausgewählte Beispiele häufiger neuromuskulärer Erkrankungen

Muskeldystrophie Duchenne

Bei dieser Erkrankung handelt es sich um eine häufige X-chromosomal-rezessive Erkrankung mit einer Inzidenz von etwa 1:3500 (Becker-Muskeldystrophie 1:20.000) (Biggar 2006). Die betroffenen Jungen sind für gewöhnlich bereits im Kleinkindalter klinisch auffällig; häufig besteht eine verzögerte Entwicklung. Laborchemisch zeigt sich immer eine wesentlich erhöhte CK. Weiterhin bestehen eine verminderte Ausdauer, erschwertes Treppensteigen, ein positives Gowers-Zeichen beim Aufstehen vom Boden sowie eine Wadenpseudohypertrophie (früher

als »Gnomenwaden« bezeichnet, dieser Begriff sollte unter keinen Umständen gegenüber Betroffenen und Eltern genutzt werden!). Beim Gehen zeigen sich ein watschelndes Gangbild sowie eine Hyperlordose im Lendenwirbelbereich (Schara 2006). Aufgrund der Progredienz kommt es im Verlauf zu einem immer stärkeren Kräfteverlust, der auch die oberen Extremitäten mit einbezieht und aufgrund geschwächter thorakaler/Atemmuskulatur nicht selten zur restriktiven Ventilationsstörung führt. **Kardiomyopathische Veränderungen** sind bei 50–80% der Patienten beschrieben (Goodwin u. Muntoni 2005). Ein großer Teil der Patienten hat **kognitive Beeinträchtigungen**. Im Alter von 9 ±2 Jahren kommt es unbehandelt zum Gehverlust; schon zuvor resultieren aus verminderter Mobilität und Muskelatrophie Kontrakturen mit Beginn meist in den großen Gelenken der unteren Extremitäten. Deformitäten (besonders Skoliosen) sind nicht selten.

Die **Bestätigung der Verdachtsdiagnose** erfolgt molekulargenetisch aus EDTA-Blut; mittels der MLPA-Methode (»multiplex ligation-dependent probe amplification«) gelingt der Nachweis von Deletionen und Duplikationen bei ca. 70–80% aller Patienten mit Mutationen im Dystrophin-Gen. Bei negativem Befund folgt in den meisten Fällen eine Muskelbiospie zur Bestätigung stark verminderter oder fehlender Dystrophinexpression, um in der Folge ein Punktmutationsscreening aus EDTA-Blut anzuschließen.

Kurative Ansätze stehen derzeit noch nicht zur Verfügung, in weltweiten Studien werden der Einsatz des Exon-Skippings sowie Medikamentenstudien (z. B. PTC124) untersucht. Derzeit folgt man den allgemeinen Empfehlungen zum Einsatz **oraler Steroide** ab einem Alter von 5 Lebensjahren (Schara u. Mortier 2001), um den Verlust des Gehens zeitlich hinauszuzögern sowie einen positiven Effekt auf Ventilation und kardiale Leistung zu erhalten (Markham et al. 2005; Mavrogeni et al. 2009).

Spinale Muskelatrophie (SMA)

Bei gleichem genetischem Defekt durch Mutation im Survival-Motor-Neuron1 (SMN1) kommt es bei Homozygotie mit einer Inzidenz von 1:6000 bis 1:8000 zur Erkrankung. Die unterschiedlichen Formen SMA 1 bis SMA 4 unterscheiden sich durch den Zeitpunkt des Auftretens und durch das Erreichen motorischer Meilensteine. Gemein ist den Formen eine proximale Muskelschwäche. Kurative Ansätze existieren nicht (Schara 2006).

SMA 1

Die SMA 1 beginnt in einem Alter von 0–6 Lebensmonaten und ist gekennzeichnet durch eine rarefizierte Motorik, Muskelhypotonie, häufig Trinkschwäche, Schluckschwierigkeiten (aufgrund betroffener bulbärer Kerne des Hirnstamms). Die Prognose ist infaust, der Tod tritt oft binnen des 1. Lebensjahres ein, kaum ein Patient erreicht das 3. Lebensjahr, pulmonale Infektionen/Ateminsuffizienz sind oft der limitierende Faktor.

SMA 2

Kinder mit SMA 2 können in den ersten 6 Lebensmonaten eine scheinbar normale Entwicklung zeigen, erste Symptome treten meistens zwischen 7 und 18 Lebensmonaten auf. Freies Sitzen wird erlernt, Stehen und Gehen gelingen nie, die motorische Entwicklung stagniert. Klinisch fallen oft ein feinschlägiger Handtremor, Zungenfaszikulieren, schwacher Hustenstoß auf. Der Verlauf ist milder als bei SMA 1, Bulbärhirnsymptome fehlen. Die Überlebenswahrscheinlichkeit nach Erkrankungsbeginn liegt nach 10 Jahren bei 98% (Rudnik-Schöneborn u. Zerres 2007).

SMA 3

Patienten mit SMA 3 zeigen erste Symptome oft erst nach dem 18. Lebensmonat. Man unterscheidet zwischen SMA 3a und 3b (Beginn vor und nach dem 3. Lebensjahr). Stehen und Gehen sind möglich, können im späteren Verlauf aber auch sistieren. Bei SMA 3a ist der Großteil der Patienten innerhalb von 15–20 Jahren auf einen Rollstuhl angewiesen. Die Lebenserwartung ist im Wesentlichen nicht eingeschränkt.

SMA 4

Die SMA 4 spielt zahlenmäßig eine untergeordnete Rolle und zeigt einen eher benignen Verlauf mit Beginn im Erwachsenenalter und meist lebenslanger Gehfähigkeit.

Hereditäre motorisch-sensible Neuropathie (HMSN/Charcot-Marie-Tooth, CMT)

Diese degenerative Erkrankung peripherer Nerven kann nach primär demyelinisierenden und axonalen Formen, autosomal-dominantem und autosomal-rezessivem Erbgang unterschieden und durch elektroneurographische Untersuchungen weiter eingegrenzt werden (Bienfait et al. 2006).

❗ Neben meist peripherer und initial peronaealer Schwäche sind ein Storchengang, hypotrophierte Wadenmuskulatur, Sensibilitätsstörungen und Schmerzen, Kontrakturen und Fußdeformitäten (Ballenhohlfuß) auffällig.

Das Gesicht ist ausgespart, eine Skoliose kann im Verlauf auftreten, die Muskeleigenreflexe sind abgeschwächt oder nicht auslösbar. Der Verlauf ist variabel, Stagnation nicht selten. Eltern und Geschwister sind unbedingt auf körperliche Auffälligkeiten gezielt anzusprechen (Fußdeformitäten, Schmerzen). Der diagnostische Nachweis gelingt molekulargenetisch (Schlotter-Weigel et al. 2008), nur selten sind im Zweifel Suralisbiopsien indiziert. Kurative Ansätze existieren nicht.

Kongenitale myasthene Syndrome (CMS)

CMS umfassen eine heterogene Gruppe von Erkrankungen mit Störungen der neuromuskulären Übertragung. Lokalisiert sind diese präsynaptisch, im synaptischen Spalt oder postsynaptisch (Schara u. Lochmüller 2008).

❗ Symptome treten teilweise bereits im Neugeborenenalter auf, meistens im Kleinkindalter und regelhaft bis zum 12. Lebensjahr.

Späte Manifestationen sind bis ins Erwachsenenalter bei Mutationen im *RAPSN-*, *CHRNA1-* und *CHRNE*-Gen beschrieben. Symptome sind Fütterungsschwierigkeiten, Schluckstörungen, Ptosis, Muskelhypotonie, abnorme Muskelermüdbarkeit, faziale Schwäche mit externer Ophthalmoplegie, **Verstärkung der Symptome im Tagesverlauf**. Im Gegensatz zur Myasthenia gravis finden sich keine Antikörper gegen Acetylcholinrezeptoren. Neben sporadischen Fällen sind autosomal-rezessive und autosomal-dominante Erbgänge bekannt. Die Diagnose erfolgt molekulargenetisch. Therapeutika stehen zur Verfügung und erfolgen je nach molekulargenetischem Befund mit Acetylcholinesterasehemmern, 3,4-Diaminopyridin, Ephedrin, Chinidinsulfat oder Fluoxetin. Diagnostik und Medikamenteneinstellung in einem spezialisierten Zentrum haben sich aufgrund teilweise gravierender Nebenwirkungen bewährt.

9.6.3 Betreuung von Patienten mit neuromuskulären Erkrankungen

Die adäquate Betreuung und Versorgung von Patienten mit neuromuskulären Erkrankungen muss auf alle Fälle individuell und auf die Bedürfnisse des Betroffenen abgestimmt sein und Platz für flexible Lösungen lassen. Interdisziplinarität ist dabei ebenso notwendig wie der ständige Austausch untereinander und regelmäßige Überarbeitung bestehender Regimes. Empfehlungen für die Muskeldystrophie Duchenne und die spinale Muskelatrophie orientieren sich z. B. an denen des europäischen Exzellenznetzwerks für neuromuskuläre Erkrankungen TREAT-NMD (TREAT-NMD 2009). Weitere Adressen werden am Ende dieses Abschnitts genannt.

Medizinische Betreuung

Bewährt hat sich nach Diagnosestellung eine routinemäßige Verlaufskontrolle in 3- bis 6-monatigen Abständen in einem auf diese Erkrankung spezialisierten Zentrum (in Ausnahmefällen und beispielsweise bei Neugeborenen und jungen Säuglingen mit SMA 1 und Sorgen vor Schluck- und Ateminsuffizienz auch häufigere Konsultation). Neben der Bestandsaufnahme und hinsichtlich Veränderungen des Zustandes ist eine ausführliche neuropädiatrische Untersuchung idealerweise zusammen mit einem Physiotherapeuten durchzuführen. Ebenso kann die Vorstellung auch zur orthopädischen Konsultation zur Beurteilung interventionsbedürftiger Kontrakturen und der Wirbelsäule erfolgen, dies dient zusätzlich einem effektiven Zeitmanagement und Stressverminderung bei Patient und Angehörigen durch Vermeidung eines zusätzlichen Temins. Bei nahezu allen Formen von neuromuskulären Erkrankungen sind Lungenfunktionskontrollen halb-

jährlich bis jährlich durchzuführen und bei Zeichen von Tagesmüdigkeit (Kopfschmerzen, häufiges Gähnen, Unaufmerksamkeit, Müdigkeit) durch eine Polysomnographie zu ergänzen. Echokardiographische sowie elektrokardiographische Kontrolluntersuchungen dienen der Entdeckung und Überwachung insbesondere von Kardiomyopathien und Rhythmusstörungen und sind in jährlichen Abständen sinnvoll (hinsichtlich der Häufigkeit auftretender Pathologien bei den unterschiedlichen Erkrankungen verweisen wir auf die entsprechende Literatur (Ramaciotti et al. 2006).

Essenzielle Fragestellungen bei der medizinischen Betreuung von Patienten mit NME:
- Verschlechterung des neurologischen Status?
- Kontrakturen/Skoliose?
- Lungenfunktion/Tagesmüdigkeit?
- Kardiomyopathien/Rhythmusstörungen?

Therapien

Frequenz und Art der notwendigen und sinnvollen Therapien sollten sich vor allem an anerkannten und evidenzbasierten Modellen orientieren, außerdem ist auch ein Zuviel an Therapien im Hinblick auf Therapiemüdigkeit und Überforderung der sozialen und familiären Situation zu vermeiden. Bei allen Therapien ist zu hinterfragen, ob das Kind und die Familie von den Therapien profitieren und ob dies den Aufwand und die Belastung der Familie rechtfertigt.
- Wie sieht der Tagesablauf der Familie aus?
- Bleibt genügend Freiraum für das Kind und die Familie?
- Können die Therapien im Rahmen des Schulalltags durchgeführt werden?
- Kann der Therapeut nach Hause kommen?
- Fühlt sich das Kind wohl bei den Therapien?
- Welche Therapien müssen unbedingt sein, und welche können auch mal pausieren, ohne eine Verschlechterung des Zustandes zu riskieren?

Diese Fragen sollten im Rahmen einer regelmäßigen Betreuung mit Kind und Familie geklärt werden. Zu erwähnen sind insbesondere Physiotherapie, Ergotherapie, Atemtherapie und Logopädie (bei Schluck-, Sekretions- und Sprachproblemen). Die **Physiotherapie** befasst sich hierbei insbesondere mit dem Erhalt der Gelenkbeweglichkeit, der Kontrakturprophylaxe durch effektives Dehnen (und Anleitung von Patienten und Angehörigen zur selbstständigen Durchführung derselben), der Hilfsmittelüberprüfung auf Funktionalität und Zustand sowie Gewichts- und Größenadaptation. **Ergotherapeutisch** wichtige Items sind die Verbesserung der Selbstständigkeit (Aktivitäten des täglichen Lebens), möglichst langer Erhalt von Funktionalität und Bewegungsausmaß der oberen Extremitäten sowie Versorgung mit Hilfsmitteln (z. B. Handschiene zur Verbesserung der Daumenopposition bei drohenden Kontrakturen und drohendem aktivem Greifverlust). Alle Disziplinen müssen regelmäßig die Notwendigkeit und den Sinn unterstützender Hilfsmittel vor Augen haben und diese ggf. ergänzen oder dem Patienten das Ausprobieren durch Herstellen des Kontakts zu entsprechenden Hilfsmittelanbietern ermöglichen.

Therapieinhalte/Ziele

- Physiotherapie: Kontrakturprophylaxe, Hilfsmittelanpassung
- Ergotherapie: Verbesserung der Selbstständigkeit

Atmung/atemunterstützende Maßnahmen

Bei Progress verschiedener neuromuskulärer Erkrankungen (z. B. Muskeldystrophie Duchenne und spinale Muskelatrophie) ist eine regelmäßige Überprüfung von Oxygenierung und Ventilation erforderlich. Bei kooperationsfähigen Patienten ist meist ab einem Alter von 6 Jahren die Lungenfunktionsüberprüfung möglich, auf eine restriktive Ventilationsstörung ist besonders zu achten, Ergänzung durch Blutgasanalysen kann sinnvoll sein. Bei gravierenden Verschlechterungen in kurzer Zeit oder zum Vorbefund, Zeichen von Tagesmüdigkeit, gehäufter bronchialer/pulmonaler Infektanfälligkeit und dem Befund einer schweren restriktiven Ventilationsstörung sind die Untersuchungen durch eine Polysomnographie zu ergänzen und abhängig vom Befund eine beispielsweise nächtliche nichtinvasive Maskenbeatmung (NNIV) oder eine CPAP-Atemunterstützung (BiPAP) zu etablieren (Mellies 2003). Auch sollte bei Patienten ohne gravierend verschlechterte Lungenfunktionsprüfung im Vorfeld anstehender und besonders langwieriger und komplikationsbeladener Operationen (z. B. Wirbelsäulenaufrichtungsoperation) eine Polysomnographie

durchgeführt werden, der Befund und daraus zu ziehende Schlüsse sollten zwischen Kinderpulmonologen, Neuropädiatern und Operateuren besprochen werden. Weiterhin zum Einsatz kommen Techniken zur Sekretmobilisation, zur Unterstützung des Hustenstoßes (manuell oder maschinell mit Insufflation/Exsufflation unter Benutzung eines »Cough Assist«) sowie – sofern notwendig – punktuelle Überprüfung mittels Pulsoximetrie. Vor der unkritischen Applikation von längerfristigem zusätzlichem Sauerstoff ist zu warnen, eventuell können bei vorher nur ungenügender Abklärung Atelektasen, Infiltrate, Sekretverlegungen durch die zusätzliche Sauerstoffgabe »vertuscht« werden.

> **❗ Die Indikation zur nächtlichen nichtinvasiven Beatmung sind neben der respiratorischen Insuffizienz am Tage (mit Hyperkapnie) die symptomatische Hypoventilation und schlafbezogene Apnoen während der Nacht.**

Die **Akzeptanz** der nichtinvasiven Beatmung hängt maßgeblich von Einweisung und Passgenauigkeit der notwendigen und meist individuell gefertigten Maske und der Geräte ab, ist aber in den meisten Fällen als gut zu bewerten; initial ist eine häufigere Überprüfung von Beatmungsgerät und Zubehör sinnvoll.

> **❗ Durch verbesserte Ventilation und Oxygenierung steigt die Lebensqualität in den allermeisten Fällen durch eine geringer ausgeprägte Tagesmüdigkeit und die Reduktion der damit verbundenen Symptome.**

Durch Normalisierung des Gasaustausches und der Blutgase während der Ventilation und auch im Anschluss daran wurde eine verbesserte Schlaftextur nachgewiesen. Bei einem Großteil unserer Patienten sehen wir eine deutliche Abnahme der Infektanfälligkeit der Atemwege. In Studien mit Duchenne-Patienten konnte gezeigt werden, dass bereits eine auf den Schlaf begrenzte Hypoxämie mit einer hohen Mortalität behaftet ist (Schönhofer 2006).

Aufgrund des chronischen Krankheitsverlaufes ist ein Einbeziehen von Wünschen und Vorstellungen der Familie/Angehörigen sowie des Patienten unabdingbar; unter Berücksichtigung des wahrscheinlichen Verlaufes müssen vorhandene Ressourcen, Machbarkeit im Rahmen der meist häuslichen Betreuung, Verbesserung der Lebens- und Schlafqualität und Langzeitüberleben besprochen werden. Die angeführten Schritte sollen einer Entlastung ebenso dienen wie beispielsweise einer Verminderung häufiger stationärer Aufenthalte im Rahmen von Infekten.

Intensiv zu diskutieren ist die Option einer Tracheotomie zur Anlage eines Tracheostomas, was im Falle einer schwer verlaufenden spinalen Muskelatrophie (SMA Typ 1) mit einer ausgesprochen infausten Prognose einen ethischen Konflikt bedeuten kann (Mitchell 2006). Letzten Endes ist auch bereits im Vorfeld über Optionen invasiver Beatmung und eines Tracheostomas im Falle einer schweren Atemwegsinfektion zu sprechen, nicht selten bestehen gravierende Schwierigkeiten bei der Entwöhnung von der maschinellen Beatmung. Auch empfehlen sich im Vorfeld Information und Gespräch mit der im Falle einer akuten Erkrankung naheliegenden und versorgenden Kinderklinik hinsichtlich »gewünschter« Optionen bezüglich intensivmedizinischer Maßnahmen, Reanimation und antibiotischer Behandlung. Das sollte mit den Eltern besprochen werden.

Der etwaige Einsatz von atmungsunterstützenden Maßnahmen muss Wünsche und Vorstellungen der Familie/Angehörigen sowie des Patienten berücksichtigen.
— Verbesserung der Schlafqualität?
— Verbesserung der Lebensqualität?
— Einfluss auf Langzeitüberleben?

Ernährung

Auf eine **ausreichende Kalorienzufuhr** ist zu achten, diese orientiert sich ebenso wie die Nahrungszusammensetzung an den allgemein gültigen Richtlinien und Empfehlungen (Swoboda 2007). Teilweise finden sich sowohl Über- als auch Unternährung (González et al. 2000). Regelmäßige diätetische Beratung durch geschultes Personal ist ebenso wie die Überprüfung der Indikationsstellung einer zusätzlichen Sondenernährung über eine perkutane endoskopische Gastrostomie (PEG) sinnvoll. Bei **Schluckbeschwerden** (bei bulbärer Symptomatik bei SMA) muss die Konsistenz entsprechend angepasst werden. Im Rahmen einer Steroiddauertherapie (bei Muskeldystrophie Duchenne) kann eine

Gewichtszunahme nicht zuletzt wegen gesteigerten Appetits resultieren und durch Umsetzung diätetischer Maßnahmen meistens zumindest teilweise »abgemildert« werden. Auch kann aufgrund zunehmender Immobilität gehäufte **Obstipation** mit konsekutiven Bauchschmerzen und auch Erbrechen auftreten. Neben einer Ernährungsumstellung und ausreichender Flüssigkeitszufuhr können unter möglicher Umgehung regelmäßigen Abführens sowohl stuhlerweichende wie auch laxierende Präparate zum Einsatz kommen (z. B. Macrogol/Movicol). Zu untermauern sind der Ernährungszustand sowie Gewichtszu- und -abnahme neben der visuellen Beurteilung durch Perzentileneintrag und Body-Mass-Index und durch Führen eines Ernährungskalenders/-protokolls.

Insbesondere bei SMA-Patienten sind aufgrund verringerter Nahrungsaufnahme katabole Zustände mit folgenden Hypoglykämien zu vermeiden.

Rehabilitation, Hilfsmittelversorgung und psychosoziale Betreuung

Die Beurteilung sollte zusammen mit Neuropädiatern, Therapeuten und erfahrenen Kinderorthopäden, ggf. auch zusammen mit Mitarbeitern eines Hilfsmittelunternehmens/eines Sanitätshauses erfolgen. Neben dem körperlichen/funktionellen Status müssen Kontrakturen und die Wirbelsäule in Zustand, Ausprägung (Winkelmaß) und Progredienz beurteilt, bei Bedarf Röntgenbilder gefertigt sowie vorhandene Hilfsmittel und Orthesen auf Sitz und Zustand überprüft werden.

❗ **Vor der Verordnung neuer Hilfsmittel sind diese je nach Art erst einmal zu testen und auf Funktionalität zu überprüfen, ebenso muss nach den häuslichen Gegebenheiten gefragt werden.**

Im Zweifelsfall sollte ein Mitarbeiter des Sanitätshauses Hausbesuche abstatten (zum Vermessen der Türrahmen bei neuer Rollstuhlverordnung, Sichten der Treppe hinsichtlich eines geeigneten Treppenlifters, Begutachtung der sanitären Einrichtungen zur optimalen Hilfsmittelberatung).

❗ **Bei der Verordnung von Hilfsmitteln ist auf gezielte Verbesserung in Selbstständigkeit, Mobilität und Teilnahme am altersadäquaten**
▼

Leben zu achten. Dabei sollte man sich an entsprechenden validierten Scores zur Überprüfung der Muskelkraft und Funktion orientieren.

Auch nach Verlust des Gehens ist auf eine möglichst langfristige Vertikalisierung zu achten, und entsprechende Geräte (Stehständer, Bauchschrägliegebrett, Kontrakturstehständer) sind zu erpoben und zu verordnen. Bei stark reduziertem Kraftniveau kann ein **Bewegungstrainer zum Training oberer und unterer Extremitäten** zum Einsatz kommen, dieser ist auf die jeweiligen Bedürfnisse abzustimmen und auch bei nicht vorhandener Muskelkraft passiv einsetzbar und zur Verbesserung der Durchblutung, Erhalt der Gelenkbeweglichkeit und Reduktion des Osteoporoserisikos sinnvoll. Der stationäre Aufenthalt in ausgewiesenen und auf neuromuskuläre Erkrankungen spezialisierten **Rehabilitationskliniken** kann sinnvoll sein; nicht zuletzt zur Motivationssteigerung und zur Besserung des psychischen Gleichgewichts haben sich rehabilitative Behandlungskonzepte bewährt und verschaffen nicht selten neue Impulse auch zur Krankheitsbewältigung.

Die **psychosozialen Aspekte** einer voranschreitenden chronischen Erkrankung, an deren Ende nicht selten der frühe Tod eines Patienten steht, werden häufig unterschätzt. Nicht selten finden sich depressive Störungen, Rückzugsverhalten und z. T. Aggressivität bei den Patienten. Auch die Familien reagieren häufig mit Depression und Rückzug. Neben den Kontakten zu Ärzten, Therapeuten und Sozialpädagogen ist für die psychische Bewältigung der Erkrankung der Kontakt zu geschulten Psychologen/Psychotherapeuten wichtig. Es hat sich bewährt, frühzeitig einen familientherapeutisch geschulten Psychotherapeuten hinzuzuziehen. Daneben sollte der Kontakt zu Selbsthilfegruppen hergestellt werden (persönliche Erfahrung aus der hiesigen SPZ-Arbeit, Müller-Felber 2009).

Die **Kontaktaufnahme zu Selbsthilfegruppen und Fachverbänden** (▶ Kap. 16.4) bedeutet für die meisten Betroffenen eine wesentliche Unterstützung bei der Krankheitsbewältigung.

Bezüglich der sozialen Hilfen und ihrer Beantragung wird auf ▶ Kap. 8.8 verwiesen. Nützliche

Webadressen (für Betroffene, Ärzte und Interessierte) sind:

- aktion benni&co: hhtp://www.benniundco.de
- »Philipp und Freunde« – SMA Deutschland e. V.: http://www.sma-deutschland.de
- Deutsche Gesellschaft für Muskelkranke e.V.: http://www.dgm.org
- Registrierung von Patienten mit Duchenne/Becker-Muskeldystrophie und SMA, (Teilnahme freiwillig, Daten jederzeit zu ändern, s. http://www.treat-nmd.de): http://www.dmd-register.de und http://www.sma-register.de
- Diagnosestellung und Behandlung/Betreuung von Patienten mit SMA und Duchenne/Becker-Muskeldystrophie nach einheitlichen internationalen Standards:
  - http://www.treat-nmd.de
  - Muskeldystrophie Netzwerk Deutschland: http://www.md-net.de

Literatur

Bienfait H et al. (2006) Comparison of CMT1A and CMT2: similarities and differences. J Neurol 253(12): 1572–1580

Biggar WD (2006) Duchenne muscular dystrophy. Pediatrics Rev 27: 83–88

González L, Nazario CM, González MJ (2000) Nutrition-related problems of pediatric patients with neuromuscular disorders. PR Health Sci J 19(1): 35–38

Goodwin FC, Muntoni F (2005) Cardiac involvement in muscular dystrophies: Molecular mechanisms. Muscle Nerve 32(5): 577–588

Markham LW et al. (2005) Steroid therapy and cardiac function in Duchenne muscular dystrophy. Pediatr Cardiol 26(6): 768–771

Mavrogeni S et al. (2009) Effect of deflazacort on cardiac and sternocleidomastoid muscles in Duchenne muscular dystrophy: A magnetic resonance imaging study. Eur J Paediatr Neurol 13: 34–40

Mellies U et al. (2003) Long-term noninvasive ventilation in children with neuromuscular disorders. Eur Respir J 22(4): 631–636

Merkenschlager A et al. (2006) Erhöhte Leberwerte – nicht immer Indikatoren gestörter Leberfunktion. Kinder Jugendmed 6: 366–368

Mitchell I (2006) Spinal muscular atrophy type 1: What are the ethics and practicality of respiratory support? Paediatr Respir Rev 7 (Suppl 1): S210–S211

Müller-Felber (2009) Adoleszente mit schwerster Behinderung, Beispiel Muskeldystrophie Duchenne. Monatsschr Kinderheilk 157: 114–120

Ramaciotti C et al. (2006) Left ventricular function and response to enalapril in patients with Duchenne muscular dystrophy. Am J Cardiol 98(6): 825–827

Rudnik-Schöneborn S, Zerres K (2007) Spinale Muskelatrophien des Kindes- und Jugendalters. Neuropädiatrie Klinik Prax 3: 88–98

Schara U (2006) Neuromuskuläre Erkrankungen im Kindes- und Jugendalter. Neuropädiatrie Klinik Prax 1: 6–30

Schara U, Lochmüller H (2008) Therapeutic strategies in congenital myasthenic syndromes. Neurotherapeutics 5(4): 542–547

Schara U, Mortier W (2001) Long-term steroid therapy in Duchenne muscular dystrophy. J Clin Neuromuscul Dis 2: 179–183

Schara U, Christen HJ, Vorgerd M (2004) Die erhöhte Creatinkinase als Zufallsbefund. Kinder Jugendarzt 8: 575–580

Schlotter-Weigel B, Abicht A, Lochmüller H (2007) Hereditäre sensomotorische Neuropathien im Kindes- und Jugendalter. Neuropädiatrie Klinik Prax 3: 103–119

Schönhofer B (2006) Nicht-invasive Beatmung, Grundlagen und moderne Praxis. Uni-Med, Bremen

TREAT-NMD (2009) Standardisierte Betreuungs- und Pflegerichtlinien für Spinale Muskelatrophie und Duchenne Muskeldystrophie: http://www.treat-nmd.de oder http: www.treat-nmd.eu

Wiebke G, Swoboda K (2007) Nutritional guidelines for SMA children. http://www.fsma.org/UploadedFiles/FSMA-Community/MedicalIssues/Nutrition/mainfiles/SMAGeneralNutritionGuidelines2007.pdf. Cited 28 Apr 2009

9.7 Seltene Erkrankungen als sozialpädiatrische Herausforderung

Rüdiger von Kries, Raimund Schmid

9.7.1 Definition, Epidemiologie und Fakten

> **Definition**
>
> Erkrankungen gelten als selten, wenn weniger als 5/10.000 der Bevölkerung betroffen sind.

Diese Definition – seltener als 1/2000 – geht nicht von der Inzidenz der Erkrankung – also dem Erkrankungsrisiko – aus, sondern vom Versorgungsbedarf, gemessen als Prävalenz. Der Versorgungsbedarf steht auch im Zentrum der gesetzgeberischen Regelungen und forschungspolitischen Aktivitäten zu dieser Thematik. Wenn auch die einzelnen Erkrankungen selten sind, so stellen sie als Summe mit einer Vielzahl von Erkrankten auch quantitativ doch nachhaltig relevante Anforderungen an das Gesundheitssystem dar.

Häufigkeit

Wie häufig die einzelnen seltenen Erkrankungen sind, ist mitunter **schwierig zu bestimmen**. Mit bevölkerungsbezogenen Stichproben kann die Prävalenz dieser Erkrankungen in der Regel nicht bestimmt werden. Selbst in großen Stichproben wie dem Kinder- und Jugendsurvey mit über 17.000 Teilnehmern werden einzelne Erkrankungen, die seltener als einmal pro 2000 auftreten, bestenfalls zufällig erkannt. Auch die Erfassung angeborener Fehlbildungen im Mainzer Modell (► Kap. 4) mit jährlich ca. 3000 neu aufgenommenen Fällen wird nur bei Erfassung über sehr lange Zeiträume Aussagen zu seltenen Erkrankungen erlauben.

Eine Vollerfassung auf Populationsebene könnte die Prävalenz seltener Erkrankungen abbilden. Dies ist derzeit für die Erkrankungen im Neugeborenenscreening auf Stoffwechselstörungen und Endokrinopathien möglich, da systematisch auf diese Erkrankungen gescreent wird und die Diagnosesicherung dokumentiert und erfasst wird. Bei nicht systematisch erfassten Erkrankungen ist dies nur durch Meldungen an eine zentrale Stelle möglich. Da alle Meldungen unvollständig sind, sollten mehrere Meldewege genutzt werden, um über z. B. Capture-recapture-Ansätze die wahre Prävalenz schätzen zu können (► Kap. 4).

Therapiestudien

Therapiestudien zu seltenen Erkrankungen sind nur als Multicenterstudien möglich. In der Kinderonkologie wurden Therapieprotokolle auch für sehr seltene kindliche Tumoren erarbeitet und in Studien zur Wirksamkeit überprüft. Die hierzu entwickelten Kooperationsstrukturen sind ein Muster für die in der aktuellen Wissenschaftsförderung unterstützten Netzwerke zu seltenen Erkrankungen.

Eine **primäre Prävention** seltener Erkrankungen, die nicht genetisch bedingt sind, erfordert die Kenntnis der Ursachen dieser Erkrankungen. Ursachenforschung zu nicht genetischen seltenen Erkrankungen ist mit Fallkontrollstudien möglich. Bei genetischen Erkrankungen ist die genetische Beratung

Wie laufen Therapiestudien bei seltenen Erkrankungen ab?

Die Bildung kleiner Netzwerke ist unabdingbare Voraussetzung, um Kinder für Studien bei seltenen Erkrankungen überhaupt finden und rekrutieren zu können. Die benötigte Anzahl an Patienten hängt u. a. vom möglichen Endpunkt einer Studie ab bzw. wie genau dieser gemessen werden kann und insbesondere, wie stark eine Therapie auf diesen Endpunkt wirkt.

Beispiel Morbus Pompe: Bei dieser Erkrankung zeigen sich im Median erst nach 2 Monaten die ersten Symptome (der geringe Muskeltonus), nach knapp 5 Monaten erfolgt meist die Diagnosestellung. Die mittlere Überlebenszeit dieser Kinder lag in einer retrospektiven Erhebung bei 8,7 Monaten. Das Zeitfenster für den Beginn einer therapeutischen Intervention beträgt etwa 2–3 Monate. In diesen Zeiträumen müssen also die für Studien in Frage kommenden Kinder gefunden und die Eltern von der Sinnhaftigkeit einer Studie überzeugt werden. Bei dieser seltenen Stoffwechselerkrankung ist dies einem internationalen Forschungsteam gelungen. In 13 Zentren (sechs davon in den USA, fünf in Europa, eines in Taiwan und eines in Israel) wurden insgesamt 18 Patienten rekrutiert und erhielten eine Enzymersatztherapie. Alle Patienten in der Studie überlebten bis zu einem Alter von 18 Monaten. Ohne Behandlung waren von einer historischen Kohorte nach 18 Monaten 60 von 61 Kindern tot. Solche Therapiestudien wie hier bei den seltenen lysosomalen Speichererkrankungen tragen zudem mit dazu bei, dass auch der Bekanntheitsgrad von seltenen Erkrankungen bei Fachleuten und auch in der Öffentlichkeit zunimmt (Kishnani et al. 2007).

die einzige Option zur primären Prävention. Die **Pränataldiagnostik** ermöglicht mitunter die Frühdiagnose seltener Erkrankungen, wobei die Konsequenz einer solchen Frühdiagnose häufig die Abruptio – also der Fetozid – des betroffenen Kindes ist. Eine solche »Sekundärprävention« ist jedoch vor dem Hintergrund der Möglichkeit von durchaus lebenswertem Leben trotz Behinderung bei vielen dieser seltenen Erkrankungen problematisch.

Forschungsförderung

Vor dem Hintergrund vieler offener Fragen zum Verständnis und zur Therapie seltener Erkrankungen und der Notwendigkeit der Verbesserung der Patientenvorsorgung erfolgt derzeit eine gezielte Forschungsförderung zu seltenen Erkrankungen auf nationaler und europäischer Ebene. Hierbei sollen Netzwerke zu seltenen Erkrankungen gerade auch auf EU-Ebene gefördert werden. Federführend ist hier bei diesen und vielen weiteren Herausforderungen im Kontext seltener Krankheiten die Pariser Organisation Eurordis (European Organisation for Rare Diseases, http://www.rarediseases.org).

Die **Forschungsziele sind insbesondere:**
- Analyse der molekulargenetischen Ursachen und Krankheitsmechanismen
- Erkenntnisse zu psychosozialen Folgen der Erkrankungen
- Etablierung von Patientenregistern
  - zur Beschreibung der Epidemiologie und Durchführung von epidemiologischen Studien zu Ursachen der Erkrankung und Versorgung
  - zur Rekrutierung von Patienten für Therapiestudien

Langfristige Ziele sind:
- Prävention
- Verbesserung der medizinischen und psychosozialen Versorgung

Die Errichtung solcher Register ist nur bei strikter **Beachtung des Datenschutzes** möglich. Es wurden hierzu Konzepte entwickelt, die einen Missbrauch der Daten soweit wie möglich ausschließen. Entscheidend ist in jedem Fall die Einwilligung der Patienten bzw. ihrer Eltern. Haben die Eltern die Zustimmung erteilt, ist bei Langzeitstudien eine erneute Einwilligung des Jugendlichen notwendig, sobald er das 16. Lebensjahr erreicht hat. Einwilligungen können jederzeit widerrufen werden.

Entwicklung von Medikamenten

Bei der medikamentösen Therapie seltener Erkrankungen stellt sich häufig das Problem, dass die spezifischen Medikamente erst entwickelt werden müssen oder dass eine Verordnung bekannter Medikamente für eine Indikation erfolgen muss, für die das Medikament nicht notwendigerweise zugelassen ist. Die Entwicklung **spezifischer Medikamente** für seltene Erkrankungen ist für Hersteller ein unternehmerisches Wagnis: selbst wenn die Entwicklung erfolgreich ist, ist der Markt für das Produkt begrenzt. Seit dem Jahr 2000 bis heute sind in der EU 50 Medikamente zur Behandlung von seltenen Erkrankungen zugelassen worden. 550 sind in der Entwicklung [persönliche Mitteilung von Siegfried Throm, Geschäftsführer Forschung, Entwicklung, Innovation beim Verband der Forschenden Arzneimittelhersteller (VFA), sowie von dessen Interessengruppe für Biotechnologie VFA Bio].

Die treibende Kraft bei der Entwicklung von neuen Medikamenten in einer marktwirtschaftlichen Welt ist nur bedingt das Wohl der Menschheit, sehr viel mehr die Profitmaximierung des Konzerns zum Wohle seiner Aktionäre. Um hier Anreize zu schaffen, hat die EU durch Förderung der Entwicklung von Medikamenten für seltene Erkrankungen einige Erleichterungen für Hersteller geschaffen. Als Türöffner diente dabei die im April 2000 in Kraft getretene Europäische Verordnung über Arzneimittel für seltene Leiden. Sie gewährt Unternehmen reduzierte Zulassungsgebühren sowie ein zehnjähriges exklusives Vermarktungsrecht, wenn dieses Medikament gegen eine Krankheit entwickelt worden ist, an der nicht mehr als einer von 2000 EU-Bürgern leidet. Im Jahr 2008 kamen so fünf Medikamente neu auf den Markt. Vor 2000 war es dagegen im Schnitt nur eines jährlich gewesen.

Andererseits stellt auch die Verwendung bereits zugelassener Medikamente für eine Indikation, die in der Zulassung nicht explizit angegeben wurde, eine **Off-label-Anwendung** dar. Es wird geschätzt, dass 40–100% der spezifischen medikamentösen Behandlungen bei Patienten mit seltenen Erkrankungen off-label erfolgen. Die Probleme hierbei betreffen sowohl den Wirksamkeitsnachweis als auch die Arzneimittelsicherheit. Diese Nachweise sind für die seltenen Indikationen viel schwerer zu erbringen als für die häufigen Indikationen. Bei entsprechender Verordnung zu Lasten der gesetzlichen Krankenversicherung ist darüber hinaus die Kostenübernahme häufig Ermessensache der Versicherer und wird mitunter Inhalt gerichtlicher Klärungen.

— Genaue Schätzungen zur Prävalenz seltener Erkrankungen fehlen häufig, weil diese nur schwer zu erheben sind.
— Viele Fragen zu Ursachen, Therapie und zur optimalen psychosozialen Versorgung von Kindern mit seltenen Erkrankungen sind unzureichend beantwortet.
— Eine Verbesserung der Therapie/Versorgung betroffener Kinder ist ein Ziel der geförderten Netzwerke. Ein wichtiges Element der Netzwerke ist die Etablierung von Patientenregistern. Die Teilnahme ist hieran ist freiwillig, eine hohe Teilnahmerate andererseits jedoch eine wesentliche Voraussetzung für den erhofften Erkenntnisgewinn aus diesen Netzwerken.
Deshalb und da bei der Führung solcher Register hohe Anforderungen an den Datenschutz erfüllt werden, sollten Eltern und Patienten in ihrer Entscheidung für eine Teilnahme an solchen Registern bestärkt werden.

9.7.2 Seltene Erkrankung und Lebensbewältigung

Häufige Erkrankungen wie Krebs, Schlaganfall und koronare Herzkrankheiten sind für die Betroffenen unzweifelhaft belastend. Da diese aber weit verbreitete Erkrankungen sind, können die Betroffenen mit rascher Diagnostik, etablierten Therapiestrukturen und dem Verständnis der Umwelt rechnen. Seltene Erkrankungen hingegen werden häufig erst nach einer diagnostischen Odyssee erkannt, Therapien sind mitunter wenig evaluiert, und wohnortsnahe Versorgungsstrukturen fehlen häufig. Oft ist auch den primär behandelnden Ärzten die Krankheit nur wenig vertraut. Auch im Lebensumfeld erfahren die Betroffenen in erster Linie Erstaunen, wenn sie Verwandten und Freunden über die seltene Erkrankung ihres Kindes berichten. Umso mehr muss die Diagnose die Betroffenen verunsichern. Dies ist für die Betroffenen und ihre Familien besonders belastend, wenn die Erkrankung durch erkennbare Fehlbildungen, Einschränkungen an der Teilnahme im öffentlichen Leben oder mentale Defizite stigmatisiert. Es ist das Verdienst der Selbsthilfegruppen, die Bedürfnisse der Betroffenen und ihrer Familien analysiert und erfahrbar gemacht zu haben. Einige für die Lebensbewältigung mit der Erkrankung wichtige Aspekte seien im Folgenden dargestellt.

Diagnosemitteilung

Die Mitteilung der Diagnose erfordert Zeit und Empathie. Dies gelingt häufig nicht. Der die Diagnose stellende Arzt steht mitunter zwischen berechtigtem »Stolz« über seine diagnostische Leistung und Unwohlsein hinsichtlich der Tragweite der Diagnose. Der »Stolz« ist der des Sammlers, der eine neue Spezies identifiziert und klassifiziert hat. Die identifizierte Spezies hingegen hat davon gar nichts – die Betroffenen bzw. deren Eltern erleben Verunsicherung, Schuldgefühle und Zukunftsangst. Es ist nur zu verständlich, wenn die Eltern die Diagnose nicht fassen können und den Wunsch äußern, auch eine zweite Meinung einholen zu dürfen, und mehr Fragen stellen, als der die Diagnose vermittelnde Arzt beantworten kann.

❗ Wichtig ist
- eine ruhige, von Empathie getragene Gesprächssituation, die Raum für Fragen lässt, auch wenn diese nicht immer sofort kompetent beantwortet werden können,
- die Bereitschaft, die Einholung zweiter Meinungen zuzulassen und hierzu Wege zu bahnen,
- den Hinweis auf Selbsthilfegruppen von gleichfalls betroffenen Familien zu geben, denn
   - die Erfahrung, nicht der einzig Betroffene zu sein, entlastet;
   - die Erfahrungen schon länger Betroffener können die Angst vor der Erkrankung mindern;
   - die emotionale Unterstützung durch gleichfalls Betroffene macht aus einzeln erlebtem Leid »geteiltes Leid«;
   ▼

- über Selbsthilfegruppen können Wege zur aktiven Krankheitsbewältigung durch Auseinandersetzung mit der Erkrankung eröffnet werden (▶ Kap. 16.4).

Professionelle Betreuung und Nachsorge

Lisa, ein Leben mit tuberöser Sklerose

Erst im Alter von mehr als 2 Jahren wurde bei Lisa die Diagnose tuberöse Sklerose (TS) gestellt. Als Lisa 5 Jahre alt war, las die Mutter einen Artikel über das Kindernetzwerk in Aschaffenburg, einer Einrichtung, die Informationen über seltene Krankheiten vermittelt. Über das Kindernetzwerk bekam die Familie Kontakt zum Verein »Tuberöse Sklerose Deutschland« und ist dort seit 1993 Mitglied. Mit zwei ebenfalls betroffenen Familien aus der Region gründete die Familie eine Selbsthilfegruppe.

1998 wandte sich die Mutter dann an die Öffentlichkeit. Zum einen wollte sie ihre Erfahrungen Betroffenen anbieten, zum anderen suchte sie Unterstützung für den TS-Verein. Seitdem unterstützt z. B. eine Apotheke die Familie und den Verein. In 10 Jahren sind nunmehr über eine Sparbüchse, in die Kunden der Apotheke ihr Wechselgeld einwerfen können, 1200 Euro zusammengekommen. Viel Geld für eine Erkrankung, die sonst nicht im Rampenlicht steht, weil ihre Prävalenz niedrig ist.

Lisa ist im Jahr 2008 nun 21 Jahre alt und wohnt seit 10 Jahren in einem Wohnheim. Problematisch ist weiterhin, dass ihre Epilepsie bis heute nicht sehr erfolgreich mit Medikamenten eingestellt werden kann. Im Rahmen der Grundkrankheit sind nun auch noch Autismus und PXE (Pseudoxanthoma elasticum, eine Gewebekrankheit, hervorgerufen durch Ablagerungen im elastischen Bindegewebe von Haut, Augen sowie Herz- und Kreislaufsystem) manifest geworden. Die Diagnosen wurden erst gestellt, nachdem die Symptome lange bestanden hatten, wobei die behandelnden Ärzte nicht wegweisend waren. Erst nach Hinweisen aus umfangreichen Informationen des Kindernetzwerks in Aschaffenburg wurde an diese Diagnosen gedacht. Nachhaltige Unterstützung von fachlicher Seite blieb aber weitgehend aus, weil sich viele Ärzte bei seltenen Erkrankungen überfordert fühlen.

Ein solches Schicksal teilen angesichts der Vielzahl von seltenen Erkrankungen sehr viele betroffene

Eltern. Die Vermittlung von **geeigneten Nachsorgeeinrichtungen**, die durch Erfahrung mit einer Vielzahl betroffener Kinder mit der seltenen Erkrankung eine professionelle Behandlung der seltenen Erkrankung anbieten, ist deshalb entscheidend. Schwerkranke Kinder und deren Eltern haben seit 2009 über einen **neuen Paragrafen im Sozialgesetzbuch V (§ 43, Abs. 2, SGB V)** nun aber sogar einen Rechtsanspruch auf sozialmedizinische Nachsorge (SN) nach einem Krankenhausaufenthalt oder einer Reha. Bisher war die SN eine Ermessensleistung der jeweiligen Kasse. Außerdem hat die Koalition den Kreis der Anspruchsberechtigten mit der Anhebung der Altersgrenze von 12 auf 14 Jahre erweitert. Davon können jetzt nicht nur Kinder, sondern verstärkt auch Jugendliche mit seltenen Erkrankungen profitieren.

Mitunter kennt jedoch der die Diagnose stellende Arzt diese Einrichtungen nicht oder er weiß nicht, dass es solche Einrichtungen gibt. Eine eigene Recherche im Netz oder die Nachfrage bei den betreffenden **Selbsthilfegruppen** kann hierzu notwendig sein. Ob es bereits betreffende Selbsthilfegruppen gibt, erfährt man u. a. auf den Seiten des Kindernetzwerks bzw. durch einen Anruf beim Kindernetzwerk (► Kap. 16.4).

Psychosoziale Betreuung

❗ **Eine professionelle Betreuung ist nicht nur bezüglich der körperlichen Behinderung, sondern auch der psychischen Verarbeitung notwendig. Einige syndromale Erkrankungen sind durch eine spezifische Psychopathologie gekennzeichnet. Kenntnis dieser Besonderheiten kann entscheidend für ein verträgliches Miteinander in Familie und Lebensumfeld sein.**

Einige sozialpädiatrische Zentren bieten hier krankheitsspezifische diagnostische und therapeutische Kompetenz. Der Weg zur »richtigen Einrichtung« muss aber auch hier gebahnt werden. Selbsthilfegruppen können hierbei helfen. Mitunter ist zur Bewältigung dieser Herausforderungen auch der Austausch unter gleichermaßen Betroffenen hilfreich. Alle Menschen mit Behinderung werden sich irgendwann ihres Andersseins bewusst. Sie stellen sich die Frage nach dem »Warum« und empfinden Zorn und Trauer ob des Andersseins. Im günstigsten Fall kann die Behinderung als Chance begriffen werden, als Chance zu einer eigenen Lebensgestaltung außerhalb der Bahnen der »Normalen«.

Eine **Sozialberatung** sollte immer erfolgen (► Kap. 8.8 und ► Kap. 10.5). Zu denken ist vor allem an die Beantragung eines Schwerbehindertenausweises und von Pflegegeld. An diese unterstützenden Angebote wird bei vielen Familien mit Kindern mit seltenen Erkrankungen erst relativ spät gedacht.

❗ **Bei Behinderung und chronischer Erkrankung ist nicht nur der Kranke, sondern die ganze Familie betroffen. Neben den Eltern sind vor allem Geschwisterkinder belastet, u. a. durch die Fokussierung der Aufmerksamkeit auf das kranke bzw. behinderte Geschwisterkind (► Kap. 8.4).**

Der sozialpädiatrisch tätige Kinderarzt ist hier als Berater der Familien gefordert, der familiäre Fehlverarbeitungen frühzeitig wahrnehmen und Wege zu Hilfen weisen sollte.

Wie sehr Kinder und Jugendliche mit seltenen Erkrankungen unter diesen und anderen psychosozialen Versorgungsdefiziten leiden, darüber informieren auch die Ergebnisse einer bundesweiten repräsentativen Befragung von Kindernetzwerk e.V. Eine ausführliche Dokumentation dieser neuen Erkenntnisse liegt in der Publikation »Familien mit chronisch kranken und pflegebedürftigen Kindern« vor (Kindernetzwerk 2008).

❗ **Menschen mit seltenen Erkrankungen und Behinderung sind zwar auch krank, in erster Linie aber sind sie Menschen mit ganz normalen Bedürfnissen.**

Dies betrifft u. a. den Wunsch nach Unabhängigkeit und Autonomie als Kind, insbesondere aber als Jugendlicher, den Wunsch nach Freunden, Nähe und Zärtlichkeit und erotischen Erfahrungen. Dies zuzulassen fällt den Eltern, die bei den betroffenen Kindern noch mehr als bei gesunden Kindern die Rolle des Beschützenden übernommen haben, meist schwer. Die Eltern können in dieser Rolle durchaus eine Erfüllung gefunden haben, was einerseits ein normales Element von Elternschaft und auch als Übernahme besonderer Verantwortung für das behinderte Kind wünschenswert ist. Andererseits erschwert aber die Übernahme besonderer Verantwortung für das behinderte Kind, den betroffenen Kindern bzw. Jugendlichen die ihnen zustehende Autonomie zu gewähren. Krankheitsspezifische Erfordernisse und Erfahrungen können häufig nur in Selbsthilfegruppen gleichartig betroffener Familien eingebracht bzw. erlebt werden (▶ Kap. 16.4).

Selbsthilfegruppen

❗ Menschen mit seltenen Erkrankungen brauchen eine Interessenvertretung im politischen Raum.

Diese Feststellung wird niemand infrage stellen. Selbsthilfegruppen bieten Organisationsstrukturen, um diese zu artikulieren. Da viele unbefriedigte Basisbedürfnisse Menschen mit unterschiedlichen seltenen Erkrankungen gleichermaßen betreffen, ist eine Bündelung der Interessenvertretung in Institutionen wie dem Kindernetzwerk, der Allianz chronischer seltener Erkrankungen (ACHSE) oder der European Organisation for Rare Diseases (Eurordis) sinnvoll.

Wie das Kindernetzwerk, so sieht auch die ACHSE ihre Aufgabe u. a. darin, die Aufmerksamkeit der Politik auf die »Waisenkinder« unter den Krankheiten zu lenken. Prioritäre Ziele dabei sind u. a. die Entwicklung von Spezialambulanzen oder Referenzzentren zur Diagnose und Behandlung seltener Erkrankungen sowie der Ausbau der Forschung beispielsweise in Spezialambulanzen. Mit Hilfe dieser Initiativen im In- wie im Ausland wird seit 2008 europaweit nunmehr am letzten Tag im Februar der »Tag der seltenen Krankheiten« ausgerufen (Näheres dazu unter http://www.rarediseaseday.org/national_alliance).

❗ Selbsthilfegruppen leben vom Engagement ihrer Mitglieder.

Die verschiedenen notwendigen Aktivitäten wie Regionalkonferenzen, Broschürendruck, individuelle Beratungsangebote und Unterstützung bedürftiger Mitglieder können sie aber kaum anbieten, wenn nicht hierzu auch Mittel aus anderen Quellen bereitgestellt werden. In anderen Ländern wie in Frankreich oder den skandinavischen Ländern gibt es hierzu eine nicht unerhebliche staatliche Förderung. Von diesem Niveau ist Deutschland noch ein beträchtliches Stück entfernt. Umso wichtiger ist deshalb hierzulande das Einwerben von Spenden – neudeutsch »Fundraising.« Dies erfordert jedoch einen erheblichen Einsatz der Selbsthilfegruppen.

- Die Diagnosevermittlung bei seltenen Erkrankungen ist eine vielfach unterschätzte ärztliche Herausforderung: Zeit, Empathie und das Angebot einer zweiten Meinung ist das Mindeste, was der Arzt für diese Gespräche mitbringen muss.
- Der Weg zur professionellen Betreuung ist bei seltenen Krankheiten häufig schwierig. Er ist häufig auch den Primärbetreuern nicht bekannt. Bei Recherchen im Internet sollten die Eltern nicht allein gelassen werden. Die Vermittlung von Kontakten zu einer Selbsthilfegruppe kann diese Wege bahnen.
- Menschen mit seltenen Erkrankungen sind zwar auch krank – in erster Linie aber Menschen mit ziemlich normalen Bedürfnissen und einer Familie. Daneben haben sie besondere Bedürfnisse auch hinsichtlich der psychischen Betreuung. Der betreuende Haus-/Kinderarzt sollte um die besonderen Herausforderungen in der Familie wissen und Wege zur psychosozialen Betreuung bahnen.
- Selbsthilfegruppen können bei Patienten mit seltenen Erkrankungen und Behinderungen einen wesentlichen Beitrag zur Lebensbewältigung leisten. Die Wege zur Selbsthilfegruppe sollten schon bei der Mitteilung der Diagnose aufgezeigt werden.
- Eine wichtige Adresse auf dem Weg zur Selbsthilfegruppe ist das gemeinnützige Kindernetzwerk e.V. (http://www.kindernetzwerk.de/).

Literatur

Kishnani PS, Corzo D, Nicolino M et al. (2007) Recombinant human acid [alpha]-glucosidase: Major clinical benefits in infantile-onset Pompe disease. Neurology 68: 99–109

Kindernetzwerk (Hrsg) (2008) LPP im Kindernetzwerk: Auswertung der Kindernetzwerk-Umfrage »Familien mit chronisch kranken und pflegebedürftigen Kindern«. Kindernetzwerk, Aschaffenburg

10 Intelligenzminderung (Geistige Behinderung)

Hans G. Schlack

10.1 Definition und Klassifikation – 296

10.2 Prävalenz und Ätiologie – 297

10.3 Konzepte der Diagnostik – 298
10.3.1 Frühe Verdachtsmomente, Anamnese und körperliche Untersuchung – 298
10.3.2 Funktionelle Diagnostik (Tests zur Beurteilung der geistigen Entwicklung bzw. der Intelligenz) – 299
10.3.3 Ursachenorientierte Diagnostik – 300

10.4 Konzepte der Behandlung – 302
10.4.1 »Klassisch-medizinische« Beiträge zur Behandlung von Kindern mit geistiger Behinderung – 302
10.4.2 Förderung, Integration und Teilhabe – 303
10.4.3 Sonderpädagogische Förderung und schulische Integration – 304

10.5 Praxisrelevante rechtliche Bestimmungen – 305
10.5.1 Gesetzliche Krankenversicherung – 305
10.5.2 Frühförderung – 305
10.5.3 Schwerbehindertenausweis und Nachteilsausgleiche – 306
10.5.4 Pflegebedürftigkeit – 307
10.5.5 Rechtsfähigkeit, Geschäftsfähigkeit, Sterilisierung – 308

Literatur – 308

10.1 Definition und Klassifikation

> **Definition**
>
> Unter **Intelligenzminderung** im Sinne der ICD-10 wird die stagnierende oder unvollständige Entwicklung der geistigen Fähigkeiten verstanden, wovon insbesondere Fertigkeiten der Kognition, der Sprache, der Anpassungsfähigkeit an alltägliche Aufgaben sowie soziale Funktionen betroffen sind. **Synonym** verwendet werden die Begriffe **»Geistige Behinderung«** und **»mentale Retardierung«**, wobei der letztgenannte Begriff – in Anlehnung an »mental retardation« in der englischsprachigen Literatur – nicht nur eine Verzögerung im Verlauf der geistigen Entwicklung bezeichnet, sondern auch deren letztendliches Ergebnis, die definitive Intelligenzminderung.

Intelligenz ist ein komplexes Phänomen, das sich aus einer großen Zahl spezifischer Fertigkeiten zusammensetzt. Diese Fertigkeiten können durch entsprechende psychometrische Verfahren (Intelligenztests) überprüft und gemessen werden. Unter Bezugnahme auf die Normalverteilung der Messwerte kann aus einem individuellen Testergebnis ein Intelligenzquotient (IQ) bestimmt werden. Aus Gründen der Praktikabilität wird die Höhe des IQ als hauptsächliches Kriterium des Schweregrads einer Intelligenzminderung verwendet. Der gemessene IQ-Wert hängt in nicht unerheblichem Ausmaß von der Konstruktion und der inhaltlichen Ausrichtung des verwendeten Tests sowie von der Testsituation ab, er ist also auch intraindividuell keine absolut stabile Größe. Die ermittelten individuellen IQ-Werte orientieren sich an der jeweiligen Normierungsstichprobe eines Intelligenztests; die Normwerte verändern sich im Laufe von Jahren durch zivilisatorische und andere soziale Einflüsse, so dass alle psychometrischen Verfahren von Zeit zu Zeit neu normiert werden müssen.

Der Durchschnittswert ist bei jedem Intelligenztest definitionsgemäß ein IQ von 100. Darauf beziehen sich die folgenden Abstufungen (◘ Tab. 10.1):

Für die »unterdurchschnittliche Intelligenz« sieht die ICD-10 keine eigene Kodierung vor. Praktisch hat dieser Bereich schwacher intellektueller Leistungsfähigkeit jedoch eine große Bedeutung, denn die betroffenen Kinder sind in der Regel nicht in der Lage, den Anforderungen der Regelschule gerecht zu werden. Im schulischen Bereich entspricht »unterdurchschnittliche Intelligenz« mehr oder weniger dem Begriff **»Lernbehinderung«**. Allerdings können auch andere Umstände als ein niedriges allgemeines Intelligenzniveau zu einer Lernbehinderung im schulischen Sinne führen, z. B. ausgeprägte Formen umschriebener Entwick-

◘ **Tab. 10.1.** Abstufungen der Intelligenzminderung

Bezeichnung	Definition nach IQ	ICD-10
Durchschnittliche Intelligenz	IQ 85–115 (= ± eine Standardabweichung vom Mittelwert)	
Unterdurchschnittliche Intelligenz	IQ 70–84 (= Bereich zwischen der ersten und der zweiten Standardabweichunger dem Mittelwert)	
Leichte Intelligenzminderung	IQ 50–69	F70
Mittelgradige Intelligenzminderung	IQ 35–49	F71
Schwere Intelligenzminderung	IQ 20–34	F72
Schwerste Intelligenzminderung	IQ <20	F73
Sonstige Intelligenzminderung	z. B. bei schwer bestimmbarem Intelligenzgrad wegen zusätzlicher körperlicher Behinderung wie Blindheit oder Taubheit	F78

lungsstörungen (F80, F81, F83), die im angelsächsischen Sprachgebrauch als »specific learning disorders« bezeichnet werden (▶ Kap. 7).

Leitsymptome sind im frühen Kindesalter das erheblich verzögerte oder auch ausbleibende Erreichen von »Meilensteinen« der kognitiven, sprachlichen und oft auch der motorischen Entwicklung, ein eingeschränktes Spiel- und Lernverhalten und die erschwerte Anpassung an die Anforderungen des täglichen Lebens einschließlich der zu erwartenden Fähigkeiten der Selbstversorgung. Zahlreiche genetische Syndrome, die mit geistiger Behinderung einhergehen, zeigen charakteristische Kombinationen von Verhaltensmerkmalen und kognitiven Leistungsprofilen mit relativen Stärken und besonderen Schwächen (»**Verhaltensphänotypen**«, Sarimski 1997). Mit zunehmendem Alter wächst das Risiko **psychiatrischer Komorbidität,** die im Vergleich zum Bevölkerungsdurchschnitt um ein Mehrfaches erhöht ist. Beispiele spezifischer Komorbidität bei geistiger Behinderung sind Autismus, hyperkinetische Störungen (Erethismus), Stereotypien, Selbstbeschädigung und Essstörungen (Pica, Rumination, Polyphagie). Zur unspezifischen Komorbidität zählen Störungsbilder wie Depression oder Anpassungsstörungen. Die mit der Komorbidität verbundenen Verhaltensprobleme belasten die Familie häufig schwerer als die geistige Behinderung an sich.

Nicht zum Begriff der Intelligenzminderung, wie sie im Unterkapitel F7 der ICD-10 definiert wird, gehören im strengen Sinne alle Formen demenzieller Prozesse, die nach zunächst unauffälliger mentaler Entwicklung in Erscheinung treten, also z. B. im Verlauf einer neurometabolischen oder chronischen infektiösen Erkrankung. Die ärztlichen, therapeutischen und sozialen Aufgaben bei diesen Formen der Beeinträchtigung von Intelligenzfunktionen entsprechen aber weitgehend denjenigen bei Intelligenzminderung von Geburt an.

10.2 Prävalenz und Ätiologie

Die Prävalenz schwerer Formen von Intelligenzminderung (d. h. mit einem IQ <50) wird in der Literatur (und im internationalen Vergleich weitgehend konstant) mit 0,4% angegeben. Bei den milderen Formen (IQ 50–69) ist nach Metaanalysen (Roeleveld et al. 1997) von einer Prävalenz um 3% auszugehen. Diese Größenordnung entspricht auch der statistischen Wahrscheinlichkeit, da unterhalb der doppelten Standardabweichung (d. h. mit IQ-Werten unter 70) noch 2,3% der Normalpopulation zu erwarten sind. Hinzu kommen Subpopulationen von Individuen, die aufgrund abnormer Bedingungen (genetisch bedingte Entwicklungsstörungen, exogene Schädigungen) ein wesentlich niedrigeres Intelligenzniveau als die Normalpopulation haben.

Schwere und leichtere Formen der Intelligenzminderung unterscheiden sich, statistisch gesehen, deutlich in der Ätiologie (Strømme u. Hagberg 2000, ◻ Tab. 10.2).

Bei den leichteren Formen handelt es sich, wie oben erwähnt, zu einem großen Teil noch um die Extreme der Normvariation, wobei sowohl genetische als auch soziale Faktoren oder beide zu-

◻ **Tab. 10.2.** Ursachen und Schädigungszeitpunkte bei unterschiedlichen Schweregraden geistiger Behinderung in relativer Häufigkeit. (Nach Strømme u. Hagberg 2000)

Zeitpunkt der Schädigung	Schwere geistige Behinderung, IQ <50	Milde geistige Behinderung, IQ 70–50
Pränatale Ursachen (chromosomal und molekulargenetisch definierte Syndrome, Dysmorphien und ZNS-Anomalien unbekannter Ursache, familiäre geistige Behinderung, exogene intrauterine Schädigung	70%	51%
Perinatale Ursachen	4%	5%
Postnatale Ursachen	5%	1%
Zeitpunkt und Ursache unklar	21%	43%

sammen im Sinne einer multifaktoriellen Genese eine Rolle spielen. In vielen Fällen bleibt eine leichte Intelligenzminderung ätiologisch ungeklärt. Schwerere Formen von Intelligenzminderung (mit IQ-Werten unter 50) geben häufiger Anlass zur Klärung der Ursache, und durch den Einsatz molekulargenetischer und zytogenetischer Verfahren, neurometabolischer Untersuchungen und verfeinerter Bildgebung konnten zahlreiche Formen geistiger Behinderung ätiologisch klassifiziert werden.

10.3 Konzepte der Diagnostik

Sofern nicht bestimmte morphologische Merkmale wie z. B. beim Down-Syndrom schon pränatal oder von Geburt an auf eine genetische Störung hinweisen, die in der Regel mit geistiger Behinderung verbunden sind, ergibt sich der Verdacht auf eine Entwicklungsstörung mit Intelligenzminderung aus Verhaltensauffälligkeiten und dem verzögerten bzw. eingeschränkten Verlauf der funktionellen Entwicklung. Das diagnostische Vorgehen lässt sich in drei Schritte einteilen:

> **1. Schritt:** Begründung eines Verdachts auf geistige Behinderung durch Verhaltensbeobachtung, Erhebung einer differenzierten Anamnese und körperliche Untersuchung
>
> **2. Schritt:** Verifizierung eines vermuteten gravierenden Entwicklungsrückstands durch psychometrische Verfahren (funktionelle Diagnostik)
>
> **3. Schritt:** Versuch einer ätiologischen Klärung durch Labordiagnostik und Bildgebung (ursachenorientierte Diagnostik)

10.3.1 Frühe Verdachtsmomente, Anamnese und körperliche Untersuchung

Frühsymptome
Frühsymptome einer geistigen Behinderung (Intelligenzminderung) im Säuglingsalter sind folgende Verhaltensmerkmale:

- geringe Aufmerksamkeit,
- schlechter Blickkontakt,
- verminderte motorische Aktivität, besonders beim Greifen,
- wenig Explorationsverhalten,
- stereotype Bewegungen,
- muskuläre Hypotonie,
- abnorme (meist verminderte) Erregbarkeit,
- abnormes, wenig differenziertes Spielverhalten.

Diese Verhaltensmerkmale sind unspezifisch und vieldeutig; je mehr von ihnen allerdings bei einem Kind mit verzögerter Entwicklung zu beobachten sind, desto eher muss an eine geistige Behinderung gedacht werden.

Anamnese
Da eine Intelligenzminderung viele verschiedene Ursachen haben kann, sind bei der Erhebung der Anamnese alle Kategorien von Risiken für Entwicklung und Funktion des ZNS zu berücksichtigen:

- **Familienanamnese** über wenigstens drei Generationen im Hinblick auf genetische Risiken: Blutsverwandtschaft, Verwandte mit Behinderung, frühe Entwicklung und Schulbildung der Eltern;
- **pränatale Risiken:** Erkrankungen der Mutter [insbesondere schlecht kontrollierter Diabetes mellitus, Stoffwechselerkrankungen wie PKU, schwere Gestose, Infektionen (TORCH), Alkoholkonsum durch die Mutter, Medikamenteinnahme während der Schwangerschaft, schwere pränatale Dystrophie u. a.];
- **Komplikationen** unter der Geburt und in der Neugeborenenperiode (insbesondere Hinweise auf hypoxisch-ischämische Enzephalopathie auf der Grundlage objektiver Labordaten und klinischer Symptome; nachgewiesene Hirnblutungen oder -infarkte);
- **postnatale Risiken** (infektiöse Erkrankungen oder traumatische Schädigungen des ZNS; schwere Deprivation und/oder Misshandlung).

Differenzialdiagnostisch wichtig ist die anamnestische Analyse des **Entwicklungsverlaufs:** Eine kontinuierlich, wenn auch verlangsamt und eingeschränkt vorangehende Entwicklung ab Geburt oder nach einem definierten Schädigungsereignis (z. B. Trauma, Enzephalitis) weist auf eine nicht progrediente Störung (Residualschaden) hin, ein Stillstand und ein nachfolgender Verlust bereits beherrschter Fähigkeiten (»Entwicklungsknick«, demenzieller Prozess) auf eine fortschreitende Grunderkrankung.

Körperliche Untersuchung

Bei etwa einem Drittel der Patienten mit geistiger Behinderung, bei denen die Ursache der Behinderung sicher zu identifizieren ist, kann die Diagnose allein aufgrund der Anamnese und der klinischen Untersuchung gestellt werden. Bei einem weiteren Drittel ergibt sich daraus der klinische Verdacht auf eine bestimmte Erkrankung, der in der Regel mit laborchemischen oder molekulargenetischen Methoden überprüft werden kann. Nur bei dem restlichen Drittel führen in erster Linie nichtklinische Methoden zur Klärung der Ursache (Battaglia u. Carrey 2003; Curry et al. 1997; Shevell et al. 2003).

! **Jedes Kind mit einer eindeutigen oder wahrscheinlichen geistigen Behinderung sollte daher von einem Spezialisten gesehen werden, der in der klinischen Diagnostik erfahren ist und dadurch zu einer gezielten und rationalen Labordiagnostik leiten kann.**

Ergänzende Diagnostik

Seh- und Hörstörungen, intermittierende Krankheitssymptome (z. B. nächtliche Krampf- oder Asthmaanfälle) sowie schwere psychische Traumatisierung (z. B. Vernachlässigung, Misshandlung, Missbrauch) müssen als mögliche Ursachen oder Einflussfaktoren bei Störungen der geistigen Entwicklung bedacht und diagnostisch berücksichtigt werden. Visusbestimmung und Audiometrie sind bei einem Kind mit mentaler Retardierung grundsätzlich indiziert.

10.3.2 Funktionelle Diagnostik (Tests zur Beurteilung der geistigen Entwicklung bzw. der Intelligenz)

Die Objektivierung einer vermuteten Intelligenzminderung (geistigen Behinderung) erfolgt, je nach Alter des Kindes, mit standardisierten Entwicklungs- oder Intelligenztests. Obwohl die im Kleinkindalter eingesetzten Entwicklungstests (z. B. Griffiths-Test, Bayley-Test, Allgemeiner Entwicklungstest ET 6-6, Münchner Funktionelle Entwicklungsdiagnostik, Wiener Entwicklungstest) anders konstruiert sind als die für spätere Altersstufen vorgesehenen Intelligenztests (z. B. Kaufman-ABC, HAWIK-III, AID), erfassen sie doch Fähigkeiten, die für die Entwicklung der Intelligenz von entscheidender Bedeutung sind (Schlack 2004). Die im späteren Kleinkind- und im Schulalter mit standardisierten Intelligenztests ermittelten Intelligenzquotienten (IQ) liegen bei behinderten Kindern intraindividuell in der Regel auf gleichem Niveau wie die in den ersten 2–3 Jahren ermittelten Entwicklungsquotienten (EQ), so dass eine **standardisierte Entwicklungsdiagnostik** vom Ende des 1. Lebensjahres an eine hohe prädiktive Bedeutung hat. Globale Entwicklungsrückstände mit einem Entwicklungsquotienten unter 70 weisen schon vom Ende des 1. Lebensjahres an auf eine erhebliche Einschränkung des Entwicklungspotenzials und damit auf die Wahrscheinlichkeit einer geistigen Behinderung hin (Largo 2000). Während bei normalbegabten Kindern die IQ-Werte erst ab etwa dem 5. Lebensjahr eine hohe intraindividuelle Konstanz zeigen, ist dies bei Kindern mit Werten im subnormalen Bereich bereits ab dem Ende des 1. Lebensjahres der Fall. Wegen dieser prädiktiven Wertigkeit erfordert die funktionelle Diagnostik eine besondere Sorgfalt und setzt spezielle Ausbildung und Erfahrung voraus.

Vor dem 9. Lebensmonat sind prognostische Aussagen auf der Grundlage entwicklungsdiagnostischer Untersuchungen unsicher, sofern nicht die Kenntnis einer syndromalen Ursache der mentalen Entwicklungsstörung (z. B. Trisomie 21) zur prognostischen Beurteilung beiträgt. In den ersten Lebensmonaten stützt sich die Entwicklungsbeurteilung hauptsächlich auf motorische Kriterien; die Motorik ist aber derjenige Funktionsbereich, der für die Prognose der kognitiven Entwicklung am wenigsten aussagefähig ist (Largo 2000).

Wichtige Begriffe der Entwicklungsdiagnostik sollen nachfolgend kurz erläutert werden:

Definition

- **Entwicklungsalter (EA):** Alter, in welchem bestimmte Fähigkeiten im Durchschnitt (d. h. von 50% gesunder Kinder in einer definierten Population) beherrscht werden.
- **Entwicklungsquotient (EQ):** Entwicklungsalter geteilt durch Lebensalter × 100.
- **Grenzsteine der Entwicklung** (nach Michaelis 2004): Entwicklungsabhängige Fähigkeiten, die in einer **definierten** Population von **den meisten gesunden Kindern** in einem **bekannten Zeitrahmen** erreicht werden. Als Grenze zur »Auffälligkeit« (noch nicht Pathologie!) wird die 90. oder 95. Perzentile gewählt.
- **Normierung:** Die Vergleichswerte der mit einem Entwicklungstest geprüften Fähigkeiten müssen an einer repräsentativen Stichprobe der gleichen Population erhoben worden sein; für praktische Zwecke muss zumindest die 50. und die 90. oder 95. Perzentile bekannt sein.
- **Standardisierung:** Genaue Festlegung der beim Test verwendeten Materialien, der Art der Präsentation und der dem Kind zu gebenden Instruktionen einschließlich eventuell »erlaubter« Hilfen. Sinn der Standardisierung ist die Objektivität und Vergleichbarkeit der erhobenen Befunde.
- **Screeningverfahren:** Untersuchungen, die in den einzelnen Funktions- und Altersbereichen nur wenige Items anbieten, dadurch weniger zeitaufwendig sind, aber deswegen auch nicht unbedingt das Entwicklungsprofil eines Kindes repräsentativ erfassen. Oft sind die Items weniger gut standardisiert oder beruhen häufiger auf Elternbefragung. Screeningverfahren wie z. B. die Denver-Entwicklungsskalen können wichtige Hinweise geben, erfüllen aber nicht die Kriterien und die Funktion eines standardisierten Entwicklungstests.

Die **Verhaltensbeobachtung** im freien Spiel und bei der Interaktion mit Bezugspersonen ist eine wichtige Ergänzung der Entwicklungsdiagnostik. Abnormes Spielverhalten ist ein Indikator für Probleme der Informationsverarbeitung und -speicherung und des Antriebs. Auffällige Interaktionen können nicht nur auf Schwierigkeiten des Kindes, sondern auch auf kontraproduktive Einstellungen und Reaktionsformen der Eltern hinweisen, die eine therapeutische Intervention erfordern.

10.3.3 Ursachenorientierte Diagnostik

Die Klärung der Ursache einer geistigen Behinderung führt zwar nur in sehr seltenen Fällen zu einer kausalen Therapie, sie ist aber dennoch wichtig – vor allem aus zwei Gründen:

- Zum einen sind nach Möglichkeit eventuelle genetische Ursachen zu eruieren als Grundlage der genetischen Beratung der Eltern und der Geschwister des betroffenen Kindes.
- Zum andern ist die anhaltende Unklarheit der Ursache für die meisten Eltern eine jahre- oder auch lebenslange Quelle der Beunruhigung, nicht selten mit unberechtigten Schuldvorwürfen an sich selbst oder an Dritte (z. B. Geburtshelfer).

Untersuchungen zur Ätiologie sind überwiegend aufwendig und kostenintensiv. Sie erfordern daher ein gezieltes und rationales Vorgehen (vgl. ► Abschn. 10.3.1). Eine ungezielte »Schrotschussdiagnostik« birgt darüber hinaus das Risiko, die Eltern durch auffällige, aber nicht bedeutsame, unspezifische und nicht sicher interpretierbare Laborbefunde zu beunruhigen. Die nachfolgenden Vorschläge zur Indikation spezieller Untersuchungen folgen den Empfehlungen von Huppke (2006), die ihrerseits auf internationalen Publikationen (Battaglia u. Carrey 2003; Curry et al. 1997; Largo 2000; Shevell et al. 2003) beruhen:

Chromosomenanalyse
Eine Chromosomenanalyse zeigt bei 3–11% der Patienten mit ätiologisch unklarer Intelligenzminderung eine Auffälligkeit, die als ursächlich angesehen werden kann. Eine Chromosomenanalyse sollte da-

her bei jedem Patienten mit geistiger Behinderung durchgeführt werden, auch wenn sich in Anamnese und Untersuchung zunächst keine Hinweise auf eine chromosomale Störung ergeben haben.

In Zukunft wird möglicherweise der CGH-Array (»comparative genomic hybridization«) die Rolle der Chromosomenanalyse einnehmen, weil damit auch kleinere Veränderungen an den Chromosomen nachgewiesen werden können.

Subtelomeranalyse

Die Häufigkeit, mit der bei Patienten mit Intelligenzminderung Veränderungen in den subtelomeren Bereichen der Chromosomen gefunden werden können, variiert stark zwischen den verschiedenen Studien (0,5–10,3%). Da eine Subtelomeranalyse sehr teuer ist, sollte sie auf Patienten konzentriert werden, bei denen die Intelligenzminderung mit folgenden Symptomen kombiniert ist:

- positive Familienanamnese bezüglich dysmorpher Stigmata oder geistiger Behinderung oder
- intrauterine Wachstumsretardierung oder
- postnatale Wachstumsstörungen oder
- zwei oder mehr faziale Dysmorphien oder
- eine oder mehr nichtfaziale Dysmorphien oder Fehlbildungen.

Molekulargenetische Untersuchung auf das Fragile X-Syndrom

Das Fragile X-Syndrom ist häufig in Familien mit X-Chromosom-gebundener geistiger Behinderung (40%) zu finden. In unselektionierten Patientenkollektiven mit mentaler Retardierung werden nur bei 2–6% der Jungen und bei 2–4% der Mädchen Mutationen im *FMR1*-Gen gefunden. Die Detektionsrate ist höher, wenn eine geistige Behinderung mit den folgenden Symptomen assoziiert ist:

- positive Familienanamnese für psychiatrische Erkrankungen bei weiblichen Verwandten oder X-chromosomal gebundene Intelligenzminderung,
- langes Gesicht,
- große prominente Ohren,
- Aufmerksamkeitsdefizit und Hyperaktivität,
- autistisches Verhalten.

Eine Analyse auf ein Fragiles X-Syndrom sollte bei allen Patienten mit Intelligenzminderung durchge-

führt werden, wenn oben genannte Symptome vorliegen, nicht aber bei Mikrozephalie oder ausgeprägten, für das Fragile X-Syndrom nicht typischen Dysmorphien.

Andere molekulargenetische Untersuchungen

Weitere molekulargenetische Untersuchungen auf spezielle Krankheitsbilder sind nur bei entsprechender Symptomatik indiziert (Vorselektion durch einen klinisch erfahrenen Spezialisten!).

Stoffwechseluntersuchungen

Stoffwechselerkrankungen als Ursache unspezifischer mentaler Retardierung werden überwiegend bereits im Neugeborenenscreening diagnostiziert (▶ Kap. 5.3). Eine Ausnahme bilden die Störungen im Kreatinstoffwechsel, die zu unspezifischer mentaler Retardierung führen können, aber sehr selten sind. Da ein Teil dieser Erkrankungen therapierbar ist, ist eine Untersuchung des Kreatins und Guanidinoacetats im Urin sinnvoll. Sonstige spezielle Stoffwechseldiagnostik sollte nur bei entsprechender Indikation durchgeführt werden. Bei Patienten mit unspezifischer mentaler Retardierung ist eine Bestimmung von Routinelaborwerten [Blutbild, CK (Kreatinkinase), Transaminasen, Laktat, Harnsäure, Kreatinin, T_4 (Thyroxin), TSH (thyroidstimulierendes Hormon), Blut-pH] sowie von Kreatin und Guanidinoacetat im Urin ausreichend; eventuelle Auffälligkeiten können gegebenenfalls zu einer weitergehenden Diagnostik leiten.

Neuroradiologische Diagnostik

Im cranialen MRT werden bei 9–60% der Patienten mit mentaler Retardierung Auffälligkeiten gefunden (Battaglia u. Carrey 2003; Curry et al. 1997; van Karnebeek et al. 2005; Shevell et al. 2003). Allerdings führen die MRT-Befunde nur in wenigen Fällen (0,2–3,9%) zu einer definitiven Diagnose.

Besonders häufig werden Auffälligkeiten im cranialen MRT gesehen bei

- Makro- oder Mikrozephalie,
- neurologischen Auffälligkeiten,
- neurodegenerativen Prozessen,
- schwerer Intelligenzminderung,
- Vorhandensein anderer ausgeprägter Dysmorphien und Organfehlbildungen.

Stoffwechselerkrankungen

Stoffwechselerkrankungen führen häufig zu einem Verlust bereits erworbener geistiger, sprachlicher und motorischer Fähigkeiten sowie zu einer progredienten neurologischen Symptomatik wie Ataxie, extrapyramidalen Bewegungsstörungen oder Myoklonien. Sie gehören daher definitionsgemäß nicht zu den Ursachen einer Intelligenzminderung im Sinne der ICD-10 (▶ Kap. 10.1). Da der Prozesscharakter einer mentalen Entwicklungsstörung aber nicht immer (vor allem zu Beginn) eindeutig erkennbar ist, müssen Stoffwechselerkrankungen differenzialdiagnostisch neben genetischen und läsionsbedingten prä- und perinatalen Schäden als Ursache einer Intelligenzminderung in Betracht gezogen werden.

Hinweise auf Stoffwechselerkrankungen geben neben der Kombination von mentaler Beeinträchtigung und spezifischen neurologischen Auffälligkeiten die folgenden Symptome:

- Stoffwechselkrisen bei Infekten,
- spezielle Dysmorphien,
- Organomegalie
- Konsanguinität der Eltern,
- positive Familienanamnese für früh chronisch erkrankte oder behinderte Kinder, gehäufte Aborte oder frühe unerklärte Todesfälle,
- Gedeihstörungen,
- Auffälligkeiten im Routinelabor (z. B. Blutbild, CK, Transaminasen, Laktat, Harnsäure, Kreatinin, T_4, TSH, Blut-pH).

In Anbetracht der hohen Frequenz von auffälligen Befunden erscheint es gerechtfertigt, bei allen Patienten mit ätiologisch ungeklärter mentaler Retardierung einmalig eine craniale MR-Tomographie durchzuführen. Dabei muss allerdings bedacht werden, dass sich häufig Auffälligkeiten finden, die keinen definitiven Krankheitswert haben, d. h. auch bei völlig gesunden Menschen vorkommen (z. B. erweiterte Virchow-Robin-Räume, Arachnoidalzysten, leichte Erweiterung der inneren oder äußeren Liquorräume). Die Interpretation solcher Befunde im Hinblick auf die Ursache einer geistigen Behinderung muss deshalb mit Vorsicht erfolgen.

EEG

Auch das EEG zeigt bei Kindern und Jugendlichen mit geistiger Behinderung häufig auffällige Befunde, die aber nur selten zu einer Diagnose führen. Ausnahmen sind z. B. die für die subakute sklerosierende Panenzephalitis (SSPE) pathognomonischen Radermecker-Komplexe, ein bioelektrischer Status im Schlaf (»electrical status epilepticus during slow sleep«, ESES) oder ein Landau-Kleffner-Syndrom ohne manifeste zerebrale Anfälle. In den letzteren Fällen ist eine symptomatische Behandlung möglich und notwendig. Bei Kindern mit unspezifischer mentaler Retardierung sollte daher zumindest einmalig eine EEG-Untersuchung (möglichst Ableitung im Schlaf) durchgeführt werden.

10.4   Konzepte der Behandlung

10.4.1 »Klassisch-medizinische« Beiträge zur Behandlung von Kindern mit geistiger Behinderung

Definition

In der Medizin versteht man unter »Therapie«
- die Behandlung einer definierten Gesundheitsstörung
- mit einer dafür geeigneten Methode
- und einem konkreten Ziel (im Idealfall Heilung)
- in einem begrenzten Zeitrahmen und
- unter Berücksichtigung von unerwünschten Nebenwirkungen.

Folgt man dieser Definition, so gibt es keine Therapie der geistigen Behinderung als solcher. Eine geistige Behinderung ist jedoch häufig Ausdruck einer Grunderkrankung, deren Symptome therapeutisch beeinflussbar sind. Auch können damit verbundene schwerwiegende Funktionsstörungen durch medizinisch-therapeutische Maßnahmen wenn schon nicht geheilt, so doch wesentlich gebessert werden. Das sind vor allem:

- die Behandlung von **Anfallsleiden** (Epilepsie), wobei vor allem die medikamentöse Therapie eine herausragende Bedeutung hat. Epilepsien sind bei behinderten Kindern häufig, und die medikamentöse Kontrolle der Anfälle ist für die Entwicklungsprognose oft ausschlaggebend;

- die diätetische Behandlung, durch welche bei einigen angeborenen **Stoffwechselkrankheiten** (z. B. der relativ häufigen Phenylketonurie, seltener bei Störungen im Harnstoffzyklus und den organischen Säuren) bei frühzeitiger Erkennung und frühzeitigem Behandlungsbeginn eine normale Entwicklung ermöglicht werden kann;
- die hormonelle Substitution bei angeborener **Hypothreose**;
- die operative Behandlung, insbesondere neurochirurgische Maßnahmen bei **Hydrozephalus**;
- die Versorgung mit Hilfsmitteln, beispielsweise mit Hörgeräten oder Cochlea-Implant bei **Hörstörungen bzw. Taubheit**;
- die **funktionelle Übungsbehandlung** durch Logopädie, Physiotherapie, Ergotherapie (▶ Abschn. 10.4.2).

Solche Maßnahmen eröffnen den Weg zu einer Verbesserung von Prognose und gesundheitsbezogener Lebensqualität und können als die Domäne der Medizin auf dem Gebiet der frühen Interventionen angesehen werden.

10.4.2 Förderung, Integration und Teilhabe

Definition

Neben diesen therapeutischen (Teil-)Aspekten geht es bei Menschen mit geistiger Behinderung hauptsächlich um **Förderung**, worunter die Gesamtheit der medizinischen, psychologischen, pädagogischen und sozialen Maßnahmen zu verstehen ist, welche langfristig und mit offenem Endergebnis durchzuführen sind. Das Ziel ist ein individuelles Optimum an Entwicklungsfortschritt, sozialer Integration und Teilhabe am Leben der Gemeinschaft durch Aktivierung der vorhandenen Ressourcen.

Initiativen und Konzepte zur Behandlung und Förderung behinderter Kinder entstanden ab den 1960er Jahren sowohl in der (Sonder-)Pädagogik als auch in der (Sozial-)Pädiatrie. Je weiter sich auf beiden Gebieten die Kenntnisse und Erfahrungen der frühen Erkennung von Behinderungen entwickelten, desto mehr wurde der Beginn pädagogischer und therapeutischer Interventionen vorverlegt und zu einem eigenständigen Arbeitsgebiet gemacht, das inzwischen unter dem gemeinsamen Begriff »**Frühförderung**« firmiert. Aus diesen Initiativen gingen einerseits die pädagogischen Frühförderstellen, andererseits die sozialpädiatrischen Zentren hervor (▶ Kap. 16).

Die ursprünglichen Behandlungskonzepte waren sowohl in der Pädagogik als auch in der Pädiatrie überwiegend auf Funktionstraining orientiert und gingen von der Annahme aus, dass durch intensive Übungsbehandlung die Defizite und Störungen in den kognitiven, sprachlichen und motorischen Funktionen mehr oder weniger kompensiert werden könnten. Diese hochgesteckten Erwartungen haben sich nicht erfüllt (Dunst et al. 1989; Schlack 1994). Vielmehr kommt es in der Frühförderung offensichtlich darauf an, die vorhandenen Entwicklungsmöglichkeiten eines Kindes optimal zu aktivieren und auszuschöpfen. Dabei spielt die Anregung von Eigenaktivität, Selbstwert und Motivation des Kindes eine entscheidende Rolle, und diese Ziele sind nur über eine positive psychische Befindlichkeit des Kindes und damit über das emotionale Gleichgewicht der Familie erreichbar. Die Beratung und Begleitung der Eltern und erforderlichenfalls die psychotherapeutische Unterstützung ihrer Auseinandersetzung mit der Behinderung (d. h. des Coping-Prozesses) haben die gleiche Bedeutung und beanspruchen einen vergleichbar großen Zeitaufwand wie die an das Kind gerichteten Angebote funktioneller Förderung über Ergotherapie, Logopädie, Physiotherapie oder Heilpädagogik.

»**Frühförderung**« umfasst als Dachbegriff alle medizinischen, psychologischen, pädagogischen und sozialen Interventionen bei Entwicklungsstörungen **bis zur Einschulung** (▶ Kap. 10.5.2).

10.4.3 Sonderpädagogische Förderung und schulische Integration

Das differenzierte Sonderschulwesen der Bundesrepublik Deutschland galt bis in die 1980er Jahre als ein Aushängeschild pädagogischen und sozialen Fortschritts. Die flächendeckende Bereitstellung von zehn verschiedenen Sonderschulformen sollte gewährleisten, dass jedem behinderten Kind – unabhängig von Art und Schwere seiner Behinderung – eine individuell angemessene schulische Förderung zuteil wird. Für jedes behinderte Kind galt (und gilt nach wie vor) grundsätzlich die allgemeine Schulpflicht, die zugleich auch das »Recht auf Schule« selbst bei schwerer und mehrfacher Behinderung impliziert.

Die Wertschätzung des deutschen Sonderschulsystems erlitt von den 1980er Jahren an einen erheblichen Einbruch bei vielen betroffenen Eltern, Behindertenverbänden und auch Fachleuten: Es wurde als Ausdruck negativer Selektionierung und sozialer Ausgrenzung dargestellt, und als wirklicher pädagogischer und sozialer Fortschritt wurde die Integration (nach neuerem Sprachgebrauch: Inklusion) möglichst aller behinderten Kinder in das System der Regelschule postuliert. Die sehr viel weiter gehende schulische Integration behinderter Kinder in anderen europäischen Ländern und positive Erfahrungen mit erfolgreichen Modellversuchen auch in Deutschland wurden als Beleg für die Richtigkeit dieses Integrationskonzepts angeführt.

Inzwischen gibt es, ausgehend von einer Empfehlung der Kultusministerkonferenz (KMK) von 1994, in allen deutschen Bundesländern integrative Schulformen mit gemeinsamem Unterricht für nichtbehinderte Kinder und Kinder mit unterschiedlicher (auch geistiger) Behinderung. Entsprechend der Kulturhoheit der Länder sind die Bedingungen von Bundesland zu Bundesland sehr verschieden. Dennoch sind länderübergreifend folgende Grundzüge festzustellen:

- Es wird unterschieden zwischen dem individuellen **sonderpädagogischen Förderbedarf** eines behinderten Kindes und dem **Ort der Förderung** (d. h. Sonder- oder Regelschule).
- Dem Kind (vertreten durch seine Eltern) wird ein **grundsätzlicher Anspruch** auf integrativen Unterricht und damit auf **Wahlfreiheit** zwischen Sonder- und Regelschule zugestanden.
- Diese Wahlfreiheit wird aber – von Bundesland zu Bundesland in sehr unterschiedlichem Ausmaß – erheblich eingeschränkt durch den **Vorbehalt**, dass integrativer Unterricht nur unter ausreichenden personellen und sächlichen Voraussetzungen der Schule vor Ort verlangt und durchgeführt werden kann.
- Offensichtlich herrscht ein unausgesprochener Konsens darüber, dass eine vollständige Abschaffung der Sonderschulen (nach aktuellem Sprachgebrauch »Förderschulen«) kein realistisches und auch kein uneingeschränkt erstrebenswertes Ziel ist. Für einige Kinder mit unterschiedlichen Behinderungsformen bieten Sonderschulen mit kleinen Gruppen, einem höheren Maß an personaler Zuwendung und geringerem Reizpegel bessere Lern- und Entwicklungsbedingungen als eine integrative Schule mit größeren Klassen und einer Mehrheit normal leistungsfähiger Kinder. Das gilt auch noch für eine absehbare Zukunft selbst dann, wenn die »real existierende Schule« ihren Zielvorstellungen bezüglich personeller und sächlicher Ausstattung, Klassengröße und Kompetenz zu individueller (sonderpädagogischer) Förderung noch wesentlich näher gekommen sein wird als heute.

Diese Entwicklung wird allerdings eine neue Dynamik erhalten, nachdem Deutschland mit Wirksamkeit zum Jahresbeginn 2009 die UN-Konvention über die Rechte behinderter Menschen ratifiziert hat. Diese Konvention verlangt grundsätzlich, dass behinderte Kinder in Regelschulen unterrichtet werden. Als Folge ist eine weitere Abnahme der Zahl der Sonderschulen und der in ihnen unterrichteten Kinder zu erwarten. Zugleich erfordert die Zunahme integrativen Unterrichts eine Fortentwicklung pädagogischer Kompetenzen vor allem bezüglich individueller Förderung, die letzten Endes dem System der Regelschule und damit auch den nicht behinderten Kindern zugutekommen.

> **❗** Ob für ein behindertes Kind im konkreten Fall eine Sonderschule oder eine integrative Schule günstiger ist, kann unter den derzeit gegebenen Bedingungen in der Regel nur nach Maßgabe der örtlichen Gegebenheiten und der individuellen Verfassung des einzelnen Kindes entschieden werden. An dieser Entscheidung mitzuwirken ist eine wichtige kinder- und jugendärztliche Aufgabe, in der hausärztlichen Praxis ebenso wie im öffentlichen Gesundheitsdienst. Auch wenn die Entscheidung letztlich bei der Schulbehörde liegt, ist dabei das schulärztliche Gutachten zu berücksichtigen.

10.5 Praxisrelevante rechtliche Bestimmungen

Zu den Aufgaben der pädiatrischen Betreuung geistig behinderter Kinder gehört auch die Beratung der Eltern über soziale Hilfen und Leistungen der Sozialversicherung, außerdem der Hinweis auf Selbsthilfeorganisationen (dazu ► Kap. 16.4), die eine wichtige Unterstützung durch die Vermittlung von Informationen, Rechtsberatung und die Erfahrung wechselseitiger Solidarität leisten.

10.5.1 Gesetzliche Krankenversicherung

Zu ihren Leistungen gehören
- ärztliche Behandlung sowie – auf Überweisung – interdisziplinäre Behandlung in Sozialpädiatrischen Zentren,
- medizinisch orientierte Therapieformen (Physiotherapie, Ergotherapie und Logopädie) nach Maßgabe der Heilmittelrichtlinien,
- medizinische Hilfsmittel (z. B. Hör- und Sehhilfen, orthopädische Hilfsmittel),
- häusliche Krankenpflege (Behandlungspflege, ► Abschn. 10.5.4),
- Gewährung einer Haushalthilfe unter besonderen Bedingungen,
- Zahlung von Krankengeld an die Eltern, wenn sie ein Kind (bis zum vollendeten 12. Lebensjahr) wegen Krankheit betreuen und pflegen müssen.

10.5.2 Frühförderung

Frühförderung wird nach § 30 SGB IX als Komplexleistung verstanden, die Früherkennung/Diagnostik, Behandlung/Therapie, heilpädagogische Förderung und Elternberatung umfasst. Sie schließt damit Leistungen ein, für welche unterschiedliche Kostenträger (Krankenversicherung, Sozialhilfe, u. U. Jugendhilfe) primär zuständig sind. Bedauerlicherweise hat es der Gesetzgeber bei der Formulierung des SGB IX unterlassen, den Begriff der Komplexleistung genauer zu definieren und Regeln für die anteilige Zuständigkeit der verschiedenen Kostenträger festzulegen. Deswegen gibt es bis heute keine bundesweit geltende, verlässliche Finanzierungsregelung der Frühförderung, auch nicht nach der 2003 vom Bund erlassenen Frühförderverordnung (FrühV). Von der örtlich getroffenen Regelung mit den Kostenträgern hängt das Budget und damit das Leistungsangebot der einzelnen Frühförderstelle ab.

Für das Kind bzw. seine Eltern ist Frühförderung (bis zur Einschulung) kostenfrei, und der Erstkontakt zu einer Frühförderstelle ist an keine Zugangsvoraussetzungen gebunden. Die Kostenübernahme für die »Komplexleistung Frühförderung« (Diagnostik plus längerfristige Behandlung) muss danach auf der Grundlage eines »Förder- und Behandlungsplans« von der Frühförderstelle bei dem vorrangig zuständigen Kostenträger (**Sozialhilfe**) beantragt werden, wozu eine ärztliche Verordnung benötigt wird (► Kap. 16.1). Die Sozialhilfe ist auch für eventuell noch nach der Einschulung indizierte heilpädagogische Leistungen sowie für **familienentlastende Dienste** (FED) zuständig, allerdings erst nachrangig, d. h. nach Prüfung der Bedürftigkeit bzw. der Zumutbarkeit von Eigenleistung der Eltern.

Zu den Leistungen der Sozialhilfe gehört auch die teilstationäre Frühförderung behinderter Kinder in **Sonderkindergärten oder integrativen Kindertagesstätten**; ab dem Alter von 3 Jahren ist sie schon lange ein essenzieller Bestandteil des Versorgungskonzepts; dagegen wurde die außerfamiliäre Tagesbetreuung und Förderung behinderter Kleinstkinder unter 3 Jahren in Deutschland lange Zeit problematisiert und erst in jüngster Zeit in Form von »heilpädagogischen Krippen« verstärkt in Betracht gezogen. In Fällen, in denen Eltern aus psychischen, sozialen oder gesundheitlichen Gründen nicht in der Lage sind, die Bedürfnisse ihrer behinderten Kleinstkinder nach Betreuung und Förderung ausreichend zu erfüllen, ist die teilstationäre Frühförderung in den ersten Lebensjahren der ambulanten oder mobilen Form (▶ Kap. 16.1) im Effekt überlegen, wie amerikanische Untersuchungen gezeigt haben.

Die heilpädagogische Förderung im Kindergarten ist für die Eltern kostenfrei; allerdings wird teilweise bei Betreuung eines behinderten Kindes in einem integrativen Kindergarten eine Kostenbeteiligung in Höhe des Beitrags für ein nichtbehindertes Kind verlangt, auch ein Kostenbeitrag für die (zu Hause eingesparte) Verpflegung ist möglich. Ein häufiger Streitpunkt sind die Kosten für Therapien aus dem medizinischen Bereich (Heilmittel), die bei teilstationärer Frühförderung durchgeführt werden. Die dafür erforderlichen Fachkräfte (Physiotherapeuten, Ergotherapeuten, Logopäden) werden zwar vom Träger der Kindertagesstätte bezahlt, die Träger aber streben eine Refinanzierung durch die Krankenkassen an und verlangen Heilmittelverordnungen durch den Hausarzt. Das führt nicht selten zu Konflikten zwischen den Eltern, der Einrichtung und dem behandelnden Arzt, zu deren Lösung es keine allgemeinverbindliche gesetzliche Regelung gibt. (Das gleiche Problem entsteht oft auch im schulischen Bereich, vor allem in Schulen für Körperbehinderte mit ihrem hohen Bedarf an medizinisch orientierten Therapieformen.)

10.5.3 Schwerbehindertenausweis und Nachteilsausgleiche

Nach der im SGB IX gegebenen Definition sind Menschen behindert, wenn ihre körperliche Funktion, geistige Fähigkeit oder seelische Gesundheit mit hoher Wahrscheinlichkeit länger als 6 Monate von dem für das Lebensalter typischen Zustand abweichen und daher ihre Teilhabe am Leben der Gemeinschaft beeinträchtigt ist. Das Ausmaß der Einschränkung wird nach Maßgabe amtlicher »Anhaltspunkte« als **Grad der Behinderung** (GdB) eingeschätzt. (Die Anhaltspunkte sind als PDF-Datei über die Internetseite des Bundesministeriums für Arbeit und Sozialordnung – www.bmas.de –

kostenfrei erhältlich.) Diese Einschätzung erfolgt in Prozentwerten; bei einem GdB von 50 und mehr liegt eine Schwerbehinderung vor. Der Antrag auf Feststellung einer Behinderung ist (nach Auflösung der Versorgungsämter) bei den Kommunen zu stellen. Die zuständige Behörde stellt bei einem GdB von 50 und darüber einen **Schwerbehindertenausweis** aus und prüft, ob die Voraussetzungen für bestimmte **Merkzeichen** bestehen, die in den Ausweis eingetragen werden. Davon hängt der Anspruch auf verschiedene **Nachteilsausgleiche** ab, worunter Steuerermäßigung und andere Einsparungsmöglichkeiten verstanden werden.

Für Kinder und Jugendliche mit geistiger Behinderung sind in den »Anhaltspunkten« die in (▪ Tab. 10.3 genannten GdB-Werte vorgesehen.

Ein wesentliches Kriterium für den Anspruch auf Nachteilsausgleiche und deren Umfang ist **Hilflosigkeit** (Merkzeichen H).

> **Definition**
>
> Hilflosigkeit im Sinne des Schwerbehindertenrechts liegt vor, »wenn ein behinderter Mensch nicht nur vorübergehend für eine Reihe von regelmäßig wiederkehrenden Verrichtungen zur Sicherung seiner persönlichen Existenz im Ablauf eines jeden Tages fremder Hilfe dauernd und in erheblichem Umfang bedarf«.

Bei Kindern muss der Teil notwendiger Hilfeleistung, der sich allein aus dem Alter des Kindes ergibt, vom behinderungsbedingten Hilfebedarf abgezogen werden. Dafür kann aber der notwendige Aufwand für Therapie, Förderung und Beaufsichtigung hinzu gerechnet werden. Bei einem GdB von 100 wird grundsätzlich Hilflosigkeit angenommen; bei niedrigeren GdB-Werten wird die Frage der Hilflosigkeit individuell geprüft. Insbesondere wenn bei geistiger Behinderung erhebliche Verhaltensprobleme und deswegen ein ständiger Beaufsichtigungsbedarf bestehen, wird Hilflosigkeit auch bei GdB-Werten unter 100 anerkannt. Analoges gilt für Kinder und Jugendliche mit autistischen Syndromen und anderen psychischen Störungen mit erheblichen Einordnungsschwierigkeiten.

Die Feststellung von Hilflosigkeit ist nicht gleichbedeutend mit Pflegebedürftigkeit im Sinne

☐ **Tab. 10.3.** Grad der Behinderung (GdB) bei verschiedenen Ausprägungsgraden mentaler Retardierung/geistiger Behinderung

Ausprägung der geistigen Behinderung	GdB
Globale Entwicklungsstörungen im Kleinkindalter, je nach Ausmaß begleitender Verhaltensstörungen und Einschränkung der sozialen Eingliederungsfähigkeit	
Starke Auswirkungen, EQ 70–50	50–70
Schwere Auswirkungen, EQ unter 50	80–100
Intelligenzminderung im Schul- und Jugendalter	
IQ 70–60, ohne Fähigkeit zu beruflicher Qualifikation oder selbstständiger Lebensführung	50–70
IQ <60, bei relativ günstiger Persönlichkeitsentwicklung	80–90
IQ <60, bei stärkerer Einschränkung der Eingliederungsmöglichkeit	100

Für die Einstufung werden standardisierte Entwicklungs- bzw. Intelligenztests (▶ Abschn. 10.3.2) gefordert.

der gesetzlichen Pflegeversicherung (SGB XI), da diesen beiden Begriffen unterschiedliche gesetzliche Definitionen zugrunde liegen.

10.5.4 Pflegebedürftigkeit

Definition

Pflegebedürftig im Sinne der gesetzlichen Pflegeversicherung (SGB XI) sind Personen, die wegen einer körperlichen, geistigen oder seelischen Krankheit oder Behinderung für die gewöhnlichen und täglich wiederkehrenden Verrichtungen des täglichen Lebens auf Dauer in erheblichem Umfang der Hilfe bedürfen.

Dazu zählen Verrichtungen der Körperpflege und Hygiene, der Nahrungsaufnahme und der Mobilität (zusammengefasst unter dem Begriff der **Grundpflege**) sowie der hauswirtschaftlichen Versorgung. Demgegenüber zählen Maßnahmen der Behandlungspflege (z. B. Wundpflege, Medikamentenverabreichung, Anlegen von orthopädischen oder sonstigen Hilfsmitteln) nicht dazu, sie werden also bei der Ermittlung des individuellen Pflegebedarfs ebenso wenig berücksichtigt wie ärztlich verordnete und von den Eltern zu Hause fortgeführte Übungsmaßnahmen (z. B. Gymnastik, Sprachanregung).

Nach dem zeitlichen Umfang der notwendigen Pflegemaßnahmen werden **drei Stufen der Pflegebedürftigkeit** unterschieden, nach denen sich die Höhe der Leistungen richtet. Bei Kindern wird nur der Umfang an Pflegebedürftigkeit berücksichtigt, der krankheits- bzw. behinderungsbedingt ist und über den Pflege- und Betreuungsbedarf gesunder gleichaltriger Kinder hinausgeht. Dabei wird nach den Richtlinien der Begutachtung nicht auf die durchschnittliche Selbstständigkeit der Kinder in den jeweiligen Altersstufen Bezug genommen, sondern auf die Toleranzbreite der Normvariation, was den krankheitsbedingten Mehraufwand schmälert. Da außerdem der gesamte Betreuungsaufwand außerhalb der eng definierten Grundpflege nicht auf die Pflegebedürftigkeit nach SGB XI angerechnet wird, fühlen viele Eltern ihren tatsächlich geleisteten Aufwand durch das Ergebnis der Begutachtung (d. h. die festgestellte Pflegestufe) nicht zutreffend und nicht gerecht beurteilt.

Nach empirischen Erhebungen (Kulka u. Schlack 2006) ist davon auszugehen, dass bei schwerst mehrfach (körperlich und geistig) behinderten Kindern und Jugendlichen der Bedarf an Grundpflege (ohne die hauswirtschaftliche Versorgung) im Durchschnitt bei 3 ½ bis 4 Stunden pro Tag liegt. Ab 4 Stunden Grundpflege pro Tag und wenigstens einer zusätzlichen Stunde für die hauswirtschaftliche Versorgung liegen die Voraussetzungen für die Pflegestufe 3 vor.

Wird ein behindertes Kind zu Hause gepflegt, übernimmt die Pflegeversicherung entweder bis zu einer bestimmten Höhe die Kosten eines professionellen Pflegedienstes (sog. Sachleistung), oder aber die Eltern erhalten Pflegegeld. Die Höhe beider Leistungsarten ist abhängig von der Pflegestufe. Ganz überwiegend wird bei familiärer Betreuung eines behinderten Kindes das Pflegegeld an Stelle von Sachleistung in Anspruch genommen. Während der pflegerischen Tätigkeit ist die Pflegeperson in den Versicherungsschutz der gesetzlichen Unfallversicherung einbezogen. Außerdem entrichtet die Pflegeversicherung für die Pflegeperson (meist die Mutter) Beiträge an die gesetzliche Rentenversicherung, sofern die Pflegeperson nicht regelmäßig mehr als 30 Stunden pro Woche erwerbstätig ist. Darüber hinaus sind im SGB XI noch folgende Leistungen bei gegebener Notwendigkeit vorgesehen:

- Stellung einer Ersatzkraft für häusliche Pflege bei Verhinderung der Bezugsperson,
- Pflegehilfsmittel und technische Hilfen,
- teilstationäre Pflege, Kurzzeitpflege und stationäre Dauerpflege.

10.5.5 Rechtsfähigkeit, Geschäfts- fähigkeit, Sterilisierung

> **Definition**
>
> Ein Kind ist von Geburt an **rechtsfähig**, d. h. Träger von Grundrechten. Dazu gehört z. B. das Recht auf Eigentum, so dass ein Kind – unabhängig vom Alter und einer eventuellen Behinderung – Erbe und Besitzer eines Vermögens sein kann. **Geschäftsfähigkeit** ist definiert als die Fähigkeit, selbstständig und mit voller Wirksamkeit Rechtsgeschäfte abschließen zu können. Im Regelfall wird ein Kind ab einem Alter von 7 Jahren beschränkt geschäftsfähig und mit der Volljährigkeit voll geschäftsfähig.

In der Phase beschränkter Rechtsfähigkeit bedürfen »Rechtsgeschäfte« (das sind z. B. Einkäufe) grundsätzlich der Zustimmung der Eltern oder eines Vormunds. Wenn eine volljährige Person wegen einer Behinderung nicht in der Lage ist, ihre

Angelegenheiten ganz oder teilweise selbstverantwortlich zu besorgen, wird vom Vormundschaftsgericht eine **Betreuung** eingerichtet. Dabei wird je nach den Fähigkeiten des behinderten Menschen individuell festgelegt, welche Entscheidungskompetenzen bei ihm verbleiben und welche der Zustimmung und Ausführung durch den Betreuer vorbehalten sind.

Eine **Sterilisierung** Minderjähriger, etwa bei geistiger Behinderung, ist in Deutschland ausnahmslos verboten. Nach Eintritt der Volljährigkeit ist eine Sterilisierung von Personen, die aufgrund ihrer Behinderung keine auf eigene Einsicht gegründete Einwilligung geben können, nur auf Beschluss des Vormundschaftsgerichts unter sehr restriktiven Voraussetzungen zulässig. Dazu gehört, dass eine Schwangerschaft nicht mit anderen zumutbaren Mitteln verhütet werden kann, dass eine Schwangerschaft eine Gefahr für Leben und Gesundheit der Schwangeren bedeuten würde und dass eine vormundschaftliche Maßnahme mit Trennung von Mutter und Kind unvermeidlich wäre.

Literatur

Battaglia A, Carey JC (2003) Diagnostic evaluation of developmental delay/mental retardation. An overview. Am J Med Genet C Semin Med Genet 117: 3–14

Curry CJ, Stevenson RE, Aughton D et al. (1997) Evaluation of mental retardation: Recommendations of a Consensus Conference. American College of Medical Genetics. Am J Med Genet 72: 468–477

Dunst CJ, Snyder SW, Mankinen M (1989) Efficacy of early intervention. In: Wang MC, Reynolds MC, Walberg, HJ (eds) Handbook of special education, Vol 3. Pergamon, Oxford

Huppke P (2006): Sinnvolle Diagnostik bei ätiologisch ungeklärter mentaler Retardierung. Kinderärztl Prax 77: 282–286

Karnebeek CD van, Jansweijer FY, Leenders AG, Offringa M, Hennekam RG (2005) Diagnostic investigations in individuals with mental retardation: A systematic literature review of their usefulness. Eur J Hum Genet 13: 6–25

Kulka A, Schlack HG (2006) Pflege- und Betreuungsaufwand für schwerst mehrfachbehinderte Kinder und Jugendliche. Eine empirische Studie. Gesundheitswesen 68: 618–625

Largo RH (2000) Kindliche Entwicklung und psychosoziale Umwelt. In Schlack HG (Hrsg) Sozialpädiatrie, 2. Aufl. Urban & Fischer, München

Michaelis R (2004) Das »Grenzsteinprinzip« als Orientierungshilfe für die pädiatrische Entwicklungsbeurteilung. In Schlack HG (Hrsg) Entwicklungspädiatrie. Marseille, München

Roeleveld N, Zielhuis GA, Gabreels F (1997) Prevalence of mental retardation: A critical review of recent literature. Dev Med Child Neurol 39: 125–132

Sarimski K (1997) Entwicklungspsychologie genetischer Syndrome. Hogrefe, Göttingen

Schlack HG (1994) Interventionen bei Entwicklungsstörungen. Bewertende Übersicht. Monatsschr Kinderheilkd 142: 180–184

Schlack HG (2004) Wichtige Grundbegriffe zur Entwicklungsbeurteilung. In Schlack HG (Hrsg) Entwicklungspädiatrie. Marseille, München

Shevell M, Ashwal S, Donley D et al. (2003) Practice parameter: Evaluation of the child with global developmental delay. Report of the Quality Standards Subcommittee of the American Academy of Neurology and The Practice Committee of the Child Neurology Society. Neurology 60: 367–380

Strømme P, Hagberg G (2000) Aetiology in severe and mild mental retardation: A population-based study of Norwegian children. Dev Med Child Neurol 42: 76–86

11 Vernachlässigung, Misshandlung, Missbrauch

Ute Thyen

11.1 Definitionen und Grundlagen – 312

11.2 Epidemiologische Daten – 312

11.3 Risiken für Kindesmisshandlung und Vernachlässigung – 314

11.4 Hinweise auf chronische Formen von körperlicher, sexueller oder emotionaler Misshandlung und Vernachlässigung – 315

11.5 Körperliche Misshandlung – 316
11.5.1 Schütteltrauma – 318
11.5.2 Münchhausen-Stellvertreter-(by-proxy-)Syndrom und nichtakzidentelle Vergiftungen – 321

11.6 Sexuelle Misshandlung – 322

11.7 Vernachlässigung – 323
11.7.1 Nichtorganische Gedeihstörung – 325
11.7.2 Emotionale Misshandlung und Vernachlässigung – 326

11.8 Interventions- und Therapiekonzepte – 328
11.8.1 Akutes Management – 328
11.8.2 Helferkonferenz – 331
11.8.3 Gesetzliche Bestimmungen und Kooperation mit der Polizei – 331
11.8.4 Zivil- und familienrechtliche Würdigung – 333

11.9 Prävention – 334
11.9.1 Primäre Prävention – 334
11.9.2 Sekundäre Prävention – 335
11.9.3 Spezielle Einrichtungen des Kinderschutzes – 337

Literatur – 339

11.1   Definitionen und Grundlagen

> **Definition**
>
> **Kindesmisshandlung** ist eine nicht zufällige (bewusste oder unbewusste), gewaltsame körperliche und/oder seelische Schädigung von Kindern und Jugendlichen durch Erwachsene,
> - die in Familien
> - oder Institutionen (z. B. Kindergärten, Schulen, Heimen) geschieht,
> - die zu seelischen und körperlichen Verletzungen, chronischen Gesundheitsstörungen und Entwicklungsverzögerungen oder sogar zum Tode führt und
> - die somit das Wohl und die Rechte eines Kindes beeinträchtigt oder bedroht.
>
> **Gewalt gegen Kinder** kann verschiedene Formen annehmen: Körperliche, seelische und sexuelle Gewalt, körperliche oder seelische Vernachlässigung. Zu unterscheiden ist jeweils die **Misshandlung als aktive** und die **Vernachlässigung als passive Form**. Mehrere Formen können bei einem Kind auch gleichzeitig vorkommen. Meist wird eine verantwortliche erwachsene Person wiederholt gegen ein Kind gewalttätig.

In diesem Kapitel geht es um Gewalt in der Familie oder in anderen Zusammenlebenssystemen als Ausdruck einer Beziehungsstörung. Andere Formen der Gewalt gegen Kinder in Form von Ausbeutung, Krieg und kriminellen Auseinandersetzungen werden hier nicht behandelt. Häufig ist die Gewaltanwendung der Erwachsenen ein Ausdruck eigener Hilflosigkeit und Überforderung und zugleich Ausdruck einer gestörten Beziehung. Gewalt hat vielschichtige Ursachen und ist in gesellschaftliche Verhältnisse eingebunden. Persönliche Einschränkungen und Belastungen der Erwachsenen im Kontext von sozialer Benachteiligung, körperlichen und seelischen Erkrankungen begleiten häufig Gewalt gegen Kinder.

Gewalterfahrung und Vernachlässigung schadet der Entwicklung und Beziehungsfähigkeit von Kindern und Jugendlichen, beeinträchtigt ihre soziale Rollenfunktion und gesellschaftliche Teilhabe.

Die WHO erkennt und benennt explizit den Zusammenhang zwischen einer Vielzahl chronischer Leiden bei Erwachsenen und Misshandlungen in der Kindheit und rückt Kindesmisshandlung als herausragendes Thema auf ihre gesundheitspolitische Agenda (WHO 2002). Neuere neurobiologische Forschungen zeigen in beeindruckender Weise, dass chronische Misshandlungen zu bleibenden Beeinträchtigungen der kognitiven und emotionsregulierenden Funktionen führen können (Braun u. Bock 2008).

Zahlreiche, wenngleich oft wenig sachliche Berichte der Medien reflektieren ein hohes Maß an öffentlichem Interesse. In der letzten Zeit finden tragische Todesfälle von Kindern eine massive mediale Aufmerksamkeit. Sie bestimmen erheblich die öffentliche Debatte über Kinderschutz, obgleich sie in keiner Weise repräsentativ für das breite Spektrum der Kindesmisshandlungen und Vernachlässigungen sind. Die positiven Veränderungen im Kinderschutz, die anwachsenden Hilfsmöglichkeiten und der deutliche Rückgang von schwerster Kindesmisshandlung mit und ohne Todesfolge werden dabei kaum beschrieben: nur schlechte Nachrichten sind gute Nachrichten!

11.2   Epidemiologische Daten

Für Deutschland liegen kaum valide Daten zur Häufigkeit von Kindesmisshandlung und Vernachlässigung vor. Das amerikanische Pflichtmeldesystem mit 2,5–3 Mio. Meldungen im Jahr und knapp 1 Mio. bestätigten Fällen jährlich beschreibt einen Anteil von etwa 60% für Vernachlässigungen, 20% für körperliche und 10% für sexuelle Misshandlungen. Konservative Prävalenzschätzungen in den USA, die ausschließlich auf angezeigten und bestätigten Misshandlungsfällen beruhen, belaufen sich auf 1–2% aller Kinder und Jugendlichen. Es ist jedoch davon auszugehen, dass die Dunkelziffer weit höher anzusetzen ist.

Daten aus den USA weisen darauf hin, dass für Kinder unter 4 Jahren das höchste Risiko für tödliche Folgen von Kindesmisshandlungen besteht. Von den 1500 bis 2000 gesicherten misshandlungsbedingten **Todesfällen** pro Jahr in den USA sind mehr auf eine Vernachlässigung als auf eine aktive

Kindesmisshandlung und Vernachlässigung sind historisch und anthropologisch gesehen keine neuen Phänomene, sie haben das menschliche Miteinander immer begleitet. Die Unreife des menschlichen Gehirns bei Geburt und damit die Angewiesenheit des neugeborenen Menschen auf interpersonalen Schutz bis weit in das Kindesalter hinein ermöglicht die enormen Entwicklungschancen extrauteriner, neurobiologischer und damit kognitiver und sozial-emotionaler Entwicklung. Die zuverlässige Versorgung wird ermöglicht durch anthropologisch fest verankerte, genetische Verhaltensprogramme, die dafür Sorge tragen, dass schutzwürdige junge Nachkommen ernährt und vor Gefahren beschützt werden sowie sichere soziale Bindungen erwerben. Dies ist die Voraussetzung für das Lernen und die Entwicklung höherer emotionaler, sozialer sowie kognitiver Funktionen. Diese elterlichen/mütterlichen Verhaltensprogramme sind außerordentlich tragfähig und ermöglichen erfolgreiche Elternschaft, aber sie können unter bestimmten äußeren oder personenbezogenen Umständen durchbrochen werden. In der Paläoanthropologie fanden sich solche Abweichungen vom üblichen reproduktiven Verhalten immer dann, wenn insbesondere Umweltbedingungen die erfolgreiche Aufzucht von Kindern unmöglich erscheinen ließen oder wenn Hierarchiekonflikte und soziale Konflikte in der Gruppe das Überleben bestimmter Nachkommen strategisch ungünstig werden ließen. Die Biologin und Anthropologin Blaffer Hdry geht so weit, in Kindstötung, Aussetzung, Vernachlässigung sogar auch »kluge reproduktive Entscheidungen« zu sehen (Blaffer Hrdy 2000). In einer reichen Gesellschaft sind solche Verhaltensweisen hochgradig dysfunktional geworden, und zunehmend haben sich moderne Gesellschaften entschieden, diese Verhaltensmuster nicht mehr zu tolerieren. Als Folge davon werden die veränderten Ansprüche an Eltern normativ festgelegt und Fehlverhalten sanktioniert. Dazu gehört die Beschreibung der Erziehung der Kinder als Pflichtaufgabe von Eltern, die Anerkennung eigenständiger Kinderrechte, die Einrichtung von Vormundschaftsgerichten, die Legitimierung des Wächteramtes des Staates in Form der Jugendhilfe sowie die besondere strafrechtliche Würdigung von Misshandlung von Schutzbefohlenen in den verschiedenen Formen. Im Vorfeld wird durch präventive Bemühungen versucht, dysfunktionales familiäres Verhalten frühzeitig zu erkennen und mit den Betroffenen funktionalere Verhaltensweisen zu erarbeiten, bevor gravierende Schädigungen der Kinder eingetreten sind. In diesem Sinne hat sich auch in Deutschland ein außerordentlich hochdifferenziertes System herausgebildet, das auf sehr vielen verschiedenen Ebenen der Prävention, Intervention und Sanktion von Kindesmisshandlung Angebote, Maßnahmen, Hilfen, Regelungen und Normen bereithält, dem Problem der Gewalt gegen Kinder zu begegnen.

Misshandlung zurückzuführen. Davon entfallen 76% auf Kinder unter 4 Jahren. Kinder unter 1 Jahr sind dabei mit 41% besonders stark betroffen. Zugleich weisen aktuelle Studien darauf hin, dass möglicherweise etwa die Hälfte der Todesfälle aufgrund von Misshandlung oder Vernachlässigung in den offiziellen Statistiken nicht erfasst werden. Bei wiederholten Todesfällen im ersten Lebensjahr in einer Familie sollte bedacht werden, dass die Wiederholungsrate von SIDS als sehr gering eingeschätzt wird, so dass in diesen Fällen neben unentdeckten genetisch disponierten Stoffwechselerkrankungen oder Immundefekten an Fälle von Kindstötung gedacht werden sollte (Bacon et al. 2008). In Deutschland kamen laut Todesursachenstatistik in den letzten Jahren (1998–2006) zwischen 10 und 20 Kinder unter 10 Jahren jährlich durch »Vernachlässigen und Verlassen« sowie »sonstige Arten der Misshandlung« ums Leben. Betroffen sind vor allem Säuglinge und Kleinkinder, die meisten haben das erste Lebensjahr noch nicht vollendet. Die Zahl der Kinder unter 10 Jahren, die durch tätlichen Angriff zu Tode gekommen sind, ist in den letzten 25 Jahren um mehr als die Hälfte gesunken.

Aus einer Vielzahl von Prävalenzstudien durch Befragung von Erwachsenen lassen sich weltweit die **Prävalenzraten sexuellen Missbrauchs** in der Kindheit bei Frauen konservativ zwischen 10 und 15% und bei Männern zwischen 5 und 10% schätzen. Die Prävalenz von sexuellen Misshandlungen bei Kindern und Jugendlichen in Deutschland ist nur schwer abzuschätzen. In einer bevölkerungsbezogenen epidemiologischen deutschen Studie wurden sexuelle Misshandlungen mit Körperkontakt während der Kindheit von 2,8% der befragten Männer und 8,6% der Frauen berichtet (Wetzels 1997).

Aussagen zur Verbreitung von **Kindesvernachlässigung** in Deutschland können nicht getroffen werden, da repräsentative Untersuchungsergebnisse fehlen. Nach einer Untersuchung von Münder et al. (2000) nennen Fachkräfte der Jugendämter bei der Anrufung des Familiengerichts immerhin in zwei Dritteln der Fälle Kindesvernachlässigung als Gefährdungsmerkmal, ein Drittel der Kinder war in der Altergruppe der 0- bis 3-Jährigen.

Auch für den Bereich der **körperlichen Misshandlung** liegen nur grobe Schätzungen vor, die abhängig von der Definition erheblich schwanken. Die Mehrheit der Eltern wendet zumindest minderschwere Formen physischer Erziehungsgewalt an, etwa leichte Ohrfeigen oder einen Klaps (Wetzels 1997). Etwa 10–15% der Eltern wenden schwererwiegende und häufigere körperliche Bestrafungen an (Engfer 2005). Insgesamt ist die Tendenz eher abnehmend.

11.3 Risiken für Kindesmisshandlung und Vernachlässigung

Verschiedene Risikofaktoren erhöhen die Wahrscheinlichkeit für ein Kind, misshandelt oder vernachlässigt zu werden, ohne dass hier ein kausaler Zusammenhang bestehen muss.

Armut

Dies gilt insbesondere für den Risikofaktor Armut. Armut ist nicht die Ursache für Gewalt in zwischenmenschlichen Beziehungen, aber im Sinne eines Risiko-Ressourcen-Modells führt Armut als zusätzlicher Stressor, insbesondere aber durch die Abwesenheit von Ressourcen, zu einer erhöhten Wahrscheinlichkeit, dass persönliche Kompetenzen zusammenbrechen und sich negative Beziehungsmuster einstellen, die sich gegenseitig verstärken.

Soziale Isolation

Weiterhin spielt soziale Isolation und mangelnde gesellschaftliche Teilhabe in der Entstehung von Misshandlung und Vernachlässigung eine große Rolle. Vernachlässigungsfamilien sind überdurchschnittlich häufig sozial verarmte Familien. Häufig sind sie ohne Schulabschluss oder Berufsbildung, sind abhängig von Sozialhilfe, leben in schlechten oder gefährlichen Wohngegenden. Der wahrscheinlichste Mediator zwischen ungünstigen sozioökonomischen Lebenslagen und späteren Entwicklungs- und Gesundheitsstörungen von Kindern ist die Erziehungskompetenz der Eltern (Belsky et al. 2006).

Mangelnde Kompetenzen der Eltern

Nicht nur fehlende äußere Ressourcen, sondern auch mangelnde persönliche Kompetenzen bilden Risikofaktoren: Vernachlässigende Familien sind häufig auch desorganisiert, die Eltern übernehmen manchmal nicht die Aufgaben und Funktionen von Erwachsenen, sondern verhalten sich selbst noch infantil. Diese Eltern scheitern an der ersten und wichtigsten Aufgabe, das Kind vor Gefahren zu schützen und es in der Entwicklung zu fördern. Die Abgrenzung zwischen unspezifischer Entwicklungsretardierung aufgrund deprivierender Lebensumstände und der Kennzeichnung als Kindesmisshandlung und/oder Vernachlässigung ist schwierig und immer von der subjektiven Wahrnehmung der Beteiligten abhängig.

Psychische/psychiatrische Auffälligkeiten der Eltern

In der Regel liegen bei misshandelnden und vernachlässigenden Eltern keine manifesten, psychiatrischen Erkrankungen vor. Dies bedeutet jedoch nicht, dass keine psychische Störung vorliegt, sondern hängt eher damit zusammen, dass interpersonale Störungen in der ICD-10 nicht klassifiziert werden. Auch wenn die psychischen Störungen keinen Krankheitswert im psychiatrischen Sinn erreichen, ist zumindest von einer Beeinträchtigung psychischer Funktionen und damit sozial-emotionaler Rollenerfüllung auszugehen. Psychische Erkrankungen, insbesondere mütterliche Depression oder gravierende psychosoziale Belastungen können positive, intuitive Kommunikationsmuster zwischen Eltern und Kindern vorübergehend oder dauerhaft beeinträchtigen, dies sollte auch von behandelnden Ärzten und Therapeuten erwachsener Patienten, die Kinder zu versorgen haben, bedacht werden. Bei Suchterkrankungen kommt es häufig neben der emotionalen Vernachlässigung zu fehlender oder diskontinuierlicher Betreuung und Versorgung des Kindes (▶ Kap. 14.1).

11.4 Hinweise auf chronische Formen von körperlicher, sexueller oder emotionaler Misshandlung und Vernachlässigung

Die hinweisenden körperlichen Folgen bei körperlicher Misshandlung, Vernachlässigung und sexuellem Missbrauch werden in den folgenden Abschnitten beschrieben. Bei allen Misshandlungsformen sind seelische Störungen und langfristige Folgeprobleme möglich, die hier gemeinsam beschrieben werden sollen. Die Symptomatik als Folge von Gewalterfahrung hängt weniger von dem tatsächlichen Gewaltgeschehen ab als viel mehr von dem Alter und den anstehenden Entwicklungsaufgaben des Kindes (◘ Tab. 11.1).

Im **Säuglingsalter** sind die Symptome meist eindrucksvoll, wenn auch nicht spezifisch für die Ursache der Störung. Bei sorgfältiger Beobachtung fällt die »frozen watchfulness« von Säuglingen auf, eine Traurigkeit ihres Gesichtsausdrucks, übermäßige Passivität oder auch Ängstlichkeit. Eingeschränktes Lautieren, verzögerte Sprachentwicklung und fehlende Freude an Kommunikation und Interaktion deuten auf eine Deprivation in der Interaktion mit Bezugspersonen hin. Mangelnde Motivation, die Umgebung zu explorieren, kann auf wiederholte negative Erfahrung bei der Vergrößerung des Aktionsradius und Eigenaktivität wie auch auf fehlende positive Verstärkung und fehlendes Lob hinweisen.

Kleinkinder fallen demgegenüber auch manchmal durch Distanzlosigkeit oder übergroße Lebhaf-

◘ **Tab. 11.1.** Übersicht psychischer Folgen von Gewalterfahrung in Abhängigkeit vom Alter des Kindes

Säuglingsalter	Kleinkindalter	Schulalter
»Frozen watchfulness«: leerer Blick, fehlendes soziales Lächeln, fehlende Kontaktaufnahme	Spielstörung und gestörte Interaktion mit anderen	Kontaktstörungen, Ängstlichkeit, Schüchternheit, Misstrauen
Apathie	Freudlosigkeit	Traurigkeit, Suizidgedanken,
Mangelndes Interesse und Motivation	Furchtsamkeit, Passivität, Zurückgezogensein	Mangel an Ausdauer, Initiativverlust, Versagensängste
Motorische Unruhe, Stereotypien	Motorische Störungen und Jaktationen	Hyperaktivität, »Störenfried-Verhalten«
Regulationsstörungen (»Schreikind«)	Aggressivität, Autoaggressionen	Aggressives oder dissoziales Verhalten, Weglaufen von zu Hause
Indifferentes Bindungsverhalten	Distanzschwäche	Narzisstische Größenphantasien, Tagträumereien
Psychomotorische Retardierung	Stereotypien	Lernstörungen, Konzentrationsstörungen
Ausbleibende Laut- und Sprachentwicklung	Sprachentwicklungsstörung	Schulverweigerung, Abnahme der Schulleistungen
Gedeihstörung	Ess- und Fütterstörungen	Psychogene Essstörung, somatoforme Störungen
Nahrungsverweigerung, Erbrechen, Verdauungsprobleme	Ausscheidungsstörungen	Nichtorganische Enkopresis
	Sexualisiertes Verhalten	Sexualisiertes Verhalten, Übergriffe auf andere Kinder

tigkeit auf, wobei sie durch ihr Verhalten z. T. nach Aufmerksamkeit suchen, auch wenn sie negative Reaktionen zu befürchten haben, oder sie lenken intuitiv vom elterlichen Verhalten ab.

Im **Schulalter und Jugendalter** sind die Hinweise auf akute oder zurückliegende Gewalterfahrung ebenfalls eher unspezifisch (◻ Tab. 11.1) und bedürfen einer sorgfältigen kinder- und jugendärztlichen und kinder- und jugendpsychiatrischen Abklärung. Es werden emotionale Störung mit Depressivität und/oder Ängstlichkeit, regressives Verhalten, Entwicklungsstillstand oder Rückschritte, Ess- und Schlafstörungen, Schmerzen (z. B. Bauchschmerzen) beobachtet. Im Jugendalter können Weglaufen von zu Hause, Ablehnung des eigenen Körpers, Essstörungen, Alkohol- und Drogenmissbrauch, Stehlen und anderes delinquentes Verhalten auf zurückliegende Gewalterfahrung hinweisen.

Häufig präsentieren sich Symptome als Hinweis für zurückliegende Gewalterfahrung sehr viel später; dies ist bedeutsam insbesondere für Pflegekinder, die sehr lange eine unzureichende Stressregulation und Verhaltensauffälligkeiten zeigen, auch wenn sie sich in einem geschützten und unterstützenden Umfeld befinden.

Eine **offene, im Verhalten wahrnehmbare oder sprachlich geäußerte Ablehnung der Eltern** durch das kleine Kind ist eine seltene Folge von Kindesmisshandlung und Vernachlässigung. Kinder sind in der Regel loyal ihren Eltern gegenüber: sie beschützen dadurch sich selbst vor der emotional verstörenden Tatsache, dass die Eltern nicht in der Lage sind, für sie zu sorgen, sie zu beschützen und sie in schwierigen Situationen zu trösten. Damit wird jedoch in der Folge das Selbstbild des Kindes, sein Bild von anderen, von menschlichen Beziehungen, Lebenszielen und Lebensstrategien beeinträchtigt. Erst im Schulalter kann ein Kind ausreichend über seine Situation und die Beziehungen im sozialen Nahfeld reflektieren, so dass es über die Qualität der Beziehungen und Erfahrungen Auskunft geben kann.

Das Ausmaß der seelischen Störung wird durch verschiedene Faktoren beeinflusst:

- **Art und Umfang der Schädigung**: Die verschiedenen schädigenden Einflüsse kommen fast
▼
nie isoliert voneinander vor. Kinder, die körperlich misshandelt werden, erleben häufig auch emotionale Ablehnung oder unzuverlässige Zuwendung. Kinder, die sexuell misshandelt werden, sind oft in der Vorgeschichte vernachlässigt worden oder haben Verwahrlosung erlebt. Aus diesem Grund sind Entwicklungsstörungen nicht spezifischen Ursachen oder Handlungsmustern zuzuordnen. Seelische Folgen von Gewalterfahrungen werden oft erst Jahre später erkennbar, wenn schwierige Entwicklungsübergänge nicht gelingen oder eine Retraumatisierung auftritt.

- **Verteilung von Risiko- und Schutzfaktoren**: Ressourcen, Potenziale, Unterstützung und Erfahrungen müssen bei der Evaluation ebenso in den Blick genommen werden wie Verletzlichkeit (Vulnerabilität), Isolation, Ausmaß und Folgen der Verletzungen (Traumatisierung).

11.5 Körperliche Misshandlung

Die Einschätzung, ob die körperliche Verletzung eines Kindes oder das Zufügen von Schmerzen als Kindesmisshandlung wahrgenommen und als solche einzustufen ist, hängt von den gesellschaftlich gültigen Standards und kulturellen Normen ab. Während bis vor wenigen Jahren körperliche Bestrafungen noch als Erziehungsmittel akzeptiert wurden, hat sich mit dem Recht des Kindes auf eine gewaltfreie Erziehung ein gesellschaftlicher Wandel vollzogen. Zweifellos genießen noch immer nicht alle Kinder eine gewaltfreie Erziehung, aber Einstellungen und Empfehlungen verändern sich kontinuierlich, und Eltern erhalten Angebote, andere Erziehungsmuster zu erlernen. Die Begleitforschung zur Einführung des Rechts auf gewaltfreie Erziehung im Jahr 2003 weist nochmals nachdrücklich darauf hin, dass Gewalterfahrung, auch in Form von körperlichen Strafen, das Risiko erhöht, später selbst zum Täter oder Opfer von Gewalt zu werden. Durch das Lernen am Modell werden transgenerational dysfunktionale Erziehungspraktiken weitergegeben. (http://www.bmj.bund.de/enid/Publikationen/Gewaltfreie_Erziehung_m8.html).

Definition

Unter physischer (körperlicher) Kindesmisshandlung können alle Handlungen von Eltern oder anderen Bezugspersonen verstanden werden, die durch Anwendung von körperlichem Zwang bzw. Gewalt –für einen einsichtigen Dritten vorhersehbar – zu erheblichen physischen oder psychischen Beeinträchtigungen des Kindes und seiner Entwicklung führen oder vorhersehbar ein hohes Risiko solcher Folgen bergen (Kindler et al. 2006).

Die weitaus häufigsten oberflächlichen Verletzungen bei Kindern sind
- Blutergüsse, gefolgt von
- Abschürfungen und anderen Hautverletzungen,
- Hauteinblutungen durch Strangulationen,
- Schnitt- und Bissverletzungen,
- Verbrühungen und Verbrennungen.

Blutergüsse

Blutergüsse (Hämatome) resultieren aus Stoß- und Schlagverletzungen. Unverdächtige, unfallbedingte Hämatome finden sich an typischen Körperstellen wie Schienbeinen, der Außenseite der Arme, bei Kleinkindern auch an der Stirn. Blaue Flecken an relativ gepolsterten Körperteilen wie den Wangen oder dem Gesäß oder solche an geschützten Körperstellen wie im Genitalbereich, Hals, Ohrmuscheln oder Oberlippe sind verdächtig auf eine Misshandlung. Weiterhin haben unverdächtige blaue Flecke eine relativ runde oder ovale Form, während manche durch Misshandlung hervorgerufenen Blutergüsse die Form von Griffmarken haben. Streifige Abdrücke können auf Schläge mit der Hand oder Gegenständen hindeuten.

❗ **Eine Diskrepanz zwischen dem Entwicklungsalter des Kindes und den Verletzungen ist ein dringender Hinweis auf eine nichtakzidentelle Verletzung. Hämatome bei Kindern, die noch nicht krabbeln, d. h. im Alter unter 6–9 Monaten, sind immer verdächtig auf Misshandlungen, wenn nicht andere plausible Unfallmechanismen geschildert werden können.**

▼

Störungen der Blutgerinnung müssen untersucht und ausgeschlossen werden. Diese Krankheiten sind zwar allesamt recht selten, können aber den misshandlungstypischen Verletzungen sehr ähnlich sein, weil an untypischen Stellen durch Druck oder Bagatellverletzungen Hämatome entstehen können.

Bissmarken

Menschliche Bissmarken sind in der Regel gut zu erkennen, sie kommen im Spektrum körperlicher Misshandlungen selten vor. Sollte der Verdacht auf Bissmarken bestehen, sollten sie von einem Rechtsmediziner gesehen und dokumentiert werden, da die Verletzungen helfen können, die für die Verletzung verantwortliche Person zu identifizieren.

Verbrühungen und Verbrennungen

Verbrühungen und Verbrennungen werden insbesondere im Klein- und Schulkindalter durch Unfälle verursacht. Auch bei diesen, meist schweren, Unfällen findet sich häufig ein Kontext von mangelnder Umsicht und Vorsicht, sie sind aber in der Regel nicht absichtlich herbeigeführt worden. Absichtliche Verbrühungen und Verbrennungen zeigen ein für versierte Kinder- und Jugendärzte, Kinderchirurgen und Rechtsmediziner gut erkennbares, klassisches Muster: Eintauchen des Kindes in zu heißes Wasser verursacht scharf begrenzte Verbrühungsränder, während die Verletzungen eines Kindes, das unabsichtlich in das zu heiße Wasser geraten ist und sich zu befreien sucht, unregelmäßig begrenzt sind. Verbrühungen am Gesäß, des unteren Teils des Rückens und der Rückseite der Oberschenkel kommen vor bei Eintauchen des Kindes in heißes Wasser, die Beugefalten sind dann wenig betroffen. Andere typische Verletzungen sind scharf begrenzte strumpfförmige Verbrühungen der Hände oder Füße, wenn diese mit Zwang in das Wasser gesteckt werden. Bilateral symmetrische Verletzungen sind sehr verdächtig auf Misshandlung.

Nicht zufällige Verbrennungen weisen in ihrer Lokalisation oder Form häufig auf das Muster der Misshandlung hin. Während Verletzungen durch Anfassen heißer Gegenstände in der Regel einseitig und auf wenige Fingerkuppen begrenzt sind, weisen beidseitige Verbrennungen oder solche, die die Handinnenfläche betreffen, auf

Misshandlungen hin. Weitere Muster sind Verletzungen durch brennende Zigaretten, Bügeleisen, Lockenscheren.

Schnittwunden und Fesselungen

Ebenso bizarr wie Verbrühungen und Verbrennungen muten absichtlich beigebrachte Schnittwunden oder Verletzungen durch Fesselungen an. Alle diese Misshandlungsformen sind insgesamt selten, sollten jedoch zur sofortigen stationären Aufnahme des Kindes führen, da von einer beträchtlichen Gefahr für das Kind ausgegangen werden muss und oft begleitende Verletzungen bestehen. In all diesen Fällen sollten sofort Gerichtsmediziner eingeschaltet werden, um eine aktuelle Befunddokumentation und Interpretation vorzunehmen.

Frakturen

Frakturen sind nach Hautverletzungen die nächsthäufige Form von Verletzungen durch Kindesmisshandlung. Sie sind bei Säuglingen und Kleinkindern häufiger als bei älteren Kindern. Mehrere Knochenbrüche unterschiedlichen Alters sind nahezu beweisend für Misshandlung, wenn andere, seltene, Erkrankungen des Knochenstoffwechsels ausgeschlossen wurden. Knochenbrüche bei Kindern unter einem Jahr sind immer verdächtig auf körperliche Misshandlung, wenn nicht plausible Unfallmechanismen angegeben werden können. Es ist davon auszugehen, dass etwa 10% aller Frakturen bei stationär behandelten Kindern unter 3 Jahren durch Misshandlungen verursacht sind, wobei es bei Kindern im 1. Lebensjahr 25% sind, im 2. Lebensjahr nur etwa 7% und im 3. Lebensjahr 3% (Leventhal et al. 2008). Durch Misshandlung hervorgerufene Knochenbrüche sind im Röntgenbild oft charakteristisch, z. B. Absprengungen von den Enden der langen Knochen an Armen und Beinen, Unterblutungen der Knochenhaut oder Verletzungen der Wachstumsfugen. Bei Verdacht auf körperliche Misshandlungen muss bei Säuglingen das gesamte Skelett auf frische und alte Knochenbrüche untersucht werden. Verschiedene Frakturen weisen mit unterschiedlicher Spezifität auf eine Misshandlung als Ursache hin (s. folgende Übersicht):

Radiologische Spezifität von Frakturen für nichtakzidentelle Verletzungen (Herrmann et al. 2008)
- Hoch:
  - Klassische metaphysäre Fraktur
  - Rippenfrakturen, vor allem im dorsalen Abschnitt
  - Frakturen der Scapula, des Processus spinosums und des Sternums
- Mittel:
  - Multiple, vor allem beidseitige Frakturen
  - Frakturen verschiedenen Alters
  - Epiphysiolysen
  - Wirbelkörperfrakturen oder Subluxationen
  - Fingerfrakturen
  - Komplexe Schädelfrakturen
- Niedrig:
  - Periostale Reaktion
  - Klavikulafrakturen
  - Schaftfrakturen langer Röhrenknochen
  - Einfache Schädelfraktur

11.5.1 Schütteltrauma

Das Schütteltrauma des Säuglings stellt eine besondere Form der körperlichen Kindesmisshandlung dar, es wurde erstmals von dem amerikanischen Kinderradiologen Caffey 1972 beschrieben. Der Verletzungsmechanismus erfordert heftiges, gewaltsames Hin- und Herschütteln des Kindes, das dabei zumeist an den Oberarmen oder am Brustkorb gehalten wird (◘ Abb. 11.1). In den letzten Jahren wird auch diskutiert, dass es sich häufiger wohl nicht um ein einfaches Schütteln des Säuglings, sondern um Schütteln mit nachfolgendem Aufschlagen des Schädels auf harter Unterlage handelt. Insofern werden zunehmend »shaking injuries« von »shaken impact syndrome« und dem klassischen »battered child syndrome« mit zusätzlichen Schädel-Hirn-Verletzungen unterschieden.

Das Schütteln führt bei Kindern unter einem Jahr und insbesondere bei Kindern unter 6 Monaten zu schweren Hirnverletzungen: Der im Verhältnis zum Körper überproportional große Kopf des

Säuglings und die schwache Nackenmuskulatur mit fehlender Kopfhaltungskontrolle, der höhere Wassergehalt des jungen Gehirns sowie die relativ weiten Subduralräume machen den jungen Säugling besonders vulnerabel. Möglicherweise sind ehemalige Frühgeborene aufgrund ihres noch ungünstigeren Verhältnisses von Kopf zu Körper und der schlechteren Kopfkontrolle bei motorischen Defiziten besonders gefährdet.

Neben den akuten subduralen und ggf. intraparenchymalen Blutungen im Gehirn sind in der Regel diffuse axonale Abscherverletzungen und apnoebedingte hypoxische Schäden für bleibende Behinderungen verantwortlich. Das axonale Trauma ist akut weder im kranialen Computertomogramm noch in der in der klinischen Routine durchgeführten Magnetresonanztomographie festzustellen, sondern stellt sich in den bildgebenden Verfahren erst im Verlauf durch den im Lauf der Zeit folgenden Untergang von Gehirngewebe dar. Insgesamt geht man bei nichtakzidentellen Schädel-Hirn-Verletzungen bei Säuglingen von einer Mortalität bei 20–25% aus, bei 60–70% der Überlebenden finden sich deutliche neurologische Beeinträchtigung, Langzeitfolgen sind auch bei primärer neurologischer Unauffälligkeit zu erwarten; die Gesamtmorbidität liegt bei 90%.

> ❗ **Die klassische Symptomentrias besteht aus**
> 1. subduralen Hämatomen und/oder Hygromen **in Verbindung mit**
> 2. retinalen Blutungen **bei**
> 3. meist Fehlen äußerer Verletzungszeichen sowie Fehlen plausibler anamnestischer Angaben.

Klinische Symptome
Vorgestellte Kinder sind meist unter 6 Monate alt mit einem Häufigkeitsgipfel im Alter von 2–4 Monaten. Eine traumatische Anamnese wird verneint, bei der Untersuchung finden sich meist unspezifische Symptome wie Apathie, Somnolenz, Koma, epileptische Anfälle, fokale neurologische Zeichen, Atemstörungen, Tachykardie oder bereits Bradykardie, auffällige Blässe, Trinkverweigerung, Erbrechen. Eine vermehrte Unleidlichkeit des Kindes, Schreckhaftigkeit oder Trinkschwäche können die einzigen Symptome eines nichttödlichen Schütteltraumas sein; die neurologischen Langzeitfolgen

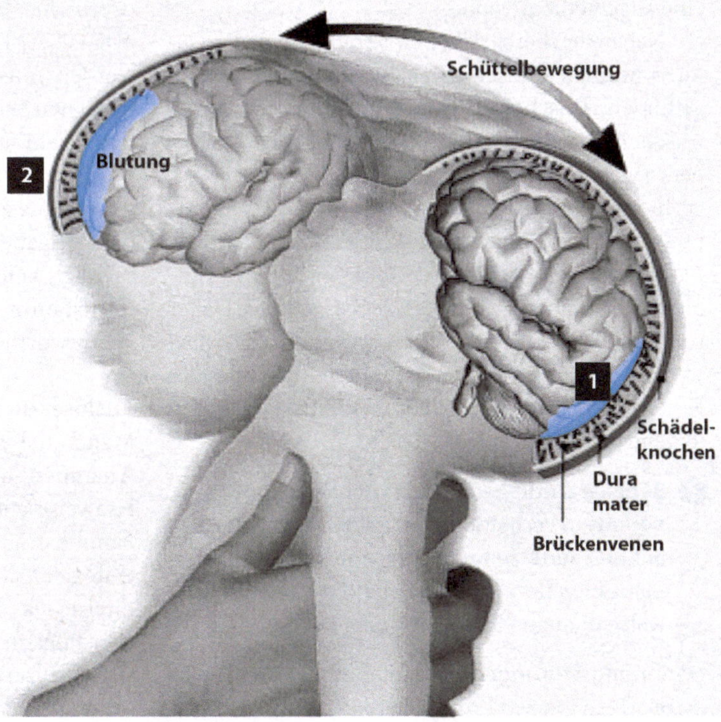

◘ **Abb. 11.1.** Schütteltrauma. (Mod. nach Der Spiegel 40/2002, S. 172)

wie Irritabilität, langsame psychomotorische Entwicklung und frühe Verhaltensstörungen bleiben ätiologisch oft unerklärt.

Diagnostik

Bei Verdacht auf ein Schütteltrauma ist neben der ggf. sofort durchzuführenden Schädelsonographie und/oder kranialer Computertomographie eine Magnetresonanztomographie anzuschließen. Für eine orientierende Untersuchung bei einem jungen Säugling mit noch offener Fontanelle eignet sich zwar eine Schädelsonographie, wegen der schlechteren Beurteilbarkeit der äußeren Liquorräume ist sie bei unauffälligem Befund und fortbestehendem Verdacht auf ein Schütteltrauma nicht ausreichend. Bei leichteren Schütteltraumen sieht man verbreiterte äußere Liquorräume (**Hygrome**), die mehr oder weniger ausgeprägt Blutbeimengungen enthalten können. Weiterhin zeigen sich subdurale Hämatome, oft flächenhaft dünn ausgebreitet oder auf den Interhemisphärenspalt begrenzt, oder auch **intraparenchymale Blutungen** insbesondere bei kombinierten Schüttel-Aufprall-Verletzungen. Bei länger zurückliegenden Blutungen erkennt man Gebiete zugrunde gegangenen Gehirngewebes in Form von posthämorrhagischen Zysten oder auch eine allgemeine Atrophie.

Neben den beschriebenen Verletzungen des Gehirns werden typischerweise **retinale Blutungen** gefunden, meist beidseitig. Sie sind verursacht durch Abscher- und Rotationskräfte des trägeren Glaskörpers gegenüber der Retina und sind weniger die Folge hypoxischer Einblutungen durch Thoraxkompression. In der Funduskopie finden sich paravenöse Einblutungen, oft in der Peripherie, seltener Einblutungen im Randgebiet des Nervus opticus. Daher sollte eine Untersuchung in Mydriasis durchgeführt werden. Sollte dies wegen des akuten Zustandes des Kindes nicht sofort möglich sein, muss sie in den folgenden Tagen nachgeholt werden.

> ⓘ **Retinale Blutungen jenseits der Neugeborenenperiode in Verbindung mit Fehlen erkennbarer äußerer Verletzungszeichen und Fehlen eines plausiblen Unfallhergangs gelten als nahezu beweisend für ein Schütteltrauma des Säuglings.**

Gerinnungsstörungen (Koagulopathien, Thrombozytopathien oder Thrombozytenfunktionsstörun-

gen) werden durch Labortests ausgeschlossen; bei subduralen Hygromen und perzentilenüberschreitendem Hydrozephalus sollte zusätzlich durch eine Untersuchung der organischen Säuren im Urin eine Glutarazidurie ausgeschlossen werden. Eine mäßige oder ausgeprägte Anämie sollte nicht vorschnell als eine in diesem Alter häufige Trimenonreduktion gewertet werden, ein akuter oder chronischer Blutverlust muss in Betracht gezogen werden.

Äußere Verletzungszeichen fehlen oder sind diskret, meist in Form von runden (Fingerkuppen einer erwachsenen Hand) oder streifigen (Fingerabdrücke) Hämatomen über dem Thorax. Alle Säuglinge sollten daher auch eine sorgfältige Untersuchung des gesamten Körpers erhalten, insbesondere muss das Skelettsystem auf alte und frische Frakturen untersucht werden. Dies erfolgt entweder durch eine Skelettszintigraphie in Kombination mit einer Röntgenuntersuchung des Schädels oder durch eine komplette röntgenologische Untersuchung der Extremitäten, des Schädels und des Thorax. Durch das Halten des Säuglings am Thorax sind insbesondere Rippenserienfrakturen oder periostale Reaktionen der dorsalen Rippen paravertebral pathognomonisch.

Bei Kindern, die wegen anscheinend lebensbedrohlicher Zustände (»apparent life-threatening events«, ALTE) einmalig oder wiederholt vorgestellt werden, muss die Differenzialdiagnose eines nichttödlichen Schütteltraumas in Betracht gezogen werden. Während des Schüttelvorgangs kommt es vermutlich oft zu kurzzeitiger Bewusstlosigkeit und Apnoe, die zur Vorstellung des Kindes führt, ohne dass Angaben zum Schütteln gemacht werden. Ursächlich sind dafür vermutlich auch Läsionen im Hirnstamm und am kraniocervikalen Übergang verantwortlich.

Auslöser und psychosoziale Risiken

Manchmal ergeben sich aus der psychosozialen Anamnese belastende Faktoren: Wegweisend sind Hinweise auf ein bereits verstorbenes Kind in der Familie, Kontakt mit der Jugendhilfe wegen Kindeswohlgefährdung oder psychische Erkrankung der Eltern. Das Schütteltrauma des Säuglings kommt allerdings in allen gesellschaftlichen Schichten und allen Kulturkreisen vor – die Verdachtsdiagnose sollte sich allein aus den klinischen Symptomen und technischen Befunden ergeben, nicht aufgrund eines »Eindrucks«.

> ❗ **Das Schütteltrauma stellt eine spezielle Form der körperlichen Misshandlung dar, die in der Beziehungsdynamik und Psychodynamik verschiedene Besonderheiten aufweist. Die Handlung selbst ist von den Eltern in der Regel nicht kontrollierbar und im genauen Ablauf nicht zugänglich, aber es ist den Eltern bewusst, dass sie falsch handeln. Schütteltraumen ereignen sich nicht allein situativ aus einer aktuell sich zuspitzenden Krisen- oder Belastungssituation, die Misshandlungen stellen zumeist kein einmaliges Ereignis dar, sondern treten mehrfach auf.**

Zum Schütteltrauma kommt es in aller Regel in Zusammenhang mit exzessivem bzw. als exzessiv erlebtem Schreien von Säuglingen – das physiologische »Hauptschreialter« kleiner Säuglinge überlappt mit dem Hauptinzidenzzeitraum des Schütteltraumas des Säuglings. Zumeist gehen lang anhaltende, aber erfolglose Beruhigungsversuche der Betreuungsperson gegenüber dem Säugling/Kleinkind voraus. Übersteigen Regulationsprobleme des Säuglings mit Normvarianzen im Temperament und erhöhter Irritierbarkeit des Säuglings im Wechselspiel der Eltern-Kind-Interaktion ein Maß, das durch die Bezugsperson nicht mehr kompensiert werden kann, so verstärken sich Fehlregulationen des Säuglings z. B. in Form von exzessivem Schreien, Fütterstörungen oder Einschlafproblemen. Der Akt des Schüttelns geht mit einem vorübergehenden Verlust der Impulskontrolle einher, er ist psychodynamisch als **aggressive Abwehr übermächtig erlebter Hilflosigkeit** zu werten.

Management

Da das Schütteln eines Säuglings in der Regel kein einmaliges, sondern meist mehrmaliges Ereignis mit eskalierendem Charakter ist, bietet sich die Möglichkeit einer frühen Intervention, um die Spirale von gestörter Eltern-Kind-Beziehung und immer schwereren Verletzungen zu unterbrechen. In fast jeder Vorgeschichte bei Schütteltrauma finden sich häufige Arztbesuche wegen Bagatellbeschwerden, meist ist die Familie in der Kinderarztpraxis gut bekannt. Diese häufigen Kontakte sind als Hilferufe zu verstehen. Dazu müssen Frühwarnzeichen

wahrgenommen und rechtzeitig mit betroffenen Eltern das Gespräch gesucht werden. Vorsorgende Beratung in den ersten Lebenswochen des Kindes über die Gefahren des Schütteltraumas ist sinnvoll, wichtig ist besonders, auf Unsicherheiten bei jungen Eltern zu reagieren und positive Alternativen anzubieten (vgl. Kampagne des Sozialministeriums Schleswig-Holstein in Kooperation mit dem Deutschen Kinderschutzbund »Vorsicht zerbrechlich« http://www.kinderschutzbund-sh.de). Fällt bereits eine vermehrte Irritabilität oder Lethargie des Säuglings auf, müssen an die Folgen eines Schütteltraumas gedacht werden und weitere Untersuchungen zeitnah folgen. Bei Verdacht auf ein Schütteltrauma sollte eine stationäre Einweisung und gezielte Information der aufnehmenden Ärzte erfolgen. Das weitere medizinische Management in der Klinik entspricht dem bei Schädel-Hirn-Trauma.

11.5.2 Münchhausen-Stellvertreter-(by-proxy-)Syndrom und nichtakzidentelle Vergiftungen

Das **Münchhausen-Stellvertreter-Syndrom** ist eine schwere, bizarr anmutende Kombination von emotionaler und körperlicher Misshandlung. Hier simulieren die Eltern bei ihrem (oft sehr kleinen Kind) eine Krankheit. Manchmal handelt es sich nur um erfundene, berichtete Krankheitssymptome, manchmal werden jedoch auch körperliche Symptome herbeigeführt, um eine Krankheit vorzutäuschen. Psychodynamisch liegt wohl ein psychischer Gewinn für die Eltern durch die intensive ärztliche Betreuung und Zuwendung vor. Diese Misshandlungsform wird häufig von Müttern ausgeübt, die eine Ausbildung in medizinischen Berufen haben und einen besonders kompetenten und kooperativen Eindruck vermitteln. Dadurch ist dieses Syndrom extrem schwer festzustellen, und häufig werden die Kinder zahlreichen, z. T. auch invasiven und schmerzhaften Eingriffen unterzogen, die alle ohne krankhaften Befund bleiben. Wenn ein ernsthafter Verdacht besteht, sollte das Kind wegen der ungünstigen Prognose rasch fremduntergebracht werden (Noeker u. Keller 2002; Hermann et al. 2008).

Vergiftungen durch chemische Substanzen, Drogen oder Medikamente, die nicht zufällig, sondern von den Eltern bewusst verursacht wurden, sind ähnlich schwer aufzudecken. Sie gehören vermutlich zu den schlecht erkannten und zahlenmäßig unterschätzten Formen von Kindesmisshandlung. Vergiftungen bei Kindern unter einem Jahr oder zwischen dem 5. und 10. Lebensjahr sind verdächtig, weiterhin klinische Vergiftungserscheinungen, die nicht mit den gemachten Angaben über die Art des Medikaments oder der chemischen Substanz übereinstimmen, und Vergiftungen durch mehrere Substanzen. Viele Stoffe können im Blut oder Urin nachgewiesen werden – im Zweifel ist ein erfahrener Toxikologe zu Rate zu ziehen. Bestrafungen von Kindern mit Seifen, scharfen Gewürzen wie Tabasco oder Pfeffer oder Salzwasserlösungen, die dem Kind in den Mund gegeben werden, gehören zu den seltenen Formen von Kindesmisshandlung, sie sind potenziell lebensbedrohlich.

11.6 Sexuelle Misshandlung

> **Definition**
>
> Unter sexueller Misshandlung versteht man die (aktive oder passive) Beteiligung von Kindern und Jugendlichen an sexuellen Aktivitäten, denen sie aufgrund ihres Entwicklungsstandes oder anderer Gründe (z. B. Gewaltandrohung) nicht frei oder verantwortlich zustimmen können. Dabei wird die Unwissenheit/Unterlegenheit/Abhängigkeit/Bindung der Kinder und Jugendlichen zur Befriedigung der Bedürfnisse des Misshandelnden ausgenutzt. Charakteristisch sind neben der Abhängigkeitsbeziehung die für das Kind schwer durchschaubare Mischung von Zuwendung und Gewalt, das Gebot der Geheimhaltung und der meist chronische Verlauf.

Sexuelle Misshandlung ereignet sich häufig im Kontext anderer Misshandlungsformen innerhalb der Familie. Abgesehen von der Hilflosigkeit, den unangenehmen körperlichen Kontakten, Verletzungen und Schmerzen, der Verpflichtung zur Geheimhaltung und der Scham erfahren die Kinder, dass die Erwachsenen ihren eigenen Bedürfnissen Vorrang gegenüber denen des Kindes geben. Eine Studie

über Kinder und Jugendliche, die in einem der deutschen Kinderschutz-Zentren betreut wurden, weist auf den engen Zusammenhang zwischen verschiedenen Misshandlungsformen hin: 134 Kinder hatten sexuelle Misshandlungen mit Körperkontakt erlitten, 99 Kinder verschiedene Formen der Vernachlässigung und 77 körperliche Misshandlungen (Thyen et al. 2000). Bei den 134 sexuell misshandelten Kindern waren 18 Kinder vergewaltigt worden, 23 hatten anale oder genitale Verletzungen davongetragen, bei 6 konnten sexuell übertragbare Krankheiten nachgewiesen werden. Die Überschneidungen der verschiedenen Misshandlungsformen waren erheblich. 17 Kinder hatten sowohl körperliche als auch sexuelle Misshandlungen erlebt, bei 32 hatten sich die sexuellen Misshandlungen im Kontext von Vernachlässigung ereignet. Zwölf Kinder hatten alle drei Misshandlungsformen erlebt. Wegen dieses komplexen Zusammenhangs psychosozialer Risiken und verschiedener Misshandlungs- und Vernachlässigungsformen sollte immer eine umfassende Diagnostik angestrebt werden, die die Gesamtentwicklung des Kindes, die Risiko- und Schutzfaktoren, das familiäre Umfeld und die soziale Situation mit einbezieht. Bei Verdacht auf sexuelle Misshandlungen stellt sich in der weiteren Evaluation nicht allzu selten heraus, dass diese nur eines von mehreren Problemen ist, unter denen das Kind leidet.

Körperliche Untersuchung

Bei sexuellem Missbrauch finden sich nur in einer Minderzahl der Fälle medizinisch eindeutige Hinweise, die eine sexuelle Misshandlung beweisen, wenn keine anamnestischen Hinweise vorliegen. Dennoch ist die körperliche Untersuchung aus verschiedenen Gründen von großer Bedeutung. Die Untersuchung von Mädchen wie auch Jungen gehört in die Hand erfahrener Kinderärzte, die über etablierte Kooperationsstrukturen mit Kollegen aus der Frauenheilkunde, der Kinderchirurgie und der Rechtsmedizin verfügen. Nur mit viel Erfahrung können die sehr variablen körperlichen Befunde im Anogenitalbereich bei Kindern richtig interpretiert werden, damit notwendige, nicht aber unnötige weiterführende Untersuchungen veranlasst werden können. Die Untersuchung soll ohne Stress für die betroffenen Kinder durchgeführt werden, und dem Kind sollte die Unversehrtheit des Körpers mitgeteilt werden. Diese Atmosphäre ist insbesondere bei geplanten, d. h. vorbereiteten Untersuchungen gut herzustellen. Wenn allerdings der Verdacht einer akuten sexuellen Misshandlung innerhalb der vergangenen 48 Stunden besteht, muss eine sorgfältige Untersuchung sehr kurzfristig zur Spurensicherung möglichst in Kooperation mit oder nach Rücksprache mit der Rechtsmedizin erfolgen. Manchmal ist dann bei sehr kleinen oder sehr ängstlichen Kindern eine Untersuchung in Kurznarkose oder Sedierung gerechtfertigt.

Nach Hermann et al. (2008) gehören zu den **beweisenden Befunden bei sexueller Misshandlung**:

- Nachweis von Spermien oder Bestandteilen des Spermas am Körper des Kindes,
- ausgeprägte oder bestimmte typische vaginale oder anale Verletzungen,
- Gonorrhöe, Syphilis und HIV bei Kindern jenseits des Neugeborenenalters,
- eine Schwangerschaft bei einem Mädchen <16 Jahren,
- glaubhafte Schilderung durch Zeugen oder Vorliegen pornographischer Photos oder Videos.

Folgende Befunde machen eine sexuelle Misshandlung **wahrscheinlich**:

- klare, beständige, schlüssige und detaillierte Beschreibung einer sexuellen Misshandlung durch das Kind mit und ohne weitere medizinische Befunde;
- sicher auffällige Befunde am Genitale oder Anus mit oder ohne Hinweise durch das Kind bei Fehlen der schlüssigen Vorgeschichte eines Unfallgeschehens;
- gesicherte Infektion mit Chlamydien, Herpes genitalis, Trichomonaden oder Hepatitis B beim präpubertären Kind.

Condylomata accuminata (genitale Feigwarzen), verursacht durch humane Papillomaviren, stellen behandelnde Ärzte vor eine besondere Schwierigkeit. Während das Virus einerseits durch sexuelle Kontakte weitergegeben wird und eine Prävalenz von etwa 10% in der Erwachsenenbevölkerung hat, ist eine Übertragung auch durch nichtsexuelle Kontakte möglich. Andererseits können auch bestimmte Handlungen wie Stimulation der Genitalien der Kinder durch Erwachsene, ohne dass es zu genitalen Kontakten kommt, zu den sexuellen Misshandlungen zählen, so dass Genitalwarzen beim Kind eine Evaluation bezüglich sexueller Misshandlungen nach sich ziehen sollten, ohne diese selbst zu beweisen.

Verhaltensveränderungen und/oder leicht verdächtige körperliche Befunde ohne Aufdeckung durch das Kind sowie verdächtige Äußerungen des Kindes ohne weitergehende detaillierte Beschreibung lassen eine sexuelle Misshandlung möglich erscheinen, beweisen diese jedoch nicht. Ein unauffälliger Untersuchungsbefund kann eine sexuelle Misshandlung also nie ausschließen, auffällige Ergebnisse haben meist nur hinweisenden und selten beweisenden Charakter.

- Sexuell misshandelte Kinder erfahren häufig auch andere Misshandlungsformen, insbesondere körperliche Gewalt und emotionale Vernachlässigung
- In jedem Fall sollte eine komplette körperliche Untersuchung erfolgen. Falls die Inspektion und internistische Untersuchung unauffällig ist, sind keine weiteren akuten Maßnahmen erforderlich.
- Falls der körperliche Befund auffällig ist und eine sexuelle Misshandlung innerhalb der letzten 48 Stunden wahrscheinlich ist, sollte eine kindergynäkologische bzw. kinderchirurgische Untersuchung und konsiliarische Hinzuziehung eines Rechtsmediziners erfolgen – bei ängstlichem oder unkooperativem Kind ggf. in Analgosedierung. In diesem Fall muss an eine fachgerechte Spurensicherung gedacht werden (Abstriche, Spermanachweis, Asservation von Kleidungsstücken in luftundurchlässigen Verpackungen).
- Bei sexueller Misshandlung muss an die Möglichkeit der Übertragung von sexuell übertragbaren Krankheiten gedacht werden (Abstriche und Blutentnahme für Serologie von sexuell übertragbaren Erregern).

11.7 Vernachlässigung

Eine Definition des Begriffs Kindesvernachlässigung ist schwierig, da die Beurteilung, welche Fürsorge für Kinder ausreichend und welche als Vernachlässigung bewertet wird, von gesellschaftlichen Normen abhängig ist, die sich verändern. Kindesvernachlässigung ist ein sehr heterogenes Phänomen und variiert in Erscheinungsform, Schweregrad und Dauer und aktuellen und langfristigen Beeinträchtigungen.

> **Definition**
>
> Deegener und Körner (2005) definieren Vernachlässigung als eine ausgeprägte, andauernde oder wiederholte Beeinträchtigung oder Schädigung der Entwicklung von Kindern durch die sorgeberechtigten und zur Sorge verpflichteten Personen aufgrund unzureichender Pflege und Kleidung, mangelnder Ernährung und gesundheitlicher Fürsorge, zu geringer Beaufsichtigung und Zuwendung, nachlässigem Schutz vor Gefahren sowie nicht hinreichender Anregung und Förderung motorischer, geistiger, emotionaler und sozialer Fähigkeiten.
>
> Die andauernde oder wiederholte Unterlassung fürsorglichen Handelns kann aktiv oder passiv, aufgrund unzureichender Einsicht oder unzureichenden Wissens erfolgen und ist Ausdruck einer stark beeinträchtigten Beziehung zwischen Eltern und Kind. Sie hat langfristige Auswirkung, schädigt die körperliche, geistige und seelische Entwicklung des Kindes und kann zu bleibenden Behinderungen oder gar zum Tode des Kindes führen.

Im Gegensatz zu körperlicher Misshandlung und sexuellem Missbrauch ist Vernachlässigung in der Kinder- und Jugendmedizin bisher weniger beachtet worden, abgesehen von spektakulären Fällen von Aussetzen von Neugeborenen oder Verhungernlassen mit Todesfolge. Die »Vernachlässigung der Vernachlässigung« ist jedoch problematisch angesichts der Konsequenzen für die sozial-emotionale Entwicklung von Kindern durch Deprivationserfahrungen, unsichere Bindung und unzureichende Ernährung in den ersten Lebensjahren. Die Schwierigkeit in der Intervention besteht darin, dass die Vernachlässigung gravierend sein muss, bevor eindeutige körperliche Folgen und Schäden entstanden sind und dass viele Monate oder Jahre vergehen können, bevor sich die emotionalen Beeinträchtigungen zeigen. Wenige Langzeitstudien geben Aufschluss über die Wirksamkeit von bestimmten psychosozialen Belastungen, aber auch über Ressourcen in der Kindheit im Hinblick auf die spätere Entwicklung. Da das Hilfesystem sich noch immer eher an manifesten Schäden und weniger an potenziellen Langzeitschäden orientiert, gelingt eine frühzeitige, sekundär präventive Intervention nur selten; insbesondere auch deshalb, weil Interventionen in vernachlässigenden Familien ein erhebliches Maß an personellem und finanziellem Einsatz bedeuten.

Formen der Vernachlässigung
- Körperliche Vernachlässigung
  - Unzureichende qualitative und/oder quantitative Ernährung
    - Dystrophie, nichtorganische Gedeihstörung
    - Psychosozialer Minderwuchs
    - Verhungern
  - Unzureichende medizinische Versorgung
    - Nichtwahrnehmen der Früherkennungsuntersuchungen
    - Keine oder unzureichende Impfungen
    - Kein Aufsuchen medizinischer, zahnmedizinischer oder psychiatrischer Behandlung bei Bedarf
    - Fehlende Pflege bei Krankheit
  - Prä- und perinatale Vernachlässigung
    - Verdrängung, Verleugnung der Schwangerschaft
    - Drogen-, Alkohol-, oder Nikotinabusus in der Schwangerschaft
    - Fehlende medizinische Vorsorge bzw. Betreuung vor, während oder nach der Geburt
  - Missachtung körperlicher Grundbedürfnisse
    - Keine adäquate Unterkunft
    - Frieren lassen
    - Keine angemessene Bekleidung, Hygiene und Körper- und Zahnpflege
    - Unzureichender Schlaf
- Emotionale Vernachlässigung
  - Fehlende Zuwendung, Liebe, Respekt, Geborgenheit

- – Fehlende Kommunikation und Interaktion und Verlässlichkeit in der Bindung
- – Mangelnde Anregung und Förderung (»stimulative Vernachlässigung«)
- – Kinder werden Zeugen von Partnergewalt der Eltern
- – Fehlende Wahrnehmung von Ängsten und Belastungen des Kindes
- Soziale Vernachlässigung
  - – Mangelnder Schutz
    - – Mangelnder Schutz vor alltäglichen Gefahren
    - – Ungesicherte Gefahrenquellen im Haushalt (Medikamente, Putzmittel)
    - – Mangelndes Belehren über Gefahren und Grenzen setzen
  - – Mangelnde Erziehung
    - – Mangelnde Supervision und Aufsicht (Schulbesuch, Freundeskreis)
    - – Permissive Eltern bei Schulschwänzen, Delinquenz, Alkohol- oder Drogenabusus
    - – Keine Förderung der Entwicklung, Selbstständigkeit und Erwerb sozialer Kompetenz

11.7.1 Nichtorganische Gedeihstörung

Eine Vernachlässigung der Ernährung kann quantitativer oder qualitativer Art sein. Das Leitsymptom der Gedeihstörung ist eine verzögerte somatische Entwicklung. Diese zeigt sich durch Unterschreiten der 3. Perzentile für Körpergewicht und Körperlänge, durch ein erniedrigtes Längensollgewicht oder einen Abfall der Gewichts- und Wachstumsperzentile im Vergleich zu den Voruntersuchungen um mehr als 2 Hauptperzentilen. Begleitende klinische Hinweise auf eine Gedeihstörung sind eine verzögerte Knochenreifung und Pubertätsentwicklung bei älteren Kindern sowie motorische oder psychosoziale Entwicklungsstörungen. Klinisch finden sich in schweren Fällen reduziertes Unterhautfettgewebe und gering ausgebildete Muskulatur (Greisengesicht der Säuglinge, Tabaksbeutelgesäß), häu-

fig ein prominentes Abdomen, trockene Haut und spärlicher Haarwuchs. Qualitative Defizite bei noch ausreichender kalorischer Zufuhr führen zu Anämie oder Vitaminmangelzuständen, insbesondere Rachitis und seltener Vitamin-B_{12}-Mangel. Unterkalorische Ernährung kommt vor, wenn die Eltern das Kind absichtlich nicht ausreichend ernähren, beispielsweise Nahrungsentzug als Strafmaßnahme nutzen. Schwere akute und chronische Unterernährung und Nichtwahrnehmung bzw. fehlende Fürsorge für das hungernde, zunehmend schwache und apathische Kind führen zu lebensbedrohlichen Situationen und Todesfällen. Häufiger ist jedoch eine Appetitstörung im Rahmen einer frühkindlichen Depression oder Nahrungsverweigerung bei gestörter Eltern-Kind-Bindung.

Körperdaten

Die Abklärung einer nichtorganischen Gedeihstörung folgt einem standardisierten Algorithmus. In einer genauen Anamneseerhebung und ersten Untersuchung werden folgende Aspekte erfragt und dokumentiert:

Wachstumskurven, Geburtsmaße und weitere Daten von Gewicht, Länge und Kopfumfang sowie abgeleitete Daten (Längensollgewicht, Wachstumsgeschwindigkeit) ergeben einen Einblick in die Dynamik der Entwicklung der Gedeihstörung. Findet sich ein »Abknicken der Perzentilen« in der Gewichtskurve, kann eine mangelnde Zufuhr oder eine mangelnde Verwertung von Kalorien verantwortlich sein. Bei dieser Konstellation findet sich immer eine Beeinträchtigung der Gewichtsentwicklung, bevor die Längenentwicklung betroffen ist.

Ernährungsanamnese

Die Ernährungsanamnese enthält Fragen nach der Einführung von Beikost bei Säuglingen, Einführung von bisher nicht gegebenen Nahrungsmitteln, Unverträglichkeitsreaktionen, Erbrechen und Durchfällen. Zur Einschätzung, ob die derzeitige Kalorienzufuhr ausreichend ist, sollte ein genaues Nahrungsprotokoll für mindestens 3 Tage geführt werden. In der Regel kann dieses Protokoll ambulant durch die Eltern im häuslichen Umfeld erstellt werden. Bei Hinweisen auf eine mangelnde Compliance oder falsche Angaben sollte dies unter stationären Bedingungen erfolgen. Aus dem Protokoll kann die Zufuhr von sowohl Kalorien als auch von Eiweiß, Kohlenhydraten, Fetten, Spurenelementen und Vitaminen berechnet werden. Das Ernährungsprotokoll sollte weiterhin Angaben zur Tagesstruktur (Regelmäßigkeit der Mahlzeiten), Zeitpunkt und Umständen der Mahlzeiten (gemeinsam mit der Familie, am Tisch, Verfügbarkeit von Lebensmitteln zwischen den Mahlzeiten) enthalten.

Klinische Beobachtung

Bei Hinweisen auf eine nicht ausreichende Kalorienzufuhr sollte vor weiterer invasiver Diagnostik eine klinische, in der Regel stationäre Beobachtung des Essverhaltens des Kindes folgen. Bei gutem Essverhalten und rascher Gewichtszunahme liegt eine Vernachlässigung mit unzureichender Nahrungszufuhr im häuslichen Umfeld vor. Bei einer schweren Interaktionsstörung und sekundärer Verhaltensstörung des Kindes ist es oft schwierig, in kurzer Zeit ein gebessertes Essverhalten zu erreichen.

> ❗ **Wichtig ist hier auch die Verhaltensbeobachtung des Kindes während des Fütterns bzw. beim Einnehmen der Mahlzeiten: Abwehr, Wutausbrüche, aggressives oder zurückgezogenes Verhalten deuten auf eine Interaktionsstörung hin.**

Die Beziehungen zwischen Eltern und Kind, die Kommunikationsstruktur, das elterliche Erziehungsverhalten können durch eine detaillierte psychosoziale Anamnese, besser aber durch eine direkte Verhaltensbeobachtung evaluiert werden. Nicht selten ergibt sich die Konstellation, dass eine Gedeihstörung durch eine organische Ursache mitverursacht und durch eine gestörte Eltern-Kind-Interaktion verschlimmert wird. Die Eltern können enttäuscht sein durch das schlechte Essverhalten und das unzureichende Gedeihen des Kindes. Manchmal entwickeln die Eltern auch traumatisierende Fütterpraktiken, so dass Eltern und Kind in einen Teufelskreis sich verstärkender negativer Interaktion geraten. Auch bei gründlicher Diagnostik lässt sich ein bedeutsamer Anteil der Gedeihstörungen nicht als eindeutig organisch oder nichtorganisch, d. h. durch vernachlässigendes Verhalten erklären. Neuere Arbeiten vermuten für diese Fälle subtile Störungen der orofazialen Motorik oder Variationen der Appetitregulation des Kindes, die je nach Reaktion der Eltern darauf zu Interaktions-

und Fütterstörungen führen können. Die Diagnose einer nichtorganischen Gedeihstörung ist daher keineswegs automatisch mit einer Vernachlässigung oder Misshandlung gleichzusetzen, auch wenn es sich um eine bedeutsame Differenzialdiagnose handelt (Block et al. 2005).

Differenzialdiagnostisch müssen Erkrankungen, die mit Schwierigkeiten der Nahrungsaufnahme oder gestörter Verwertung der Nahrung assoziiert sind, in Betracht gezogen werden (vgl. Leitlinien der Gesellschaft für Pädiatrische Gastroenterologie und Ernährung, Nützenadel u. Zimmer 2007). In aller Regel ergeben sich aus der Anamnese und sorgfältigen körperlichen Untersuchung wegweisende Befunde, die zur Abklärung dieser Erkrankungen führen.

11.7.2 Emotionale Misshandlung und Vernachlässigung

> **Definition**
>
> **Emotionale Misshandlung** kann beschrieben werden als wiederholte Verhaltensmuster der Betreuungsperson oder Muster extremer Vorfälle, die Kindern zu verstehen geben, sie seien wertlos, voller Fehler, ungeliebt, ungewollt, sehr in Gefahr oder nur dazu nütze, die Bedürfnisse eines anderen Menschen zu erfüllen.
>
> **Emotionale Vernachlässigung** kommt in verschiedenen Erscheinungsformen vor: Mangelnde emotionale Zuwendung, dem Alter nicht angemessenes Sich-selbst-Überlassen (Deprivation) und fehlende Unterstützung bei der Bewältigung von Entwicklungsaufgaben, fehlende erzieherische Zuwendung und Weigerung der Eltern, dringend erforderliche psychologische, soziale oder erzieherische Unterstützung und Hilfen für das Kind zuzulassen.

Es hat sich aus mehreren Gründen als schwierig erwiesen, seelische Misshandlung klar zu definieren. In der Literatur werden zwei Formen beschrieben – je nachdem, ob bei der Gefährdung elterliches Tun oder Unterlassen im Vordergrund steht. Die erste, aktive Form beinhaltet feindliche, abweisende oder ignorierende Verhaltensweisen von Eltern oder Erziehenden gegenüber einem Kind und wird dann als emotionale Misshandlung bezeichnet, wenn sie zum festen Bestandteil der Erziehung eines Kindes gehört. Die zweite, durch Unterlassen gekennzeichnete Form wird als Vorenthalten der für eine gesunde emotionale Entwicklung notwendigen Erfahrungen von Beziehung definiert.

> **❗ Bei nahezu jeder Form von körperlicher oder sexueller Misshandlung oder schwerer Vernachlässigung liegt auch seelische Misshandlung vor.**

Seelische Misshandlungen führen zu schweren Beeinträchtigungen einer vertrauensvollen Beziehung zwischen Bezugsperson und Kind und gefährden die geistig-seelische Entwicklung zu einer autonomen und lebensbejahenden Persönlichkeit. Seelische Misshandlung liegt insbesondere dann vor, wenn dem Kind ein **Gefühl der Ablehnung** vermittelt wird, indem es gedemütigt und herabgesetzt, durch unangemessene Anforderungen an Schulleistungen oder sportliche und künstlerische Leistungen überfordert oder durch Liebesentzug, Zurücksetzung, Gleichgültigkeit und Ignorieren bestraft wird. Auch überbehütendes und überfürsorgliches Verhalten kann zu seelischer Gewalt werden, wenn es Ohnmacht, Wertlosigkeit und Abhängigkeit vermittelt. Schwerwiegend sind ebenfalls Akte, die dem Kind **Angst** machen: Einsperren in einen dunklen Raum, Alleinlassen, Isolation des Kindes, Drohungen, Anbinden. Vielfach beschimpfen Eltern ihre Kinder in einem extrem überzogenen Maß oder brechen in Wutanfälle aus, die für das Kind nicht nachvollziehbar sind.

Emotionale Verwahrlosung

Emotionale Verwahrlosung droht, wenn Kinder mit Eltern leben, deren Zusammenleben von Hass, Feindseligkeit und Partnergewalt gekennzeichnet ist. Eltern missbrauchen ihre Kinder für ihre eigenen Bedürfnisse, indem sie ihnen zumuten, sich elterliche Streitereien anzuhören oder sie in Beziehungskonflikten instrumentalisieren. Die Kinder sind ängstlich und verwenden viele Kräfte darauf, sich um sich selbst, die Geschwister und oft auch paradoxerweise um die Eltern zu kümmern. Häufig identifizieren sich die Kinder mit der Rolle eines Elternteils – sowohl desjenigen, der die Übergriffe ausführt, als auch desjenigen, der sich unterwirft. Kinder von Alkohol- und Drogenabhängigen erleben Eltern, die sehr mit sich selbst beschäftigt sind und die Kinder wenig oder inkonstant wahrnehmen. Manchmal kommt es zur Umkehr des Generationenverhältnisses und zur Parentifizierung der Kinder, die sich um ihre bedürftigen Eltern kümmern (► Kap. 14.1). In diesem Kontext von unsicherer Bindung, Vernachlässigung und Alkoholproblematik ereignen sich auch körperliche und sexuelle Übergriffe durch die Erwachsenen. Das Kind ist aufgrund wiederholter Ablehnung oder Nichtbeachtung eigener Bedürfnisse nicht in der Lage, klar Wünsche oder Ablehnung zu äußern, Grenzen zu setzen oder Übergriffe anderen zu berichten.

Elterliche Partnergewalt

Als eine besondere Form der emotionalen Misshandlung kann gelten, wenn Kinder wiederholt **Zeugen elterlicher Partnergewalt** werden. Häufig findet sich in Familien mit Partnergewalt auch eine höhere Rate von körperlichen Misshandlungen der Kinder (Wetzels 1997). Gewalt zwischen Elternpersonen bedeutet für Kinder eine Beeinträchtigung der Beziehung zu beiden Elternteilen. Diese sind in unterschiedlicher Weise in ihrer Verantwortung als Eltern eingeschränkt und nicht in der Lage, angemessen auf kindliche Bedürfnisse, vor allem das Bedürfnis nach Struktur und Orientierung, einzugehen. Gewalttätige Konflikte in der Partnerschaft korrelieren fast immer mit Inkonsistenz in der Erziehung. Die Erfahrung von Nichtvorhersagbarkeit und Nichtbeeinflussbarkeit spielt eine wichtige Rolle in der Entstehung von Gewaltbereitschaft auf Seiten der Kinder, die möglicherweise als Jugendliche dissoziales Verhalten zeigen. Hinzu kommt oft, dass aufgrund der eigenen Betroffenheit die empathische Zuwendung der Eltern zum Kind eingeschränkt ist. Die Erwachsenen nehmen oft nicht wahr, in welcher Weise ihre Kinder betroffen sind und wie sehr sie leiden. Das nachhaltige Leiden der Kinder an der Gewalt zwischen ihren Eltern resultiert also nicht nur aus der seelischen Überwältigung durch das reale Ereignis, sondern ebenso aus dem damit einhergehenden Verlust oder Fehlen eines strukturierenden und haltgebenden Umfeldes.

> ❶ **Emotionale Vernachlässigung wie auch Miss-
> handlung sind in der Regel Folge einer Dysfunk-
> tion im System Eltern-Kind-Umgebung. Für eine
> fördernde Eltern-Kind-Beziehung sind vier we-
> sentliche Eigenschaften von Eltern erforderlich:**
> — **die Fähigkeit der Empathie und Kommuni-
>   kation mit dem Kind,**
> — **die Fähigkeit, das Kind realistisch wahrzu-
>   nehmen,**
> — **die Fähigkeit, eigene emotionale Bedürf-
>   nisse wahrzunehmen und zu reflektieren
>   (statt das Kind zu ihrer Befriedigung zu
>   missbrauchen),**
> — **die Fähigkeit, aggressives Verhalten dem
>   Kind gegenüber zurückzuhalten.**
>
> **Nur wenn Eltern diese Funktionen in ausrei-
> chendem Maß anbieten können, kann das Kind
> eine sichere Bindung entwickeln, die zum
> Modell für zukünftige menschliche Bezie-
> hungen wird.**

Frühkindliche Deprivation

Emotionale Vernachlässigung und frühkindliche
Deprivation von **Säuglingen und Kleinkindern** hat
schwere psychosoziale Folgen in Form einer Beeinträchtigung des Bindungsverhaltens (▸ Kap. 6). Bei
seelisch vernachlässigten und misshandelten Kindern wurde überwiegend eine Mischung aus Angst-
bindung und bindungsvermeidendem Muster beschrieben. Die Früherkennung von Formen und
Folgen früher Deprivation und Vernachlässigung
ist schwierig, da Säuglinge, Kleinkinder oder Vorschulkinder z. T. nur geringe klinische Symptome
ihrer gestörten Entwicklung zeigen. Sie entwickeln
und nutzen Überlebensstrategien im Sinne komplizierter Anpassungsleistungen, um mit dem Leben
zurechtzukommen. Frühe und dezente Warnzeichen für eine Gefährdung der Entwicklung lassen
sich jedoch in der Beziehung und der Interaktion
zwischen Kind und Bezugspersonen identifizieren.
Dazu gehört in erster Linie die Wahrnehmung, ob
En-face-Interaktion stattfindet, ob die Eltern die
Signale und Bedürfnisse des Kindes verstehen und
ob sie feinfühlig darauf reagieren können. Das Versagen eines angemessenen elterlichen Verhaltens
kann frühzeitig wahrgenommen und angesprochen
werden, damit es gelingt, den Schutz und die Ent-

wicklungsförderung des Kindes präventiv und nicht
nur reaktiv zu gestalten.

> Die Folgen schwerer und früh einsetzender
> Deprivation können sein:
> — Nichtorganische Gedeihstörung als Reakti-
>   on auf eine schwer gestörte Eltern-Kind-
>   Interaktion
> — Sprachentwicklungsverzögerung durch
>   mangelnde Interaktion und Kommuni-
>   kation
> — Frühkindliche (»anaklitische«) Depression
>   des Säuglings
> — Schwere, langfristige Störungen in der
>   psychoemotionalen Entwicklung
> — Reaktive Bindungsstörungen

11.8 Interventions- und Therapiekonzepte

11.8.1 Akutes Management

Ärzte spielen bei der Diagnose einer körperlichen
Kindesmisshandlung oder Vernachlässigung eine
herausragende Rolle. Insbesondere im Säuglings-
und Kleinkindalter, dem Hauptrisikoalter für Misshandlungen, sind Kinder- und Jugendärzte oft die
einzigen Fachleute, die regelmäßig Kinder dieser
Altersgruppe sehen. Im ambulanten, niedergelassenen Bereich liegt der Schwerpunkt oft noch vor
der manifesten Misshandlung in der Erkennung gestörter Eltern-Kind-Beziehungen und einer Intervention bei drohenden Risiken für das Kind. Dazu
kommen die genaue Verlaufsbeobachtung unklarer
oder verdächtiger Konstellationen und schließlich
die Überleitung in den stationären Bereich bei konkreten Verdachtsfällen.

Im ambulanten Bereich werden durch die Kinderschutzgesetze der Länder Kooperationsstrukturen zwischen Jugendhilfe und Gesundheitswesen
eingefordert und in unterschiedlicher Weise umgesetzt (▸ Kap. 16.2). Die Schnittstelle soll auch in den
meisten Ländern im Rahmen der **verpflichtenden
Teilnahme an den Früherkennungsuntersuchungen** für Kinder verbindlicher gestaltet werden.

In der Regel gilt, dass Eltern, die nicht eine Teilnahme an einer Früherkennungsuntersuchung an die in den Ländern eingerichteten Meldestellen zurückmelden, nochmalige Einladungen bekommen, bei fehlender Kooperation aber auch einen Hausbesuch durch Mitarbeiter des Gesundheitsamtes oder des Jugendamtes erhalten. Es bleibt abzuwarten, ob durch diese Maßnahme die Zahl der misshandelten und vernachlässigten Kinder reduziert werden kann. Immerhin ist zu erwarten, dass mehr sozial benachteiligte Kinder und solche aus Familien mit Migrationshintergrund erreicht werden.

Erstuntersuchung

Bei der ärztlichen Erstuntersuchung in der Praxis steht die Befunderhebung und -sicherung einschließlich einer Befragung der Eltern oder Begleitpersonen im Vordergrund. In diesem Zusammenhang sollte auch nach den vorbehandelnden Ärzten gefragt werden, da misshandelnde oder desorganisierte Familien häufig die Arztpraxis wechseln. Jedes Kind mit einer Verdachtsdiagnose »Misshandlung«, »Vernachlässigung« oder »Missbrauch« sollte in kurzen Abständen wiedereinbestellt werden, und bei fehlender Wiedervorstellung sollte Rücksprache mit den Eltern genommen und ggf. eine Meldung an das Jugendamt gemacht werden. In schweren Fällen ist die Einweisung in eine Klinik angezeigt. Sind die Eltern nicht einsichtig, dass eine stationäre Abklärung der unklaren Befunde angezeigt ist, kann durch die Anrufung des Jugendamtes oder direkt des Familiengerichts das Aufenthaltsbestimmungsrecht entzogen werden.

Stationäre Aufnahme

❗ **Stationäre Unterbringung ist in allen Fällen von Kindesmisshandlung und Vernachlässigung notwendig, wenn eine akute Gefährdung für die Gesundheit des Kindes besteht.**

Bei einer drohenden gesundheitlichen Gefährdung ist eine solche Aufnahme gerechtfertigt und dient der sicheren Unterbringung des Kindes und ausführlicher Diagnostik (medizinisch, psychologisch, sozial). Der stationäre Aufenthalt kann auch der vorübergehenden Entlastung in einer Krisensituation dienen – Letzteres allein rechtfertigt jedoch keinen stationären Krankenhausaufenthalt. In einem solchen Fall müssen durch die sozialen Dienste Unterbringungsmöglichkeiten gefunden werden.

In der Klinik müssen Befunde, die auf eine Misshandlung oder Vernachlässigung hinweisen, durch eine gezielte und rationale Diagnostik und Beobachtung geklärt und gegenüber einer Reihe von Differenzialdiagnosen abgegrenzt werden. Dies erfordert die Zusammenarbeit von forensisch erfahrenen Kinder- und Jugendärzten, Kinder- oder Unfallchirurgen, Rechtsmedizinern, Radiologen, Augenärzten, Gynäkologen, Kinder- und Jugendpsychiatern, aber auch Mitarbeitern aus der Pflege, Psychologen und dem Sozialdienst. Zunehmend etablieren sich **Kinderschutzambulanzen oder Kinderschutzgruppen** an Kliniken für Kinder- und Jugendmedizin. Im Jahr 2008 wurde die »Arbeitsgemeinschaft Kinderschutz in der Medizin« gegründet, auf deren Internetpräsentation ein Verzeichnis der aktiven Kinderschutzgruppen in Kinderkliniken und relevante Informationen zum Kinderschutz im Gesundheitsbereich zu finden sind (http://www.kindesmisshandlung.de).

Diagnosemitteilung

Die Eltern sollten von den diagnostischen Ergebnissen informiert werden. Wenn immer möglich, sollte dieses Gespräch in Ruhe und nicht konfrontativ geführt werden. Die Eltern sollten die Gelegenheit erhalten, nach Austausch in der Familie oder im Rahmen von unterstützenden Gesprächen mit psychosozialen Mitarbeitern oder kooperierenden Einrichtungen des Kinderschutzes ihre Schilderungen der zu den Verletzungen führenden Ereignisse zu überdenken.

❗ **Für die Abschätzung der Prognose und des weiteren Managements ist von zentraler Bedeutung, ob die Eltern in der Lage sind, die Verantwortung für das Geschehene zu übernehmen und ggf. den Wunsch nach Veränderungen deutlich zu machen. Ihre Fähigkeit zum offenen Gespräch und Kooperation mit Hilfsangeboten sollte dabei beachtet werden.**

Dabei sind bestimmte Aspekte der **Gesprächsführung** zu beachten. Die **Sorge um das Kind** steht im Mittelpunkt. Eine offene und anteilnehmende Gesprächsführung ohne Verurteilung ermöglicht, mit den betroffenen Personen oder Angehörigen ins Gespräch zu kommen oder im Gespräch zu bleiben.

Ein Aufklärungs- und Konfliktgespräch verlangt Einfühlungsvermögen und klare Standpunkte, unterscheidet sich jedoch nicht prinzipiell von anderen Arzt-Patienten-Gesprächen, die die Übermittlung einer belastenden Diagnose beinhalten.

Vor der Diagnosemitteilung bei konkreten Anzeichen für eine Misshandlung oder eine Vernachlässigung muss zunächst sorgfältig abgewogen werden, welche Maßnahmen erforderlich sind, um die Sicherheit des Kindes zu garantieren. Bei Anhaltspunkten für eine drohende Misshandlung oder Vernachlässigung oder hohem diesbezüglichem Gefährdungspotenzial wird eine Unterstützung und Begleitung durch andere professionelle Helfer angeregt oder vorgeschlagen. Die Grenzen der eigenen Profession müssen erkannt und reflektiert werden (»Ich helfe Ihnen gerne. Aber ich bin nicht sicher, dass ich das alleine kann«). Wenn keine Gefahr im Verzug ist oder keine Notwendigkeit zur Spurensicherung besteht, kann eine **Strafanzeige** zunächst zurückgestellt werden. In diesem Fall ist der **Allgemeine Soziale Dienst (ASD) des Jugendamts** unverzüglich zu informieren, der ggf. nach Kontaktaufnahme mit der Familie und fehlender Kooperationsbereitschaft das Familiengericht einschaltet. Familiengerichte stehen auch für allgemeine juristische Auskünfte bereit. Eine Rückfrage beim zuständigen Familiengericht ist ebenfalls angezeigt, wenn die Vormundschaft geklärt werden soll und die Begleitperson des Kindes eine entsprechende Urkunde nicht vorweisen kann.

Hinweise für die Praxis

Im Akutmanagement und im Erstkontakt mit den Eltern sollten folgende Hinweise beachtet werden:

- Ruhe bewahren und Eskalation vermeiden, dem betroffenen Kind Sicherheit vermitteln; ärztliches Handeln orientiert sich am Schutz des Kindes, nicht an der Suche nach dem Täter
- Schuldzuweisungen vermeiden, Kind entlasten
- Sekundäre Traumatisierung durch Untersuchungen oder Trennung von Bezugsperson vermeiden
- Unprofessionelle, suggestive Befragung des Kindes in der Akutsituation vermeiden, aber verbatim die Spontanaussagen des Kindes dokumentieren
- Kinderpsychologische oder kinder- und jugendpsychiatrische Untersuchung zeitnah veranlassen, ggf. ambulant in geeigneter Einrichtung (Kinderschutzzentrum, Beratungsstelle, kinder- und jugendpsychiatrische Praxis)
- Stationäre Aufnahme nur dann, wenn die Verletzungen einer stationären Behandlung bedürfen oder das Kind am Lebensort nicht ausreichend geschützt ist oder die Begleitperson dem Kind keine ausreichende Stabilität anbieten kann (dann in der Regel Mitaufnahme eines Elternteils)
- Polizei sofort einschalten, wenn mögliche Spuren im häuslichen Bereich gesichert werden müssen (pornographische Aufzeichnungen, Fotos, Filme, elektronische Daten), Sicherstellen von Suchtmitteln, Wäschestücken, Waffen, Feststellung von Gefahrenquellen und Überprüfung der Angaben der Begleitpersonen, z. B. bei Verbrühungen und Verbrennungen, oder wenn andere Minderjährige potenziell Gefahren ausgesetzt sind
- Zeitnah Jugendhilfe informieren und Kindeswohlgefährdung melden (Verdacht ist ausreichend); Kindesschutz ist gegenüber Schweigepflicht das höhere Rechtsgut! Grund für Meldung in der Akte dokumentieren und Sorgeberechtigte über die Meldung informieren
- Ausführliche psychosoziale Anamnese insbesondere im Hinblick auf depressive Erkrankungen, Suchtmittelabhängigkeit oder Delinquenz bei den Sorgeberechtigten sowie bisherige Kontakte zu helfenden Einrichtungen
- Helferkonferenz planen und weiteres Vorgehen gemeinsam besprechen; möglichst Teilnahme von Arzt und Sozialdienst des Krankenhauses (falls beteiligt), Jugendhilfe, behandelndem Kinderarzt, Vertreter von Beratungsstellen, die ggf. vorher beteiligt waren oder beteiligt werden sollen, ggf. Erzieher, Lehrer; dann auch
- Entscheidung über Strafanzeige durch die helfenden Einrichtungen, falls Polizei noch nicht beteiligt war

11.8.2 Helferkonferenz

Es hat sich als außerordentlich hilfreich erwiesen, den Verdacht auf eine Kindesmisshandlung oder Vernachlässigung in einer gemeinsamen Helferkonferenz zu klären. Damit die teilnehmenden medizinischen Laien die Sachverhalte nachvollziehen können, sollte eine verständliche Darstellung der Verletzungen und Befunde erfolgen. Die Helferkonferenz dient dem Ziel, eine gemeinsame Einschätzung zu finden und verbindliche Absprachen zu treffen. Meist ist es in diesem Rahmen ausreichend, Maßnahmen zum Kinderschutz durch die **Jugendhilfe** und ggf. das **Vormundschaftsgericht** festzulegen. Gründe und Folgen einer Strafanzeige sollten aber im Rahmen der Helferkonferenz diskutiert werden. Die Eltern sollten zeitnah über die Ergebnisse der Helferkonferenz informiert werden. Aus ärztlicher Sicht haben die Sicherheit des Kindes und möglichst optimale Gestaltung seines weiteren Lebensumfeldes oberste Priorität; in vielen Fällen ist eine Fremdunterbringung außerhalb des Elternhauses und ein umfassendes Rehabilitationsprogramm erforderlich, um diese Ziele zu erreichen. Im Sinne der Bearbeitung der traumatischen Ereignisse und der sekundären Prävention für zukünftige Kinder sollte den Eltern in jedem Fall das Angebot einer therapeutischen Begleitung gemacht werden, um das Geschehene aufzuarbeiten.

!) Eine **Fremdunterbringung** ist erforderlich, wenn die angebotenen Hilfen nicht angenommen werden, erfolglos oder ohne Aussicht auf Erfolg sind.

Risikoabschätzung

Wenn es bereits zu einer Vernachlässigung oder Misshandlung eines Kindes gekommen ist, muss häufig die Frage geklärt werden, ob die Sicherheit des Kindes und positive Entwicklungschancen in seiner eigenen Familie gewährleistet sind. Der englische Kinderarzt Arnon Bentovim hat dazu Kriterien entwickelt, die diese Einschätzung erleichtern können (Bentovim et al. 1987). Diese Kriterien können auch als **Gesprächsleitfaden** für die Helferkonferenz dienen. Es geht dabei um:

1. das Ausmaß der **Verantwortung**, die die Eltern für den Zustand des Kindes übernehmen, sowie der Einsicht der Eltern, dass eine Veränderung notwendig ist – im Gegensatz zu mangelnder Verantwortung;
2. das Ausmaß der **Wärme, Empathie** und Fähigkeit, die Bedürfnisse des Kindes auch unter Belastung voranzustellen – im Gegensatz zu Abwehr und Schuldzuweisungen an das Kind;
3. Einsicht und **Annahme von Hilfe** in Bezug auf elterliche und erzieherische Probleme – im Gegensatz zu Verleugnung und Bagatellisierung der Probleme;
4. **Flexibilität in Beziehungen** und das Potenzial, Lebensmuster zu ändern – im Gegensatz zu Abwehr und erstarrter Haltung;
5. **kooperative Einstellung** professionellen Helfern gegenüber – im Gegensatz zu übermäßiger Verbitterung;
6. die **Verfügbarkeit von Ressourcen** im Umfeld der Familie – im Gegensatz zu einer psychosozial und strukturell verarmten Lebensumwelt.

Jedes dieser Kriterien bietet ein Kontinuum zwischen positiv einzuschätzenden Fähigkeiten und dem völligen Fehlen dieser Fähigkeiten. Eine sicher positive Prognose kann erwartet werden, wenn alle sechs Kriterien zumindest mit »gut« oder »ausreichend« bewertet werden

---

11.8.3 Gesetzliche Bestimmungen und Kooperation mit der Polizei

Eine gesetzliche Meldepflicht bei Verdacht auf Kindesmisshandlung und Vernachlässigung besteht für Ärzte in Deutschland im Gegensatz zu vielen anderen Ländern nicht, sehr wohl besteht aber eine Befugnis zur Meldung. Dem Rechtsgebot der ärztlichen Schweigepflicht nach § 203 StGB ist im Sinne einer sorgfältigen Güterabwägung das gefährdete Kindeswohl gegenüberzustellen, das in dieser Abwägung das höhere Rechtsgut darstellt. Zudem steht der Arzt zu seinem Patienten, dem gefährdeten Kind, in einer Garanten- (»Beschützer«-)Stellung. Das bedeutet, er hat durch seine berufliche Qualifikation und das Arzt-Patient-Verhältnis eine höhere Verpflichtung, aktiv einer Rechtsgutverletzung entgegenzutreten, als ein Laie. Der Verzicht auf eine gesetzliche Meldepflicht von Verdachtsfällen ermöglicht, das in Deutschland weitgehend akzeptierte Konzept »Hilfe statt Strafe« zu praktizieren, wenn dies nach einer gründlichen Bewertung der Situation des Kindes als sinnvoll und erfolgversprechend erachtet wird. Da Hilfe, einschließlich Prävention, nicht selten auch die Mitteilung von Misshandlungs-, Missbrauchs – und Vernachlässigungsfällen an staatliche Stellen bedeutet (Jugendamt, Polizei, Staatsanwaltschaft), gehört zu einem umfassenden Konzept des Umgangs mit »Gewalt gegen Kinder« auch die Kenntnis einschlägiger gesetzlicher Normen und ihrer Konsequenzen für die Opfer.

Strafrechtliche Konsequenzen

Bei Unterlassung der Hilfe bei Misshandlungen von Kindern oder im Zusammenhang mit Vernachlässigung kann der § 170d StGB relevant werden, der Verletzung der Fürsorge und Erziehungspflicht regelt. Im Zusammenhang mit körperlicher Misshandlung greift der § 223b (Misshandlung Schutzbefohlener). § 173 StGB bezieht sich auf den Beischlaf unter Verwandten, § 174 auf den sexuellen Missbrauch von Schutzbefohlenen, § 175 auf homosexuelle Handlungen mit Minderjährigen, § 176 auf sexuellen Missbrauch von Kindern unter 14 Jahren, § 180 auf die Förderung sexueller Handlungen Minderjähriger, § 182 auf Verführung von Mädchen unter 16 Jahren.

Nach dem Strafgesetzbuch (§ 176) werden als **strafwürdige sexuelle Handlungen** definiert:

- das Vorführen der eigenen Genitalien (Exhibitionismus) oder der sexuellen Aktivitäten Erwachsener,
- das Ausnutzen des Kindes für pornographische Zwecke,
- das Berühren der Geschlechtsteile, der Brüste oder des Gesäßes des Kindes zur sexuellen Befriedigung,
- die Aufforderung, Geschlechtsteile usw. des Erwachsenen zu berühren,
- oraler, analer und genitaler Geschlechtsverkehr mit Kindern.

Viele der Misshandlungen von Kindern durch Erwachsene gelangen nicht zu einer strafrechtlichen Verurteilung. Wie viele Delikte im sozialen Nahbereich kommen Kindesmisshandlungen häufig nicht zur Anzeige, oder die kindlichen Zeugen sind zu keiner Aussage fähig oder willens. Dann liegen keine ausreichend belastbaren Beweise vor, so dass die Verfahren häufig eingestellt werden müssen. Insgesamt entziehen sich Beziehungsdelikte oft durch ihre Komplexität der eindeutigen strafrechtlichen Beweisführung.

> ❗ **Ein strafrechtliches Verfahren gegen eine Person des persönlichen Umfelds kann eine große Belastung für das Kind und die Bezugspersonen bedeuten und zieht sich in der Regel über Monate bis Jahre hin.**

Wenn die Betroffenen eine Strafanzeige unterstützen, sollten sie durch ein entsprechendes therapeutisches Programm **(Zeugen-/Opfer-Schutzprogramm)** und beratende Helfer begleitet werden, um eine sekundäre Traumatisierung durch das Verfahren zu vermeiden. Ein Strafverfahren kann für die betroffenen Personen auch eine klärende, positive Funktion haben. Erfolgt die Anzeige jedoch von dritter Seite, so ist bei fehlenden eindeutigen körperlichen Beweisen und fehlender (oder zurückgezogener) Aussage des Kindes keine Verurteilung möglich. Der Effekt eines solchen Freispruchs aus Mangel an Beweisen kann die Situation für das betroffene Kind noch verschlechtern. Manchmal ist es besser, erst beratend-therapeutisch mit dem Kind und den Bezugspersonen zu arbeiten – es kann sich auch noch zu einem späteren Zeitpunkt zu einer Anzeige entschließen.

Einschaltung der Polizei

Die Entscheidung über die Einschaltung der Polizei oder Erstatten einer Strafanzeige ist nur in Ausnahmefällen in der akuten Notfallsituation erforderlich. Diese sind gegeben,

- wenn ein akutes Eingreifen der Polizei zum Schutz des Kindes erforderlich ist, weil die Eltern nicht kooperativ sind und Leib und Leben des Kindes gefährdet sind,
- wenn Spuren im häuslichen Umfeld gesichert werden müssen oder unmittelbare Ermittlungen erforderlich erscheinen,
- wenn eine unmittelbare Gefährdung Dritter (z. B. anderer Kinder) wahrscheinlich ist,
- wenn es sich um Taten handelt, die ein hohes Gefahrenpotenzial des möglichen Täters andeuten,

- wenn Hinweise auf pornographische Ausbeutung, Menschenhandel oder Prostitution schließen lassen,
- wenn Flucht und Verdunklungsgefahr besteht,
- wenn Selbstgefährdung und Suizidalität bei Angehörigen zu vermuten ist.

Das Einschalten der Polizei bedeutet immer, dass gleichzeitig eine Strafanzeige erstattet wird, da es sich bei Gewalt gegen Kinder um ein Offizialdelikt handelt, bei dem ermittelt werden muss. Falls bereits polizeiliche Ermittlungen erfolgen, können diese nur durch die Staatsanwaltschaft wieder eingestellt werden.

❗ **Falls keine Umstände erkennbar sind, die die sofortige Unterstützung durch die Polizei erforderlich machen, sollte die Erfordernis einer Strafanzeige sorgfältig bedacht werden. Das polizeiliche Ermittlungsverfahren kann einen angebahnten beraterischen oder therapeutischen Prozess unterbrechen oder unmöglich machen.**

Die Konsequenzen der bevorstehenden Ermittlungen sollten bei der Entscheidung mitbedacht werden, insbesondere wenn die Diagnose unsicher ist oder kein Täter ermittelt werden kann. Eine strafrechtliche Verfolgung kann jederzeit zu einem späteren Zeitpunkt von dem Kind oder Jugendlichen und dessen Vertreter (Elternteil oder Jugendamt), Angehörigen oder Personen im Umfeld des Kindes eingeleitet werden.

Zur Klärung eines Anspruchs nach dem Opferentschädigungsgesetz (OEG) von 1976 ist eine strafrechtliche Würdigung erforderlich, bevor die Ausgleichszahlungen gewährt werden können.

Zum besonderen Schutz kindlicher Zeugen und zur Vermeidung von erneuter Traumatisierung durch das Verfahren wurden Neuregelungen von 1997 in der Strafprozessordnung (StPO) gefunden, die eine Zeugenvernehmung außerhalb des Gerichtssaals erlauben, eine Begleitung im Rahmen des Opfer- und Zeugenschutzprogrammes empfehlen und eine Beschleunigung der Verfahren beabsichtigen.

11.8.4 Zivil- und familienrechtliche Würdigung

Im Gegensatz zum strafrechtlichen Verfahren, in dem es um die Beurteilung der Schuld eines handelnden Erwachsenen geht, orientieren sich Zivil-, Sozial- und Familienrecht an anderen Zielen. Im Bürgerlichen Gesetzbuch werden die Rechte und Pflichten von Eltern geregelt und der Anspruch des Kindes auf Pflege, Schutz, Beaufsichtigung und gewaltfreie Erziehung formuliert. Bei einer Gefährdung des Kindeswohls nach § 1666 BGB in diesem Sinn ist das Familiengericht befugt, den Eltern die Sorge für das Kind ganz oder teilweise zu entziehen und in die Hände eines Vormundes zu geben. Dafür ist nach neueren Regelungen nicht mehr erforderlich, dass die Eltern schuldhaft gehandelt haben müssen, die Beeinträchtigung des Kindes und die Gefährdung seines Wohls sind ausreichend, um Eingriffe in die Familie zu legitimieren.

Im Sozialgesetzbuch VIII (Kinder- und Jugendhilfegesetz) werden die Ansprüche und Rechte der Eltern und des Kindes gegenüber der Gesellschaft auf Hilfe und Unterstützung bei der Erziehung des Kindes formuliert. Es beschreibt auch das staatliche **Wächteramt**, welches greifen soll, wenn das auch verfassungsrechtlich vorrangige Erziehungsrecht der Sorgeberechtigten (Eltern) versagt. Die Erziehungsaufgabe der Jugendhilfe bezieht sich auf alle Minderjährigen. Von besonderer Bedeutung ist die Frage, wann das **Jugendamt** seinen Schutzauftrag im Interesse des Kindes wahrnehmen muss. Nach z. T. spektakulären Fällen von Kindeswohlgefährdung mit tödlichem Verlauf für das Kind wurde durch das »Gesetz zur Weiterentwicklung der Kinder- und Jugendhilfe (Kinder- und Jugendhilfeweiterentwicklungsgesetz)« 2005 in das SGB VIII ein § 8a eingeführt. Damit sollte der staatliche Schutzauftrag der Kinder- und Jugendhilfe bei Kindeswohlgefährdung konkretisiert werden.

❗ **Mit der Vorschrift des § 8a SGB VIII wird erstmals gesetzlich festgelegt, dass das Jugendamt – hat es Kenntnis von einer Kindeswohlgefährdung bzw. auch nur von entsprechenden Hinweisen – von sich aus den Sachverhalt aktiv aufzuklären hat, um danach das Gefährdungsrisiko abschätzen zu können.**

Insbesondere muss nach Sachverhaltsaufklärung entschieden werden, ob und welche konkreten weiteren Maßnahmen erforderlich sind: Hilfen, Beratung, Einschaltung des Familiengerichts, Information der Polizei oder andere Maßnahmen. Zu den gesetzlich vorgesehenen Interventionsmöglichkeiten des Jugendamts gehören nach ihrer Eingriffsintensität abgestufte Möglichkeiten. Diese orientieren sich an dem Ausmaß der gegebenen Gefährdungssituation, was sich an den §§ 27–35 SGB VIII ablesen lässt.

- Hilfe zur Erziehung (§ 27 SGB VIII),
- Erziehungsberatung (§ 28 SGB VIII),
- Organisation der Teilnahme an sozialer Gruppenarbeit (§ 29 SGB VIII),
- Etablierung eines Erziehungsbeistands bzw. Betreuungshelfers (§ 30 SGB VIII),
- sozialpädagogische Familienhilfe (§ 31 SGB VIII),
- Erziehung in einer Tagesgruppe (§ 32 SGB VIII),
- Vollzeitpflege (§ 33 SGB VIII),
- Heimerziehung, sonstige betreute Wohnform (§ 34 SGB VIII),
- intensive sozialpädagogische Einzelbetreuung von Jugendlichen (§ 35 SGB VIII).

In akuten Notfällen ist das Jugendamt berechtigt und verpflichtet zu einer sofortigen Inobhutnahme von Kindern und Jugendlichen und deren anderweitiger Unterbringung (§ 42 SGB VIII). Zur Inanspruchnahme der Maßnahmen ► Kap. 2.

11.9 Prävention

11.9.1 Primäre Prävention

Im Sinne der primären Prävention, d. h. der Maßnahmen, die all den in der Praxis betreuten Familien helfen können, lassen sich das

- anamnestische Gespräch,
- die teilnehmende Beobachtung und
- die antizipatorische Aufklärung

nennen.

Wichtige Informationen, die Kinderärzte im Rahmen eines **anamnestischen Gesprächs** in Bezug auf die Lebensumstände sammeln sollten, beinhalten finanzielle Ressourcen, Wohn- und Arbeitsbedingungen und Unterstützungssysteme innerhalb der Familie. Abwesenheit eines Elternteils, soziale Isolation, wiederholte Ortswechsel und Leben in Armut gehören dazu ebenso wie die erzählte Lebensgeschichte der Eltern und die Gesundheit und Vitalität der Eltern. Mit einem solchen anamnestischen Gespräch, das sich insbesondere bei neuen Patienten und Neugeborenen mit beiden Eltern anbietet, sammeln Kinderärzte nicht nur wichtige Informationen, sondern signalisieren gleichzeitig ihr Interesse und Anteilnahme.

Neben der Erstvorstellung in der kinder- und jugendärztlichen Praxis wäre ein aufsuchendes System wünschenswert, in dem Familien mit Neugeborenen und Säuglingen universell Hausbesuche erhalten, die mit einer Beratung über Hilfsmöglichkeiten und Hinweisen zur Pflege, Erziehung und Gesundheitsförderung einhergehen. Wegweisend ist hier das Besuchmodell der Stadt Dormagen »Netzwerk Frühe Förderung – Netzwerk für Familien« und andere Projekte in Nordrhein-Westfalen. Eine Liste der Projekte zu den »sozialen Frühwarnsystemen« in NRW findet sich auf der Seite http://www.soziale-fruehwarnsysteme.de.

Anteilnehmende Beobachtung und Im-Gespräch-bleiben mit der Familie sind wesentliche Voraussetzungen für den Erfolg vorbeugender Maßnahmen. In Bezug auf die Kinder erscheint es hilfreich, die Eltern durch frühzeitige, sozusagen **antizipatorische Aufklärungen** über normale Phasen der Entwicklung und häufige Übergangsschwierigkeiten von einer Entwicklungsphase zur nächsten zu unterstützen. Bei dieser Beratung wird gleichfalls deutlich, ob die Erwartungen der Eltern an das Kind realistisch sind und ob die Erziehungshaltung der Eltern unmäßig rigide und starr erscheint. In den Hinweisen zur Durchführung der Früherkennungsuntersuchung wird als Hauptziel in der Betreuung genannt, das Vertrauen der Eltern, vor allem der Mütter, in ihre eigenen Fähigkeiten zu stärken. Gegebenenfalls sollen weitere soziale oder psychologische Hilfen vermittelt werden. Der Elternordner »Gesund groß werden« der Bundeszentrale für gesundheitliche Aufklärung, der sich an den Etappen der Früherkennungsuntersuchungen orientiert und entwicklungsbegleitend Informationen vermittelt, kann Eltern helfen, sich über gesundheitsfördernde Maßnahmen und Verhaltensweisen zu informieren.

> Verschiedene **Elternmaterialien zur Gesundheitsförderung** sind einfach über das Internet zu erreichen und zu bestellen:
> - Elternordner »Gesund groß werden« und andere gute Elterninformationen: Bundeszentrale für gesundheitliche Aufklärung (http://www.bzga.de)
> - Info-Paket »Ein guter Start ins Leben« einschließlich des Films auf DVD »Ein Leben beginnt… Babys Entwicklung verstehen und fördern«: http://www.liga-kind.de/infos
> - Informationsmaterial zur Kampagne gegen das Schütteltrauma »Vorsicht zerbrechlich«: http://www.schleswig-holstein.de/MSGF/DE/Service/Broschueren/PDF/vorsichtZerbrechlich.html
> - Informationsmaterial über die Elternkurse des Deutschen Kinderschutzbundes »Starke Eltern – Starke Kinder«: http://www.starkeeltern-starkekinder.de/front_content.php

11.9.2 Sekundäre Prävention

Angebote für Risikogruppen

Bestimmte Gruppen (vulnerable Populationen) bedürfen in der Betreuung besonderer Zuwendung (sekundäre Prävention). Die Identifikation dieser Familien ergibt sich aus den oben genannten Risikofaktoren und dem Verständnis psychodynamischer Entwicklungen in gewaltbelasteten Familien.

Kinder mit Beziehungswechseln

Kinder mit Beziehungswechseln wie Stief-, Adoptions- oder Pflegekinder verdienen besondere Aufmerksamkeit und Unterstützung, insbesondere gilt dies für Kinder, die mit alleinerziehenden Müttern und wechselnden männlichen Bezugspersonen leben oder lebten. Frühe soziale Hilfe, zu denen Kinderärzte den Anstoß geben können, schließen Elternberatung und -training, pädagogische Frühförderung, Tagesbetreuung und verschiedene ent-

wicklungsfördernde Therapien ein. Für Kinder jeden Alters sind soziale Erfahrungen sehr wichtig, Kindergartenbesuch und vor allem regelmäßiger Schulbesuch sind für die Integration des Kindes bedeutsam. Bei früh gestörten Kindern ist die alleinige Unterbringung in einer Pflegefamilie häufig nicht ausreichend, oft muss das Kind durch entwicklungsfördernde Behandlung und die Pflegefamilie durch intensive pädagogische Begleitung unterstützt werden.

Jugendliche

Jugendliche von heute sind die Eltern von morgen. Jugendliche mit psychosozialen Belastungen oder bereits manifesten Verhaltensauffälligkeiten bedürfen individueller Gespräche, aber auch Gruppenangebote, z. B. in Schule und Freizeit- und Sporteinrichtungen. Diese bieten die Möglichkeit zu gesundheitlicher Aufklärung, Verstärkung von Autonomie und Eigenverantwortung und gezielten Angeboten zur therapeutischen Intervention in Einzelfällen. Diese Maßnahmen mögen dazu beitragen, verfrühte Schwangerschaften, Gewalterfahrung in Beziehungen, sexuell übertragbare Krankheiten und Schulversagen zu vermeiden. Nach den KiGGS-Daten hat rund ein Viertel der Jugendlichen zwischen 11 und 17 Jahren bereits Gewalterfahrung als Täter, Opfer oder beides gemacht. Diejenigen, die sowohl als Täter und als Opfer über Gewalterfahrungen berichten, weisen die höchste psychosoziale Risikobelastung auf (Schlack u. Hölling 2008)

Mütter

Mütter, insbesondere junge Frauen, sind in gewaltbelasteten Familien häufig auch Opfer durch eigene Gewalterfahrung in der Kindheit und Jugend und durch Partnergewalt. Hinweise darauf sollten angesprochen und mit Informationen über ortsnahe Beratungsstellen und Frauenhäuser verbunden werden.

Gesprächsangebot und Monitoring

Bei Hinweisen für eine gewaltbelastete Situation oder drohende Kindesmisshandlung und Vernachlässigung sollten die Beobachtungen und Sorgen um die Entwicklung des Kindes frühzeitig mit den Eltern besprochen werden und nach gemeinsamen

Lösungen gesucht werden. Dabei kann es von großer Wichtigkeit sein, dieses Gespräch durch eine Beratung durch Fachleute des Kinderschutzes vorzubereiten und ggf. nachzubereiten. Diese fachliche Beratung kann zunächst ohne Nennung der Familie erfolgen und unterstützt den Kinderarzt im Sinne einer Supervision, das Gespräch mit der Familie zu suchen und zu führen. In jedem Fall sollte offen mit der Familie über Unterstützungsmöglichkeiten und ihre Verantwortung, Risiken abzuwenden, gesprochen werden. Es ist sicherzustellen, dass ein langfristiges Monitoring hinsichtlich der Annahme von Angeboten, der Entwicklung des Kindes und der Familie insgesamt, insbesondere der Entwicklung von Risken und Ressourcen, erfolgt. Beziehungsabbrüche, Umzüge, Wechsel von Zuständigkeiten dürfen nicht dazu führen, dass das Hilfesystem versagt. Die Befugnis zur Kooperation mit der Jugendhilfe für sog. Geheimnisträger und die nachhaltige, gebietsübergreifende Langzeitbetreuung von Familien soll durch das neue Bundes-Kinderschutzgesetz geregelt werden.

Angebote der »Frühen Hilfen«

In vielen Situationen ist eine Beratung und engmaschige Begleitung der Eltern geeignet, die Situation nachhaltig zu verbessern, insbesondere wenn mangelndes Wissen und negative, aber beeinflussbare Erziehungspraktiken eine Rolle spielen. Hier können zusätzliche niedrigschwellige Angebote wie Elterncafés, Elterntrainings und Informationsmaterial einen positiven Beitrag leisten.

In der ärztlichen Praxis wird die individuelle Beurteilung der Qualität der Eltern-Kind-Bindung eine herausragende Rolle in der Früherkennung und Prävention von Vernachlässigung spielen.

❗ **Bei Hinweisen auf eine Regulationsstörung des Säuglings mit Überforderung der Eltern, einer Beeinträchtigung der Eltern durch psychische Beeinträchtigung oder psychosoziale Belastungen (insbesondere Hinweise auf Depression oder Suchterkrankung) sollte dafür geworben werden, frühzeitig Hilfen in Anspruch zu nehmen, insbesondere die Angebote der »Frühen Hilfen«.**

Es handelt sich um niedrigschwellige Unterstützungsangebote, die auf den Konzepten der Förderung der Eltern-Kind-Interaktion und Bindungstheorie basieren. Diese Hilfen sind regional sehr unterschiedlich ausgestaltet und derzeit häufig noch im Rahmen von Modellprojekten zu finden. Eine Übersicht und erste Ergebnisse zur Evaluation besonders geförderter Modellprojekte stellt das Nationale Zentrum Frühe Hilfen zur Verfügung (http://www.fruehehilfen.de oder http://www.nzfh.de).

❗ **Bei fehlender elterlicher Kompetenz oder psychischen Erkrankungen der Eltern (auch Suchterkrankungen) sind komplexe Interventionen erforderlich, die soziale, erzieherische und gesundheitsbezogene Maßnahmen beinhalten müssen. In der Regel ist dies ohne die Gewährung einer begleitenden Unterstützung im Elternhaus nicht zu erreichen, meist wird eine multiprofessionelle Betreuung und interdisziplinäre Kooperation im Management erforderlich.**

Wichtige Komponenten sind die kinder- und jugendärztliche, sozialpädagogische, ggf. psychologische oder psychiatrische Betreuung. In vernachlässigenden Familien müssen in der Regel Teile der Betreuung durch aufsuchende Hilfen (Sozialpädagogen, ambulante Kinderkrankenpflege, Familienhebammen, sozialpsychiatrische Dienste, Hausbesuche durch hausärztlichen Kinderarzt oder Arzt des öffentlichen kinder- und jugendärztlichen Dienstes des Gesundheitsamtes) erbracht werden. Zentral bei allen Bemühungen ist, die Selbstwirksamkeit und das Management durch die Eltern zu stärken und ihre aktive Teilnahme an allen Maßnahmen sicherzustellen. In Familien mit interkulturellem Hintergrund müssen ggf. spezifische Beratungsstellen und Mediatoren eingesetzt werden.

Risikoscreening

Für die Früherkennung von Risiken für Misshandlung oder Vernachlässigung stehen seit dem Inkrafttreten des § 8a des Kinder- und Jugendhilfegesetzes (KJHG) Checklisten oder andere Screeningmaßnahmen zur Verfügung. Das bekannteste Beispiel ist der **Kinderschutzbogen**, der in Stuttgart und Düsseldorf entwickelt wurde und im Bereich der Jugendhilfe zum Einsatz kommt. Darin werden

Fragen zur Grundversorgung und zum Schutz des Kindes, zur körperlichen und psychischen Erscheinung des Kindes und zur Kooperationsbereitschaft der Eltern formuliert (Kindler et al. 2008). Das Instrument in der ausführlichen Version besteht aus 12 Modulen und berücksichtigt wissenschaftliche Erkenntnisse über Risikofaktoren für Kindesmisshandlung und Vernachlässigung (Meysen et al. 2008). Es konnte gezeigt werden, dass die strukturierte Erfassung von evidenzbasierten Risikokonstellationen wichtige Informationen über die bei Fachkräften der Jugendhilfe vorhandenen, aber unstrukturierten Gefährdungswahrnehmungen hinaus liefert. Das Instrument dient der Unterstützung eines **qualifizierten Einschätzungsprozesses bei Kindeswohlgefährdung in der Jugendhilfe**, ist aber nicht als Screeningfragebogen in der kinderärztlichen Praxis geeignet.

❗ Aufgrund der Einschätzung, dass
- **die Vorhersage der relativ seltenen Ereignisse manifester Fälle von Kindesmisshandlung schwierig ist,**
- **der Vorhersagewert von einzelnen Risikofaktoren ungeprüft ist und**
- **belegbare wirksame Präventionsangebote weitgehend fehlen,**

ist ein generelles Screening in der Praxis nicht sinnvoll.

Zu diesem Schluss kam auch der Gemeinsame Bundesausschuss der Ärzte und Krankenkassen, der in seinem Beschluss vom August 2007 keine Empfehlung zur Nutzung der gesetzlichen Früherkennungsuntersuchungen im Kindesalter für die Erkennung von Kindesmisshandlung und Vernachlässigung geben konnte (http://www.g-ba.de/informationen/beschluesse/482/). Wenn allerdings durch die Jugendhilfe präventive Angebote in der Region vorgehalten werden und Kooperationswege beschrieben und funktional sind, kann es sich lohnen, Instrumente wie den Kinderschutzbogen als gemeinsame Kommunikations- und Informationsgrundlage zu nutzen. Dies bedarf jedoch hoher Motivation und Engagement, in Kinderschutzfragen aktiv zu werden, sowie interdisziplinärer Fortbildung.

11.9.3 Spezielle Einrichtungen des Kinderschutzes

Im System der **Jugendhilfe** gibt es ein flächendeckendes Netz von Jugendämtern bzw. Sozial- und Jugenddiensten. Deren Aufgaben sind im Kinder- und Jugendhilfegesetz beschrieben, das den Schutz von Kindern zu einer staatlichen Pflichtaufgabe macht. Die Jugendhilfe arbeitet sowohl präventiv als auch beratend oder therapeutisch und orientiert sich im Wesentlichen am Grundsatz »Hilfe statt Strafe«. Aufgrund des Subsidiaritätsprinzips arbeitet die staatliche Jugendhilfe eng mit **Kooperationspartnern** der nichtstaatlichen freien Wohlfahrtsverbände oder Organisationen zusammen, die Leistungen des Kinderschutzes anbieten (◘ Abb. 11.2). Hierzu gehören u. a. die Kinderschutzzentren in Deutschland (http://www.kinderschutz-zentren.org). Dabei handelt es sich um niederschwellige, hilfeorientierte spezialisierte Angebote sowohl an betroffene Familien als auch an professionelle Helfer. Je nach Bedarf kommen Krisenintervention einschließlich Hausbesuche, Telefonberatung, Beratung für Mütter, Väter, Kinder und Jugendliche, Familientherapie, Kinderpsychotherapie, Begleitung im Rahmen des Zeugenschutzprogrammes, Überweisung an Beratungsstellen, Fremdunterbringung, Fremdmeldeberatung usw. in Frage.

Beratung/Behandlung der Eltern
Die angebotene familientherapeutisch orientierte Beratung oder Behandlung ermöglicht die Bearbeitung des Geschehenen und hat das Ziel, misshandelnde und vernachlässigende Eltern in der Übernahme der Verantwortung für das Gewaltproblem zu stärken. Da die Gewalt gegen das Kind häufig mit biographischen eigenen Erfahrungen der Eltern zusammenhängt, aber von diesen Prozessen abgespalten wird, bedarf es häufig eines längeren Behandlungszeitraumes, um die Zusammenhänge deutlich werden zu lassen. Eine Mindestvoraussetzung ist dabei die Bereitschaft der beteiligten Eltern, sich auf einen solchen Prozess einzulassen.

Behandlung des Kindes/Jugendlichen
Eine eigenständige psychotherapeutische Behandlung des Kindes/Jugendlichen ist abhängig von dem Ausmaß der psychischen Belastungen in der Kri-

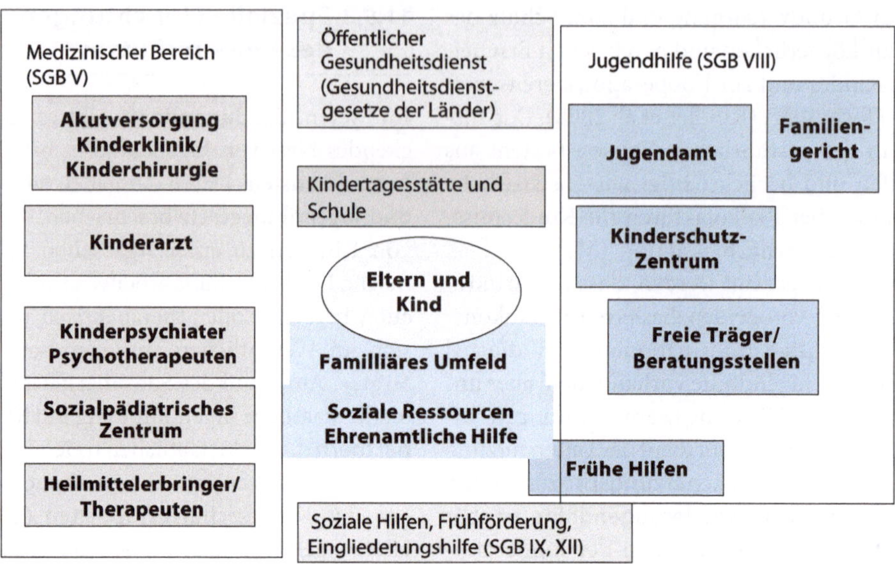

■ **Abb. 11.2.** Kooperationspartner im Kinderschutz und ihre Leistungsträger. SGB Sozialgesetzbuch

sensituation und von der Entwicklung dauerhafter Störungen. Die Maßnahmen beziehen sich auf eine Krisenintervention mit dem Ziel einer Entlastung des Kindes, Angebot von verlässlichem Schutz, Stärkung von vertrauensvollen Beziehungen und der Selbstwirksamkeit des Kindes. Eine kurzfristige psychotherapeutische Behandlung ist angezeigt, wenn Symptome eines posttraumatischen Belastungssyndroms festgestellt werden. Auch langfristig kann sich der Bedarf für eine psychotherapeutische Behandlung ergeben, wenn psychische Störungen manifest werden. Häufig sind es dann nicht die akuten Gewalterfahrungen allein, die die Störung verursachen, sondern auch vorbestehende Beziehungs- und Interaktionsstörungen, allgemeine Entwicklungsdefizite oder negative außerfamiliäre Erfahrungen. Dabei ist eine genaue Evaluation der Schutzfaktoren, der Bewältigungsmechanismen des Kindes, der kognitiven und sozial-emotionalen Kompetenzen ebenso bedeutsam wie die der Risikofaktoren und der realen potenziell traumatisierenden Erfahrungen.

> ❗ **Auch wenn in der aktuellen Krisensituation kein Bedarf für eine individuelle psychotherapeutische Behandlung des betroffenen Kindes oder des Jugendlichen gesehen wird, sollte der Entwicklungsverlauf eines Kindes nach Misshandlungs- oder Vernachlässigungserfahrungen genau beobachtet werden, um Hilfen im geeigneten Moment anbieten zu können. Wichtig ist daher, in der Nachsorge für Kontinuität in der Betreuung zu sorgen und Abbrüche in helfenden Beziehungen zu vermeiden.**

Bei schweren Interaktionsstörungen, bestehenden Risiken und eingetretenen Folgen bzw. Schäden ist ein **stationäres Angebot** zur psychotherapeutischen Behandlung und ein **Interaktionstraining** indiziert, dies wird in einigen psychosomatischen Abteilungen von Kinderkliniken, in stationären sozialpädiatrischen Angeboten und in einigen kinder- und jugendpsychiatrischen Kliniken angeboten. In der Regel ist eine psychiatrische Mitbetreuung des Elternteils erforderlich.

Weitere Hilfsangebote
Weitere Hilfsangebote sind die kostenlosen bundesweiten Telefonnotrufe für Kinder und Eltern, die ärztlichen Beratungsstellen für Kindesmisshandlung und Vernachlässigung im Bundesland Nordrhein-Westfalen sowie verschiedene Hilfsangebote für sexuell misshandelte Mädchen und Frauen (http://www.zartbitter.de).

> ⊕ **Es ist sicherzustellen, dass ein langfristiges Monitoring** hinsichtlich der Annahme von Angeboten, der Entwicklung des Kindes und der Familie insgesamt, insbesondere der Entwicklung von Risiken und Ressourcen, erfolgt. Beziehungsabbrüche, Umzüge, Wechsel von Zuständigkeiten dürfen nicht dazu führen, dass das Hilfesystem versagt.

Literatur

Bacon CJ, Hall DBM, Stephenson TJ, Campbell MJ (2008) How common is repeat sudden infant death syndrome? Arch Dis Childhood 93: 323–326

Belsky J, Bell B, Bradley RH, Stallard N, Stewart-Brown SL (2006) Socioeconomic risk, parenting during the preschool years and child health age 6 years. European J Publ Health 17: 508–513

Bentovim A, Elton A, Tranter M (1987) Prognosis for rehabilitation after abuse. Adoption Fostering 34: 821–826

Blaffer Hrdy S (2000) Mutter Natur. Die weibliche Seite der Evolution. Berlin, Berlin (amerikan. Erstausgabe 1999)

Block RW, Krebs NF, the Committee on Child Abuse and Neglect, the Committee on Nutrition (2005) Failure to thrive as a manifestation of child neglect. Pediatrics 116: 1234–1237

Braun AK, Bock J (2008) Hirnstrukturelle Konsequenzen perinataler Stress- und Deprivationserfahrung. Monatsschr Kinderheilk 156: 629–634

Caffey J (1972) On the theory and practice of shaking infants: Its potential residual effects of permanent brain damage and mental retardation. Am J Dis Child 124: 161–169

Deegener G, Körner W (2005) Kindesmisshandlung und Vernachlässigung – Ein Handbuch. Hogrefe, Göttingen

Engfer, A (2005) Formen der Misshandlung von Kindern – Definitionen, Häufigkeiten, Erklärungsansätze. In: Egle UT, Hoffmann SO, Joraschky P (Hrsg) Sexueller Missbrauch, Misshandlung, Vernachlässigung. Erkennung, Therapie und Prävention der Folgen früher Stresserfahrungen. Schattauer, Stuttgart, S 3–19

Hermann B, Dettmeyer R, Banaschak S, Thyen U (2008) Kindesmisshandlung. Medizinische Diagnostik , Intervention, rechtliche Grundlagen, Springer, Berlin Heidelberg New York

Glaser D (2002) Kindesmisshandlung und -vernachlässigung und das Gehirn: Ein Überblick. Kindesmisshandlung Vernachlässigung 5: 38–103, engl. Original: (2000) Child abuse and neglect and the brain – A review. Child Psychol Psychiatry 41: 97–116

Kempe CH, Silverman FN, Steele BF, Droegemueller W, Silver HK (1962) The battered-child syndrome. JAMA 181: 17–24

Kindler H, Lillig S, Blüml H, Meysen T, Werner A (Hrsg) (2006) Handbuch Kindeswohlgefährdung nach § 1666 BGB und Allgemeiner Sozialer Dienst. München.

Kindler H, Lukasczyk P, Reich W (2008) Validierung und Evaluation eines Diagnoseinstruments zur Gefährdungseinschätzung bei Verdacht auf Kindeswohlgefährdung (Kinderschutzbogen). Ergebnisse einer Studie im Auftrag der Jugendämter Düsseldorf und Stuttgart. Kindschaftsrecht Jugendhilfe 12: 500–505

Leventhal JM, Martin KD, Asnes AG (2008) Incidence of fractures attributable to abuse in young hospitalized children: Results from analysis of a United States database. Pediatrics 122: 599–604

Meysen T, Schönecker L, Kindler H (2008) Frühe Hilfen im Kinderschutz. Juventa, Weinheim

Münder J, Mutke B, Schone R (2000) Kindeswohl zwischen Jugendhilfe und Justiz. Professionelles Handeln in Kindeswohlverfahren. Votum, Münster

Noeker M, Keller KM (2002) Münchhausen-by-Proxy-Syndrom als Kindesmisshandlung. Monatschr Kinderheilkd 150: 1357–1369

Minns RA, Brown JK (eds) (2005) Shaking and other non-accidental head injuries in children. Mac Keith Press, London

Nützenadel W, Zimmer P (2007) Gedeihstörung. AWMF – Leitlinien der Gesellschaft für Pädiatrische Gastroenterologie. http://www.uni-duesseldorf.de/AWMF/ll/068-002.htm. Gesehen 28 Apr 2009

Schlack R, Hölling H (2008) Gewalterfahrung von Kindern und Jugendlichen – Ergebnisse der KiGGS-Studie. Kinderärztl Prax 79: 223–228

Thyen U, Dörries A (2005) Ärztliches Handeln bei Kindesmisshandlung. Z Med Ethik 51: 139–151

Thyen U, Kirchhofer F, Wattam C (2000) Gewalterfahrung in der Kindheit – Risiken und gesundheitliche Folgen. Gesundheitswesen 62: 311–319

Wetzels P (1997) Gewalterfahrung in der Kindheit. Interdisziplinäre Beiträge zur kriminologischen Forschung. Nomos, Baden-Baden

WHO (2002) World report on violence and health. WHO, Genf. http://www.who.int/violence_injury_prevention/violence/world_report/en/. Cited 28 Apr 2009

12 Kinder und Jugendliche mit psychischen Störungen und Entwicklungsauffälligkeiten

Joachim Walter, Gabriele Schmid

12.1 Grundlagen – 342
12.1.1 Klassifikation – 342
12.1.2 Neurobiologie und psychosoziale Faktoren – 343
12.1.3 Entwicklungen in der Psychotherapie – 344

12.2 Diagnostik – 345

12.3 Epidemiologie – 346

12.4 Depression und Suizidalität – 348
12.4.1 Depressionen – 348
12.4.2 Suizidalität – 350

12.5 Zwangsstörungen – 352

12.6 Ängste – 354

12.7 Aufmerksamkeitsdefizit/-Hyperaktivitätsstörungen (ADHS) – 356

12.8 Störungen des Sozialverhaltens – 359

12.9 Ticstörungen – 363

12.10 Autismus – 366

12.11 Ausscheidungsstörungen: Enuresis und Enkopresis – 369

12.12 Versorgung von Kindern und Jugendlichen mit psychischen Störungen – 372
12.12.1 Aufgaben von Kinder- und Jugendärzten – 373
12.12.2 Kinder- und jugendpsychiatrische und -psychotherapeutische Behandlungsstrukturen – 373

Literatur – 375

12.1 Grundlagen

Joachim Walter, Gabriele Schmid

Psychische Eigenschaften und besondere Eigenheiten machen den Charakter des Menschen aus. Kinder kommen mit ihrem – genetisch bestimmten – Temperament auf die Welt. Schon in der frühen Passung mit den wesentlichen Bezugspersonen (»attunement«) entwickeln sich erste Interaktionen, die das Urvertrauen mit prägen – das Gefühl, einen wohlwollenden Platz in der Welt zu finden, hilfreiche Interaktionspartner und das Gefühl, in der Welt wirksam zu werden. In den frühen Erlebnissen werden Reaktionsbereitschaften geprägt, die Entwicklungen und neuronale Strukturen bahnen. Eigenschaften und Reaktionstendenzen wie Offenheit, Neugier und der Umgang mit Frustrationen und den entwicklungsnotwendigen Konflikten bilden sich heraus. Psychische Störungen entstehen aus den frühen Ressourcen und Vulnerabilitäten und den Reaktionen der Umwelt darauf, die die Realisation oder Moderation der Anlagen beeinflussen. Intensive psychische Probleme ohne die Erfahrung von Hilfe und Konfliktlösung im vorhandenen familiären Netz beinträchtigen die menschliche Entwicklung, führen zu interpersonalen Unstimmigkeiten und Konflikten, stören die Umwelt und tragen zu individuellem Leid bei. Manche Störungen sind dabei als Extremvarianten normalen Verhaltens zu verstehen, andere nehmen mehr den Charakter von primär endogenen Krankheiten mit syndromalem Charakter an. Psychisch auffällige Entwicklung und Interaktion kann immer nur im Kontext von Entwicklungsmöglichkeiten, der Entwicklungsgeschichte, von Umwelt und von Kultur verstanden werden. Psychische Störungen bei Kindern und Jugendlichen beeinflussen die Erfahrungen, die sie im weiteren Leben machen. Aufgrund ihrer Symptomatik erleben die Kinder und Jugendlichen mehr Konflikte in ihren Beziehungen, die ihr Selbstwerterleben und ihre Selbstwirksamkeit beeinflussen und so zu sekundären Problemen beitragen können. Deshalb sind die frühe Erkennung und Therapie bei seelischen Entwicklungsstörungen, die Arbeit mit den Familien und das Stärken ihrer Ressourcen bei Kindern und Jugendlichen von ganz besonderer Bedeutung.

Definition

Entwicklungspsychopathologie beschäftigt sich damit, wie psychische Störungen und Fehlanpassungen im Entwicklungsverlauf im biologischen, psychologischen und sozial-kontextuellen Zusammenhang entstehen und wohin sie sich – bis zum Greisenalter – entwickeln. Die rasante kindliche und jugendliche Entwicklung macht den Blickwinkel auf Entwicklung, ihre Chancen und Verletzlichkeiten unverzichtbar im Umgang mit psychischen Auffälligkeiten.

Ahmat, ein 6-jähriger wegen Ängsten vorgestellter afghanischer Flüchtlingsjunge, kommt in die Behandlung und schildert dem Untersucher mit fester Überzeugung, immer einen mächtigen Begleiter bei sich zuhaben, der ihn berät, verteidigt, tröstet und auch den Eltern Befehle geben kann. Er spricht auch gelegentlich mit ihm, gibt ihm wiederum Anweisungen. Er hilft ihm, seine posttraumatischen Ängste zu beherrschen. Was im Erwachsenenalter als Hinweis auf eine psychotische Erfahrung gelten würde, ist hier Hinweis auf magisches Denken, welches ein Gefühl von Resilienz, Stärke und Einfluss auf die Welt ermöglicht, ein Zeichen für eine innere Kraft und Phantasie. Wie in Astrid Lindgrens »Karlsson vom Dach« muss der Phantasiebegleiter auch manchmal Schuld übernehmen und dadurch den Jungen von Vorwürfen entlasten.

12.1.1 Klassifikation

In den gegenwärtig dominanten Klassifikationsschemata, der ICD-10 (International Classification of Diseases) und dem DSM-IV (Diagnostic and Statistical Manual of Mental Disorders), wird zu Gunsten reiner Beschreibung von Symptomclustern, die als Krankheitskonstrukte dienen, weitgehend auf eine Beschreibung von Hypothesen zur Krankheitsgenese verzichtet. Diese sind in weiten Bereichen psychischer Störungen noch nicht hinreichend erforscht und auch auf Grund vielfältiger Variablen und Varianzen schwer zu verifizieren. Psychiatrische Klassifikationen in der ICD-10 und im DSM-IV sind in ihrer nosologischen Grundannahme individuell und nicht interpersonal orientiert. Dies entspricht auch der Orientierung unseres Gesundheits- und Versicherungssystems auf individuell isolierbare »Kranke«. Diese Blickweise entspringt damit einem westlich individualistischen Menschen- und Krankenbild. Sie unterscheidet sich jedoch von volkspsychologischen und kulturellen Interpretationen psychischer Störungen sowohl bei uns als auch in vielen Kulturen mit kollektiverer Orientierung. Interpersonale Faktoren, Einflüsse der Ahnen, das Klima und Wetter, die Nahrung spielen in der Suche nach Kausalitäten in der Volkspsychologie eine größere Rolle. Beide Klassifikationssysteme berücksichtigen bisher nicht hinreichend entwicklungspsychologische und entwicklungspsychopathologische Besonderheiten des Kindes- und Jugendalters.

Zukünftige Klassifikationssysteme werden Einflüsse von Entwicklungsalter und Kultur sicherlich vermehrt berücksichtigen. Erste intensive Bemühungen in diese Richtung zeigen sich etwa im Klassifikationssystem »Zero to Three« der DSM (DC: 0-3R, 2005.), das allerdings ebenfalls auf die Beschreibung »interpersonaler Störungen« etwa im Bereich der Regulationsstörungen verzichtet. Entwicklungspsychopathologisch orientierte Klassifikationen berücksichtigen aber z. B. sowohl die verminderte verbale Ausdrucksfähigkeit als auch die unterschiedlich anzulegenden Kriterien von Krankheitsdauer, die altersbedingt unterschiedlichen Ausdrucksformen, die geringere Selbstreflektion und die Variabilität psychischen Leidens in der Entwicklung. Die im Kapitel F9 der ICD-10 aufgeführten »Verhaltens- und emotionalen Störungen mit Beginn in der Kindheit und Jugend« sind daneben bewusst diffuser gehalten als im Erwachsenenalter, da die Kontinuität der Symptomatik von der Kindheit zum Erwachsenenalter nicht durchgängig nachweisbar ist. Viele Symptome sind als vorübergehende Entwicklungen aufzufassen, aber nichtsdestoweniger ernst zu nehmen, da psychische Störungen im Erwachsenenalter in retrospektiven Studien häufig schon in der Kindheit oder Adoleszenz begonnen haben und ein Symptomwandel häufig ist.

Wenn man die gegenwärtigen Klassifikationen zu Grunde legt, zeigen« 40–60% der psychisch auffälligen Kinder scheinbare Komorbiditäten. Ob diese nicht in Wirklichkeit biologisch und psychologisch zusammengehören, also eigentlich **eine** Störung darstellen, ist noch nicht hinreichend erfasst. Neue Auflagen der Klassifikationsschemata werden wohl andere Cluster von Krankheitssymptomen zueinander gruppieren. Ebenso ist damit zu rechnen, dass die kulturelle Bedingtheit der Ausdrucksformen menschlichen Leidens mehr Berücksichtigung finden wird. So können viele psychische Störungsbilder als »kulturelle Syndrome« interpretiert werden, etwa Magersucht als Symptom westlicher Überflussgesellschaften mit hohem individualistischem Leistungs- und Anpassungsdruck. Auch die unterschiedlichen Auftretenshäufigkeiten von Krankheiten bei männlichen und weiblichen Patienten sind nicht nur genetisch, sondern auch durch die kulturelle Sozialisation wesentlich geprägt.

12.1.2 Neurobiologie und psychosoziale Faktoren

Im Bereich psychischer Leiden führen fast immer vielfältige Einflussfaktoren zu einer gemeinsamen oder gleich imponierenden pathologischen Endstrecke. Gleiche Belastungen können umgekehrt je nach Anlage und Vorerfahrungen zu unterschiedlichen Störungen oder sogar zu belastungsbedingtem psychischen Wachstum (Resilienz) führen. Dabei gibt es fast regelhaft klare Hinweise auf biologische Vulnerabilitäten und Stärken, abhängig u. a. von strukturellen und körperlichen Voraussetzungen und angeborenen Temperamentsfaktoren und Veränderungen der Genexpression etwa der Neurotransmitter und ihrer Rezeptoren. Verletzliche Anteile werden jedoch in der Regel erst durch Faktoren wie chronische Beziehungsbelastungen, akute traumatische Faktoren oder entwicklungsphysiologische Umstellungen und Herausforderungen realisiert. Störungen werden dabei meist nur manifest, wenn **gleichzeitig mehrere Risikofaktoren** vorliegen, die nicht hinreichend durch erworbene und ererbte persönliche und zwischenmenschliche Ressourcen ausgeglichen werden.

Die chronischen Pendelbewegungen zwischen »Biogenese«, »Psychogenese« und »Soziogenese« in der Forschung zu psychischen Störungen sind als ausschließliche Fokussierungen zugunsten biopsychosozialer Erklärungsmodelle in den Hintergrund getreten. Es ist inzwischen akzeptiertes Allgemeingut, dass die vielfach wiederholten Mikrobeziehungserfahrungen zur psychischen Struktur des Menschen Wesentliches beitragen. Nervenverbindungen stabilisieren sich in der frühen Kindheit gebrauchsabhängig und werden zu psychischer und organischer Struktur. Diese zeigt sich im Individuum und interpersonal im Bindungssystem, im Explorationsverhalten und in der Affektregulation. Sie ermöglicht es den Kindern, sich ein Bild davon zu machen »wie Menschen ticken«, d. h. eine Idee vom mentalen Funktionieren (»theory of mind«) anderer aufzubauen, die wieder durch Vorhersagbarkeit Angst mindert und Handlung erleichtert. Die entwicklungspsychologische Erforschung dieser drei zentralen Erlebensbereiche hat zur Wiederentdeckung der Bedeutung der frühen Kindheit beigetragen – letztendlich eine Neubearbeitung veraltet geglaubter tiefenpsychologischer Modelle und Konstrukte.

Die neurobiologische Forschung hat große Fortschritte gemacht im Erkennen von Struktur und Organisation von Nervenverbindungen, Kommunikation der Zellen über vielfältige Transmitter, Neuromodulatoren sowie unterschiedliche Rezeptoren dieser Transmitter und deren Entwicklung in Kindheit und Jugend. Gerade aus der Neurobiologie kamen dabei Hinweise, dass viele der Störungen nur durch die Erforschung komplexer biopsychosozialer Faktoren erklärbar sind. Umgekehrt hat erst moderne Bildgebung mittels Positronenemissionstomographie (PET) und Single-Photon-Emissions-Computertomographie (SPECT) möglich gemacht, biologisch funktionelle Veränderungen, die durch therapeutische Beziehung entstehen, sichtbar zu machen. Das »Medikament Beziehung« wurde somit in seiner zentralen Bedeutung für kognitive, affektive und interpersonale Entwicklungen vielfältig bestätigt.

12.1.3 Entwicklungen in der Psychotherapie

Im Bereich der Psychotherapie finden ebenfalls wesentliche Entwicklungen statt. Der Streit um »Schulen« lässt nach zugunsten zielgerichteter Differenzialtherapie – wenn auch auf Basis eines jeweils zugrunde gelegten kognitiv-verhaltenstherapeutischen, tiefenpsychologischen oder systemischen Denkmodells. Dabei haben sich alle drei Haupttherapieformungen vielfältig entwickelt. In allen gängigen Therapieverfahren findet – mit unterschiedlicher Fokussierung – die Behandlung individuell, als Familientherapie oder in Gruppenbehandlungen statt.

Verhaltenstherapie

Die Grundlagen der Verhaltenstherapie basieren dabei auf den Lerngesetzen, den störungs-, selbst-, gefühls- und interaktionsbezogenen Kognitionen. Erziehungsverhalten und -stile werden strukturiert erfasst. Diagnostisch steht die Beobachtung von Verhalten im Vordergrund. Vielfältige standardisierte und individuell variierbare Behandlungsmanuale wurden – meist für weniger komplexe Störungen – entwickelt und evaluiert. Übung, beratendes und analysierendes Gespräch, materielle und soziale Verstärkung von Verhaltensweisen sind in der Festigung der Veränderung wesentlich. Die Vermittlung von Fähigkeiten und Kenntnissen an die Eltern und deren Umsetzung spielen eine besondere Rolle in der Behandlung (**Psychoedukation**).

Tiefenpsychologische Verfahren

Die tiefenpsychologischen Verfahren fokussieren meist auf aktuellen sowie vergangenen – oft transgenerationalen – Beziehungen und Gefühlen. Es wird davon ausgegangen, dass vergangene Beziehungserfahrungen sich in Alltags- und therapeutischen Situationen in der Gegenwart widerspiegeln (Reinszenierung, Wiederholungszwang.) Dabei werden reale gegenwärtige Erfahrungen, verinnerlichte Strukturen (Repräsentanzen), biologisch-triebhafte Impulse, kulturelle Faktoren wie u. a. Gewissenbildung und der bewusste, gesteuerte und steuerbare Erlebens- und Verhaltensanteil sowie unbewusste Faktoren aufgegriffen. In der therapeutischen Behandlung geht es dabei um familiäre Beziehungen, prägende Erfahrungen und kontinuierlich erfahrene »Mikrokonflikte« in Alltagssituationen. Bewusste und unbewusste »Konflikte«, d. h. die Erfahrung, zwischen verschiedenen inneren Wünschen und Bestrebungen hin- und hergerissen zu sein, werden dabei im Spiel, im Gespräch und in der Familieninteraktion aufgegriffen, bearbeitet und möglichst im Sinne korrektiver Erfahrung verändert. Die therapeutische Beziehung und das Auftauchen der Konflikte in der Therapie sind wesentliches Behandlungsmedium. Diagnostisch spielen Ideen, Gedanken, Impulse und Affekte, die ein Patient oder eine Familie auslösen oder die sich im Spiel darstellen, heute eine herausragende Rolle (sog. »Gegenübertragung.«)

Systemische Verfahren

Systemische Behandlungsverfahren legen ihren Hauptfokus auf familiäre und Umweltfaktoren, die auf ein Kind oder einen Jugendlichen einwirken. Neben den Hierarchien und Rollen versuchen sie, kommunikative Muster zu identifizieren und durch eine Vielzahl von Techniken in Fluss zu bringen, z. B. durch systemische Fragen wie die «Wunderfrage« (was wäre anders, wenn plötzlich morgen das Symptom weg wäre) oder »zirkuläres Fragen« (was denkt ein Familienmitglied, was ein anderes Familienmitglied denkt). Interventionen können z. B. Erkenntnis über »Symptomverstärkung« oder »Symptomverschreibung« bezwecken. Ziel ist es, die Selbsterkenntnis und Selbstregulierungskräfte einer Familie anzuregen. Systemisches Denken hat besonders zur Beachtung der Ressourcen in Therapien beigetragen.

Weitere Verfahren

Daneben gibt es eine Reihe von **Methoden**, die von den Kassen zugelassen werden wie Entspannungs- und Selbstsuggestionsverfahren (autogenes Training, progressive Muskelentspannung), oder solche, die auf spezielle Störungen ausgerichtet sind, wie z. B. die Eye Movement Desensitation Therapy (EMDR) zur Distanzierung von traumatischen Erlebnissen oder wie die Dialektisch-Behaviorale Therapie (DBT) zur Behandlung von Borderline-Störungen und Selbstverletzungen.

Am leichtesten zu evaluieren ist die Behandlung wenig komplexer Störungen mit manualisierten Verfahren. Im therapeutischen Alltag wird dagegen in der Regel eine individuell angepasste Behandlung durchgeführt, die oft auch Anteile mehrerer Therapieformen aufgreift. Meist findet bei Kindern und Jugendlichen eine Kurzzeittherapie von ca. 20–50 Stunden unter Einschluss der Familie statt.

12.2 Diagnostik

Joachim Walter

Kenntnisse psychischer Diagnostik helfen dem Kinderarzt, sich eine strukturierte Meinung zu bilden, Erfahrungswissen anzusammeln und Handlungsoptionen abzuwägen.

> **Hinweise auf Handlungsnotwendigkeit**
> - Ausgeprägte, persistente, progressive oder eskalierende Störung.
> - Hoher Leidensdruck der Eltern und des Kindes/Jugendlichen oder auffallend geringer Leidensdruck
> - Kontaktaufnahme und gegenseitige kognitive und affektive Kontaktgestaltung mit dem Patienten gelingt nicht
> - Ständige Worte der Abwehr (»egal«, »geht Sie nichts an«, »weiß nicht«, »Privatsache«)
> - Immanente oder geäußerte Gefahr der Fremd- oder Selbstgefährdung
> - Intensiver Rückzug mit Verlust sozialer Kontakte
> - Massiver familiärer Konflikt, zunehmendes Schulversagen, Rückzug von Freunden
> - Geringe Ressourcen des Patienten oder der Familie (Konfliktlösung, Gegenseitigkeit, Einsichtsfähigkeit, Zeit)
> - Auffällige Werte bei Screeninguntersuchungen wie dem SDQ oder auffällig unterschiedliche Werte bei Jugendlichem und Eltern
> - Körperliche Gefährdung, z. B. Body-Mass-Index (BMI) fallend unter die 3. altersbezogene Perzentile

Wie intensiv der behandelnde Arzt selbst tätig wird, hängt von seinen Kenntnissen, dem Selbstvertrauen, der Erfahrung, aber auch kontinuierlichen zeitlichen Ressourcen ab.

Die Diagnosestellung bei Kindern und Jugendlichen mit psychischen Störungen beinhaltet neben der klinischen und neurologischen Untersuchung einen ausgiebigen **(entwicklungs-)psychopathologischen Befund**, der die einzelnen Untersuchungsanteile bezogen auf das Entwicklungsalter interpretiert. Erfasst werden hier klassischerweise folgende

Bereiche, die auch vom geübten Kinderarzt erfasst werden können:

> **Anteile des klassischen psychopathologischen Befundes**
> - Äußere Erscheinung und Entwicklung
> - Kontakt, Kontaktgestaltung und Entwicklung des Kontakts in der diagnostischen Stunde
> - Intellekt, Reflektionsfähigkeit, Motivation und Orientierung
> - Ausdrucksverhalten inklusive Gestik, Mimik und Motorik
> - Erkennbare Affekte und deren Schwingungsbreite
> - Antrieb
> - Suizidalität
> - Denkinhalte und pathologische Gedankenabläufe

Daneben wird regelhaft die **Fremdanamnese** erhoben mit wesentlichen Bezugspersonen wie den Eltern. Diese muss ergänzt werden durch eine oft transgenerational nachforschende **biografische Anamnese**, die sich wiederholende Belastungsfaktoren in den – üblicherweise zwei – beteiligten Herkunftsfamilien erfasst und wesentliche Umweltfaktoren sowie Entwicklungsaspekte umgreift.

Die individuelle Untersuchung erfolgt altersentsprechend im direkten Dialog, im spielerischen Dialog und in der Beobachtung möglichst in mehreren Kontexten (dyadische Situation, Familienkontext inklusive beider Eltern und möglichst der Geschwister). Die diagnostische Aufschlüsselung erfolgt längs der Achsen des multiaxialen diagnostischen Systems für Kinder und Jugendliche (Remschmidt et. al. 2006):

Achse I:	Psychiatrisches Syndrom
Achse II:	Teilleistungs- und Entwicklungsstörungen
Achse III:	Allgemeines Intelligenzniveau
Achse IV:	Körperliche Begleiterkrankungen
Achse V:	Psychosoziale Belastungsfaktoren
Achse VI:	Allgemeines Funktionsniveau in den Bereichen Familie, Schule und Arbeit, Selbstbezug und Selbstfürsorge, Gleichaltrigenbeziehungen, Freizeit

Je nach psychotherapeutischer Ausrichtung gehört dazu eine Verhaltensanalyse in der kognitiven Verhaltenstherapie (z. B. nach dem SORK-Schema):
- **S** = auslösende **S**ituation,
- **O** = **O**rganismusvariablen = organische Faktoren, Grundüberzeugungen,
- **R** = motorische, physiologische, kognitive und emotionale **R**eaktion,
- **K** = kurz- und langfristige, positive und negative **K**onsequenzen,

oder die **O**perationalisierte **P**sychodynamische **D**iagnostik (OPD-KJ) in der tiefenpsychologischen Therapie mit ihren Ebenen:
- Konflikt,
- Struktur,
- Beziehung
- Behandlungsvoraussetzungen.

12.3 Epidemiologie

Joachim Walter

Psychische, psychosomatische und somatopsychische Störungen sind sehr häufig. Es wird davon ausgegangen, dass Patienten mit entsprechender Symptomatik in der kinder- und jugendärztlichen Praxis circa 40% der Klientel ausmachen, wenn funktionelle Störungen wie psychogene Kopf- und Bauchschmerzen berücksichtigt werden. Bei jugendlichen Jungen treten z. B. nach Ellert et al. (2007, KIGGS 2007) zu 9,2% mehrfach wöchentlich Kopfschmerzen auf, bei Mädchen zu 17,2%.

Epidemiologische Studien an nichtklinischen Populationen anhand von Elternfragebögen (Hölling et. al. 2007, zit. nach Ellert et al. 2007) gehen bezüglich des Gesamtproblemwertes von 7,2% »auffälligen« Kindern und Jugendlichen aus sowie von weiteren 7,5%, die als »grenzwertig« eingestuft wurden. Mädchen werden dabei von den Eltern in der Regel als seltener auffällig eingeschätzt als Jungen (5,3% versus 9%). Dies mag u. a. auch dadurch bedingt sein, das Mädchen eher internalisierende emotionale Probleme zeigen, die seltener zur Inanspruchnahme führen.

> ⓘ In stationären kinder- und jugendpsychiatrischen Inanspruchnahmepopulationen sind im Kindesalter Jungen deutlich überrepräsentiert, im Jugendalter entwickelt sich dann eine leichte Mädchenwendigkeit. Externalisierende Symptome wie Störungen des Sozialverhaltens und ADHS treten bei Jungen häufiger auf, internalisierende Störungen wie psychosomatische Störungen, Angst- und depressive Syndrome bei Mädchen.

Bei allen Kindern mit Arztkontakten wurde in einer anderen Untersuchung (Köster u. Ferber 1999, zit. nach RKI 2004) in 13,8% der Fälle eine psychiatrische Diagnose gestellt. Ein Drittel der Kinder, bei denen epidemiologisch kinder- und jugendpsychiatrische Auffälligkeiten festgestellt wurden, ist dabei behandlungsbedürftig.

Eine Metaanalyse epidemiologischer deutscher Studien (Barkmann u. Schulte-Markwort 2004) ermittelt eine Prävalenz von 17–18% klinisch auffälliger Befunde. Die Ergebnisse sind dabei international niedriger bei Elternbefragungen, klinischen statt Fragebogenuntersuchungen und bei Einschluss von Schweregrad-/Beeinträchtigungskriterien statt nur Symptomatik. Ein Anstieg der Gesamtprävalenz lässt sich dabei über die Jahre – bei eingeschränkter Bewertbarkeit – nicht feststellen. Andere Studien gehen von einer Steigerung der Krankheitsprävalenz aus (BELLA-Studie, s. Ravens-Sieberer et al. 2007).

Wesentliche Ergebnisse des Kinder- und Jugendsurveys bezüglich zentraler Cluster von Störungen sind anhand der Auswertung der Screeningelternfragebögen in ◻ Tab. 12.1 dargestellt. Hier ergaben sich bei 21,9% Auffälligkeiten, 9,2% wurden als wahrscheinlich psychisch auffällig klassifiziert, weitere 12,2% zeigten nur entsprechende Hinweise. Dabei ist zu beachten, dass Eltern in der Regel die Häufigkeit von psychischen Problemen im Vergleich zu Selbstbeurteilungen von Kindern und Jugendlichen eher unter- als überschätzen. Unter »emotionale Probleme« wurden entsprechend dem verwandten Fragebogen SDQ (»Strengths and Difficulties Questionnaire«) Ängste und depressive Stimmungen erfasst. »Verhaltensprobleme« umschreibt Hinweise auf sozial abweichendes Verhalten wie »schnell wütend werden«, Ungehorsam, körperliche Auseinandersetzungen, sich fremde Dinge aneignen, die Unwahrheit sagen. »Hyperaktivitätsprobleme« beinhaltet die Symptome motorische Unruhe, Impulsivität und Aufmerksamkeitsmangel. »Probleme im Umgang mit Gleichaltrigen« zeigt die Ergebnisse der Fragen nach Beliebtheit bei Gleichaltrigen, Anzahl der Freundschaften, Kontakt zu Erwachsenen, Gehänselt-Werden durch Gleichaltrige. Bis auf »emotionale Probleme« sind die jeweiligen Ergebnisse mehrfach höher bei Migranten und Kindern mit eher niedrigem sozioökonomischem Status. Im Elternurteil ergeben sich dabei deutliche Altersunterschiede in der Häufigkeit, die sich allerdings nicht unbedingt im Selbsturteil der Kinder und Jugendlichen widerspiegeln müssen.

Ängste (10%), Störungen des Sozialverhaltens (7,6 %), depressive Störungen oft mit Somatisierung (5,4%), hyperaktive Syndrome (2,2%) sind die häufigsten Erkrankungen nach der Screeninguntersuchung im KIGGS (Ravens-Sieberer et al. 2007). Essstörungen liegen bei ca. 4% jugendlicher Mädchen vor.

◻ **Tab. 12.1.** Prävalenzen von Verhaltensstörungen im Kinder- und Jugendsurvey. Problembereiche im Verhalten von Kindern und Jugendlichen im Elternurteil anhand des SDQ (Daten aus KiGGS 2007). Die *Werte vor den Klammern* bezeichnen auffällige Befunde, die *Werte in Klammern* beziehen sich auf grenzwertige Befunde. (N = 14.478)

	Gesamt [%]	Weibliche Kinder und Jugendliche [%]	Männliche Kinder und Jugendliche [%]
Emotionale Probleme	9,1 (7,2)	9,7 (7,5)	8,6 (6,9)
Verhaltensprobleme	14,8 (16)	11,9 (14,5)	17,6 (17,5)
Hyperaktivitätsprobleme	7,9 (5,9)	4,8 (4,5)	10,8 (7,3)
Probleme mit Gleichaltrigen	11,5 (10,5)	9,9 (9,6)	13,1 (11,3)

12.4 Depression und Suizidalität

Joachim Walter

12.4.1 Depressionen

Depressionen können schon in frühester Kindheit auftreten, allerdings weisen sie bei Kindern unter Umständen eine andere Symptomatik auf als die bekannteren Depressionssyndrome Erwachsener. Die besondere Symptomatik von Säuglingen und Kleinkindern wird in ▶ Kap. 6 beschrieben.

Klassifikation

Zu den Erkrankungen aus dem depressiven Formenkreis gehören die Dysthymie, depressive Episoden, rezidivierende depressive Störungen, anhaltende affektive Störungen. Unter **Dysthymie** versteht man konstante oder immer wiederkehrende depressive Verstimmungen, wobei keine oder nur sehr wenige Depressionsperioden die Ausprägung einer leichten depressiven Episode erreichen. Unter einer **depressiven Episode** wird eine mindestens 2 Wochen andauernde Störung mit gedrückter Stimmung, Verlust von Freude und Interesse und erhöhter Müdigkeit gefasst. **Rezidivierende depressive Störungen** treten wiederholt auf und dauern zwischen 3 und 12 Monaten. Sie sind häufig durch belastende Lebensereignisse ausgelöst. **Anhaltende affektive Störungen** beinhalten meist ondulierende Stimmungsstörungen, bei denen die Mehrzahl der einzelnen Episoden nicht ausreichend schwer ist, um auch nur als leichte depressive Episoden zu gelten. Sie beeinträchtigen jedoch und führen zu subjektivem Leiden. Intervalle mit normaler Stimmung fehlen oder dauern nur sehr kurz. Die Gesamtdauer sollte hier bei Kindern und Jugendlichen mindestens ein Jahr sein.

Epidemiologie

2% aller Kinder vor der Pubertät und 3–8% aller Adoleszenten entwickeln klinisch relevante depressive Störungen. Diese sind zu unterscheiden von kurzen reaktiven depressiven Phasen oder Trauerphasen nach Verlusten, die zur normalen Entwicklung und zur notwendigen Konflikterfahrung gehören. Die Lebenszeitprävalenz am Ende der Adoleszenz beträgt 20% (von Klitzing 2007). Etwa die Hälfte der emotional beeinträchtigten Kinder im Vorschul- und Schulalter weisen daneben auch Verhaltensstörungen und Hyperaktivitätssyndrome, Angststörungen oder posttraumatische Symptome auf.

Anders als bei anderen Störungen, z. B. Überaktivität und Verhaltensstörungen, schützen prosoziale Fähigkeiten nicht vor Depressionen. Depressive Kinder scheinen sogar bessere prosoziale Fähigkeiten zu besitzen als andere Kinder. Kinder und Jugendliche, die sich in besonderer Weise auf die Bedürfnisse von depressiven Bezugspersonen einzustellen lernen, haben unter Umständen ein besonders hohes Risiko für die Entwicklung von Depressionen (von Klitzing 2007).

Kulturen der Depression?

Viele Jugendkulturen wie »Gothics« und »Emos«, die im Umfeld bestimmter Musikstile (z. B. Punk, Grunge, Indi-Rock, Heavy Metal) entstanden sind, bieten sich als Subkulturen an, mit denen sich depressive Jugendliche besonders leicht identifizieren oder die scheinbar depressive affektive Modelle anbieten. Dabei wird Dunkles, Depressives und Todesnähe auch zur Provokation von Erwachsenen und zur Abgrenzung benutzt. Viele der entsprechenden gegenwärtig existierenden Subkulturen haben sich aus dem »Punk« entwickelt, haben oft dabei literarische Vorlagen und Versatzstücke integriert und zeichnen sich durch einen abgrenzbaren einheitlich-kreativen Kleidungsstil aus. Da sich die entsprechenden Kulturen schnell verändern, ist es immer sinnvoll, die Jugendlichen selbst ihren »Stil« erklären zu lassen. Oft können sie inzwischen Web-Seiten benennen, an denen sie sich orientieren oder die sie selbst erstellt haben. Als Kinderarzt sollte man Interesse zeigen, die individuellen Gedanken dazu erfragen und nicht werten. Sorgen der Eltern sollte man, soweit es um oberflächliche Anpassung an eine Subkultur geht, ernst nehmen, aber eher auf die individuelle Befindlichkeit und die Motive des Jugendlichen verweisen.

Diagnostik

Eltern unterschätzen bei vielen kinder- und jugendpsychiatrischen Störungen oft die kindliche Symptomatik. Deshalb sind neben der Fremdanamnese durch die Eltern, Lehrer oder Erzieherinnen gerade bei »leisen«, »internalisierenden« Störungen wie der Depression die **Verhaltensbeobachtung** von Kindern und Jugendlichen und die **Eigenanamnese** unverzichtbar. Bei Jugendlichen geben häufig auch Freunde wichtige Hinweise. Allgemeine Symptomfragebögen wie der »Strengths and Difficulties Questionaire« (SDQ, kostenlos herunterzuladen und auszuwerten unter http://www.sdqinfo.com) oder die – kostenpflichtig beziehbaren – Fragebögen »Child Behavior Checklist« (CBCL) respektive der dazugehörige »Youth-Self-Report« (YSR) und spezielle Fragebögen wie das »Depressionsinventar für Kinder und Jugendliche« (DIKJ) können ab einem Alter von ca. 11 Jahren dem Kinderarzt wertvolle erste Hinweise geben.

> ❗ **Nicht hinreichend erfasst wird dabei allerdings Suizidalität!**

Ätiologie und Pathogenese

In Zwillingsstudien wurde eine mehr als 60%ige Konkordanz depressiver Symptome bei eineiigen Zwillingen festgestellt. Dies spricht für eine deutliche genetisch geprägte Vulnerabilität. Sie erhöht die Wahrscheinlichkeit, auf negative Lebenserfahrungen auf depressive Weise zu reagieren (Kaufmann et al. 2004).

Symptomatik

Ganz im Vordergrund steht das Symptom der **Freud- und Lustlosigkeit (Anhedonie)**, das sich bei Kindern oft in Spielunlust und vermeidendem oder übermäßig klammerndem Beziehungsverhalten zeigt. Die Freudlosigkeit wird als psychischer Schmerz empfunden. Die Stimmung wirkt gedrückt. Die Kinder wirken leer und ausdrucksarm, ohne dass dies hinreichend mit aktuellen Erlebnissen erklärt werden kann. Die affektive Schwingungsbreite ist eingeschränkt. Mimik und Gestik wirken verarmt, der Gesichtsausdruck oft eher leer als traurig. Der Antrieb und die Aktivität sind meist vermindert, kann bei Kindern häufig auch gesteigert sein (»agitierte Depression«). Störungen der Konzentration und der Motivation verstärken Frustrationserfahrungen und führen zu sekundären – etwa schulischen – Konflikten. Das Denken kreist oft als ergebnisloses **Grübeln** um Gefühle der Schuld und des Unwertseins.

Der **Verlust von Selbstvertrauen und Selbstwertgefühl** zeigt sich deutlicher bei älteren Kindern und Jugendlichen. Sie schildern oft ein **Gefühl innerer Leere und Einsamkeit**, nicht selten auch ein Gefühl der Distanzierung von sich selbst, Hoffnungslosigkeit und ein Gefühl von Nichtigkeit und Distanz zu sich selbst. Hierzu gehören auch die von Erwachsenen bekannten **Selbstvorwürfe**. Situationen werden vorwiegend negativ interpretiert (»katastrophiert«) und die eigenen Handlungsmöglichkeiten trotz des Gefühls »selbst schuld zu sein« als gering eingeschätzt (externaler Attributionsstil bei internaler Kontrollüberzeugung.)

Somatische Symptome und vegetative Symptome finden sich häufig in Form von **Schlafstörungen** (vermehrter oder verminderter Schlaf, Morgenmüdigkeit, Ein- und Durchschlafstörungen) und **Appetitstörungen** mit Gewichtsverlust oder Gewichtszunahme. Daneben kann eine Vielzahl von Symptomen zum somatischen Syndrom der Depression gehören, insbesondere diffuse Bauchschmerzen, Spannungskopfschmerzen und andere **Schmerzsyndrome** sowie ein Gefühl der Abgeschlagenheit.

> ❗ **Im Untersucher – aber auch in Menschen der Umgebung – entstehen anfangs oft Impulse, helfen zu wollen, aufheitern zu wollen, bald abgelöst von Gefühlen der Frustration, eigener Hilflosigkeit und Ärger darüber, dass sich der depressive Mensch scheinbar nicht helfen lassen möchte. Aggressivität entsteht eher im Gegenüber als im Patienten selbst. Das dann fallende Interesse der Umgebung kann depressive Symptomatik verstärken und zu einem Verbergen der inneren Erlebenswelt beitragen.**

Differenzialdiagnostik

Depressive Kinder zeigen manchmal eine anders imponierende »Oberflächensymptomatik«, so dass man diagnostisch fehlgeleitet werden kann. Da depressive Kinder z. B. oft unkonzentriert wirken und auf die Gefühle innerer Leere mit vermehrtem Bewegungsdrang reagieren können, werden sie häufig fälschlich mit **Aufmerksamkeitsdefizit-/Hyperaktivitätsstörung (ADHS)** fehldiagnostiziert. Bei Jugendlichen mit chronisch hoch dosiertem Cannabismissbrauch ist an ein **amotivationales Syndrom** zu denken, das einer schweren Depression sehr ähnlich sehen kann.

Andererseits können andere Krankheitsbilder depressive Symptomatik bewirken oder komorbid auftreten. **Traumatische Belastungen** führen bei vielen Kindern nicht zu den klassischen posttraumatischen Symptomen, sondern zu vorwiegend depressiven Bildern. **Ängstlich zurückgezogene Verhaltensweisen** können leicht als Depressionen verkannt werden. Andere den Angststörungen zugerechnete Auffälligkeiten wie der **elektive Mutismus** bei Kindern zeigen große Parallelen zu depressiven Symptomen. Jugendliche Patientinnen mit **Essstörungen**, insbesondere Anorexien und Bulimien weisen sowohl aufgrund ihrer Psychodynamik mit häufig überhöhter Empathie als auch aufgrund von Mangel an Tryptophan als Grundstoff der Serotoninsynthese hinter der oft freundlich angepassten Fassade depressive Empfindens- und Beziehungsmuster auf.

Pharmakotherapie

Depressionen werden neurophysiologisch hauptsächlich mit dem Serotonin-System in Verbindung gebracht. Wie bei anderen Krankheitsbildern sind jedoch weitere Transmitter und Rezeptorsysteme in verschiedenen Hirnarealen beteiligt. Bei Kindern und Jugendlichen reifen diese z. T. erst langsam heran. Unter Umständen sind dadurch unterschiedliche Ansprechraten für Medikamente bei Kindern, Jugendlichen und Erwachsenen erklärbar.

Die Pharmakotherapie depressiver Symptomatik bei Kindern und Jugendlichen gehört in die Hand von Kinder- und Jugendpsychiatern. Die Wirksamkeit der meisten antidepressiven Medikamente liegt (so weit untersucht) unter der von Placebo – welches natürlich auch mit einer signifikanten symptomatischen Besserung von ca. 40% ein wirksames Medikament ist. Eine Ausnahme bildet Fluoxetin (10–40 mg), ein selektiver Serotonin-Wiederaufnahmehemmer (SSRI), welcher bei bis zu 65% zu einer signifikanten klinischen Wirkung bei Jugendlichen führen soll. Die Indikation und Zulassung besteht jedoch nur für schwere depressive Krankheitsbilder. Zu beachten ist, dass mit einer Wirksamkeit von Antidepressiva in der Regel erst nach 2–6 Wochen gerechnet werden kann. Dies gilt besonders für Fluoxetin mit einer sehr langen Halbwertszeit von ca. 3 Tagen. Zu beachten sind dane-

ben Nebenwirkungen wie sexuelle Störungen und unerwünschte Antriebssteigerung bis hin zu manischen Bildern. Diskutiert wurde auch eine vermehrte Suizidalität, die allerdings nicht hinreichend belegt ist. Bedacht werden muss auch die Sicherheit antidepressiver Medikamente in toxischen Dosen. Diese ist bei SSRI deutlich besser als bei den klassischen trizyklischen Antidepressiva, deren Wirksamkeit nicht nachgewiesen ist, die aber deutliche kardiale Nebenwirkungen haben können.

> ❗ **Eine alleinige Pharmakotherapie von depressiven Zuständen bei Kindern und Jugendlichen ist nicht indiziert, begleitende psychotherapeutische Gespräche zur Überwachung und Behandlung insbesondere von Suizidalität sind unerlässlich.**

Psychotherapie

Gute Wirksamkeit ist inzwischen sowohl bei kognitiv-verhaltenstherapeutischen als auch bei tiefenpsychologisch orientierten Behandlungen auch über längere Zeiträume bis zu 2 Jahre nachgewiesen. Dabei profitieren Patienten mit einem mittleren Ausmaß an Symptomatik oft am besten. Kognitiv-verhaltenstherapeutische Behandlungen haben sich auch im Gruppensetting als sehr wirksam erwiesen. Die Familie muss in jedem Fall in die Behandlung mit integriert werden. Dies kann sowohl im Sinne einer familientherapeutischen Behandlung geschehen als auch durch Psychoedukation und Unterstützung der familiären Ressourcen zur Aktivierung der Patienten. Die Symptomatik aufrechterhaltende oder fördernde Faktoren müssen bearbeitet werden. Nicht selten sind weitere Familienangehörige betroffen und profitieren von der Behandlung! Ausgeprägte kinder- und jugendpsychiatrische Symptomatik sollte immer dazu anregen, auch Geschwister und Eltern genauer kennen zu lernen, da die »Indexpatienten« oft nur einen Teil familiärer Psychopathologie repräsentieren.

12.4.2 Suizidalität

Suizidalität ist ein häufiges Symptom, nicht nur bei Depressionen. Kinder- und Jugendärzte sollten bei entsprechenden Hinweisen oder auch nur bei einer diffusen Sorge offen danach fragen.

❗ **Realisierter Suizid ist weiterhin die zweithäufigste Todesursache bei Jugendlichen nach Unfällen.**

Suizidalität kann enorm »ansteckend« sein. Sie greift eine »Stimmung der Hilflosigkeit« auf, die viele Jugendliche kennen. »Lärmende« reaktive Suizidalität ist dabei oft weniger gefährlich als eine »leise« Partnerschaft mit, ja manchmal fast »Verliebtheit« in den Tod. Oft besteht eine feste Überzeugung von der Sinnlosigkeit des Lebens. Suizidversuche sind dabei sehr viel häufiger bei Mädchen, realisierte Suizide treten häufiger bei Jungen auf. Mädchen neigen stärker dazu, zumindest einzelne Menschen vorsichtig über ihr Vorhaben zu informieren. Sie wählen öfter »sanfte« Suizidmethoden wie **Tabletteningestionen**. Häufig handelt es sich um Tabletten der Eltern, ansonsten um sog. frei verkäufliche Präparate wie Paracetamol (diese dürfen jedoch nicht frei an Jugendliche abgegeben werden). Deshalb sollten erfolgreiche Tablettenverkäufe an Jugendliche immer aktiv mit den Apotheken besprochen werden, ggf. im gesundheitspolitischen Interesse auch bei der Apothekerkammer angezeigt werden! Selbstverletzungen können Hinweis auf Suizidalität sein. Häufiger sind sie jedoch möglicher Hinweis auf Selbsthass, ein diffuses Gefühl der Leblosigkeit oder ein gestörtes Körperselbstgefühl etwa nach missbräuchlichen Erlebnissen oder psychosozialer Verwahrlosung. Manchmal sind sie eher als suizidales Probehandeln zu verstehen.

Schon bei **Kindern ab dem Grundschulalter** kann zunehmend Suizidalität auftreten und zu realisierten Suizidversuchen führen. Das Interesse an der Umwelt erscheint vermindert. Die Kinder wirken leicht ermüdbar. Das Zeitkriterium einer depressiven Episode von mindestens 2 Wochen Dauer ist bei Kindern nicht regelmäßig anzuwenden.

❗ **Ein Versuch, suizidale Menschen aufzumuntern, kann bei diesen zum Gefühl führen, nicht verstanden zu werden, und verstärkt die Isolation. Es ist besser zu versuchen, ihnen dort zu begegnen, wo sie sich momentan befinden, und die Konflikte, Hoffnungslosigkeit und die Gedanken darüber, was nach dem Tod passiert, anzuerkennen.**

Bestimmte **Kernfragen** können das Gespräch mit suizidalen Kindern und Jugendlichen einleiten und weiterbringen. Hinweise auf Suizidalität ergeben sich sowohl aus den eigenen Wahrnehmungen des Untersuchers als auch aus konkretem Nachfragen bei dem betroffenen Jugendlichen. Die in der folgenden Übersicht aufgelisteten Kernfragen können helfen, den Ablauf des Gesprächs zu strukturieren:

Kernfragen bei Suizidalität

— **An den Untersucher selbst**
- Besteht ein als echt erlebter affektiver Kontakt zum Patienten?
- Wie entwickelt sich der Kontakt während des Gesprächs?
- Lässt sich ein Konflikt herausarbeiten, der erkennbar hinter der Suizidalität steht?
- Lässt sich der Konflikt akut beeinflussen?
- Wie weit und wie glaubhaft kann sich der Patient gegenwärtig vom Konflikt distanzieren?
- Wie vielfältig und sicher ist das bestehende soziale Netz?
- Liegen zusätzliche Risikofaktoren vor, die Suizidalität und Impulsivität steigern könnten – insbesondere Drogen- und Alkoholmissbrauch?
- Scheint die Suizidalität eine akute Reaktion auf einen Konflikt zu sein, oder bestehen Hinweise auf eine chronische, negative bilanzierende Entwicklung?

— **An den Patienten**
- »Denkst du manchmal daran, dass das Leben keinen Sinn mehr hat?«
- »Mit wem kannst über diese Gedanken sprechen?«
- »Wie oft hast du schon versucht, dein Leben zu beenden?«
- »Auf welche Weise hast du dies versucht?«
- »Wer hat es bemerkt? Wie hat er/sie darauf reagiert?«
- »Wer in deiner Familie oder unter deinen Freunden setzt sich ebenfalls mit Suizid auseinander?«
- »Wo und wie hast du bisher Hilfe gesucht?«
- »Welche Hilfsversuche haben Familie oder Freunde unternommen? Gab es darunter besonders hilfreiche Ansätze?«

Prinzipiell muss man davor warnen, Suizidalität vorschnell als »appellativ« abzutun. Bei Unsicherheit über das Ausmaß sollte der Kontakt zu einem Kinder- und Jugendpsychiater und -psychotherapeuten gebahnt werden. Oft lassen sich – immer nur kurzfristig abzuschließende – Antisuizidverträge mit Jugendlichen vereinbaren, Hilfs- und Kontrollnetze knüpfen. Dies ist jedoch nur verlässlich mit Jugendlichen, mit denen ein guter affektiver Kontakt entstanden ist. Die Beaufsichtigung sollte gewährleistet sein. Wenn Kinder und Jugendliche nicht in den Kontakt kommen oder unbeirrbar akute Suizidpläne verfolgen, ist die Beantragung einer **Unterbringung nach den Psychiatriegesetzen der Länder** oder – besser – **auf Antrag der Eltern nach § 1631b BGB** eine zwangsweise Untersuchung und Behandlung des Kindes oder Jugendlichen einzuleiten. Dies geschieht informell und schriftlich beim Familiengericht, das dann bis zu einer oder nach einer Anhörung eine »diagnostische oder therapeutische Freiheitsberaubung« zum Wohle des Kindes genehmigen kann. Sozialpsychiatrische Dienste und die lokal zuständigen Versorgungskliniken informieren und helfen hier oder übernehmen die Fallverantwortung. Falls Eltern dem nicht zustimmen, muss das Jugendamt eine **Inobhutnahme** erwägen.

12.5 Zwangsstörungen

Joachim Walter

Definition und Symptomatik

Zwangsstörungen sind relativ häufige Phänomene, die in ihrer klinischen Bedeutung sehr unterschiedlich sein können. Sie reichen von harmlosen Eigenheiten und Gewohnheiten, von denen man nicht lassen kann, bis zu schweren Störungen, die viele Stunden am Tag in Anspruch nehmen und massive interpersonale Auswirkungen haben. Sie sind dann mit großen Ängsten verbunden, lassen kaum Zeit für ein befriedigendes soziales Leben und führen zu massiven Leistungseinschränkungen. Sie schränken die individuelle Freiheit ein, »zwingen« auch andere, auf die Zwänge Rücksicht zu nehmen. Viele Formen zwanghaften Verhaltens sind sozial nützlich, solange sie begrenzt sind, etwa das Bedürfnis nach

Ordnung, menschliches Sammelverhalten, das Bedürfnis, Erfahrung zu klassifizieren, Strukturen zu schaffen, anhand derer Erfahrung systematisiert werden kann. Wie bei anderen psychischen Störungen imponieren krankhafte Zwänge oft wie eine Persiflage menschlicher Eigenheiten. Aus kinder- und jugendpsychiatrischer und psychotherapeutischer Sicht sind jedoch schwere Zwangerkrankungen massiv behindernde und extrem chronische Störungen, die oft nur durch intensive Einzel- und Familientherapie begleitet durch anfängliche pharmakologische Unterstützung hinreichend gebessert werden können.

Definition

- **Zwangsstörungen** sind gekennzeichnet durch sich wiederholende unangenehme Gedanken, Impulse oder Handlungen, die nach der ICD-10 wenigstens 2 Wochen lang an den meisten Tagen bestehen müssen und als zur eigenen Person gehörig erlebt werden.
- Zumindest partiell leistet der Betroffene Widerstand gegen die Zwänge und empfindet sie als sinnlos. Die ständige stereotype Wiederholung erscheint dem Betroffenen nicht als angenehm.
- Meist bestehen »Angst, Leidensdruck und eine deutliche Beeinträchtigung der allgemeinen Aktivität« (Leitlinien KJPP, http://leitlinien.net/).
- Kinder erleben jedoch Zwänge oft nicht als Ich-fremd, auch nicht regelhaft als belastend. Die kognitive Erfassung der Zwänge als »sinnlos« ist im Kindesalter ungewöhnlich.
- Kinder im Vorschulalter zeigen häufig vorübergehende Zwangsphänomene, die dazu dienen – mittels magischen Denkens – Ängste abzuwehren. Diese haben meist keinen Krankheitswert. Zwänge sollten deshalb erst ab dem Grundschulalter diagnostiziert werden.

Bei Kindern treten Zwänge meist in der Form von Zwangshandlungen und Zwangsimpulsen auf, bestimmte Dinge zu tun oder zu lassen. Bei Jugendlichen finden sich häufiger auch zwanghafte Ideen, bildhafte Vorstellungen oder Zwangsgrübeleien. Fast immer besteht die »magische« Kognition, dass etwas Gefährliches, Eindringendes, Krankmachendes, Beschämendes oder Aggressives geschehen könnte, wenn man dem Zwangsimpuls nicht nachgibt oder die entsprechenden Handlungen nicht ausführt. Zwangskranke scheinen mit ihrer Symptomatik oft eine übergroße, fast allmächtige Verantwortung für ihre Umwelt zu übernehmen. Zwänge wirken auf Unbeteiligte oft wie eine aggressive Machtausübung. Innerhalb von Familien fällt oft die extreme Kooperation mit dem Zwangskranken auf. Alles wird getan, um die Zwangsbedürfnisse zu befriedigen und dem Patienten die irrationalen Ängste vorübergehend zu nehmen. Lerntheoretisch fühlt sich der Patient dadurch oft bestätigt in seinen Befürchtungen, die vorübergehende akute Entlastung nach Ausführen der Zwänge gewinnt damit einen verstärkenden Charakter.

Epidemiologie

Über die Häufigkeit von Zwangsstörungen liegen nur sehr unzuverlässige Daten vor, die sich vorwiegend auf den Erwachsenenbereich beschränken. Es wird von einer Prävalenz von 1–2,3% ausgegangen (Spitczok von Brisinski 2007). Die Klassifikation von Zwängen als leicht, mittel oder schwer lässt sich nur anhand der Beeinträchtigung des psychosozialen Funktionsniveaus realisieren, nicht jedoch anhand der Symptomatik.

Ätiologie und Pathogenese

Es besteht eine deutliche Häufung von zwanghaften, ängstlichen und depressiven Symptomen in der Familie von Zwangskranken. Genetische Belastungen mit Ängsten, Zwängen und Depressionen in der Familie werden mit über 40% angegeben. Sowohl Ängste, Zwänge als auch Depressionen führen zu einem (noch) engeren Zusammenschluss (Kohäsion). Autonomie, Freiheit und Trennung sind in der Regel angstbesetzt und werden verhindert. Zwänge und Rituale mindern (vorübergehend) Angst und dienen dazu, Gefühle der Leere, der Aggressivität, Schuldgefühle oder innere Verwirrtheit – z. B. auch durch als bedrohlich wahrgenommene Sexualität – zu vermeiden. Die Fähigkeit zur Konfliktaustragung ist in den entsprechenden Familien deutlich einge-

schränkt. Die Symptomatik führt indirekt zu oft fast quälerischer und als aggressiv erlebbarer Dominanz des Zwangskranken. Hinter dem Zwang verbirgt sich meist ein schuldbesetzter Wunsch nach Abgrenzung und Ausleben als unerlaubt empfundener Aggressivität. Sowohl die deutliche genetische Belastung als auch das ausgeprägte Modellverhalten innerhalb von Familien von Angst- und Zwangskranken fördern den Ausbruch der Symptomatik. Gleichzeitig sind häufig nur wenige positive Erfahrungen mit Konfliktaustragung und nur wenige Ressourcen vorhanden.

Differenzialdiagnostik

Zwanghafte Phänomene finden sich bei vielfältigen weiteren Erkrankungen des Kindes- und Jugendalters. Es besteht eine hohe **Komorbidität** mit Depressionen und Angststörungen sowie Tics. Komplexe Tics können wie Zwänge imponieren inklusive des Gefühls, Dinge tun zu »müssen.« Zwangsgedanken und ritualisierte Abwehr sowie Zwangsbefürchtungen sind ein Charakteristikum von anorektischen und bulimischen Essstörungen. Psychotische Jugendliche versuchen nicht selten, in ritualisierten Verhaltensweisen innere und äußere Struktur sowie ein Gefühl der Kontrolle zu finden. Sowohl bei narzisstischen als auch bei ängstlich-vermeidenden und zwanghaften Persönlichkeitsstörungen bestehen deutliche Zwangssymptome, die allerdings in der Regel weniger als Ich-fremd erlebt werden. Inwieweit nichtstofflich gebundene Süchte wie pathologisches Glücksspiel, Computerspielsucht, Sucht auf das Chatten im Internet unter Umständen auch als Zwangsphänomene gewertet werden müssen, ist noch nicht hinreichend erforscht.

Therapie

Die Behandlung von Zwängen erfordert in der Regel eine ausgiebige Phase der Motivation und der Vertrauensbildung, da die Zwänge oft von gehemmter Aggressivität, geringem Vertrauen bei hoher Ängstlichkeit, Leistungsdruck, geringer affektiver Zugänglichkeit und ausgeprägten Schamgefühlen gekennzeichnet sind. Eine ausgiebige Psychoedukation für Patient und Familie ist unverzichtbar. In der Einzeltherapie empfiehlt sich in der Regel ein kognitiv-verhaltenstherapeutisches Herangehen mit Erstellen von Angsthierarchien, dem

Erfassen und Behandeln dysfunktionaler oder magischer Kognitionen und geplanter gestufter Expositionsbehandlung bei Reaktionsverhinderung. Psychodynamisch werden daneben die auslösenden familiären Beziehungen und die hinter der Symptomatik wahrzunehmenden aggressiven Impulse, Schuld- und Schamgefühle bearbeitet. Ohne Compliance der Familie und familientherapeutische Behandlung der Themen von Aggressivität, Konfliktfähigkeit, oft auch Sexualität und Lustfreundlichkeit bleibt die Behandlung in der Regel erfolglos, oder die Zwangsstörung tritt nach Behandlung in kürzester Zeit wieder auf. Unterstützend im Sinne von vorübergehender Symptomentlastung ist eine in der Regel höher dosierte Behandlung mit Clomipramin (3 mg/kg KG/Tag), Fluoxetin (20–60 mg/Tag) oder Fluvoxamin (100–250 mg/Tag).

12.6   Ängste

Joachim Walter

Die alleinerziehende Mutter des 10-jährigen Peter leidet seit Jahren an einer Depression mit suizidalen Gedanken. Peter äußert morgens regelmäßig Bauchschmerzen, wegen derer er nicht zur Schule könne. Der Kinderarzt schreibt ihn auf Druck der Mutter vielfach krank. In Wirklichkeit spürt Peter unbewusst Ängste, die Mutter zu verlieren. Erst die Vermittlung der Mutter in adäquate Therapie und eine kurze vollstationäre Übungsphase der Trennung ermöglichen wieder regelmäßigen Schulbesuch.

Definition und Symptomatik

Ängste machen aufmerksamer gegenüber Gefahr. Sie sind ein wesentlicher Faktor für die Überlebensfähigkeit des Menschen. So begleiten Ängste vor Verlust und Trennung, Ängste vor dem Dunkeln, Ängste vor plötzlichen Reizen, Ängste vor Fremdem und Ängste vor Einsamkeit fast jeden Menschen in seiner Entwicklung. Krankhafte »neurotische« Ängste sind dadurch gekennzeichnet, dass die Auslöser für die Angst innerhalb der kulturellen Umgebung als nicht passend empfunden werden. Oft scheinen die genannten Ängste für andere, schuld- oder schambesetzte oder unbewusste Impulse und Konflikte zu stehen.

> **Definition**
>
> **Phobische Ängste** sind Ängste vor eindeutig definierten, nach kognitiver Überlegung eigentlich ungefährlichen Situationen und Objekten. Bei der **phobischen Störung** werden diese gemieden oder lösen ausgeprägte Angst und häufig deutliche vegetative Angstsymptome (Panik) aus. Die Ängste sind nicht durch Selbstreflexion oder logische Argumente anderer beeinflussbar. Phobische Ängste beziehen sich z. B. auf als eng oder übermäßig weit empfundene Räume, können sich jedoch auch auf spezifische Objekte (z. B. Tiere) oder spezifische Situationen beziehen. Sie sind ohne Behandlung oft ausgesprochen chronisch. Im Kindesalter können auch abnorm gesteigerte Ängste vor alterstypisch angstbesetzten Objekten oder Situationen jenseits der entwicklungspsychologisch noch passenden Zeit auftreten. Besonders entwicklungshemmend sind soziale Phobien, die sich als Störung mit sozialer Überempfindlichkeit des Kindesalters als Angst vor und Meidung von Fremden manifestieren.
>
> **Angststörungen** sind im Gegensatz zu phobischen Störungen – bis auf die emotionale Störung mit Trennungsangst/Schulphobie – diffuser im Sinne einer ängstlichen Grundhaltung, die bei Jugendlichen mit Panikstörungen gelegentlich zu heftigen Affektstürmen mit vegetativer und motorischer Beteiligung führt. Oft ist die Störung gemischt mit depressiven Anteilen. Ebenso sind Angststörungen oft mit körperbezogenen Ängsten und Befürchtungen verbunden. Die Symptomatik kann dann dissoziativ imponieren oder zunächst als Somatisierungsstörung erscheinen. Angststörungen beeinträchtigen durch ein kontinuierliches Gefühl des Besorgtseins, das die Kognitionen beherrschen kann.

Die emotionale Störung mit Trennungsangst/ **Schulphobie** ist eigentlich eher eine phobische Störung, bei der nicht die Angst vor der Schule vorherrscht, sondern die Trennung vom Zuhause nicht möglich ist. In der Regel besteht eine symbiotische Bindung meist zur Kindsmutter, die ihr Kind nicht alleine lassen kann, ohne von Ängsten überwältigt zu werden oder es z. B. als Partnerersatz benötigt. Die Familiendynamik – oft verbunden mit einem schwachen, abwesenden, seltener auch bedrohlich wahrgenommenen Vater – unterscheidet sich stark von der schuleschwänzender, dissozialer oder verwahrloster Kinder. Hat der Kinderarzt die Vermutung, es könne eine Schulphobie hinter der geäußerten Symptomatik stehen, sind Krankschreibungen kontraproduktiv – auch wenn z. B. geäußert wird, in der Schule werde das Kind »gemobbt« oder Ähnliches. Er sollte auf eine schnelle Behandlung bestehen und die Erlaubnis zur Kontaktaufnahme mit der Schule erbitten. Das Erkennen einer Schulphobie ist nicht allein wegen ihrer Häufigkeit so wichtig, sondern weil sie ausgeprägte soziale einschränkende Lebenskonsequenzen hat. Andere Phobien wie etwa Tierphobien haben geringere psychosoziale Konsequenzen.

> **❗ Wesentlich für die Einschätzung der Schwere einer Angststörung ist die Beeinträchtigung des Alltagslebens, der Explorations- und Entwicklungsfähigkeit. Wesentlich für die Prognose sind das Ausmaß des Vermeidungsverhaltens und des familiären Mitagierens.**
>
> **Hinweisend auf Ängste sind u. U. psychosomatische Symptome wie Bauchschmerzen, kindliche (psychogene) Essstörungen und Einnässen bei nächtlichen Dunkelheitsängsten.**

Ätiologie und Pathogenese

Ängste sind transgenerational »ansteckend«. Fast immer sind Angstmodelle, überbesorgte Eltern und Hemmungen von Aggressivität und Konfliktfähigkeit in der Familie vorhanden. Daneben besteht eine deutliche genetische Vulnerabilität, deren Realisation jedoch abhängt von angstmindernden Erfahrungen in einer vertrauensvollen, aber konfliktfähigen Umwelt.

Differenzialdiagnostik

Ängste werden in der Regel schnell geäußert, da sie meist sozial deutlich sichtbar sind. Ärzten gegenüber werden sie jedoch aus Scham oft verschwiegen, so dass aktiv nachgefragt werden muss. Freies Zeichnen von Kindern oder projektive Testverfahren wie Satzergänzungstest, Menschzeichnung, Baumzeichnung, Familie in Tieren offenbaren die Symptomatik jedoch meist auch für Nichtfachleute. Angstfragebögen und Symptomchecklisten sind eine zusätzliche Hilfe zur Differenzierung phobischer oder real begründeter Ängste, jedoch setzt das Äußern realer Ängste eine Vertrauensbeziehung voraus (AFS: »Angstfragebogen für Schüler«; SCARED: »Screen for Child Anxiety-Related Disorders«, Bezug z. B. über Hogrefe-Testzentrale). Progressive Einschränkungen der Kontakte und Alltagsfunktionen sind Hinweis für behandlungsbedürftige Ängste.

Die wichtigste Differenzialdiagnose ist die **begründete Realangst** etwa bei fortlaufender Bedrohung, Misshandlung oder Missbrauch eines Kindes, die sich auch hinter scheinbar anderen »Angstauslösern« im Sinne von gelegentlich bewusst vorgeschobenen, meist jedoch unbewussten vorgebrachten »Deck-Ängsten« verbergen kann. Ein Kind kann Ängste z. B. vor Fremden oder der Schule entwickeln – oder auch nur schildern –, die Angstursache liegt jedoch im Missbrauch innerhalb des familiären Rahmens. Daneben sind **entwicklungspsychologisch normale Ängste** wie Ängste davor, allein zu sein oder in den Keller zu gehen, auszuschließen. Bei Jugendlichen ist differenzialdiagnostisch an schizophrene Psychosen, wahnhafte oder drogeninduzierte Symptomatik zu denken. Neben Depressionen und klassischer posttraumatischer Symptomatik können bei Kindern anders als bei Erwachsenen auch **unspezifische Ängste** Symptome einer als traumatisch erlebten Situation und deren Verarbeitung sein. Diffuse, ungerichtete Ängste, Vermeidungsverhalten, nächtliche Ängste wie Ängste vor dem Toilettengang mit Enuresis nocturna sind dabei gerade typisch für jüngere traumatisierte Kinder. Der elektive Mutismus findet sich häufig bei traumatisierten Familien, Familienmitgliedern mit sozialen Ängsten oder Familien, die auf einen Kulturwechsel und Belastungen mit sozialem Rückzug reagiert haben.

Differenzialtherapie

In der Regel sind psychotherapeutische einzel- und familientherapeutische Maßnahmen hinreichend hilfreich und relativ rasch wirksam. Nicht selten ist danach eine sequenzielle Behandlung in verschiedenen Entwicklungsphasen und/oder »Booster-Behandlung« indiziert. Die Beseitigung Angst auslösender Situationen in und außerhalb der Familie, ein verändertes Modellverhalten und die Förderung der Konfliktfähigkeit sind dabei in allen wesentlichen Therapieverfahren wichtige Elemente. Eine elterliche psychische Störung/Angsterkrankung bedarf häufig einer eigenen Behandlung. Eine medikamentöse Unterstützung gehört – nach ausgiebiger Diagnostik – in die Hand des Kinder- und Jugendpsychiaters (kurz wirksame Benzodiazepine wie Lorazepam, längerfristig falls notwendig mit einem SSRI wie Fluoxetin, was jedoch eine längere pharmakologische Behandlung voraussetzt, um wirksam zu werden, evtl. Beta-Blocker).

12.7 Aufmerksamkeitsdefizit/ -Hyperaktivitätsstörungen (ADHS)

Gabriele Schmid

Definition, Symptomatik und Verlauf

Die Aufmerksamkeitsdefizit-/Hyperaktivitätsstörung (ADHS) stellt die wohl umstrittenste psychische Störung bei Kindern und Jugendlichen dar. Immer wieder entzündet sich in einer emotional geführten öffentlichen Diskussion die Auseinandersetzung um unseren Normalitätsbegriff (»Wie unruhig müssen Kinder sein, um als psychisch gestört zu gelten?«) und die medikamentöse Behandlung von Kindern mit psychischen Störungen (»Pillen für den Zappelphilipp«).

Bei der ADHS handelt es sich um ein lange bekanntes und intensiv beforschtes Verhaltensmuster. Unter der Diagnosegruppe »ADHS« werden die in der ICD-10 als »einfache Aktivitäts- und Aufmerksamkeitsstörung« bzw. »hyperkinetische Störung des Sozialverhaltens« und die im DSM-IV als »Aufmerksamkeitsdefizit-/Hyperaktivitätsstörungen« (drei Subtypen: Mischtyp mit Aufmerksamkeitsstörung **und** Hyperaktivität/Impulsivität, vorwiegend unaufmerksamer Typ, vorwiegend hyperaktiv/impulsiver Typ) kodierten Störungen verstanden.

Im klinischen Alltag haben sich dabei die Begriffe ADHS bzw. ADS mit und ohne Hyperaktivität durchgesetzt und ungenaue Bezeichnungen wie »hyperkinetisches Syndrom« abgelöst.

> **Definition**
>
> Störungen der Aufmerksamkeit, der Impulskontrolle und des Aktivitätsniveaus stellen bei ADHS in unterschiedlicher individueller Ausprägung die Kernsymptomatik dar, die oft zu erheblichen Einschränkungen in der schulischen und sozialen Integration sowie der emotionalen Entwicklung der betroffenen Kinder und Jugendlichen führt.
>
> Neben der genannten Kernsymptomatik sind folgende Diagnosekriterien zu beachten: die Symptome müssen länger als 6 Monate bestehen und vor dem 7. Lebensjahr auftreten, sie müssen in verschiedenen Lebenssituationen beobachtbar sein (also z. B. in der Familie und im Kindergarten) und zu einem deutlichen Leid bzw. einer Beeinträchtigung der sozialen und schulischen Integration des Kindes führen.

ADHS ist eines der häufigsten Störungsbilder im Kindes- und Jugendalter und häufig mit anderen Störungen bzw. Entwicklungsauffälligkeiten vergesellschaftet. In diesem Zusammenhang wird auch treffend vom »Entwicklungsrisiko ADHS« gesprochen. Mehrere Bereiche der gesundheitsbezogenen Lebensqualität zeigen sich bei Kindern mit ADHS erheblich beeinträchtigt (Klassen et al. 2004).

Grundsätzlich wird bei einer ADHS-Diagnose von einer Intelligenz im Durchschnitt bzw. im Grenzbereich zur Norm (IQ > 70) ausgegangen. Einen oft nicht unumstrittenen Sonderfall stellen entsprechend ADHS-Merkmale bei definierter Intelligenzminderung (IQ < 70) dar: sind eine kurze Konzentrationsspanne, erhöhte motorische Unruhe oder impulsives Verhalten als eigenständige ADHS zu deuten (und entsprechend zu behandeln), oder gehen die Verhaltensmerkmale in der kognitiven Retardierung auf?

Für den Einzelfall sollte dabei handlungsleitend sein, dass bei einer deutlichen Beeinträchtigung des betroffenen Kindes durch ADHS-Symptome diese zu erfassen und ggf. zu behandeln sind. Die Diagnose ADHS stellt für das Kind keine weitere Pathologisierung dar, sondern ermöglicht ergänzende therapeutische Hilfen oder Zugang zu Fördermöglichkeiten (z. B. Gewährung einer Integrationshilfe für den Schulunterricht).

Bei bestimmten genetischen Syndromen zeigt sich ein »Verhaltensphänotyp ADHS«, so z. B. beim Fragilen X-Syndrom oder beim fetalen Alkoholsyndrom.

Nils und Eike sind zweieiige Zwillinge von 12 Jahren. Seit der frühen Kindheit sind bei ihnen Entwicklungsverzögerungen und eine kognitive Retardierung, jeweils individuell unterschiedlich ausgeprägt, zu beobachten. Besondere Sorge im Verhalten ihrer Kinder bereiteten den Eltern die erheblichen Konzentrationsstörungen und motorische Unruhe beider Jungen, die sich auch im schulischen Umfeld zeigten und nach Angaben der Lehrer ein erfolgreicheres Arbeiten in der Schule (Förderschule bzw. Schule für geistig Behinderte) verhinderten. Im Alter von 9 Jahren wurde in einer kinderpsychiatrischen Ambulanz die Diagnose einer ADHS gestellt und eine medikamentöse Therapie mit Stimulanzien eingeleitet. Beide Jungen profitierten im Verlauf sichtlich von der Behandlung und zeigten Lernfortschritte sowie eine verbesserte Selbststeuerung. Nach einer Vorstellung im sozialpädiatrischen Zentrum und einer humangenetischen Untersuchung wurde nun im Alter von 12 Jahren ein Fragiles X-Syndrom als Hintergrund für die Entwicklungsstörungen und die Verhaltensauffälligkeiten diagnostiziert.

Für den Verlauf der ADHS gilt, dass sich ein Symptomwandel von der Kindheit über das Jugendalter bis ins Erwachsenenalter hinein vollzieht. Während in frühen Jahren beim Mischtyp bzw. beim vorwiegend hyperaktiv-impulsiven Typ die Bewegungsunruhe deutlich sichtbar ist, berichten Jugendliche und Erwachsene über ein innerlich erlebtes Gefühl der Rastlosigkeit und des Getriebenseins. Die Aufmerksamkeitsstörung bleibt im Verlauf erhalten, kann jedoch mit zunehmenden metakognitiven Fähigkeiten oft besser kompensiert werden (z. B. sich vor einer Prüfung einen genauen Lernplan erstellen, sich Fragen für ein wichtiges Gespräch gezielt notieren). Die Impulsivität verbunden mit emotionalen Schwankungen wirkt sich im Jugend- und Erwachsenenalter oft negativ auf die Beziehungsgestaltung und auch in Form erhöhter Unfallgefährdung aus. In etwa 30–50% der Fälle bleibt die Diagnose ADHS bis ins Erwachsenenalter bestehen (Kahl et al. 2007).

❗ Bis zu zwei Drittel der ADHS-Betroffenen haben weitere psychische Störungen. Die häufigsten komorbiden Störungen bei ADHS sind die (oppositionelle) Störung des Sozialverhaltens, affektive Störungen, Angststörungen, Teilleistungs- und Lernstörungen sowie Ticstörungen (Aufzählung nach Lehmkuhl et al. 2007).

Für Handlungsempfehlungen für die klinische Praxis stehen **Leitlinien** verschiedener Fachgesellschaften zur Verfügung (Internet: http://www.awmf. de für die Leitlinie der Deutschen Gesellschaft für Kinder- und Jugendpsychiatrie und Psychotherapie et al., http://www.dgspj.de für die Leitlinie der Arbeitsgemeinschaft ADHS der Kinder- und Jugendärzte e.V.).

Für Eltern und andere Interessierte geben **Selbsthilfeverbände** wertvolle Hinweise und Informationen zu regional verfügbaren Hilfen (http:// www.adhs-deutschland.de, http://www.info-adhs. de, http://www.juvemus.de).

Epidemiologie

Die Angaben zur Häufigkeit der ADHS haben in der Vergangenheit beträchtlich variiert, insbesondere die Wahl der zugrunde gelegten Diagnosekriterien bzw. Messinstrumente und die Auswahl der betrachteten Populationen führten zu diesem Umstand. Die aktuellen Angaben aus der deutschen KIGGS-Studie (Schlack et al. 2007) wurden an einer repräsentativen Stichprobe von über 14.000 Kindern und Jugendlichen zwischen 3 und 17 Jahren gewonnen. Sie basieren auf einer Befragung der Eltern (»Wurde bei Ihrem Kind jemals eine ADHS-Diagnose gestellt?«), hier wurden Prävalenzen von 4,8% berichtet. In einer Einschätzung per Screeningfragebogen (Strengths and Difficulties Questionnaire, Werte über Cut-off in der Unterskala Unaufmerksamkeit/Hyperaktivität) ergab sich eine Prävalenz von 4,9%. Frühere Schätzungen, die von einer Häufigkeit zwischen 3 und 7% ausgingen, wurden damit bestätigt. Der Anspruch an seriöse Angaben zur Prävalenz spielt bei der ADHS wegen der öffentlichen Diskussion womöglich eine noch entscheidendere Rolle als bei anderen Erkrankungen.

In bestimmten klinischen Gruppen zeigt sich eine deutlich höhere Auftretensrate der ADHS als in der Allgemeinbevölkerung. Bei Menschen mit geistiger Behinderung etwa gehen verschiedene Studien von einer Prävalenz von bis zu 16% aus (z. B. Dekker u. Koot 2003). Bei Kindern mit autistischen Störungen zeigt sich in bis zur Hälfte der Fälle eine ADHS-Symptomatik (Leitlinie tiefgreifende Entwicklungsstörungen Störungen, DGKJPP et al. 2007e).

Ätiologie und Pathogenese
»Die« Ursache für das heterogene Störungsbild ADHS ist nicht bekannt. Wie auch bei anderen psychischen Störungen wird bei der ADHS eine **multifaktorielle Entstehung** angenommen. Neben genetischen Befunden, die auf eine erbliche Beteiligung in der Größenordnung von 70–95% hinweisen, stehen auch prä- und perinatale Faktoren wie mütterlicher Nikotinkonsum in der Schwangerschaft oder eine hypoxische Schädigung des Gehirns des Neugeborenen im Verdacht, zu einer ADHS-Entstehung beizutragen. Auf neurophysiologischer Ebene resultiert dies in veränderten Prozessen im Zusammenspiel zwischen frontalem und präfrontalem Kortex, parietookzipitalem Kortex, Basalganglien und Zerebellum, basierend auf Dysregulationen in beteiligten Transmittersystemen (Dopamin-, Noradrenalin- und Serotonin-Stoffwechsel). Neuropsychologisch findet sich entsprechend ein Informationsverarbeitungsmuster, das durch eine beeinträchtigte Hemmung von Impulsen und Defiziten im Arbeitsgedächtnis (mit Folgen für die Selbstregulation, die Handlungsplanung und die Abfolge von Verhaltensschritten) gekennzeichnet ist.

Psychosoziale Bedingungen, wie elterlicher Erziehungsstil oder intrafamiliäre Kommunikationsmuster, scheinen die Ausprägung des Schweregrads und die Entwicklung der ADHS-Symptomatik im Verlauf zu beeinflussen (z. B. Aufrechterhalten des Problemverhaltens durch inkonsistente elterliche Reaktionen). Eine Untersuchung von Christakis und Kollegen (2004), die epidemiologische Daten einer Längsschnittuntersuchung zugrunde legt, berichtet über einen starken Zusammenhang zwischen dem Ausmaß des Fernsehkonsums im Alter von 1 und 3 Jahren und Aufmerksamkeitsproblemen (erfasst per Fragebogen) im Alter von 7 Jahren. Verschiedentlich werden ADHS-Symptome auch ursächlich mit Bindungsstörungen und trauma-

tischen Erfahrungen in Zusammenhang gebracht, wobei dieses Postulat noch weiter untersucht werden soll.

> **Ursachen des ADHS**
> - Genetische Ursachen erklären einen wesentlichen Teil des Risikos für ADHS.
> - Epigenetische Faktoren – Priming durch intrauterines und perinatales »Milieu« – können genetische Mechanismen modulieren.
> - Psychosoziale Faktoren können die Manifestation sowie den Schweregrad von ADHS in erheblichem Maße beeinflussen.

Das Aufzeigen der bislang bekannten Entstehungsmechanismen spielt bei der Aufklärung der Eltern über eine ADHS-Diagnose bei ihrem Kind eine entscheidende Rolle, da sich viele Eltern »schuldig« am Verhalten ihres oftmals sozial auffälligen Kindes (vor allem beim hyperaktiv-impulsiven ADHS-Typ) fühlen. Im Austausch mit den Eltern kommt man nicht selten ähnlichen Verhaltensmustern in der Eltern- oder Großelterngeneration auf die Spur, was für Eltern und Kinder sehr entlastend sein kann.

Diagnostik
Wie es nicht »die« ADHS-Ursache gibt, gibt es auch nicht »den« ADHS-Test. Eine ADHS-Diagnosestellung ist ein umfangreiches Unterfangen und basiert auf mehreren diagnostischen Bausteinen, dabei hat sich der Begriff der »multimodalen Diagnostik« durchgesetzt. Das Herzstück des diagnostischen Prozesses stellt das ausführliche klinische Interview der Familie dar, das in der Regel mit Verfahren zur Fremdeinschätzung des Verhaltens auf Fragebogenebene – je nach Alter des Kindes auch mit Selbsteinschätzungsverfahren – ergänzt wird. Neben der Familie sollte auch eine Einschätzung aus der Schule bzw. der Kindertagesstätte (nur mit Einverständnis der Eltern) eingeholt werden, um dem Diagnosekriterium der »situationsübergreifenden« Symptomatik gerecht zu werden. Zur allgemeinen und störungsspezifischen Psychodiagnostik in verschiedenen Altersgruppen existiert inzwischen ein umfangreiches Angebot an Fragebögen, Checklisten, Interviewschemata etc., z. B. zusammengefasst im KIDS 1 (Döpfner et al. 2006). Eine Entwicklungs-,

Intelligenz- oder Teilleistungsdiagnostik ist bei Hinweisen auf entsprechende Probleme durchzuführen und dient der differenzialdiagnostischen Einordnung, z. B. zur Abgrenzung einer Lese- und Rechtschreibstörung von einer vermuteten ADHS.

Neuropsychologische Tests zur Erfassung verschiedener Komponenten der Aufmerksamkeit (z. B. PC-gestützte Messung der Daueraufmerksamkeit) bzw. der Exekutivfunktionen sind nicht obligatorisch, sondern dienen im Einzelfall der Erhebung eines individuellen Leistungsprofils und können wertvolle Förderansätze für das Kind oder den Jugendlichen erschließen helfen (Schmid 2007). Zudem können neuropsychologische Testverfahren einen Beitrag zur Objektivierung von medikamentösen Behandlungseffekten leisten.

Es ist zu beachten, dass die Diagnose psychischer Störungen allgemein, also auch der ADHS, bei Kindern mit erheblicher Entwicklungsretardierung bzw. intellektueller Behinderung erschwert ist (Sarimski u. Steinhausen 2008). Die anhand der Entwicklungsnorm definierten Diagnosekriterien (z. B. operationalisiert in »klassischen« ADHS-Fragebogeninstrumenten) gehen oft an der Verhaltenswirklichkeit von Kindern mit intellektuellen Behinderungen vorbei und bedürfen einer Umsetzung in eine ganz individuelle Verhaltensbeschreibung und -analyse.

Therapie
Wie der diagnostische Prozess ist auch das therapeutische Angebot bei ADHS in verschiedene Bausteine einteilbar: neben Interventionen, die am Kind/dem Jugendlichen selbst ansetzen, gibt es Interventionen, die sich an die Eltern/Bezugspersonen richten, und auch Interventionen, die primär auf den Kindergarten/die Schule abzielen. Bei der individuellen Beratung der Familie nach einer ADHS-Diagnose spielt neben dem Schweregrad der Störung und dem Alter des Kindes das Ausmaß von Komorbiditäten, das Vorhandensein von ggf. vordringlichen Belastungsfaktoren in der Familie und auch die regionale Verfügbarkeit bestimmter Therapien (z. B. Mangel an niedergelassenen Kinder- und Jugendlichenverhaltenstherapeuten) eine Rolle. Grundsätzlich gilt, je jünger das Kind, desto mehr konzentrieren sich Hilfen auf das Umfeld (Eltern, Kindergarten). Die Inhalte von Elternbera-

tung und Elterntrainings bei ADHS beziehen sich in erster Linie auf die Förderung positiver Interaktionen im Alltag (angemessene Verhaltensweisen des Kindes wahrnehmen und gezielt verstärken), auf die Vermittlung von Aufforderung und Regeln und Strategien zur Entschärfung von Konfliktsituationen.

Die Entscheidung für eine **medikamentöse Behandlung** richtet sich nach dem Schweregrad der Symptomatik und dem Ausmaß der psychosozialen Beeinträchtigung des Kindes bzw. des Jugendlichen (ist beispielsweise die schulische Integration erheblich gefährdet?). Aktuell werden vor allem zwei Wirkstoffe (Methylphenidat, Atomoxetin) eingesetzt (weiterführende Informationen z. B. bei Kahl et al. 2007). Eine Übersicht zu möglichen Interventionen bei ADHS findet sich in ◘ Tab. 12.2.

◘ Tab. 12.2. Übersicht zu möglichen Interventionen bei ADHS (Auswahl)

Ansatzpunkt	Intervention
Kind	Frühförderung, Psychomotorik, Konzentrationstraining, Medikation, Verhaltenstherapie, Ergotherapie (bei entsprechender Indikation)
Familie	Elterntraining, Erziehungsberatung, Paar- oder Familientherapie
Kindergarten/ Schule	Platzierungsmaßnahmen, Integrationsmaßnahmen, Lehrer-/Erzieherberatung

12.8 Störungen des Sozialverhaltens

Joachim Walter

Störungen des Sozialverhaltens sind die häufigsten Störungen im Kindes- und Jugendalter. Sie führen zu medialer Aufmerksamkeit und heftigen, oft ideologisch geführten Diskussionen etwa um Strafmündigkeit und geschlossene Unterbringung. Dies spiegelt die Hilflosigkeit der Gesellschaft, aber auch die Schwierigkeit der pädagogischen und psychotherapeutischen Behandlung wider.

Definition und Symptomatik

> **Definition**
>
> - Störungen des sozialen Verhaltens sind durch ein sich wiederholendes und mehr als 6 Monate anhaltendes Muster dissozialen, aggressiven und aufsässigen Verhaltens charakterisiert.
> - Es übersteigt in extremem Maß an verbalen und körperlichen Auseinandersetzungen, Grausamkeit gegenüber Menschen oder Tieren, mutwilligem Zerstören von Eigentum, Diebstahl, Weglaufen von zuhause und Schuleschwänzen die altersentsprechenden sozialen Erwartungen, ist also schwerwiegender als gewöhnlicher kindlicher Unfug oder jugendliche Aufmüpfigkeit.
> - Störungen des Sozialverhaltens mit Beginn vor dem 10. Lebensjahr und bei Abwesenheit sozialer Bindungen haben eine besonders schlechte Prognose.

Verhaltensbeispiele sind ein extremes Maß an verbalen und körperlichen Auseinandersetzungen, Grausamkeit gegenüber Menschen oder Tieren, mutwilliges Zerstören von Eigentum, Diebstahl, Weglaufen von zuhause und Schuleschwänzen, ungewöhnlich starke Impulsdurchbrüche und Ungehorsam. Bei geringer ausgeprägten Formen stehen trotziges, oppositionelles und abwehrendes Verhalten im Vordergrund. In der Regel besteht eine erhöhte Impulsivität und eine geringe Frustrationstoleranz. Meist werden andere als Urheber oder Ursachen der Handlungen bezichtigt (externale Kontrollüberzeugungen). Die Welt wird als in Gut und Böse aufgespalten wahrgenommen oder primär als feindlich erlebt. Es besteht eine Neigung zur Projektion eigener aggressiver Gefühle auf andere. Während bei Jungen oft offen ausgetragen Aggressivität eine wesentliche Rolle spielt, kann bei Mädchen die Symptomatik in Form von sozialer Aggression, d. h. aggressivem Beziehungsverhalten (»Mobbing«) oder in Form von sexueller Verwahrlosung auftreten. Intrapsychische Konflikte können bei Kindern mit gestörtem Sozialverhalten externalisiert werden und als aggressiv-dissoziale Symptomatik imponieren.

Ein isoliertes Auftreten entweder nur innerhalb oder ganz vorwiegend außerhalb der Familie ist möglich und gibt Hinweise für die Genese. Bei Störungen vorwiegend außerhalb der Familie besteht oft innerhalb der Familie eine starke Kontrolle, so dass aggressive Impulse eher außerhalb ausgelebt werden können. Manchmal liegen die Ursachen in realen Bedrohungen oder Identifikationen mit dissozialen Subkulturen im Umfeld. Kinder- und Jugendliche, die sich viel in einem schwierigen Umfeld bewegen, lernen vorwiegend andere schwierige Kinder kennen. Diese sind auf der Straße zugänglicher als andere und neigen zu schnellem intensivem Kontakt. Impulsives, »schnelles« Leben, Lustorientierung sowie Erregungssuche, gleichzeitig geringe Frustrationstoleranz und eher geringe Motivation verbinden dabei ähnliche Kinder und besonders Jugendliche. Bei vorwiegend innerfamiliär auftretenden Störungen des Sozialverhaltens finden sich meist übermäßig enge, kontrollierende, überfürsorglich/ängstliche Beziehungen, die die Autonomieentwicklung behindern.

Soziale Beziehungen beschränken sich vor allem im jugendlichen Alter oft zunehmend auf die Gemeinschaft mit anderen im Sozialverhalten gestörte Jugendliche. Beziehungen zu Erwachsenen sind oft konflikthaft und ablehnend und von Misstrauen geprägt, was die therapeutische Zugänglichkeit anfangs erschwert.

Friedfertigkeit

Die Fähigkeiten zur Friedfertigkeit und Versöhnlichkeit sind bei Kindern und Jugendlichen mit dissozialen Störungen oft vermindert. Diese Fähigkeiten setzen Empathievermögen (»theory of mind«) und insbesondere positive Erfahrungen von Konflikt und Konfliktlösung voraus und befähigen zum aktiven Umgang mit Angst, Verlust und Trennung. Schwerer gestörte Patienten haben diese Kompetenz nicht erworben, leichter gestörte Patienten wenden sie in wichtigen Lebensbereichen oder in einer aktuellen Situation nicht an.

Epidemiologie

Störungen des Sozialverhalten sind umwelt- und kulturabhängig. In Deutschland wird von einer Prävalenz von 6–16% bei Jungen und von 2–9% bei Mädchen ausgegangen. In stationärer kinder- und jugendpsychiatrischer Behandlung stellen Patienten mit unterschiedlichen Formen gestörten Sozialverhaltens inzwischen ca. 40% der Klientel dar.

Diagnostik

Die Diagnostik ist vielfältig und beruht wesentlich auf ausgiebiger Anamnese und klinisch psychopathologischer und Verhaltensdiagnostik. Sie beinhaltet folgende Anteile:

- Befragung und Beobachtung des Kindes und der Bezugspersonen;
- Bindungsgeschichte;
- Konfliktmodelle/Vorhersagbarkeit und Erwartungen des Gegenübers, familiäre und subkulturelle Modelle;
- Erziehungsgeschichte: liebevoll-vernachlässigender, lieblos-vernachlässigender, lieblos-konsequenter Erziehungsstil statt liebevoll-konsequentem Stil?;
- Ziel des aggressiven Verhaltens und dessen Angemessenheit;
- Einstellungen, Verhalten, Umweltbedingungen;
- Erfassung verstärkender Faktoren;
- Situationen, in denen das Verhalten nicht auftritt;
- Ressourcen.

Differenzialdiagnose und Komorbidität

Störungen des sozialen Verhaltens können auch bei anderen Erkrankungen auftreten. Falls diese im Vordergrund stehen, ist die entsprechende Diagnose oder eine Doppeldiagnose zu verwenden.

Sehr häufig finden sich Aufmerksamkeitsstörungen, Konzentrationsstörungen, körperliche Unruhe und Impulsivität, so dass differenzialdiagnostisch ein **ADHS** mit sekundären Folgen durch chronische Frustrations- und Kritikerlebnisse bedacht werden muss (hyperaktive Störung des Sozialverhaltens). Bei **Suchtstörungen** finden sich Symptome gestörten Sozialverhaltens insbesondere in Form von Diebstahl, unter Umständen auch aggressiven Übergriffen, um die Suchtmittel zu erhalten (z. B. Drogenabusus, bei Bulimie manchmal Nah-

rungsmittel). Jugendliche mit gestörtem Sozialverhalten missbrauchen dabei deutlich gehäuft Drogen oder Alkohol bis hin zu Abhängigkeitssyndromen. Dies ist u. a. Ausdruck des Bedürfnisses nach schneller – sozusagen impulsiver – Befriedigung, der geringen Affekt- und Frustrationstoleranz und subkultureller Normalität. Insbesondere Alkoholabusus trägt wesentlich zu aggressiv-impulsiven Handlungen, aber auch Suizidalität bei Jugendlichen bei. Häufig lassen sich bei genauerer Exploration **depressive Störungen** finden (Störung des Sozialverhaltens mit depressiver Störung). Emotional instabile Persönlichkeitsentwicklungsstörungen und narzisstische oder dissoziale Persönlichkeitsentwicklungen lassen sich bei älteren Jugendlichen mit jahrelang bestehendem Muster antisozialen Verhaltens gelegentlich schon diagnostizieren. Auf die Familie beschränkte Formen gestörten Sozialverhaltens finden sich häufig als Form des Abgrenzungsverhaltens bei symbiotisch missbrauchenden familiären Beziehungsformen, z. B. übermäßig kontrollierendem Verhalten oder missbräuchlich nahen Beziehungen besonders zwischen Müttern und Söhnen. Daneben häuft sich entsprechendes Verhalten in Familien mit Zwangserkrankungen, depressiven Störungen, Computer- und Internetabusus und anderen Suchtstörungen. Differenzialdiagnostisch sind weiter psychotische Entwicklungen bei Jugendlichen zu bedenken.

Ätiologie und Pathogenese

In der Regel leben die betroffenen Kinder und Jugendlichen in erschwerten sozialen Umständen. Die Häufigkeit ist in unteren Sozialschichten fast 5-mal höher als in hohen sozialen Schichten. Die Betroffenen weisen Sozialisations- und Beziehungsstörungen oft schon seit der frühen Kindheit auf. Ererbtes Temperament spielt eine Rolle. Häufig haben Kinder und Jugendliche Erlebnisse gehabt, in denen sie selbst zum Opfer wurden. Entsprechend sind das Vorliegen einer reaktiven Bindungsstörung (► Kap. 6.3) ebenso wie posttraumatische Reaktionen mögliche Differenzialdiagnosen. Sowohl psychische Erkrankungen der Eltern als auch mangelnde Empathie in der Familie, Misshandlungen, chronische Abwertungen, Vernachlässigung und Verwahrlosungserlebnisse spielen ein eine wesentliche Rolle. In der Regel haben die Kinder nicht nur

Ursachen für Aggressivität (als Stimmung) und aggressives Verhalten (als deren Ausdruck)

- Aggression hat biologische Wurzeln, die Verwirklichung im Handeln ist aber an Auslöser, Bedrohung, Bindungs-, Erziehungs-, Bewältigungs- und Verarbeitungsfähigkeiten gebunden.
- Aggression kann Schutzfunktion haben (z. B. Aggressivität gegenüber Angreifern), kann als Reaktion auf Angst und Angriffe instinktiv ausgelöst werden.
- Umstände erklären z. T. die Ursachen, entschuldigen aber nicht aggressives Verhalten.
- Aggression kann der Erreichung materieller oder zwischenmenschlicher Ziele dienen.
- Aggressives Verhalten kann eine Reaktion auf Unlust und depressive Affekte sein.
- Aggressives Verhalten kann eine sozialisationsbedingte Sonderform der Suche nach Nähe darstellen (ein Kind kann eine depressive Mutter beißen, um ihre Aufmerksamkeit zu wecken oder sie »lebendiger zu machen«).
- Aggressives Verhalten kann einem Angriff auf abgelehnte Selbstanteile und Selbstgedanken im anderen entsprechen (Projektion): »Wenn ich dich töte, brauche ich nicht darüber nachzudenken, was du denkst«.
- Aggressivität kann der Vermeidung von Schuldgefühlen und Ängsten vor Entdeckung oder Beschämung dienen (Über-Ich-induzierte Gewalt und Aggression: »Die Ermordung des Zeugen«).
- Aggressivität entspringt oft einer vorschnellen/impulsiven Reaktion bei geringer Ambivalenz- und Frustrationstoleranz.
- Temperamentsfaktoren und Geschlecht machen vulnerabler für aggressives Verhalten – wenn Aggressivität durch eine entsprechend aggressionsfördernde Umwelt eingeübt wird und friedfertiges Verhalten nicht erlernt wurde.
- Aggressives Verhalten beinhaltet eine Störung der Selbstkontrolle/-regulation.
- Aggressivität kann der plötzlichen körperlichen Reinszenierung im präverbalen Alter erlebter Erfahrungen entsprechen, die im prozeduralen Gedächtnis gespeichert sind.
- Mangelnde Erfahrung von gut gelösten Konflikten spielt eine wesentliche Rolle.

Modelle mangelnder Empathie, sondern auch inkonsistente Erziehung erfahren. In der Regel fehlen Modelle prosozialen Verhaltens, so dass die Fähigkeit zur Friedfertigkeit nicht erlernt wurde.

Überforderungssyndrome können ebenfalls zu aggressiver Abgrenzung führen.

Prävention

Die Effektivität von präventiven Programmen ist insbesondere von der Compliance der Eltern abhängig, die gerade bei sozial schwachen Familien und solchen mit Migrationshintergrund schlechter ist. Sie zielen auf Stärkung der Erziehungskompetenzen (z. B. »Starke Eltern – starke Kinder«) und positive Beziehungsgestaltung. Daneben gibt es evaluiert wirksame Programme für Kindergärten und Grundschulen (z. B. »Faustlos« des Heidelberger Präventionszentrums HPZ, http://www.faustlos.de; »Kindergarten plus« der Deutschen Liga für das Kind, http://www.liga-kind.de). Wenig evaluiert, aber wohl präventiv wirksam sind Sport, musische Förderung und Vereinsaktivitäten. Allerdings werden hier im Sozialverhalten gestörte Kinder oft früh ausgegrenzt, da sie zu impulsiv sind oder zu wenig Frustrationstoleranz und Durchhaltefähigkeit zeigen.

Therapie

Störungen des Sozialverhaltens sind am leichtesten bei frühem Therapiebeginn behandelbar. Chronifizierte Probleme haben eine deutlich schlechtere Prognose. Die Behandlung muss immer **multimodal** sein. Primärer Ansatzpunkt ist die **Familie** mit ihren Ressourcen, Problemen und ihrem Konflikt- und Problemlöseverhalten.

Psychotherapeutische und pädagogische Maßnahmen. Die Behandlung von Störungen des Sozialverhaltens geschieht in der Regel in Kooperation mit Jugendhilfe, Kinder- und Jugendmedizin sowie Kinder- und Jugendpsychiatrie und -psychotherapie. Pädagogische Kompetenz, Konsequenz und Förderung von Kompetenzen sind zentrale Bausteine jeder erzieherischen Herangehensweise. Dabei sind die pädagogischen Programme und Interventionen leider bisher oft wenig evaluiert und qualitätsgesichert. So sind die Aufgaben von »Familienhelfern« und »Einzelfallhelfern« oft nicht hinreichend klar, die pädagogischen und therapeutischen Kompetenzen z. T. gering.

Individualisierte Ansätze, die elterliches Problemverhalten, Erziehungskompetenzen, Beziehungsverhalten, affektiven Austausch und Förderung positiver Eltern-Kind-Beziehungen beinhalten und im Kleinkind- oder Grundschulalter beginnen, sind am effektivsten (z. B. das bekannte »Therapieprogramm für Kinder mit **h**yperaktivem und **o**ppositionellem **P**roblemverhalten«, THOP, Döpfner et al. 2002). Sie enthalten in der Regel Bausteine psychoedukativer Natur, vermitteln Konfliktlösefähigkeiten, befassen sich mit der elterlichen und familiären Beziehungen und deren eigenen Be- und Erziehungserfahrungen. Kinder und Eltern müssen oft erst den differenzierten verbalen Ausdruck von Gefühlen lernen.

Im **Jugendlichenalter** sind Elterninterventionen weniger effektiv. Evidenz besteht hier nur für **multisystemisches Arbeiten** (intensive Behandlungsansätze, die neben der Elternebene und den Jugendlichen selbst gleichzeitig das soziale Netz, die Schule, die Peergruppe sowie das Helfersystem integrieren). Daneben gibt es hier jedoch wirksame Methoden der Intervention, die auf Anerkennung eigener Hilflosigkeit beruhen und u. a. aus dem passiven Widerstand entlehnt sind (Omer u. von Schlippe 2006) oder auf Verhandlung und Austausch beruhen.

> **So lange in Familien geschlagen wird, ist die Behandlung eines Kindes aussichtslos!**

Konzepte für die Behandlung der Kinder und Jugendlichen selbst umfassen in der Regel vielfältige übende und reflektierende Maßnahmen, daneben soziale Integrationsbemühungen in hilfreiche Gleichaltrigengruppen sowie positive Selbstwert- und Erfolgserfahrungen. Oft ist eine intensive Kooperation von Therapeuten und Jugendhilfeeinrichtungen mit Instanzen wie Polizei und Familien- sowie Jugendgerichtsbarkeit notwendig und hilfreich.

Bei transgenerationalen Problematiken oder aggressivem Verhalten als Ausdruck affektiver Störungen können auch tiefenpsychologisch oder systemisch familientherapeutische und einzeltherapeutische Ansätze hilfreich sein, die in der Regel inzwischen aber auch wesentliche kognitiv-verhaltenstherapeutische Methoden integrieren.

Pharmakotherapie. Pharmakotherapeutische Maßnahmen können nur supportiv von begrenzter Wirksamkeit sein, bis andere milieutherapeutische, psychotherapeutische sowie pädagogische Maßnahmen wirksam werden.

In Einzelfällen kann besonders bei impulsiv aggressiven Kindern und Jugendlichen Methylphenidat hilfreich sein. Gute Erfahrungen mit aggressiv impulsiven Kindern und Jugendlichen werden inzwischen auch häufig von niedrig dosiertem Risperidon (0,5–1,5 mg/Tag) berichtet. Hierfür liegt bisher jedoch nur eine Zulassung und hinreichende Evidenz für lernbehinderte und geistig behinderte Kinder vor. Die Behandlung gehört in die Hände von Kinder- und Jugendpsychiatern als individueller Heilversuch.

> **Nutze Medikamente zur Förderung von Beziehung, nicht statt Beziehung! Sie dienen dazu, leichter lernen zu können, mehr Erfolg zu erleben, korrektive Erfahrungen machen und verinnerlichen zu können.**

12.9 Ticstörungen

Gabriele Schmid

Definition und Symptomatik

Ticstörungen im Kindes- und Jugendalter reichen von harmlosen, vorübergehenden Tics – meist Blinzeln oder Kopfschütteln im Vorschulalter – bis hin zur schwersten Form der Störung, dem Tourette-Syndrom, das durch die Kombination chronischer motorischer und vokaler Tics gekennzeichnet ist.

Definition

- Bei Tics handelt es sich um plötzliche, unwillkürliche, sich wiederholende Bewegungen einer bestimmten Muskelgruppe (z. B. Mund öffnen) oder sich wiederholende, plötzliche Lautäußerungen (z. B. grunzen, einzelne Laute oder Worte), die keinem kommunikativen Zweck dienen.

> - Die Betroffenen können Tics kurzfristig unterdrücken, jedoch nicht dauerhaft. Erregung führt zu einer Steigerung der Ticintensität, dabei ist es unerheblich, ob Freude, Ärger oder Angst die Erregungssteigerung auslösen.
> - Tics treten »wellenförmig« auf, d. h. Phasen mit relativer Symptomfreiheit können Phasen mit extremerer Ausprägung der Symptomatik ablösen. Dieser Verlauf ist weder für den Betroffenen noch für den Behandler vorhersehbar.
> - Neben der Unterscheidung in motorische und vokale Tics wird noch zwischen **einfachen und komplexen Tics** unterschieden. Komplexe Tics stellen motorische »Bewegungsfolgen« dar (z. B. Hochhüpfen und in die Hände klatschen) oder vokal umfangreichere sprachliche Äußerungen (z. B. Wiederholen von Satzteilen oder Sätzen: Echolalie).

In der ICD-10 finden sich unter F95 die Kategorien der **vorübergehenden Ticstörung** (F95.0: Symptomatik besteht nicht länger als 12 Monate, tritt meist im Alter von 4–5 Jahren auf), der **chronischen motorischen oder vokalen Ticstörung** (F95.1) und den **kombinierten vokalen und multiplen motorischen Tics** (Tourette-Syndrom, F95.2: die vokalen und motorischen Tics müssen dabei nicht gleichzeitig auftreten, oft gehen motorische Tics vokalen Tics im Verlauf voraus).

Michael, ein 15-jähriger Gymnasiast und Leistungsschwimmer, leidet seit seinem 9. Lebensjahr unter Tics. Zunächst war für die Eltern lediglich ein wiederkehrendes Zucken der rechten Schulter zu beobachten, im Verlauf traten Grimassieren und Räuspern auf, während das Schulterzucken einer komplexen Wischbewegung der rechten Hand Platz machte. Mit Eintritt in die Pubertät kamen kurze, explosive Lautäußerungen (»Jajaja… oooch«) hinzu. Michael berichtet: »In der Schule oder beim Training kommen fast gar keine Tics vor oder ich kann sie unterdrücken. Am Nachmittag in meinem Zimmer kommt dann alles doppelt und dreifach raus…, so als ob der Körper alles nachholt«.

Die Ticstörung tritt nur **in seltenen Fällen isoliert** auf, bei 85 bis 90% der Betroffenen liegt mindestens eine weitere psychische Störung vor. Häufige Komorbiditäten der Ticstörungen sind Aufmerksamkeitsdefizit-/-Hyperkativitätsstörungen (ADHS) und Zwangsstörungen (Scholz u. Rothenberger 2001). Dieses Wissen um Begleiterkrankungen ist für die Beratung und Behandlung der Ticstörung besonders wichtig, um mit dem Patienten eine Priorisierung der anzugehenden Problemfelder vornehmen zu können – oftmals sind es nicht die Tics selbst, die den größten Leidensdruck beim Kind oder Jugendlichen verursachen, sondern z. B. emotionale oder soziale Folgeprobleme oder die Folgen einer komorbiden Aufmerksamkeitsstörung.

Eine Übersicht zu den Häufigkeiten von komorbiden Störungen bei Ticstörungen und Tourette-Syndrom ist in ◘ Tab. 12.3 dargestellt.

Für weitere Informationen und regionale Kontakte für Betroffene und deren Familien steht bundesweit die Tourette-Gesellschaft Deutschland (http://www.tourette-gesellschaft.de) zur Verfügung.

Epidemiologie und Verlauf

4 bis 12% aller Kinder haben irgendwann einmal einen passageren Tic, ohne dass sich daraus eine chronische Störung entwickelt. Die Prävalenz der chronischen motorischen bzw. vokalen Ticstörung liegt bei etwa 3–4%, die Häufigkeit des Tourette-Syndroms beträgt ca. 0,05–3%. Die deutliche Jungenwendigkeit wird mit 3–10:1 angegeben. Der

◘ **Tab. 12.3.** Komorbide Störungen bei Ticstörungen/Tourette-Syndrom. (Nach Kratz et al. 2004)

Störung	Häufigkeit [%]
Aufmerksamkeitsdefizit-/-Hyperaktivitätsstörungen	50–75
Zwangsstörungen	30–65
Affektive Störungen	20–25
Angststörungen	15–20
Selbstverletzendes Verhalten	15–30
Schlafstörungen	15–25

Beginn einer Ticstörung liegt meist zwischen dem 7. und 10. Lebensjahr. Falls sich im Verlauf Zwangssymptome entwickeln, treten diese meist einige Jahre nach Beginn der motorischen und/oder vokalen Tics (10.–16. Lebensjahr) auf. Die Remissionsrate für vokale und motorische Ticstörungen beträgt 50–70%, für das Tourette-Syndrom nur noch 3–40% (Angaben nach Rothenberger et al. 2007 und Kratz et al. 2004).

Ätiologie und Pathogenese

Bei Ticstörungen werden vielfältige Entstehungsmechanismen diskutiert, eine definierte Ursache ist nicht bekannt. Bei 30–60% der Patienten mit Ticstörungen wird eine genetische Grundlage angenommen. Konkrete Risikofaktoren bzw. auslösende Umweltbedingungen für die Störungsentwicklung können nicht sicher benannt werden, die folgenden Einflüsse werden u. a. diskutiert: niedriges Geburtsgewicht, Stressbelastung der Mutter während der Schwangerschaft, Gabe zentralnervös wirksamer Stimulanzien (z. B. Methylphenidat), Autoimmunprozesse (z. B. Streptokokkeninfekte). Die Nähe zu ADHS und Zwangssymptomen lässt neurobiologisch auf eine Beteiligung des dopaminergen Systems (»Überempfindlichkeit«) schließen. Eine Hypothese nimmt an, dass ein niedriges Inhibitionsvermögen auf subkortikaler Ebene im Basalganglienbereich vorliegt, was evtl. unter »Stressbedingungen« zur verstärkten Auslösung von unwillkürlichen motorischen Bewegungsabläufen führen könnte – die sich dann klinisch als motorische oder vokale Tics äußern (Kratz et al. 2004).

Diagnostik und Differenzialdiagnostik

Zunächst einmal sind Tics in ihrem Erscheinungsbild »leicht« zu diagnostizieren: man sieht bzw. hört sie unmittelbar im Verhalten des betroffenen Kindes bzw. erfährt charakteristische Beschreibungen durch die Eltern, auch wenn oftmals im ersten Untersuchungskontakt mit dem Kind keine Tics auftreten – sie können ja kurzfristig unterdrückt werden.

Wichtig ist der differenzialdiagnostische Ausschluss von Erkrankungen wie Epilepsien, Dystonien, Chorea Huntington, Chorea Minor Sydenham, Enzephalitis, Ballismus und Myoklonus und eine

mögliche Ticverursachung durch Medikamente (Amphetamine, Lamotrigin, Methylphenidat).

Der **Schwerpunkt der störungsspezifischen Diagnostik** liegt neben der gezielten, auch psychometrischen, Erfassung der oft umfangreichen komorbiden Störungen auf einer genauen Analyse der Tics: die Art, die Häufigkeit, das zeitliche Muster des Auftretens, Auslösefaktoren für Symptomsteigerungen etc. werden erfragt bzw. vom Patienten und/oder der Familie protokolliert. Hilfreich ist dabei auch der Einsatz von Videoaufnahmen und der Yale-Tourette-Syndrome-Symptomliste (Wochenprotokoll). Zudem ist es für die Behandlungsplanung sehr wichtig, herauszufinden, ob das Kind/der Jugendliche das sog. »sensomotorische Vorgefühl« (bei 80% der Personen mit Tics ab 10 Jahren beschrieben) schildern kann, das den Ticsymptomen unmittelbar vorausgeht (z. B. Spannungsgefühl in der Muskulatur, innerer Drang: ein Tic »muss kommen«) oder ob ein »Nachgefühl« besteht (ein Tic muss ggf. mehrfach ausgeführt werden, bis ein »Richtig-Gefühl« einsetzt), das am Ende zum Eindruck einer kurzfristigen Entspannung bzw. Entlastung führt.

Therapie

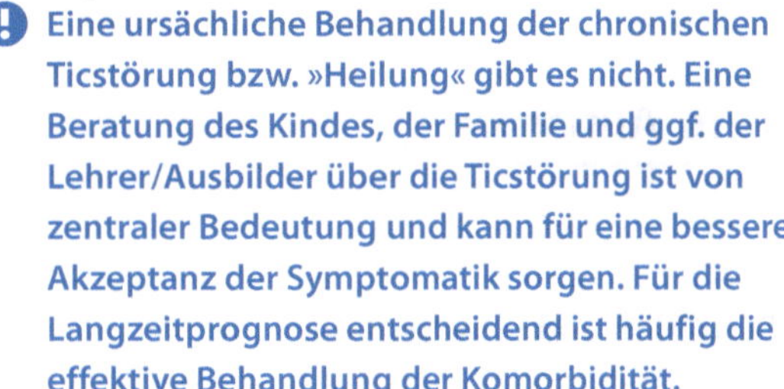
Eine ursächliche Behandlung der chronischen Ticstörung bzw. »Heilung« gibt es nicht. Eine Beratung des Kindes, der Familie und ggf. der Lehrer/Ausbilder über die Ticstörung ist von zentraler Bedeutung und kann für eine bessere Akzeptanz der Symptomatik sorgen. Für die Langzeitprognose entscheidend ist häufig die effektive Behandlung der Komorbidität.

Wenn Tics erst wenige Monate bestehen und noch keine Einschränkung durch sie entstanden ist, genügt anfangs eine gezielte Elternberatung (Tics weitgehend ignorieren, weiter beobachten und dem Arzt Rückmeldung geben), da es sich möglicherweise um eine passagere Problematik handelt. Vor der Aufnahme einer spezifischen Tictherapie ist genau abzuwägen, wie stark der Leidensdruck durch die Tics ausgeprägt ist, ob durch sie eine soziale Ausgrenzung erlebt wird (z. B. Hänseleien durch Gleichaltrige) und ob beim Kind/Jugendlichen und der Familie eine ausreichende Veränderungsmotivation besteht.

In schwerwiegenden Fällen kann eine **psychopharmakologische Therapie** zu einer Entlastung in

Form einer Symptomreduktion führen. Eingesetzt werden Neuroleptika (Dopamin-Antagonisten) i.d.R. als individuelle Heilversuche wie die Wirkstoffe Tiaprid, Sulpirid, Pimozid oder Risperidon. Bei Kindern überwiegt in Deutschland der Einsatz von Tiaprid, wobei die Auswahl des Medikaments auch von den vorhandenen Komorbiditäten abhängt. Bei Einsatz dieser Substanzen ist neben dem oft nicht unerheblichen Nebenwirkungsprofil zu beachten, dass es kein ticspezifisches Medikament gibt, das auch die assoziierten Verhaltensstörungen (Aufmerksamkeitsstörung, Hyperaktivität, Zwänge) entscheidend beeinflusst (Müller-Vahl 2002).

Eine **Psychotherapie**, die vorwiegend auf den Bausteinen Entspannungsverfahren (z. B. progressive Muskelrelaxation) zur Verbesserung des Umgangs mit Stresserleben und dem verhaltenstherapeutischen Konzept des »habit-reversal trainings« (Erzeugen einer motorischen Gegenantwort bzw. Umleiten des Tics zum Auftretenszeitpunkt unter Ausnutzung des sensomotorischen Vorgefühls) basiert, erfordert eine hohe Compliance und viel Geduld beim betroffenen Kind/Jugendlichen. Zudem muss ein ausreichendes Entwicklungsalter (ca. 10 Jahre) gegeben sein.

12.10 Autismus

Gabriele Schmid

Definition und Symptomatik

> Ich müsste als Astronaut allein im Raumschiff sein oder meinen eigenen Bereich haben, den niemand sonst betritt. Außerdem gibt es in einem Raumschiff nichts Gelbes oder Braunes, das wäre also auch okay… ich hätte auch keinerlei Heimweh, weil ich ja von vielen Dingen umgeben wäre, die ich mag, von Maschinen und Computern und vom Weltall (Haddon 2005, S. 73 ff).

Autistische Störungen ziehen die Aufmerksamkeit aufgrund des faszinierend und rätselhaft wirkenden Verhaltens und der manchmal »schillernden« Sonderfähigkeiten der Betroffenen auf sich. Doch tatsächlich handelt es sich bei Autismus um ein vielschichtiges, lebenslang wirksames, »nicht heil-

bares« Verhaltens- und Informationsverarbeitungsmuster (z. B. Wahrnehmung und Interpretation von Emotionen bei anderen Personen), welches für die Betroffenen – je nach Autismusform, Schweregrad, Begleiterkrankungen, Entwicklungsniveau und Umfeldbedingungen – zu einer schwerwiegenden Beeinträchtigung ihrer Lebensgestaltung führen kann.

> **Definition**
>
> — Als Oberbegriff für die heterogene Gruppe autistischer Störungen, die inzwischen meist als Punkte eines Kontinuums aufgefasst werden, hat sich die Bezeichnung »Autismusspektrumstörungen« (ASS) durchgesetzt.
> — Allen autistischen Störungen gemeinsam sind die qualitative Beeinträchtigung der sozialen Interaktion, die qualitative Auffälligkeit von Sprache und Kommunikation sowie repetitive, restriktive und stereotype Verhaltensmuster.
> — Diese Leitsymptome sind jedoch in den Untergruppen unterschiedlich ausgeprägt und werden auch durch den Grad der sehr unterschiedlich entwickelten Sprach- und kognitiven Fähigkeiten der Betroffenen moduliert.

Frühkindlicher Autismus. Der frühkindliche Autismus (ICD-10, F84.0; synonym wird oft der Begriff »Kanner-Autismus« gebraucht) zeichnet sich durch eine Manifestation vor dem 3. Lebensjahr aus, die oben genannten Merkmale sind für die Bezugspersonen und Fachleute früh erkennbar. Eine Diagnosestellung vor dem 18. Lebensmonat gilt allerdings als unsicher, da insbesondere die Sprachentwicklung, die beim frühkindlichen Autismus oft schwer verzögert ist oder ganz ausbleibt, noch nicht umfassend beurteilbar ist. Bei ca. 25–50% der Betroffenen liegt eine Intelligenzminderung (IQ <70) vor, bis vor einigen Jahren ging man sogar von einem Anteil geistiger Behinderung bei Autismus von bis zu 75% aus (Poustka et al. 2008).

High-functioning-Autismus. Unter High-functioning-Autismus (HFA) versteht man eine Unterform des frühkindlichen Autismus, die sich durch ein relativ hohes Niveau der intellektuellen Fähigkeiten auszeichnet, welches die frühe Sprachentwicklungsverzögerung kompensiert. Die Abgrenzung zum Asperger-Syndrom kann dadurch manchmal erschwert sein, allerdings gibt es zwischen beiden Störungsbildern charakteristische Unterschiede im neurokognitiven Profil. Auch ist bei HFA die motorische Entwicklung meist unauffällig.

Asperger-Syndrom. Beim Asperger-Syndom (F84.5), das ebenfalls durch Auffälligkeiten in der sozialen Interaktion, Kommunikation und Ausbildung von Sonderinteressen gekennzeichnet ist, ist die sprachliche und kognitive Entwicklung meist altersgerecht, dennoch lässt sich die auffällige Kommunikation auch beim Asperger-Syndrom deutlich feststellen (Fehlen »informeller« Konversation, oft »gestelzt« wirkende Sprache, auffällige nonverbale Kommunikation). Häufig zeigen Menschen mit Asperger-Syndrom Auffälligkeiten in der motorischen Entwicklung (»Ungeschicklichkeit«), allerdings stellt dieses Merkmal kein Diagnosekriterium dar. Das Asperger-Syndrom wird oft erst in der späten Kindheit (ca. mit 11 Jahren) diagnostiziert und hat erst in den letzten Jahren verstärkt öffentliche und klinische Aufmerksamkeit erhalten.

Weitere Formen. Weitere Untergruppen der tiefgreifenden Entwicklungsstörungen neben den beiden wichtigsten Störungsbildern, dem frühklindlichen Autismus und dem Asperger-Syndrom, sind der **atypische Autismus** (F84.1, einzelne Kriterien weichen von den oben genannten Merkmalen ab, z. B. anderes Manifestationsalter), das **Rett-Syndrom** (F84.2, nach initial normaler Entwicklung Verlust der Sprach- und Kommunikationsfähigkeiten, Entwicklung von Koordinationsstörungen und charakteristischen Stereotypien, betrifft nur Mädchen), die **sonstige desintegrative Störung des Kindesalters** (F84.3, Verlust erworbener Fähigkeiten nach normaler Entwicklung in den ersten beiden Lebensjahren einhergehend mit den oben genannten Autismussymptomen) und die **überaktive Störung mit Intelligenzminderung und Bewegungsstereotypien** (F84.4, mindestens mittelgradige Intelligenzminderung mit exzessiver Ruhelosigkeit, dabei jedoch keine vom Entwicklungsstand abweichende Beeinträchtigung der Interaktionsverhaltens).

Autistische Störungen gehen in bis zu 30% der Fälle mit epileptischen Anfällen einher (Leitlinie tiefgreifende Entwicklungsstörungen, DGKJPP et al. 2007e). Sie sind oft mit anderen psychischen Störungen verbunden (ADHS, affektive Störungen, Zwangsstörungen, autoaggressive Störungen, Ticstörungen; Aufzählung nach Poustka et al. 2008).

Zur Schweregradeinteilung autistischer Störungen gibt es kein verbindliches Kriterium. Die Einschätzung erfolgt neben der Einordnung der Intensität der Leitsymptome nach Art und Ausmaß komorbider Erkrankungen (z. B. Epilepsie, ADHS), dem Grad der intellektuellen Retardierung und zusammenfassend nach dem Bedarf an Aufsicht und Pflege.

Epidemiologie

Die epidemiologischen Angaben zu autistischen Störungen sind sehr uneinheitlich, was auf differierende Diagnosekriterien und Störungskonzepte in den zugrunde liegenden Studien zurückzuführen ist. Zahlen zur Häufigkeit des Asperger-Syndroms sind noch rar, da es erst 1992 in die ICD und 1994 in das DSM aufgenommen wurde. Zudem existieren verschiedene Diagnosekriterien auch außerhalb der gängigen Klassifikationssysteme, die eine Vergleichbarkeit von Prävalenzangaben erschweren.

Für den frühkindlichen Autismus wird eine Prävalenz von etwa 16,8:10.000 Kindern angenommen bei einer Jungenwendigkeit von etwa 3–4:1. Die Häufigkeit des Asperger-Syndroms wird mit 8,4:10.000 beziffert (Angaben nach Poustka et al. 2008).

Diskutierte Ursachen

Im Sinne einer multifaktoriellen Entstehung spielen bei autistischen Störungen genetische Aspekte, assoziierte körperliche Erkrankungen, komorbide psychopathologische Störungen, Hirnschädigungen bzw. Hirnfunktionsstörungen, biochemische Anomalien, neuropsychologische und kognitive Auffälligkeiten sowie emotionale Störungen und Störungen der Theory of Mind eine Rolle (Remschmidt u. Kamp-Becker 2006). Ein in sich schlüssiges, einheitliches Ätiologiemodell existiert bislang noch nicht.

Genetisch sollen bis zu 20 Gene an der Autismusentstehung beteiligt sein, jedoch stehen eindeutige Zuordnungen bislang noch aus. Die Konkordanzrate bei eineiigen Zwillingen beträgt ca. 90% (Brose 2008). Für das Asperger-Syndrom konnten zusätzlich überlappende Genorte zwischen frühkindlichem Autismus und Verdachtsloci für Schizophrenie gefunden werden, was der klinischen Nähe des Asperger-Syndroms zu Symptomen einer Schizophrenie entsprechen könnte.

Besondere Aufmerksamkeit in der Forschung zu Autismus erfährt das Konzept der Theory of Mind (die Fähigkeit, Gefühle, Gedanken und Absichten anderen Personen und sich selbst zuschreiben) als wesentliche Grundlage der Intersubjektivität, in dem sich in verschiedenen Arbeiten Defizite bei Menschen mit Autismus feststellen ließen.

Der enge Zusammenhang des frühkindlichen Autismus mit syndromalen Erkrankungen (Fragiles X-Syndrom, fetales Alkoholsyndrom etc.) und geistiger Behinderung lässt für diese Fälle an eine gemeinsame Ätiopathogenese denken, während es beim Asperger-Syndrom keine entsprechenden Hinweise gibt.

Diagnostik und Differenzialdiagnostik

Einen biologischen Marker bzw. einen »sicheren Autismustest« gibt es nicht. Die Diagnosestellung basiert auf den Angaben der Bezugspersonen zur frühen Entwicklung des Kindes, der (auch standardisierten Verhaltensbeobachtung, dem Einsatz störungsspezifischer Untersuchungsverfahren und Screeningverfahren sowie der Erfassung assoziierter (z. B. neuropsychologischer) Parameter. Als Goldstandard im Bereich der störungsspezifischen Autismusdiagnostik hat sich für das gesamte autistische Spektrum eine Kombination von Verfahren, wie sie in ◻ Tab. 12.4 aufgeführt sind, durchgesetzt (Auswahl).

Therapie

❗ **Eine ursächliche Behandlung gibt es für autistische Störungen nicht, so dass es bei allen therapeutischen Interventionen in erster Linie darum geht, das Leben mit Autismus für das Kind und die Familie günstig gestalten zu helfen. Ein früher Beginn der Förderung und Therapie wird dabei als entscheidend betrachtet.**

Beim frühkindlichen Autismus spielt der Sprachaufbau (Förderung des Sprachverständnisses und der aktiven Sprache) eine wesentliche Rolle. Die Sprachanbahnung hat nach dem 8. Lebensjahr nur noch geringe Erfolgsaussichten.

Neben einer intensiven Beratung der Familie auch zu sozialrechtlichen Aspekten, je nach Grad der intellektuellen Behinderung und des Einschränkungsgrades des Kindes, finden vor allem **verhal-

◻ **Tab. 12.4.** Auswahl standardisierter Verfahren zur Autismusdiagnostik

Verfahren	Anwendungsbereich und Durchführung
Diagnostisches Interview für Autismus-revidiert (**ADI-R**) (Bölte et al. 2006)	Autismusspezifisches Interview mit Eltern/Bezugsperson, einsetzbar vom Kindes- bis ins junge Erwachsenenalter, Dauer: 90–180 Minuten. Intensive Einarbeitung nötig!
Diagnostische Beobachtungsskala für autistische Störungen (**ADOS**) (Rühl et al. 2004)	Halbstrukturiertes Beobachtungs- und Interaktionsinstrument bestehend aus 4 Modulen, Kindes- bis Erwachsenenalter, Dauer: 30–60 Minuten. Intensive Einarbeitung nötig!
Fragebogen zur Sozialen Kommunikation (**FSK**) (Bölte u. Poustka 2006)	Screeningfragebogen für Bezugspersonen, Lebenszeit und Aktualversion ab einem Entwicklungsalter von 2 Jahren, Cut-off-Werte für Autismus und ASS, Dauer: ca. 20 Minuten
Marburger Beurteilungsskala zum Asperger-Syndrom (**MBAS**) (Kamp-Becker u. Remschmidt 2006)	Screeningfragebogen zum Asperger-Syndrom bzw. High-functioning-Autismus für Bezugspersonen, Cut-off-Wert zur Unterscheidung autistischer und nichtautistischer Personen, Alter: 6–24 Jahre, Dauer: ca. 20 Minuten
Skala zur Erfassung sozialer Reaktivität (**SRS**) (Bölte u. Poustka 2007)	Fragebogen für Bezugspersonen, Alter: 4–18 Jahre, erfasst soziale, kommunikative und rigide Verhaltensweisen im Sinne einer dimensionalen Autismusdiagnostik, Dauer: 15–20 Minuten

tenstherapeutisch orientierte Konzepte Anwendung, die auf den Aufbau sozialer Fertigkeiten und den Abbau »unerwünschten« Verhaltens abzielen (z. B. nach dem Prinzip der »Applied Behaviour Analysis« – ABA, z. B. Richman 2004). Ein anderes, wichtiges Beispiel ist das Konzept »TEACCH« (»Treatment and Education of Autistic and related Communication-handicapped Children« nach Schuler, dargestellt z. B. bei Häußler 2005), ein umfassender pädagogisch-therapeutischer Ansatz, der auf pädagogischen und verhaltenstherapeutischen Erkenntnissen beruht und Menschen mit Autismus über die gesamte Lebensspanne in ihrer Gesamtentwicklung fördern will.

Eine wichtige Funktion für Familien und Fachleute übernimmt der Bundesverband zur Förderung von Menschen mit Autismus (Autismus Deutschland e.V.: http://www.autismus.de) ein, der u. a. über regionale Angebote informiert und ein umfangreiches Fortbildungsangebot auflegt.

Grundsätzlich ist insbesondere in der Gruppe der Asperger-Betroffenen umstritten, inwieweit eine Therapie überhaupt das Ziel einer »Normalisierung« des Sozialverhaltens haben sollte oder ob nicht die Einstellungsveränderung der Umwelt und die Akzeptanz der besonderen Informationsverarbeitung und Beziehungsgestaltung von Personen mit Autismus als menschliche Normvariante im Zentrum der Bemühungen stehen sollte (z. B. http://www.aspies.de).

Eine **ergänzende Pharmakotherapie** richtet sich in erster Linie an komorbide Verhaltensstörungen (Hyperaktivität, Aggressivität) und ist symptomatisch ausgerichtet (z. B. flankierende Stimulanzientherapie zur Verbesserung der Selbststeuerung oder Einsatz atypischer Neuroleptika zur Reduktion aggressiven Verhaltens).

12.11 Ausscheidungsstörungen: Enuresis und Enkopresis

Gabriele Schmid

Definition und Symptomatik

Enuresis (Einnässen) und Enkopresis (Einkoten) stellen im Kindesalter häufige Reifungsstörungen dar, die sich oft spontan geben. Bis zu einem Intelli-genzalter von 4 Jahren bei beiden Störungen und einem chronologischen Alter von 5 Jahren bei Enuresis wird eine noch nicht abgeschlossene Kontrolle über die Ausscheidefunktionen nicht als pathologisch angesehen.

Besonders wichtig bei den sehr heterogenen Ausscheidungsstörungen sind eine sorgfältige Differenzialdiagnostik mit Zuordnung in verschiedene Unterformen (s. unten) und die Tatsache, dass insbesondere beim nächtlichen Einnässen keine umfangreiche Psychopathologie beim Kind vorliegen muss.

Enuresis wird in der ICD-10 als F98.0, Enkopresis als F98.1 klassifiziert. Wenn beide Ausscheidungsstörungen bei einem Kind zusammen auftreten, soll laut ICD-10 der Enkopresisdiagnose Vorrang gegeben werden – wobei diese Einschränkung für klinisch wenig sinnvoll erachtet wird, da es sich bei Enuresis und Enkopresis um zwei getrennte Entitäten handelt, die häufig gemeinsam auftreten und sich daraus für die Behandlung bedeutsame Konsequenzen ergeben. Kinder mit Enkopresis und Obstipation nässen zu etwa einem Drittel tagsüber bzw. nachts ein (Loening-Baucke 1997, zit. nach von Gontard 2007a).

Bei den Hinweisen auf sexuellen Missbrauch bei Kindern werden sekundäre Ausscheidestörungen, insbesondere die Enkopresis, unter anderen Symptomen häufig genannt, so dass in der klinischen Untersuchung auf diesen möglichen Auslöser im Sinne eines schwerwiegenden belastenden Lebensereignisses zu achten ist. Die Studienlage zu diesem Zusammenhang ist leider noch dürftig (von Gontard 2004).

> **Definition**
>
> Bei der **Enuresis** handelt sich um einen unwillkürlichen Harnabgang über mindestens 3 Monate hinweg (dabei mindestens zweimal pro Monat bei unter 7-jährigen Kindern und einmal pro Monat bei älteren Kindern). Deskriptiv wird weiterhin die Tageszeit des Auftretens unterschieden: Enuresis diurna (am Tag), Enuresis nocturna (in der Nacht), Enuresis diurna et nocturna (am Tag und in der Nacht).

Von **primärer Enuresis bzw. Enkopresis** spricht man, wenn beim Kind nie ein sauberes Intervall von mindestens 6 Monaten vorgelegen hat, die sekundären Formen liegen entsprechend bei sauberen Intervallen länger als 6 Monate vor (»Rückfall«). Klinisch besteht zwischen beiden Formen kein wesentlicher Unterschied.

Eine klinisch wichtige Unterscheidung ist zwischen Enuresis (normale, vollständige Blasenentleerung am falschen Platz zur falschen Zeit, überwiegend nachts) und **Harninkontinenz** zu treffen (ungewollter Harnabgang mit Blasendysfunktion, die strukturell, neurogen oder funktionell sein kann; Leitlinie Enuresis und funktionelle Harninkontinenz, DGKJPP et al. 2007a). Meistens handelt es sich beim Einnässen am Tag um eine funktionelle Harninkontinenz (idiopathische Dranginkontinenz, Harninkontinenz bei Miktionsaufschub, Detrusor-Sphinkter-Dyskoordination), nicht um eine Enuresis. Die Unterscheidung ist wegen der differenziellen Therapieplanung sehr bedeutsam.

Absichtsvolles Einnässen birgt i.d.R. tiefergehende Verhaltensstörungen und sollte nicht als Enuresis bezeichnet werden.

Definition

Die **Enkopresis** ist gekennzeichnet durch ein willkürliches und unwillkürliches Absetzen von Stuhl normaler oder fast normaler Konsistenz an dafür nicht geeigneten Orten mindestens einmal pro Monat über ein halbes Jahr ab einem Entwicklungsalter von 4 Jahren. Organische Ursachen (z. B. Spina bifida) müssen ausgeschlossen sein. Das Einkoten findet in den allermeisten Fällen tagsüber statt. Die beiden wichtigsten Unterformen der Enkopresis stellen die Formen mit und ohne Obstipation und Überlaufinkontinenz dar.

Epidemiologie

Enuresis. Die häufigste Form der Enuresis ist die Enuresis nocturna, die sich von einer Prävalenz im Schulalter bei 6-jährigen Kindern von etwa 13% zu etwa 2,5% bei 10-jährigen entwickelt. Das Einnässen tagsüber kommt etwa 2- bis 3-mal seltener vor und weist keinen vergleichbaren Rückgang mit zunehmendem Alter auf wie die Enuresis nocturna. Jugendliche weisen noch zu 1–2% eine Enuresis nocturna auf, eine Enuresis diurna zu unter 1%. Zu den weiteren Unterformen liegen bislang nur spärliche epidemiologische Angaben vor. Bei der Enuresis nocturna besteht eine leichte Jungenwendigkeit, bei der Enuresis diurna sind die Geschlechter ausgeglichen vertreten, wobei einige Angaben auch eine leichte Mädchenwendigkeit beschreiben.

Enkopresis. Die Enkopresisprävalenz beträgt bei 4-jährigen Kindern knapp 3%, bei 13-jährigen noch etwa 1,4%. Im älteren Jugendalter ist die Enkopresis »kaum noch vorhanden«. Bei der Enkopresis besteht eine deutliche Jungenwendigkeit von 3–4:1. Einkoten am Tag ist deutlich häufiger als Einkoten in der Nacht (alle Angaben nach von Gontard 2007b).

❗ Bei Kindern mit Intelligenzminderungen ist die Rate der Kinder mit Enkopresis deutlich erhöht, wobei ein Zusammenhang zwischen dem Grad der Intelligenzminderung und der Enkopresishäufigkeit besteht. Bei Kindern mit leichter Intelligenzminderung (IQ 50–69) findet sich dabei kein Unterschied in der Häufigkeit im Vergleich zu den allgemeinen Prävalenzangaben, so dass auf die Problematik des Einkotens vor allem ab der mittelgradigen Intelligenzminderung zu achten ist.

Ätiologie und Pathogenese

❗ Bei beiden Ausscheidungsstörungen spielen die Art und der Zeitpunkt der Sauberkeitserziehung – anders als früher angenommen – keine wesentliche Rolle.

Enuresis. Bei der Enuresis zeigen die genannten Unterformen deutliche Unterschiede in der Ätiologie und Pathogenese, die sich insbesondere in der unterschiedlichen Gewichtung genetischer und Umweltfaktoren widerspiegeln. Die Enuresis nocturna ist eine genetisch bedingte Reifungsstörung des zentralen Nervensystems. Die häufige **primäre, monosymptomatische Enuresis nocturna** hat dabei den höchsten genetischen Anteil und geht nicht mit erhöhten Raten komorbider psychischer Störungen einher. Bei der **sekundären Enuresis nocturna** spielen Auslösefaktoren (psychosoziale Belastungen, komorbide psychische Störungen, Stressoren) allerdings eine wichtige Rolle. Bei der **Enuresis diurna**

dominieren (bis auf die Dranginkontinenz) sogar Umweltfaktoren bei der Störungsentstehung.

Enkopresis. Die Pathogenese der Enkopresis ist noch wenig bekannt. Die **Enkopresis mit Obstipation** ist besser untersucht als die Form ohne Obstipation und basiert z. T. auf einer genetischen Komponente.

Körperliche Faktoren wie ein schmerzhafter Stuhlgang können zum Stuhlverhalt und damit zu einer Überlaufenkopresis beitragen.

Der Einfluss psychogener Faktoren scheint bei der Enkopresisentstehung insgesamt eine wichtige Rolle zu spielen. Allgemein sind psychische Störungen bei Enkopresis deutlich erhöht vorhanden, wobei keine verlässlichen Zahlenangaben existieren. Eine »enkopresisspezifische« Psychopathologie gibt es nicht, wobei sowohl expansive Auffälligkeiten (hyperkinetische Störungen, Störungen des Sozialverhaltens) als auch internalisierende Störungen (Angst, depressive Störungen) vorkommen.

Diagnostik

Bei Einnässen und Einkoten sollte zunächst eine Basisdiagnostik durchgeführt werden, die zum Ausschluss einer organischen oder funktionellen Störung dient:

- Anamnese: Miktions- und Stuhlanamnese, Trinkgewohnheiten, psychosoziale Entwicklung, Familienanamnese, vorausgegangene Erkrankungen, insbesondere Harnwegsinfektionen, Ernährungsanamnese;
- Trink-, Stuhl- und Miktionsprotokoll über 48 Stunden;
- klinische Untersuchung (Genital: Anatomische Auffälligkeiten? Labiensynechien? Phimose? Narben an Genital oder After? Sphinkterreflex? Auffälligkeiten im Sakralbereich?);
- Harndiagnostik (Harnstatus und ggf. Kultur);
- Ultraschalldiagnostik (Nieren und Blasensonographie, Restharnbestimmung).

Falls die Anamnese keine Hinweise auf besondere Formen des Einnässens oder Einkotens gibt und die Basisdiagnostik unauffällig verläuft, sind keine weiteren Untersuchungen erforderlich. Dann wird von einer nichtorganischen Enuresis oder Enkopresis ausgegangen und eine entsprechende verhaltenstherapeutische Behandlung vorgeschlagen, s. unten).

Bei beiden Ausscheidungsstörungen müssen komorbide kinderpsychiatrische Störungen erfasst werden. Eine störungsspezifische Anamnese mit begleitenden klinischen Fragebogenverfahren (Vorlagen in von Gontard u. Lehmkuhl 2002, für Enkopresis in von Gontard 2004) durch die Eltern stellen die wichtigsten diagnostischen Bausteine dar.

Therapie

Eine Aufklärung der Familie über die oft schamhaft besetzten Ausscheidungsstörungen in Verbindung mit emotionaler Entlastung ist für die Akzeptanz weiterer therapeutischer Schritte, die für Kind und Eltern aufwendig sind, sehr bedeutsam. Hilfreich für die Beratung sind dabei auf die Bedürfnisse von Angehörigen abgestimmte Ratgeber wie der *Ratgeber Einnässen* (von Gontard u. Lehmkuhl 2003), der auch die Enkopresis behandelt. In einzelnen, schwerwiegenden bzw. durch komorbide Störungen komplizierten Fällen ist eine stationäre Therapie (Kinder- und Jugendpsychiatrie, Psychosomatik, stationäres SPZ) angezeigt.

Enuresis. Die **Enuresis-nocturna-Behandlung** umfasst ein gestuftes Vorgehen: Zunächst müssen die Eltern darin bestärkt werden, nichtsinnvolle »Therapieversuche« zu unterlassen, z. B. nächtliches Wecken des Kindes zum Toilettengang oder Reduktion der Trinkmenge. Auch sollte das Führen eines »Sonne-Wolken-Kalenders« vereinbart werden (Protokollieren »nasser« und »trockener« Tage). Diese Maßnahmen reichen bei einem Teil (bis zu 20%) der Kinder bereits aus. Eine spezifische Therapie des nächtlichen Einnässens (im Vorschulalter nur bei sehr ausgeprägtem Leidensdruck oder drohenden Komplikationen angezeigt!) beinhaltet folgende Komponenten: Die **apparative Verhaltenstherapie** (Klingelmatte bzw. Klingelhose, die bei Feuchtigkeit ein akustisches Signal abgibt und damit eine »Weckfunktion« bei Einnässen erhält) gilt als das Mittel der ersten Wahl und muss mit Kind und Familie gut eingeführt werden, damit sie wirksam sein kann. Die Koppelung an ein **Belohnungssystem** (Verstärkerplan) hat sich bewährt. Bei Therapieresistenz älterer Kinder und Jugendlicher ist ein weitergehendes verhaltenstherapeutisches Setting nötig:

Hier finden das sog. **Arousal-Training** (eigenständiges Ausschalten des Klingelgerätes, Aufstehen zum Toilettengang und Wiederanlegen des Gerätes mit einem Response-Cost-Plan: Abgeben von Verstärkerpunkten bei nicht ausreichender Kooperation) und das noch intensivere **Dry-Bed-Training** (Intensivnacht mit Aufwecken, Trinken und Retentionstraining, Folgenächte mit reduziertem Weckschema) Anwendung.

Zur Behandlung der selteneren Enuresis-Formen (idiopathische Dranginkontinenz, Harninkontinenz mit Miktionsaufschub etc.) findet sich eine Übersicht bei von Gontard und Lehmkuhl 2002.

Eine längerfristige **medikamentöse Therapie** (meist mit Desmopressin, einem synthetischen Analogon des antidiuretischen Hormons) kann bei Nichtgreifen der psychotherapeutischen Techniken oder bei einer erheblichen Gesamtbelastung durch das Einnässen erwogen werden, stellt aber in erster Linie eine symptomatische Behandlung dar. Kurzfristig kann eine Indikation zur medikamentösen Behandlung bei spezifischen, für das Kind wichtigen Unternehmungen (z. B. Klassenfahrt) bestehen. Genauere Informationen finden sich z. B. in den Leitlinien zur Enuresis der DGKJPP (2007a).

> **Die Behandlung der primären Enuresis nocturna umfasst ein gestuftes Vorgehen:**
> - Vermeiden von nicht sinnvollen Therapieverfahren im familiären Bereich, z. B. nächtliches Wecken und Reduzieren der Trinkmenge
> - Führen eines »Sonne-Wolken-Kalenders«
> - Spezifische Therapie nur bei hohem Leidensdruck
>   - Apparative Verhaltenstherapie
>   - Kopplung an ein Belohnungssystem
> - Bei Therapieresistenz älterer Kinder und Jugendlicher spezialisierte Behandlung, ggf. unter stationären Bedingungen erwägen

Enkopresis. Bei der **Enkopresis mit Obstipation** werden meist wirksame Kombinationsbehandlungen aus verhaltenstherapeutischen Strategien (Toilettentraining), pharmakologischer Behandlung zur Stuhlregulierung (initiale Darmentleerung mit Einläufen, später flankierende Laxanziengabe), diätetischer Konzepte (ballastsoffreiche Ernährung) und spezifischer Therapie für die psychiatrischen Komorbiditäten durchgeführt (von Gontard 2007a, Mehler-Wex et al. 2005). Bei der **Enkopresis ohne Obstipation** sind abführende Maßnahmen nicht sinnvoll, so dass das Vorgehen vollständig auf psychotherapeutischen Strategien beruht.

12.12 Versorgung von Kindern und Jugendlichen mit psychischen Störungen

Joachim Walter

Im Vergleich zu den meisten Ländern existiert in Deutschland ein sehr differenziertes System zur Behandlung psychisch und sozial auffälliger Kinder und Jugendlicher. Dies umfasst neben der Möglichkeit zu medikamentöser Unterstützung insbesondere vielfältige psychotherapeutische und pädagogische Angebote, die allerdings oft noch nicht hinreichend evaluiert sind. Dieses System wurde in den letzten 20 Jahren enorm ausgebaut. Hierzu gehören Kinder- und Jugendärzte mit Ausbildung in psychosomatischer Grundversorgung, Sozialpädiater, Kinder- und Jugendlichenpsychotherapeuten, Kinder- und Jugendpsychiater und -psychotherapeuten in Praxis und Klinik, Erziehungsberatungsstellen, Jugendämter und Jugendhilfeträger, sozialpsychiatrische Dienste, schulpsychologische Dienste und Beratungslehrer, unter Umständen auch die Familiengerichtsbarkeit.

Dieses komplexe System bietet weitgehend kostenlose Hilfen für Kinder und Jugendliche sowie ihre Familien. Durch die Komplexität steht eher das Problem des Zugangs im Vordergrund.

Viele psychotherapeutische Angebote stehen durch mangelnde örtliche Zugänglichkeit oder lange Wartezeiten auf einen Therapieplatz nicht in einem angemessenen Zeitraum zur Verfügung. Oft sind auch die Patienten oder deren Familien durch Voreingenommenheit und Vorurteile vorsichtig in der Nutzung der Angebote. Die Versorgung erfordert die Bereitschaft zur Kooperation der Familie mit den verschiedenen Versorgungssystemen und gute Kooperation der Versorgungssysteme untereinander.

12.12.1 Aufgaben von Kinder- und Jugendärzten

Die über 11.000 Kinder- und Jugendärzte in Deutschland sind dabei von besonderer Bedeutung in der Vermittlung von Hilfsangeboten. Ihre Kenntnis der Angebote und ihre Haltung gegenüber psychotherapeutischen und psychiatrischen Handlungsmöglichkeiten erleichtert oder erschwert den Zugang für Familien mit psychisch auffälligen Kindern, die häufig von Ängsten, Schamgefühlen und Vorurteilen belastet sind. Die Kenntnis des niedergelassenen Kinder- und Jugendarztes von Kindern und ihren Familien in ihrer Entwicklung ist dabei zentral für die Wahrnehmung möglicher psychischer und Entwicklungsprobleme, Erziehungsstile, Verhaltenstendenzen und Krankheitshäufungen.

In der zeitlich gedrängten Alltagsarbeit des niedergelassenen Kinderarztes und bei der inzwischen extrem kurzen stationären Verweildauer in Kinderkliniken ist allerdings die Wachsamkeit gegenüber komplexen psychosozialen psychischen Problemen oft eingeschränkt. Im Rahmen der **Vorsorgeuntersuchungen** können wesentliche diagnostische und therapeutische Weichenstellungen erfolgen. Hierzu liegen inzwischen viele **diagnostische Hilfsmittel** und vielfältige Informationsangebote im Internet vor, etwa der »Strength and Difficulties Questionnaire« auf Deutsch (SDQ, http://www.sdqinfo.com), der schnell ausgefüllt ist, direkt im Internet ausgewertet werden kann und darüber hinaus in vielen Sprachen vorliegt. Fragebögen zur emotionalen Entwicklung erhält man z. B. unter http://www.kinderaerzte-im-netz.de. Vielfältige aktuelle Informationsmaterialien für Patienten gibt z. B. die Bundeszentrale für gesundheitliche Aufklärung heraus: http://www.bzga.de/.

Organisatorisch müssen dabei Zeiten geschaffen werden, in denen ruhige Gespräche stattfinden können. Hilfreich ist eine Sprechstunde speziell für Jugendliche.

Der Mangel an entwicklungspsychologischer Wissensvermittlung in der kinderärztlichen Ausbildung kann durch entsprechende Angebote wie Ausbildung in psychosomatischer Grundversorgung (inzwischen Pflicht für allgemeinärztlich tätige Kinderärzte in manchen Bundesländern) oder andere entwicklungspsychologisch ausgerichtete Fortbildungen ausgeglichen werden. Der Wissenserwerb beschränkt sich dabei nicht nur auf die Kenntnis von Krankheitsbildern und adäquaten Behandlungswegen, sondern umfasst auch interpersonale Fähigkeiten in der Kommunikation mit Eltern, die oft genug eigene psychische Probleme aufweisen. Die Wahrnehmung eigener Affekte und deren Nutzung für die das diagnostische Verständnis (»trainiertes Bauchgefühl)« wird erlernt, was im Alltag oft schnelle erste Hinweise und Impulse zur weiteren Abklärung gibt.

12.12.2 Kinder- und jugendpsychiatrische und -psychotherapeutische Behandlungsstrukturen

Bei komplexeren Problemen stehen inzwischen 680 niedergelassene Kinder und Jugendpsychiater und -psychotherapeuten sowie 133 kinder- und jugendpsychiatrische Kliniken mit mehr als 5000 Betten und über 600 Ärzten, oft mit mehreren teilstationären Angeboten zur Verfügung. Hier kann eine genauere Differenzialdiagnostik stattfinden, komplexe Behandlungen geplant und durchgeführt werden. Diese sind heute mit durchschnittlich ca. 42 Tagen nur noch ein Drittel so lange wie 1991.

Voll- und teilstationäre Behandlung

Eine **vollstationäre Behandlung** ist dabei notfallmäßig angezeigt bei akuten Problemen, wenn eine ambulante Therapie an der Komplexität und Schwere der Problematik scheitert oder keine Mitarbeit erreicht werden kann (z. B. bei Schulphobien, schweren Essstörungen und Zwangserkrankungen), bei akuten Problemen wie ausgeprägter Suizidalität, akuten Psychosen oder dekompensierenden Familien mit akuter Misshandlungsgefahr, bei chronifizierenden Störungen wie beginnenden Persönlichkeitsstörungen mit massiven Selbstverletzungen, schweren Störungen des Sozialverhaltens in Kooperation mit pädagogischen Ansätzen.

Gelegentlich ist eine ausgiebige Diagnostik unter Einschluss der sozialen Bezugsysteme und des Alltagsverhaltens nur im Rahmen einer voll- oder teilstationären Behandlung möglich, insbesondere wenn bei Verbleib im häuslichen Umfeld eine akute Verschlechterung der Symptomatik zu erwarten ist. Viele Störungen sind nur unter der Nutzung multimodaler Ansätze – Psychotherapie, pädagogischer Begleitung, intensiver Elternberatung und Familientherapie, körper- und ausdrucksfokussierter Fachtherapien sowie der Nutzung eines heilsamen Alltagsmilieus – effektiv zu verbessern. Vollstationäre Behandlungen sind ebenfalls oft notwendig bei mangelnder Motivation der Patienten, etwa bei schweren Essstörungen, Angststörungen, die im häuslichen Milieu aufrechterhalten werden, schwerer dissoziativer Symptomatik bei posttraumatischen Belastungen und ausgeprägten selbstschädigenden Tendenzen.

Ein **teilstationärer Ansatz** empfiehlt sich bei noch hinreichend funktionalem familiärem Umfeld, das intensiv in die Behandlung einbezogen werden soll, minderer Krankheitsschwere, guter Motivation, bei kleineren Kindern im Vorschulalter, und wenn das bisherige Umfeld intensiv in die Behandlung mit einbezogen werden soll.

Psychiatrische Institutsambulanzen dienen der Diagnostik, Motivationsförderung und Behandlung von Komplexpatienten, die nicht hinreichend zuverlässig ambulante Angebote annehmen können wie bei schweren Störungen der Persönlichkeitsentwicklung, massiven Verhaltensstörungen und Suchtstörungen. Oft werden daneben Spezialambulanzen wie Säuglings- und Kleinkindambulanzen, Trauma-Ambulanzen, Spezialambulanzen für autistische Kinder oder behinderte Kinder sowie Ambulanzen für Kinder mit Migrationshintergrund angeboten.

Niedergelassene Kinder- und Jugendpsychiater

Niedergelassene Kinder- und Jugendpsychiater bieten in der Regel ebenfalls vielfältige psychotherapeutische, diagnostische und sozialpsychiatrische Möglichkeiten an. Eine intensive pädagogische Alltagsbegleitung und Integration von Gleichaltrigengruppen ist etwas minder intensiv als in Kliniken möglich. Leider lassen ausgiebige diagnostische und sozialpsychiatrische Tätigkeiten oft nur wenig Zeit für intensivere ärztliche Psychotherapien.

Niedergelassene Kinder und Jugendlichenpsychotherapeuten

Längerfristige Behandlungen für Kinder und Jugendliche mit minderschweren Störungen, Gruppenbehandlungen und Fokaltherapien werden ganz vorwiegend von niedergelassenen Kinder- und Jugendlichenpsychotherapeuten u. U. nach kinder- und jugendpsychiatrischer Diagnostik durchgeführt. Ärztliche und psychologische Diagnostik und Psychotherapie unterscheiden sich dabei kaum. Psychologische Kinder- und Jugendlichenpsychotherapeuten haben in der Regel eine nur einjährige kinder- und jugendpsychiatrische Erfahrung und geringeres Wissen in körperbezogener Diagnostik und medikamentöser Behandlung, aber gute psychotherapeutische und diagnostische Ausbildung. In der Regel ist es wichtig, örtliche ärztliche und psychologische Kindertherapeuten zu kennen und die Wege entsprechend zu bahnen. Längere Therapien erfordern einen von Gutachtern befürworteten Therapieantrag, Fokaltherapien unter 25 Stunden werden in der Regel ohne diesen genehmigt.

Kinder- und jugendpsychiatrische und -psychotherapeutische Rehabilitation

Rehabilitationsangebote in der Kinder- und Jugendpsychiatrie sollten ähnlich wie die tagesklinische Behandlung nicht als »Psychiatrie light« angesehen werden, sondern als Bereich mit speziellen Indikationen. Um Rehabilitationsangebote nutzen zu können, muss ein Kind oder Jugendlicher hinreichend motiviert sein und Gruppenangebote nutzen können. Individualisierte Einzeltherapie steht nicht im Vordergrund. Akute psychotische oder Suchterkrankungen oder massive autoaggressive Tendenzen dürfen nicht vorliegen. In der Regel kann die Familie nicht wie in ambulanten oder voll stationären Behandlungen mit einbezogen werden. Hingegen kann die soziale Teilhabe intensiver gefördert werden als im tendenziell weniger fordernden akutklinischen Milieu.

Erziehungsberatungsstellen und Jugendhilfe

Beratungsstellen staatlicher, kirchlicher und freier Träger beschäftigen oft mehrere Psychotherapeuten und pädagogische Berater. Der Zugang ist oft schnell und einfach. Oft können sie allerdings auf Grund finanzieller Beschränkungen nur kurze Interventionen anbieten. Gelegentlich bieten sich besonders in den Großstädten spezialisierte Behandlungen an: Gruppentraining zum Sozialverhalten, Gruppen für essgestörte Patientinnen oder traumafokussierte Interventionen für Gewaltopfer (grüner Ring, Mädchen- oder Migrantenberatungsstellen etc.).

Schulpsychologen und Beratungslehrer helfen insbesondere bei leichteren Interaktions- und Integrationsproblem in der Schule, oft verbunden mit Teilleistungs- und Leistungsstörungen und schulbezogenen Ängsten. In der Regel können sie keine längerfristigen Therapien anbieten, sind jedoch enorm hilfreich bei der schulischen Integration psychisch auffälliger Kinder.

Jugendämter stellen auf Antrag der Eltern »freiwillige Hilfen zur Erziehung« oder bei Vorliegen von akuten Kindeswohlgefährdungen vielfältige Maßnahmen zur Verfügung, deren Ausführung häufig unabhängige Jugendhilfeträger übernehmen. Diese Maßnahmen nach dem Kinder- und Jugendhilfegesetz umfassen ambulante, teilstationäre und stationäre Hilfen wie Erziehungsberatung, fokussierte Gruppenbehandlungen etwa aggressiver Kinder oder von Kindern und Jugendlichen mit migrationsbedingten Problemen, heilpädagogische ausgerichtete Tagesgruppen, Erziehungsbeistandsschaften sowie stationäre Jugendhilfemaßnahmen in entsprechend eingerichteten pädagogischen Wohngruppen. Viele psychisch auffällige Kinder und Jugendliche benötigen neben ärztlicher und psychotherapeutischer Hilfe zusätzlich Unterstützung im Rahmen der Jugendhilfe. Gute gegenseitige Kenntnis und festgeschriebene Kooperationsvereinbarungen sind dabei eine große Hilfe im Dialog der Organisationen und Systeme.

Literatur

Barkmann C, Schulte-Markwort M (2004) Prävalenz psychischer Auffälligkeiten bei Kindern und Jugendlichen in Deutschland – ein systematischer Literaturüberblick. Psychiatr Prax 6: 278–287

Bölte S, Poustka F (2006) Fragebogen zur Sozialen Kommunikation (FSK). Deutsche Fassung des Social Communication Questionnaire. Hogrefe Testzentrale, Göttingen

Bölte S, Poustka F (2007) Fragebogen zur Sozialen Reaktivität (SRS). Deutsche Fassung der Social Responsiveness Scale. Hogrefe Testzentrale, Göttingen

Bölte S, Rühl D, Schmötzer G, Poustka F (2006) Diagnostisches Interview für Autismus – revidiert. Deutsche Fassung des Autism Diagnostic Interview-revised. Hogrefe Testzentrale, Göttingen

Brose N (2008) Kontaktscheue Neurone. Gehirn Geist 10: 66–71

Christakis DA, Zimmerman FJ, DiGuiseppe DL, McCarty CA (2004) Early television exposure and subsequent attentional problems in children. Pediatrics 113(4), 708–713

Dekker M, Koot H (2003) DSM-IV disorders in children with borderline to moderate intellectual disability I: Prevalence and impact. J Am Acad Child Adolesc Psychiatry 42: 915–922

Döpfner M, Melchers P, Fegert J, Lehmkuhl G, Lehmkuhl U, Schmeck K, Steinhausen HC, Poustka F (1994) Deutschsprachige Konsensus-Versionen der CBCL 4-18, der TRF und des YSR. Kindheit Entwicklung 3: 54–59

Döpfner M, Schürmann S, Frölich J (2002) Das Therapieprogramm für Kinder mit hyperkinetischem und oppositionellem Problemverhalten (THOP). Beltz, Psychologie Verlags Union, Weinheim

Döpfner M, Lehmkuhl G, Steinhausen HC (2006) Kinder-Diagnostik-System 1 (KIDS 1). Aufmerksamkeitsdefizit- und Hyperaktivitätsstörung (ADHS). Hogrefe, Göttingen

Deutsche Gesellschaft für Kinder- und Jugendpsychiatrie und Psychotherapie et al. (Hrsg) (2007a) Enuresis und funktionelle Harninkontinenz. In: Deutsche Gesellschaft für Kinder- und Jugendpsychiatrie und Psychotherapie et al. (Hrsg) Leitlinien zur Diagnostik und Therapie zu psychischen Störungen im Säuglings-, Kindes- und Jugendalter. Deutscher Ärzte Verlag, Köln, S 327–342

Deutsche Gesellschaft für Kinder- und Jugendpsychiatrie und Psychotherapie et al. (Hrsg) (2007b) Enkopresis. In: Deutsche Gesellschaft für Kinder- und Jugendpsychiatrie und Psychotherapie et al. (Hrsg) Leitlinien zur Diagnostik und Therapie zu psychischen Störungen im Säuglings-, Kindes- und Jugendalter. Deutscher Ärzte Verlag, Köln, S 343–356

Deutsche Gesellschaft für Kinder- und Jugendpsychiatrie und Psychotherapie et al. (Hrsg) (2007c) Hyperkinetische Störungen. In: Deutsche Gesellschaft für Kinder- und Jugendpsychiatrie und Psychotherapie et al. (Hrsg) Leitlinien zur Diagnostik und Therapie zu psychischen Störungen im Säuglings-, Kindes- und Jugendalter. Deutscher Ärzte Verlag, Köln, S 239–254

Deutsche Gesellschaft für Kinder- und Jugendpsychiatrie und Psychotherapie et al. (Hrsg) (2007d) Ticstörungen. In: Deutsche Gesellschaft für Kinder- und Jugendpsychiatrie und Psychotherapie et al. (Hrsg) Leitlinien zur Diagnostik und Therapie zu psychischen Störungen im Säuglings-, Kindes- und Jugendalter. Deutscher Ärzte Verlag, Köln, S 319–325

Deutsche Gesellschaft für Kinder- und Jugendpsychiatrie und Psychotherapie et al. (Hrsg) (2007e) Tiefgreifende Entwicklungsstörungen. In: Deutsche Gesellschaft für Kinder- und Jugendpsychiatrie und Psychotherapie et al. (Hrsg) Leitlinien zur Diagnostik und Therapie zu psychischen Störungen im Säuglings-, Kindes- und Jugendalter. Deutscher Ärzte Verlag, Köln, S 225–237

Ellert U, Neuhauser A, Roth-Isigkeit A (2007) Schmerzen bei Kindern und Jugendlichen in Deutschland: Prävalenz und Inanspruchnahme medizinischer Leistungen. Ergebnisse des Kinder- und Jugendgesundheitssurveys, Bundesgesundheitsbl 50(5/6): 711–717

Gontard A von (2004) Enkopresis. Erscheinungsformen-Diagnostik-Therapie. Kohlhammer, Stuttgart

Gontard A von (2007a) Enkopresis. Prax Kinderpsychologie Kinderpsychiatrie 56(6): 492–510

Gontard A von (2007b) Enuresis, Enkopresis. In: Herpertz-Dahlmann S, Resch F, Schulte-Markwort M, Warnke A (Hrsg) Entwicklungspsychiatrie. Schattauer, Stuttgart, S 653–673

Gontard A von, Lehmkuhl G (2002) Enuresis (Leitfaden Kinder- und Jugendpsychiatrie, Bd 4). Hogrefe, Göttingen

Gontard A von, Lehmkuhl G (2003) Ratgeber Einnässen. Hogrefe, Göttingen

Haddon M (2005) Supergute Tage oder die sonderbare Welt des Christopher Boone. Blessing, München

Häußler A (2005) Der TEACCH Ansatz zur Förderung von Menschen mit Autismus. Borgmann Media, Dortmund

Kaufmann J, Yang BZ, Douglas-Palumberi H et al. (2004) Social support and serotonin transporter gene moderate depression in maltreated children. Proc Nat Acad Sci 101: 17316–17321

Kahl KG, Puls JH, Schmid G (2007) Praxishandbuch ADHS. Diagnostik und Therapie für alle Altersstufen. Thieme, Stuttgart

Kamp-Becker I, Remschmidt H (2006) MBAS – Marburger Beurteilungsskala zum Asperger-Syndrom. In: Remschmidt H, Kamp-Becker I (Hrsg) Asperger-Syndrom. Springer, Berlin Heidelberg New York

Klassen AF, Miller A, Fine S (2004) Health-related qualitiy of life in children and adolescents who have a diagnosis of attention-deficit/hyperactivity disorder. Pediatrics 114(5): 541–547

Klitzing K von (2007) Affektive Störungen im Kindes- und Jugendalter. Z Kinderanalyse 15(4): 287–304

Köster I, Ferber L von (1999) Bericht zur Häufigkeit und Verteilung psychosozialer und psychiatrischer Erkrankungen bei Kindern und Jugendlichen (0–19 Jahre) in Herne. Preprintreihe der Forschungsgruppe Primärmedizinische Versorgung, Köln (Heft 5)

Kratz O, Gruss S, Moll GH (2004). Tic-Störungen: Klinik – Neurobiologie – Therapie. PsychoNeuro 30(5): 257–262

Lehmkuhl G, Konrad K, Döpfner M (2007) Aufmerksamkeitsdefizit-/-Hyperaktivitätsstörungen (ADHS). In: Herpertz-Dahlmann S, Resch F, Schulte-Markwort M, Warnke A (Hrsg) Entwicklungspsychiatrie. Schattauer, Stuttgart, S 674–693

Luby J, Heffelfinger A, Mrakotsky C et al. (2003) The clinical picture of depression in preschool children. J Am Acad Child Adolesc Psychiatry 42(3): 340–348

Müller-Vahl K (2002) Behandlung des Tourette-Syndroms. Tourette-Gesellschaft Deutschland e.V. Göttingen, Online-Broschüre, http://www.tourette.de

Muratori F, Picchi L, Bruni G et al. (2003) A two-year follow-up of psychodynamic psychotherapy for internalizing disorders in children. J Am Acad Child Adolesc Psychiatry 42(3): 331–339

National Center for Infants, Toddlers and Families (2005) Diagnostic classification of mental health of infancy and early childhood (DC: 0–3). National Center for Infants, Toddlers and Families, New York

Mehler-Wex C, Scheuerpflug P, Peschke N, Roth M, Reitzle K, Warnke A (2005) Enkopresis: Prädiktive Faktoren und Outcome. Z Kinder Jugendpsychiatrie Psychotherapie 33(4): 285–293

Omer H, Schlippe A von (2006) Autorität ohne Gewalt. Vandenhoeck & Rupprecht, Göttingen

Poustka F, Bölte S, Schmötzer G, Feineis-Matthews S (2008) Autistische Störungen. Hogrefe, Göttingen

Ravens-Sieberer U, Wille N, Bettge S, Erhard M (2007) Psychische Gesundheit von Kindern und Jugendlichen in Deutschland. Ergebnisse aus der BELLA-Studie im Kinder- und Jugendgesundheitssurvey (KIGGS), Bundesgesundheitsbl 50(5/6): 871–878

Remschmidt H (2007) Autismus. In: Herpertz-Dahlmann S, Resch F, Schulte-Markwort M, Warnke A (Hrsg) Entwicklungspsychiatrie. Schattauer, Stuttgart, S 600–625

Remschmidt H, Kamp-Becker I (2006) Asperger-Syndrom. Springer, Berlin Heidelberg New York

Remschmidt H, Schmidt M, Poustka F (Hrsg) (2008) Multiaxiales Klassifikationsschema für psychische Störungen des Kindes- und Jugendalters nach ICD-10 der WHO, 5. Aufl. Huber, Bern

Richman S (2004) Wie erziehe ich ein autistisches Kind? Huber, Bern

Robert Koch-Institut (RKI) (2004) Schwerpunktbericht der Gesundheitsberichterstattung des Bundes: Gesundheit von Kindern und Jugendlichen. Robert-Koch-Institut, Berlin

Rothenberger A, Banaschewski T, Roessner V (2007) Tic-Störungen. In: Herpertz-Dahlmann S, Resch F, Schulte-Markwort M, Warnke A (Hrsg) Entwicklungspsychiatrie. Schattauer, Stuttgart, S 694–718

Rühl D, Bölte S, Feineis-Matthews S, Poustka F (2004) Diagnostische Beobachtungsskala für autistische Störungen (ADOS). Deutsche Fassung der Autism Diagnostic Observation Schedule. Hogrefe Testzentrale, Göttingen

Sarimski K, Steinhausen HC (2008) Psychische Störungen bei geistiger Behinderung. Hogrefe, Göttingen

Schlack, R, Hölling, H et al. (2007) Die Prävalenz der Aufmerksamkeitsdefizit-/Hyperaktivitätsstörung (ADHS) bei Kindern und Jugendlichen in Deutschland. Erste Ergebnisse aus dem Kinder- und Jugendgesundheitssurvey (KiGGS). Bundesgesundheitsbl Gesundheitsforsch Gesundheitsschutz 50(5/6): 827–35

Schmid G (2007) Case Management und nicht-medikamentöse Therapie. In: Kahl KG, Puls JH, Schmid G (Hrsg) Praxishandbuch ADHS. Diagnostik und Therapie für alle Altersstufen. Thieme, Stuttgart, S 51–61

Scholz A, Rothenberger A (2001) Mein Kind hat Tics und Zwänge. Erkennen, verstehen und helfen beim Tourette-Syndrom. Vandenhoeck & Ruprecht, Göttingen

Spitczok von Brisinski I (2007) Störungen des zwanghaften Spektrums, Forum Kinder Jugendpsychiatrie, Psychosom Psychother 17(3)

13 Betreuung von Kindern und Jugendlichen aus Familien mit Migrationserfahrung

Joachim Walter

13.1   Psychosoziale Folgen von Migration   – 378

13.2   Definitionen und ihre rechtlichen Konsequenzen   – 379

13.3   Kulturell geprägtes Erleben und Erleiden   – 381
13.3.1   Kultur als Prozess   – 381
13.3.2   Kulturwechsel als Auslöser, Promotor oder »Umschlag«
             psychischer Störungen   – 381
13.3.3   Kultur als gemeinsamer Rahmen mit vielfältigen
             Lebensmöglichkeiten   – 382

13.4   Daten und Fakten   – 382

13.5   Kommunikation und Sprache   – 383

13.6   Gesundheit und Krankheit bei Migrantenkindern   – 385
13.6.1   Prävention   – 387
13.6.2   Körperliche Symptome, Krankheiten und Syndrome   – 387
13.6.3   Psychische Störungen   – 389

13.7   Integration   – 390

13.8   Best-Practice-Modelle interkultureller Behandlung   – 390

13.9   Handlungsbedarf   – 392

         Literatur   – 393

13.1 Psychosoziale Folgen von Migration

Migration kann unterschiedlich erlebt werden. Migration ist meist ein Thema wandernder Familien, Ergebnis und Ursache gesellschaftlicher Konflikte und individueller Anpassungsprozesse. Selbstverständlich migrieren mit den Menschen auch deren Ressourcen, Verletzlichkeiten, Krankheiten, oder diese entstehen in einem konflikthaften Migrationsprozess. Immer eine Rolle spielen bei der Migration Hoffnungen und Enttäuschungen, bewusste oder unbewusste, imaginierte oder geplante Rückkehrwünsche, die Delegation von Aufgaben an die Nachgeborenen: Die Kinder sollen es besser haben, die Trauer der Eltern lösen, sollen nicht verlassen und doch in der neuen Umwelt erfolgreicher sein als die Eltern. Oft beschäftigen sich Migranten lebenslang damit, wohin sie eigentlich gehören und wo sie leben möchten.

Migration ist kein neues, aber ein sich ständig veränderndes individuelles, familiäres, soziales, ökonomisches, kulturelles und politisches Phänomen. Viele Gesellschaften bestehen heute vorwiegend aus den Nachfahren von Migranten durch Völkermigration, Krieg und Verfolgung oder ökologische Veränderungen. Neu sind dabei heutzutage nicht die gelegentlichen Hin- und Herbewegungen, sondern das Entstehen **transnationaler Räume** (Pries 1998) in einer globalisierten Welt der Reisen und der erleichterten Kommunikation – ein Prozess, der bald die ganze Welt erfasst haben wird. »Entwurzelungssyndrome« (Zwingmann u. Pfister-Ammende 1973) mit ihrer »eingefrorenen Trauer« (Volkan 1998) – eingefroren, weil sie nicht lösbar ist, die Migranten nicht mehr teilhaben können an ihrer alten Welt – werden dadurch glücklicherweise seltener.

Noch im 20. Jahrhundert wanderten weit mehr Menschen aus Europa aus als ein. In unserer Kultur wird jedoch Sesshaftigkeit immer noch als das »Normale«, Migration als das »Außergewöhnliche« betrachtet. In Deutschland spielte die Ein- und Auswanderung während der letzten Jahrhunderte stets eine Rolle. Ausgewandert wurde z. B. nach Amerika, Afrika oder in »den Osten«. Der Faschismus in Deutschland machte darüber hinaus Hunderttausende zu heimatlosen Flüchtlingen mit transgenerationalen Folgen für die Identifikation und das Selbstempfinden. Nach dem 2. Weltkrieg gewann die Einwanderung oder Flucht aus osteuropäischen Ländern nach Deutschland an Bedeutung, in den 1960er Jahren die Arbeitsmigration aus den Ländern des südlichen und südöstlichen Europas. Seit den 1970er Jahren kommen Flüchtlinge aus entfernten Ländern und Kulturen – aus Südostasien, Lateinamerika, Westasien und aus den unterschiedlichsten Teilen Afrikas nach Westeuropa.

Subjektives Konzept von Migranten

Nicht alle Menschen, die aus- und einwandern, werden aber im allgemeinen Sprachgebrauch als Migranten bezeichnet, und nicht alle Migranten empfinden sich als solche: akademische Migranten aus den USA etwa werden z. B. selten durch ein transkulturelles diagnostisches Fenster betrachtet. Auch Soldaten und Mitarbeiter des Militärs oder von Entwicklungshilfeorganisationen arbeiten oft lange Zeit weit weg von ihrer Heimat und Familie, gelten aber nicht als Migranten. Andere Menschen, die sich zwischen einem »Hier« und einem »Dort« bewegen, oft im »Dazwischen« verbleiben, würden sich selbst nicht als Migranten begreifen. Dazu gehören viele »Rückkehrer«, obwohl Rückkehr in ein entfremdetes Heimatland auch für die psychische und körperliche Gesundheit heilend, kränkend oder chronisch konfliktbehaftet bleiben kann. Vom Arzt sollte daher immer spezifisch nach geographischen Bewegungen der Familie oder von Familienmitgliedern gefragt und resultierenden Anpassungsprozessen Aufmerksamkeit geschenkt werden.

13.2 Definitionen und ihre rechtlichen Konsequenzen

> **Definition**
>
> Migration ist ein sozialer Prozess, dessen Spektrum »von der schrittweise und unterschiedlich weit gehenden Ausgliederung aus dem Kontext der Herkunftsgesellschaft bis zur ebenfalls unterschiedlich weit reichenden Eingliederung in die Aufnahmegesellschaft einschließlich aller damit verbundenen sozialen, kulturellen, rechtlichen und politischen Bestimmungsfaktoren und Entwicklungsbedingungen, Begleitumstände und Folgeprobleme« reicht (Deutscher Bundestag 2000, S. 16).

Es gibt viele rechtlich definierte Gruppen von Migranten. Die diesbezüglichen Rechte sind in Deutschland im Aufenthaltsgesetz als Teil des Zuwanderungsgesetzes (früher Ausländergesetz) von 2005 festgelegt. Darüber hinausgehend gibt es vielfältige, auch für medizinische und psychotherapeutische Behandlung bedeutsame Unterschiede:

Internationaler Migrant

In der Sprache der Gesetze und offizieller Berichte ist ein internationaler Migrant ein Mensch, der seinen Lebensmittelpunkt (für zumindest ein Jahr) in ein anderes Land verlegt.

Migrationshintergrund

Migrationshintergrund bedeutet, dass zumindest ein Elternteil als ausländischer Staatsbürger seit 1947 in Deutschland zugewandert ist.

Zuwanderer

Zuwanderer sind selbst nach Deutschland zugewandert, also nicht im Land geboren, aber dort gemeldet unabhängig von ihrer Staatsangehörigkeit.

Ausländer

Ausländer sind Menschen mit ausländischer Staatsangehörigkeit unabhängig davon, ob sie in Deutschland geboren sind oder nicht, die sich gegenwärtig auf dem Staatsgebiet aufhalten. Hierzu gehören u. a. auch Touristen und andere Reisende.

Staatenlose

Staatenlose sind Personen, die kein Staat auf Grund seines Rechts als Staatsangehöriger ansieht. Hierzu können Flüchtlinge ohne gültige Papiere gehören, früher auch viele Sinti und Roma.

Aussiedler

Aussiedler beschreibt Deutsche, die nach dem Krieg aus den deutschen Besatzungs- und Siedlungsgebieten nach Deutschland zurückkehrten.

Spätaussiedler

Spätaussiedler (inklusive Angehöriger) werden definiert als **deutsche Volkszugehörige**, die vor dem 1. Januar 1993 in einem der sog. »Aussiedlungsgebiete« der Sowjetunion geboren sind, dieses nach dem 31. Dezember 1992 im Wege des **Aufnahmeverfahrens** verlassen und innerhalb von 6 Monaten in Deutschland ihren ständigen Aufenthalt genommen haben. Sie sind dabei Menschen, die zumindest einen »volksdeutschen« Vorfahren väterlicherseits oder mütterlicherseits aufweisen können. Ihre rechtliche Stellung unterscheidet sich entscheidend von der anderer Migranten, da sie sofort die deutsche Staatsbürgerschaft und Zugang zu sämtlichen deutschen Bürgerrechten erhielten und sich selbst selten als »fremd« definierten. Die Zahl der Spätaussiedler hat sich seit ihrem Maximum von ca. 400.000 im Jahr 1990 auf weniger als 8000 Menschen im Jahr 2006 verringert.

Politische Flüchtlinge

Politische Flüchtlinge müssen individuelle Verfolgung aus politischen Gründen durch eine Staatsmacht nachweisen. Gruppen-, religions- oder geschlechtsbezogene Diskriminierung gehört hierzu nicht. Hierfür ist nur eine **humanitäre Duldung** vorgesehen. Sie leben in sehr unterschiedlichen – sozialmedizinisch relevanten – Lebensumständen, die von dem Status der rechtlichen Anerkennung ihres Asylbegehrens abhängen, wovon wiederum Arbeitsberechtigung, Recht auf Wohnortwahl, geographische Bewegungsfreiheit, Sozialhilfe und Gesundheitsversorgung abhängen. Der Prozess ist dabei langwierig und auch von Deutschen kaum zu verstehen. Flüchtlingskinder haben je nach Bundesland kein Recht auf Beschulung. Unter Umständen sind die Eltern von Abschiebung bedroht oder werden zu deren Vorbereitung in Haft genommen mit entsprechenden psychischen und sozialen Konsequenzen. Nur die Anerkennung als politischer Flüchtling erlaubt die rechtliche Gleichstellung mit deutschen Staatsangehörigen.

Duldung

Duldung bedeutet eine »vorübergehende Aussetzung der Abschiebung« von ausreisepflichtigen Ausländern, und stellt damit keinen Aufenthaltstitel dar. Geduldeten Menschen »kann« die Aufnahme einer Erwerbstätigkeit gestattet werden, ohne dass eine generelle Arbeitserlaubnis gewährt wird. Bewegungsfreiheit besteht innerhalb von Deutschland, der Aufenthaltsort und Wohnsitz können beschränkt werden. Das Asylbewerberleistungsgesetz sieht eine unter dem Sozialhilfesatz liegende finanzielle Unterstützung vor. Sachleistungen ersetzen Geld für Wohnung, Einkauf etc., Kinder- und Jugendhilfe kann in Anspruch genommen werden. Es besteht ein eingeschränkter Krankenversorgungsschutz, der auf akute Erkrankungen limitiert werden kann, wobei Amtsärzte die Versorgung übernehmen können. Integrationskurse können, müssen aber nicht gefördert werden. Insbesondere eine »Kettenduldung« über oft mehr als 10 Jahre ist nach der gegenwärtigen Gesetzgebung noch immer möglich und bezüglich der Integration ausgesprochen schädlich. Eine **Aufenthaltserlaubnis** kann nach einer längeren Duldung erteilt werden. Sie ist zweckgebunden bis zu einer geplanten »Rückführung«, d. h. Abschiebung. Sie **kann** Niederlassungsfreiheit und Arbeitserlaubnis beinhalten (http://www.aufenthaltstitel.de/).

Kontingentflüchtlinge

Kontingentflüchtlinge wie z. B. Vietnamesen in den 1970er Jahren wurden als zahlenmäßig festgelegte Kontingente aufgenommen und erhielten ohne Einzelfallprüfung unmittelbar beschränkte Aufenthaltsrechte.

Minderjährige unbegleitete Flüchtlinge

Minderjährige unbegleitete Flüchtlinge sind Jugendliche, die ohne Eltern oder Betreuungsperson als Flüchtlinge aus Kriegs- und Krisengebieten oft über Fluchthelfer nach Deutschland kamen, die meisten zu Anfang der 90er Jahre des 20. Jahrhun-

derts, und die in deutlich geringerem Ausmaß (ca. 7.000–10.000 pro Jahr) noch immer kommen. Momentan (2009) kommen wieder vermehrt unbegleitete Flüchtlinge nach Deutschland, oft aus Afghanistan und Kurdistan. Sie unterliegen einem Abschiebeverbot, solange keine versorgenden Erwachsenen/Eltern in der Heimat ausfindig gemacht werden können, und müssen entsprechend gemäß den UN-Kinderrechten behandelt werden. Diese Rechte sind bei über 16-Jährigen in der BRD eingeschränkt. Mit 18 Jahren können die Jugendlichen in der Regel abgeschoben werden, da sie fast nie als Asylberechtigte anerkannt werden. Nur eine Duldung aus humanitären Gründen erlaubt dann den Verbleib. Es handelt sich um eine Hochrisikogruppe, die u. a. schwerst traumatisierte Kinder und Jugendliche beinhaltet, oder ehemalige Kindersoldaten. Ihre Zahl hat wie die der Flüchtlinge insgesamt seit den frühen 1990er Jahren massiv abgenommen.

Illegale

Illegale sind Menschen, die sich ohne gültigen Aufenthaltstitel in der Bundesrepublik aufhalten. Oft handelt es sich um illegal eingereiste Migranten, vor drohender Abschiebung untergetauchte Flüchtlinge, illegal beschäftigte Arbeitnehmer, im Rahmen des Menschenhandels (Prostitution, Kriminalität) missbrauchte Erwachsene und Kinder. Sie sind in der Regel besonders von Ausbeutung, körperlicher und sexueller Gewalt und Traumatisierung bedroht. Dabei bestehen besondere medizinische Risiken, da Krankheiten oft aus Furcht vor den Konsequenzen wie Abschiebung nicht zur Behandlung gebracht werden. So sollen bei ca. 60% der Kinder mit illegalem Aufenthaltsstatus psychische Störungen bestehen (Daten der Ambulanz für Flüchtlingskinder und ihre Familien, Hamburg). Ihre Behandlung ist eine besondere ethische Verpflichtung der Ärzte. Inzwischen haben sich Netzwerke von Ärzten gebildet, die bereit sind, illegal in Deutschland lebende Menschen möglichst kostenfrei zu behandeln. Listen gibt es hierzu bei Flüchtlingsorganisationen und Ärztekammern. Eine Finanzierung kann sonst nur von den Gesundheitsämtern beantragt werden.

Der 108. und 109. Deutsche Ärztetag beschloss folgende Forderungen:

- Die Meldepflicht nach § 87 Aufenthaltsgesetz (AufenthG) für öffentliche Stellen (öffentliche Krankenhäuser, Sozialämter u. Ä.) an die Ausländerbehörde muss im Falle ärztlicher Behandlung aufgehoben werden.
- Die ärztliche Schweigepflicht darf nicht auf dem Umweg über administrative Stellen (Krankenhausverwaltung, Sozialamt) unterlaufen werden.
- Die medizinische Hilfe durch Ärzte und medizinisches Personal darf nicht unter den Straftatbestand der Beihilfe zur illegalen Einreise und zum illegalen Aufenthalt (§ 96 AufenthG) fallen.
- Die Finanzierung auch von teuren Behandlungskosten muss gewährleistet sein.

Ärzte und Organisationen, die falls notwendig auch in der »Illegalität« lebende Ausländer kostenlos versorgen, finden sich u. a. unter http://www.aktivgegenabschiebung.de/links_psych.html.

Anerkannte nationale Minderheiten

Auch in Deutschland gibt es daneben anerkannte nationale Minderheiten wie die Sorben, Friesen, Dänen, Sinti und Roma. Im Rahmenübereinkommen des Europarates zum Schutz nationaler Minderheiten, das in Deutschland seit 1998 in Kraft ist, haben sich die Vertragsstaaten verpflichtet, es Angehörigen nationaler Minderheiten zu ermöglichen, ihre Kultur weiterzuentwickeln sowie ihre Sprache und Religion, ihre Traditionen und Bräuche zu pflegen. Außerdem müssen »wirksame Maßnahmen zur Förderung der gegenseitigen Achtung und des gegenseitigen Verständnisses« zwischen der Mehrheitsbevölkerung und den nationalen Minderheiten getroffen werden. Seit 2002 gibt es im Bundesministerium des Inneren den »Beauftragten der Bundesregierung für nationale Minderheiten«.

Weitere Gruppen

Real gibt es daneben weitere Einteilungen der Migranten in Gruppen, die keinen rechtlichen Charakter haben wie etwa »Bildungsausländer«, d. h. Schüler und Studenten, Saisonarbeiter, ausländische Besucher in Deutschland lebender Menschen (die für deren Gesundheitsversorgung bürgen müssen), Touristen.

13.3 Kulturell geprägtes Erleben und Erleiden

13.3.1 Kultur als Prozess

Viele Faktoren beeinflussen die Lebenserfahrungen von eingewanderten Familien und ihren Kindern: Distanz zur aufnehmenden Kultur, Veränderungen der familiären Alltäglichkeit, unterschiedliche kulturspezifische Modelle der Bewältigung von Krisen sowie Anpassungs- und Abgrenzungswünsche spielen eine wesentliche Rolle. Entwicklungsprozesse, die maßgeblich durch den Wechsel von Kultur angestoßen bzw. beeinflusst sind, sind meist kumulative Prozesse. Es findet kein vollständiger Ersatz des »Alten« statt, sondern das Alte wirkt auch im »Neuen« untergründig weiter. Das Ausmaß der realen Kulturdistanz zwischen »alt« und »neu« und ob darunter gelitten wird, muss für jede Familie neu überprüft werden. Nur für manche ist der Wechsel auch ein Kultur-»Schock«. Dann entstehen Angst, Verwirrung, Konflikte und Orientierungslosigkeit, auf die mit Angst und nicht auch mit Neugier reagiert werden kann. Entfremdung von Teilen der »eigenen« Kultur, lange Randständigkeit oder Diskriminierung sowie Suche nach einer für den Migranten akzeptableren Umgebung sind nicht selten Gründe für Migration. Die Entscheidung zur Migration wird oft von Wissen über die aufnehmende Gesellschaft beeinflusst, welches sich aus Medien (Internet, TV) speist und oft nicht den sozialen Realitäten entspricht.

13.3.2 Kulturwechsel als Auslöser, Promotor oder »Umschlag« psychischer Störungen

Der Wechsel von Kultur kann als Auslöser, Beschleuniger oder Ursache von körperlichen und psychischen Auffälligkeiten wirken. Im Bereich psychischer Erkrankungen kann man etwa unterscheiden zwischen kultur- und geschichtsgebundenen Syndromen (z. B. Anorexie, die ganz vorwiegend in reicheren Leistungsgesellschaften auftritt), Syndromen des Wechsels (z. B. »nostalgische« Depressionen oder Mutismus bei Kindern) und kulturübergreifend sehr ähnlichen psychischen Krankheitsbildern, deren Gestalt jedoch von kultureller Bedeutungsgebung geprägt ist (z. B. posttraumatische Belastungsreaktionen oder der Inhalt psychotischer Wahnsysteme.)

13.3.3 Kultur als gemeinsamer Rahmen mit vielfältigen Lebensmöglichkeiten

Während früher Kultur oft vereinfachend als Set von Regeln, wie Gefühle ausgetauscht und interpretiert werden, Verhaltensregeln, sozialer Struktur, »typischer Persönlichkeitsstruktur« und wesentlichen Mythen betrachtet wurde, so wird heutzutage der Blick eher auf die Spannbreite möglicher Verhaltens-, Denk- und Fühlweisen, vorhandene Konfliktregelungsmechanismen und den Prozess kultureller Weiterentwicklung gelegt. Es gibt in allen Kulturen Konzepte von den Beziehungen der Menschen untereinander (zwischen den Geschlechtern, zwischen Erwachsenen und Kindern, zwischen Verwandten und Nichtverwandten), von Ordnung, Schönheit, moralischem Handeln sowie Volkspsychologien – sozusagen eine kulturelle »theory of mind«, die zu erklären versucht, wie Menschen »funktionieren«. Die Vielfalt kultureller Ausprägungen dieser Konzepte ist beeindruckend (vgl. Wieviorka 2007): Es gibt »geliehene«, von weither oder von der dominanten Kultur übernommene Kulturen, Kulturen der Armut und des Reichtums und vielleicht der Klassen. Manche Kulturen können sich auf eine Tradition berufen, andere erschaffen diese neu. Die Kulturen der Männer und Frauen unterscheiden sich dabei häufig. Manche Kulturen berufen sich auf vergangene Traumata zur Stiftung von Identität und werden so zu zukunftslosen Opferkulturen, wie dies z. B. über die Kultur der Armenier nach dem Genozid durch die Türken diskutiert wird (Wieviorka 2003). Aber auch Zorn und Rachewünsche können identitätsstiftend sein. Nicht selten bilden vermeintliche Ruhmestaten die Basis der Identität.

❗ **Staatsangehörigkeit und geographische Herkunft sagen wenig über die ethnische und kulturelle Zugehörigkeit bzw. Identifikation aus!**
▼

Menschen und Familien wählen – meist unbewusst – aus dem kulturellen, subkulturellen und religiösen Repertoire diejenigen Teile aus, die zu ihr, ihren Konflikten und Problemen passen, und machen diese zur Basis ihrer Identität.

In den religiösen Schriften sind die »Gesetze« des Verhaltens und der Erziehung oft festgeschrieben. Auch hier sind jedoch meist im Laufe der Jahrhunderte Verhaltensanweisungen entstanden, die mit der ursprünglichen Schrift kaum verbunden sind. Kenntnisse der wichtigen Basisreligionen und das Interesse, darüber zu lernen, sind jedoch sehr hilfreich. Ein Vergleich der drei monotheistischen Religionen bezüglich des Leidens und Krankheitsverhaltens findet sich z. B. in Körtner et al. 2005.

13.4 Daten und Fakten

Nach dem Mikrozensus 2005 hatte fast ein Fünftel (19%) der Bevölkerung einen **Migrationshintergrund**. Seit 1965 sind 28,5 Mio. ausländische Staatsangehörige nach Deutschland gezogen. Gleichzeitig haben Deutschland 21,4 Mio. Menschen wieder verlassen. Die Nettozuwanderung betrug dabei in den 1990er Jahren ca. 20.000 Menschen pro Jahr. Die Ausländerzahl hat sich seit 1960 vervierfacht (❐ Abb. 13.1). 80% kommen dabei aus anderen europäischen Staaten, dabei 32% aus Ländern der EU (RKI 2008). Nach Berechnungen des Robert Koch-Instituts lebten dabei 62% der Ausländer schon länger als 10 Jahre in Deutschland, 34% länger als 20 Jahre und 21% länger als 30 Jahre. Einen Migrationshintergrund wiesen laut Mikrozensus 2005 28,6% der Kinder und Jugendlichen auf. Im Kinder und Jugendgesundheitssurvey (KiGGS, RKI 2007) hatten 17,1% der untersuchten Kinder einen beidseitigen Migrationsintergrund. Weitere 8,3% hatten auf Seiten eines Elternteils einen Migrationshintergrund.

Der Bevölkerungsanteil an Menschen mit **ausländischer Staatsangehörigkeit** variiert enorm: in Sachsen-Anhalt waren es 2007 nur 1,9%, in Hamburg 14,3%. In den fünf neuen Ländern sind die Anteile deutlich geringer als in den alten Ländern, dort ist die Ausländerdichte besonders hoch in den

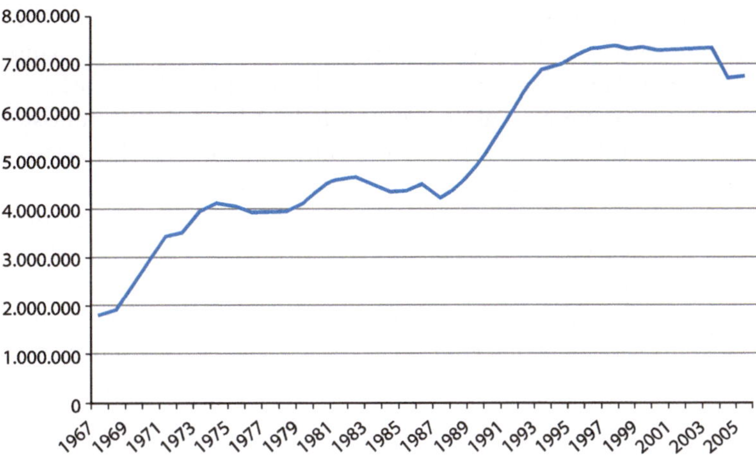

Abb. 13.1. Entwicklung der ausländischen Bevölkerung

Stadtstaaten. Bundesweit liegt der Anteil bei 8,8% (Angaben des Statistischen Bundesamts). Dies entspricht auch genau dem Anteil von Kindern und Jugendlichen (RKI 2008).

Zwischen 2004 und 2007 erhielten ca. 110.000–120.000 Ausländer pro Jahr auf Antrag die deutsche Staatsbürgerschaft (Statistisches Bundesamt, http://www.destatis.de/). Die meisten davon kamen aus der Türkei, den Staaten des ehemaligen Jugoslawiens, Polen und den Staaten der ehemaligen Sowjetunion, bei den asiatischen Ländern dominieren Einbürgerungen aus dem Iran, Afghanistan und dem Irak.

13.5 Kommunikation und Sprache

Bilingualismus

Bilingualismus kann – besonders bei intelligenten Kindern und sozial geachteten Sprachen, die sozusagen auch gesellschaftlich Gehör finden – ein Vorteil sein. Die Kinder erreichen gute Sprachkompetenzen, insbesondere wenn sie die Eltern und deren Kultur auch als hilfreich zu achten gelernt haben. Dort wo Eltern hingegen den Kindern weder die oft sozial wenig geschätzte Sprache nahebringen noch die Kinder eine der beiden Sprachen hinreichend erlernen und sozial marginalisiert sind – etwa auch auf Grund intellektueller Schwierigkeiten –, kann Bilingualismus ein Handicap bewirken.

❶ Sprachliche Fähigkeiten spielen eine wesentliche Rolle für den **inneren Dialog**, der Kognition teilweise erst ermöglicht, sowie für den **interpersonalen verbalen und affektiven Austausch** in der Familie und Schule. Verbale Kommunikation zwischen Eltern und Kindern ist eine wesentliche Voraussetzung für Erziehung und Förderung. Um effektiv denken zu können, muss ein Mensch mindestens eine Sprache gut beherrschen. Das im Kindesalter erworbene affektive Vokabular prägt zudem die affektive Differenzierungsfähigkeit und deren Modulation im Jugendalter. Sprache trägt als Medium der Erinnerung in Form der »Geschichten, die man sich über sich selbst erzählt«, zur Erfahrung von Kohärenz und Kontinuität als Grundlage von Identität und Selbstempfinden eine zentrale Rolle.

Traumatische Vergangenheit und Sprache

Familien, die traumatisierende Ereignisse aus der Vergangenheit abwehren möchten, versuchen manchmal, die Sprache des Heimatlandes zu vermeiden, da diese mit den erlebten Affekten und Kränkungen verbunden wird. Zusätzlich führt Trauma regelhaft zum Verlust des Vertrauens in die Um- und Mitwelt, zerstört oft das Vertrauen in das Sprechen. Die »Last des Schweigens« hemmt Eltern und Kinder (Bar-On 1996). Andererseits benutzen die Eltern manchmal die den in Deutschland aufwachsenden Kindern nicht so gut verständliche Muttersprache als »Geheimsprache«. Gerade Kinder, die auch die neue Sprache nicht ausreichend beherrschen, sind dadurch doppelt ausgeschlossen, sowohl als Flüchtlings- oder Migrantenkinder mit mangelnden Sprechfertigkeiten in der Schule (Adam 1999) als auch in der Familie selbst. Familien, die sich wegen erzwungener Migration oder Flucht nicht ausreichend vom Herkunftsland verabschieden konnten oder von einer baldigen Rückkehr oder Abschiebung ausgehen oder die schwere psychische Belastungen erlitten haben, fehlt oft die psychische Energie, die zum Erwerb der neuen Sprache notwendig ist.

Befremdung durch Kommunikationsschwierigkeiten

Befremdung und Entwurzelung sind zentrale Themen im Leben von und im therapeutischen Umgang mit Migranten- und Flüchtlingsfamilien. Zu beachten ist auch diagnostisch, dass eine differenzierte Schilderung körperlicher und psychischer Symptome hoher Sprachkompetenz bedarf. Wie können etwa (metaphorisch ausgedrückte) Gefühlsstörungen wie »kribbelig« »pelzig«, »taub«, »eingeschlafen« verstanden und übersetzt werden?

Die oft mangelhafte verbale Kommunikationsfähigkeit ist Teil der »szenischen Information«, der dargestellten unbewussten und handelnden Darstellung zentraler Probleme, die oft schon nach wenigen Blicken im Behandlungszimmer sichtbar und fühlbar wird und sich im handelnden Umgang miteinander zeigt. Sie spiegelt den interkulturellen Alltag von Familien wider. Sie sollte frühzeitig aufgegriffen werden. Die Erfahrung, nicht verstanden zu werden, ist nicht nur im Sinne einer ungewohnten Sprache im »Migrationsalltag« prägend, sondern oft auch schon im übertragenen Sinn in der Herkunftsgesellschaft vorhanden gewesen.

Wie viel muss der Kinderarzt von der fremden Kultur wissen?

Im Umgang mit Migranten- und Flüchtlingsfamilien bewegt man sich im Spannungsfeld zwischen zwei Polen, dem partikularistischen und dem universalistischen Ansatz.

Der **partikularistische Ansatz** geht davon aus, dass man nur als Arzt/Therapeut aus der gleichen Kultur die Familie verstehen könne und Sprache und Kultur durch die eigene Sozialisation erfahren haben müsse. Anhänger dieses Extrems neigen dazu, traditionelle kulturelle und Familienmuster überzubetonen und den Prozess der Migration, der Flucht und des damit verbundenen Wechsels der Kulturen zu vernachlässigen. Die Haltung übersieht daneben die schichtspezifischen kulturellen Unterschiede zwischen konationalen Ärzten und Patienten, kulturelle Tabuthemen und Schamgefühle.

Den anderen Pol, den **universalistischen Ansatz**, stellt die Haltung dar, dass körperliche und psychische Krankheiten unabhängig vom Individuum, der Familie und der Umgebungskultur überall auf der Welt nach gleichen Mustern ablaufen und ähnliche Konflikte widerspiegeln. Beide Haltungen verleugnen die Bedeutung von Migrations- und Fluchtprozessen für die familiäre Biographie und den Prozesscharakter kultureller, sozialer und familiärer Entwicklung im Herkunfts- wie im Aufnahmeland (Walter u. Adam 2008).

Optimalerweise sind mit Migranten arbeitende Ärzte eher Kenner des »Dazwischen«, können inter- und transkulturelle Phänomene verstehen und tragen zum kulturellen, sprachlichen und affektiven »Übersetzen« bei. Sie wissen nicht alles, sind aber bereit zu fragen und zuzuhören.

Arbeit mit Übersetzern

Prinzipiell ist es oft sinnvoll, zuerst einen Versuch zu machen, den Patienten und seine Familie auch trotz Sprachschwierigkeiten allein zu sprechen. Manchmal kann der in der Übersetzung verloren gehende Gefühlsgehalt verstanden werden, wenn man sich die Symptomatik auch in der Herkunftssprache anhört und auf die affektiven Ausdrücke in Gestik, Mimik und Sprache achtet. Die Arbeit mit Übersetzern muss gut vorbereitet sein. Am besten arbeitet man mit trainierten Übersetzern zusammen, die häufiger herangezogen werden. Diese findet man über lokale Zentren für die Behandlung von Migranten und Flüchtlingen (http://www.baff-zentren.org/). Folgende Schwierigkeiten sind zu beachten:

- Die Notwendigkeit von Übersetzung schafft Macht und Abhängigkeit, kann aber auch als fördernd empfunden werden, was in Kindern Stolz auslöst, ihnen soziale Fähigkeiten vermittelt sowie die Einnahme einer beobachtenden Position fördert.

- Familienmitglieder oder »Freunde der Familie« sind fast immer schlechte Übersetzer. Sie sind Teil des problemerzeugenden (und -erlebenden) Systems, verfälschen bewusst oder unbewusst, lassen aus, interpretieren oder erklären aus ihrer Sicht: Wenn die Aussage viel länger ist als die Übersetzung oder umgekehrt, stimmt etwas nicht! Dann sollte man bitten, erneut zu wiederholen und wörtlich zu übersetzen.
- Die Übersetzung soll möglichst wörtlich und nicht sinngemäß erfolgen. Therapeuten sollten die Sätze kurz halten, die Übersetzer dann konsekutiv Satz für Satz übersetzen. Die Aussagen sollen nicht kulturell angepasst werden, Bilder und Metaphern sind wörtlich zu übersetzen.
- Die Übersetzung erfolgt in der Ich-Form, nicht indirekt (nicht: »er/sie sagt, dass…«). Dies erlaubt besseres Einfühlen und vermindert Interpretationen.
- Man kann die Eltern oder Patienten bitten, den Arzt und nicht den Übersetzer anzuschauen, wenn man spricht. Dies gilt auch umgekehrt. Die Kommunikation wird dadurch in der Regel aussagekräftiger.
- Die Übersetzer sollten in einer möglichen Pause nicht das Gespräch mit der Familie fortführen.
- Übersetzer sollten die Möglichkeit zu Nachgesprächen haben oder in Gesprächspausen nach ihren Eindrücken befragt werden.
- Die Schweigepflicht der Übersetzer – wie die ärztliche Schweigepflicht in vielen Kulturen wenig bekannt – muss in jedem Fall vor den Patienten erneut bekräftigt werden. Eine aktive Aufforderung, die Vertrauenswürdigkeit zu überprüfen, und die Anerkennung des berechtigten Misstrauens schaffen Vertrauen!

Die **Finanzierung von Übersetzern** im Krankenhaus obliegt der Klinik, was oft nicht leicht von den Verwaltungen akzeptiert wird. Deshalb nutzen nur wenige Kliniken regelmäßig Übersetzer. Manche Kliniken haben (unprofessionelle) Übersetzerlisten von Mitarbeiten. Diese müssen auf die Familien und ihre Aufgaben auf jeden Fall vorbereitet werden. Im ambulanten System ist die Übersetzung ebenfalls nicht über die Kassen finanzierbar, obwohl ohne Übersetzer die Arbeit oft nicht lege artis durchgeführt werden kann und Kunstfehlerprozesse bei mangelnder Verständigung (z. B. Aufklärung vor Operationen) drohen. Gelegentlich übernehmen Sozialämter die Kosten. Spezialisierte Zentren erhalten gelegentlich Unterstützung durch Spenden oder Fördermittel: In der Hamburger »Ambulanz für Flüchtlingskinder und ihre Familien« kann so intensiv Psychotherapie mit Flüchtlingen mit Übersetzung betrieben werden – allerdings nur über Drittmittel einer sozialen Stiftung.

13.6 Gesundheit und Krankheit bei Migrantenkindern

Migration kann **Chance oder Risiko** darstellen. Ärztliche und gesellschaftliche Aufgabe ist es, dazu beizutragen, die Balance zur Chance hin zu verschieben, ähnlich wie Auslandsaufenthalte bei Schülern, Studenten, Wissenschaftlern. Gesundheitsgefährdungen durch Migration sind abhängig von Motiven der Migration, Dauer des Aufenthalts in der Gastgesellschaft, Sprach- und Kulturbarrieren, legalem Status und persönlicher Prädisposition für psychische Probleme.

Migration kann als ein Risikofaktor für körperliche und einige psychische Krankheiten angesehen werden. Unterschiedliche Haltungen gegenüber Krankheit (z. B. Schmerzsymptome), Einstellungen zu präventiven Maßnahmen (Impfungen) und rationalen, evidenzbasierte Behandlungsstrategien, volkspsychologische Erklärungen von und Umgangsweisen mit Krankheiten beeinflussen die Gesundheitsversorgung von Migranten. Interpersonale Krankheitsmodelle wie ein magischer »böser Blick«, Strafen von Vorfahren für Fehlverhalten als Krankheitsursache sind weiterhin häufig anzutreffen. Dabei ist zu bedenken, dass ähnliche volksmedizinische Erklärungen durchaus auch bei Deutschen eine Rolle spielen und »magische« Behandlungen bei Heilpraktikern und Heilern oft frequentiert werden.

Zusätzlich gibt es Störungen, die durch den Akt der Migration oder die Exposition zur neuen Lebenswelt ausgelöst oder gefördert werden. Hierzu gehören Krankheiten, die mit einem unterschiedlichen Erregerspektrum in der neuen Umwelt zusammenhängen, aber auch durch Trauer, Entfremdung und ein verändertes Selbstempfinden bedingte psychische Erkrankungen. Zudem wird je nach Kultur Symptomen ein unterschiedlicher Krankheitswert zugeschrieben. Schließlich ist zu beachten, dass kulturelle und familiäre Schutzfaktoren – z. B. das Alkoholverbot in muslimischen Ländern – im Aufnahmeland wegfallen können. Religiöse Faktoren erklären den geringeren Alkoholverbrauch muslimischer Jugendlicher, der etwa nur halb so groß sei wie der deutscher Berufschüler (37% vs 62%; Dill et al 2002 zit. nach RKI 2008, S. 57).

Bei Migranten finden sich verschiedene Risikofaktoren, aber auch protektive Faktoren je nach Herkunft und aktuellen Lebensbedingungen gehäuft.

Risikofaktoren

Arbeitsmigranten, die in unqualifizierten Beschäftigungen tätig sind, sind entsprechenden Risiken ausgesetzt, die auch Arbeitslosigkeit und Armut beinhalten. Noch sind Migrantenfamilien in Deutschland deutlich kinderreicher als deutsche Familien und haben damit ein höheres Armutsrisiko (► Kap. 3.4), wobei sich dies sowohl in den Herkunftsländern als auch im Aufnahmeland deutlich verändert. Mütter sind oft jünger und ungebildeter. Die Wohnungen können beengter sein. Die Schulbildung und der Zugang zu Informationen sind je nach Herkunftsland, Integrationshilfen und kultureller Distanz geringer. Vorsorgen werden weniger in Anspruch genommen. Real erlebte oder subjektiv empfundene Fremdenfeindlichkeit kann wie »Mobbing« massive psychische und körperliche Konsequenzen haben. Nach Marginalisierung können psychische Krankheiten häufiger auftreten. Flüchtlingskinder haben sehr häufig traumatisierte Eltern, was die Interaktion und Erziehungsfähigkeit zusätzlich zu den in der Sozialisation erfahrenen Beeinträchtigungen behindern kann. Die häufig stattfindende Weitergabe von Risikofaktoren über die Generationen bedroht dabei auch die Kinder.

Schutzfaktoren

Protektive Faktoren können in einem stärkeren kulturellen oder Familienzusammenhalt zu finden sein und auf entsprechender Unterstützung im Überleben, in der Eingliederung und in der Kinderbetreuung begründet sein. Subjektiv wird der familiäre Zusammenhalt bei der Mehrzahl der Kinder und Jugendlichen positiv bewertet, aber oft auch gleichzeitig als einschränkende kontinuierliche Beobachtung kritisiert.

Auf unterschiedliche Weise weisen iranische und vietnamesische Migranten (international) einen erhöhten Integrationserfolg auf. Bei den Vietnamesen kann dies auf einer hohen gegenseitigen Unterstützung auch im Zugang zur Arbeitswelt und die Bereitschaft, schnell auch in minder geschätzten Arbeiten tätig zu werden, zurückgeführt werden. Bei den iranischen Migranten werden in der Regel kulturelle Bildung und Spracherwerb sehr geschätzt, was den Zugang zum Arbeitsleben als wichtigem Integrationsfaktor erleichtert.

Tendenzen, sich als diskriminiertes Opfer zu erleben – in Deutschland oder in der Heimat –, erschweren die sprachliche und berufliche Integration hingegen. Aus bestimmten Kulturen migrieren vorwiegend Mitglieder der Oberschicht, oft mit akademischer Vorbildung, etwa Flüchtlinge aus Afghanistan, die für die Flucht enorme Geldmittel aufbringen mussten. Dies erklärt mit, dass die Kinder aus einigen Kulturen einen besseren Erfolg in der Schule haben **können** als deutsche Kinder! Viele Migrantenkinder finden im Gastland wesentlich bessere Entwicklungsbedingungen als im Herkunftsland. Das Wohl der Kinder, gesundheitlich und bezüglich der beruflichen Entwicklungschancen, ist einer der wesentlichen Anziehungsfaktoren westlicher Länder.

Insgesamt ist jedoch zu beobachten, dass sich abhängig von der Zeit, die in Deutschland verbracht wurde, die Gesundheitsdaten jeweils den deutschen Daten annähern.

Risikofaktoren	Schutzfaktoren
Armut	Fähigkeit, sich selbst zu ernähren
Geringe Bildung	Aktive Bildungsbemühungen und Bildungserfahrungen der Eltern und Kinder
Gefühl, Opfer zu sein (und zu bleiben)	Fokus auf Verwirklichung von Wünschen
Unfreiwillige Migration	Freiwillige Migration
Unreflektierte Überanpassung/starres Beharren auf (scheinbaren) alten Werten und Normen	»Kritische«, geplante Integration, regelmäßige familiäre Bilanzen
Einsamkeit, Passivität, geringe Zugänglichkeit von gesellschaftlichem Wissen	Vorhandensein einer wirksamen Subkultur, Teilen des Zugangs zur neuen Gesellschaft
Unfreundliche bürokratische Aufnahme, gefühlte Ablehnung, kein Gehör finden. Marginale oder abgelehnte Herkunftskultur	Freundliche Aufnahme, deutsche Partnerfamilien/ Zuhörer, gefühltes Interesse, geschätzte Herkunftskultur

13.6.1 Prävention

Früherkennungsuntersuchungen

Früherkennungsuntersuchungen werden von den Kindern mit ausländischer Herkunft deutlich weniger häufig in Anspruch genommen. Es zeigt sich schon bei der U3, an der 97% der Kinder ohne Migrationshintergrund, jedoch nur 81% der Kinder mit Migrationshintergrund teilnahmen (KiGGS 2007). Dies verschlechtert sich bis zur U9 auf eine Teilnahme von 68%, während deutsche Kinder zu 89% die Untersuchung wahrnahmen. 17% der Kinder mit Migrationshintergrund haben offenbar nie eine Früherkennungsuntersuchung (U3 bis U9) in Anspruch genommen (KiGGS 2007). Es ist zu hoffen, dass sich dies mit einem verbindlichen Einladungswesen zu den Früherkennungsuntersuchungen verbessern wird. Wesentlich ist hier jedoch die Information innerhalb der Migrantenpopulationen und ein Werben für das Verständnis von Gesundheitsvorsorge und Gesundheitsförderung. Dazu eignen sich muttersprachlich ausgebildete Präventionsberater, die derzeit jedoch nur im Rahmen von Modellprojekten tätig werden (z. B. Projekt »MIT Migranten FÜR Migranten« des Ethnomedizinischen Zentrums Hannover).

Impfungen

Daten aus dem KiGGS weisen insbesondere auf den Mangel an Nachimpfungen und im Jugendalter notwendige Impfungen und Auffrischimpfungen hin (Hepatitis B, Masern, Mumps, Tetanus, Diphtherie, Pertussis). Dass dies allerdings von lokalen gesundheitspolitischen Bemühungen abhängt, zeigt sich in Berlin, wo die Impfungen nach kurzer Zeit von türkischstämmigen Kindern besser als von deutschen Gleichaltrigen wahrgenommen werden! Grundsätzlich sollten neu angekommene Migrantenkinder früh fachärztlich untersucht und durchgeimpft werden.

13.6.2 KörperlicheSymptome, Krankheiten und Syndrome

Zu den bestehenden Untersuchungen über Gesundheit und Krankheit von Migranten sind einige methodische Einschränkungen zu nennen. Häufig wird bei vorhandenem Migrationshintergrund nicht nach Aufenthaltsdauer in Deutschland differenziert. Für Gruppenvergleiche müssen je nach Fragestellung sinnvolle Vergleichsgruppen gewählt werden: z. B. Migranten anderer Ethnien, wenn es um den Einfluss der Kultur und Wirkweise von subkulturellen Schutzbedingungen geht, Migranten aus demselben Herkunftsland, wenn es um personenbezogene Faktoren bei der Anpassung geht, Nichtmigranten aus dem Herkunftsland, wenn es um die Effekte der Migration selbst geht, oder Deutsche mit vergleichbarem Sozialstatus und Arbeitsplatz, wenn es um die Bewältigung von Erfahrungen der Migration geht. In vielen Aspekten ist wohl von einer verbesserten Gesundheit von Migranten in Deutschland im Vergleich zum Herkunftsland auszugehen. Im Folgenden werden nur Vergleiche von Kindern und Jugendlichen mit Migrationshintergrund oder ausländischen Jugendlichen mit Deutschen zitiert. Wesentliche Daten sind hier dem KiGGS 2007 und der Berichterstattung des Robert-Koch-Instituts (RKI 2008) entnommen.

Tuberkulose

Ausländische Staatsangehörige und ihre Kinder weisen eine erhöhte Tuberkuloseprävalenz auf. 2006 lag der Anteil ausländischer Patienten bei 33% (RKI 2008). Die Prävalenz bei den unter 5-jährigen Ausländerkindern liegt mit 21,7 pro 100.000 knapp 8-fach über der bei Deutschen.

Chronische Erkrankungen

Chronische Erkrankungen und Behinderungen werden nach der WHO-Jugendgesundheitsstudie 2002 und dem KiGGS bei Kindern ausländischer Mütter mit einer Rate von 10,5% versus 12,6% bei Deutschen seltener angegeben (RKI 2008).

In Österreich und Deutschland stammt ein hoher Anteil (20–50%) der Patienten mit Stoffwechselerkrankungen aus Familien mit einem Herkunftsland im vorderen Orient bzw. mittleren Osten. Das Risiko, an einer im erweiterten Neugeborenenscreening erfassten Stoffwechselerkrankung zu leiden, ist bei Kindern aus der Türkei im Vergleich zu inländischen Familien signifikant höher. 4,6% der in Bayern geborenen und gescreenten Kinder haben eine türkische Mutter, 82% haben eine deutsche Mutter. Unter den betroffenen Neugeborenen mit einer vererbbaren Zielkrankheit haben hingegen 11,1%, d. h. mehr als doppelt so viele, eine türkische Mutter und nur 62% eine deutsche Mutter (Daten aus dem Modellprojekt Neugeborenenscreening, Bayern). Eine Ursache für die hohe Prävalenz dieser Erkrankungen in dieser Bevölkerungsgruppe ist u. a. eine verbreitete Tradition der konsanguinen Eheschließung (Cousinenehe).

Verlaufsdaten von Kindern mit **Phenylketonurie** weisen darauf hin, dass die Diätcompliance bei türkischen im Vergleich zu österreichischen Kindern schlechter ist. Bei der Untersuchung der compliance-beeinflussenden Faktoren zeigten sich zwischen türkischen und österreichischen Familien Unterschiede in krankheitsrelevantem Wissen, Bewältigungsstrategien, Glaube an Schicksalhaftigkeit und empfundener Abhängigkeit vom medizinischen Personal (Stöckler-Ipsiroglu et al. 2005). Das Wissen um die Besonderheiten in der Führung von Patienten aus fremden Kulturkreisen, die Einbeziehung von professionellen Dolmetschern in Patientengespräche sowie die aktive Einbindung von Migranten in Selbsthilfegruppen stellen Notwendigkeiten zur Verbesserung der medizinischen Versorgung dieser Bevölkerungsgruppe dar (Dr. Uta Nennstiel-Ratzel, Bayerisches Landesamt, Oberschleißheim, persönliche Mitteilung).

Besonders Krankheiten, die viel Information und Compliance erfordern wie **Diabetes mellitus**, können bei Migranten deutlich erschwert zu behandeln sein. Stoffwechselkontrollen mittels HbA1c-Werten zeigen hier signifikante Unterschiede zu deutschen Behandlungsgruppen (Hecker et al. 1998, zit. nach RKI 2008).

Allergien

Allergien werden bei Migrantenfamilien seltener berichtet (17,7% versus 23,9% bei deutschen Familien, RKI 2008). In der WHO-Jugendgesundheitsstudie für Deutschland gaben 27,4% der Jugendlichen mit beidseitigem Migrationshintergrund an, an Allergien zu leiden, Deutsche zu 38,9%. Möglicherweise hängt dies mit einer größeren Exposition gegenüber Fremdstoffen in den ersten Lebensjahren zusammen (Hygienehypothese).

Adipositas

Die Prävalenz von Adipositas und Übergewicht ist insgesamt bei Kindern mit beidseitigem Migrationshintergrund erhöht (WHO-Jugendgesundheitsstudie 2002, Hurrelmann et al. 2003). Dabei sind Jungen häufiger übergewichtig als Mädchen (16,1% versus 9,3%, RKI 2008). Dass Migrantenkinder häufiger übergewichtig sind als Kinder in ihrer Herkunftskultur und in Deutschland, spricht dafür, dass es sich hier eher um ein »Kulturwechselsyndrom« handelt. Anders als bei deutschen Kindern scheint Übergewicht auch in höheren sozioökonomischen Schichten häufiger zu sein, hier sogar stärker ausgeprägt als bei niederen sozioökonomischen Schichten (RKI 2008). Die Werte gelten insbesondere für Familien aus der Türkei, der ehemaligen Sowjetunion und arabischen Ländern. Sowohl die Selbstwahrnehmung der Eltern als auch die Wahrnehmung der Kinder als adipös scheint hier geringer zu sein. Fast Food und Süßigkeiten werden vermehrt konsumiert.

Schmerz

Schmerzhäufigkeit und -wahrnehmung sind je nach kulturellem Hintergrund deutlich unterschiedlich. Hier gibt es jedoch ebenfalls in der deutschen Bevölkerung eine enorme Varianz. Ebenso zeigen sich Unterschiede in der Tendenz, psychische Probleme als körperliche Symptome zu empfinden und zu berichten. Insbesondere Bauchschmerzen bei Jungen scheinen häufiger zu sein (RKI 2008, S. 84).

Unfallhäufigkeit

Bezüglich der Unfallhäufigkeit ist keine Häufung bei ausländischen Kindern festzustellen (hier wird nicht nach Kindern mit Migrationshintergrund differenziert (RKI 2008, S. 71). Kinder mit Migrationshintergrund weisen im Kleinkindalter eine etwas erhöhte Unfallhäufigkeit auf, Mädchen mit Migrationshintergrund deutlich weniger Unfälle als deutsche (RKI 2008, S. 74.) Dies mag mit einem häuslicheren Lebensstil zusammenhängen. Allerdings werden seltener Schutzvorrichtungen wie Protektoren und Helme angewandt.

Zahngesundheit

Bezüglich der Zahngesundheit gibt es ebenfalls deutliche Unterschiede. Kinder ohne Migrationshintergrund putzen offenbar wesentlich häufiger die Zähne als solche mit Migrationshintergrund. Entsprechend ist die Karieshäufigkeit bei Migrantenkindern größer.

13.6.3 PsychischeStörungen

Insbesondere **Flüchtlingskinder** weisen aufgrund der Erlebnisse mit Krieg, Verfolgung, Marginalisierung, geschlechtsspezifischer Verfolgung im Heimatland, posttraumatischer Auffälligkeiten der Eltern, aber auch der Unsicherheit des Aufenthaltsstatus und verminderten Integrationsmöglichkeiten häufiger psychische Störungen auf. Adam (2007) beschreibt als Ergebnis seiner epidemiologischen Untersuchung an Hamburger Schulen vermehrte Somatisierungsneigung, Depressionen, posttraumatische Symptome und Angststörungen.

Suizid ist die zweithäufigste Todesart im Jugendalter nach Unfällen. Bei 10- bis 17-jährigen türkischen Mädchen und Jugendlichen wird eine fast doppelt erhöhte Suizidalität im Vergleich zu deutschen beschrieben, die mit Kulturkonflikten in Verbindung gebracht wird (RKI 2008). Aus der Türkei selbst wird eine niedrigere Suizidrate berichtet als in Deutschland. Bei interkulturell adoptierten Kindern liegt die Suizidrate in Schweden 5-fach über der der gematchten nationalen Bevölkerung (Schneider u. Fritze 2008). Allerdings sei sonst die Suizidalität bei nichtadoptierten ausländischen Jugendlichen insgesamt eher geringer als bei deutschen Jugendlichen. Seltener sind Suizide und Suizidversuche z. B. bei asiatischen Migranten. Bei Erwachsenen wurden in den skandinavischen Ländern insgesamt deutlich erhöhte Suizidraten bei erwachsenen Migranten gefunden (Schneider u. Fritze 2008). Selbstverwirklichungsmöglichkeiten, konsequent-liebevolle Erziehungsstile, familiär verankerte kulturell bedingte Konflikte und Konfliktlösestile, Integration, Erwartungen an männliche und weibliche Jugendliche sowie der »Migrationserfolg« spielen hier vermutlich die Hauptrolle. Daneben spielen aber auch die Suizidraten in den Herkunftsländern eine wichtige Rolle. So sind die Suizidraten in der Russischen Föderation deutlich höher als in Deutschland. Insgesamt ist also die Suizidrate ähnlich wie in Deutschland, Ausnahmen bei hohen Suizidraten im Herkunftsland und bei besonders konfliktreichen kulturellen Anpassungsprozessen und Rollenkonflikten sind jedoch zu beachten.

Drogenabusus findet sich deutlicher ausgeprägt bei Spätaussiedlern – hier allerdings erst in der Migration, nicht in der Heimat. Dieser ist wie **Alkohol-**

abusus ein wesentlicher Risikofaktor für verschiedene psychische Störungen.

13.7 Integration

Der Wille zur und die Möglichkeiten der Auseinandersetzung mit der Umgebungskultur prägen die Teilhabe in all ihren Aspekten. Das Thema Integration wird dabei seit vielen Jahren in vielen Fachdisziplinen diskutiert. Grundsätzlich ist eine einheitliche Integration in eine vielfältige Gesellschaft kaum möglich.

Pierre kam als 17-jähriger Sohn einer deutschstämmigen polnischen Mutter und eines polnischen Vaters 1991 in stationäre kinder- und jugendpsychiatrische Behandlung wegen einer schweren Angstund Zwangsstörung. Die Familie war während des Regimes von Jaruzelski als Spätaussiedler ausgewandert. Die Mutter hatte schon lange vor seiner Geburt eine Auswanderung ins Auge gefasst. Entsprechend erlebte sie sich in Polen als marginalisiert. Der eher passive Vater konnte keine klare Haltung dazu entwickeln. Die Mutter brachte dem Jungen schon im Alter von 4 Jahren bei, seine Hemden glattzustreichen und zu falten, »damit du einmal in der Bundeswehr zurechtkommst«. Er spielte mit seinem Vater derweilen über Jahre Krieg zwischen Polen und Deutschen, wobei der Vater immer die Polen spielen und verlieren musste, was er bereitwillig tat. In Deutschland angekommen, war er mit Gleichaltrigen konfrontiert, für die die Bundeswehr keine Rolle spielte, die Punks oder Hiphopper waren. Der leistungsorientierte und angepasste Jugendliche fand darin keinen Platz entwickelte eine massive Angst vor der Öffentlichkeit sowie massive Waschzwänge.

Einigkeit besteht darüber, dass eine intensive Förderung der Sprachkompetenz des Aufnahmelandes von wesentlicher Bedeutung ist. Dabei kann die Schulbildung im Herkunftsland eine wichtige Rolle spielen. Diese ist auch nach neueren Publikationen bei Zuwanderern aus der Türkei besonders gering. Das Ausmaß der Assimilation stellt – insbesondere wenn starke Subkulturen bestehen – kein wesentliches Kriterium für die subjektive Lebenszufriedenheit dar.

> **❗ Eltern von Migrantenkindern beschreiben als wesentlich Gefühle von Handlungsfähigkeit, Beziehung, Kontakt und die Fähigkeit, Einfluss auf die Entwicklung der Kinder zu haben. Kinder betonen, dass für die Eltern Einsamkeit das größte Problem darstellt. Einigkeit besteht inzwischen darüber, dass weder erzwungene Assimilation noch Isolation in einem (sub-)kulturellen Getto oder einem Diasporaleben auf Dauer als hilfreich erlebt werden.**

Innerhalb der Familien ist die Reflektion und Anerkennung der für jedes Familienmitglied unterschiedlichen Assimilation bei den unterschiedlich alten Familienmitgliedern, den Mädchen und Jungen und in Abhängigkeit vom Zugang zur Gesellschaft wichtig. Konflikte entstehen, wenn Eltern ihre Kinder kritiklos der Aufnahmegesellschaft ausliefern. Nicht selten findet man Verwahrlosungssyndrome, Konsumismus und eine kulturelle Haltlosigkeit (»Kuckucks-Strategie«). Ebenso wenig hilfreich ist es, wenn Kinder von der Aufnahmegesellschaft ferngehalten werden, bis ein plötzlicher Eintritt in die Gesellschaft notwendig wird (»Känguru-Strategie«). Manche Kinder kommen gut mit einer »Chamäleon-Strategie« einer jeweiligen Anpassung an die kulturelle Welt zurecht, viele leiden jedoch massiv darunter. Kulturelle Unterschiede werden dann zum Kulturkonflikt in der Familie, der sich vorwiegend in der Adoleszenz manifestiert.

> **❗ Falls möglich, sollten Eltern regelmäßige Bilanzgespräche führen, die einer kritischen Integration dienen. Diese sind für Eltern untereinander wie für Kinder hilfreich!**

13.8 Best-Practice-Modelle interkultureller Behandlung

Die ärztliche Ethik und die Kinderrechte auf Gesundheit, Entwicklung, Erziehung und Förderung müssen beachtet werden. Bei Flüchtlingen wurde von der Bundesärztekammer die Beteiligung von Ärzten bei der Abschiebung von Flüchtlingen und Folteropfern verurteilt. Abschiebung noch während einer laufenden Traumabehandlung ist unethisch (Beschlüsse 103. Ärztetag). Die ärztliche Grundhaltung sollte auf Diversität basieren: es gibt keine einheitlichen Migranten – auch nicht aus einer identischen Nation – und keine konstant typischen kulturellen Merkmale während des Migrationsprozesses. Migration und Kultur sind Prozesse. Die Kultur eines Individuums oder einer Familie ist dabei immer eine Auswahl aus den kulturellen Vorgaben, die die Umgebung in Herkunfts- und Aufnahmeland zu Verfügung stellt, Verbindungen beider oder subkulturelle »Neuerfindungen«. Die Möglichkeit, kulturelle Themen einzubringen und zu diskutieren, sollte schon beim ersten Kontakt geöffnet werden.

> ❗ **Frühzeitiges Benennen (vermuteter) kultureller Unterschiede hilft, eine offene Gesprächsatmosphäre zu schaffen!**

»Ich bin ein deutscher Arzt und wie Sie von meiner Kultur und meinem Wissen geprägt. Auch deutsche Patienten haben unterschiedliche Erfahrungen und Erlebensweisen. Möglicherweise werde ich Fragen stellen und Behandlungsweisen vorschlagen, die Sie aus Ihrer Kultur nicht gewohnt sind. Sie helfen uns, wenn Sie bei mir sagen, wenn etwas in ihrer Familie und Kultur als ungewöhnlich empfunden wird. Wenn wir darüber sprechen, hilft das mir, Ihre Kultur besser zu verstehen. Sie lernen dabei auch das Land, in dem Sie jetzt leben, besser zu verstehen. Beide werden wir dann besser handeln können. Manchmal werden wir uns missverstehen. Wir sollten versuchen, dies rechtzeitig zu bemerken und wir können darüber sprechen.«

Grundanforderungen an eine kulturell aufmerksame Therapie (vgl. DiNicola 1997) müssen sein:

- Offenheit und Neugier: Das Ziel ist dabei nicht, neutral oder unvoreingenommen zu sein und eigene Werte zugunsten einer xenophilen Grundhaltung aufzugeben, sondern kulturell informierte Arbeit zu leisten;
- die Bereitschaft, eigene Vorurteile zu hinterfragen, Abstand von eigenen kulturellen Normen zu schaffen, ohne die eigene kulturelle und ethische Basis zu verleugnen;
- die Bereitschaft, sich immer wieder aufs Neue der Frage zu stellen, ob man sich Bekanntem oder Neuem gegenübersieht (DiNicola 1997);
- das Bemühen, grundsätzlich institutionelle Strukturen zu schaffen, die Zugangsbarrieren minimieren;

- Kenntnisse des Migrationsprozesses mit seinen möglichen positiven oder negativen Auswirkungen.

Hilfreich können Fragen des betreuenden Arztes an sich selbst sein:

- »Warum empfinde ich die Familie als Migranten- oder Flüchtlingsfamilie, weshalb empfinde ich Befremdliches (manchmal findet man Ähnliches auch bei deutschen Patientenfamilien) als kulturell geprägt?«
- »Welche Vorstellungen verbinde ich mit dem Herkunftsland der Migranten, und wie finde ich heraus, ob diese (noch) zutreffen?«
- »Sucht die Migrantenfamilie hinter der Präsentation gesundheitlicher Probleme oder der Frage nach ärztlichen Attesten einen Raum für Kontakt, und Hilfe, wünscht sie weitere Fragen?«

Ohne Fragen geht vieles verloren, und es entstehen doppelte Missverständnisse: Der Arzt geht davon aus, der Patient und die Familie wolle nicht reden und suche »rein medizinische« Behandlung – die Patienten gehen davon aus, der Arzt wolle sowieso nicht zuhören und wolle somatisch behandeln und diagnostizieren. Fragen an die Migrantenfamilien selbst sind für den Kontakt, die Diagnostik und die Compliance hilfreich.

> **Einige wichtige Fragen an Migrantenfamilien**
> 1. Spreche ich Ihren Namen richtig aus?
> 2. Wie begrüße ich Sie richtig in Ihrer Sprache?
> 3. Wie und wo lebten Sie in der Heimat?
> 4. Wer gehört in Ihrer Kultur zu einer Familie? Für was sollte eine Familie sorgen?
> 5. Was wollten Sie aus Ihrer Heimat mitnehmen, was dort lassen an Erfahrungen? Beziehungen? Gefühlen?
> 6. Wie gut konnten Sie die Auswanderung vorbereiten?
> 7. Wie oft sprechen Sie von der Heimat und mit wem?
> 8. Was wussten Sie, was erhofften Sie von Deutschland und vom wem?
> ▼

9. Wie unterscheidet sich Ihre Familie jetzt von dem, was Sie als »normal« in Ihrer Kultur empfinden?
10. Wer entschied über die Migration? Wie wurde darüber gesprochen?
11. Wen treffen Sie, wen mögen Sie und wer hilft aus Ihrer Kultur hier in Deutschland? Mit wem telefonieren Sie zu Hause und welchen Rat bekommen Sie von dort?
12. Was sehen Sie als die Ursache der Störung an? Was hätten Ihre Eltern oder Großeltern dazu gesagt?
13. Wie sieht die Bilanz Ihrer Auswanderung aus? Wird diese in der Familie besprochen?
14. Wie steht die Familie als Ganzes zu einer Rückkehr, wie einzelne Familienmitglieder?

Das Gefühl, als Mensch anerkannt und geachtet zu werden, hängt davon ab, ob es Menschen gibt, die sich für einen interessieren und bereit sind, die eigene Geschichte anzuhören. Nur mit einem Zuhörer entwickelt sich in der Regel die Fähigkeit zur kritischen und kontinuierlichen Neubilanzierung des Migrationsprozesses und die Reflektion über die differenzielle Anpassung von Familienmitgliedern.

Viele Dinge können nur im Vertrauen gesagt werden. Gerade in kleinen Migrantenpopulationen machen Indiskretionen schnell ihre Runde. Manchmal sollen »Drehpunktpersonen« aus der Subkultur hinzugezogen werden, manchmal besteht gegenüber Konationalen besonders ausgeprägtes Misstrauen. Dies ist zu klären.

Nach unserer Erfahrung in der seit 1993 bestehenden Ambulanz für Flüchtlingskinder und ihre Familien, in der jährlich ca. 150 Flüchtlingsfamilien, -kinder oder -jugendliche psychotherapeutisch behandelt werden, ist bei Migranten und Flüchtlingsfamilien (insbesondere wenn die Familie ausgiebig in die Behandlung miteinbezogen wird) eher mit weniger Angst als bei Deutschen vor zumindest kinder- und jugendpsychiatrischer und psychotherapeutischer Behandlung auszugehen. Im Alltag muss darauf geachtet werden, dass das Vorgehen nicht als diskriminierend empfunden wird und Störfaktoren schnell benannt werden. Neben Informationen an örtliche Ärzte und Therapeuten kann die Kooperation mit kulturellen Einrichtungen hilfreich sein. In der Regel spricht es sich schnell in Migrantenpopulationen herum, wo gute kulturell informierte und interessierte Behandlung (falls notwendig unter Einbezug von Sprach- und Kulturmittlern) angeboten wird. Es ist hilfreich, jedoch nicht notwendig, auf sprachkompetente Ärzte zurückgreifen zu können. Einzelne Wörter zu erlernen – auch von den Patienten erfragt – wird als Interesse wahrgenommen.

13.9 Handlungsbedarf

Grundanforderung an eine aufnehmende Gesellschaft ist die Wahrung der Kinder- und Menschenrechte inklusive des Rechtes auf Gesundheitsversorgung, Erziehung und Beschulung. Diese Rechte sind insbesondere bei Flüchtlingskindern noch heute eingeschränkt. Die Möglichkeit, Gehör und Beziehung zu finden, wird von Migranten insgesamt als zentral empfunden. Dazu gehört die Notwendigkeit, auch im ambulanten Behandlungssystem auf eingearbeitete oder einzuarbeitende Übersetzer zurückgreifen zu können, um eine adäquate Information, Behandlung und ärztliche Beziehung zu gewährleisten. Erst dadurch wird Information wirklich, die Gesundheit fördert. Die Notwendigkeit von Integrationskursen wurde erst kürzlich aufgenommen. Der Zugang zu Integrations- und Sprachkursen ist für viele Flüchtlinge noch eingeschränkt. Von großer Bedeutung ist dabei jedoch nicht nur die rechtliche Aufnahme und würde- und achtungsvolle Behandlung bei Behörden und öffentlichen Einrichtungen, sondern auch die Akzeptanz bei der Bevölkerung im Aufnahmeland. Der Integrationserfolg braucht Sprachkompetenz. Diese entsteht nur dort, wo man auf eine freundliche Umgebung trifft, die auch zuhören will und kann und in der Informationen und Geschichten ausgetauscht werden!

❗ **»Initialszenen« sind in jeder menschlichen Beziehung, besonders ärztlichen und therapeutischen Beziehungen, von zentraler Bedeutung. Initialszenen bleiben besonders gut im Gedächtnis haften, da sie oft mit Angst und Un-**
▼

ruhe verbunden sind. Das Erleben eines positiven Empfanges in einem neuen Umfeld prägt als wesentlichster Faktor das weitere Erleben. Hier neue Konzepte für die ersten Tage im neuen Land zu entwerfen und umzusetzen wird eine wesentliche Herausforderung der nächsten Jahre sein.

Literatur

Adam H (2007) Seelische Gesundheit von Flüchtlingskindern. Eine empirische Untersuchung an Hamburger Schulen. Habilitationsschrift, Universitätsklinikum Hamburg-Eppendorf.

Bar-On D (1996) Die Last des Schweigens. Gespräche mit Kindern von Nazi-Tätern. Rowohlt, Reinbek

Deutscher Bundestag (2000) Sechster Familienbericht: Familien ausländischer Herkunft in Deutschland. Leistungen – Belastungen – Herausforderungen. Drucksache 14/4357, 14. Wahlperiode

DiNicola V (1997) A stranger in the family: Culture, families, and therapy. Norton, New York

Hurrelmann K., Klocke A, Melzer W, Ravens-Sieberer U (2003) Jugendgesundheitssurvey – Internationale Vergleichsstudie im Auftrag der WHO. Juventus, Weinheim

International Organisation of Migration (IOM) (2004) Migration health annual report 2003. International Organisation of Migration, Geneva

Körtner UH, Aksu F, Scheer PJ (2005) Leidens- und Krankheitsverhalten im Spannungsfeld zwischen Religion und Ethik. Monatsschr Kinderheilk 53: 34–41

Öczan V (2007) Länderprofil Deutschland. Focus Migration 1. http://www.focus-migration.de/Deutschland_Update.1509.0.html

Pries L (Hrsg) Transnationale Migration. Nomos, Baden Baden

Ravens-Sieberer U, Wille N, Bettge S, Erhart M (2007) Psychische Gesundheit von Kindern und Jugendlichen in Deutschland. Ergebnisse aus der BELLA-Studie im Kinder- und Jugendgesundheitssurvey (KiGGS). Bundesgesundheitsbl Gesundheitsforsch Gesundheitsschutz 50: 871–878

Robert Koch-Institut (RKI) (2007) KiGGS Studie zur Gesundheit von Kindern und Jugendlichen. Schwerpunktberichterstattung zur Berichterstattung des Bundes. Robert Koch-Institut, Berlin

Robert Koch-Institut (RKI) (2008) Schwerpunktbericht der Gesundheitsberichterstattung des Bundes. Migration und Gesundheit. Robert Koch-Institut, Berlin

Schneider B, Fritze J (2008) Suizid und Migration. Einwanderung als Risikofaktor? Psychoneuro 34(3): 144–149

Stöckler-Ipsiroglu S, Herle M, Nennstiel-Ratzel U, Wendel U, Burgard P, Plecko B, Ipsiroglu O (2005) Besonderheiten in der Betreuung von Kindern mit angeborenen Stoffwechselerkrankungen aus Migrantenfamilien. Monatsschr Kinderheilkd 153: 22–28

Volkan V (1998) Bloodlines: From ethnic pride to ethnic terrorism. Westview, Bolder

Walter J, Adam H (2008) Familiendiagnostik bei Migranten- und Flüchtlingsfamilien. In: Cierpka M (Hrsg) Handbuch der Familiendiagnostik, 3. Aufl. Springer, Berlin

Wieworka M (2007) Kulturelle Differenzen und kollektive Identitäten. Hamburger Edition, Hamburg

Zwingmann C, Pfister-Ammende M (1973) Uprooting and after. Springer, Berlin

14 Kinder in besonderen Familiensituationen

Christiane Deneke, Ute Thyen, Hans G. Schlack

14.1 Kinder psychisch kranker Eltern – 396
14.1.1 Genetische und andere Risiken – 396
14.1.2 Altersspezifische Reaktionsformen betroffener Kinder – 397
14.1.3 Risiko- und Schutzfaktoren – 399
14.1.4 Präventive und therapeutische Interventionen – 400
14.1.5 Professioneller Umgang mit psychisch kranken Eltern und ihren Kindern – 402
Literatur – 402

14.2 Kinder von Eltern mit chronischen somatischen Erkrankungen – 403
14.2.1 Epidemiologie – 403
14.2.2 Reaktionen von Kindern chronisch kranker Eltern – 404
14.2.3 Trauer von Kindern bei Verlust eines Elternteils – 404
14.2.4 Reaktionsweisen des Familiensystems – 405
14.2.5 Interventionsbedarf und Unterstützungsmöglichkeiten – 406
Literatur – 406

14.3 Hochbegabte Kinder – 407
14.3.1 Frühe Hinweise – 407
14.3.2 Mögliche Verhaltensauffälligkeitenund Anpassungsstörungen – 407
14.3.3 Maßnahmen – 409
Literatur – 409

14.1   Kinder psychisch kranker Eltern

Christiane Deneke

An einer steigenden Zahl von Unterstützungsprojekten und wissenschaftlichen Publikationen lässt sich ablesen, dass Kinder psychisch kranker Eltern mit ihrer besonderen Problematik zunehmend in den Blick der Fachöffentlichkeit gerückt sind. Damit wird der Tatsache Rechnung getragen, dass diese Kinder eine Risikogruppe für Entwicklungsstörungen und seelische Erkrankungen bilden, und zwar eine recht große. Wie gefährdet die psychische Entwicklung dieser Kinder ist, zeigt sich z. B. darin, dass rund ein Drittel der stationär aufgenommenen kinder- und jugendpsychiatrischen Patienten psychisch kranke Eltern hat, von denen wiederum ein gutes Drittel psychotisch ist (ein weiteres Drittel hat einen oder zwei suchtkranke Elternteile). Zur Anzahl der betroffenen Kinder finden sich unterschiedliche Angaben: in einer Pressemitteilung der Bundespsychotherapeutenkammer (2008) ist die Zahl der Kinder psychisch schwer kranker Eltern in Deutschland mit 1,5 Millionen angegeben, Mattejat (2005) spricht von bis zu 3 Millionen. In diesem Kapitel sollen kurz die Ergebnisse der Forschung vorgestellt werden. Ausgehend von den Bedürfnissen, die betroffene Kinder und Eltern äußern, wird anschließend überlegt, welche präventiven Angebote für sie sinnvoll sind und wie Fachleute betroffenen Kindern, Jugendlichen und ihren Familien mit ihrer komplexen Problematik angemessen und hilfreich begegnen können.

14.1.1 Genetische und andere Risiken

Studien über Kinder psychisch kranker Eltern aus den 1970er und 1980er Jahren sollten die Erblichkeit vor allem **schizophrener Erkrankungen** klären und zur Früherkennung und -behandlung besonders gefährdeter, vulnerabler Gruppen beitragen. Es zeigte sich, dass die Erblichkeit eine deutliche Rolle spielt: bei Kindern mit einem schizophrenen Elternteil ist das Risiko, an Schizophrenie zu erkranken, von 1% auf 10–13%, also 10-fach erhöht, während es auf 35–50% steigt, wenn beide Eltern

schizophren erkrankt sind. Die Konkordanzrate beträgt bei zweieiigen Zwillingen 10–15%, bei eineiigen über 50%. Auch entwickeln Kinder schizophrener Eltern in höherem Maße als Kinder psychisch unauffälliger Eltern unspezifische psychische Probleme wie Störungen der Aufmerksamkeit und Informationsverarbeitung, emotionale Instabilität, geringe soziale Kompetenz (Übersicht bei Remschmidt u. Mattejat 1994).

Kinder **affektiv erkrankter** Eltern sind in ähnlicher Weise gefährdet: das Risiko, an einer schweren Depression zu erkranken, ist 6-fach, für eine andere affektive Störung 2- bis 3-fach erhöht, wenn ein Elternteil krank ist. Sind es beide Eltern, so erkranken 70% der Kinder im Laufe ihres Lebens an einer Depression. Unspezifische psychische Störungen wie soziale und Lernprobleme sowie internalisierende und externalisierende Verhaltensauffälligkeiten finden sich bei diesen Kindern in ähnlich hohem Maß, nämlich um 50%, wie bei Kindern schizophrener Eltern (Übersicht bei Beardslee et al. 1998). Leidet ein Elternteil an einer **Angststörung**, so ist die Wahrscheinlichkeit einer Angsterkrankung für die Kinder 7-fach erhöht. Es ist davon auszugehen, dass hier wie auch bei der Depression neben der genetischen Vulnerabilität die psychosoziale Vermittlung eine große Rolle spielt.

Rutter und Quinton (1984) fanden in ihrer großen Vergleichsstudie die schlechtesten Entwicklungsbedingungen für Kinder von Eltern mit **Persönlichkeitsstörungen**, besonders, wenn diese mit Gewalt und Suchtproblemen verbunden waren. Kinder von Müttern mit Borderline-Persönlichkeitsstörungen hatten höhere Raten unterschiedlicher psychiatrischer Diagnosen, vor allem Impulskontrollstörungen, als Kinder von Müttern mit anderen Persönlichkeitsstörungen.

Suchtkrankheiten der Eltern, vor allem Alkoholabhängigkeit, sind die wohl häufigste Ursache vernachlässigenden, unberechenbaren und auch gewalttätigen Verhaltens. Vielerorts bieten die bestehenden Selbsthilfeorganisationen für Alkoholiker (Anonyme Alkoholiker, Guttempler) bzw. Suchtberatungsstellen Gruppen für betroffene Kinder an. Natürlich sind die Unterstützungsprojekte für Kinder psychisch kranker Eltern (http://www.netz-und-boden.de) auch für Kinder suchtkranker Eltern offen.

Das **Geschlecht** des kranken Elternteils spielt weniger eine Rolle als die Frage, ob dieser die Hauptbezugsperson ist und ob noch ein weiterer Elternteil in der Familie lebt, der die schwierigen Einflüsse der Erkrankung auf das Zusammenleben kompensieren kann. Die überwiegende Zahl der Kinder lebt ausschließlich mit ihrer psychisch kranken Mutter zusammen.

14.1.2 Altersspezifische Reaktionsformen betroffener Kinder

Säuglinge und Kleinkinder

In dem Maße, in dem die Säuglingsforschung sich entwickelte und sich diagnostische und therapeutische Möglichkeiten auch für das präverbale Alter eröffneten, kamen auch die kleinsten, aufgrund ihrer Abhängigkeit besonders vulnerablen Kinder mehr in den Blick der Fachleute. Psychisch kranke Menschen sind in ihren Möglichkeiten des lebendigen affektiven Austausches mit anderen, der Intersubjektivität, aber auch der aufmerksamen Fürsorge, des Mitdenkens und -planens für andere zumindest zeitweise eingeschränkt. Dies betrifft in erster Linie ihre Kinder, die nicht nur auf Pflege und Fürsorge angewiesen sind, sondern vor allem auf die enge emotionale Beziehung zu ihren primären Bezugspersonen, die sich im affektiven Austausch manifestiert, und dies umso ausschließlicher, je jünger sie sind. Ein wichtiges Ergebnis der Mannheimer Risikokinderstudie besagt, dass die psychische Erkrankung eines Elternteils einen hauptsächlichen Voraussagefaktor für emotionale Störungen im Kindesalter darstellt und dass die Eltern-Kind-Interaktion dabei die wesentliche Vermittlerrolle spielt. Dies korrespondiert mit der basalen Erkenntnis der Säuglingsforschung, dass die Grundlage der psychischen Struktur durch die präverbale Kommunikation zwischen Eltern und Säugling gelegt wird. Über die Besonderheiten der Interaktion postpartal depressiver Mütter mit ihren Babys liegen, entsprechend der Häufigkeit dieser Erkrankung (ca. 10% aller Geburten), zahlreiche Studien vor (Übersicht bei Papousek 2001). Im Wesentlichen zeigen diese Studien wenig Blick- und Stimmkontakt, wenig taktile Stimulation, wenig interaktive Spiele, aber mehr Anspannung und negativen Affekt von Seiten der depressiven Mütter.

Über die Interaktion bei schizophrenen und schizoaffektiven Störungen liegen nur wenige Studien vor, sie sprechen allgemein von stärker gestörten Interaktionsbeiträgen im Vergleich zu denen depressiver Mütter (Übersicht bei Hipwell u. Kumar 1997).

Allerdings sind die Beeinträchtigungen des elterlichen Interaktionsbeitrags nicht spezifisch für bestimmte Krankheiten, sondern es ergeben sich bestimmte Interaktionsmuster, die bei verschiedenen Erkrankungen (aber auch bei anderen Belastungen) vorkommen können.

- So sind die **Säuglinge wenig responsiver Mütter** (ein Teil der depressiven, aber auch anderweitig psychisch erkrankten, suchtkranken sowie geistig behinderten Mütter) auf sich zurückgezogen, ernst und passiv, und sie bleiben rasch in ihrer motorischen, kognitiven und sozial-emotionalen Entwicklung zurück. Leben sie allein mit ihren Müttern zusammen, so generalisiert dieses Verhalten auch in Bezug auf andere Menschen, sie sind also in Gefahr, als scheinbar »pflegeleichte« Babys auch in der Kinderkrippe oder bei einer Tagesmutter zu kurz zu kommen. Haben sie jedoch eine zweite, ausreichend sensitive Bezugsperson, so zeigen sie das passive Muster nur im Zusammensein mit der kranken Mutter.
- Reagiert die Mutter dauerhaft **selektiv auf negative Signale** ihres Kindes (ein Verhalten, das nicht nur bei psychisch, sondern auch bei anderweitig belasteten Eltern zu beobachten ist), so zeigen sich diese Babys überwiegend quengelig, unzufrieden, dysreguliert und entwickeln später Spielunlust, hyperaktives und selbstgefährdendes Verhalten. Chronische negative Interaktionszirkel können die Beziehung langfristig belasten.
- Eine **unsensitiv-intrusive** (überstimulierende) Mutter fördert bei ihrem Kind Abwendung bzw., wenn sie auch die Abwendung nicht zulässt, vermehrte Unruhe, Dysregulation und spätere Machtkämpfe.
- Ist das Interaktionsverhalten der Mutter **unvorhersehbar wechselnd**, so reagieren die Kinder unruhig und irritierbar, oder sie zeigen – bei entsprechenden Ressourcen – eine progressive Entwicklung, die ihnen frühzeitige Kontrolle über die Situation erlaubt.

— Im Umgang mit potenziell misshandelnden, **bedrohlichen** Eltern versuchen schon kleine Säuglinge, sich möglichst unauffällig zu verhalten, indem sie sich ohne Protest anpassen, in Gefahrensituationen angstvoll und stumm »erstarren«. Diese Anzeichen eines »falschen Selbst« sind ebenso wie der schon am Ende des ersten Lebensjahres zu beobachtende Rollenwechsel in Form von Fürsorglichkeit des Babys für seine Bezugsperson ein Zeichen für eine desorganisierte Bindung, die als Vorstufe einer späteren Psychopathologie zu werten ist.

Nina, mit 10 Monaten schon parentifiziert

Nina war mit ihrer depressiven und borderline-persönlichkeitsgestörten Mutter Patientin unserer Eltern-Baby-Tagesklinik. Die Mutter hatte um Aufnahme gebeten, weil sie ihr Kind mehrfach angeschrien und in einer Überforderungssituation beinahe mit einem Kissen erstickt hätte. In gemeinsamen Sitzungen schien das Kind oft in sein Spiel vertieft. Sobald sich aber die Stimme der Mutter zum Weinen hin veränderte (und das nahm Nina früher wahr als die Therapeutin), krabbelte Nina zur Mutter hin, zog sich an ihren Knien hoch und versuchte, sie durch Lächeln und Lautieren wieder fröhlich zu stimmen.

— Säuglinge psychisch kranker Eltern können sich den abnormen oder eingeschränkten Kommunikationsbedürfnissen ihrer Eltern anpassen, um ihr psychisches (manchmal auch physisches) Überleben zu sichern.

— Diese Anpassungsstrategien äußern sich häufig in unsicheren bzw. hoch unsicher-desorganisierten Bindungsmustern (▶ Kap. 6), die als Risiko bzw. Vorläufer späterer Psychopathologie anzusehen sind.

— Die stärksten Beeinträchtigungen der Bindung finden sich bei Kindern von Eltern mit Persönlichkeitsstörungen, besonders, wenn diese mit feindseligem Verhalten und Gewalt verbunden sind.

— Ähnliche Auffälligkeiten in der Eltern-Kind-Interaktion und Symptome, die auf eine elterliche psychische Störung hinweisen, können auch Ausdruck von Erschöpfung und allgemeiner psychosozialer Belastung sein. Es gilt also immer, sich im Gespräch einen genaueren Eindruck von der besonderen Problematik jeder einzelnen »auffälligen« Familie zu verschaffen.

Viele Auffälligkeiten und Störungen der frühkindlichen Entwicklung bei Babys psychisch kranker Eltern sind bei frühzeitiger Behandlung reversibel. Je länger sie jedoch unentdeckt und unbehandelt bleiben, und je weniger kompensierende Möglichkeiten (Schutzfaktoren, s. unten) zur Verfügung stehen, desto größer ist die Gefahr, dass sie in persistierende Störungen übergehen. Die Behandlung sollte deshalb die Krankheit der Mutter, die Interaktionsstörung (die in manchen durch zusätzliche Risikofaktoren komplizierten Fällen die Erkrankung überdauert und chronifizieren kann), die Auffälligkeiten des Kindes und das soziale Umfeld umfassen (Deneke u. Lucas 2008).

Schulkinder und Jugendliche

❶ **Werden die Kinder nach ihrem eigenen Erleben befragt, so berichten sie von Ängsten, Verwirrung, Desinformation, Scham- und Schuldgefühlen, von Überlastung durch Verantwortungsübernahme in der Familie (Parentifizierung), Alleingelassensein und sozialer Isolation (Wagenblass 2001; Lenz 2005; Mattejat u. Lisofsky 2008).**

Eine interessante Sichtweise der Kinder als pflegende Angehörige stammt aus den angelsächsischen Ländern. Die »young carers« werden in ihrer Leistung für die Familie gewürdigt. Eine deutsche Studie beschäftigt sich aus diesem Blickwinkel mit den betroffenen Kindern und ihrem Erleben (Metzing 2007). In Interviews mit Kindern sowohl psychisch als auch körperlich kranker Eltern wurde die Motivation der Kinder erfasst, die Last der Pflege und Fürsorge für ihre kranken Eltern mit Selbstverständlichkeit auf sich zu nehmen: sie äußerten vor allem das Bedürfnis, die Familie zusammenzuhalten und »normal« weiterleben zu können. Die befragten Kinder und Jugendlichen wünschten sich jemanden zum Reden und Kontakt mit anderen gleich Betroffenen, bessere Information über die jeweilige Erkrankung, außerdem kompetente Beratung und schnelle, unbürokratische Unterstützung im Bedarfsfall. Eltern und Kinder wünschten sich Erholungszeiten. Fazit der Untersuchung war, dass Unterstützungsangebote familienorientiert und flexibel gestaltet, die Lebensqualität aller Familienmitglieder verbessert und die Kinder entlastet werden müssen. Dabei solle allerdings – wegen ihres beson deren Verantwortungsgefühls – ihre Beteiligung an der Versorgung nicht völlig unterbunden werden.

14.1.3 Risiko- und Schutzfaktoren

Rutter und Quinton (1984) beobachteten über 4 Jahre die Entwicklung der Kinder von Eltern, die in einer Londoner psychiatrischen Klinik wegen unterschiedlicher psychischer Krankheiten behandelt wurden. Bei dieser Klientel fanden sie in einem Drittel anhaltende, in einem Drittel vorübergehende, in einem Drittel keinerlei psychische Störungen. In der Kontrollgruppe von Kindern nicht erkrankter Eltern aus derselben Wohngegend ergaben sich ähnlich hohe Raten für vorübergehende, aber nur die Hälfte der Häufigkeit an bleibenden Störungen.

Die Autoren identifizierten **Risikofaktoren**, die mit den allgemeinen Risiken für die kindliche Entwicklung identisch sind, in **Familien mit psychisch erkrankten Eltern aber gehäuft** vorkommen:

- Ein-Eltern-Familien,
- Trennung,
- Scheidung,
- anhaltende Paarkonflikte,
- Kriminalität eines Elternteils,
- ungünstige Wohnverhältnisse,
- Schwierigkeiten beim Broterwerb,
- feindseliges Elternverhalten,
- Vernachlässigung.

Kinder aus der Vergleichsgruppe, die einem ebenso hohen psychosozialen Risiko ausgesetzt waren, zeigten die gleiche Rate an Störungen. Eigene Beobachtungen bestätigen die Häufung von Risiken in durch eine elterliche psychische Erkrankung betroffenen Familien. So lebten 80% der Kinder, die an Präventionsgruppen in Hamburg teilnahmen, allein mit der psychisch kranken Mutter, und ein Drittel von ihnen hatte keine Vertrauensperson in oder außerhalb der Familie (Deneke et al. 2008).

Ein wichtiges Fazit aus den Risikostudien ist:
- Schwere und Chronizität der elterlichen Erkrankung sowie die allgemeinen psychosozialen Risikofaktoren sind für die kindliche Entwicklung von sehr viel größerer Bedeutung als die bei den Eltern gestellte Diagnose.
- Die psychosozialen Risikofaktoren summieren sich nicht nur, sondern verstärken sich gegenseitig (Mattejat et al. 2000).
- Trotz starker genetischer Einflüsse sind es also hauptsächlich die Umweltbedingungen, die zur Manifestation der Veranlagung führen oder aber sie verhindern.
- Deshalb sind präventive Interventionen, die an den Umweltbedingungen ansetzen und die schützenden Faktoren stärken, gerade bei vulnerablen Kindern sinnvoll und notwendig.

Zusammenspiel zwischen Anlage und Umwelt

In der Psychiatrie wird zur Frage der Verursachung psychischer Erkrankungen das Vulnerabilitäts-Stress-Modell herangezogen, in dem von einem Zusammenwirken biologischer und psychosozialer Faktoren im Sinne einer Ergänzungsreihe ausgegangen wird. Empirische Befunde belegen dies. Tienari (1987) fand z. B., dass bei der Gruppe früh adoptierter Kinder schizophrener Mütter, die in Adoptivfamilien mit einem schwierigen Familienklima groß wurden, schwere psychische Erkrankungen auftraten, während die genauso vulnerablen Kinder, die in Adoptivfamilien mit einem mittleren bis guten Familienklima aufwuchsen, lediglich zum Teil leichtere Störungen entwickelten. Wie ein Mechanismus aussehen kann, der zwischen Anlage und Umwelt vermittelt, zeigt eine prospektiv-longitudinale Studie (Caspi et al. 2003), die die Frage beantworten sollte, warum belastende Lebensereignisse nur bei einigen Menschen zu Depressionen führen. Eine repräsentative Kohorte von 1037 Kindern eines Geburtsjahrgangs wurde nach 26 Jahren im Hinblick auf depressive Symptome untersucht. Ein funktioneller Polymorphismus im Serotonin-Transporter-Gen wurde als Moderator identifiziert: diejenigen Probanden, die ein oder zwei kurze Allele in diesem Gen aufwiesen, zeigten mehr Depressionen und mehr Suizidalität im Verhältnis zu belastenden Lebensereignissen als diejenigen, die über die monozygote Form des Gens mit langen Allelen verfügten.

Schutzfaktoren sind personale und soziale Ressourcen, die den Einfluss eines Risikos bzw. dessen negative Folgen schwächen, die Selbstachtung und Selbstzufriedenheit stärken und aufrechterhalten, sowie günstige soziale Rahmenbedingungen schaffen (▶ Kap. 3).

Als **allgemeine Schutzfaktoren** für Kinder gelten: Gesundheit, unkompliziertes Temperament, kognitive und soziale Kompetenz, positive Selbstkonzepte, Kohärenzgefühl, mindestens eine stabile Vertrauensbeziehung, warmes, verständnisvolles Erziehungsklima, gute Paarbeziehung der Eltern, soziale Unterstützung und sozialer Rückhalt.

Als besonders **im Kontext der elterlichen psychischen Krankheit wirksame Schutzfaktoren** sind nachgewiesen (Beardslee u. Salt 1993; Lenz 2008): Information des Kindes über die elterliche Erkrankung und eine angemessene Krankheitsbewältigung der Familie.

14.1.4 Präventiveund therapeutische Interventionen

Präventive und therapeutische Interventionen können nur gelingen, wenn sie auf die von den Familien geäußerten Bedürfnisse so weit wie möglich zugeschnitten sind. Dazu müssen Eltern und Kinder als Experten in eigener Sache gehört und verstanden werden.

Individuelle Angebote und Interventionen

Die wichtigsten **Wünsche der Kinder** an uns Fachleute sind,
- als Gesprächspartner gesehen, ernst genommen und klar informiert zu werden,
- in ihren Bemühungen für die Familie unterstützt, aber nicht bevormundet zu werden,
- die Möglichkeit von Erholungszeiten für alle zu bekommen, ohne dass die Familie auseinandergerissen wird (Lenz 2005; Metzing 2007).

Die **Wünsche der Eltern** korrespondieren stark mit denjenigen der Kinder. Sie wollen in ihrer Elternrolle ernst genommen, unterstützt und dabei nicht übergangen werden. Sie wollen wie andere Eltern auch respektiert und verstanden und nicht nur einseitig als defizient und krank gesehen werden. Sie wünschen sich Rat ohne Besserwisserei, »flexible Hilfe aus einer Hand« (Metzing 2007) sowie das Zusammenbleiben der Familie.

Zur Bewältigung ihrer schwierigen Lebenssituation greifen die Kinder psychisch kranker Eltern überwiegend zu dysfunktionalen und vermeidenden Strategien. Dies entspricht der Tabuisierung des Themas »psychische Krankheit« in den Familien, teils weil Eltern und Kinder sich gegenseitig »nicht belasten« wollen, teils weil eine große Unsicherheit besteht, wie überhaupt darüber gesprochen werden kann. Werden die Familien dabei unterstützt, offener über die Erkrankung und ihre Auswirkungen auf die Familie zu kommunizieren, so ist schon ein wichtiger Schritt getan. Beardslee und seine Arbeitsgruppe (1993) haben die Langzeitfolgen von zwei Interventionen bei Kindern von affektiv erkrankten Eltern verglichen. Schon ein **psychoedukatives, informierendes Gruppenangebot** hatte nachhaltige positive Wirkung auf die psychische Entwicklung der Kinder bis ins Erwachsenenalter; als überlegen hatte sich ein auf die speziellen Bedürfnisse der Familien zugeschnittenes **individuelles Beratungsangebot** erwiesen.

> ❗ Im Krankenhaus und in den psychiatrischen Praxen darf nicht vergessen werden, die Kinder in die Behandlung mit einzubeziehen (Vorschläge dazu bei Lenz 2005).

Präventionsgruppen für die Kinder werden in Deutschland zunehmend angeboten und subjektiv als entlastend und selbstwertstärkend wahrgenommen (Deneke et al. 2008), ohne dass sie bisher systematisch evaluiert worden sind. **Patenfamilien** dienen der Entlastung der Familien und ermöglichen das Zusammenbleiben auch in Krisenzeiten. Sie bieten den Kindern ein Milieu, in dem sie »Kind sein« dürfen. Sinnvoll erscheint ein **integriertes Angebot** an die Familien, das niederschwellige Beratung, flexible Vermittlung von zusätzlichen Hilfen und Gruppen für Eltern und Kinder umfasst. Sozialpädagogische Unterstützung und pflegerische Betreuung gehören ebenso wie Tagespflege, Betreutes Wohnen, Wohneinrichtungen und außerfamiliäre Betreuung zum **Katalog allgemeiner Hilfen** durch Jugend- und Sozialämter. Ein Ziel von **Beratung**

oder Psychotherapie der Eltern sollte immer auch die Sensibilisierung für die Belange der Kinder und damit die Entwicklung der **Selbstreflexion** sein, die es z. B. ermöglicht, die Kinder als getrennt vom Krankheitsgeschehen zu erleben.

Unterstützung für psychisch kranke Eltern mit Säuglingen und Kleinkindern

Bei psychisch kranken Eltern mit Säuglingen und Kleinkindern ist frühzeitige Unterstützung besonders notwendig und sinnvoll. Zum einen ist, wie weiter oben ausgeführt, der Einfluss der Erkrankung in dieser Zeit besonders gravierend. Zum anderen ist aber auch der Einfluss präventiver Interventionen hier besonders nachhaltig, denn in der frühen Kindheit wird die Basis für die Bindung und die Persönlichkeitsentwicklung gelegt, die wiederum die Entwicklung von Ressourcen wie Selbstwert, Vertrauen in Beziehungen, soziale Kompetenz usw. bedingen.

Präventive Maßnahmen in dieser Zeit sind:
- Hilfe im Alltag, z. B. durch Haushaltshilfe (über die Krankenkasse bzw. Freiwilligendienste),
- Unterstützung im Umgang mit dem Kind durch Familienhebammen, sozialpädagogische Familienhilfe,
- Frühberatung, Eltern-Säuglings-Psychotherapie,
- betreutes Wohnen für Eltern und Kind, spezialisierte Wohneinrichtungen,
- Patenfamilien, Tagesmütter, Kinderkrippen. Diese dienen nicht nur der Entlastung der Mütter, sondern vermitteln dem Kind ungestörte, förderliche Beziehungserfahrungen.

Die meisten dieser Angebote werden vom Jugendamt vermittelt. Der Kinderarzt als Vertrauensperson kann den Eltern durch das (evtl. wiederholte) Gespräch helfen, den für sie oft angstbesetzten Weg dorthin zu gehen.

> **!** Die meisten Eltern sind nicht darüber informiert, dass das Kinder- und Jugendhilfegesetz von 1994 vorschreibt, alle möglichen familienunterstützenden Maßnahmen anzuwenden, bevor an eine Herausnahme des Kindes gedacht wird. Schon diese Information kann Ängste abbauen.

Gemeinsame Behandlung von Mutter und Kind

Präventiv wirkt ebenfalls die gemeinsame Behandlung von Mutter und Kind in der Psychiatrie bei postpartalen psychischen Krisen in allen Fällen, in denen von der Mutter keine Gefahr für das Kind ausgeht. Dabei soll das Augenmerk nicht nur auf die Behandlung der Mutter, sondern auch auf die Interaktion und den besonderen Bedarf des Kindes an Beziehung und Entwicklungsförderung gelegt werden. Auch die Väter und das soziale Umfeld sollen einbezogen werden (Hartmann 2001; Hornstein et al. 2001).

Das heißt im Einzelnen:
- geeignete Räume für Mutter (Vater) und Kind, am besten in einer spezialisierten Einheit,
- Anleitung, Beaufsichtigung und gegebenenfalls Entlastung der Mutter im Umgang mit dem Kind,
- Entwicklungsdiagnostik und entwicklungsfördernde Behandlung des Kindes, kompensierendes Beziehungsangebot,
- Diagnostik und Behandlung der Interaktion,
- Planung und Einleitung unterstützender bzw. familienergänzender Maßnahmen für die Zeit nach der Behandlung in Kooperation mit dem Jugendamt.

Diese Ausführungen machen deutlich, dass mit den Mitteln der Erwachsenenpsychiatrie allein eine qualifizierte Eltern-Kind-Behandlung kaum möglich ist. Ein eineinhalbfacher bis doppelter Pflegesatz wäre notwendig, um genügend geeignetes Personal vorhalten zu können. Entsprechend rar sind Angebote, die den oben genannten Voraussetzungen genügen. Dies sind z. B. die Mutter-Kind-Behandlung im Psychiatrischen Zentrum Nordbaden in Wiesloch, im Zentrum für Soziale Psychiatrie in Heppenheim, in der Psychiatrischen Universitätsklinik Heidelberg oder in der Tagesklinik der Universitätsklinik für Kinder- und Jugendpsychiatrie in Hamburg, in der Psychiatrischen Klinik in Herten oder in der Tagesklinik Alteburger Straße in Köln, um nur einige Kliniken zu nennen.

Die Tatsache, dass Frauen im ersten Monat postpartal 35-mal häufiger, in den ersten 3 Monaten immer noch 12,5-mal häufiger als jemals sonst stationär psychiatrisch behandelt werden müssen, unterstreicht die Notwendigkeit gemeinsamer Behandlung, der in Deutschland nur sehr unzureichend Rechnung getragen wird. Englische Bedarfszahlen nennen 9,6 Plätze für Mütter und Babys auf eine Million Einwohner (Lanczik u. Brockington 1997).

14.1.5 Professioneller Umgang mit psychisch kranken Eltern und ihren Kindern

Die komplexe Lebenssituation der psychisch kranken Eltern und ihrer Kinder erfassen und verstehen und mit ihnen zusammen die geeigneten Unterstützungsmaßnahmen planen und durchführen zu können, gelingt nur unter bestimmten Voraussetzungen. Nur ein die Familienmitglieder **respektierender, ressourcenorientierter Umgang** kann helfen, Türen zu öffnen und das Vertrauen der im Umgang mit Außenstehenden besonders vorsichtigen Familien zu gewinnen. **Zeit** und über das eigene Fachgebiet hinausgehender **Sachverstand** sind notwendig, um die Krankheitsverläufe und die dadurch gegebenen unterschiedlichen Funktionszustände der Familie erkennen und die jeweils spezifische Problematik verstehen zu können. Schwierige Fragen des Kindeswohls müssen in einer Helferkonferenz gemeinsam mit der Jugendhilfe geklärt und Entscheidungen gemeinsam getragen werden. Schließlich ist auch ein professionelles **Netzwerk** nützlich, in dem gegenseitige Information und »kurze Wege« zwischen den verschiedenen Diensten die jeweils auf den Bedarf der Familien zugeschnittene Unterstützung erst möglich machen (Schone u. Wagenblass 2002; Mattejat u. Lisofsky 2008; ▶ Kap. 16).

Hinweise für die Praxis

- Vermuten Sie bei Mutter oder Vater eines Ihrer Patienten eine psychische Erkrankung, so nehmen Sie sich Zeit und ungestörten Raum für ein Gespräch.
  - Zu klärende Fragen: Ist das Kindeswohl akut gefährdet?
  - Befindet sich die betreffende Person in Behandlung?
  - Gibt es eine gesunde Bezugsperson für das Kind?
  - Wie sieht die Unterstützung durch die Familie aus?
  - Wie die professionelle Unterstützung?
  - Was ist akut und längerfristig zu tun?
  - Welche Dienste kommen dafür in Frage?
- Bitten Sie um Erlaubnis, mit den bereits involvierten Stellen Kontakt aufzunehmen.
- Ist eine vertrauensvolle Kooperation nicht möglich und erscheint das Kindeswohl gefährdet, so informieren Sie den Sozialpsychiatrischen Dienst und das zuständige Jugendamt.
- Bauen Sie sich ein Netzwerk auf, in dem Sie sich auch informell beraten können (Allgemeiner Sozialer Dienst, Sozialpsychiatrischer/Jugendpsychiatrischer Dienst, Suchtberatung usw., ▶ Kap. 16).
- Weitere Informationen im Internet
  - http://www.netz-und-boden.de
  - http://www.seelennot-ev.de
  - http://www.kinder-kranker-eltern.de

Literatur

Beardslee WR, Salt P (1993) Comparison of preventive interventions for families with parental affective disorders. J Am Acad Child Adolesc Psychiatry 32: 254–263

Beardslee WR, Versage EM, Gladstone TRG (1998) Children of affectively ill parents: A review oft he past 10 years. J Am Acad Child Adolesc Psychiatry 37: 1134–1141

Bundespsychotherapeutenkammer (2008) 1,5 Millionen Kinder psychisch schwer erkrankter Eltern. http://www.bptk.de/presse/pressemitteilungen/551004.html. Gesehen 06 Mai 2009

Caspi A, Sugden K, Moffitt TE et al. (2003) Influence of life stress on depression: Moderation by a polymorphism in the 5-HTT Gene. Science 301: 386–389

Deneke C, Lucas T (2008) Ambulante und teilstationäre Behandlung psychisch kranker Eltern mit ihren Säuglingen und Kleinkindern. In: Lenz A, Jungbauer J (Hrsg) Kinder und Partner psychisch kranker Menschen. Belastungen, Hilfebedarf, Interventionskonzepte. dgvt, Tübingen, S 39–61

Deneke C, Beckmann O, Dierks H (2008) Präventive Gruppenarbeit mit Kindern psychisch kranker Eltern. In: Lenz A, Jungbauer J (Hrsg) Kinder und Partner psychisch kranker Menschen. Belastungen, Hilfebedarf, Interventionskonzepte. dgvt, Tübingen, S 63–79

Hartmann HP (2001) Behandlung psychisch kranker Mütter mit ihren Kindern auf der psychiatrischen Station. In: Rohde A, Riecher-Rössler A (Hrsg) Psychische Erkrankungen bei Frauen. Psychiatrie und Psychosomatik in der Gynäkologie. Roderer, Regensburg, S 269–277

Hipwell AE, Kumar RC (1987) The impact of postpartum affective psychosis on the child. In: Murray L, Cooper PJ (Hrsg) Postpartum Depression and Child Development. Guilford, New York

Hornstein C, Wortmann-Fleischer S, Schwarz M (2001) Stationäre Mutter-Kind-Aufnahme: mehr als rooming-in? In Riecher-Rössler A, Rohde A (Hrsg) Psychische Erkrankungen bei Frauen. Psychiatrie und Psychosomatik in der Gynäkologie. Roderer, Regensburg, S 287–294

Lanczik MH, Brockington IF (1997) Postpartal auftretende psychische Erkrankungen. Dtsch Ärztebl 94: 2522–2526

Lenz A (2005) Kinder psychisch kranker Eltern. Hogrefe, Göttingen

Lenz A (2008) Interventionen bei Kindern psychisch kranker Eltern. Hogrefe, Göttingen

Lenz A, Jungbauer J (Hrsg) (2008) Kinder und Partner psychisch kranker Menschen. Belastungen, Hilfebedarf, Interventionskonzepte. dgvt, Tübingen, S 39–61

Mattejat F (2005) Kinder psychisch kranker Eltern. http://www.uni-marburg.de/ivv/download/praesentationen/kinder_kranker_eltern. Gesehen 06 Mai 2009

Mattejat F, Lisofsky B (Hrsg) (2008) Nicht von schlechten Eltern, 2. Aufl. Psychiatrie-Verlag, Bonn

Mattejat F, Wüthrich C, Remschmidt H (2000) Kinder psychisch kranker Eltern. Forschungsperspektiven am Beispiel von Kindern depressiver Eltern. Nervenarzt 71: 164–172

Metzing S (2007) Kinder und Jugendliche als pflegende Angehörige. Huber, Bern

Papousek M (2001) Wochenbettdepression und ihre Auswirkung auf die kindliche Entwicklung. In: Braun-Scharm H (Hrsg) Depressionen und komorbide Störungen bei Kindern und Jugendlichen. Wissenschaftliche Verlagsunion, Stuttgart

Remschmidt H, Mattejat F (1994) Kinder psychotischer Eltern. Hogrefe, Göttingen

Rutter M, Quinton D (1984) Parental psychiatric disorders: Effects on children. Psychol Med 14: 853–880

Schone R, Wagenblass S (2002) Wenn Eltern psychisch krank sind… Kindliche Lebenswelten und institutionelle Handlungsmuster. Votum, Münster

Tienari P (1987) Genetic and psychosocial factors in schizophrenia: The Finnish adoptive family study. Schiz Bull 13: 477–487

Wagenblass S (2001) Biographische Erfahrungen von Kindern psychisch kranker Eltern. Prax Kinderpsychol Kinderpsychiat 50(7): 513–524

14.2 Kinder von Eltern mit chronischen somatischen Erkrankungen

Ute Thyen

Wesentliche Erkenntnisse über Kinder chronisch kranker Eltern, ihren Belastungen, Verarbeitungsstrategien und Möglichkeiten zur präventiven Familienberatung konnten in dem europäischen Projekt »Mental Health Prevention in a Target Group at Risk: Children of Somatically Ill Parents« (COSIP) gesammelt werden, das 2002–2004 in der Klinik für Kinder- und Jugendpsychiatrie und Psychotherapie des Universitätsklinikums Hamburg-Eppendorf durchgeführt wurde und aus dem eine Beratungsstelle für Familien mit chronisch kranken Eltern hervorgegangen ist.

14.2.1 Epidemiologie

Die Belastung der Erwachsenenbevölkerung durch chronische Gesundheitsstörungen wächst beständig. Bei den psychischen Erkrankungen (z. B. Depression, Angststörungen und Suchterkrankungen) und psychosomatischen Beschwerden (z. B. chronische Rückenschmerzen) ist die Auftretenswahrscheinlichkeit im Erwachsenenalter relativ stabil, über die Auswirkungen dieser Erkrankungen auf Kinder wurde in ▶ Kap. 14.1 berichtet. Die Morbidität und Mortalität steigt für die häufigsten körperlichen Erkrankungen (Herz-Kreislauf-Erkrankungen und Krebs) erst im Lebensabschnitt ab 60 Jahren drastisch an, insofern sind schwere körperliche Erkrankungen bei Eltern im Alter zwischen 30 und 50 Jahren selten. Krebserkrankungen kommen aber auch im jüngeren Alter vor, immerhin 1–2 von Frauen im Alter von 40–50 Jahren erkranken an Brustkrebs, in der Gruppe der 50- bis 60-Jährigen sind es bereits 2–3 pro 1000.

Bei Frauen wie bei Männern sind in der Gruppe der 25- bis 45-Jährigen etwa 10% schwerbehindert, dabei spielen hier angeborene Behinderungen (4,7% aller Schwerbehinderungen) und Unfallfolgen (2,9%) eine relativ untergeordnete Rolle. 83,5% der Behinderungen gehen auf Krankheiten zurück, am häufigsten orthopädische und Herz-Kreislauf-Leiden. Todesfälle durch schwere Erkrankungen sind ebenfalls zu einem seltenen Ereignis geworden. Jüngere Erwachsene versterben vorzeitig meist an Verletzungen und Unfällen, sie verursachen bei Männern etwa 70%, bei Frauen fast 50% der Todesfälle (Robert-Koch-Institut 2006).

Die Mortalität sinkt bei steigender Morbidität – Menschen mit schweren, chronischen Gesundheitsstörungen können bei guter medizinischer Behandlung deutlich länger überleben als früher – die Krankheitslast wird jedoch von allen Familienangehörigen und Menschen im sozialen Umfeld geteilt. In Deutschland stehen keine epidemiologischen Daten zur Verfügung, wie viele Kinder und Jugendliche mit schwer und chronisch kranken Eltern zusammenleben, eine repräsentative Befragung von knapp 2000 Familien zeigte, dass in 4,1% der Familien ein Elternteil an einer schweren körperlichen Erkrankung litt, bei 56% war die Mutter betroffen, bei 40% der Vater, bei 4% beide Eltern (Barkmann et al. 2007).

14.2.2 Reaktionen von Kindern chronisch kranker Eltern

Die meisten Kinder reagieren auf schwere und chronische Erkrankungen der Eltern, indem sie eine **besondere Stabilität** zeigen und versuchen, zusätzliche Sorgen und Belastungen von den Eltern fernzuhalten. Die Rate offensichtlicher Verhaltensprobleme ist bei diesen Kindern gering erhöht gegenüber Kindern von gesunden Eltern, aber niedriger als bei Kindern psychisch kranker Eltern. Kinder von körperlich kranken Eltern reagieren eher mit **internalisierenden Störungen**, die weniger auffällig sind bzw. die bei ohnehin belasteter familiärer Situation nicht wahrgenommen werden (Riedesser u. Schulte-Markwort 1999). Es handelt sich meist um ängstlich-depressive Verstimmung, soziale Probleme und körperliche Beschwerden. Kein erhöhtes Risiko besteht für Aufmerksamkeitsprobleme oder delinquentes Verhalten, die Häufigkeit aggressiver Verhaltensstörungen ist sogar niedriger.

Wegen der langen »Symptomfreiheit« der betroffenen Kinder und Jugendlichen zeigen sich oft erst Jahre später behandlungsbedürftige Symptome, die möglicherweise durch eine frühe, präventive Intervention vermieden werden können. Dass Anpassungsprobleme in behandlungsbedürftige Symptome und Erkrankungen münden können, zeigt, dass die Prävalenz einer schweren, körperlichen chronischen Erkrankung bei Eltern von Kindern und Jugendlichen, die kinder- und jugendpsychiatrisch behandelt werden, mit 8% etwa doppelt so hoch wie in der allgemeinen Bevölkerung ist (Barkmann et al. 2007).

Wichtige Mediatoren für die Ausprägung von Belastungen sind die Anpassung und psychosoziale Funktion der Eltern, weniger die medizinischen Charakteristika der Erkrankung (Osborn 2007; Steck et al. 2007).

14.2.3 Trauer von Kindern bei Verlust eines Elternteils

Abweichend von den in ▶ Kap. 8.9 beschriebenen Trauerprozessen bei Erwachsenen ist die Reaktion von Kindern stark abhängig vom Entwicklungsalter, dem aktuellen familiären Kontext, dem Vorhandensein von und Kommunikationsmöglichkeiten mit primären Bindungspersonen und den erreichten Ich-Funktionen. Trauerprozesse bei Kindern sind weniger in spezifischen Phasen zu beschreiben und weniger in sich abgeschlossen als bei Erwachsenen. Wenn auch bereits bei Säuglingen Trauerreaktionen beobachtet werden können, entwickeln erst ältere Kinder eine reife Form des Trauerns als Abschiednehmen. Dazu gehören nach Bowlby (2001) verschiedene Voraussetzungen:

- der Erwerb von sicheren Bindungen vor dem Verlust,
- Offenheit in der Familie und die Möglichkeit, sofort Fragen stellen zu dürfen,

- Teilnahme an der Familientrauer,
- Verfügbarkeit einer sicheren Vertrauensperson,
- Gefühl der Sicherheit der Versorgung auch in Zukunft.

Christ beobachtete in einer prospektiven Interviewstudie 120 Kinder und Jugendliche, die einen Elternteil an einer Krebserkrankung verloren. Bei **Kleinkindern** war die Trauer häufig schwer zu erkennen, es dauerte oft lange, bis der Verlust verstanden wurde mit anhaltenden Fragen nach der Rückkehr des Elternteils. Häufig zeigten sie Trennungsangst, regressives Verhalten und Verlust von bereits erworbenen Fähigkeiten. **Jüngere Schulkinder** verstehen bereits die Realität des Todes, sind aber noch sehr in Phantasiebildern und magischem Denken verhaftet. Sie zeigen Ängstlichkeit, auch Trennungsangst und Schlafprobleme. Etwa **10-jährige Kinder** verlangen bereits nach mehr Informationen, suchen nach rationalen Erklärungen, versuchen ihre Gefühle zu kontrollieren, ziehen sich zurück, versuchen sich abzulenken und vermissen den verstorbenen Elternteil. **Ältere Kinder** zeigen häufiger Abwehrreaktionen und Vermeidung. Sie identifizieren sich mit dem Verstorbenen, wollen so handeln, wie dieser es gewünscht hätte. Sie trauern oft allein und machen sich Sorgen um den verwaisten Elternteil. Autonomiewünsche können schuldhaft erlebt werden. **Jugendliche** zeigen bereits Trauerreaktionen wie bei Erwachsenen, trauern ebenfalls überwiegend allein und zeigen manchmal externalisierende Verhaltensweisen wie Wutausbrüche oder Substanzabusus.

14.2.4 Reaktionsweisen des Familiensystems

Es ist so ungerecht. Warum werde ich nicht bei der Abiturfeier meines Sohnes dabei sein? Warum werde ich nie wissen, wie seine Freundin aussieht? Ich werde nicht mehr da sein, nie mehr dabei sein. Das ist es, was so schrecklich ist, nicht das Sterben-Müssen. Es ist die Ungerechtigkeit – warum ich? (44-jährige Patientin, an metastasiertem Brustkrebs erkrankt).

Die Eltern sind in ihrer Elternrolle stark verunsichert; die Krankheit fällt in einen Lebensabschnitt, in dem die Eltern maximale Verantwortung bei voller Leistungskraft hätten aufbringen müssen. Die Bewältigung der Entwicklungsaufgaben des mittleren Erwachsenenalters gehen mit der Verantwortung für eine eigenständige Haushaltsführung und berufliche Etablierung, Erziehung und Versorgung von Kindern, Übernahme sozialer Aufgaben und Einstellung auf alternde Eltern einher. Durch die Erkrankungen müssen Ziele zurückgestellt werden, Trauer über nicht wahrnehmbare Möglichkeiten und anhaltende Gefühle von Abwehr und Wut können sich gerade bei jungen, bis dahin gesunden Menschen einstellen.

Den Kindern gegenüber wollen diese Eltern so lange als möglich mit voller Kraft zur Verfügung stehen, auch wenn es über die Kräfte geht. Die Kinder sollen möglichst unbelastet aufwachsen, oft wird ihnen daher weder die Diagnose, geschweige denn die Gefährdung durch die Erkrankung erklärt. Es bildet sich ein Bündnis des Schweigens – Sorgen und Belastungen werden zwar in der Wahrnehmung geteilt, aber nicht in Sprache ausgedrückt. Die Kinder erahnen sehr wohl, dass etwas nicht in Ordnung ist, aber sie verschonen die Eltern mit Fragen. Die Partner der Erkrankten spüren Angst, Hilflosigkeit und auch Wut, erschöpfen sich in der Aufopferung und Pflege des Kranken, stellen eigene Bedürfnisse zurück, übernehmen eine Vielzahl der Versorgungsaufgaben im Haushalt, müssen sich mit finanziellen Engpässen oder gar existenzieller Bedrohung auseinandersetzen, während auch sie auf emotionale Nähe und Trost angewiesen sind.

Die familiären Beziehungsstrukturen entscheiden darüber, ob Kinder und Jugendliche Anpassungsprobleme entwickeln. Die wichtigsten familiären Dimensionen für ein erfolgreiches Coping bestehen in der Emotionalität in der Familie, d. h. der Fähigkeit der Familienmitglieder, im Umgang miteinander Gefühle wie Liebe und Zuneigung, aber auch Angst und Traurigkeit offen auszudrücken. Die zweite wichtige Dimension liegt in der affektiven Beziehungsaufnahme, d. h. dem Ausmaß des wechselseitigen Interesses, das Familienmitglieder an ihren Gefühlszuständen, Wertvorstellungen und Aktivitäten zeigen (Romer u. Haagen 2007).

Hinweise auf eine schlechte Anpassung der Familie

- Starke Kohäsion des Familiensystems, das Emanzipationsbestrebungen und Autonomieentwicklung der Familienmitglieder unterbindet
- Isolation gegenüber der sozialen Umwelt durch schwindende soziale Kontakte bei Geheimhaltung der Erkrankung und sozialem Rückzug
- Geringe Flexibilität und fehlender Spielraum für neue Lösungsmöglichkeiten
- Konfliktvermeidung aufgrund des Bedürfnisses, das erkrankte Familienmitglied zu schonen
- Parentifizierung der Kinder durch Übernahme altersunangemessener, sowohl alltagspraktischer als auch emotionaler Aufgaben

14.2.5 Interventionsbedarf und Unterstützungsmöglichkeiten

Präventive Ansätze zielen darauf, der Verunsicherung der Erwachsenen in ihrer Elternrolle zu begegnen, damit sie Selbstsicherheit im Umgang mit ihrer Erkrankung gewinnen und daher den Kindern bessere Möglichkeiten in der Verarbeitung der Erkrankung geben können.

❶ Wichtig ist, dem Geschehen eine Sprache zu geben. Dies bedeutet auch, dass die Kinder über die Erkrankung aufgeklärt werden sollten und ein offenes Gespräch in der Familie ermöglicht wird (Kübler-Ross 1998).

Therapeutisch werden in solchen Familiengesprächen meistens familientherapeutische Ansätze im Sinne der Psychoedukation gewählt. Es geht darum, die kognitive Orientierung zu stärken, Raum für Gefühle zu schaffen und aktive Bewältigungsstrategien zu unterstützen. Eine individuelle Psychotherapie oder Familientherapie ist nicht regelhaft indiziert. Allerdings sollten betroffenen Eltern, Kindern und Jugendlichen, die durch das Gefühl einer massiven Bedrohung Gefühle von Ohnmacht

und übermäßiger Hilflosigkeit und psychosomatische Beschwerden entwickeln, besondere Hilfen angeboten werden (Information über Beratungsstellen: http://www.kinder-kranker-eltern.de).

Die Einbeziehung von Angehörigen in die Behandlung chronischer und schwerer Erkrankungen ist in der Kinder- und Jugendmedizin insbesondere in sozialpädiatrischen Settings bereits eine Selbstverständlichkeit, nicht aber in den Erwachsenenfächern. Während in einigen Fächern die Einbeziehung der Lebenspartner häufiger gewünscht wird, insbesondere in der Onkologie oder Psychiatrie und Psychosomatik, wurde bislang wenig an Kinder und Jugendliche als Angehörige gedacht. Andererseits sollten Kinder- und Jugendärzte sowie Allgemeinärzte Hinweise auf chronische und schwere Erkrankungen der Eltern beachten und frühzeitig ihr Interesse und Unterstützungsangebot signalisieren.

Berater und Therapeuten benötigen ein hohes Maß an Integrität und die Fähigkeit, mit Angst, Schmerz und Trauer umzugehen. Medizinischem Personal fällt es manchmal schwer im Umgang mit Sterbenden, eigene Gefühle von Bedrohung und Verlust zu ertragen. Regelmäßige Supervision, aber vor allem Unterstützung und Reflexion im Team können helfen, Familien in Phasen großer Belastung zu begleiten.

Literatur

Barkmann C, Romer G, Watson M, Schulte-Markwort M (2007) Parental physical illness as a risk for psychosocial maladjustment in children and adolescents: Epidemiological findings from a national survey in Germany. Psychosomatics 48: 476–481

Bowlby J (2001) Das Glück und die Trauer. Herstellung und Lösung affektiver Bindungen. Klett-Cotta, Stuttgart

Christ G (2000) Healing children's grief: Surviving a parent's death from cancer. Oxford University Press, New York.

Kübler-Ross E (1998) Kinder und Tod. Kreuz, Stuttgart

Osborn T (2007) The psychosocial impact of parental cancer on children and adolescents: a systematic review. Psychooncology 16: 101–126

Robert Koch Institut (2006) Gesundheit in Deutschland. Gesundheitsberichterstattung des Bundes, Berlin

Riedesser P, Schulte-Markwort M (1999) Kinder körperlich kranker Eltern. Psychische Folgen und Möglichkeiten der Prävention. Dtsch Ärztebl 96: A2353–2357

Romer E, Haagen M (2007) Kinder körperlich kranker Eltern (Praxis der Paar- und Familientherapie, Bd 5). Hogrefe, Göttingen

Steck B, Grether A, Amsler F, Dillier AS, Romer G, Kappos L, Bürgin D (2007) Disease variables and depression affecting the process of coping in families with a somatically ill parent. Psychopathology 40: 394–404

14.3 Hochbegabte Kinder

Hans G. Schlack

Hochbegabung gilt im Allgemeinen als eine bewundernswerte, wenn nicht beneidenswerte Kondition. Sie kann aber unter bestimmten Umständen für ein Kind (und seine Eltern) auch zum Problem werden. Hochbegabung sprengt den Rahmen des Normalen, des sozial Erwarteten und Wahrscheinlichen; ein Kind mit einem IQ über 130 ist – statistisch gesehen – genauso »abnorm« wie ein Kind mit einem IQ unter 70. Eltern, Geschwister, Lehrer und Peers haben oft bei beiden Formen der »Abnormität« Schwierigkeiten, adäquat damit umzugehen. Das liegt nicht zuletzt daran, dass ein hochbegabtes Kind in seinen kognitiven Fähigkeiten und manchen Interessen seinen Altersgenossen oft um viele Jahre voraus ist, in anderen Bereichen (z. B. seinen emotionalen Bedürfnissen, seiner motorischen Geschicklichkeit) dagegen »nur« altersdurchschnittlich entwickelt ist. Das macht es für Eltern und Erzieher schwierig, dem Kind auf den verschiedenen Ebenen die richtigen Angebote zu machen, und führt auch beim Kind selbst manchmal zu einer disharmonischen Entwicklung und zu Schwierigkeiten, sich selbst einzuschätzen.

Definition

Unter Hochbegabung im engeren Sinne wird eine weit überdurchschnittliche Intelligenz verstanden, die sich in einem IQ über 130 ausdrückt (zu Definition, Messung und Klassifikation der Intelligenz ▶ Kap. 10.1). Nach statistischer Erwartung sind etwas mehr als 2% der Bevölkerung in diesem Sinne hochbegabt.

Im weiteren Sinne gehören auch herausragende Fähigkeiten etwa auf musikalischem und künstlerischem Gebiet zur Hochbegabung; sie sind aber nicht in ähnlicher Weise wie die Intelligenz objektiv zu messen und danach zu klassifizieren.

Als Ursache der Hochbegabung wird ein günstiges Zusammenwirken von genetischer Veranlagung und förderndem sozialem Umfeld angenommen. Kinder, deren Hochbegabung nicht erkannt wird und deren besondere Bedürfnisse deswegen nicht berücksichtigt werden, entwickeln nicht selten Verhaltensauffälligkeiten und Anpassungsstörungen. In bildungsorientierten Familien ist die Wahrscheinlichkeit, dass die Hochbegabung eines Kindes früh erkannt und gefördert wird, größer als in bildungsfernen Familien.

14.3.1 Frühe Hinweise

Kinder, bei denen sich später eine Hochbegabung herausstellt, weisen oft schon vom ersten Lebensjahr an bestimmte Merkmale auf, die jedoch unspezifisch sind und allenfalls Hinweise geben, aber keine Diagnose erlauben (Fröhlich u. von Voss 2000). Anhaltspunkte dazu sind in ◘ Tab. 14.1 aufgeführt, wobei die Altersangaben nur eine ungefähre Orientierung geben können.

Eine zuverlässige Bestätigung einer vermuteten Hochbegabung ist durch eine standardisierte Testdiagnostik ab dem 5. Lebensjahr möglich. Erst von diesem Alter an sind die Testergebnisse intraindividuell hinreichend stabil, um daraus zuverlässig auf das Intelligenzniveau schließen zu können. (Bei Kindern mit weit unterdurchschnittlicher Intelligenz ist die Vorhersage dagegen schon zu einem wesentlich früheren Zeitpunkt möglich, ▶ Kap. 10.3.2.)

14.3.2 Mögliche Verhaltensauffälligkeiten und Anpassungsstörungen

Verhaltensauffälligkeiten hochbegabter Kinder sind hauptsächlich psychoreaktiver Art, d. h. sie resultieren – bei Nichterkennung der Hochbegabung – aus **chronischer Langeweile** durch Unterforderung oder aber aus **Interaktionsschwierigkeiten** in der Familie, im Kindergarten oder Schule als Folge der Sonderrolle, die das hochbegabte Kind einnimmt (Fröhlich u. von Voss 2000). Eventuelle Probleme im Verhalten und bei der subjektiven Verarbeitung

◘ **Tab. 14.1.** Frühe Hinweise auf mögliche Hochbegabung

Alter	Häufig beobachtete Anzeichen
1. Lebensjahr	— Auffallend geringes Schlafbedürfnis, ohne dass das Kind unausgeschlafen oder reizbar wirkt — Ausgeprägte visuelle Aufmerksamkeit, verbunden mit Neugier; Unzufriedenheit, wenn das Blickfeld eingeschränkt ist (z. B. beim Liegen im Kinderwagen)
2.–3. Lebensjahr	— Frühe und differenzierte Sprachentwicklung, großer Wortschatz, komplexes sprachliches Ausdruckvermögen — Gutes Gedächtnis für Gedichte, Lieder, Geschichten; forderndes Interesse an Zusammenhängen (Warum-Fragen) — Frühes Interesse an Buchstaben, Zahlen und anderen Symbolen
4.–6. Lebensjahr	— Konzentriertes Interesse an anspruchsvollen Tätigkeiten und Spielen (z. B. Schach) — Motivation und Fähigkeit zu Vertiefung und ausdauernder Beschäftigung mit Aufgaben, die eher dem Schulalter zuzuordnen sind — Früher Lesebeginn — Große Wissbegier, Interesse am Verständnis von Zusammenhängen, hohe Lerngeschwindigkeit

◘ **Tab. 14.2.** Öfters beobachtete Auffälligkeiten bei hochbegabten Kindern

Ursache	Folgeerscheinungen
Langeweile durch chronische Unterforderung	Eher bei Jungen: Unruhe, Störverhalten, Desinteresse an Gruppenaktivitäten Eher bei Mädchen: »Anpassung nach unten« bis zur Leistungsverweigerung, Verstecken der eigenen Fähigkeiten
Ungeduld mit dem gedanklichen Tempo der Altersgenossen	Gilt als hochmütig, dominant, manipulativ oder als Streber
Mangelndes Interesse an den bevorzugten Aktivitäten der Altersgenossen	Rückzug oder Ausgrenzung
»Abschalten« in der Schule	Relativ schwache Schulleistungen, »Underachiever«

sind daher in hohem Maße kontextabhängig und variabel, sie werden außerdem stark von der emotionalen Stabilität und Reife des Kindes beeinflusst.

> **❗ Eine dysfunktionelle Reaktion des Kindes auf seine Hochbegabung ist deshalb nicht die Regel, zumal eine hohe Intelligenz empirisch eher als ein Potenzial bekannt ist, das bei der Lebensbewältigung hilfreich ist.**

Probleme hochbegabter Kinder werden vermutlich häufiger thematisiert als ihre für selbstverständlich gehaltenen Erfolge (Rohrmann u. Rohrmann 2005). Dennoch gibt es, besonders bei noch unerkannter Hochbegabung, bestimmte häufige Muster von Auffälligkeiten, deren richtige Interpretation zur Problemlösung beiträgt (◘ Tab. 14.2).

Differenzialdiagnostische Hinweise

Wie in ◘ Tab. 14.2 erwähnt, können insbesondere hochbegabte Jungen bei Unterforderung eine vermehrte motorische Unruhe und eine verminderte Aufmerksamkeit zeigen. Deswegen wird Hochbegabung gelegentlich mit dem **Aufmerksamkeitsdefizit-/Hyperaktivitätssyndrom (ADHS)** in Verbindung gebracht. Der entscheidende Unterschied liegt darin, dass hochbegabte Kinder bei anspruchsvoller, insbesondere selbst gewählter Tätigkeit zu sehr konzentrierter, vertiefter Aktivität ohne verstärkte Ablenkbarkeit in der Lage sind.

Eine gewisse phänomenologische Nähe kann auch zum **Asperger-Syndrom** bestehen. Dieses wird charakterisiert durch eine autistische Störung der sozialen Kommunikation bei guter sprachlicher und kognitiver Kompetenz, nicht selten sogar mit besonders gut entwickelten Fähigkeiten auf bestimmten, meist eng umschriebenen Gebieten. Im Gegensatz zu diesem Störungsbild sind die eventuellen sozialen Probleme bei Hochbegabten nicht primärer, sondern psychoreaktiver (sekundärer) Natur, und das Spektrum besonderer intellektueller Fähigkeiten ist in der Regel breiter.

14.3.3 Maßnahmen

Von grundlegender Bedeutung ist die psychodiagnostische Untersuchung zur Klärung einer vermuteten Hochbegabung. Ebenso wichtig ist es, dabei nicht nur die besonderen kognitiven Stärken und Interessen des Kindes zu erfassen, sondern auch seine emotionale Entwicklung, seine Bedürfnisse auf diesem Gebiet und seine Reaktionen auf eventuell bereits erfahrene Frustrationen (Rohrmann u. Rohrmann 2005).

Darauf basieren die **Beratung der Eltern** und – je nach Alter und Entwicklungsstand – das therapeutische Gespräch mit dem Kind selbst. Die Erziehung eines hochbegabten Kindes bedeutet für Eltern in der Regel eine große Herausforderung, etwa durch die Wissbegier des Kindes und seine ständige Nachfrage nach »geistiger Nahrung« oder durch den notwendigen Ausgleich zwischen Geschwistern. Als konkrete Vorschläge für eine zusätzliche Förderung im **Vorschulalter** kommen Angebote zum frühen Lesenlernen, Lektüre und Gespräche über spezielle Interessengebiete, individuelle Aufgaben im Kindergarten, musikalische Früherziehung und Erlernen eines Musikinstruments, andere musisch-kreative Anregungen (z. B. Malkurse) sowie – bei ausreichender psychischer und sozialer Belastbarkeit – eine vorzeitige Einschulung in Betracht.

Für das **Schulalter** gibt es theoretisch eine Vielzahl von Möglichkeiten, die aber leider im konkreten Fall nicht immer in geeigneter Form zur Verfügung stehen. Das propagierte Ideal einer »Grundschule für alle«, die bei optimaler Binnendifferenzierung Kindern auf dem gesamten Begabungsspektrum gerecht wird, ist in Deutschland noch weit von der Wirklichkeit entfernt. Immerhin gibt es als bewährte Modelle flexible Eingangsstufen und altersgemischte Klassen, auch Unterricht in höheren Klassen in einzelnen Fächern für besonders begabte Schüler. Weitere Möglichkeiten liegen im Überspringen einer Jahrgangsstufe, im Angebot zusätzlicher Kurse oder Arbeitsgemeinschaften, in zusätzlichen Aufgaben auf freiwilliger Basis oder in bilingualem Unterricht. Einige dieser Maßnahmen erscheinen bei guter Zusammenarbeit zwischen Schule und Eltern ohne großen organisatorischen Aufwand realisierbar. In mehreren Bundesländern gibt es spezielle Schulen für Hochbegabte (in der Regel mit Internat) oder spezielle Klassen an Gymnasien.

Weitere Informationen finden Eltern hochbegabter Kinder z. B. bei der Deutschen Gesellschaft für das hochbegabte Kind e.V., Schillerstr. 4–5, 10625 Berlin (http://www.dghk.de) oder bei der deutschen Sektion des internationalen Hochbegabtenforums Mensa (http://www.kids.mensa.de).

Literatur

Fröhlich G, Voss H von (2000) Hochbegabung. Kinderärztl Prax 71: 13–25
Rohrmann S, Rohrmann T (2005) Hochbegabte Kinder und Jugendliche. Reinhardt, München

15 Spezielle jugendmedizinische Aspekte

Wolf-R. Horn

15.1 Jugendmedizin erfordert spezifisches Wissen   – 412

15.2 Entwicklungsaufgaben im Jugendalter und Risiko-/ Experimentierverhalten   – 413

15.2.1 Biopsychosoziale Entwicklungsprozessein der Adoleszenz   – 413

15.2.2 Risiko- oder Experimentierverhalten?   – 415

15.3 Gesundheit und Gesundheitsstörungen im Jugendalter   – 416

15.3.1 Befindlichkeitsstörungen, funktionelle und somatoforme Beschwerden   – 416

15.3.2 Essstörungen   – 423

15.3.3 Geschlechtsspezifische Besonderheiten   – 426

15.4 Spezielle psychosoziale Problemedes Jugendalters   – 428

15.4.1 Gewalterfahrung unter Peers   – 428

15.4.2 Selbstverletzung   – 431

15.4.3 Alkohol-, Nikotin-, Drogenkonsum   – 432

15.5 Untersuchung, Beratung und Behandlung von Jugendlichen   – 440

15.5.1 Allgemeine Bedingungen   – 440

15.5.2 Besonderheiten der Arzt-Patient-Kommunikation im Umgang mit Jugendlichen   – 441

Literatur   – 443

15.1 Jugendmedizin erfordert spezifisches Wissen

> **Definition**
>
> Mit »**Jugendmedizin**« kann die Phase der klinisch-pädiatrischen Medizin von Beginn der Pubertät bis zum Erwachsenenalter bezeichnet werden, in der Gesundheit und Krankheit vor dem Hintergrund schneller physischer, kognitiv-mentaler und sozialer Veränderungen betrachtet werden müssen. Diese Entwicklung geht mit der Manifestation spezifischer Symptome einher, die eigene Zugänge bezüglich Kommunikation und Management erforderlich machen. Gemäß WHO (Weltgesundheitsorganisation) wird mit **Adoleszenz** der Alterszeitraum von 10 bis 20 Jahren definiert, in der Pädiatrie wird unter Berücksichtigung rechtlicher Aspekte darunter im Allgemeinen der Zeitraum zwischen 12 und 18 Jahren verstanden.

Obwohl Jugendliche für weitgehend gesunde und robuste Menschen gehalten werden, zeigen die Daten von Gesundheitserhebungen wie die des 2007 veröffentlichten Kinder- und Jugendgesundheitssurveys (http://www.kiggs.de), dass die Jugendjahre mit einer signifikant höheren **Morbidität** als das Kindesalter einhergehen, was psychische Probleme, Störungen der sexuellen Gesundheit und chronische Krankheiten betrifft. Im Gegensatz zu jüngeren Altersgruppen ging in den letzten Jahrzehnten auch die Mortalität nicht signifikant zurück, Unfälle und Suizide sind die Hauptursachen dafür. In der Öffentlichkeit werden immer wieder Sorgen laut über den zu hohen Konsum psychoaktiver Substanzen und elektronischer Medien, zu viel Gewalt und zu wenig körperliche Betätigung bei ungesunder Ernährung im Jugendalter.

Adoleszente erfahren viele körperliche Veränderungen, Autonomie, Identität und Zukunftsdenken entwickeln sich rasch; sie lösen sich langsam, bisweilen in einem schmerzhaften Prozess von den Eltern und wenden sich mehr den Gleichaltrigen zu. Sie wollen von den Erwachsenen als eigenständige Wesen, nicht mehr als Kind, aber auch noch nicht als Erwachsener mit sämtlichen Verantwortungen und Pflichten gesehen und akzeptiert werden.

Pädiater fühlen sich oft unsicher im Umgang mit Problemen der Jugendgesundheit verglichen mit ihrer **Urteils- und Handlungssicherheit** in der übrigen Pädiatrie. Sie verfügen häufig über ein unzureichendes Verständnis zentraler jugendlicher Entwicklungsprozesse, eine oft zu geringe Kompetenz beim Erkennen psychischer Probleme und relativ bescheidene Fertigkeiten in der **altersangemessenen Kommunikation** mit jungen Menschen an der Schwelle zum Erwachsensein. Schwer fällt es jugendmedizinisch Tätigen auch, im Rahmen ihrer Interventionen die beim Jugendlichen und in seinem sozialen Umfeld vorhandenen Ressourcen wahrzunehmen und womöglich zu aktivieren.

> **❶** Leider sind die medizinischen Versorgungsstrukturen in Deutschland nur unzureichend auf die **Gesundheitsbedürfnisse Jugendlicher** vorbereitet. Der Stellenwert von Jugendmedizin ist in der Pädiatrie, aber auch in der Allgemeinmedizin und weiteren ärztlichen Versorgungsbereichen noch zu gering.

Jugendliche beklagen, in Kliniken nicht ihrer körperlichen und mentalen Entwicklung entsprechend untergebracht und behandelt zu werden; auf ihre zeitlichen Bedürfnisse und ihren Wunsch nach mehr **Partizipation** an den sie betreffenden Entscheidungen werde zu wenig eingegangen. Auch in der Primärversorgung mangelt es nach wie vor an Benutzerfreundlichkeit für die jugendliche Klientel. Die Zusicherung von **Vertraulichkeit** ist längst nicht selbstverständlich, in der Kommunikation herrscht oft noch das Gefälle zwischen dem »Gesundheitsexperten« und dem »Patienten«, der nur gesundet, wenn Anweisungen unhinterfragt befolgt werden. **Motivierende und eher lösungsorientierte Gesprächstechniken** werden in der medizinischen Aus- und Weiterbildung ebenso wenig vermittelt wie eine gerade in der Jugendmedizin wichtige **patientenzentrierte Haltung**. Der Kinder- und Jugendgesundheitsdienst der Gesundheitsämter könnte mit seinen aufsuchenden Strukturen eigentlich in idealer Weise, z. B. mit Schulsprechstunden und Schulentlassuntersuchungen, zur Verbesserung der gesundheitlichen Situation Jugendlicher beitragen, wäre er nicht hoffnungslos unterbesetzt. Für die meisten Adoleszenten bleiben die **Eltern** die Hauptverantwortlichen für die Gewährleistung gesunden Aufwachsens und brauchen dabei Unterstützung, die auch von der Jugendmedizin mitgeleistet werden sollte.

Von Gesundheitspolitik und Öffentlichkeit werden von der primärärztlichen Versorgung Jugendlicher nicht nur die Früherkennung von Störungen und der Einsatz sinnvoller Interventionen verlangt, sondern auch größere Anstrengungen bei **Prävention und Gesundheitsförderung**. Abgesehen davon, dass die Honorierung derartiger Leistungen noch völlig offen ist, können solche Bemühungen nur dann erfolgreich sein, wenn die **Lebenswelten** von Jugendlichen (Familie, Freizeit, Gleichaltrige, Schule, Berufsausbildung) dabei angemessen berücksichtigt werden. Dazu müssen die die Jugend betreffenden **Erkenntnisse aus Sozialwissenschaften und Entwicklungspsychologie** unbedingt einbezogen werden (empfohlene Literatur: zu jugendlichen Lebenswelten: Langness et al. 2006; zum Wandel in der Lebensphase Adoleszenz von der Vormoderne zur Moderne und weiter in die Postmoderne: Zentner 2008; als wichtigstes deutschsprachiges Lehrbuch der Entwicklungspsychologie: Flammer u. Alsaker 2002).

> ❗ **Jugendmedizinisch tätige Ärzte benötigen ein spezielles Training, das sie nicht nur mit biomedizinischen, psychologischen und sozialen Determinanten jugendlichen Gesundheitsverhaltens vertraut macht, sondern ihnen auch kommunikative Kenntnisse und Fertigkeiten vermittelt sowie die Aneignung von Einstellungen ermöglicht, die dem jeweiligen adoleszenten Entwicklungsstadium angepasst sind.**

Verschiedene Bedarfsanalysen, u. a. auch in Deutschland, bestätigten einen entsprechenden Fortbildungsbedarf. 1999 begann eine Gruppe europäischer Jugendmediziner mit dem Aufbau des Fort- und Weiterbildungscurriculums »European Training in Effective Adolescent Care and Health« (EuTEACH), das inzwischen zur Verfügung steht (http://www.euteach.com, Michaud et al. 2004) und in Frankreich, Großbritannien, Russland, Schweden, der Schweiz und Deutschland eingesetzt wird. Die Einführung in Deutschland ist im Oktober 2008 nach intensiver Vorbereitung mit Bedarfsanalyse und medizindidaktischem Training unter Federführung der Kommission Jugendmedizin der Deutschen Akademie für Kinder- und Jugendmedizin (DAKJ) in Form eines Grundkurses gestartet

(http://www.dakj.de). Deutlich erschwert wird die Einführung in Deutschland und Österreich durch den Mangel an obligatorischen Weiterbildungsbestandteilen und an einem Lehrstuhl für Jugendmedizin. Besonders in den angelsächsischen Ländern ist die Jugendmedizin längst in der Pädiatrie verankert, z. T. sogar als eigene Subspezialität. Das erleichtert dort enorm die Bereitstellung von Mitteln für die bei uns noch fast völlig fehlende Forschung in der Jugendmedizin und den Ausbau von notwendigen Jugendgesundheitszentren.

15.2 Entwicklungsaufgaben im Jugendalter und Risiko-/ Experimentierverhalten

15.2.1 Biopsychosoziale Entwicklungsprozessein der Adoleszenz

Die Entwicklung des »Adoleszenten«, also des »Erwachsenwerdenden« bringt während eines mehr oder weniger »vorprogrammierten« Ablaufs von biologischen Entwicklungsschritten auch eine fortlaufende aktive Auseinandersetzung mit einer Reihe von Herausforderungen, den sog. **Entwicklungsaufgaben**, mit sich. Mit dem fortschreitenden Erlangen der biologischen und sexuellen Reife geht die Entwicklung von personeller Identität und Autonomie sowie von neuen kognitiven Fähigkeiten einher. Die Beziehungen zu den Eltern werden neu ausgehandelt, gleichzeitig neue engere Beziehungen zu Altersgenossen beiderlei Geschlechts geknüpft. Zusätzlich werden neue Rollen, beispielsweise in Ausbildung und Beruf, übernommen, die mit entsprechenden Werteorientierungen einhergehen. Schließlich werden allmählich Zukunftsperspektiven entwickelt, d. h. man plant sein Leben und steuert Ziele an, von denen man annimmt, sie erreichen zu können. Die wichtigsten Entwicklungsprozesse in der Adoleszenz sind in ◘ Tab. 15.1 nach Altersstufen aufgelistet.

Biologische Veränderungen

Die biologischen Veränderungen von der Präpubertät bis zur vollständigen reproduktiven Reifung erstrecken sich über einen 18 Monate bis zu 5 Jahren dauernden Zeitraum. Bekanntermaßen beginnen

□ Tab. 15.1. Biopsychosoziale Entwicklung Jugendlicher. (Mod. nach Hofmann u. Greydanus 1997; Rutishauser 2004)

	Frühe Adoleszenz 10–13 Jahre	Mittlere Adoleszenz 14–16 bzw. 17 Jahre	Späte Adoleszenz ab 17 Jahre
Somatisch	Beginn der Pubertät: sekundäre Geschlechtsmerkmale, rasches Wachstum	Wachstumsspurt, veränderte Körperform, Menarche und Spermarche, Stimmbruch, Akne	Wachstum und Körperreife abgeschlossen oder nur noch langsam
Körperbild und Identität	Beschäftigung mit sich selbst und pubertären Veränderungen	Akzeptanz des veränderten Aussehens, Sorge um Attraktivität	Funktionelle und intellektuelle Identität etabliert
Sexualität	Selbstexploration, nur geringe sexuelle Aktivität	Erhöhte sexuelle Aktivität, Experimente, sexuelle Orientierung, romantische Fantasien	Konsolidierung der sexuellen Identifikation, stabilere Beziehungen möglich
Kognition und Moral	Konkretes Denken dominiert, konventionelle Moral	Abstraktes Denken, kognitiv-emotionales Ungleichgewicht, wachsende Zeitperspektive, Hinterfragen der konventionellen Moral	Aufbau eines eigenen Wertesystems, Tendenzen zu Idealisierung und Verabsolutierung
Familie	Interesse an elterlichen Aktivitäten abnehmend	Konflikte wegen des Strebens nach größerer Unabhängigkeit	Erlangen von mehr Autonomie, Wiederannäherung an elterliche Werte
Gleichaltrige	Orientierung in gleichgeschlechtlichen Gruppen	Stärkeres Bedürfnis zur Konformität mit der Gruppe, Experimentieren mit risikoreichem Verhalten	Geringere Bedeutung der Gleichaltrigengruppen, individuelle Beziehungen wichtiger

Pubertät und Wachstumsspurt bei den Mädchen früher als bei den Jungen und enden auch eher. Die **Menarche**, das entscheidende Pubertätsereignis bei Mädchen, ist in den Industrienationen bis in die 1960er Jahre hinein deutlich vorverlagert aufgetreten (Akzeleration) und hat sich seitdem bei durchschnittlich 13 Jahren stabilisiert.

Die Auswirkungen der Pubertät auf die frühe psychosoziale Entwicklung sind evident. So sind männliche Jugendliche, die die Pubertät erst später als ihre Altersgenossen erreichen, oft weniger durchsetzungsfähig und selbstbewusst, auch weniger angesehen und engagieren sich erst spät in sexuellen Aktivitäten. Im Gegensatz dazu geht die frühe Pubertät mit emotionalen und Verhaltensproblemen, bei Mädchen auch mit früher sexueller Aktivität einher (Patton u. Viner 2007).

❶ **Frühreife Jugendliche beginnen oft eher mit risikoreichen Verhaltensweisen, ohne bereits über ausreichende Fähigkeiten zur Einschätzung der Folgen zu verfügen.**

Körperbild

Mädchen sind häufiger unzufrieden als Jungen mit ihrem Körperbild, dem sichtbarsten Aspekt ihrer Identität, und neigen dann eher zu Depressionen und Essstörungen. Modische Attribute wie Kleidung, Kosmetika, »body art« (Piercing und Tattoos) werden eingesetzt, um Anerkennung und Akzeptanz zu erhöhen. Soziale Ablehnung, etwa durch Mobbing, birgt die Gefahr erheblicher Selbstwertprobleme. Bei beiden Geschlechtern kann sich der von Erwachsenen nicht gern gesehene Anschluss an Subkulturen durchaus identitätsfördernd und selbstwertsteigernd auswirken.

Sexualität

Reifung der Sexualmerkmale und des Körperbildes bilden die Grundlage für die Aufnahme sexueller Beziehungen im Jugendalter. Dabei tragen feminine und maskuline Ausgestaltungen zur Übernahme geschlechtsbezogener Rollen in unserer Gesellschaft bei. Dieser Prozess unterliegt einem ständigen Wandel, was beispielsweise an der zunehmenden Akzeptanz gleichgeschlechtlicher Sexualität, aber auch an veränderten Alkohol- und Tabakkonsummustern erkennbar ist.

Kognition

Besonders in der mittleren Adoleszenz, aber auch noch bis in die ersten Erwachsenenjahre hinein finden kognitive Veränderungen statt, deren physiologische Grundlage **neuronale Umbauvorgänge** sind, über die wir zunehmend mehr wissen (zusammenfassend Casey et al. 2008). Alterstypische, individuell aber durchaus unterschiedlich ausgeprägte Verhaltensweisen wie »Vergesslichkeit« beim Nachkommen von Pflichten, Verschiebung des Schlaf-Wach-Rhythmus, Streitlust, gering ausgeprägte Fremdwahrnehmung und ausgesprochene Risikofreudigkeit (Steinberg 2008) sind überwiegend auf Umbau- und Reifungsprozesse (»synaptic pruning«) in den für die steuernden exekutiven Funktionen verantwortlichen präfrontalen Kortexarealen zurückzuführen. Vereinfacht gesprochen kommt es häufig zu einem Ungleichgewicht zwischen den subkortikalen limbischen Funktionen und den später reifenden präfrontalen Kontrollsystemen, so dass öfter als erwartet impulsives Verhalten resultieren kann. Einige Jugendforscher warnen mit Recht vor einer Überinterpretation dieser Befunde, insbesondere im Hinblick auf gewisse Tendenzen in der US-amerikanischen Gesellschaft, unter dem Vorwand einer möglichst ungestört ablaufenden Hirnentwicklung allen Jugendlichen jegliches **Risikoverhalten**, vor allem den Konsum von psychoaktiven Substanzen und vorehelichen Sex, zu verbieten (»abstinence only«).

Beziehungen zu Familie und Gleichaltrigen

Eine der wichtigsten Entwicklungsaufgaben im Jugendalter ist der schrittweise und in verschiedenen Lebensbereichen asynchron ablaufende Erwerb von **Autonomie**. Dazu gehören die fortschreitende **Ablösung von den Eltern**, die Entwicklung eines eigenen Lebensstils und der Aufbau enger Beziehungen außerhalb der Familie. Dieser Prozess geht nicht ohne Schwierigkeiten beim Treffen wertgebundener Entscheidungen vonstatten und ist selbstverständlich sehr stark kulturell geprägt. Von der Jugendsoziologie (Gensicke 2006) erfahren wir, in welch ständigem Wandel die **Wertorientierungen** der Jugend sind, also die Beantwortung der Frage

»Was ist der Jugend wichtig?« Während früher die »Vorbereitung auf Heirat und Familie« ganz im Vordergrund stand, sind heute »Freundschaft« und »Partnerschaft« in der Wertigkeit noch vor »ein gutes Familienleben führen« angesiedelt. Große Bedeutung für die Lebensgestaltung haben aber auch Werte wie »eigenverantwortlich leben und handeln« und »viele Kontakte zu anderen Menschen haben«.

Zweifelsohne ist die Adoleszenz eine Zeit vielfältiger Veränderungen und Umbrüche, Krisen im Sinne psychopathologischer Syndrome sind aber durchaus nicht regelhaft, sondern eher selten anzutreffen. Die meisten Jugendlichen meistern, ebenso wie die in ihr Leben involvierten Erwachsenen (vor allem Eltern und Lehrer), die Adoleszenz aus eigener Kraft, einige benötigen aber intensivere Unterstützung. Zum Erkennen von Hilfebedarf können auch Jugendmediziner beitragen, wenn sie über entwicklungsbedingte Faktoren Bescheid wissen, die einen Einfluss auf die Entstehung und die Behandlung von Störungsbildern haben können.

15.2.2 Risiko- oder Experimentierverhalten?

Was Erwachsene als »gesundes Leben« ansehen (ausgewogenes Essen, ausreichende Bewegung, nicht Rauchen, mäßig oder gar nicht Trinken, regelmäßige Zahnpflege etc.), hat bei vielen Jugendlichen im Alltag längst nicht die gleiche Bedeutung wie ihre Teilhabe am Konsum bestimmter Markenprodukte, ihr Lebensstil, ihre Zugehörigkeit zu bestimmten Gruppen, ihr »Coolsein«. **Gesundheitsbewusstsein** spielt nicht zuletzt wegen der Vorstellung eigener **Invulnerabilität** und wegen der noch unzureichend ausgebildeten Zeitperspektive vorerst eine relativ **geringe Rolle**.

Viele von den Erwachsenen als »Risikoverhaltensweisen« (wie exzessiver Alkoholkonsum, Jugendgewalt, riskantes Fahren, Risikosportarten, Online-Spielsucht) bezeichnete Phänomene führen in der Öffentlichkeit zum Ruf nach Maßnahmen, die von vermehrter Prävention bis zu »hartem Durchgreifen« reichen. Insbesondere uns überwiegend biomedizinisch sozialisierten und überwiegend defizitorientiert arbeitenden Ärzten fällt es schwer, eine gewisse **Funktionalität in einer Reihe von riskanten Verhaltensweisen** zu sehen, die schließlich das Risiko gesundheitlicher Schädigungen mit sich tragen. Die Entwicklungspsychologen Silbereisen und Reese (2001) benennen beispielsweise eine ganze Reihe von Funktionen des Konsums psychoaktiver Substanzen bei der Erfüllung von Entwicklungsaufgaben:

- Suche nach Grenzüberschreitung,
- Erleichterung des Zugangs zu Peergruppen,
- Kontakterleichterung,
- bewusste Normverletzung, Ausdruck sozialen Protests,
- Demonstration der Unabhängigkeit von den Eltern,
- Teilhabe an subkulturellem Lebensstil,
- Spaß haben und genießen,
- Stress- und Gefühlsbewältigung (Notfallreaktion).

Für die Mehrheit junger Menschen lässt der Konsum mit dem Fortschreiten ihrer Entwicklung nach (»maturing out«), ist also eine vorübergehende »Begleiterscheinung der Jugendphase« ebenso wie viele andere Risikoverhaltensweisen auch. Nur bei einer Minderheit mit einem lebenslang anhaltenden gravierenden Problemverhalten treten fortbestehende Anpassungsprobleme mit bleibenden Beeinträchtigungen auf. Selbstredend birgt der fortlaufende Einsatz von psychoaktiven Substanzen zur Stress- und Gefühlsbewältigung das Risiko einer Abhängigkeitsentwicklung (▶ Abschn. 15.4.3).

Neben der Funktionalität von Risikoverhalten spielen eine Reihe anderer Bedingungsfaktoren eine Rolle, etwa das Bestreben, ein neues kognitiv-emotionales Gleichgewicht zu finden. Eine kanadische Forschergruppe (Arbeau et al. 2007) konnte kürzlich nachweisen, dass die von ihnen befragten 664 Jugendlichen im Alter von 12 bis 19 Jahren sich im Durchschnitt älter fühlten, wenn sie ausgingen, sexuell aktiv waren und Alkohol und Nikotin konsumierten. Spezifische, von Erwachsenen als riskant charakterisierte Verhaltensweisen scheinen also einen Einfluss auf die Selbstwahrnehmung des Alters bei Jugendlichen zu haben.

Der schweizerische Jugendmediziner Michaud (2006) wirbt in einem Editorial des *Journal of Adolescent Health* für eine neue Sichtweise jugendlichen Verhaltens, einen Paradigmenwechsel **vom Risikoparadigma hin zur Erklärung von Verhalten als exploratorisch oder experimentell.**

> ❶ **Wenn bei jedem Jugendlichen statt der bisher üblichen Etikettierung seines Handelns als Risikoverhalten der Versuch gemacht würde, vor der Erörterung möglicher Konsequenzen erst die Motive und die Bedeutung zu würdigen und sich dann auf die Suche nach Ressourcen bei Schwierigkeiten zu machen, würde das eher die Autonomie des Jugendlichen fördern und ihm eine aktive Beteiligung beim Finden von Lösungen erlauben.**

Mit anderen Worten: auch jugendmedizinisch Tätige sollten wie andere, die mit Jugendlichen arbeiten, lernen, Jugendlichen dort Unterstützung anzubieten, wo es sinnvoll und notwendig ist, aber auch in gewissem Umfang bereit sein, sie eigenständig ihre Erfahrungen machen zu lassen.

15.3 Gesundheit und Gesundheitsstörungen im Jugendalter

15.3.1 Befindlichkeitsstörungen, funktionelle und somatoforme Beschwerden

Auch bei Jugendlichen ist Gesundheit »nicht nur eine messbare Größe im Sinne medizinischer Befunde, sondern ein Gegenstand subjektiven Erlebens« (Ravens-Sieberer et al. 2003).

> **Definition**
>
> Das Konstrukt **»subjektive Gesundheit«** bezieht sowohl die körperliche Verfassung ein als auch weitere Dimensionen wie das seelische Befinden, das Leben in sozialen Beziehungen und die Art und Weise, wie Anforderungen des Alltags bewältigt werden.

Waren früher die Rückbildung von Krankheitssymptomen und die Verlängerung der Lebenszeit die Erfolgskriterien in der Medizin, wird nun auch im Jugendalter die **»gesundheitsbezogene Lebensqua-**

lität« im Sinne subjektiven Wohlbefindens (»well-being«) zunehmend zum Zielkriterium bei der Evaluierung präventiver und therapeutischer Interventionen. Als Handwerkszeug zur Erfassung dieses Parameters sind im **Kinder- und Jugendgesundheitssurvey (KiGGS)** die KINDL-R-Fragebogen mit sechs verschiedenen Dimensionen der Lebensqualität (Körper, Emotionen, Selbstwert, Familie, Freunde, Schule) eingesetzt worden (Ravens-Sieberer et al. 2007). Die Eigenangaben der 11- bis 17-jährigen Jugendlichen zeigen damit eine leichte durchschnittliche Abnahme der Lebensqualität über das Alter, wobei die Jungen fast durchgängig statistisch signifikant höhere Werte als die Mädchen aufweisen. Bei der internationalen Vergleichsstudie **»Health Behaviour in School-aged Children« (HBSC)** wird der allgemeine Gesundheitszustand lediglich mit einer Frage nach der Gesundheit mit den vier Antwortkategorien »ausgezeichnet«, »gut«, »einigermaßen« und »schlecht« beschrieben. Bei der großen Mehrheit (86,1%) der befragten deutschen Jugendlichen ist der **selbsteingeschätzte allgemeine Gesundheitszustand** ausgezeichnet oder gut (Currie et al. 2008; Ravens-Sieberer u. Erhart 2008). Bei der Betrachtung der **negativen Selbsteinschätzung** (Zustand einigermaßen oder schlecht) zeigen sich – und zwar mit dem Alter zunehmend – deutliche Unterschiede zuungunsten der adoleszenten Mädchen (◘ Tab. 15.2).

Zu einer negativen Beurteilung des eigenen Gesundheitszustandes können sowohl Befindlichkeitsstörungen als auch manifeste Erkrankungen beitragen.

Befindlichkeitsstörungen

> **Definition**
>
> Unter einer **Befindlichkeitsstörung** (»subjective health complaint«, »decreased sense of well-being«) kann man ein körperliches, psychisches oder auch soziales Unwohlsein verstehen, d. h. eine negative Empfindung, die subjektiv wahrgenommen wird und noch keinen eigentlichen Krankheitswert hat, aber je nach Ausprägung, resultierender Beeinträchtigung und ärztlicher Einschätzung eine Vorstufe zu Erkrankungen bilden kann.

In der HBSC-Studie wurden Jugendliche gefragt, wie oft sie im letzten halben Jahr an folgenden Beschwerden litten: Kopfschmerzen, Bauchschmerzen, Rückenschmerzen, Niedergeschlagenheit, Gereiztheit, Übellaunigkeit, Einschlafschwierigkeiten, Schwindel, Nervosität. In ◘ Tab. 15.3 wird der Anteil der Jugendlichen wiedergegeben, die an zwei oder mehr der genannten Symptome mehr als einmal pro Woche litten.

◘ **Tab. 15.2.** Negative Selbsteinschätzung des allgemeinen Gesundheitszustandes nach Altersstufen und Geschlecht (Angaben in Prozent). (Daten für Deutschland der HBSC-Studie 2006 aus Currie et al. 2008; Ravens-Sieberer u. Erhart 2008)

Altersgruppe in Jahren	11	13	15	Gesamt
Mädchen	11	17	20	16,2
Jungen	11	12	12	11,8
Gesamt	10,9	14,4	16,1	13,9

◘ **Tab. 15.3.** Multiple (zwei oder mehr, mehr als einmal wöchentlich) wiederkehrende Gesundheitsbeschwerden. (Daten für Deutschland der HBSC-Studie 2006 aus Currie et al. 2008; Ravens-Sieberer u. Erhart 2008)

Altersgruppe in Jahren	11	13	15	Gesamt
Mädchen	22	29	30	26,6
Jungen	18	18	17	17,4
Gesamt	19,5	22,8	23,3	21,9

Obwohl also nur eine Minderheit von Jugendlichen glaubt, dass es um ihre Gesundheit schlecht bestellt sei, berichtet doch ein erheblicher Anteil unter ihnen gar nicht so selten, von einer Reihe gesundheitlicher Probleme betroffen zu sein.

> ❶ **Befindlichkeitsstörungen** können **Indikatoren für Belastungen** sein, die selbst noch nicht bewusst sein müssen.

Mädchen berichten statistisch signifikant häufiger als Jungen darüber, an **multiplen wiederkehrenden Störungen der Befindlichkeit** zu leiden. Außerdem ist bei ihnen ein deutlicher Anstieg mit dem Alter zu finden. Neben der Geschlechtsbezogenheit ließ sich in der HBSC-Studie auch ein signifikanter sozialer Gradient beobachten: bei Gymnasialbesuch (17,8%) und hohem familiären Wohlstand (19,6%) werden deutlich seltener Beschwerden angegeben als beim Besuch anderer Schulen (24,5%) und bei niedrigem familiären Wohlstand (25,4%). Ein ähnlicher Geschlechtsunterschied fand sich übrigens auch bei der Häufigkeit mentaler Gesundheitsprobleme (Mädchen 22,3%, Jungen 13,4%), ebenso besteht auch hier eine deutliche soziale Ungleichheit: 22,2% bei niedrigem, aber nur 13,1% bei hohem familiärem Einkommensniveau (Ravens-Sieberer u. Erhart 2008). Nur eine Teilmenge der in Populationsstudien erfassten wiederkehrenden Störungen der Befindlichkeit führt als »**funktionelle Störungen**« zur Inanspruchnahme medizinischer Versorgungssysteme.

Funktionelle und somatoforme Störungen

> **Definition**
>
> Unter **funktionellen Störungen** kann man anhaltende Beschwerden verstehen, bei denen zwar erhebliche körperliche Beeinträchtigungen vorliegen, aber kein eindeutiges organisches Korrelat nachzuweisen ist. Bestehen derartige Beschwerden über einen längeren Zeitraum und treten psychologische Faktoren stärker in Erscheinung, können sie als **somatoforme Störungen** klassifiziert werden. Traditionell werden funktionelle und somatoforme Störungsbilder auch als **psychosomatische Beschwerden** bezeichnet.

Noeker (2008) schlägt ein **zweiphasiges Modell** der Entstehung somatoformer Störungen aus ursprünglich funktionellen Beschwerden vor. Danach bildet sich in einer **primären Störungsetappe**, begünstigt durch organspezifische und psychische Vulnerabilitäten, im Zusammenwirken mit bestimmten Triggerfaktoren (z. B. Stress) eine **funktionelle Symptomatik** aus. Eine verzerrte Symptombewertung, Kommunikationsdefizite zwischen Eltern und Heranwachsendem und eine fehlgesteuerte Arzt-Eltern-Patient-Interaktion führen in einer **zweiten Störungsetappe**, oft im Zusammenspiel mit psychischer Komorbidität (Angst, depressives oder aggressives Verhalten) zu einer **somatoformen Anpassungsstörung**.

In der ICD-10 werden die somatoformen Störungen unter F45 klassifiziert (DGKJPP et al. 2007). Von deren Kategorien ist die polysymptomatische Somatisierungsstörung mit chronisch-fluktierendem Verlauf ebenso wie die anhaltende somatoforme Schmerzstörung, die hypochondrische Störung und die somatoforme autonome Funktionsstörung im Jugendalter selten. Die Somatisierung bei Jugendlichen wird eher durch die Kategorie der **undifferenzierten Somatisierungsstörung** mit mäßiger Variabilität abgebildet. Genaue Zahlen zur Häufigkeit liegen nicht vor, einen Anhalt können aber die Resultate einer bevölkerungsrepräsentativen Erhebung in Deutschland geben: anhand der mit der ICD-10 vergleichbaren DSM-IV-Kriterien wurde bei 2,7% der 14- bis 24-jährigen Adoleszenten das Vollbild einer Somatisierungsstörung nachgewiesen, bei ca. 11% der Befragten fand man eher weniger stark ausgeprägte somatoforme Störungen (Hagenah u. Herpertz-Dahlmann 2005).

Funktionelle Beschwerden können in jeder Fachdisziplin klassifiziert werden, etwa als Spannungskopfschmerzen oder Reizdarmsyndrom. Hagenah und Herpertz-Dahlmann (2005) weisen mit Recht darauf hin, dass »diese einzelsymptom-orientierten Diagnosen als leichter akzeptierbar bewertet« werden »als die jeweiligen, potenziell als Stigma erlebten psychiatrischen Diagnosen«.

Dominik, 15 Jahre alt, und seine Odyssee
Der Jugendliche wurde von seinem Vater wegen ziehender Schmerzen im Bereich der Peniswurzel und

▼

beider Hoden, die nach einer vorübergehenden Pollakisurie einige Wochen lang täglich auftraten und immer unangenehmer wurden, beim Pädiater vorgestellt, der ebenso wie der konsultierte Urologe mit einer Reihe von Untersuchungen inklusive einer nicht mit dem überweisenden Arzt abgesprochenen Kernspintomographie des Abdomens keine pathologischen Befunde feststellen konnte. Schon zuvor hatte der Junge das Angebot des Pädiaters zu einem Einzelgespräch mit der Bemerkung abgelehnt, es müsse doch eine Ursache der Beschwerden gefunden werden. Er glaube nicht, dass das im Rahmen der pubertären Entwicklung oft auftretende normale Beschwerden seien. Der Vater suchte von sich aus mit ihm einen Orthopäden auf, der eine »Symphysenreizung« diagnostizierte und – erfolglos – ein nichtsteroidales Antirheumatikum verordnete. Auf Drängen des Vaters erfolgte auch eine Untersuchung auf Borrelien-Antikörper und auf Anregung des Orthopäden eine Rheumadiagnostik, mit negativem Resultat. Die weiteren Untersuchungen erfolgten im Rahmen eines stationären Aufenthalts in einer pädiatrischen Klinik nach der Vorstellung durch den Vater in der dortigen Notaufnahme, weil der Junge vor Schmerzen in der Schule nicht mehr sitzen könne, was zu tagelangen Fehlzeiten geführt hatte. Die Klinik schlug den Eltern des klinisch und neurologisch völlig unauffälligen, altersentsprechend entwickelten Jungen (Tanner P5, G5) wegen geringfügiger EEG-Veränderungen noch eine Kernspintomographie des Kopfes und wegen eines pfenniggroßen Naevus pigmentosus oberhalb der Peniswurzel noch eine dermatologische Untersuchung »zur Komplettierung der Diagnostik« vor, erwog nun aber doch auch das Vorliegen einer »**psychosomatischen Störung**« und riet zu einer Vorstellung beim Kinder- und Jugendpsychiater. Der mittlerweile wegen der »Alleingänge« des Vaters ziemlich verzweifelte Pädiater hatte die Mutter schon längst dafür gewinnen können, ihn beim gleichen Kollegen vorzustellen, der den Jungen bereits etliche Jahre zuvor wegen schulischer Überforderungsprobleme untersucht und die Familie gut beraten hatte. Dieser stellte erwartungsgemäß die Diagnose »Verdacht auf somatoforme Störung (F45)« und gewann den anfangs noch zweifelnden Jugendlichen für einige Gesprächstermine mit dem Ziel einer behutsamen kognitiv-behavioralen Neubewer-

▼

tung seiner Beschwerden, die – möglicherweise verstärkt durch die Ängste des Vaters – zu einer somatoformen Fehladaptation geführt hatten. Dominik erfuhr eine unerwartete, aber ihm und seinen Eltern gar nicht unwillkommene Entlastung dadurch, dass er wegen seiner langen Fehlzeiten das Schuljahr noch einmal wiederholen durfte, und lernte mit den nur noch selten auftretenden, endlich eher als normale Körpersignale verstandenen relativ geringfügigen Beschwerden zu leben.

Somatoforme Störungen stellen – wie der im Beispiel aufgeführte, sicher nicht ganz alltägliche Fall illustriert – eine Herausforderung dar im **Grenzbereich zwischen Pädiatrie und Kinder- und Jugendpsychiatrie**. Ihr gemeinsames Kennzeichen ist das wiederholte oder persistierende Erleben von körperlichen Symptomen, die eine somatogene Ursache nahelegen, aber nicht oder nur in geringem Umfang durch ein organisches Korrelat erklärbar sind. Eventuell spielt hierbei – ganz besonders in der Adoleszenz, einer Zeit erheblicher körperlicher Wachstums- und Umbauprozesse – eine individuelle **Überempfindlichkeit gegenüber viszeralen Reizen** eine Rolle im Sinne einer »somatosensorischen Amplifikation«. Eine solche Hypersensitivität spielt einerseits eine Rolle bei der Aufrechterhaltung eines emotionalen Gleichgewichtes angesichts akuter oder chronischer Belastungen, führt aber andererseits bei einer Minderheit zu Funktionseinschränkungen. Charakteristisch ist bei somatoformen Störungen die wiederholte Präsentation körperlicher Symptome, verbunden mit oft hartnäckiger Forderung nach medizinischen Untersuchungen, obwohl bisherige Ergebnisse negativ ausfielen und eine körperliche Begründbarkeit ärztlicherseits bereits in Frage gestellt wurde.

Schmerzsyndrome

Einen erheblichen Anteil an den funktionellen Störungen bilden die verschiedenen **Schmerzsyndrome**. Große internationale Surveys zeigen, dass Jugendliche deutlich häufiger als jüngere Kinder an verschiedenen **wiederkehrenden Schmerzen** leiden. Im KiGGS (Ellert et al. 2008) werden derartige Beschwerden in den letzten 3 Monaten bei 30,6% der 3- bis 10-Jährigen von den Eltern berichtet, aber von 52,9% der selbst befragten 11- bis 17-Jährigen (darunter bei 24,3% sogar einmal pro Woche oder häufiger auftretend). Werden bei den 3- bis 10-Jährigen noch Bauchschmerzen (33%) als Hauptschmerz angegeben (Kopfschmerzen 20%), war bei 34% der jugendlichen Altersgruppe der **Kopfschmerz das vorherrschende Symptom** in den letzten 3 Monaten, gefolgt von Rücken- (13%), Bein- (12%) und Bauchschmerzen (12%). Bei den männlichen Jugendlichen wurde der Kopf als häufigste Hauptschmerzlokalisation genannt (bei den 17-Jährigen eingeholt vom Rücken), bei den weiblichen ebenfalls der Kopf, dicht gefolgt von den Regelschmerzen sowie Bauch- und Rückenschmerzen. Wie auch in anderen internationalen Studien wurde im KiGGS eine **deutlich höhere und mit dem Alter zunehmende Schmerzprävalenz bei Mädchen** im Vergleich zu männlichen Adoleszenten beobachtet (► Kap. 15.3.3).

Kopfschmerzen

❗ **Rezidiverende Kopfschmerzen sind bei Jugendlichen deutlich häufiger als im Kindesalter anzutreffen. Neben dem Erleiden der Schmerzen durch die Betroffenen und der Beeinträchtigung ihrer Lebensqualität wirken sie sich nachteilig auf die Leistung in Schule und später im Beruf aus.**

So werden in Deutschland etwa 1 Million Schultage pro Jahr wegen Kopfschmerzen versäumt (Zernikow u. Hechler 2008). Die wichtigsten primären Kopfschmerzformen sind **Migräne** und **Spannungskopfschmerzen**. Während man sich heute die Migräne als primäre zerebrale Erkrankung mit sekundären vaskulären Veränderungen in der Attacke vorstellt, ist über die Ätiopathogenese des Spannungskopfschmerzes bisher wenig bekannt.

Epidemiologie

In einer neueren Untersuchung bei 12- bis 15-jährigen Schülern (Fendrich et al. 2007) betrug die 3-Monats-Prävalenz an Migräne 2,6% (Jungen 1,6%, Mädchen 3,5%) und an Kopfschmerz vom Spannungstyp 4,5% (Jungen 4,6%, Mädchen 4,3%). Die 3-Monats-Prävalenz von wiederholten Kopfschmerzen war umso größer, je höher der angestrebte Schulabschluss besonders bei den Mädchen war.

Diagnostik

Bei der Diagnostik von Kopfschmerzen in der Adoleszenz muss neben verschiedenen Ursachenlokalisationen im HNO- und Augenbereich unbedingt auch an Bluthochdruck und an übermäßigen Koffein-Konsum gedacht werden. Rezidivierende Kopfschmerzen können im Allgemeinen mit Hilfe von Anamnese (Kopfschmerzkalender) und körperlicher Untersuchung gut diagnostiziert werden. Ein EEG oder gar bildgebende Verfahren sind nur dann indiziert, wenn zusätzlich Hinweise auf Krampfanfälle vorliegen oder spezielle neurologische Befunde wie z. B. Hirndruckzeichen oder Wesensveränderungen bestehen.

Bauchschmerzen

Chronische Bauchschmerzen treten im Jugendalter deutlich seltener als bei den jüngeren Kindern auf. Bevor diese als funktionell klassifiziert werden, muss selbstverständlich eine organische und dann in der Regel behandelbare Erkrankung ausgeschlossen werden.

❗ **Bei weiblichen Adoleszenten ist die Diagnostik rezidivierender abdomineller Schmerzen um gynäkologische Ursachen von Schmerzen zu erweitern, ab der mittleren Adoleszenz muss auch an Erkrankungen, die hauptsächlich bei Erwachsenen vorkommen, wie Helicobacter-pylori-Infektionen oder Reizdarmsyndrom (»irritable bowel syndrome«) gedacht werden.**

Kürzlich sind die Rom-Kriterien, eine Klassifikation der **funktionellen gastrointestinalen Störungen**, aktualisiert worden. Die **Rom-III-Kriterien** erleichtern sowohl das Verständnis dieser funktionellen Beschwerdebilder als auch die Diagnostik z. B. von **abdomineller Migräne** und **funktioneller Bauchschmerzen**, so dass unnötige Untersuchungen vermieden werden können. Auch zur Ätiopathogenese abdomineller Schmerzen ist noch wenig bekannt, es gibt aber Hinweise auf eine niedrigere Schwelle für Schmerzreize, eine sog. **»viszerale Hyperalgie«**. Funktionelle Bauchschmerzen sind auch im Jugendalter sehr häufig mit oft schon vorbestehenden **emotionalen Störungen** wie Angstsyndromen und Depression assoziiert, darauf sollte bei der Diagnostik und in der Behandlung unbedingt geachtet werden.

Schmerzen des muskuloskelettalen Systems

Auch im muskuloskelettalen System können Schmerzen unterschiedlich empfunden werden. Die Symptome der **juvenilen Fibromyalgie** – mindestens 3 Monate währende generalisierte Schmerzen und Steifheit des Bewegungsapparates, multilokaler Schmerz an bestimmten druckschmerzhaften Punkten (»tender points«) sowie multiple andere Probleme wie Kopfschmerzen, Schlafschwierigkeiten, Müdigkeit, psychische Beeinträchtigungen ohne sonstigen pathologischen Befund – werden als **Schmerzverstärkungssyndrom** interpretiert (Michels et al. 2008), können aber auch als **somatoforme Anpassungsstörung** betrachtet werden (Noeker 2008). Die Prävalenzangaben in der spärlichen internationalen Literatur schwanken zwischen 1,2% und 6,2% der untersuchten Schüler mit einer deutlichen Mädchenwendigkeit. Die Prognose ist bei Jugendlichen besser als bei Erwachsenen.

Müdigkeit und Erschöpfung

Nicht nur Erwachsene, sondern auch schon viele Jugendliche klagen über **Müdigkeit und Erschöpfung** sowie eine damit verbundene Einschränkung ihrer Leistungskraft. In der HBSC-Studie 2002 fühlten sich 11,3% der befragten 11–15 Jahre alten Jugendlichen fast täglich, 13,6% mehrmals pro Woche und 21,3% fast jede Woche müde und erschöpft, Mädchen signifikant häufiger als Jungen (Ravens-Sieberer et al. 2003). Mit dem Alter nehmen diese Symptome noch zu, was sowohl die zunehmende schulische Inanspruchannahme und den steigenden Leistungsdruck als auch veränderte Freizeitgewohnheiten reflektieren dürfte, aber sehr wahrscheinlich auch Ausdruck physiologischer **Veränderungen des Schlaf-Wach-Rhythmus in der Adoleszenz** ist. Diese gehen mit einer späteren Ausschüttung von Melatonin und einer Verschiebung von Tiefschlafphasen in die frühen Morgenstunden einher. Müdigkeit und Erschöpfung sind oft Folge **nächtlicher Einschlafstörungen**. In der schweizerischen SMASH-2002-Studie fühlten sich 45,2% aller Jungen und 54,3% aller Mädchen zwischen 16 und 20 Jahren auch tagsüber müde (Narring et al. 2004). Eigentlich benötigen auch Jugendliche 8–10 Stunden Schlaf, aber mehr als 15% der 11- bis 15-jährigen Jugendlichen können abends nur schlecht einschlafen, Mädchen noch schlechter als Jungen (Ravens-Sieberer et al. 2003). Dieser Anteil nimmt mit zunehmendem Alter offensichtlich zu, in der Studie von Narring et al. (2004) klagen 29,3% der Mädchen und 19,5% der Jungen im Alter von 16–20 Jahren über abendliche Einschlafprobleme.

> **Müdigkeit und Schlafmangel** sind bisher kaum beachtete funktionelle Beschwerden, obwohl sie in Umfragen von Jugendlichen häufiger als die Schmerzen verschiedener Lokalisationen angegeben werden.

International weisen bereits eine Reihe von Studien auf den Zusammenhang zwischen Schlaf und Schulleistung hin und belegen, dass zu wenig Schlaf erhebliche negative Auswirkungen auf die **schulische Leistung** Heranwachsender haben und zu Stimmungsschwankungen, Aufmerksamkeitsschwächen und Verhaltensstörungen führen kann. Schlafforscher setzen sich dafür ein, diesen Tatsachen stärker Rechnung zu tragen und die Sekundarschule später anfangen zu lassen. Darüber hinaus gilt es zu beachten, dass eine länger anhaltende erhebliche Müdigkeit mit einer größeren **Komorbiditätsrate an Angststörungen und Depressionen** einhergehen kann. Außerdem kann es Übergänge in das sog. chronische Erschöpfungssyndrom (»chronic fatigue syndrome«, CFS) geben, ein in der deutschen Kinder- und Jugendmedizin weitgehend unbekanntes Störungsbild.

Chronic fatigue syndrome (CFS)

Eigentlich kann dieses der **Neurasthenie** (F48.0 im ICD-10) äquivalente Syndrom den somatoformen Störungen zugeordnet werden. Von Noeker (2008) stammt eine der wenigen Übersichtsarbeiten zum CFS bei Heranwachsenden im deutschsprachigen Bereich.

Epidemiologie

In der angelsächsischen Jugendmedizin nimmt das chronische Erschöpfungssyndrom einen relativ breiten Raum ein. Es werden Prävalenzen von 0,5–1% bei 12- bis 16-Jährigen geschätzt. Die mittlere Erkrankungsdauer beträgt im Jugendalter 3–4 Jahre, dreimal häufiger ist das weibliche Geschlecht betroffen.

Diagnose

Für die Diagnose werden nach den Kriterien des US-amerikanischen Centers for Disease Control and Prevention (CDC) sowohl eine mindestens 6 Monate bestehende medizinisch nicht erklärbare Erschöpfung, die das frühere Aktivitätsniveau um mehr als die Hälfte reduziert, als auch mindestens vier weitere Symptome gefordert wie Gedächtnisstörung, Halsschmerzen, Muskelschmerzen, unerholsamer Schlaf, schmerzhafte Lymphknotenschwellungen, Gelenkschmerzen, Kopfschmerzen und eine erhebliche Erschöpfung nach normaler Anstrengung, die mehr als 24 Stunden anhält.

Ätiopathogenese und Prognose

Die Ätiopathogenese des CFS ist unbekannt, für die Annahme persistierender Virusinfekte besteht keine überzeugende Evidenz, auch wenn in dieser Altersgruppe ohnehin häufig auftretende Epstein-Barr-Virus-(EBV-)Infektionen bei 10–15% der Patienten der Erkrankung vorangehen. Diskutiert werden, ohne beweisende Befunde, auch **neurologische, endokrinologische und immunologische Ursachen** sowie Störungen der Orthostase. Häufig sind gleichzeitig auch psychiatrische Symptomenbilder wie Depressionen und Angstsyndrome anzutreffen, es kommt nicht selten zur **Schulverweigerung**. Sehr wahrscheinlich handelt es sich bei dem Syndrom um ein **Sammelbecken vielfältiger Störungen**, die in das Bild einer manifesten Erschöpfung einmünden. Anders als beim CFS der Erwachsenen erholen sich die meisten Patienten mit Hilfe von **Psychoedukation, kognitiver Umstrukturierung und schrittweisem Aktivitätsaufbau** im Verlauf von 2–3 Jahren.

In der Öffentlichkeit werden immer wieder Zweifel laut, ob es sich beim CFS wirklich um ein eigenständiges Krankheitsbild handelt oder um ein Beispiel für das in den letzten Jahren verstärkt diskutierte Phänomen »disease mongering« (Krankheitserfindung). Noeker (2008) spricht von einer **Popularisierung der Diagnose** »nicht zuletzt durch den Anstieg an Selbstdiagnosen durch die Nutzung des Internets«. Es sei, mit Hilfe sowohl der Laienpresse als auch einer zunehmenden Bearbeitung in der wissenschaftlichen Literatur zu »einer veränderten Beurteilung des Phänomens Müdigkeit in der Allgemeinbevölkerung« und einer »Akzentver-schiebung von einer universellen, natürlichen Grunderfahrung hin zu einer klinisch-pathologisierenden Interpretation« gekommen.

Interventionen bei funktionellen und somatoformen Störungen

Beim Verdacht auf funktionelle oder somatoforme Beschwerden sollten notwendige diagnostische Maßnahmen gut koordiniert und vor allem solche apparativ-invasiver Natur möglichst sparsam und überlegt erfolgen.

> ❗ **Ganz im Vordergrund muss die »ärztliche Empathie für das subjektive Schmerzerleben unabhängig von dessen Verursachung« stehen (Noeker 2008). Es gilt also, das körperliche Krankheitsmodell des Jugendlichen und seiner Familie zu respektieren und die Symptomatik als real vorhanden zu akzeptieren. Eine Dichotomisierung in »somatisch« und »psychisch« und damit eine vorschnelle »Psychologisierung« sollte unbedingt vermieden werden, damit beim Jugendlichen nicht das Gefühl entsteht, dass man der Schilderung der Beschwerden nicht glaube oder sogar annehme, er simuliere nur.**

Das patientenzentrierte Offensein gegenüber den Krankheitskonzepten von Patient und Familie bildet die Voraussetzung für eine **tragfähige Beziehung zwischen Arzt und Jugendlichem** (und Eltern). Der Jugendliche muss ausreichend Gelegenheit bekommen, sein Untersuchungs- und Behandlungsprogramm im Rahmen seiner **wachsenden Autonomie** mit in die Hand zu nehmen. Nur so können Behandlungsabbruch oder gar »iatrogene Chronifizierung« vermieden werden. Zentrale Aufgabe ist dann die **Reintegration des Jugendlichen** in seinen altersspezifischen Entwicklungskontext trotz vorhandener Beschwerden. Das wird in erster Linie die **Wiederaufnahme des regelmäßigen Schulbesuchs** sein. Oft ist es aber schon zu sozialem Rückzug gekommen, dann ist die Wiederaufnahme von Freizeitaktivitäten mit Freunden oder in Sport- und Musikvereinen von besonderer Wichtigkeit. Deshalb ist es ratsam, neben der notwendigen symptombezogenen **Baseline-Erhebung** mit Schmerztagebuch oder Beschwerdenkalender einen fortgesetzten Dialog über die Lebenswelt des Jugendlichen zu führen, etw mit Hilfe der umfassenden **biopsychosozialen Anamnese** nach Goldenring und Rosen (2004) (► Kap. 15.5), und sich ein Bild über seine Belastungen und Ressourcen in Relation zum chronischen Schmerz oder zur chronischen Erschöpfung zu machen.

Schritt für Schritt wird dann die **Bewältigungskompetenz des Jugendlichen** und seiner Familie im Umgang mit den Symptomen gestärkt werden. Die Wirksamkeit ambulanter **multimodaler Behandlungsprogramme** mit Elementen der kognitiven Verhaltenstherapie, progressiver Muskelentspannung nach Jacobson, Hypnotherapie, Biofeedback und sportlicher Aktivierung ist für die meisten der genannten Störungsbilder gut belegt. Eine **medikamentöse Schmerzprophylaxe** sollte nur beim Versagen nichtmedikamentöser Verfahren der Schmerzbewältigung und bei unzureichender Attackentherapie einer Migräne erwogen werden (Zernikow u. Hechler 2008). Gelegentlich kann je nach **psychiatrischer Komorbidität** der Einsatz von selektiven Serotonin-Wiederaufnahmehemmern insbesondere bei komorbiden ängstlichen Störungen unterstützend erforderlich sein. Beim Verdacht auf eine solche Komorbidität kann im Vorfeld schon in der pädiatrischen Praxis ein Screening mit dem Angstfragebogen für Schüler (AFS) und/oder dem Depressionsinventar für Kinder und Jugendliche (DIKJ) nützlich sein. In jedem Fall sollte zur **Förderung der Familienbalance** eine ausführliche Elternberatung erfolgen, bei schwerwiegenden somatoformen Störungen mit starker Dysfunktionalität der Familie kann eine systemische Familientherapie sinnvoll sein.

Die genannten Schritte sind ohne eine enge **Kooperation zwischen Pädiatrie und Jugendpsychosomatik** bzw. Jugendpsychiatrie nicht denkbar. Der Jugendmediziner sollte aber trotz eines oft komplexen Bedingungsgefüges biopsychosozialer Faktoren der Koordinator für die Planung von Diagnostik und Behandlung bleiben und mehrseitige Zugänge zu adäquaten Therapiemaßnahmen eröffnen. Bei extremer Lebensbeeinträchtigung, langen Schulfehlzeiten, erheblichen emotionalen Problemen oder beim Scheitern ambulanter Therapiemaßnahmen muss eine stationäre Behandlung erwogen werden.

> ❗ Eine frühe Erkennung und Behandlung funktionaler und somatoformer Störungen im Jugendalter ist auch wegen ihres sonst oft ungünstigen Verlaufs nach dem Eintritt ins Erwachsenenalter von erheblicher Bedeutung.

Unbehandelte Patienten haben ein großes Risiko, auch im **Erwachsenenalter** funktionell beeinträchtigt zu sein und zusätzlich an gravierenden psychiatrischen Störungen, vor allem Depressionen, zu leiden. Essau (2007) untersuchte 12- bis 17-jährige Jugendliche mit somatoformen Störungen 15 Monate später nach und fand als Prädiktoren für einen ungünstigen Verlauf: weibliches Geschlecht, negative Lebensereignisse, psychiatrische Erkrankungen der Eltern und komorbide depressive Störungen. Zur Verbesserung der **Prognose** können Kenntnisse, die in der ärztlichen Weiterbildung zur psychosomatischen Grundversorgung erworben werden, ebenso beitragen wie die Vergrößerung der Kompetenz in spezieller jugendmedizinischer Kommunikation und der Aufbau eines gut funktionierenden multidisziplinären Netzwerks von Behandlungsressourcen.

15.3.2 Essstörungen

In der Adoleszenz finden enorme Veränderungen im Hinblick auf **Essgewohnheiten** und **Körpergewicht** statt. In der Pubertät nehmen Jungen durchschnittlich 15 kg und Mädchen 14 kg zu, es können sich im Zuge zunehmender Selbstständigkeit ganz neue Vorlieben für die aufgenommene Nahrung ausbilden. Essstörungen insgesamt treten nicht nur im Kindesalter häufig auf, insbesondere in Form der **Adipositas**, die in ► Kap. 9.1 abgehandelt wird, sondern bei Jugendlichen zusätzlich noch in Form der stark psychologisch geprägten Störungen **Anorexia nervosa** (Magersucht) und **Bulimia nervosa** (Ess-/Brechsucht). In der KiGGS-Studie wurde mit Hilfe eines einheitlichen Fragebogens versucht, Symptome von Essstörungen insgesamt bei den 11- bis 17-Jährigen in Form einer schriftlichen Selbstauskunft zu erheben (SCOFF-Fragebogen, Hölling u. Schlack 2007). Dabei wiesen insgesamt 21,9% Symptome einer Essstörung auf, und zwar mit 28,9% signifikant mehr Mädchen als Jungen

(15,2%). Im Altersverlauf zwischen 11 und 17 Jahren nahm dabei der Anteil der essauffälligen Jungen von 20% auf 12,8% ab, während er bei den Mädchen von ebenfalls 20% auf 30,1% zunahm. Besonders häufig wurden Essstörungen bei Jugendlichen aus Familien mit niedrigem sozioökonomischem Status und mit Migrationshintergrund nachgewiesen. Bei den mit SCOFF gefundenen essauffälligen Jugendlichen fanden sich signifikant häufiger als bei den nicht auffälligen höhere Raucherquoten und deutlich mehr Jugendliche mit emotionalen Problemen und mit unerwünschten sexuellen Erfahrungen.

> **Definition**
>
> Bei einer **Anorexia nervosa** handelt es sich um ein selbst herbeigeführtes Untergewicht bzw. um eine ausbleibende Gewichtszunahme bei zunächst altersgemäßem Längenwachstum. Die **Bulimia nervosa** ist definiert als eine Abfolge wiederholter Essattacken, bei denen sehr große Nahrungsmengen verzehrt werden. Der Gewichtszunahme wird dann vor allem mit Brechen und Abführen entgegenzusteuern versucht.

Epidemiologie

Anorexie und Bulimie sind typische Erkrankungen des Jugend- und frühen Erwachsenenalters. Die Häufigkeit der **Anorexia nervosa** wird zwischen 0,5 und 1% geschätzt mit einem Erkrankungsgipfel zwischen 14 und 16 Jahren, auf 10 Mädchen kommt ein Junge. Die **Bulimia nervosa** tritt mit einer in den letzten Jahren abnehmenden Häufigkeit von 0,3–1% auf, hier liegt der Erkrankungsgipfel zwischen 16 und 19 Jahren, ca. 95% der Betroffenen sind weiblich. Nur kurz erwähnt werden soll die sog. **Binge-Eating-Störung**, bei der es zu wiederholten Episoden von »Fressanfällen« kommt ohne die für die Bulimie charakteristischen gewichtsregulierende Gegensteuerung (2% der Normalbevölkerung, ein Drittel Männer, Beginn ab 20 Jahren).

Risikofaktoren

Risikofaktoren für die Entwicklung von Essstörungen in der Adoleszenz sind:

- weibliches Geschlecht,
- früh einsetzende Pubertät,
- persönliche Variablen wie Temperament, Perfektionismus, niedriges Selbstwertgefühl,
- Belastungen durch Verluste oder andere Lebensereignisse, auch sexueller Missbrauch,
- emotionale Probleme,
- wiederholtes Diäthalten, Hänseleien wegen Gewicht und Diätmaßnahmen,
- familiäre Dysfunktion.

Klassifikation und Diagnostik

Die diagnostischen Kriterien für Anorexie und Bulimie nach der ICD-10 finden sich in ◘ Tab. 15.4. Die Klassifikation nach dem amerikanischen DSM-IV kennt bei der Anorexie noch zusätzlich einen »Binge-eating/Purging-Typus« mit Fressanfällen und anschließendem Erbrechen oder Abführmaßnahmen und bei der Bulimie einen zusätzlichen »Non-purging-Typus« mit ungeeigneten kompensatorischen Verhaltensweisen wie Fasten oder exzessiver körperlicher Betätigung.

Symptomatik

Die folgenden Symptome oder klinischen Zeichen müssen an eine Essstörung denken lassen:

- Weigerung, sich untersuchen oder wiegen zu lassen oder über das Essen zu sprechen,
- erhebliches Untergewicht, Hypothermie, Bradykardie, kalte Extremitäten, trockene Haut, Schmerzunempfindlichkeit, Obstipation, Amenorrhöe, geschrumpfte Brüste, häufig Zeichen selbstverletzenden Verhaltens.

Komorbidität und Komplikationen

Komorbide psychiatrische Störungen finden sich bei beiden Erkrankungen in Form von Angststörungen und affektiven Störungen, bei der Anorexie zusätzlich sehr oft als zwanghaftes Verhalten.

An weiteren Komplikationen können u. a. Herzrhythmusstörungen, Perikarderguss, Hypotonie, Eisenmangelanämie, Nierensteine, multiple endokrinologische Störungen, Lanugobehaarung, Kopfhaarausfall, langfristig auch Wachstumsstörungen, Osteoporose und Pubertätsstillstand auftreten.

Ätiologie

Die **Ursachen** beider Störungsbilder sind hochkomplex und multifaktoriell. Sehr wahrscheinlich gibt es

◼ Tab. 15.4. ICD-10-Kriterien für Anorexie und Bulimie

Anorexia nervosa (F50.0)	Bulimia nervosa (F50.2)
– Körpergewicht mindestens 15% unterhalb der Norm beziehungsweise Body-Mass-Index (BMI) von 17,5 oder weniger. Bei Patienten in der Vorpubertät eventuell Ausbleiben der während der Wachstumsperiode zu erwartenden Gewichtszunahme	– Andauernde Beschäftigung mit Essen, unwiderstehliche Gier nach Nahrungsmitteln; Essattacken, bei denen sehr große Mengen Nahrung in kurzer Zeit konsumiert werden
– Der Gewichtsverlust ist selbst herbeigeführt durch Vermeidung hochkalorischer Speisen oder selbst induziertes Erbrechen und/oder Abführen, übertriebene körperliche Aktivitäten, Einsatz von Appetitzüglern und/oder Diuretika	– Versuche, dem dick machenden Effekt des Essens durch verschiedene kompensatorische Verhaltensweisen entgegenzusteuern, z. B. selbst induziertes Erbrechen, Laxanzienabusus, restriktive Diät
– Körperschemastörung und »überwertige« Idee, zu dick zu sein	– Krankhafte Furcht, zu dick zu werden, die Patientin setzt sich eine scharf definierte Gewichtsgrenze weit unter dem prämorbiden oder altersgerechten Gewicht
– Endokrine Störung auf der Hypothalamus-Hypophysen-Gonaden-Achse (bei Frauen Amenorrhöe, bei Männern Libido- und Potenzverlust) und bisweilen in anderen Hormonsystemen (Wachstumshormon, Kortisol, Schilddrüsenhormone, Insulin)	– Häufig Anorexia nervosa in der Vorgeschichte. Diese frühere Episode kann voll ausgeprägt oder eine verdeckte Form mit mäßigem Gewichtsverlust und/oder einer vorübergehenden Amenorrhöe gewesen sein.
– Bei Beginn der Erkrankung vor der Pubertät Verzögerung der pubertären Entwicklungsschritte	

eine frühe Interaktion genetischer Faktoren mit frühen Lebenserfahrungen, die über verschiedene neuronale und endokrinologische Mechanismen letztlich in der Pubertät zu einer bleibenden Beeinträchtigung des Ernährungsgleichgewichts führen (ausführlich s. Schulze u. von Wiersheim 2009). Verstärkend, aber nicht entscheidend dürften soziokulturelle Einflüsse wie der gesellschaftliche »Schlankheitswahn« sein.

Therapie

Therapeutische Interventionen bei Essstörungen sollten möglichst früh einsetzen, um die Prognose zu verbessern. Sie bestehen im Wesentlichen aus drei Säulen:

– somatische Rehabilitation und Ernährungstherapie, die insbesondere bei kritischem Untergewicht oder erheblicher psychiatrischer Komorbidität stationär unter sorgfältiger Überwachung erfolgen sollte;
– individuelle psychotherapeutische Behandlung mit den Zielen, den Selbstwert zu steigern, dysfunktionale Gedanken zu verändern und die Affektregulation zu verbessern (meist mittels kognitiv-behavioraler Therapie);
– Einbeziehung der Familie, möglichst auch der Geschwister (besonders bei jungen Patientinnen mit Anorexie mittels familientherapeutischer Verfahren wirksam).

Medikamentöse Therapieansätze mit atypischen Neuroleptika oder mit Peptidhormonen sind bei der Anorexie überwiegend noch in Erprobung. Selektive Serotonin-Wiederaufnahmehemmer können hier bei erheblicher komorbider Ängstlichkeit erwogen werden, sind aber anders als bei der Bulimie sonst nicht ausreichend wirksam (Schulze u. von Wiersheim 2009).

Während bei der Anorexie wegen der geringen Krankheitseinsicht und erheblicher Widerstände der Umgang mit anorektischen Patientinnen an einen hohen betreuerischen Aufwand gebunden ist, schämen sich Bulimikerinnen meist wegen ihrer Verhaltens und sind eher veränderungsmotiviert.

Sie können auch von Selbsthilfeprogrammen eher profitieren (Zuppinger 2008).

Verlauf und Prognose

Verlauf und Prognose sind besonders bei der Anorexie oft ungünstig, sie bleibt etwa bei einem Drittel aller Betroffenen zumindest in subklinischer Form bestehen. Es wird mit Recht darauf hingewiesen, dass die Anorexie die psychiatrische Erkrankung mit der höchsten Mortalität ist (ca. 10% über einen Zeitraum von 20 Jahren, wenn auch atypische Fälle berücksichtigt werden). Die Bulimie verläuft, meist mit vielen Rückfällen, deutlich günstiger, nur 10% weisen in einer 6-Jahres-Katamnese ein schlechtes Verlaufsergebnis auf, 1% war verstorben.

Female athlete triad (FAT)

Zuppinger (2008) macht in ihrer Übersichtsarbeit zu den Essstörungen auf eine nicht unbeträchtliche Gruppe von überwiegend weiblichen Sportlern aufmerksam. An der sog. »female athlete triad« (FAT) mit der Symptomentrias pathologisches Essverhalten, Amenorrhöe und Osteoporose erkranken definitonsgemäß Sportlerinnen (aber in analoger Weise auch Sportler), bei denen aus ästhetischen, biomechanischen oder physiologischen Gründen ein vermindertes Körpergewicht von Nutzen ist (Eiskunstlauf, Kunstturnen, Skispringen, Rennreitsport, Langstreckenlauf, Aerobic u. a.). Bei Verdacht auf FAT sollte auf die gleichen Befunde und Symptome wie bei der Anorexie geachtet werden. Die Behandlung sollte neben der Sportlerin unbedingt auch Eltern, Trainer und das betreuende Team einbeziehen; es muss auch geprüft werden, ob die Ausübung der betreffenden Sportart eventuell sogar Teil eines klassischen anorektischen Symptomenbildes ist.

15.3.3 Geschlechtsspezifische Besonderheiten

Häufigkeit psychischer und psychosomatischer Störungen

In der internationalen HBSC-Studie (Currie et al. 2008; Ravens-Sieberer u. Erhart 2008) finden sich Hinweise auf **stärkere Belastungen des weiblichen Geschlechts** im Hinblick auf Lebenszufriedenheit, Anstrengungen zur Gewichtsregulation und mentaler Gesundheit sowie mit häufigeren psychosomatischen Beschwerden. Obwohl Mädchen häufiger als Jungen mit ihrem Körper unzufrieden sind und meinen, abnehmen zu müssen, leiden männliche Jugendliche häufiger unter Übergewicht oder Adipositas, sind aber im Durchschnitt auch körperlich aktiver. Männliche Jugendliche berichten deutlich häufiger über Verletzungen (möglicherweise wegen häufigen Ausübens von Freizeitaktivitäten und Sportarten mit akuter Schädigungsgefahr), die medizinisch versorgt werden müssen, und engagieren sich stärker als weibliche in riskanten Verhaltensweisen wie Alkohol- und Cannabiskonsum (oft im Zusammenhang mit anderen normbrechenden Aktivitäten) sowie früher Sexualität und Gewalttätigkeit.

Übereinstimmend wird in der Literatur (z. B. bei Alsaker u. Bütikofer 2005) von einer **Zunahme klinisch relevanter Depressionen als auch depressiver Verstimmungen** von der Kindheit hin zum Jugendalter berichtet; davon sind Mädchen stärker als Jungen betroffen. Als Ursachen für den Geschlechtsunterschied werden hormonelle Einflüsse, ein negativeres Körperbild und stärkere Zweifel am Selbstwert sowie eine höhere Belastung bei der Aneignung einer neuen Geschlechterrolle schon zu Beginn der Pubertät diskutiert. In und nach der Pubertät steigt der Gebrauch von Schmerzmedikamenten plus Anxiolytika und Antidepressiva bei Mädchen deutlich stärker als bei Jungen. Dafür findet sich ein anhaltend-aggressiver Lebensstil bei weiblichen Jugendlichen seltener als bei männlichen, Jungen zeigen jedoch häufiger **delinquentes und antisoziales Verhalten** als Mädchen. Allerdings haben in den letzten Jahrzehnten die Unterschiede etwas abgenommen.

Biologische Faktoren

Als wichtigster biologischer Faktor, der für die Geschlechtsunterschiede verantwortlich ist, wurden lange nur die hormonellen Veränderungen in der Pubertät angesehen. Inzwischen wird mehr und mehr deutlich, dass es sich um ein komplexes Bedingungsgefüge von **Hormonen, Hirnreifung und anderen Wachstumsprozessen** im Zusammenspiel mit psychologischen Faktoren und soziokulturellen Gegebenheiten handelt (Patton u. Viner 2007). So wird expansives Verhalten von Jungen sicher durch **Testosteron**-Konzentrationen mit beeinflusst. Das vermehrte Auftreten somatoformer Beschwerden bei weiblichen Jugendlichen steht wiederum in engem Zusammenhang mit viszeralen Sensationen durch die Menstruation. In mittlerer und später Adoleszenz spielen die **Dysmenorrhöe** (s. Exkurs) und das damit verbundene **prämenstruelle Syndrom** (mit dysphorischem Verhalten, Ängsten, Verstimmungen, Kopf- und Bauchschmerzen, Müdigkeit, Heißhunger – mögliche Ursache: eine Verminderung der serotonergen Funktion in der Lutealphase) bereits eine wichtige Rolle (Braverman 2008; Weissenrieder 2006).

Dysmenorrhöe

Unter Dysmenorrhöe werden Menstruationsbeschwerden (Regelschmerzen) verstanden, die gewöhnlich ein halbes bis 3 Jahre nach Menarche einsetzen und ihren Gipfel mit 17 oder 18 Jahren haben. In der schweizerischen SMASH-02-Studie klagt ein nicht unerheblicher Teil der 16- bis 20-jährigen Schülerinnen über Beschwerden bei der Menstruation (Narring et al. 2004). Sie

- haben Bauch- oder Rückenschmerzen (35,6%),
- klagen über schlechte Laune und große Stimmungsschwankungen (17,9%),
- fühlen sich schwach und müde (12,2%),
- haben schmerzende Brüste (9,8%),
- fühlen sich deprimiert (7,6%).

Als Ursache wird u. a. eine vermehrte Prostaglandinbildung im Endometrium diskutiert, die zu einer erhöhten Kontraktilität der Uterusmuskulatur führt. Als Therapie werden je nach Schwere der Symptome Ruhe, Wärme, Entspannungstherapie, Prostaglandinsynthesehemmer oder orale Kontrazeptiva empfohlen.

Psychologische Faktoren

Außerdem tragen auch psychologische Faktoren zu den Unterschieden bei. Mädchen können durch geschlechtsspezifische Sozialisation Fähigkeiten wie Empathie, Perspektivenübernahme und Problemlösungskompetenz stärker entwickeln. In der Pubertät entwickeln sich auf dieser Grundlage verschiedene neue kognitive Muster, die bei Mädchen eher als bei Jungen zu negativen Selbstbewertungen und geringerem Glauben an persönliche Kontrolle führen. Bei der ebenfalls vermuteten stärkeren Symptomwahrnehmung spielen möglicherweise auch die gonadalen Hormone eine Rolle, indem sie Schmerzschwellen verändern. Außerdem erfahren weibliche Jugendliche und Erwachsene wahrscheinlich auch eine größere Aufmerksamkeit für ihre somatischen Beschwerden als Männer.

Soziologische Faktoren

Als soziologischer Faktor sind die verschieden ausgeprägten Rollen bei beiden Geschlechtern von sehr großer Bedeutung. Nach wie vor wird in der frühen Sozialisation von Mädchen großer Wert auf ein eher abhängiges untergeordnetes und sorgendes Verhalten gelegt **(feminine Identität)**. Jungen haben immer noch explorativ und expansiv, zu Streichen aufgelegt und stark zu sein. Diese Muster werden in der weiteren Sozialisation beim Übergang ins Erwachsenenalter fortentwickelt. Bei Mädchen tritt die Pubertät früher ein, sie müssen sich früher mit ihrer neuen Geschlechtsrolle auseinandersetzen, ihre Kindheitsprivilegien gehen früher als die der Jungen verloren, es werden frühe höhere Erwartungen an sie gestellt. Bei Jungen tritt die erhöhte Belastung erst in mittlerer und später Adoleszenz ein. Die Exploration von psychoaktiven Substanzen wie Alkohol, diverse Mutproben, riskantes Verhalten und Gewalttätigkeit treten häufig in den Dienst der Entwicklung von **maskuliner Identität**. In den letzten Jahrzehnten haben gesellschaftliche Veränderungen den Abstand zwischen biologischer Reife und dem Übergang in Elternschaft und Familiengründung immer mehr vergrößert. Der Anstieg des Tabakkonsums und zunehmend auch des Alkoholmissbrauchs bei Mädchen sind Anzeichen für die zunehmende Aneignung neuer Geschlechterrollen mit der Übernahme früherer Männerrechte und für die allmähliche Entwicklung neuer Geschlechtsidentitäten.

In der Adoleszenz kommt es zu geschlechtsspezifisch unterschiedlichem Auftreten verschiedener Störungen. Bei weiblichen Jugendlichen überwiegen psychische und psychosomatische Störungen wie Essstörungen, Schmerzsyndrome, Ängste und Depressionen sowie Medikamentenmissbrauch. Männliche Jugendliche tendieren eher zu expansiven Verhaltensweisen wie Delinquenz und Konsum von Alkohol und illegalen Substanzen. Wirksame Gesundheitsförderung muss geschlechtssensibel konzipiert und durchgeführt werden und dabei neueren gesellschaftlichen Entwicklungen Rechnung tragen.

15.4 Spezielle psychosoziale Problemedes Jugendalters

15.4.1 Gewalterfahrungunter Peers

Jugendliche sind nicht nur **Täter** von **Gewalthandlungen**, sondern können auch **Opfer** sein. Besonders Opfererfahrungen können für Jugendliche erhebliche Auswirkungen auf ihr Wohlbefinden und ihre Gesundheit haben.

Was die »normale« alltägliche Gewalt betrifft, ist die Häufigkeit, in **Schlägereien** verwickelt zu sein, ein Indikator für das Gewaltpotenzial unter Jugendlichen. Gemäß HBSC-Studie (Currie et al. 2008) traf das in Deutschland bei 13% der 11-jährigen Jungen (Mädchen 4%) mindestens 3-mal im letzten Jahr zu, unter den 13-jähigen Jungen waren es 12% (Mädchen 4%) und unter den 15-jährigen 14% (Mädchen 3%), im internationalen Rahmen liegt Deutschland damit im unteren Drittel. In der Schweizerischen SMASH-02 Studie an 16- bis 20-Jährigen geben 6,3% der Mädchen und 12,0% der Jungen an, im vergangenen Jahr mindestens einmal **Opfer körperlicher Gewalt** geworden zu sein (Narring et al. 2004).

Mobbing

Das Gewaltthema überhaupt unter Gleichaltrigen jedoch ist das Mobbing, ein Alltagsproblem in Schulen.

> **Definition**
>
> **Mobbing** unter Schülern wird in Anlehnung an den skandinavischen Gewaltforscher Dan Olweus wie folgt definiert: Ein Schüler oder eine Schülerin ist Gewalt ausgesetzt oder wird gemobbt, wenn er oder sie wiederholt und über einen längeren Zeitraum negativen Handlungen eines oder mehrerer anderer Schüler oder Schülerinnen ausgesetzt wird. Es liegt eine negative Handlung vor, wenn jemand absichtlich einem anderen Verletzungen oder Unannehmlichkeiten zufügt.

Grundzüge der Dynamik des Mobbings sind
- die Erniedrigung des Opfers,
- seine Hilflosigkeit und Isolation,
- die Passivität sowohl des Opfers als auch der Außenstehenden.
- Mobbing demonstriert die Macht des Täters und verschafft ihm Spaß.

Häufigkeit

Bei Mobbing-**Tätern** (mindestens 2- oder 3-mal in den letzten Monaten) liegt Deutschland beim internationalen Vergleich im oberen Drittel in der letzten HBSC-Studie: 11-jährige Jungen 9% (Mädchen 5%), 13-jährige Jungen 17% (Mädchen 7%), 15-jährige Jungen 21% (Mädchen 9%); bei den Mobbing-**Opfern** (mindestens 2- oder 3-mal in den letzten Monaten) in der oberen Hälfte: bei den 11-jährigen Jungen 16% (Mädchen 15%), bei den 13-jährigen Jungen 16% (Mädchen 13%) und bei den 15-jährigen Jungen 13% (Mädchen 11%). Bei diesem Survey war, anders als in der deutschen KiGGS-Studie, keine eigene Täter-Opfer-Kategorie vorgesehen, d. h. für Jugendliche, die sowohl als Täter als auch als Opfer in Erscheinung treten können.

In der KiGGS-Studie (Schlack u. Hölling 2007) wurde nach der 12-Monats-Prävalenz von Gewalterlebnissen mit Differenzierung nach Opfer, Täter, Opfer und Täter gefragt. 14,9% der Befragten waren Täter, 4,6% Opfer, 5,7% sowohl Opfer als auch Täter. In der Täter- und in der Täter-Opfer-Gruppe fanden sich hochsignifikant mehr Jungen. Junge und ältere Adoleszente unterschieden sich kaum hinsichtlich der Verteilung.

Merkmale der Betroffenen

Aus der Literatur geht hervor, dass **Täter** über ein hohes Selbstbewusstsein, eine hohe Aggressionsbereitschaft, schlechte Schulleistungen und nur geringe Schulfreude verfügen, außerdem sind sie oft älter und weisen auch andere Risikoverhaltensweisen wie Rauchen und exzessives Trinken auf. An ihre Eltern und auch an Lehrer und Schule bestehen nur mangelhafte Bindungen. **Opfer** zeichnen sich durch geringes Selbstvertrauen, depressive Züge, (Schul-)Angst, im schlimmsten Fall Suizidalität aus, sie haben außerdem häufiger psychosomatische Symptome, leiden unter sozialer Isolierung und Einsamkeit und neigen zu erhöhtem Substanzgebrauch. Die Jugendlichen aus der **Täter-Opfer-Gruppe** vereinigen alle problematischen Merkmale von Tätern und Opfern: Schlechte Noten, hohe Aggressivität, Anfälligkeit für delinquentes Verhalten und Alkoholmissbrauch. Sie setzen überdurchschnittlich harte Gewaltformen ein und können gleichzeitig Opfer extremer Drangsalierungen sein.

Laut HBSC-Studie (Melzer et al. 2008) ist die soziale Lage für das Mobbing kaum bedeutsam, jedoch wie bei jugendlicher Gewalt überhaupt scheint die Beziehungsqualität zu den Eltern entscheidend zu sein; hier fallen sowohl fehlendes Monitoring als auch eine »emotionale Mangelsituation« auf. Aber auch Aggressionsopfer scheinen oft in einem weniger positiv-emotionalen und unterstützenden Erziehungsklima aufzuwachsen. Ganz anders wird im KiGGS die Bedeutung sozialer Faktoren eingeschätzt, bei mittlerem und niedrigem Sozialstatus sind ebenso wie bei Migrationshintergrund häufigere Gewalterfahrungen in allen Kategorien zu beobachten, besonders bei Tätern und Täter-Opfern.

Interventionen

Schlack und Hölling (2007) empfehlen zur Verbesserung der Situation Interventionsprogramme, die Schulstrukturen wie Schulkonferenz, Elternbeiräte, Lehrerfortbildung, regelmäßige Klassengespräche, Einführung und fortlaufende Überprüfung von Verhaltensregeln umfassen und die notwendigen Einzelfallhilfen gewährleisten. Sie fordern aber auch bessere sozioökonomische Rahmenbedingungen für Familien, insbesondere auch für Migranten sowie eine stärkere gesellschaftliche Ächtung von Gewalt.

Auch Melzer et al. (2008) sehen einen »generellen Handlungsbedarf in Schulen, etwas gegen Gewalt und Mobbing zu unternehmen«, wobei besonders »große Aufmerksamkeit den Mobbing-Opfern gewidmet werden sollte«. Schäfer (2006) listet eine Reihe von Konsequenzen für Kinder- und Jugendärzte, Lehrer und Erzieher auf und rät zusätzlich, was dabei vermieden werden sollte (s. Übersicht).

Konsequenzen für Kinder- und Jugendärzte, Lehrer und Erzieher (Schäfer 2006)

- Mobbing muss dort gelöst werden, wo es auftritt
- Schnell handeln
- Gut dokumentieren
- Eltern aktivieren
- Eltern besänftigen
- Klare Zeitpläne aufstellen

Was man bei Mobbing besser vermeiden sollte

- Als Eltern des Opfers mit den Eltern des/der Täter sprechen
- Als Eltern des Opfers mit dem/den Täter/n sprechen
- Das Opfer zu sämtlichen Lehrergesprächen mitnehmen
- Als Lehrer den speziellen Fall in der Klasse diskutieren
- Nach kurzfristiger Besserung in einem Mobbingfall wieder locker lassen
- Mobbing auf die Persönlichkeit des Opfers zurückführen
- Mobbing als Problem zwischen bestimmten Personen behandeln
- Das Opfer aus der Klasse nehmen.

Prävention

Im Bereich der Prävention gibt es bereits eine ganze Reihe von Schulprogrammen, die über Module zur Mobbingthematik verfügen, z. B. von Mindmatters (http://www.mindmatters-schule.de) das Unterrichtsheft für die 5.–8.Klasse »Mobbing? Nicht in unserer Schule – Prävention und Handlungsstrategien«. Außerdem wird das Mobbing in vielen Lebenskompetenzprogrammen wie z. B. »Eigenständig werden« (http://www.eigenstaendigwerden.de) behandelt.

Sexuelle Agression

Definition und Häufigkeit

Gewalterfahrungen im Jugendalter können auch in Form der sexuellen Aggression durchgemacht werden. In der schweizerischen SMASH-02-Studie an 16- bis 20-jährigen Jugendlichen bezeichnen sich 14,4% der Mädchen und 1,7% der Jungen als Opfer eines sexuellen Übergriffs, besonders fällt bei den 18-jährigen Mädchen der Unterschied zwischen betroffenen Schülerinnen (11%) und weiblichen Lehrlingen (22,7%) auf (Narring et al. 2004).

> **Definition**
>
> In der SMASH-02-Studie wird »sexueller Übergriff« (»sexual assault«) wie im Minnesota Youth Health Survey folgendermaßen definiert: »Ein sexueller Übergriff oder ein sexueller Missbrauch liegt vor, wenn jemand aus Ihrer Familie oder jemand anderes Sie an einer Körperstelle berührt, an der Sie nicht berührt werden wollen, oder wenn jemand etwas Sexuelles mit Ihnen tut, das Sie aber nicht wollen.«

Opfer sexueller Aggression berichten häufiger als Nichtbetroffene über Depressivität, suizidale Gedanken, ein negatives Körperbild, familiäre Probleme, Schulschwierigkeiten und Suchtmittelkonsum. Die schweizerischen Jugendforscher fordern angesichts der Tatsache, dass eines von sieben Mädchen angab, Opfer sexueller Gewalt zu sein, dringend verstärkte Präventionsanstrengungen in der Sexualerziehung, bei der auch die Problematik sexueller Übergriffe im Rahmen von Paarbeziehungen thematisiert werden müsste.

Krahé (2008) berichtet in einer Übersichtsarbeit, dass bei einer Befragung in den USA 3,5% der befragten 13- bis 18-jährigen Mädchen angaben, ihren ersten Geschlechtsverkehr unter Androhung oder Einsatz körperlicher Gewalt erlebt zu haben. Anderen Autoren zufolge sind unter Schülern der 9.–12. Klassen 4,4% der Mädchen und 3,4% der Jungen schon einmal Opfer eines »date rape«, also eines sexuellen Übergriffs bei einem »date« geworden.

Risikofaktoren

Risikoerhöhende Bedingungen für Beziehungsgewalt können sein

- selbsterlebte Aggression im Elternhaus,
- Erleben von Aggression in den Beziehungen zu Gleichaltrigen,
- Alkohol- und Drogenkonsum vor der sexuellen Aggression,
- ein hohes Maß an sexueller Aktivität, oft ungeschützte Sexualkontakte,
- auf kognitiver Ebene sog. sexuelle Skripts (»Verhaltensdrehbücher« mit aggressiven Strategien zur Durchsetzung sexueller Interessen, z. B. mit Alkoholkonsum, uneindeutiger Kommunikation typischen Elementen sexueller Interaktionen).

Folgen

Als **Konsequenzen** sexueller Aggression können Symptome einer posttraumatischen Belastungsreaktion, eine Zunahme depressiver Symptome bis hin zur Suizidalität, Essstörungen, aber auch ein erhöhtes Delinquenzrisiko auftreten. Krahé (2008) weist mit Recht darauf hin, dass die sexuellen Übergriffe durch bekannte Täter oder Partner genauso traumatisierend wie die durch Fremde sein können. Hier kommt oft noch verschlimmernd das Fehlen adäquater Unterstützung durch wichtige Bezugspersonen hinzu, das Opfer kann sogar noch »sekundär viktimisiert« werden, wenn ihm eine Mitschuld an dem sexuellen Geschehen zugeschrieben wird.

Prävention

Wegen der oft Jahrzehnte anhaltenden Symptomatik bei den Opfern und der Fortsetzung aggressiver Beziehungsmuster bei den Tätern sind Präventionsmaßnahmen schon in der frühen Adoleszenz sehr sinnvoll. Solche möglichst in Schulen zu implementierenden »Safe-Date-Programme« sollten aggressionsbegünstigende Normen beinflussen und Strategien zur aggressionsfreien Bewältigung von Beziehungskonflikten vermitteln helfen. Wichtig sind auch Informationen über lokale Kriseninterventionsangebote wie »Wildwasser« oder »Zartbitter« (http://www.wildwasser.de/adressen) und Hilfsangebote zur Gewaltprävention bei Jungen und Männern (http://www.gewaltberatung.org).

15.4.2 Selbstverletzung

> **Definition**
>
> Unter **selbstverletzendem Verhalten** (SVV, »self-injurious behaviour«) werden Handlungen verstanden, bei denen der junge Mensch sich willentlich sozial nicht akzeptierte Verletzungen ohne suizidale Absicht selbst zufügt, meist durch Ritzen, Schneiden oder auch Verbrennen der Haut, überwiegend an Armen, Beinen und Abdomen.

Pädiater und Allgemeinärzte sind oft die ersten Ansprechpartner für das Phänomen der **Selbstverletzung** und können, wenn ihnen eine verstehende Kontaktaufnahme gelingt, bei Bedarf die notwendigen Weichen stellen. Im angelsächsischen Raum wird selbstverletzendes Verhalten meistens mit anderen Formen selbstschädigenden Verhaltens (Medikamentenüberdosierung, Intoxikation mit psychotropen Substanzen, Ingestion ungenießbarer Objekte) zusammen als **»deliberate self-harm«** (absichtliche Selbstschädigung) bezeichnet.

Häufigkeit

Wenn auch keine genauen Zahlen zur Häufigkeit des SVV existieren, so scheint es doch in den letzten Jahren eine deutliche Zunahme dieses Verhaltens zu geben. Libal und Plener (2009) berichten über ungewöhnlich hohe Lebenszeitprävalenzen zwischen 3,7% und 23,2% in Schulpopulationen zwischen 14 und 17 Jahren. In klinischen Stichproben an kinder- und jugendpsychiatrischen Patienten wurden sogar Prävalenzen von 26% bei männlichen und 59% bei weiblichen Patienten beschrieben. Es überwiegt in allen Studien das weibliche Geschlecht, das Wiederholungsrisiko wird als sehr hoch eingeschätzt.

Ätiopathogenese

Bei der **Entstehung** dieser Störung muss von einer multifaktoriellen Genese ausgegangen werden. Offensichtlich gibt es eindeutige Nachahmungseffekte insbesondere auch in bestimmten jugendlichen **Subkulturen**. In einer Fragebogenumfrage unter Jugendlichen wurden als Motive in absteigender Reihenfolge Spannungsabfuhr, Selbstbestrafung, Todeswunsch, Verzweiflung zeigen, Wunsch nach Zuwendung, Aufmerksamkeit bekommen, »jemandem einen Schreck einjagen« und »es jemandem heimzahlen« genannt (Frank 2005). Bei der Hälfte der Befragten trat die Idee zur Selbstverletzung impulsiv auf und wurde innerhalb einer Stunde umgesetzt. Möglicherweise spielen Funktionsstörungen des serotonergen Systems, eine unzureichende Emotionsregulation neben traumatischen Erlebnissen, sozialen Konflikten und emotionaler Vernachlässigung eine Rolle bei der Ausbildung der Störung.

Abgrenzung zu suizidalem Verhalten

Bei der Selbstverletzung handelt es sich **nicht um ein eigenständiges Krankheitsbild**, sie kann besonders häufig bei Depressionen, schweren Phobien und Zwangsstörungen auftreten, ein Zusammenhang mit Borderline-Störungen ist bei Jugendlichen nicht eindeutig herstellbar. Zwischen selbstverletzendem und suizidalem Verhalten sollte unbedingt differenziert werden (◘ Tab. 15.5). Möglicherweise setzen einige Betroffene, wenn sie z. B. im Rahmen einer schweren Depression an Suizidideen leiden, selbstverletzendes Verhalten gezielt zum Ablenken davon ein.

Therapie

Interventionsmöglichkeiten ergeben sich gelegentlich, wenn Betroffene zur Wundversorgung ärztliche Hilfe in Anspruch nehmen. Dann ergibt sich die Möglichkeit zu einer Beziehungsaufnahme über die Sorge um das körperliche Wohlergehen (Frank 2005). Sehr oft werden aber Wunden und Narben verhüllt und verborgen. Wenn Eltern um Hilfe nachsuchen, weil sie zufällig zum Selbstverletzen geeignete Utensilien oder frische Wunden bei ihren Jugendlichen gesehen haben, könnten sie zu einem Online-Test für Eltern unter http://www.neurologen-und-psychiater-im-netz.de/ritzen angeregt werden. Jugendliche selber finden nützliche Hinweise zur Stressreduktion und Affektregulation sowie zu Hilfsmöglichkeiten auf der Homepage einer entsprechenden Selbsthilfe-Community: http://www.rotetraenen.de. Eine **Überweisung** an eine psychotherapeutische oder jugendpsychiatrische Praxis setzt unbedingt einen tragfähigen Kontakt voraus. Libal und Plener (2009) empfehlen möglichst frühe Interventionen, vielversprechend ist die sog. **dialektisch-behaviorale Therapie**, für den Ein-

◻ Tab. 15.5. Unterscheidung zwischen suizidaler Handlung und selbstverletzendem Verhalten. (Mod. nach Libal u. Plener 2009)

	Suizidversuch	Selbstverletzendes Verhalten
Intention	Existenz beenden	Stressabbau, sich besser fühlen
Letalität	Hoch, häufig medizinische Behandlung	Niedrig, selten medizinische Behandlung
Chronizität	Infrequent	Repetitiv
Methoden	Oft nur eine Methode	Häufig mehrere Methoden
Kognitionen	Todesabsicht	Erleichterung, keine Todesgedanken
Reaktionen der Umwelt	Anteilnahme, Besorgnis	Angst, Ekel, Feindseligkeit
Gefühl danach	Meist keine Erleichterung	Erleichterung, Beruhigung
Demographie	Am häufigsten ältere Männer	Am häufigsten Jugendliche
Prävalenz	100/100.000	Circa 1400/100.000

satz von Psychopharmaka ist die Evidenzbasis derzeit noch gering. Spezifische **präventive Maßnahmen** existieren nicht, eine frühe Identifikation wäre nur möglich, wenn in möglichst vielen Settings (Schule, Freizeitbereich u. a.) durch entsprechende Programme wie Mindmatters (http://www.mindmatters-schule.de) die Kompetenz zur Früherkennung psychischer Probleme vergrößert werden könnte.

15.4.3 Alkohol-, Nikotin-, Drogenkonsum

Eines der besonders kontrovers diskutierten Problemverhalten im Jugendalter ist der Konsum psychoaktiver Substanzen.

> **Definition**
>
> Die WHO definiert eine **psychoaktive Substanz** als jegliche Substanz, die eingenommen von einem lebenden Organismus, seine Wahrnehmung, Stimmung, Kognition, Verhalten oder motorische Funktion zu verändern vermag.

Dazu werden neben legalen Substanzen wie Alkohol und Tabak auch eine Reihe von Medikamenten wie Schmerz- und Beruhigungsmitteln sowie alle nach dem Betäubungsmittelgesetz illegalen Drogen gezählt. Auf die genauere Auftrennung der Drogen in legale und illegale soll hier nicht weiter eingegangen werden, sie ist oft nur historisch zu verstehen und für die Beurteilung der Schädlichkeit einer Droge auf Körper, Psyche und soziale Beziehungen relativ unwichtig. Allerdings können auch allein durch die Illegalisierung von Drogen (Prohibition) erhebliche soziale und politische Folgen entstehen.

Definition und Klassifikation

Problematischer Konsum von Drogen kann weitgehend mit **Substanzmissbrauch** bzw. **Substanzabhängigkeit** gleichgesetzt werden, die man in den psychiatrischen diagnostischen Systemen ICD-10 und DSM-IV definiert. Die Wahrscheinlichkeit, mit der eine Substanz wiederholt und bei Verlust einer Kontrolle konsumiert wird, kann man als **Abhängigkeitspotenzial** oder Suchtpotenzial bezeichnen, es wird oft als Lebenszeitprävalenz in Prozent aller Konsumenten angegeben. In ◻ Tab. 15.6 wird eine »kleine Stoffkunde«, die Auswahl einiger charakteristischer Wirkungen und Folgen der wichtigsten Drogen, dargestellt (ausführlicher: http://www.drugcom.de, http://www.dhs.de).

Die kinder- und jugendpsychiatrischen **Leitlinien** (DGKJPP 2007) definieren nach ICD-10

◘ Tab. 15.6. »Drogen bringen's!« Zu Risiken und Nebenwirkungen fragen Sie Ihren Arzt…

Substanz	Erwünschte Wirkungen	Akute Folgen	Chronische Folgen (Organtoxizität)	Abhängigkeitspotenzial
Äthanol (Alkohol)	Stimmung nimmt zu, Hemmungen nehmen ab	Aufmerksamkeit und Koordination abnehmend (Unfälle, Gewalt, »unsafe sex«) Intoxikation, selten Koma	ZNS, Leber, Embryo, Tod	Groß, physische und psychische Abhängigkeit (ca. 15%)
Nikotin	Anregung, Entspannung, Appetit nimmt leicht ab, Aufmerksamkeit zu	Überwiegend respiratorische Störungen	Gefäße, Lunge, Haut, Embryo, Zunahme von Neoplasmen	Sehr hoch (mit 30% größer als Heroin mit 23% und Kokain 17%)
Tetrahydrocannabinol (Cannabis)	Stimmung und Gruppengefühl nehmen zu, ebenso die Wahrnehmung von Klängen/Farben	Reaktionsfähigkeit und Konzentration lassen nach, auch »bad trips« möglich	Leber, gering Herz, ZNS, Psychosegefährdung	Psychische Abhängigkeit (5–10%), physisch eher gering
Schnüffelstoffe	Euphorie, Rausch	Evtl. Halluzinationen, akute schwere Organschäden, Koma, Tod	Leber, Herz, ZNS	Toleranzbildung, keine eigentliche Abhängigkeit
Ecstasy	Euphorie, Gefühl von Kraft und Stärke, gesteigerte Wahrnehmung von Sinneseindrücken	Hunger- und Durstgefühl nehmen ab, Gefahr von Anfällen, Austrocknung, Herz-Kreislauf-Störungen	ZNS, evtl. Wortfindungs- und Gedächtnisstörungen	Keine eindeutige physische, aber Hinweise auf psychische Abhängigkeit

- als **akute Intoxikation:** vorübergehendes Zustandsbild nach Aufnahme von Alkohol oder anderen psychotropen Substanzen mit Störungen von Bewusstsein, kognitiven Funktionen, Wahrnehmung, Affekt, Verhalten oder anderen psychophysiologischen Funktionen und Reaktionen,
- als **schädlichen Gebrauch** (weitgehend identisch mit dem Begriff **Missbrauch** = »substance abuse« des amerikanischen DSM-IV): Konsumverhalten, das zu einer Gesundheitsschädigung führt (körperliche oder psychische Störung, bei Kindern und Jugendlichen auch signifikante Entwicklungsbeeinträchtigung mit gravierenden negativen Konsequenzen in Familie, Schule und in ihren Beziehungen zu Gleichaltrigen und mit Verschlechterung ihres psychosozialen Funktionsniveaus),
- und als **Abhängigkeit:** drei oder mehr der Kriterien in den letzten 12 Monaten mindestens einen Monat lang oder wiederholt vorhanden:

a) starker Wunsch oder eine Art Zwang, psychotrope Substanzen zu konsumieren,
b) verminderte Kontrollfähigkeit bezüglich Beginn, Menge und Beendigung des Konsums
c) Auftreten eines Entzugssyndroms bei Beendigung oder Reduktion des Konsums,
d) Toleranzentwicklung,
e) fortschreitende Vernachlässigung anderer Vergnügungen oder Interessen, erhöhter Zeitaufwand für Beschaffung, Konsum oder Erholung von den Folgen,
f) anhaltender Substanzkonsum trotz eindeutiger körperlich, psychisch oder sozial schädlicher Folgen.

Die Unterscheidung von **Missbrauch** (schädlichem Gebrauch) und **Abhängigkeit** ist bei Jugendlichen schwierig, da trotz ernsthafter Schädigungen und Beeinträchtigungen noch keine Toleranzentwicklung und/oder Entzugssymptomatik aufgetreten sein müssen. Es wurde deshalb vielfach empfohlen, für die Adoleszenz eine einheitliche Störungsgruppe »**substanzbezogene Störungen**« (»substance use disorders«) zu bilden. Unter Suchtexperten wird außerdem die in epidemiologischen Surveys zu findende hohe Zahl jugendlicher Alkoholabhängiger (in Deutschland angeblich 3,9% der 17-Jährigen!) in Frage gestellt. Man vermutet, dass befragte Jugendliche nicht selten die Folgen einer akuten Intoxikation mit der Symptomatik eines Alkoholentzugs verwechselt haben könnten, was zu einem nicht unerheblichen Messfehler geführt haben dürfte.

> ❗ Es kann nicht eindringlich genug betont werden, dass Substanzkonsum nicht mit Sucht, also Abhängigkeit, gleichzusetzen ist.

Jugendliche konsumieren psychoaktive Substanzen in unterschiedlichen Lebenssituationen und aus ganz verschiedenen Gründen. Mediziner in Klinik und Praxis sollten bei Jugendlichen, die psychoaktive Substanzen konsumieren, nach diesen **Gründen** fragen und den jeweiligen **Lebenskontext** einbeziehen. Nur so kann der »Umschlagpunkt« von einem gelegentlichen, mehr exploratorischen Konsum über einen zunehmend regelmäßigen Gebrauch in einen schädlichen Konsum mit drohender Abhängigkeit rechtzeitig erkannt und dann eine sinnvolle Intervention eingeleitet werden. ◻ Abb. 15.1 illustriert, dass es im Jugendalter **keine unausweichliche »Suchtschiene«** gibt, sondern von jeder Stufe aus die Möglichkeit besteht, den Konsum zu beenden oder zumindest auf einem tolerierbaren Niveau zu stabilisieren. Meistens werden diese Schritte von den Konsumierenden selbst vollzogen, aber nicht selten bedürfen sie des Anstoßes oder der Unterstützung durch Freunde, Verwandte, Lehrer, Ärzte oder andere, noch viel seltener verharren sie längere Zeit oder immer im Stadium des **Autonomieverlustes**, den Sucht letztlich darstellt.

Epidemiologie

Nach den neuesten Zahlen der **Drogenaffinitätsstudie** der Bundeszentrale für gesundheitliche Aufklärung (BZgA 2008) ist der **Raucheranteil** der 12 bis 17-Jährigen auf den niedrigsten Stand seit 1979 gesunken, die Lebenszeitprävalenz des **Cannabiskonsums** ist seit 2004 ebenfalls deutlich zurückgegangen, auch der Anteil regelmäßiger Konsumenten (mehr als 10-mal im letzten Jahr) reduzierte sich seit 2001 von 2,0% auf 1,1%. Beim **Alkohol** sehen die Zahlen nicht ganz so positiv aus: Zwar ging der Anteil der Jugendlichen, die im letzten Jahr mindestens einmal pro Woche irgendein alkoholisches Getränk zu sich nahmen, von 21,2% im Jahr 2004 auf 17,4% mit unverändert höherem Anteil männlicher Adoleszenter als auch weiblicher zurück. Besorgniserregend sind jedoch die riskanten Alkoholkonsummuster bei ca. einem Fünftel der Jugendlichen. Zwar gab es auch hier einen leichten Rückgang des **exzessiven Trinkens** (sog. **Binge-Trinken:** bei mindestens einer Trinkgelegenheit in den letzten 30 Tagen fünf alkoholische Getränke oder mehr hintereinander getrunken) von 22,6% auf 20,4%. Außerdem ist besonders bedenklich, dass zwar 37,1% der befragten Minderjährigen Alkohol in risikoarmer Weise konsumieren. Aber immerhin 6,2% betreiben einen gemessen an der täglichen Menge reinen Alkohols riskanten und 2,0% sogar einen gefährlichen oder Hochkonsum. Abstinent sind 54,7%.

Aufschlussreich sind auch die Daten aus dem **KiGGS** (Lampert u. Thamm 2007): Der Anteil **täglicher Raucher** steigt bei den Jungen zwischen 14 und 17 Jahren von 6,9% auf 33,7% an, bei den Mädchen von 10,0% auf 28,5%. Der Anteil derjenigen 14- bis 17-Jährigen, die regelmäßig (mindestens einmal pro Woche) **Alkohol** trinken, steigt in diesem Zeitraum von 18,1% auf 67,2% bei den Jungen und von 8,8% auf 39,7% bei den Mädchen, der Anteil von **Cannabiskonsumenten** (bezogen auf die letzten 12 Monate)

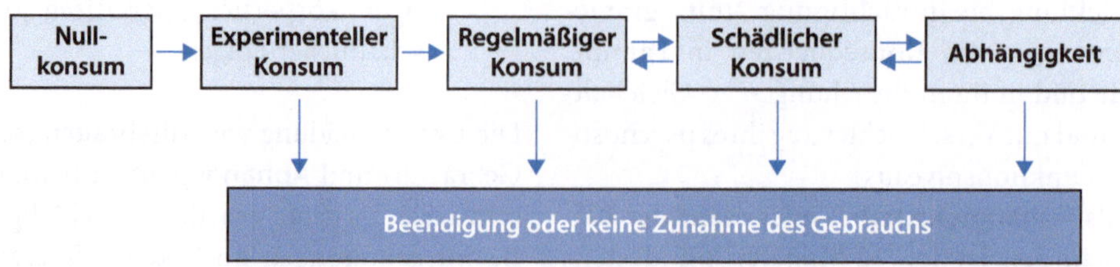

◻ **Abb. 15.1.** Substanzkonsum ist nicht Sucht. Aber wo ist der »Umschlagpunkt«? (Mod. nach Bonomo u. Proimos 2005)

von 3,8% auf 24,7% bei den Jungen und von 3,2% auf 14,5% bei den Mädchen an. **Andere illegale Drogen** spielen eine zahlenmäßig untergeordnete Rolle: Ecstasy haben beispielsweise 0,5% der 14- bis 17-jährigen Jungen und 0,6% der Mädchen eingenommen, Lösungsmittel und Leim 1,0% der Jungen und 1,6% der Mädchen dieser Altersgruppe »geschnüffelt« (jeweils Prävalenz eines mindestens einmaligen Konsums im letzten Jahr). Bedenkenswert sind in der KiGGS-Studie die erhöhten Raucherprävalenzen bei Jugendlichen aus Familien mit niedrigem **Sozialstatus** und bei denen, die eine **Hauptschule** besuchen. Beim Alkohol- und Drogenkonsum wirkt sich die soziale Ungleichheit weniger stark aus.

Auch im deutschen Teil der internationalen HBSC-Studie beobachten Nickel et al. (2008) den Zusammenhang zwischen Substanzgebrauch und **sozialer Ungleichheit**. Bei 15-jährigen Schülern mit regelmäßigem Tabakkonsum und wiederholten Alkoholrauscherfahrungen lässt sich ein bedeutender Zusammenhang mit der besuchten Schulform, bei diesen Konsumformen und auch bei Cannabiskonsum noch deutlicher mit niedrigerem Schulerfolg zeigen. Regelmäßiger Substanzmittelkonsum ist aber auch mit einem höheren Risiko assoziiert, an **psychosomatischen Beschwerden** und an **psychischen Symptomen** zu leiden. Wegen des Querschnittscharakters der Studie kann aus den Befunden aber keine Kausalität abgeleitet werden in dem Sinne, dass Substanzmissbrauch niedrigeren Schulerfolg und gesundheitliche Störungen bedingt, wahrscheinlich sind die Beziehungen viel komplexer und mehrdirektional und bedürfen weiterer, mehr longitudinaler Untersuchungen.

Motive

Alkohol-, Tabak- oder Cannabiskonsum kann Ausdruck von Problemen sein, muss es aber nicht. Jugendliche nehmen psychoaktive Substanzen in unterschiedlichen Lebenssituationen zu sich, und zwar sehr oft aus den gleichen Gründen wie die Erwachsenen, die den Konsum – je nach Kulturkreis verschieden – auch einmal »erlernt« haben:

- aus Neugier (insbesondere bei Temperamentsvariablen wie »sensation seeking« oder »novelty seeking«),
- um Spaß zu haben und etwas gegen Langeweile und Stress zu tun,

- wegen des Geschmacks einer Substanz,
- um Geselligkeit zu erleben: auf Festen, Partys, Massenbesäufnissen (vergleichbar dem »Oktoberfest« – der größte Drogenparty der Welt, oder jugendgemäßer den »botellones« in Spanien),
- um Machtgefühle, Prestige, Coolsein und »In-Sein« auszukosten,
- eher im Jugend- und frühen Erwachsenenalter zur Hilfestellung bei der Erfüllung von Entwicklungsaufgaben: Kontakterleichterung (auch im sexuellen Bereich), Grenzüberschreitung, Normenverletzung (besonders bei Jugendlichen mit bereits bestehender Störung des Sozialverhaltens oder oppositionellem Verhalten),
- zur Verdrängung negativer Emotionen (Ausklinken, Zudröhnen).

❗ Als **gesellschaftliche Faktoren**, die den Konsum von psychoaktiven Substanzen bei Jugendlichen »ankurbeln« helfen, können die sehr kostenintensive und ubiquitäre Werbung, der sehr leichte und relativ kostengünstige Zugang zu Substanzen – überall und »rund um die Uhr«, ein riesiger, zunehmend globalisierter Markt – und ständige neue Moden (wie Shisha-Rauchen, Alkoholmixgetränke, »Vorglühen«) genannt werden.

Zwar ist nach den Angaben der Bundeszentrale für gesundheitliche Aufklärung das **durchschnittliche Einstiegsalter** für Zigaretten mit 13 Jahren und für Alkohol mit 14 Jahren gleichgeblieben, für Cannabis mit 15½ Jahren geringfügig früher als noch vor einigen Jahren zu beobachten, auch der erste Alkoholrausch und tägliches Rauchen treten im Schnitt mit 15½ Jahren zuerst auf. Allerdings sind beim Alkohol die Anteile der konsumierenden Jugendlichen in der späten Adoleszenz in den letzten Jahrzehnten allmählich größer geworden, ein Phänomen, das man »**Akzeleration**« nennt und das auch beim Konsum vieler anderer Güter wie Modekleidung und digitalen Geräten sichtbar wird. Zu den Effekten der Akzeleration kommt bei den Mädchen der der »**Emanzipation**«, die beim Tabak nahezu vollzogen ist und auch beim Alkohol eine zunehmende Rolle spielt (z. B. bei den Intoxikationen).

Weitere Faktoren sind die durchaus ansehnlichen **Geldmittel**, über die viele Jugendliche verfügen, und ein offensichtlich **geringeres »Monitoring«** durch die Eltern. Als Erwachsene sind wir ohnehin zweifelhafte Vorbilder: Deutschland liegt im Spitzenfeld beim Konsum von Alkohol und Tabak; in Familien, wo viel getrunken und geraucht wird, trinken auch die Jugendlichen 2- bis 3-mal und rauchen 4-mal so häufig wie in anderen Familien. Erwähnt werden sollten auch der hohe Konsum der Erwachsenen an **Medikamenten mit Missbrauchspotenzial** und ein zunehmend diskutierter **Trend zur chemischen Manipulation** von Befindlichkeit und Leistungsfähigkeit (Neuro-Enhancement im Alltag und Doping im Sport)

Folgen für Gesundheit und Entwicklung

Regelmäßiger oder schädlicher Konsum von Substanzen kann erhebliche Auswirkungen auf Gesundheit und Entwicklung von Jugendlichen haben. Ganz allgemein kann es zur Verlangsamung oder zum Stillstand bei der Erfüllung altersgemäßer Entwicklungsaufgaben kommen. Es können erhebliche körperliche, psychische und soziale Nachteile und Folgen eintreten. Stärker diskutiert wird auch eine mögliche Beeinträchtigung der Hirnentwicklung, obwohl das genaue Ausmaß noch ziemlich unbekannt ist.

Folgen von Alkoholkonsum. Auch Jugendmediziner in Klinik, Praxis und öffentlichem Gesundheitsdienst begegnen immer wieder den Folgen von schädlichem **Alkoholkonsum bei Jugendlichen**, wenn sie

- mit Unfallfolgen konfrontiert werden oder einer ihrer Patienten gar am »Discotod« verstirbt,
- von Gewalttätigkeit und Vandalismus hören,
- sich mit den Folgen riskanten Sexualverhaltens wie ungewollter Schwangerschaft und sexuell übertragenen Infektionen nach ungeschütztem Sex unter Alkohol- oder Drogeneinfluss beschäftigen müssen,
- von Fehlzeiten in Schule oder Lehrstelle aufgrund exzessiven Trinkens erfahren,
- intoxikierten Jugendlichen in der Klinik oder im Anschluss in der Praxis begegnen,
- von nachlassenden Konzentrations- und Gedächtnisleistungen hören oder von zunehmenden Ängsten, Depressionen und anderen psychischen Störungen,
- in seltenen Fällen, besonders wenn stark gefährdete Jugendliche früh mit exzessivem Trinken starteten, von drohender Alkoholabhängigkeit,

- die häufige Kombination mit Tabak, aber auch mit anderen psychoaktiven Substanzen bei Jugendlichen erleben.

Gute Übersichten zum Thema »Alkohol und Jugend« für Pädiater bzw. Allgemeinmediziner haben Fandler et al. (2008) und Michaud (2007) verfasst.

Folgen von Tabakkonsum. Auch auf die Folgen von schädlichem Tabakkonsum Jugendlicher sollte in der Pädiatrie geachtet werden. Es kommt

- im Jugendalter noch nicht zu den später oft weitreichenden gesundheitlichen Folgen wie Atherosklerose, chronisch-obstruktiver Lungenerkrankung (COPD), Lungenkarzinom, die Reaktion vieler Jugendlicher ist deshalb: »Juckt mich nicht«;
- nicht selten zur Verstärkung depressiver Symptome;
- bei Mädchen und jungen Frauen oft zum Einsatz von Nikotin zur Gewichtsregulierung, Probleme können die gleichzeitige Einnahme der »Pille« oder auch Rauchen in der Schwangerschaft (20% aller Schwangeren in Deutschland) machen;
- bei chronischen Erkrankungen zur Risikoverstärkung: z. B. bei jugendlichem Asthma (größere Raucherprävalenz als bei Nichtasthmatikern), aber auch bei Diabetes;
- besonders bei frühem Rauchbeginn zu schneller Nikotinabhängigkeit und häufiger zum Konsum anderer Drogen wie Cannabis.

Eine ausführliche Übersicht zum Thema »Rauchen und Jugend« stammt von Horn und Rutishauser (2007).

Folgen von Cannabiskonsum. Auch an dem Konsum von Cannabis als dritter »Alltagsdroge« sollte in der Primärversorgung und in Kliniksprechstunden vermehrt gedacht werden:

- **Akute Folgen** können Tachykardie, Angst, Gedächtnisstörungen, psychomotorische Beeinträchtigungen, vorübergehend auch psychotische Symptome sein.
- An **längerfristigen Folgen** bei chronischem Konsum findet man kognitive Störungen, Lungenerkrankungen, Entwicklungsstillstand, Depressivität, Leistungsprobleme, Abhängigkeit

und bei entsprechender Vulnerabilität einen vorzeitigen Ausbruch von Schizophrenien; rechtliche und soziale Probleme wie ein Schulausschluss können sich ebenfalls nachteilig auf die Entwicklung Adoleszenter auswirken.

Näheres zum Thema Cannabis aus pädiatrischer Sicht findet sich in der Übersichtsarbeit von Horn 2007.

Risiko- und Schutzfaktoren

Besonders gefährdet, an substanzbezogenen Störungen zu erkranken, sind Jugendliche,

- bei denen schon früh in der Kindheit Verhaltensstörungen bestanden;
- die psychisch sehr verletzlich sind (an Ängsten, Depressionen, ADHS, belastenden Kindheitsereignissen wie Missbrauch leiden);
- die bei suchtkranken und/oder psychisch kranken Eltern aufwachsen;
- die erhebliche Probleme in der Schule haben, einem ungünstigen Schulklima ausgesetzt sind, die in Ballungszentren leben;
- die eine übermäßige Konsumorientierung aufweisen;
- deren Leben von Perspektivlosigkeit und sozialem Ausschluss geprägt ist.

Schutz vor Substanzmissbrauch können Jugendliche durch folgende Faktoren bekommen:

- eine bestimmte genetische Ausstattung (z. B. Enzyme, weibliches Geschlecht);
- eine annehmende, harmonische Erziehung, die auch notwendige Grenzen setzt;
- Vertrauen in eigene Fähigkeiten, altersgemäße Übernahme von Verantwortung, Durchhaltevermögen;
- Belastungsfähigkeit bei Konflikten, adäquater Umgang mit Ängsten und Spannungen;
- gute Kommunikationsfähigkeit;
- kritisch-abwägende Konsumhaltung (bei sich selbst, Eltern, Freunden);
- befriedigende schulische oder berufliche Entwicklung, »Schulzufriedenheit«.

Diagnostik

Für einen effektiven diagnostischen Zugang bei einem Jugendlichen mit dem Verdacht auf substanz-

bezogene Störungen ist der Aufbau einer vertrauensvollen Beziehung eine elementare Voraussetzung für den Jugendmediziner (▶ Kap. 15.5.1). Anders als bei Erwachsenen mit solchen Störungen finden sich bei der **körperlichen Untersuchung** substanzenkonsumierender Jugendlicher nur sehr selten Pupillenveränderungen, Lebervergrößerungen, Einstichstellen, Sprech- und Gleichgewichtsstörungen oder ähnliche Zeichen. Auch »body art« wie Piercings und Tattoos sind mittlerweile so weit verbreitet, dass sie keinen eindeutigen Hinweis auf Substanzkonsum mehr geben. Nach der Erhebung einer **medizinischen Anamnese** sollte der Schwerpunkt auf ausführlichen **Fragen nach dem Lebenskontext** liegen (z. B. nach dem HEEADSSS-Schema, ▶ Kap. 15.5.1), die aber möglichst nicht in Form von Fragebögen, sondern persönlicher im freien Gespräch gestellt werden sollten. Fragebögen können aber dem Untersucher als »Raster« dienen. **Urinuntersuchungen** auf Substanzen (überwiegend Cannabis) haben ihren Sinn bei unklaren Intoxikationen in der Klinik und in therapeutischen Zusammenhängen zur Behandlungskontrolle. In der Primärversorgung sprechen eine Reihe von Gesichtspunkten gegen einen routinemäßigen Einsatz: Der Jugendliche müsste mit der Untersuchung einverstanden sein, die Probe zweifelsfrei abgenommen werden, das Vertrauensverhältnis zum Jugendarzt nicht dadurch belastet sein, ein eindeutiger Nutzen bei Bekanntwerden eines positiven Ergebnisses vorliegen, der Krankenversicherungsträger in jedem Fall die Kosten übernehmen. Schon diese Aufzählung verdeutlicht, dass es sinnvoller ist, eine mögliche Substanzmissbrauchssituation auf der Beziehungsebene zu klären, und zwar nachdem ausreichend Information (z. B. durch Elternbroschüren) zur Verfügung gestanden hat und sowohl die Sorgen der Eltern als auch der Wunsch des Jugendlichen nach autonomen Entscheidungen ernst genommen worden sind.

Neben der Erkundung der **Rahmenbedingungen** in der Familie, im Freundeskreis und in der Schule kann bei Verdacht auf psychische Komorbidität schon in der Sprechstunde eine erweiterte Diagnostik mit einfachen und zeitökonomischen Fragebögen wie dem Depressionsinventar für Kinder und Jugendliche (DIKJ), dem Angstfragebogen für Schüler (AFS) oder einfachen Fragebogen zur ADHS-Symptomatik stattfinden.

Die Frage »Noch gelegentlicher oder schon schädlicher Konsum?« lässt sich bei Rauchern mit der Frage nach dem Zeitpunkt des **Rauchens der ersten Zigarette am Morgen** schon annähernd beantworten, je näher am Aufstehen sie angezündet wird, desto größer ist die Wahrscheinlichkeit einer Nikotinabhängigkeit, besonders dann, wenn eine tägliche Rauchmenge von 10 oder mehr Zigaretten angegeben wird. Immer sollte nach **Motiven und Nutzen des Rauchens** gefragt werden. Danach wird oft schon, etwa mit dem Werkzeug der **Entscheidungswaage** (▶ Abschn. 15.5.2) eine deutliche Ambivalenz des jugendlichen Rauchers sichtbar gemacht werden können, weil sehr oft auch Nachteile gesehen werden und ein wenn auch wenig gefestigter **Aufhörwille** da ist. Näheres bei Horn und Rutishauser (2007).

CRAFFT – ein einfacher Test auf Alkohol- und Drogenmissbrauch.
(Nach Materialien des Children's Hospital Boston 1999)

Car (Fahrzeug)	Bist du schon in einem Auto oder mit einem Motorrad gefahren, das von jemand (einschließlich dir selber) gelenkt wurde, der »high« war oder Alkohol oder Drogen konsumiert hatte?
Relax (Entspannung)	Konsumierst du manchmal Alkohol oder Drogen, um dich zu entspannen, dich besser zu fühlen oder dich in die richtige Stimmung zu bringen?
Alone (allein)	Konsumierst du manchmal Alkohol oder Drogen, wenn du alleine bist?
Forget (Vergesslichkeit)	Vergisst du manchmal Sachen, die du getan hast, während du Alkohol oder Drogen konsumiert hast?
Friends (Mahnung durch Freunde)	Sagen dir deine Familie oder deine Freunde manchmal, dass du deinen Konsum an Alkohol oder Drogen reduzieren solltest?
Trouble (Schwierigkeiten)	Bist du schon in Schwierigkeiten geraten, wenn du Alkohol oder Drogen konsumiert hast?

Wenn es um die schädlichen Folgen des Konsums von Alkohol oder illegalen Drogen geht, kann das Ausmaß mit Hilfe des sog. **CRAFFT-Tests** (s. Übersicht) erfragt werden. Von den Forschern aus dem Bostoner Kinderspital, die den Test entwickelt und für die USA validiert haben, wird ein Cut-off-Wert von 2 oder mehr Ja-Antworten bei den 6 Items vorgeschlagen, Michaud (2007) hält beim Alkohol einen Cut-off-Wert von 3 oder mehr Bejahungen im europäischen Umfeld für sinnvoller. Von Forschern aus Pittsburgh wird alternativ zu den bestehenden Alkoholtests zur schnellen Orientierung die Frage nach der Anzahl von Trinkepisoden in den letzten 30 Tagen mit einem Cut-off-Wert von 3 oder mehr gestellt.

Pädiatrische Interventionen

Beim Umgang mit substanzenkonsumierenden Jugendlichen im pädiatrischen Kontext stellt sich immer wieder die Frage, ob Ziel einer jugendmedizinischen Beratung die Einstellung des Konsums, also **Abstinenz**, oder die **Minimierung von Risiken** sein sollte. Auf jeden Fall sollte immer die **Entwicklungsabhängigkeit von jugendlichem Risikoverhalten** im Auge behalten werden. Viele Gewohnheiten sind sehr **variabel** und können meist auch aus eigener Kraft, oft mit minimalen Denkanstößen, aufgegeben oder in ihrem Umfang deutlich reduziert werden.

Ein Fall aus der Praxis: Patrick – voll auf Risiko?

Der Jugendliche ist 17 Jahre alt, wirkt etwas niedergeschlagen und antriebslos. Die Mutter berichtete schon früher, er könne aber auch ziemlich aufbrausend wie ihr Mann sein, der Polizeibeamter ist. Patrick hat drei jüngere Geschwister, genießt in der Familie viele Freiheiten, muss wenig Regeln einhalten. Die Hauptschule wurde ohne Abschluss absolviert, mit

▼

Hilfe seines Vaters hat er aber eine Schlosserlehre anfangen können. Sein Mofa-Führerschein ging schon bald wegen Alkohol verloren; wegen einer Körperverletzung »im Suff« mussten kürzlich Sozialeinsätze absolviert werden.

Er trinke nur an Wochenenden, aber »sehr viel«, mit Freunden, man sei sehr gut drauf und könne über alles »quatschen«, er rauche dann auch ein paar Zigaretten, über Cannabis wolle er nicht reden.

Patrick erscheint zum dritten Mal an einem Montagabend bzw. sogar Dienstag in der Praxis. Er habe am Wochenende heftige Kopf- und Bauchschmerzen mit Erbrechen gehabt und brauche eine Krankschreibung.

Der Jugendarzt untersucht den jungen Mann, nimmt Anteil an seinen Beschwerden und äußert beiläufig auch Sorge über die Gefahr, die mancher als Azubi riskiere, wegen »blauer Montage« vom Ausbilder oft »völlig überzogen« als »unzuverlässig« angesehen zu werden. Er fragt dann angesichts eines noch vollen Wartezimmers rasch nach dem Ablauf der Treffen am letzten Wochenende: Am Freitagabend trafen sich ca. 10 Jugendliche an einem S-Bahnhof, am Samstag ebenso. »Und am Sonntag?« »Da waren wir nur 5.« »Wieso?« »Ja, die andern wollten wegen der Arbeit und der Schule lieber nicht kommen.« »Ach so!« Fragender Blick Patricks, dann ein leichtes Grinsen, kurz danach bekommt er die Krankmeldung und verlässt die Praxis.

Zwei Jahre später fragt der Jugendarzt wegen der Vorstellung eines jüngeren Bruders die Mutter, was eigentlich aus Patrick geworden sei: »Ach der Patrick, der erinnert sich ganz gern noch an Sie. Er hat schon lange eine feste Freundin, trinkt nur noch ganz gelegentlich und ganz wenig und raucht nicht mehr, hat nach der Lehre eine Fachschule angefangen, er will weiterkommen.«

So könnte eine **stufengerechte Begleitung** zum Substanzkonsum (Horn 2006) in einer Jugendsprechstunde aussehen:

- Bei **Nullkonsum**: in der Absicht bestärken, loben. Bei **Experimentierern** und **gelegentlichem Konsum** von psychoaktiven Substanzen: offenes, nichtmoralisierendes, Autonomie und Selbstwirksamkeit förderndes Gespräch, evtl. Abgabe von Broschüren (nur wenn gewünscht).

- **Regelmäßiger Konsum von Substanzen ohne Probleme**: Selbsttest anregen (http://www.drugcom.de, www.feelok.ch), Bewusstsein möglicher Konsequenzen sowie Motivation zur Veränderung erhöhen, mit der Ambivalenz umgehen (Entscheidungswaage ▶ Kap. 15.5.1), Bereitschaft zum intrafamiliären Gespräch fördern.
- **Regelmäßiger Substanzgebrauch mit sozialen Problemen** (Schulschwänzen, Delinquenz etc.): kurze motivierende Interventionen, Kontakt zu Schule (Schulpsychologe, Schulsozialarbeiter, Beratungslehrer), Jugenddrogenberatung und Selbsthilfegruppen (auch für Eltern), mit körperlichen Problemen bei Rauchern: http://www.justbesmokefree.de oder http://www.rauch-frei.info.
- Besonders **bei erheblicher Komorbidität** (ADHS, Ängste, Depressionen, erhebliche Delinquenz): Hilfe eines Psychotherapeuten oder Kinder- und Jugendpsychiaters.
- Bei Abhängigkeit: je nach Substanz ambulante oder stationäre Entwöhnungsbehandlung in spezialisierten Einrichtungen.

Elternberatung. Elternberatung ist ein wichtiger Bestandteil im Management von substanzbezogenen Störungen.

> ❶ Oft bestätigt sich eine ursprüngliche Vermutung der Eltern nicht, ihr Jugendlicher könne »Drogen nehmen«, und die beobachteten Verhaltensveränderungen entpuppen sich als altersentsprechend normaler Ablösungsprozess, oder es handelt sich um einen vorübergehenden experimentellen und keineswegs um einen regelmäßigen oder schädlichen Konsum.

Oft fällt es Eltern in ihrer Sorge schwer, die Vertraulichkeit im ärztlichen Umgang mit ihrem Jugendlichen zu akzeptieren. Nützlich können auch die Elternbroschüren der BZgA (http://www.bzga.de) oder der Schweizerischen Fachstelle für Alkohol- und andere Drogenfragen (http://www.sfa-ispa.ch) zu Cannabis sein.

Jugendmediziner können Eltern auch gut die Anregung vermitteln, über einen sicheren Umgang mit Alkohol mit ihren Heranwachsenden zu sprechen (s. Übersicht).

Mögliche Gesprächspunkte zum sicheren Umgang mit Alkohol (für Eltern, Freunde, Ärzte)

— Für sichere Heimfahrt sorgen

— Freunde dabeihaben, für einander sorgen

— Familie/Freunde wissen lassen, wo man ist und wie man erreicht werden kann

— Sich selbst schützen (z. B. beim Sex)

— Getränk nicht unbeaufsichtigt lassen

— Grenzen kennen

— Anzahl der Getränke merken

— Kein Mix mit anderen Drogen oder Medikamenten

— Intoxikierte nicht allein lassen, Seitlagerung, Hilfe holen lassen, von eigenen Fahrversuchen abhalten

Risikominderung. Risikominderung (»harm reduction«) ist sicher kein Zaubermittel in der Prävention von substanzbezogenen Störungen, hat sich aber mittlerweile international durchgesetzt (Toumbourou et al. 2007). In ◘ Tab. 15.7 sind ein paar Vorschläge zur Aufgabe eines hohen Risikos zugunsten eines geringeren zusammengefasst dargestellt.

Vielen Medizinern in der Primärversorgung fällt es noch schwer, sich mit dem Gedanken anzufreunden, dass sie eigentlich über ein recht großes noch **wenig**
▼

genutztes Beratungspotenzial zu substanzbezogenen Problemen verfügen. Sie sind niedrigschwellig erreichbar und haben oft schon vertrauensvolle Beziehungen zu ihren jugendlichen Patienten aufgebaut. Notwendig erscheint es jedoch, die Kompetenzen in der Einschätzung des psychosozialen Kontextes und im Bereich jugendgemäßer Kommunikation zu erhöhen (Horn 2009).

15.5 Untersuchung, Beratung und Behandlung von Jugendlichen

15.5.1 Allgemeine Bedingungen

Setting

Jugendliche zu betreuen erfordert ein besonderes Setting in Praxis, Klinik oder Gesundheitsamt. Sie kommen oft allein, wollen ihrem Alter angemessen durch die medizinischen Fachangestellten begrüßt werden, haben bisweilen eine eigene Warteecke mit speziellen Zeitschriften und Materialien. Die vor Jahren noch propagierten eigenen Jugendsprechstunden sind vielerorts aufgegeben worden, weil Jugendliche natürlich auch dann kommen wollen, wenn sie das Bedürfnis danach haben. **Elternbegleitung** kann zur Einführung der Untersuchung sinnvoll sein, bei ausführlichen Untersuchungen besonders bei älteren Jugendlichen sollten diese allein mit dem Arzt im Sprechzimmer sein.

◘ **Tab. 15.7.** Risikominimierung statt Abstinenz – Konsummuster verändern. (Mod. nach der Graphik »Konsummuster« von http://www.drogen-und-du.de, mit freundlicher Genehmigung des Therapieladens e.V., Berlin)

Kriterien	Geringeres Risiko	Hohes Risiko
Höhe der Dosis	Geringe Dosis der rauscherzeugenden Substanz	Hohe Dosis, mehrere Konsumeinheiten an einem Tag
Häufigkeit des Konsums	Gelegentlicher Konsum von Alkohol oder anderen Drogen	Regelmäßiger Konsum, mehrmals in der Woche über einen längeren Zeitraum
Anzahl der konsumierten Drogen	Konsum einer einzigen Substanz	Mischkonsum von Alkohol und anderen Drogen
Situation des Konsums	Nur zu besonderen Anlässen, nicht allein, nicht in Schule, Arbeit, Straßenverkehr, Schwangerschaft	Konsum in jeder beliebigen Situation

Gesprächssituation

❗ **Der Aufbau von Vertrauen** ist besonders wichtig bei »Risikoverhalten« und chronischen Krankheiten. Wenn der Ablauf der Konsultation erklärt worden ist, sollte unbedingt der Anspruch des Jugendlichen auf die ärztliche **Schweigepflicht** betont werden, die nur bei »Gefahr für Leib und Leben« gebrochen werden darf.

Empathisches, wertschätzendes Verhalten des Arztes sollte den Ablauf der Konsultation kennzeichnen, dazu empfiehlt sich auch der Verzicht auf Anbiederung im Jugendjargon zugunsten eines authentischen normalen Verhaltens. Urteilende Äußerungen (der »erhobene Zeigefinger«) können den Aufbau von Vertrauen und Erwartungen in eine tragfähige Beziehung erheblich stören. Gesprächstechniken wie **aktives Zuhören** und die Verwendung von **offenen Fragen** (W-Fragen) sollten unbedingt Eingang in die Kommunikation mit Jugendlichen finden.

Körperliche Untersuchung

Bei der körperlichen Untersuchung Jugendlicher müssen die deutlich mehr als bei Kindern vorhandenen Schamgefühle respektiert werden. Es sollte immer erklärt werden, was untersucht wird. Man sollte den Jugendlichen bitten, sich nur soweit nötig zu entkleiden. Es ist zu überlegen, ob bei der Beurteilung der Tanner-Stadien eventuell eine Praxismitarbeiterin anwesend sein sollte. Wichtig ist es, Schritt für Schritt zu erklären, was untersucht wird, die Befunde gleich zu kommentieren und dabei die Normalität zu betonen.

Mädchen sollten, wenn möglich, in der Selbstuntersuchung der Brust unterwiesen werden, gynäkologische Untersuchungen aber speziell gynäkologisch geschultem Fachpersonal vorbehalten bleiben. **Jungen** sollten zur Selbstuntersuchung von Penis und Hoden angeleitet werden, auf jeden Fall gilt es, den Patienten zuerst selber tasten lassen, und ihn dann je nach Situation um Erlaubnis zum Tasten fragen, wenn notwendig. Hygienemaßnahmen müssen ebenfalls, wo notwendig, angesprochen werden. Wenn gar keine Untersuchung möglich ist, wird man Tanner-Bilder zeigen und nach dem wahrscheinlich beim Patienten vorliegenden Stadium fragen.

15.5.2 Besonderheiten der Arzt-Patient-Kommunikation im Umgang mit Jugendlichen

Mehr als bei jüngeren Kindern gilt es bei der Begegnung mit einem Jugendlichen, sich um seine **Sicht der Welt** zu kümmern, d. h. für den Arzt seine zunehmende **Autonomie** anzuerkennen, ihn bei der Übernahme von zunehmender **Selbstverantwortung** zu unterstützen, aber auch den Eltern zu helfen, ihre **sich verändernden Rollen** zu verstehen. Es geht darum, sowohl psychosoziale **Probleme** zu erkennen als auch die notwendigen **Ressourcen**. Auf diese Weise kann bei chronischen Krankheiten die **Adhärenz** gestärkt und die Wirksamkeit der Therapie erhöht werden.

HEEADSSS-Schema

Einen Beitrag dazu kann die psychosoziale Anamnese nach Goldenring und Rosen (2004) leisten, sie wird in ◼ Tab. 15.8 in einer orientierenden Kurzfassung vorgestellt. Das Akronym HEEADSSS schreibt keine normierte Reihenfolge der Befragung vor, diese kann vielmehr je nach Notwendigkeit variiert und die Fragen auch auf mehrere Begegnungen verteilt werden.

Patientenorientierte Kommunikation

Bei Jugendlichen mit chronischen Krankheiten kann es infolge massiver Umbruchsprozesse zu Überlastungen und damit oft zu Schwierigkeiten kommen, sich zu entscheiden. Dann kann eine Unterstützung besonders wichtig sein, sie sollte aber stets autonomiefördernd und patientenzentriert sein und **Selbstwirksamkeitserfahrungen** ermöglichen. ◼ Tab. 15.9 stellt die traditionelle expertenorientierte Form der **Arzt-Patient-Kommunikation**, die mit dem Begriff »**compliance**« verbunden ist, einer patientenorientierten gegenüber, die zu »**adherence**« führt und den Bedürfnissen von Jugendlichen besser zu entsprechen scheint.

Entscheidungswaage

Aus der **motivierenden Gesprächsführung**, einer ursprünglich aus der Suchttherapie stammenden, aber mehr und mehr auch in der Pädiatrie Eingang findenden Gesprächstechnik (Erickson et al. 2005) wird häufig die »Entscheidungswaage« (s. folgende

◘ Tab. 15.8. Psychosoziale Anamnese nach dem HEEADSSS-Schema. (Nach Goldenring u. Rosen 2004; Rutishauser 2004)

Bereich (englisch)	Bereich (deutsch)	Beispielfragen
Home	Zuhause	Wie kommst du mit deinen Geschwistern/Eltern aus?
Education and employment	Schule und Beruf	Was sind deine Lieblingsfächer? Welches findest du unmöglich?
Eating habits	Essgewohnheiten	Was isst du am liebsten? Was überhaupt nicht gern?
Activities and peers	Freizeit	Was machst du am liebsten nach der Schule? Was machst du an Sportarten?
Drugs	Psychoaktive Substanzen	Gibt es in deiner Klasse/Clique Leute, die rauchen? Und du?
Sexuality	Sexualität	Warst du schon einmal verliebt? Wann?
Suicide and depression	Depressivität, Suizidalität	Wann hattest du zuletzt mal daran gedacht, dass du am liebsten gar nicht mehr leben würdest?
Safety	Sicherheit/Gewalt	Ist es schon irgendwann einmal vorgekommen, dass irgendjemand dich so auf eine Weise berührt oder behandelt hat, dass es dir gar nicht wohl war?

◘ Tab. 15.9. Arzt-Patient-Kommunikation

Expertenorientiert (→ »Compliance«)	Patientenorientiert (→ »Adherence«)
Arzt definiert und bestimmt die Behandlung	Arzt berät sich mit dem Patienten
Patient befolgt Anweisungen	Patient ist aktiv an der Erarbeitung von Behandlungsschritten beteiligt
Fremdverantwortung für die Krankheit, geringer Informationsaustausch	Selbstverantwortung für Krankheitsverlauf, umfassender Informationsaustausch, auch mit anderen Therapeuten

Übersicht) zur Verdeutlichung von Ambivalenz ähnlich einer Kosten-Nutzen-Rechnung verwendet; sie kann beispielsweise beim Umgang mit substanzkonsumierenden Jugendlichen gut angewandt werden. Die Prinzipien der motivierenden Gesprächsführung wie empathischer Gesprächsstil, das Herausarbeiten von Widersprüchen zwischen Zielen und Verhalten, die flexible Reaktion auf Widerstand und die Unterstützung von Selbstwirksamkeit eignen sich auch sehr gut zur Kombination mit anderen Verfahren, die Eingang insbesondere in die Schulung und Behandlung chronisch kranker Ju-

gendlicher gefunden haben. Viner et al. (2003) berichten z. B. über eine **Gruppenintervention be**[i] **diabetischen Jugendlichen**, in der Elemente au[s] der motivierenden Gesprächsführung mit Ideen au[s] der lösungsorientierten Kurztherapie und aus de[r] kognitiv-behavioralen Therapie kombiniert wur[] den. Bei den so behandelten Jugendlichen mi[t] schlecht eingestelltem Diabetes Typ 1 war de[r] HbA1c-Wert in den behandelten Fällen nach 4–[] Monaten um 1,5% höher als bei den nicht behandel[] ten Kontrollen.

Entscheidungswaage (»Kosten-Nutzen-Rechnung«)

Was spricht für das Fortsetzen des bisherigen Verhaltens	**Was spricht für eine Veränderung des bisherigen Verhaltens?**
Vorteile des Status quo: …	Nachteile des Status quo: …
Nachteile einer Veränderung: …	Vorteile einer Veränderung: …

Bitte, beziehe in deine Überlegungen ein:
- Konsequenzen für dich selbst
- Konsequenzen für andere
- Wie fühle ich mich selbst dabei?
- Wie fühlen sich andere dabei im Umgang mit mir?

Sinnvoll erscheint der Einsatz solcher Verfahren besonders bei den Jugendlichen, die an chronischen Erkrankungen wie Asthma leiden und riskantes Gesundheitsverhalten aufweisen. So weisen Suris et al. (2008) darauf hin, das in einer Repräsentativbefragung chronisch kranke Jugendliche mit größerer Wahrscheinlichkeit tägliche Raucher und aktuelle Cannabis-Konsumenten waren und häufiger gewalttätige oder antisoziale Handlungen begingen als gesunde Jugendliche.

- Exploratorischer Alkohol-/Drogenkonsum bedeutet nicht Missbrauch.
- Exploratorischer Alkohol-/Drogenkonsum ist häufig und wird durch verschiedene gesellschaftliche Umstände und Merkmale der Persönlichkeit des Jugendlichen begünstigt.
- Missbrauch impliziert eine körperliche, psychische oder soziale Beeinträchtigung durch den Alkohol-/Drogenkonsum.
- Gezielte Fragen, z. B. durch Einsatz des CRAFFT-Fragebogens, lassen Missbrauch erkennen.
- Abhängigkeit erfordert zusätzliche Symptome wie z. B. den starken Wunsch zu konsumieren, Verlust der Kontrollfähigkeit, Entzugssymptome, Vernachlässigung altersadäquater Beschäftigungen, Konsum trotz evidenter negativer sozialer und gesundheitlicher Folgen.
- Auf allen Stufen kann der Kinder- und Jungendarzt durch empathische, nicht moralisierende Beratung die Abkehr von der Drogenkarriere fördern.
- Wichtig ist die Diagnose und Therapie von psychiatrischer Komorbidität. Bei Abhängigkeit ist je nach Substanz die ambulante oder stationäre Entwöhnungsbehandlung in spezialisierten Einrichtungen anzustreben.

Literatur

Alsaker FD, Bütikofer A (2005) Geschlechtsunterschiede im Auftreten von psychischen und Verhaltensstörungen im Jugendalter. Kindheit Entwicklung 14: 169–180

Arbeau KJ, Galambos NL, Jansson SM (2007) Dating, sex, and substance use as correlates of adolescents' subjective experience of age. J Adolesc 30: 435–447

Bonomo Y, Proimos J (2005) ABC of adolescence: Substance misuse: Alcohol, tobacco, inhalants and other drugs. BMJ 330:777–780

Braverman PK (2008) Dysmenorrhea and premenstrual syndrome. In: Neinstein LS, Gordon CM, Katzman DK, Rosen DS, Woods ER (eds) Adolescent health care: a practical guide, 5th edn. Lippincott Williams & Wilkins, Philadelphia, pp 674–686

Bundeszentrale für gesundheitliche Aufklärung (BZgA) (2008) Die Drogenaffinität Jugendlicher in der Bundesrepublik Deutschland 2008. Alkohol-, Tabak- und Cannabiskonsum: Erste Ergebnisse zu aktuellen Entwicklungen und Trends. Bundeszentrale für gesundheitliche Aufklärung, Köln

Casey BJ, Getz S, Galvan A (2008) The adolescent brain. Dev Rev 28: 62–77, DOI 10.1016/j.dr.2007.08.003

Currie C, Gabhainn SN, Godeau E et al. (2008) Inequalities in young people's health. HBSC international report from the 2005/2006 survey. WHO Regional Office for Europe, Kopenhagen

Deutsche Gesellschaft für Kinder- und Jugendpsychiatrie, Psychosomatik und Psychotherapie (DGKJPP), Bundesarbeitsgemeinschaft Leitender Klinikärzte für Kinder- und Jugendpsychiatrie, Psychosomatik und Psychotherapie, Berufsverband der Ärzte für Kinder- und Jugendpsychiatrie, Psychosomatik und Psychotherapie (Hrsg) (2007) Leitlinien zu Diagnostik und Therapie von psychischen Störungen im Säuglings-, Kindes- und Jugendalter, 3. Aufl. Deutscher Ärzte-Verlag, Köln

Ellert U, Neuhauser H, Roth-Isigkeit A (2007) Schmerzen bei Kindern und Jugendlichen in Deutschland: Prävalenz und Inanspruchnahme medizinischer Leistungen. Ergebnisse des Kinder- und Jugendgesundheitssurveys (KiGGS). Bundesgesundheitsbl Gesundheitsforsch Gesundheitsschutz 50: 711–717

Erickson SJ, Gerstle M, Feldstein SW (2005) Brief interventions and motivational interviewing with children, adolescents, and their parents. A review. Arch Pediatr Adolesc Med 159: 1173–1180

Essau CA (2007) Course and outcome of somatoform disorders in non-referred adolescents. Psychosomatics 48: 502–509

Fandler E, Scheer P, Rödl S, Müller W (2008) Alkoholmissbrauch und -abhängigkeit bei Kindern und Jugendlichen. Monatsschr Kinderheilk 156: 591–602

Fendrich K, Berger K, Pfaffenrath V, Kropp P, Hoffmann W (2007) Kopfschmerzen bei Kindern und Jugendlichen – eine häufige Erkrankung? Ergebnisse der DMKG-Kopfschmerzstudie. Kinder Jugendarzt 38: 365–372

Flammer A, Alsaker FD (2002) Entwicklungspsychologie der Adoleszenz: Die Erschließung innerer und äußerer Welten im Jugendalter. Huber, Bern

Frank R (2005) Selbstverletzendes Verhalten. Monatsschrift Kinderheilk 153: 1082–1086

Gensicke T (2006) Zeitgeist und Wertorientierungen. In: Shell Deutschland Holding (Hrsg) Jugend 2006. Eine pragmatische Generation unter Druck. Fischer, Frankfurt/Main, S 169–202

Goldenring J, Rosen D (2004) Getting into adolescent heads: An essential update. Contemporary Pediatrics 21: 64–90, www.aap.org/pubserv/PSVpreview/pages/Files/HEADSS.pdf. Cited 06 May 2009

Hagenah U, Herpertz-Dahlmann B (2005) Somatisierungsstörungen bei Kindern und Jugendlichen. Dtsch Ärztebl 102: A1953–A1959

Hofmann AD, Greydanus DE (1997) Adolescent medicine. 3rd edn. Appleton & Lange, Stamford, Ct

Hölling H, Schlack R (2007) Essstörungen im Kindes- und Jugendalter. Erste Ergebnisse aus dem Kinder- und Jugendgesundheitssurvey (KiGGS). Bundesgesundheitsbl Gesundheitsforsch Gesundheitsschutz 50: 794–799

Horn WR (2006) Konsum, Missbrauch und Abhängigkeit von psychoaktiven Substanzen. In: Stier B, Weissenrieder N (Hrsg) Jugendmedizin – Gesundheit und Gesellschaft. Springer, Berlin Heidelberg New York, S 335–351

Horn WR (2007) »Kiffen« bei Jugendlichen und die Folgen. Pädiatr Prax 70: 217–229

Horn WR (2009) Versorgungssysteme und ihre Konzepte: Medizin. In: Thomasius R, Schulte-Markwort M, Küstner UJ, Riedesser P (Hrsg) Suchtstörungen im Kindes- und Jugendalter. Das Handbuch: Grundlagen und Praxis. Schattauer, Stuttgart, S 429–433

Horn WR, Rutishauser C (2007) Tabak-Konsum im Kontext adoleszenter Entwicklung – was wir dagegen tun können. Ther Umsch 64: 91–97

Krahé B (2008) Sexuelle Aggression und Partnergewalt im Jugendalter. In: Scheithauer H, Hayer T, Niebank K (Hrsg) Problemverhalten und Gewalt im Jugendalter: Erscheinungsformen, Entstehungsbedingungen, Prävention und Intervention. Kohlhammer, Stuttgart, S 128–139

Lampert T, Thamm M (2007) Tabak-, Alkohol- und Drogenkonsum von Jugendlichen in Deutschland. Ergebnisse des Kinder- und Jugendgesundheitssurveys (KiGGS). Bundesgesundheitsbl Gesundheitsforsch Gesundheitsschutz 50: 600–608

Langness A, Leven I, Hurrelmann K (2006) Jugendliche Lebenswelten: Familie, Schule, Freizeit. In: Shell Deutschland Holding (Hrsg) Jugend 2006. Eine pragmatische Generation unter Druck. Fischer, Frankfurt/Main, S 49–102

Libal G, Plener PL (2009) Selbstverletzendes Verhalten. In: Fegert JM, Streeck-Fischer A, Freyberger HJ (Hrsg) Adoleszenzpsychiatrie. Psychiatrie und Psychotherapie der Adoleszenz und des jungen Erwachsenenalters. Schattauer, Stuttgart, S 190–200

Melzer W, Bilz L, Dümmler K (2008) Mobbing und Gewalt in der Schule im Kontext sozialer Ungleichheit. In: Richter M, Hurrelmann K, Klocke A, Melzer W, Ravens-Sieberer U (Hrsg) Gesundheit, Ungleichheit und jugendliche Lebenswelten. Ergebnisse der zweiten internationalen Vergleichsstudie im Auftrag der Weltgesundheitsorganisation WHO. Juventa, Weinheim, S 116–140

Michaud PA (2006) Adolescents and risks: Why not change our paradigm? J Adolesc Health 38: 481–483

Michaud PA (2007) Alkoholmissbrauch im Jugendalter – eine Herausforderung für Hausärzte. Ther Umsch 64: 121–126

Michaud PA, Stronski S, Fonseca H, Macfarlane A, members of the EuTEACH working group (2004) The development and pilot-testing of a training curriculum in adolescent medicine and health. J Adolesc Health 35: 51–57

Michels H, Gerhold K, Häfner R et al. (2008) Fibromyalgiesyndrom bei Kindern und Jugendlichen. Schmerz 22: 339–348

Narring F, Tschumper A, Inderwildi Bonivento L et al. (2004) Gesundheit und Lebensstil 16- bis 20-Jähriger in der Schweiz. SMASH 2002: Swiss multicenter adolescent survey on health 2002. Institut Universitaire de médecine sociale et préventive, Lausanne

Nickel J, Ravens-Sieberer U, Richter M, Settertobulte W (2008) Gesundheitsrelevantes Verhalten und soziale Ungleichheit bei Kindern und Jugendlichen. In: Richter M, Hurrelmann K, Klocke A, Melzer W, Ravens-Sieberer U (Hrsg) Gesundheit, Ungleichheit und jugendliche Lebenswelten. Ergebnisse der zweiten internationalen Vergleichsstudie im Auftrag der Weltgesundheitsorganisation WHO. Juventa, Weinheim, S 63–92

Noeker M (2008) Funktionelle und somatoforme Störungen im Kindes- und Jugendalter. Hogrefe, Göttingen

Patton GC, Viner R (2007) Pubertal transitions in health. Lancet 369: 1130–1139

Ravens-Sieberer U, Erhart M (2008) Die Beziehung zwischen sozialer Ungleichheit und Gesundheit im Kindes- und Jugendalter. In: Richter M, Hurrelmann K, Klocke A, Melzer W, Ravens-Sieberer U (Hrsg) Gesundheit, Ungleichheit und jugendliche Lebenswelten. Ergebnisse der zweiten internationalen Vergleichsstudie im Auftrag der Weltgesundheitsorganisation WHO. Juventa, Weinheim, S 38–62

Ravens-Sieberer U, Thomas C, Erhart M (2003) Körperliche, psychische und soziale Gesundheit von Jugendlichen. In: Hurrelmann K, Klocke A, Melzer W, Ravens-Sieberer U (Hrsg) Jugendgesundheitssurvey. Internationale Vergleichsstudie im Auftrag der Weltgesundheitsorganisation WHO. Juventa, Weinheim, S 19–98

Ravens-Sieberer U, Ellert U, Erhart M (2007) Gesundheitsbezogene Lebensqualität von Kindern und Jugendlichen in Deutschland. Eine Normstichprobe für Deutschland aus dem Kinder- und Jugendgesundheitssurvey (KiGGS). Bundesgesundheitsbl Gesundheitsforsch Gesundheitsschutz 50: 810–818

Rutishauser C (2004) Umgang mit Jugendlichen in der ärztlichen Praxis. Pädiat Prax 65: 279–287

Schäfer M (2006) Mobbing – Gruppenaggression im Klassenzimmer und seine Wirkung auf Kinder und Jugendliche. In: Stier B, Weissenrieder N (Hrsg) Jugendmedizin – Gesundheit und Gesellschaft. Springer, Berlin Heidelberg New York, S 284–290

Schlack R, Hölling H (2007) Gewalterfahrungen von Kindern und Jugendlichen im subjektiven Selbstbericht. Erste Ergebnisse aus dem Kinder- und Jugendgesundheitssurvey (KiGGS). Bundesgesundheitsbl Gesundheitsforsch Gesundheitsschutz 50: 819–826

Schulze UME, Wietersheim J von (2009) Essstörungen. In: Fegert JM, Streeck-Fischer A, Freyberger HJ (Hrsg) Adoleszenzpsychiatrie. Psychiatrie und Psychotherapie der Adoleszenz und des jungen Erwachsenenalters. Schattauer, Stuttgart, S 340–354

Silbereisen RK, Reese A (2001) Substanzgebrauch Jugendlicher: Illegale Drogen und Alkohol. In: Raithel J (Hrsg) Risikoverhaltensweisen Jugendlicher: Formen, Erklärungen und Prävention. Leske & Budrich, Opladen, S 131–153

Steinberg L (2008) A social neuroscience perspective on adolescent risk-taking. Dev Rev 28: 78 106, DOI 10.1016/j.dr.2007.08.002

Suris JC, Michaud PA, Akre C, Sawyer SM (2008) Health risk behaviors in adolescents with chronic conditions. Pediatrics 122: e1113–e1118

Toumbourou JW, Stockwell T, Neighbors C, Marlatt GA, Sturge J, Rehm J (2007) Interventions to reduce harm associated with adolescent substance use. Lancet 369: 1391–1401

Viner RM, Christie D, Taylor V, Hey S (2003) Motivational/solution-focused intervention improves HbA1c in adolescents with Type 1 diabetes: A pilot study. Diabet Med 20: 739–742

Weissenrieder N (2006) Jugendgynäkologie. In: Stier B, Weissenrieder N (Hrsg) Jugendmedizin – Gesundheit und Gesellschaft. Springer, Berlin Heidelberg New York, S 257–269

Zentner M (2008) Young people, culture and new technologies. In: Bendit R, Hahn-Bleibtreu M (eds) Youth transitions: Processes of social inclusion and patterns of vulnerability in a globalised world. Barbara Budrich, Opladen, pp 273–283

Zernikow B, Hechler T (2008) Schmerztherapie bei Kindern und Jugendlichen. Dtsch Ärztebl 105: 511–522

Zuppinger B (2008) Essstörungen. Pädiatrie up2date 3: 375–389

III

Kooperation im Gesundheitswesen

16 Kooperation in der Gesundheitsversorgung für Kinder und Jugendliche   – 449

Hans G. Schlack

16 Kooperation in der Gesundheitsversorgung für Kinder und Jugendliche

Hans G. Schlack

16.1 Kooperationspartner – 450
16.1.1 Jugendämter – 451
16.1.2 Frühförderstellen – 452
16.1.3 Öffentlicher Kinder- und Jugendgesundheitsdienst – 453
16.1.4 Sozialpädiatrische Zentren und Eltern-Kind-Stationen – 453
16.1.5 Pädiatrische Vorsorge- und Rehabilitationskliniken – 455

16.2 Brennpunkte besonderen Kooperationsbedarfs – 455
16.2.1 Vorbeugung und Interventionengegen Kindesvernachlässigung – 455
16.2.2 Arbeitsteilung von Sozialpädiatrischen Zentren und Frühförderstellen – 456
16.2.3 Schuleingangsuntersuchung – 456
16.2.4 Langzeitbetreuung chronisch kranker Kinder – 457

16.3 Vernetzung, praktisch gesehen – 457
16.3.1 Informelle Netzwerke – 457
16.3.2 Kommunale Gesundheitskonferenzen – 458

16.4 Patientenselbsthilfe – 458

Literatur – 460

16.1   Kooperationspartner

Die aktuelle »epidemiologische Auftragslage« der Pädiatrie (▶ Kap. 1) erfordert Kooperation und Vernetzung in neuer Qualität und größerem Umfang als bisher. Zu den besonderen Herausforderungen zählen

- die »neue Morbidität« und ihre bedeutsame Abhängigkeit von den psychosozialen Bedingungen, unter denen ein Kind aufwächst,
- die Unmöglichkeit, dem Phänomen der neuen Morbidität allein oder hauptsächlich mit den Mitteln der Kuration beizukommen,
- die daraus abzuleitende Notwendigkeit, Gesundheitsförderung und Prävention in den Vordergrund zu stellen und dafür gezielt auch die außerfamiliären Lebenswelten der Kinder (insbesondere Kindertagesstätten und Schulen) zu nutzen.

Kooperation auf dem Gebiet der Kindergesundheit bedeutet daher nicht nur **Kooperation innerhalb des Gesundheitswesens**, sondern **darüber hinaus** vor allem mit der Jugendhilfe und der Sozialhilfe und ihren Institutionen sowie den Einrichtungen des Bildungswesens. Dieser Notwendigkeit stehen in der Praxis noch viele Vorbehalte, berufsgruppen- oder ressortspezifische Traditionen, Zeit- und Personalmangel und andere Hürden entgegen, obwohl durchaus die Einsicht verbreitet ist, dass es sich bei der Gesundheitsversorgung um eine klassische Querschnittsaufgabe handelt. Das folgende **Fallbeispiel** kann die Wichtigkeit einer verbesserten Kooperation und Vernetzung deutlich machen:

Ein 4;2 Jahre alter Junge wird auf Überweisung eines Kinderarztes wegen Verhaltensproblemen (Hyperaktivität und Aggressivität) sowie eines sprachlichen und möglicherweise auch kognitiven Entwicklungsrückstandes in einem Sozialpädiatrischen Zentrum (SPZ) vorgestellt. Das Kind kommt in Begleitung einer Sozialarbeiterin und der Mutter; letztere ist 21 Jahre alt, alleinerziehend, sie wirkt verschlossen und stellt das Kind nicht freiwillig vor, sondern auf Druck des Kindergartens. Laut Aussage des Kindergartens sei das Kind »in der Gruppe untragbar« wegen seines Verhaltens.

▼

Im »Gelben Heft« wurden durch den Geburtshelfer bei der U1 mehrere Risikonummern notiert: 6 (besondere psychische Belastung), 7 (besondere soziale Belastung), 10 (Adipositas), 13 (Schwangere <18 Jahre) und 26 (andere Besonderheiten). Die Früherkennungsuntersuchungen wurden bis zur U6 durchgeführt, auffällige oder krankhafte Befunde sind im Untersuchungsheft nicht vermerkt. Die vier Untersuchungen von U3 bis U6 wurden von drei verschiedenen Ärzten durchgeführt, wobei ein Arztwechsel offenbar durch einen Umzug von Mutter und Kind bedingt war (Wohnungskündigung wegen Mietschulden).

Während des 1. Lebensjahres des Kindes fand zweimal ein Kontakt seitens des Allgemeinen Sozialdienstes des Jugendamts (ASD) statt, da die Mutter bei Geburt des Kindes noch minderjährig und dem Jugendamt außerdem schon aus ihrer eigenen Kindheit als Mitglied einer »Problemfamilie« bekannt war. Nach dem Umzug von Mutter und Kind in einen anderen Stadtteil und dem dadurch bedingten Wechsel der Zuständigkeit innerhalb des Jugendamts wurde die Betreuung der Familie aber nicht fortgesetzt bis zu der aktuellen Initiative, die vom Kindergarten ausgegangen war. Der Kinderarzt, der jetzt das Kind an das SPZ überwiesen hat, hat den Jungen vor einigen Wochen zum ersten Mal gesehen. Die Mutter gibt an, dass das Kind »schon immer schwierig« gewesen sei. Details zur Anamnese kann sie nicht präzise berichten.

Die **Analyse** dieses Fallbeispiels lässt einige recht typische Mängel in der Kommunikation, der Vernetzung der Informationen und der Kontinuität der Betreuung gefährdeter Kinder erkennen: Die Risikofaktoren, die nach der U1 vom Geburtshelfer dokumentiert wurden, haben offenbar bei den nachfolgenden Früherkennungsuntersuchungen keine besondere Aufmerksamkeit auf die Entwicklung des Kindes veranlasst. Möglicherweise wurden diese Eintragungen nicht weiter beachtet, oder die später untersuchenden Ärzte waren der Auffassung, es sei die Sache des Jugendamtes und nicht des Arztes, sich um soziale Risiken für Gesundheit und Entwicklung zu kümmern (Kratzsch 2005). Im 1. Lebensjahr des Kindes gab es keine Kontaktaufnahme zwischen Jugendamt und Kinderarzt, erst recht nicht nach dem Abreißen des Kontakts zwischen dem Jugendamt und der Familie. Bis zur Aufnahme des Kindes in den Kindergarten kümmerte sich keine »Institution« um das gefährdete Kind, auch kein Kinderarzt (U7 und U8 waren nicht durchgeführt worden; die pädiatrische Behandlung im 2.–4. Lebensjahr beschränkte sich offenbar auf einige Vorstellungen im kinderärztlichen Notdienst bzw. ambulant in Krankenhäusern). Eine Intervention von Kindergarten, Jugendamt und SPZ wurde erst gestartet, als das Kind bereits massiv auffällig geworden war. Wichtige Zeit und aussichtsreichere präventive Interventionen wurden dadurch versäumt.

Das Fallbeispiel macht außerdem deutlich, dass die Gesundheitsversorgung nicht allein durch Strukturen und Dienste aus dem medizinischen Bereich gewährleistet werden kann. Die möglichen Kooperationspartner stellt die folgende Übersicht dar.

Institutionen und Dienste der Gesundheitsversorgung von Kindern und Jugendlichen

- Medizinischer Bereich
  - Niedergelassene Ärzte, insbesondere Kinder- und Jugendärzte, Kinder- und Jugendpsychiater, Ärzte für Allgemeinmedizin
  - Öffentlicher Kinder- und Jugendgesundheitsdienst
  - Kinder- und jugendmedizinische Kliniken und Polikliniken bzw. Ambulanzen
  - Kinder- und jugendpsychiatrische Kliniken, Tageskliniken, Ambulanzen bzw. Polikliniken
  - Sozialpädiatrische Zentren
  - Pädiatrische Vorsorge- und Rehabilitationskliniken
  - Niedergelassene nichtärztliche Therapeuten (Logopäden, Ergotherapeuten, Physiotherapeuten = »Heilmittelerbringer«)
- Psychosozialer Bereich
  - Beratungsstellen für Familien-, Ehe-, Erziehungsberatung
  - Schulpsychologischer Dienst
  - Niedergelassene nichtärztliche Psychotherapeuten
  - Frühförderstellen
  - Jugendämter
  - Behindertenhilfe der Sozialämter
  - Krisendienste (Frauenhäuser, Kinder- und Jugendnotdienst, Kinderschutzzentren)
- Betroffenenselbsthilfe
  - Organisationen und Gruppen der Elternselbsthilfe
  - Jugendselbsthilfegruppen

Sozialpädiatrische Aufgabenfelder sind durch einen großen Bedarf an interdisziplinärer Arbeit und Kooperation mit nichtärztlichen Institutionen gekennzeichnet. Das gilt besonders beim Einsatz für »Kinder mit besonderen Bedürfnissen«:

- entwicklungsgestörte und behinderte Kinder,
- chronisch kranke Kinder,
- vernachlässigte und misshandelte Kinder,
- sozial benachteiligte Kinder.

Diesen Aufgabenfeldern ist gemeinsam, dass ein ausschließlich medizinisch-kurativer Ansatz nicht ausreicht und dass die Einflussnahme auf das soziale Umfeld für den Interventionserfolg ausschlaggebend ist.

16.1.1 Jugendämter

Die Jugendämter haben durch das 1990 in Kraft getretene Sozialgesetzbuch (SGB) VIII (Kinder- und Jugendhilfe) weitreichende Zuständigkeiten in der Fürsorge für die seelische Gesundheit und die psychosoziale Entwicklung übertragen bekommen. Da ein zunehmend großer Anteil der Störungsbilder, die in pädiatrischen Praxen behandelt werden, mit Problemen der seelischen Gesundheit zusammenhängt (▶ Kap. 1), ist für den Kinder- und Jugendarzt das Jugendamt zu einem wichtigen Kooperationspartner geworden.

Die pädiatrische Kooperation mit den Jugendämtern stößt aber öfters auf praktische Schwierigkeiten. Eine ärztliche Mitwirkung an Maßnahmen der Kinder- und Jugendhilfe ist im SGB VIII nicht ausdrücklich vorgesehen, wenn auch im Rahmen der Hilfeplanung (§ 36 SGB VIII) möglich. Eine ständige Kommunikationsbereitschaft ist bisher für beide Seiten keine Selbstverständlichkeit. Allerdings sind aktuell durch Kinderschutzgesetze in den Bundesländern verbindliche Formen der Kooperation der Jugendämter mit den örtlichen Trägern der Jugendhilfe und Leistungsanbietern einschließlich der Kindertagesstätten und Schulen formuliert worden. Der kinder- und jugendärztliche Dienst der Gesundheitsämter wird explizit zur Kooperation verpflichtet; für niedergelassene Ärzte und Krankenhäuser ergibt sich das Kooperationsgebot in einigen Bundesländern aus der Verbindlichkeit der Früherkennungsuntersuchungen, darüber hinaus aus ihrer ärztlichen Verantwortung für das Wohl ihrer Patienten. Auf Bundesebene ist die Kooperation durch § 8a SGB VIII geregelt.

Für die pädiatrische Praxis sind insbesondere die folgenden **Zuständigkeiten des Jugendamtes** von Bedeutung:
- Hilfen zur Erziehung (▶ Kap. 3.6),
- Eingliederungshilfe für seelisch behinderte Kinder und Jugendliche (▶ Kap. 7.4)
- sowie Schutz vor Vernachlässigung, Misshandlung und Missbrauch (▶ Kap. 11).

Das Jugendamt hat die Inhalte und Angebotsstrukturen aller Leistungsbereiche zu koordinieren, es kooperiert dabei mit allen fallweise beteiligten Institutionen wie Kindertagesstätten, Einrichtungen der Kinder- und Jugendpsychiatrie/Psychotherapie, Sozialpädiatrischen Zentren, Gesundheitsamt, Schulen, Gerichten, Polizei oder Ordnungsamt. Für die Koordination im Leistungsbereich »Hilfen zur Erziehung« ist der Allgemeine Sozialdienst (ASD) des Jugendamts zuständig. Dazu gehören u. a. Erziehungsberatung, Suchtberatung, sozialpädagogische Familienhilfe (SPFH), soziale Gruppenarbeit und Erziehungsbeistandschaft. Das Ziel ist die Gewährleistung eines effektiven Angebots an Leistungen, mit denen insbesondere Kinder und Jugendliche in gefährdeten Lebenssituationen gefördert werden.

Das SGB VIII ist auf Hilfestellung für die Familien orientiert und setzt, wo immer möglich, auf die Beteiligung und die Mitarbeit der Betroffenen. Mitarbeiter der Jugendhilfe sind verpflichtet, alle Hilfsmöglichkeiten für die Familie auszuschöpfen und die Familien verständnisvoll zu begleiten und zu

stärken. Dennoch gehört es auch zu den Aufgaben der Jugendhilfe, das Wächteramt des Staates über das Kindeswohl auszuüben und in aussichtslosen Fällen oder bei hochgradiger Kindeswohlgefährdung das Kind aus der Familie herauszunehmen.

❗ **Es ist eine wichtige Aufgabe von Kinder- und Jugendärzten, in der Elternberatung Vorurteilen gegen das Jugendamt entgegenzutreten, die Hilfeorientierung zu betonen und die Eltern zur Kooperation mit dem Jugendamt zu motivieren.**

16.1.2 Frühförderstellen

Frühförderstellen gibt es in unterschiedlicher Form: Einerseits die **allgemeinen** Frühförderstellen, in welchen Angebote für alle Kinder mit Entwicklungsstörungen und Behinderungen vorgehalten, also keine Behinderungsformen ausgeschlossen werden; andererseits die **speziellen** Frühförderstellen für sinnesbehinderte Kinder. Letztere sind meist an entsprechende Sonderschulen (für sehbehinderte, blinde, hörbehinderte oder gehörlose Kinder) angeschlossen. Die allgemeinen Frühförderstellen befinden sich überwiegend in freier Trägerschaft (z. B. kirchliche oder freie gemeinnützige Träger wie die Lebenshilfe). Eine besondere Form der allgemeinen Frühförderstellen sind die **interdisziplinären Frühförderstellen**. Sie sehen eine institutionalisierte ärztliche Mitwirkung vor und nehmen damit eine Art von Zwischenstellung zwischen den herkömmlichen Frühförderstellen und den Sozialpädiatrischen Zentren ein. Das Konzept der interdisziplinären Frühförderstellen wurde im SGB IX kanonisiert; davor gab es solche interdisziplinäre Frühförderstellen nur in geringer Zahl als örtliche Besonderheiten. Die Umsetzung dieses Konzepts ist für die Versorgungsstruktur nicht unproblematisch, wie unten (▶ Kap. 16.2.2) noch erläutert wird.

Organisationsformen der Frühförderstellen sind die ambulante und die mobile Frühförderung. Bei der ambulanten Form suchen die Eltern mit ihren Kindern die Behandlungsangebote auf, bei der mobilen Form behandeln Fachkräfte die Kinder in ihrer häuslichen Umgebung. In beiden Fällen werden die Eltern durch Beratung und Anleitung in die

Aufgaben der Förderung einbezogen. Insgesamt gibt es in Deutschland derzeit rund 1000 Frühförderstellen. Ein vollständiges Verzeichnis der Frühförderstellen und der Sozialpädiatrischen Zentren kann beim Publikationsdienst des Bundesministeriums für Arbeit und Sozialordnung bestellt oder über http://www.bmas.de aus dem Internet heruntergeladen werden.

16.1.3 Öffentlicher Kinder- und Jugendgesundheitsdienst

Der Kinder- und Jugendärztliche Dienst des Öffentlichen Gesundheitsdienstes (ÖGD) erfüllt eine wichtige Brückenfunktion zwischen der Jugend- und Sozialhilfe einerseits und dem Gesundheitswesen andererseits. Der Öffentliche Gesundheitsdienst ist in den einzelnen Bundesländern unterschiedlich geregelt, was beträchtliche Unterschiede in der personellen Ausstattung und dem Umfang der tatsächlich wahrgenommenen Aufgaben zur Folge hat. Generell stehen drei sozialpädiatrische Aufgabenbereiche im Vordergrund:

- Die **sozialkompensatorische Gesundheitsfürsorge** mit dem Ziel, sozial benachteiligte Kinder besser mit Maßnahmen der Gesundheitsförderung und Prävention zu erreichen. Der ÖGD hat grundsätzlich die Möglichkeit der nachgehenden und aufsuchenden Fürsorge; damit kann z. B. nachgehalten werden, ob nach der Feststellung von Gesundheitsstörungen etwa bei der Schuleingangsuntersuchung die vorgeschlagenen Behandlungsmaßnahmen bei den Kindern auch wirklich eingeleitet wurden.
- Die **Mitwirkung bei der Frühförderung** behinderter oder von Behinderung bedrohter Kinder: Für Leistungen der Sozialhilfe in diesem Kontext ist ein befürwortendes Gutachten des ÖGD Voraussetzung (► Kap. 10.5.2 und ► Kap. 16.2.2).
- Die **Mitwirkung bei Fragen der Schulgesundheit**: Derzeit ist noch in allen Bundesländern eine ärztliche Schuleingangsuntersuchung vorgeschrieben, deren Umfang allerdings sehr unterschiedlich ist. Die Funktion der Schuleingangsuntersuchung hat sich im Zuge der aktuellen schulpolitischen Tendenzen erheblich verändert (► Kap. 16.3.2).

Neben diesen überwiegend individualmedizinischen Aufgaben obliegen dem ÖGD auch Public-Health-orientierte Funktionen. Im Kontext der Kinder- und Jugendgesundheitsfürsorge sind das insbesondere die Mitwirkung an örtlichen oder regionalen Gesundheitskonferenzen (► Kap. 16.3.2) und die Erfüllung betriebsärztlicher Aufgaben in Kindertagesstätten und Schulen. Dazu gehören theoretisch die regelmäßige Überprüfung der Unfallprävention und der Hygiene in Gemeinschaftseinrichtungen, erforderlichenfalls seuchenhygienische Maßnahmen nach den Vorschriften des Infektionsschutzgesetzes und das Angebot regelmäßiger betriebsärztlicher Sprechstunden. Praktisch können diese Dienste wegen der massiven Personaleinsparungen in den letzten Jahren kaum noch angeboten, jedenfalls nicht flächendeckend ausgeübt werden.

16.1.4 Sozialpädiatrische Zentren und Eltern-Kind-Stationen

Das Konzept der Sozialpädiatrischen Zentren als pädiatrisch geleitete und interdisziplinär arbeitende Einrichtungen zur Untersuchung und Behandlung von Kindern mit Entwicklungsstörungen stellt eine ausgesprochene Erfolgsgeschichte dar. Die von Hellbrügge 1968 in München erstmals realisierte Organisationsform hat sich in den wesentlichen Strukturmerkmalen bis heute erhalten und wird inzwischen flächendeckend in rund 130 Sozialpädiatrischen Zentren in Deutschland praktiziert. Das fachübergreifende Arbeitsmodell mit medizinischen, psychologischen, heil- und sozialpädagogischen Kompetenzen hat sich für alle »Kinder mit besonderen Bedürfnissen« bewährt. Deshalb wurden an einigen Standorten Sozialpädiatrische Zentren auch zur Behandlung von Kindern und Jugendlichen mit chronischen Krankheiten außerhalb des neurologisch-psychiatrischen Spektrums zugelassen. Überwiegend ist aber das Arbeitsgebiet Sozialpädiatrischer Zentren durch die Zulassungsausschüsse auf die Behandlung bei Entwicklungsstörungen und neuropsychiatrischen Folgen chronischer Krankheiten und Behinderungen begrenzt.

Im Gegensatz zu den weitgehend konstanten Strukturmerkmalen haben sich die **Arbeitskonzepte** der Sozialpädiatrischen Zentren in den zurückliegenden vier Jahrzehnten grundlegend verändert. Ursprünglich stand die Vorstellung im Vordergrund, durch intensives Funktionstraining mit Hilfe spezieller Therapiemethoden die Funktionsfähigkeit eines geschädigten Nervensystems mehr oder weniger normalisieren zu können. Diese Erwartungen haben sich aber nicht erfüllt, und darüber hinaus waren die damit verbundenen Maßnahmen mit teilweise erheblichen Belastungen für die Kinder und ihre Eltern verbunden. Das führte zu einem »Paradigmenwechsel in der Frühförderung« (Schlack 1989).

❗ **Der Grundgedanke des neuen Konzepts ist, dass behinderte Kinder – ebenso wie nicht behinderte – nur durch Eigenaktivität zu einer bestmöglichen Ausschöpfung ihrer Fähigkeiten finden, dass also das aktive, eigenmotivierte Handeln des Kindes nicht durch ein fremdmotiviertes »Be-Handeln« ersetzt, sondern nur unterstützt werden kann.**

Dieser Grundgedanke ist nicht nur theoretisch, sondern auch empirisch gut gesichert (Schlack 1994). Ein Kind kann aber nur dann zum Akteur seiner Entwicklung werden, wenn seine psychischen Grundbedürfnisse erfüllt werden. Die Behinderung eines Kindes bedeutet für jede Familie eine große und vielfältige (seelische, körperliche, finanzielle) Belastung. Diese Belastungen führen häufig – auch bei positiver Grundeinstellung der Eltern – zu Interaktionsweisen, die der Entwicklung eines behinderten Kindes nicht dienlich sind. Deshalb müssen sich die therapeutischen Angebote an die Eltern ebenso wie an die Kinder richten, um das emotionale Gleichgewicht des familiären Systems zu stabilisieren und einer Blockierung der verbliebenen Entwicklungsmöglichkeiten vorzubeugen.

Bei der praktischen Umsetzung dieses Konzepts bieten **Eltern-Kind-Stationen**, die an einigen Sozialpädiatrischen Zentren sowie an einzelnen kinder- und jugendpsychiatrischen und psychosomatischen Kliniken eingerichtet sind, besondere Chancen:

- Die Bedingungen, unter denen sich Eltern, Kind und Fachleute begegnen, sind den häuslichen familiären Gegebenheiten in den wichtigsten Punkten angenähert.
- In mehreren aufeinander folgenden Tagen wächst das Vertrauen, welches auch die konstruktive Bearbeitung emotional schwieriger Themen erlaubt.

- Funktionstherapeutische und psychotherapeutische Maßnahmen können entsprechend dem individuellen Bedarf in idealer Weise miteinander kombiniert werden.
- Unter den auf der Station anwesenden Eltern entsteht eine Gruppendynamik, welche die Elternselbsthilfe begünstigt.
- Der Transfer in den familiären Alltag sowie die Einbettung in die (überwiegend ambulante) Langzeitbetreuung gelingt in der Regel ohne Schwierigkeiten.

Weitere Vorzüge dieser Organisationsform sind:
- Sie ist für alle Formen von Entwicklungsstörungen in gleicher Weise geeignet.
- Sie bietet auch für Familien in Regionen mit dünner Besiedelung und weiten Anfahrtswegen die Möglichkeit, ein hoch spezialisiertes und multiprofessionelles Angebot in Anspruch zu nehmen. Eine konzentrierte stationäre Behandlung und Elternanleitung kann eine effiziente Alternative zu wiederholten ambulanten Behandlungen sein.
- Es handelt sich um eine Ergänzung des Krankenhausspektrums im pädiatrischen Bereich, für die ohne Frage ein Bedarf besteht und die z. B. durch Umwidmung herkömmlicher Krankenhausbetten realisiert werden könnte.

Unter bestimmten Voraussetzungen kann eine stationäre sozialpädiatrische (interdisziplinäre) Behandlung auch ohne Mitaufnahme einer familiären Bezugsperson indiziert sein, z. B. bei schwerer psychischer Traumatisierung durch innerfamiliären sexuellen Missbrauch oder bei Dekompensation der familiären Betreuung durch massive Verhaltensprobleme eines geistig behinderten Kindes.

In der Bemühung um einen einheitlichen und hohen Standard der Behandlung in Sozialpädiatrischen Zentren haben die Deutsche Gesellschaft für Sozialpädiatrie und Jugendmedizin und die Arbeitsgemeinschaft Sozialpädiatrischer Zentren Leitlinien zur Struktur- und Prozessqualität erarbeitet (Deutsche Gesellschaft für Sozialpädiatrie und Jugendmedizin 2003). Die unterschiedlichen Aufgaben der Sozialpädiatrischen Zentren und der Frühförderstellen und ihre komplementäre Funktion im Versorgungssystem werden unter ▶ Kap. 16.2.2 besprochen.

16.1.5 Pädiatrische Vorsorge- und Rehabilitationskliniken

In dem »Gemeinsamen Rahmenkonzept« der Kostenträger zu stationären medizinischen Vorsorge- und Rehabilitationsmaßnahmen für Kinder und Jugendliche (Bundesarbeitsgemeinschaft für Rehabilitation 2008) zählen die Häufung verhaltensabhängiger gesundheitlicher Risikofaktoren und ungünstige psychosoziale Einflüsse auf die Erhaltung oder Wiederherstellung der Gesundheit zu den wichtigsten Indikationskriterien. Dementsprechend sind die pädiatrischen Vorsorge- und Rehabilitationskliniken im engeren Sinne sozialpädiatrisch ausgerichtete Einrichtungen.

❶ Ihr Auftrag erstreckt sich nicht nur auf eine zeitlich begrenzte Behandlung von Kindern und Jugendlichen, sondern darüber hinaus auch auf die positive Einflussnahme auf das familiäre und weitere soziale Umfeld (Beseitigung oder Minderung modifizierbarer Risikofaktoren, individuelle Veränderung gesundheitsgefährdenden Verhaltens, Befähigung zur Krankheitsbewältigung).

Eine weitere Voraussetzung für die Durchführung stationärer Maßnahmen ist, dass ambulante Behandlung erfolglos oder nicht ausreichend ist und eine vorübergehende Herausnahme des Kindes bzw. Jugendlichen aus dem familiären Milieu geboten erscheint. Auch dabei spielen psychosoziale Faktoren eine entscheidende Rolle.

Kostenträger für stationäre Vorsorgemaßnahmen (»Kinderkuren«, Kind-Mutter-/Vater-Maßnahmen) sind die Krankenkassen, für stationäre Rehabilitationsmaßnahmen entweder die Krankenkasse oder die Gesetzliche Rentenversicherung. Der Antrag ist durch einen Vertragsarzt zu stellen und mit einer strukturierten, individuellen Indikation zu begründen. In dem oben erwähnten »Gemeinsamen Rahmenkonzept« sind die individuellen Voraussetzungen für die Durchführung stationärer Vorsorge- und Rehabilitationsleistungen im Kindes- und Jugendalter sowie die Anforderungsprofile an die klinischen Einrichtungen im Einzelnen aufgeführt (▶ Kap. 5.4).

16.2 Brennpunkte besonderen Kooperationsbedarfs

Der Begriff »Brennpunkt« ist hier in doppeltem Wortsinn zu verstehen: Zum einen als Fokus besonderer Wichtigkeit, zum andern als Punkt, an dem es »brennt«, wenn die Kooperation nicht so funktioniert, wie es wünschenswert und notwendig wäre.

16.2.1 Vorbeugung und Interventionen gegen Kindesvernachlässigung

Zahlreiche Fälle von schwerer Kindesvernachlässigung haben in den letzten Jahren die Öffentlichkeit beschäftigt. Ihre gerichtliche Aufarbeitung hat in der Regel bestätigt, dass ein fataler Ausgang bei besserer Kooperation zuständiger Behörden untereinander, aber auch mit niedergelassenen Kinder- und Jugendärzten, hätte vermieden werden können. Spektakuläre Fälle von Vernachlässigung mit Todesfolge sind aber nur die Spitze des Eisbergs; der überwiegende Teil der Kinder, die Vernachlässigung in gravierendem Ausmaß erleiden, wird zwar nicht um das Leben, aber doch um wesentliche Entwicklungschancen im Leben gebracht. Kinder- und Jugendärzte in der Praxis, in Sozialpädiatrischen Zentren und im ÖGD haben die Möglichkeit, wirksam an Maßnahmen gegen Kindesvernachlässigung mitzuwirken, wenn sie diese Aufgabe als genuinen Teil pädiatrischer Verantwortung anerkennen.

Viele vernachlässigte Kinder kommen erst dann in Behandlung, wenn sie bereits erheblich auffällig geworden sind (s. Fallbeispiel unter ▶ Kap. 16.1). Aus der Anamnese ergeben sich meist typische Defizite im Informationstransfer von der Geburtsklinik zum weiterbehandelnden Kinderarzt, in der Nachhaltigkeit der Betreuung belasteter Familien durch das Jugendamt und in der Kommunikation zwischen Jugendamt und Kinderärzten (Kratzsch 2005). Gut funktionierende Modelle mit präventivem Ansatz zeichnen sich durch ein **örtliches Netzwerk** aus, in dem Jugendamt, Sozialamt, Gesundheitsamt, Entbindungskliniken, Kinderklinik und (wenn vorhanden) Sozialpädiatrisches Zentrum kooperieren und das über eine gemeinsame Clearingstelle verfügt. Näheres dazu ▶ Kap. 11.

▣ Tab. 16.1. Sozialpädiatrische Zentren und Frühförderstellen: Strukturelle Unterschiede und komplementäre Funktion in einem gegliederten Versorgungssystem

Sozialpädiatrische Zentren	Frühförderstellen
Ärztliche Leitung; medizinische Diagnostik und Therapie	Pädagogische oder psychologische Leitung
Langfristige (Mit-) Behandlung bis ins Jugendalter	Behandlung bis zur Einschulung
Regionale bis überregionale Zuständigkeit	Örtliche bis regionale Zuständigkeit
Spezialisierung und fachliche Differenzierung	Wohnortnahe Versorgung
Konsultative Behandlung bei besonderen Fragestellungen, u. U. in größeren Abständen	Laufende Behandlung in kurzen (z. B. wöchentlichen) Abständen
Untersuchung und Behandlung auf vertragsärztliche Überweisung	Kostenübernahme durch die Sozialhilfe nach Stellungnahme des ÖGD oder anderer ärztlicher Verordnung

16.2.2 Arbeitsteilung von Sozialpädiatrischen Zentren und Frühförderstellen

Trotz einer gewissen Überschneidung der Aufgaben haben sich beide Institutionsformen zu einem komplementär funktionierenden und kooperativen Versorgungssystem entwickelt, in welchem die jeweiligen Zuständigkeiten gut von einander abgegrenzt werden können (▣ Tab. 16.1).

Diese – unter fachlichen wie ökonomischen Gesichtspunkten sinnvolle – Arbeitsteilung wurde unschärfer und komplizierter durch das Konzept der **interdisziplinären Frühförderstellen**, an das im Sozialgesetzbuch IX die Voraussetzung für die Erbringung von **Frühförderung als Komplexleistung** (▶ Kap. 10.5.2) gebunden wurde. Dieses Konzept sieht eine institutionalisierte ärztliche Mitwirkung in einer Frühförderstelle vor, ohne sie allerdings quantitativ und qualitativ zu definieren. Der Zuwachs an interdisziplinärer Zusammenarbeit in der Frühförderung ist zwar grundsätzlich positiv zu sehen, aber die Abgrenzung der Aufgabengebiete der Sozialpädiatrischen Zentren einerseits und der interdisziplinären Frühförderstellen andererseits wird schwieriger. Nach der Vorstellung der Kostenträger soll die Behandlung eines Kindes in einer interdisziplinären Frühförderstelle eine parallele Behandlung in einem Sozialpädiatrischen Zentrum ausschließen. Da sich die Untersuchungs- und Behandlungsangebote beider Institutionstypen ergänzen und bei vielen Kindern für besondere Fragestellungen nebeneinander notwendig sind, würde eine derartige Auslegung des SGB IX bzw. der Frühförderverordnung eine bedeutsame Verschlechterung der Versorgung bedeuten.

16.2.3 Schuleingangsuntersuchung

Stand früher bei der ärztlichen Schuleingangsuntersuchung die Frage im Vordergrund, ob ein schulpflichtig gewordenes Kind bei seinem aktuellen Entwicklungsstand schon ausreichend schulbelastungsfähig (»schulreif«) sei, so spielt diese Frage nunmehr kaum eine Rolle, da gemäß der aktuellen schulpolitischen Tendenzen jedes Kind mit spätestens 6 Jahren eingeschult werden und in der Schule jeweils eine seinen Fähigkeiten entsprechende individuelle Förderung erfahren soll. (An dieser Stelle soll dahingestellt bleiben, ob die Schule diesen Anspruch mehrheitlich bereits einlösen kann.) Die Rückstellung eines Kindes von der Einschulung wegen »mangelnder Schulreife« kommt im Allgemeinen nicht mehr in Frage, allenfalls wenn etwa die körperliche Belastbarkeit des Kindes durch einen Unfall, eine Operation oder eine andere langwierige und noch nicht ausgeheilte Krankheit beeinträchtigt war oder ist.

❗ **Die wesentliche Aufgabe der ärztlichen Schuleingangsuntersuchung liegt jetzt in der Feststellung etwa vorhandener Gesundheitsstörungen, die eine medizinische Intervention erforderlich machen (z. B. Behandlung von Seh- oder Hörstörungen) oder aber einen sonderpädagogischen Förderbedarf begründen. Das schulärztliche Gutachten bildet in diesen Fällen die Grundlage für die weiteren Entscheidungen auf pädagogischem Gebiet.**

Wenn bei der schulärztlichen Untersuchung ein Behandlungsbedarf auf medizinischem Gebiet festgestellt wurde, hat der Öffentliche Kinder- und Jugendgesundheitsdienst die Möglichkeit, im Rahmen der nachgehenden Fürsorge die tatsächliche Durchführung der erforderlichen Maßnahmen zu sichern.

In allen Fällen, in denen aus ärztlicher Sicht eine anstehende Einschulung nicht unproblematisch erscheint, ist eine Kontaktaufnahme zwischen Schularzt und pädiatrischem Hausarzt dringend wünschenswert, weil unter Umständen nur auf diese Weise entscheidungsrelevante Informationen ausgetauscht werden können. Das gilt besonders auch dann, wenn bei einem intellektuell gut entwickelten Kind eine **vorzeitige Einschulung** erwogen wird. Ob einem Kind eine vorzeitige Einschulung mittel- und langfristig gut bekommt, hängt von verschiedenen Faktoren ab. Im Allgemeinen ist in den ersten Grundschuljahren der Stand und die Stabilität der emotionalen und sozialen Entwicklung für eine erfolgreiche Bewältigung der schulischen Anforderungen von größerer Bedeutung als allein die kognitive Entwicklung. Zu bedenken ist auch, dass vorzeitig eingeschulte Kinder dann in der weiterführenden Schule nicht zu gleicher Zeit in die Pubertät kommen wie ihre Klassenkameraden, was vor allem für Jungen (die ohnedies später pubertieren als Mädchen) zu einem großen Problem werden kann. Das Für und Wider einer vorzeitigen Einschulung sollte jedenfalls bei der Elternberatung individuell und sorgfältig gegeneinander abgewogen werden (dazu auch ▶ Kap. 14.3).

16.2.4 Langzeitbetreuung chronisch kranker Kinder

Die Lebensqualität chronisch kranker Kinder hängt wesentlich von der »reibungslosen« Zusammenarbeit zwischen Kliniken, Spezialambulanzen und pädiatrischen Hausärzten ab (Näheres dazu in ▶ Kap. 8 und 9). Ein wesentlicher Faktor dabei ist auch das »Empowerment« der Eltern, bei dem die Selbsthilfeorganisationen (▶ Kap. 16.4) eine große Rolle spielen.

16.3 Vernetzung, praktisch gesehen

16.3.1 Informelle Netzwerke

Als Keimzelle eines informellen Netzwerks ist in erster Linie der »pädiatrische Stammtisch« anzusehen, d. h. das regelmäßige Treffen der Kinder- und Jugendärzte einer Stadt oder eines Kreises, das häufig von den Obleuten des Berufsverbandes der Kinder- und Jugendärzte (BVKJ) organisiert wird. Von den niedergelassenen Pädiatern sollte Wert darauf gelegt werden, dass an diesen Treffen regelmäßig auch Ärzte des Öffentlichen Kinder- und Jugendgesundheitsdienstes teilnehmen.

❗ **Jeder Kinderarzt in der Praxis sollte wenigstens eine Ansprechperson im Jugendamt mit Namen und nach Möglichkeit persönlich kennen. Der persönliche Kontakt ist entscheidend! Er setzt die Hemmschwelle herab und ermöglicht es, sich bei vorerst vagem Verdacht auf Vernachlässigung oder Misshandlung zu beraten oder aber bei konkreterem Verdacht durch einen persönlichen Kontakt eine höhere Verbindlichkeit herzustellen, selbst wenn die angesprochene Kontaktperson für den betreffenden Stadtteil oder Sachverhalt nicht zuständig sein sollte.**

Die Gefahr, dass eine Anfrage oder Meldung an das Jugendamt auf dem Dienstweg in eine Endlosschleife gerät, ist bei persönlicher Ansprache geringer. In vielen Kommunen – und in letzter Zeit zunehmend – gibt es Kooperationskreise und lokale Netzwerke für Kinder- und Jugendschutz, die oft dringend nach Kooperationspartnern aus den kinder- und jugendärztlichen Praxen, den pädiatrischen Kliniken und den Sozialpädiatrischen Zentren suchen.

Die Kontaktanbahnung zur Leitung oder zu Mitarbeitern des Jugendamts kann über pädiatrische Kollegen im ÖGD erfolgen; sinnvoll ist eine Einladung zu speziellen Themenabenden, etwa über Vernachlässigung, Misshandlung oder sexuellen Missbrauch. Idealerweise kann bei solchen Anlässen auch ein Familienrichter einbezogen werden, der vielleicht schon einem der »Stammtischteilnehmer« bekannt ist und auf diese Weise auch den anderen Kollegen als möglicher Ansprechpartner und Ratgeber nähergebracht wird. Auch hierbei ist das persönliche Bekanntsein der Faktor, der eine Vernetzung erheblich begünstigt. Informelle Kontakte erleichtern Auskünfte und Empfehlungen auf zunächst anonymisierte Fragestellungen, wodurch auch Konflikte zwischen notwendigem Informationsfluss und Schweigepflicht (dazu ▶ Kap. 11.8) vermindert werden können.

Gute, vernetzende Beziehungen zwischen den niedergelassenen Kinder- und Jugendärzten einerseits und den pädiatrischen Kliniken und Sozialpädiatrischen Zentren andererseits sind, wie man weiß, nicht zuletzt eine Frage kurzfristig geschriebener Arztbriefe und anderer schneller und kompetenter Kommunikationen, die tunlichst auf gleicher Augenhöhe ablaufen sollten. Die niedergelassenen Kollegen haben die Möglichkeit, die Fortbildungsangebote der Kliniken und Zentren durch die Formulierung des konkreten Bedarfs und Interesses passgenauer zu machen.

16.3.2 Kommunale Gesundheitskonferenzen

Gesundheitskonferenzen werden in den Kommunen bereits praktiziert, um auf der Grundlage der regionalen Gesundheitsberichterstattung aktuell anstehende Probleme zu besprechen und Maßnahmen und Prioritäten zu ihrer Lösung zu suchen. In einer kommunalen Gesundheitskonferenz sind im Allgemeinen das Sozialamt, das Jugendamt und das Gesundheitsamt, die Krankenhäuser, die Gesetzlichen Krankenkassen, niedergelassene Ärzte, Verbände der freien Wohlfahrtspflege und Selbsthilfeorganisationen vertreten.

> ❗ **Gesundheitskonferenzen können aktuelle Mängel in der örtlichen Gesundheitsversorgung für Kinder und Jugendliche bekannt machen und zu einer Verbesserung beitragen.**

Solche Mängel können z. B. eine besonders niedrige Durchimpfungsrate in einzelnen Kindergärten oder ein besonders hoher Bedarf an Sprachförderung bei Kindern bestimmter Stadtteile sein. Die Mitwirkung niedergelassener Pädiater in Gesundheitskonferenzen ist bisher offenbar eine seltene Ausnahme. Es soll allerdings auch nicht verschwiegen werden, dass Gesundheitskonferenzen von Insidern nicht selten als frustrationsreich erlebt werden, da die angesprochenen Probleme oft mehr verwaltet als gelöst würden.

16.4 Patientenselbsthilfe

Selbsthilfeorganisationen haben im Gesundheitswesen eine zunehmende Bedeutung gewonnen. Dafür gibt es verschiedene Gründe:

- Selbsthilfegruppen sind in der Lage, die Kompetenzen der Betroffenen bei der Auseinandersetzung mit Krankheit und Behinderung sowie bei der Bewältigung von Alltagsproblemen zu stärken; dadurch werden eigene Ressourcen der Betroffenen mobilisiert und das Gefühl der Abhängigkeit und des Ausgeliefertseins gemindert.
- Die Selbsthilfe leistet einen großen Beitrag an Zuwendung und Pflege, die angesichts des großen Bedarfs weder personell noch finanziell allein von Fachkräften erbracht werden können.
- Nicht zuletzt trägt die Arbeit der Selbsthilfeorganisationen dazu bei, Mängel und Lücken im professionellen Versorgungssystem aufzuzeigen und für deren Beseitigung zu sorgen.

Die Anerkennung, welche die Selbsthilfe inzwischen von Seiten der Ärzte erfährt, hat sich zugegebenermaßen erst allmählich entwickelt. Diese Entwicklung ist u. a. Ausdruck eines geänderten Rollenverständnisses zwischen den Ärzten und anderen Fachleuten einerseits und den Patienten andererseits. Je chronischer ein gesundheitliches Problem ist und je weniger es sich – wie z. B. im Falle einer

Behinderung – durch ärztliche Behandlung beseitigen lässt, umso stärker wächst bei den Betroffenen die Erkenntnis, dass es viele Bereiche gibt, in denen sie kompetenter sind als die Fachleute. Das gilt zunächst vor allem für Fragen des Lebens mit einer Krankheit oder Behinderung sowie für die praktische Umsetzbarkeit therapeutischer Empfehlungen im Alltag und die Bewältigung innerer oder äußerer Belastungen. In zunehmendem Maße gilt es aber auch für den Erwerb spezieller Informationen vor allem aus dem Internet, die gelegentlich an Aktualität den Informationsstand der Fachleute überbieten. Eine solche Situation, in der sich der vermeintliche Laie als fortgeschrittener Experte in eigener Sache erweist, ist für das gängige ärztliche Selbstverständnis nicht immer einfach.

Im pädiatrischen Bereich ist die Arzt-Patienten-Beziehung ohnedies komplexer als in der Erwachsenenmedizin, denn es handelt sich nicht um eine duale Beziehung, sondern grundsätzlich um ein **Beziehungsdreieck**, gebildet vom Arzt, dem Kind und seinen Eltern. Dementsprechend bedeutet Selbsthilfe auf dem Gebiet der Kinderheilkunde in der Regel **Elternselbsthilfe**. Für Jugendliche gibt es inzwischen an manchen Orten auch Selbsthilfegruppen, die mehr oder weniger unabhängig von Erwachsenen sind, z. B. für Jugendliche mit Epilepsie, Spina bifida oder Diabetes. Bei ihnen entsteht nicht selten ein Konfliktpotenzial ganz anderer Art, nämlich zwischen den Autonomiewünschen der Jugendlichen einerseits und dem Fürsorgebemühen der Eltern und Fachleute andererseits.

> **❗ Voraussetzung für eine partnerschaftliche Zusammenarbeit von Eltern und Fachleuten ist wechselseitiger Respekt vor den spezifischen Kompetenzen der anderen Seite.**

Für die Selbsthilfe im Bereich der Kinder- und Jugendmedizin spielt das »Kindernetzwerk e.V. – für Kinder, Jugendliche und junge Erwachsene mit chronischen Krankheiten und Behinderungen« (http://www.kindernetzwerk.de) eine zentrale und herausragende Rolle. Eine umfangreiche Datenbank vermittelt Informationen über mehr als 2000 häufige und seltene Erkrankungen und Behinderungen sowie Adressen von Selbsthilfegruppen, Landes- und Bundesverbänden, Kliniken und anderen fachlichen Einrichtungen.

Eltern, die sich mit Hilfe anderer Eltern, durch Informationen wie etwa über das Kindernetzwerk e.V. und auch über ihre Alltagserfahrung kundig gemacht haben, kommen gelegentlich zu anderen Vorstellungen und Urteilen als die Fachleute. Vor allem Ärzte tendieren nicht selten dazu, solche abweichenden Meinungen für falsch zu halten, was wohl manchmal auch zutrifft, aber sicherlich nicht die Regel ist. Abweichende Meinungen können vielmehr ergänzende Sichtweisen ins Spiel bringen, die für die Betroffenen wichtig sind, von den nicht betroffenen Fachleuten aber zuvor nicht bedacht worden sind. Auf diese Weise kann Elternselbsthilfe zum fachlichen Fortschritt beitragen, nicht nur durch die Darlegung offensichtlicher Versorgungsmängel.

Eine Aufwertung der Elternrolle erfordert also ein **Umdenken der Fachleute**, macht ihre Arbeit aber in mancher Hinsicht leichter. Eine größere Mitverantwortung der Eltern vermindert den Erwartungsdruck auf die Fachleute. Deren spezielle Fachkompetenz ist deshalb aber nicht weniger gefragt oder weniger notwendig. Einsichten und positive Erfahrungen auf diesem Gebiet sind sicherlich noch ausbaufähig. So ergab z. B. im Jahr 2008 eine Umfrage des Kindernetzwerks e.V. unter 53 Mitgliedsorganisationen, dass fast zwei Drittel der Befragten sich von ihren Ärzten nicht ausreichend über die vorliegende Krankheit, Entwicklungsstörung oder Behinderung informiert fühlten.

Die Elternselbsthilfe ist geeignet, die **Solidarität** unter den Betroffenen zu stärken und das Bewusstsein eigener Kompetenzen zu erfahren. Solche Kompetenzen und Stärken können nicht nur in der Betreuung des behinderten Kindes, sondern auch auf ganz anderen Feldern gesucht und gefunden werden. Ihr Bewusstwerden bedeutet eine Stärkung des Selbstvertrauens und des Selbstwerts; das sind beides wesentliche Faktoren des Konzepts, das man als **Empowerment** bezeichnet.

Wo es um die Durchsetzung berechtigter **Anliegen zugunsten der Kinder gegenüber der Politik** geht, sind Ärzte und Eltern gewissermaßen natürliche Verbündete. Elternverbände mit ihrem Gewicht als potenzielle Wähler finden das Ohr einflussreicher Politiker oft leichter als Ärzte, denen gelegentlich unterstellt wird, ihre für die Patienten erhobenen Forderungen dienten eher den eigenen

Standesinteressen. Konkrete Beispiele zur Aufrechterhaltung des Versorgungsstandards betroffener Kinder sind die finanzielle Sicherung von Spezialambulanzen und der Erhalt von Kinderkrankenhäusern mit altersgerechtem Therapie- und Pflegeangebot. Auf beiden Gebieten wird nur eine Aktionsgemeinschaft von Eltern, Ärzten und Krankenhausträgern zu dem Erfolg führen, der für die Kinder notwendig ist.

Literatur

Bundesarbeitsgemeinschaft für Rehabilitation (2008) Gemeinsames Rahmenkonzept der Gesetzlichen Krankenkassen und der Gesetzlichen Rentenversicherung für die Durchführung stationärer medizinischer Leistungen der Vorsorge und Rehabilitation für Kinder und Jugendliche. Bundesarbeitsgemeinschaft für Rehabilitation, Frankfurt a.M. (http://www.bar-frankfurt.de)

Deutsche Gesellschaft für Sozialpädiatrie und Jugendmedizin (2003) Altöttinger Papier. Grundlagen der Strukturqualität und Behandlung in Sozialpädiatrischen Zentren. Deutsche Gesellschaft für Sozialpädiatrie und Jugendmedizin, Berlin

Kratzsch W (2005) Früherkennung und Prävention bei Kindern aus psychosozialen Hochrisikofamilien. Kinderärztl Prax 76: 363–368.

Schlack HG (1989) Paradigmawechsel in der Frühförderung. Frühförderung interdisziplinär 8: 13–18

Schlack HG (1994) Interventionen bei Entwicklungsstörungen. Bewertende Übersicht. Monatsschr Kinderheilkd 142: 180–184

Sachverzeichnis

A

Ablösung von den Eltern 205, 415
absichtsvolles Einnässen 370
adherence 441
ADHS ► Aufmerksamkeitsdefizit-/
   Hyperaktivitätsstörung
Adipositas 73, 86, 194, 235, 237,
   388, 423
– Komorbidität 237
– präventiver Ansatz 239
Adipositasbehandlung 240
Adipositasepidemie, Ursachen
   236
Adipositasschulung 220
Adoleszenz 412
Adoption 37
– Beratungsbedarf 38
– Problemfelder 37
adrenogenitales Syndrom 113
– Leitlinie zur Behandlung 114
– Screening 114
affektive Psychose 396
Aggressivität 360, 362
Aktivitäten 18
Alkoholkonsum 432, 434
Allergieprävention 95
Allergierisiko 96
– Haustierhaltung 96
allergische Erkrankungen 95, 194,
   388
– Prävalenz 95
Allgemeiner Sozialdienst (ASD)
   des Jugendamts 330, 452
alterspezifisches Unfallrisiko 98
ambulante Rehabilitation 127
amotivationales Syndrom 350
anaklitische Depression 328
angeborene Hörstörung 117
angeborener Stoffwechseldefekt
   104
Angehörigenschulung 214
Angststörung 354, 396

anhaltende affektive Störung
   348
Anhedonie 349
Anorexia nervosa 423
Anpassung (adjustment) 196
Anpassungsleistung 204
Anpassungsproblem 404
Anpassungsstörung 205, 206,
   407
Antisuizidvertrag 352
apparent life-threatening event,
   ALTE 320
Appetitstörung 325, 349
Armut 30, 314
Artikulationsstörung 171, 175
ärztliche Schweigepflicht 331
Asperger-Syndrom 367, 408
Assimilation 390
Asthma 242
– Notfallvermeidungsplan 247
– Schweregrad 245
Asthma-Patientenschulung 215
Asylbegehren 379
atopische Erkrankung 242
atopisches Ekzem 246
Aufmerksamkeitsdefizit-/Hyper-
   aktivitätsstörung (ADHS) 21, 22,
   349, 356, 408
– Komorbidität 357
– multifaktorielle Entstehung
   358
– Therapie 359
Ausscheidungsstörung 369
Autismus 366
– atypischer 367
– frühkindlicher 366
– high-functioning 366
Autismusdiagnostik 368
Autismusspektrumstörung (ASS)
   366
autogenes Training 345
automatisierte Hirnstammaudiometrie (AABR) 118
Autonomiewunsch 205, 415

B

Bauchschmerz 420
Befindlichkeitsstörung 417
Behandlungspflege 307
Behandlung von Jugendlichen 440
– körperliche Untersuchung 441
– patientenorientierte Kommuni-
   kation 441
– Setting 440
Behandlung von Migranten 384
– Arbeit mit Übersetzern 384
– Gesprächsatmosphäre 391
behindertes Kind 201
– Geschwister 201
Behinderung 191, 225
Belastungssituation, psychosoziale
   16
Benachteiligung, soziale 30
Benefit des Stillens 88
Beratung, vorausschauende 3, 76,
   102, 168
Beratungslehrer 375
besonderer Versorgungsbedarf
   195
Betreuung 308
– familienergänzende 38
– transkulturelle 33
betriebsärztliche Aufgaben des
   ÖGD 453
Bewältigungsstrategie 197, 204
Bewegungsmangel 164, 168
Beziehungsdelikt 332
Beziehungsdreieck 459
Beziehungsstörung 312
Bildungschancen 33
Bilingualismus 383
Bindungsmuster 398
Bindungsstörung 146
– mit Enthemmung 148
– Hochrisikosituation 149
– Präventionsmöglichkeit 149
– reaktive 147

Bindungstheorie 146
Bindungstypen 146
Binge-Trinken 434
biografische Anamnese 346
biopsychosoziale Anamnese 423
biopsychosoziales Erklärungsmodell 343
Bissmarke 317
Bluterguss 317
Borderline-Persönlichkeitsstörung
  396
Botulinum-Neurotoxin-Therapie
  268
bronchiale Hyperreagibilität
  244
Bulimia nervosa 423
Bundeszentrale für gesundheitliche Aufklärung 334, 373
Bunter Kreis 223

C

Cannabiskonsum 434
Capture-Recapture-Methode 71
Case-Management 128, 211,
  224
Chancengerechtigkeit 38
Chiari-Fehlbildung 276
Chromosomenanalyse 300
Chronic fatigue syndrome (CFS)
  421
chronische Gesundheitsstörung
  196
– psychosoziale Auswirkungen
  196
clumsiness 162, 163
Cochlea-Implantation 119
compliance 214, 441
Computerspielabhängigkeit
  44, 46
– Warnkennzeichen 46
Computerspiele 42
– Offline-Game 45
– Online-Game 45
coping 196, 204
CRAFFT-Tests 438

D

Depression 348
depressive Episode 348
Deprivation 315, 328
Deprivationserfahrung 324
Deprivationsfolgen 150
Diabetes 21, 22
Diagnosemitteilung 199, 207,
  292
Dialektisch-Behaviorale Therapie
  (DBT) 345
Disease-Management-Programm
  (DMP) 125, 218, 219, 246
DMF-Index 90
Drogenaffinitätsstudie 434
Drogenkonsum 432
drohende seelische Behinderung
  186
Duftstoffe 59
Duldung 380
Durchimpfungsrate 80
Dysmenorrhöe 427
Dysthymie 348

E

Eheschließungen 35
Einbeziehung von Angehörigen
  406
Eingliederungshilfe 227
Einkommensarmut 30
Einkommensungleichheit 30
Einschlafstörung 421
elektiver Mutismus 350, 355
ELFRA-1/ELFRA-2 175
Eltern, alleinerziehende 35
Eltern-Kind-Interaktion 134, 152,
  326, 336, 397
Eltern-Kind-Psychotherapie 141,
  143
Eltern-Kind-Station 454
Elterngespräch 208
Elternmaterialien zur Gesundheits-
  förderung 335

Eltern mit chronischen somatischen
  Erkrankungen 403
– Anpassungsprobleme 405
Elternprogramme zur Bindungs-
  förderung 150
Elternselbsthilfe 459
emotionale Misshandlung 326
emotionale Vernachlässigung 326
emotionale Verwahrlosung 327
Empowerment 214, 459
Enkopresis 369, 371
– mit Obstipation 371, 372
Entscheidungswaage 441
Entspannungsverfahren 366
Entwicklung, demographische 27
Entwicklungsalter 300
Entwicklungsaufgaben 12, 19, 29,
  158, 164, 191, 197, 204, 405
– Bewältigung 12, 29
– im Jugendalter 413
Entwicklungsbedürfnis 15
Entwicklungsdiagnostik 299
– prädiktive Bedeutung 299
Entwicklungsknick 299
entwicklungsneurologischer Befund 162
entwicklungsneurologische Ver-
  fahren 167
– Optimalitätskonzept 167
– spezifische neurologische
  Symptome 168
– Zürcher Neuromotorik 167
Entwicklungspädiatrie 4
Entwicklungspsychopathologie
  342
(entwicklungs-)psychopathologi-
  scher Befund 345
Entwicklungsquotient 300
Enuresis 369
Enuresis-nocturna-Behandlung
  371
Epilepsie 21, 22, 249
– und Führerschein 257
– Klassifikation 249
– psychiatrische Komorbidität 255
– psychosoziale Konsequenzen
  255
– und Sport 257

Epilepsiesyndrome 252
ergänzende Leistung zur Rehabilitation 170
Ergotherapie 169, 267
Erkrankung
– allergische 95
– impfpräventable 71, 80
Ernährung 84
Ernährungsprävention 84
Erwerbstätigkeit von Eltern 36
Erziehungsberatung 41, 374
Erziehungskompetenz 314, 362
Erziehungspartnerschaft 39
ESPED 70
Essensregeln 145
Essstörung 350, 423
– Komorbidität 424
European Training in Effective Adolescent Care and Health (EuTEACH) 413
expressive Sprachstörung 171
externalisierende Störung 347
exzessives Schreien 135, 321
– Misshandlungsgefährdung 140
– Risikofaktor 136
– Verhaltensmodifikation 138
Eye Movement Desensitation Therapy (EMDR) 345

F

Fachpflegestelle 40
Familie 26, 34, 36
– Einkommen 36
– Haushalt 35
– Kinderzahl 35
– Lebensformen 35
familienentlastender Dienst 226, 305
Familiengericht 330
Familiengespräch 406
Familienhilfe, sozialpädagogische 41
familienorientierte Versorgung 210
Familienzentren 39

febriler Status epilepticus 251
Fehlbildungsregister 68
– aktives Erfassungssystem 69
– passives Erfassungssystem 69
Fehlernährung 86
feinfühliges Verhalten 150, 153
Female athlete triad (FAT) 426
Fernsehkonsum 358 (▶ auch Mediennutzung)
Fieberkrampf 250
Flüchtling 33, 379
– Gesundheitsversorgung 33
– Schulbesuchsrecht 33
Fluoridprophylaxe 90
Förderschule 304
Förderung der Sprachkompetenz 390
Forschung, epidemiologische 70
Fraktur 318
Freizeitlärm 60
– Gehörschadensrisiko 61
Friedfertigkeit 360
frühe Hilfen 336
frühe Lernstörung 158, 160
Früherkennung von Erkrankungen 77, 100
Früherkennungsuntersuchungen 98, 103, 328
Frühförderstelle 452, 456
Frühförderung 303, 305, 452
– als Komplexleistung 456
Frühgeborene 193
frühkindliche Deprivation 328
Frühwarnsystem 334
Frühwarnzeichen 321
funktionelle Störung 418
funktionelle Übungsbehandlung 162, 303
Funktionsfähigkeit 18
Fütterstörung 143, 326

G

Ganztagsbetreuung 38
Gedeihstörung 143
Gefährdung des Kindeswohls 333

geistige Behinderung 296
– diagnostische Schritte 298
– Frühsymptome 298
– psychiatrische Komorbidität 297
Gelegenheitsanfall 249
Geschäftsfähigkeit 308
Geschwister behinderter Kinder 201
gesetzliche Krankenversicherung (SGB V) 225, 305
gesetzliche Pflegeversicherung (SGB XI) 225, 307
Gesprächskompetenz 207
Gesundheit 7, 12, 13
– Definition 7, 12
– funktionale Norm 13
– objektive 13
– subjektive 13
Gesundheitsberichterstattung 69, 458
Gesundheitsbewusstsein 415
gesundheitsbezogene Lebensqualität 19, 21, 22, 416
Gesundheitsförderung 12, 13, 14, 413, 450
Gesundheitsfürsorge, sozialkompensatorische 5
Gesundheitsmonitoring 195
Gesundheitspädagogik 14
Gesundheitssicherung 4
Gesundheitsversorgung 450,
– Institutionen und Dienste 451
Gesundheitswissenschaft 5, 14
Gesundheitszustand 20
Gewaltbereitschaft 327
Gewalterfahrung 315, 335
– unter Peers 335, 428
– – Opfer 428
– – Täter 428
– – Täter-Opfer-Gruppe 429
Gewalt gegen Kinder 312
– epidemiologische Daten 312
– Risiko 314
Gewaltmediennutzung 47
– Abstumpfung 48
– Empathieverlust 48
– Gewaltdelinquenz 47

Grad der Behinderung (GdB) 226,
226
306
Gradient, sozialer 4, 194, 418
Grenzsteine der Entwicklung 300
Grundpflege 307
Grundschule für alle 409

H

Harninkontinenz 370
häusliche Pflege 222
Hausstaub 58
Hausstaubmilbe 96
HEEADSSS-Schema 441
Heilmittelkatalog 170
Heimerziehung 40
Helferkonferenz 331, 402
Herdenimmunität 79
hereditäre motorisch-sensible
  Neuropathie 284
Hilfe zur Erziehung 40, 375
Hilfeplanung 452
Hilfe statt Strafe 332
Hilflosigkeit (Merkzeichen H) 306
Hilfsmittelversorgung 269, 287
Hochbegabung 407, 408
– frühe Hinweise 408
hochunsicher-desorganisierte
  Bindung 148
Hörgeräteversorgung 119
Hörschwellenverschiebung 61
– Diskothekenbesuch 61
– tragbares Musikabspielgerät 61
Hörstörung 172
– angeborene 117
Hospizdienst 230
Hüftdysplasie 121
– Spreizbehandlung 122
– Ultraschallscreening 122
Hüftluxation 121
Human-Biomonitoring 55
Hydrocephalus 273, 276
Hygienehypothese 243
Hygiene in Gemeinschafts-
  einrichtungen 453
Hygrom 320

Hypothyreose 108
– Leitlinie zur Behandlung 109
– Therapie 112
– Wirksamkeit des Screening 109

I

ICF (International Classification
  of Functioning, Disability and
  Health) 12, 18, 125, 223
Identität, feminine/maskuline 427
illegaler Aufenthalt 380
Immunmodulation, unspezifische
  96
Impfgegner 82
Impfhindernis 82
Impfkomplikation 83
Impflücke 81
Impfnebenwirkung 83
impfpräventable Erkrankung 80
– Elimination 80
– Eradikation 80
Impfreaktion 83
Impfschaden 83
Impfstatus 80
Impfung 79, 83, 96
– Aufklärungsbedarf 79
– Kosten-Nutzen-Abwägung 83
– Nutzen-Risiko-Abwägung 83
– zeitgerechte 81
Impfversagen 79
Impfziele 83
Inanspruchnahme von
  Versorgungsleistungen 192
Infektionserkrankungen 193
Infektionsschutzgesetz 67, 84
– Meldepflicht für unübliche
  Impfreaktionen 84
Informationskette 208
Informationsmaterial für Kinder
  209
informelles Netzwerk 457
Inklusion 304
Innenraumschadstoffe 59, 96
Inobhutnahme 42, 334, 352
Integration von Migranten 390

integrative Kindertagesstätten 305
Intelligenz 296, 407
Intelligenzminderung 296
Intelligenzquotient (IQ) 296
Intelligenztests 296
Interaktionsmuster 397
Interaktionsstörung 326, 398
interdisziplinäre Arbeit 451
interdisziplinäre Frühförderstelle
  452, 456
interkulturelle Behandlung 390
internalisierende Störung 347, 404
International Classification
  of Functioning, Disability and
  Health ► ICF
Inzidenz 64
isolierte Rechtschreibstörung 180

J

Jugendamt 329, 333, 375, 451
Jugendkulturen 348
Jugendmedizin 412
juvenile Fibromyalgie 421

K

Kinder und Jugendliche mit psychi-
  schen Störungen 372
– Versorgung 372
Kinderarmut 30
Kinder-Früherkennungsprogramm
  5, 102, 328
– Verpflichtung zur Teilnahme 5,
  103, 328
– Zielkrankheiten 102
Kindergarten 38
Kinderkrankenpflege 222
Kinderkrebsregister 68
Kindernetzwerk 292, 459
Kinder-Richtlinie 105, 118
Kinderschutz 337
– spezielle Einrichtungen 337
Kinderschutzambulanz 329

Kinderschutzbogen 336
Kinderschutzgesetze 452
Kindertagespflegestelle 39
Kinder-Umwelt-Survey 56
Kinder- und Jugendgesundheits-
    dienst, öffentlicher 412, 453
Kinder- und Jugendgesundheits-
    survey (KiGGS) 2, 69, 87, 165,
    194, 382, 417
Kinder- und Jugendhilfegesetz 40,
    333, 451
Kindesmisshandlung 312
– Akutmanagement 330
– Diagnosemitteilung 329
– gesetzliche Bestimmungen 331
– Prävention 334
– Risikoabschätzung 331
– Strafanzeige 332
Kindesvernachlässigung 312, 455
Kindeswohlgefährdung 337, 452
Kindstod, plötzlicher 65, 73, 98
kognitive Teilleistungsstörung 179
Kohärenzgefühl 29
Kombinationsimpfstoffe 82
kombinierte umschriebene
    Entwicklungsstörung schulischer
    Fertigkeiten 181
kommunale Gesundheitskonferenz
    458
Kompetenz, transkulturelle 5
Kompetenznetz Patientenschulung
    221
konduktive Förderung nach Petö
    267
kongenitale myasthene Syndrome
    284
Konsum elektronischer Medien
    165
Kontaktallergie 59
Kontextfaktoren 19
Kopfschmerz 420
Körperbild 414
körperliche Misshandlung 316
Krankheit, meldepflichtige 67
Krankheitsbewältigung (coping)
    196, 197, 204
– innerfamiliäre Beziehungen 200
– Phasen 197

Krankheitsmanagement 126
Krippe 38
– Anforderungen 39
kulturell geprägtes Erleben 381
Kuren 124

L

Late Bloomers 173
Late Talkers 173
Lebensqualität 19
– gesundheitsbezogene 19, 21,
    22, 416
– – Definition 19
– – Messung 20
Lebenswelt 15
Lebensweltenkonzept 26
Legasthenie 179
Lernbehinderung 296
Lese-Rechtschreib-Störung (LRS)
    174, 179, 182, 183, 184
– Behandlung 184
– Komorbidität 183
Life-Skills-Ansatz 30
Logopädie 177, 270

M

Mangel an Nahrungsbestandteilen
    85
– Eisen 86
– Folsäure 86
– Jod 85
– Kalzium 85
Marginalisierung 5
Medienerziehung 51, 53
– Regelkatalog 53
Medienkompetenz 52
Medienkonsum 42
Mediennutzung, exzessive 43, 165
– Bewegungsarmut 44
– Computerspielabhängigkeit 44
– Schlafstörung 43
– schulische Leistungsfähigkeit 49

– Übergewicht 44
Mediennutzungsmuster 43
Medium-chain-Acyl-CoA-Dehydro-
    genase-Magel (MCADD) 115
– Screening 116
– Stoffwechselkrise 115
– Therapie 116
medizinischer Heimatort 211
Meilensteine der Entwicklung 205
Menarche 414
Meningozele 273
mentale Retardierung 296
Merkzeichen 306
Migräne 420
Migrantenkinder, Gesundheit und
    Krankheit 385
– körperliche Krankheit 387
– Prävention 387
– psychische Störung 389
– Risikofaktoren 386
– Schutzfaktoren 386
Migration 5, 378
– Kommunikation und Sprache
    383
– psychosoziale Folgen 378
– rechtliche Konsequenzen 379
Migrationserfahrung 30
– Bildungsabschluss 31
– Einkommensverhältnisse 31
– Herkunft 31
Migrationshintergrund 379, 382
minderjährige unbegleitete Flücht-
    linge 380
minimale zerebrale Dysfunktion
    159
Mischkost, optimierte 85
Mobbing 360, 428
molekulargenetische Unter-
    suchungen 301
Morbidität, neue 2, 14, 193, 450
Morbiditätsstatistiken 66
Mortalitätsstatistiken 64
motorische Entwicklungsstörung
    162, 164
– Altersabhängigkeit 164
– Rückgang in der Pubertät 164
– Zivilisationsabhängigkeit 164
motorischer Funktionsbereich 163

motorischer Leistungstest 168
motorische Ungeschicklichkeit
　163
Münchhausen-Stellvertreter-
　Syndrom 321
Muskeldystrophie 21, 22
– Duchenne 283
Musterungsdaten 236
Myelomeningozele 273

N

Nachsorge, sozialmedizinische
　128
Nachteilsausgleich 226, 306
Nahrungsmittelallergie 248
Nahrungssupplement 89
– Fluorid 90
– Vitamin D 89
– Vitamin K 93
Nahrungsverweigerung 325
Neonatalscreening 71
neue Morbidität 2. 14, 193, 450
Neugeborenen-Hörscreening
　118
Neugeborenenscreening 104, 106
– logistische Anforderungen 106
Neurodermitis 246
– Patientenschulung 215
neurologischer Befund 163
– »soft signs« 163, 167
– spezifische neurologische
　Symptome 163
neuromuskuläre Erkrankungen
　282, 285
– atemunterstützende Maß-
　nahmen 286
– medizinische Betreuung 285
neuroorthopädische Intervention
　269
nichtakzidentelle Vergiftung 321
nichtakzidentelle Verletzung 317
nichtorganische Gedeihstörung
　325
Nikotinkonsum 432
Nuckelflaschenkaries 92

O

öffentlicher Kinder- und Jugend-
　gesundheitsdienst 412, 453
Opferentschädigungsgesetz (OEG)
　333
oppositionelles Verhalten 360
optimierte Mischkost 85
Ottawa-Charta 14

P

pädiatrische Vorsorge- und Reha-
　bilitationskliniken 455
palliative Therapie 230
Panikstörung 354
Parentifizierung 327, 398
Partizipation 18
Passivrauchen 58, 96, 243
Patientenschulung 128, 214
Patientenschulungsprogramme,
　Effektivität 218
Patientenselbsthilfe 458
Pavor nocturnus 142
Peer-Gruppe 26
perikonzeptionelle Folsäure-
　prophylaxe 274
Pflegebedürftigkeit 226, 307
Pflegefamilie 40, 153
Pflegegeld 308
Pflegestelle 40
Pflegestufe 226
Pflegeversicherung (SGB XI) 225,
　307
Phenylketonurie 111
– Screening 111
– Therapie 112
phobische Störung 354
phonologische Bewusstheit 174,
　179
Physiotherapie 169, 265
– aufgabenorientierte Verfahren
　266
– auf neurophysiologischer
　Grundlage 266

– Constraint-Induced-Movement-
　Therapie (CIMT) 266
Piercing 414
plötzlicher Kindstod (SIDS) 65, 73,
　98, 229
politischer Flüchtling 379
postpartal depressive Mutter 397,
　402
posttraumatische Belastungs-
　reaktion 430
prämenstruelles Syndrom 427
Pränataldiagnostik 274, 290
Prävalenz 64
Prävention
– primäre 76, 79
– sekundäre 77, 100
– tertiäre 78, 124
Präventionsforschung 5, 7, 71
Präventionsmaßnahme, Evaluation
　72
präverbale Kommunikation 397
Primärprävention 76, 79
Priming 78
Programmierung, metabolische 86
progressive Muskelentspannung
　345
psychische/psychiatrische Auffällig-
　keit der Eltern 314
psychische/psychiatrische Erkran-
　kung der Eltern 336
psychische/psychosomatische
　Störung 346, 426
– Epidemiologie 346
– Geschlechtsunterschiede 426
psychisch kranke Eltern 396
– gemeinsame Behandlung von
　Mutter und Kind 401
– Häufung von Risiken 399
– präventive und therapeutische
　Intervention 400
Psychoedukation 344
psychogener nichtepileptischer
　Anfall 255
Psychomotorik 170
psychoorganisches Syndrom 159
psychosomatische Beschwerden
　418
psychosomatische Symptome 355

psychosoziale Anamnese 442
psychosoziale Belastung 192
Psychotherapie 344
– systemische Verfahren 345
– tiefenpsychologische Verfahren 344
– Verhaltenstherapie 344
Pubertät 414, 457
Public Health 14

R

Rauchen in der Schwangerschaft 78, 136, 436
Raucherprävalenz 435
reaktive Bindungsstörung 147
Realangst 355
Rechenstörung 183, 185
– Behandlung 185
regelmäßiger Schulbesuch 422
Regelschlaflage 99
Regelschule 304
Regulationskompetenz 134
Regulationsstörung 135, 336
Rehabilitation 124, 125, 374
– ambulante 127
– Antrag 126
– Durchführung 126
– Kontraindikation 126
– Verordnung 126
– Voraussetzung 125
– Ziel 125
Rehabilitation und Teilhabe behinderter Menschen (SGB IX) 227
Rehabilitationsbedürftigkeit 125
Rehabilitationsberatung 280
Rehabilitationsmaßnahme 124
Rehabilitationsnachsorge 127
Rentenversicherung (SGB VI) 124
Resilienz 6, 28, 343
Ressource 343, 416
retinale Blutung 320
Rett-Syndrom 367
rezeptive Sprachstörung 172
rezidivierende depressive Störung 348

Rheuma 21, 22
Risikofaktoren 28, 343
Risikominderung 440
Risikoverhalten 415

S

Salutogenese 6, 29, 76
Säuglings- und Kleinkindforschung 134
Säuglingsnahrung, hydrolisierte 95
Säuglingssterblichkeit 65
Schadstoffbelastung 55
– Grenzwert 55
– krebserregende Substanz 57
Schallempfindungsschwerhörigkeit 119
Schallleitungsschwerhörigkeit 119
Scheidung 35
Schimmelpilz 59, 96
Schizophrenie 396
Schlafmangel 421
Schlafstörung 141, 349
Schlaftagebuch 142
Schmerzsyndrome 349, 419
Schreien, exzessives 135
Schreikinder 136
Schriftspracherwerb 174
Schuleingangsuntersuchung 80, 453, 456
Schulgesundheit 453
schulische Integration 304
Schulleistungen 421
Schulphobie 354
Schulpsychologe 375
Schulschwänzen 360, 439
Schulung chronisch kranker Jugendlicher 214, 442
Schulversagen 183
Schütteltrauma 318, 321
– Beziehungsdynamik 321
Schutzfaktoren 28
Schwerbehindertenausweis 226, 306
– Merkzeichen 226
Schwermetalle 56

Screening 100
Screeningkriterien 100
sekundäre Sprachentwicklungsstörung 172, 176
Sekundärprävention 77, 100
Selbsthilfegruppe 139, 293
– für Jugendliche 459
Selbsthilfeorganisation 458
Selbsthilfeverband 357
Selbstverletzung 351, 431
seltene Erkrankungen 289
– Forschungsziele 290
Sensitivität 77
SETK-2/SETK 3-5 176
Sexualität 414
sexuelle Agression 430
sexuelle Misshandlung 322
sexueller Missbrauch 322
SIDS-Prävention 98 (► auch plötzlicher Kindestod)
Sojanahrung 95
somatoforme Störung 418
– psychiatrische Komorbidität 423
Sonderkindergarten 305
sonderpädagogische Förderung 304
sonderpädagogischer Förderbedarf 304, 457
Sonderschulformen 304
soziale Hilfen 225
soziale Isolation 314
sozialer Gradient 4, 194, 418
Sozialgesetzbuch (SGB) 225
Sozialgesetzbuch VIII (Kinder- und Jugendhilfegesetz) 333, 451
Sozialhilfe (SGB XII) 227, 305
sozialkompensatorische Gesundheitsfürsorge 453
sozialmedizinische Nachsorge 128, 223
– Indikationsliste 223
Sozialpädiatrie 2, 6, 7
– Definition 2
– Repräsentanz in der Hochschulmedizin 6
– vordringliche Forschungsaufgaben 7

sozialpädiatrische Zentren 453, 456
Spätaussiedler 379
specific learning disorder 158
spezifische Sprachentwicklungsstörung (SSES) 172
Spezifität 77
Spina bifida 21, 22, 273, 274
– elterliche Operationseinwilligung 276
– Elternselbsthilfe 281
– Fördereinrichtung 279
– Funktionsstörung der Harnwege 277
– medizinische Überwachung 278
– orthetische Versorgung 277
– pränatale Diagnostik 274
– Schulbesuch 279
spinale Muskelatrophie (SMA) 283
Sprachauffälligkeit 173
Sprachentwicklung 117
Sprachförderung 176
Sprachtherapie 177
staatliches Wächteramt 333
ständige Impfkommission (STIKO) 79
stationäre Rehabilitation 221
Status, sozioökonomischer 6
Sterilisierung 308
Stilldauer 87
Stillen 95
Stillförderung 87
Stillfrequenz 87
Stoffwechseldefekt, angeborener 104
Stoffwechselerkrankungen 302, 388
Störung des Sozialverhaltens 359
Stottern 177
Strength and Difficulties Questionnaire (SDQ) 347, 373
Stressbewältigung 203
Substanzabhängigkeit 432
Substanzkonsum 434
– Einstiegsalter 435
– Folgen 436
– pädiatrische Intervention 438

Substanzmissbrauch 432
Subtelomeranalyse 301
Suchtkrankheit 396
Suchtschiene 434
Suchtstörung 361
Suizid 229, 351, 389
Suizidalität 350, 430
Syndrom des ungeschickten Kindes 162

T

Tagesgruppenerziehung 40
Tandem-Massenspektrometrie (TMS) 104
Tattoo 414
technologieunterstützte Kinder 222
Teilhabe 19, 124
Teilhabestörung 192
Teilleistungsschwäche 158
Temperament 28
Tertiärprävention 78, 124
therapeutische Beziehung 170, 344
therapieschwierige Epilepsie 253
Ticstörung 363, 364
– Komorbidität 364
tiefgreifende Entwicklungsstörung 367
Todesursachen im Kindesalter 65
Totgeburt 229
Tourette-Syndrom 364
Tracking 107
Trackingverfahren 105
transitorisch evozierte otoakustische Emission (TEOAE) 118
Trauerarbeit 230
Trauerprozess bei Kindern 404
traumatische Belastung 350
Trennungsangst 354
Trinkwasser 57
– Metallbelastung 57
Tuberkulose 388

U

Überernährung 86
Übergangssprechstunde 212
Übergewicht 86
Überlaufenkopresis 371
Überlebenszeit 193
umschriebene Entwicklungsstörungen 158
– Ätiologie und Pathogenese 158
– Definition 158
– Krankheitswert 160
umschriebene Entwicklungsstörung schulischer Fertigkeiten 179
umschriebene Entwicklungsstörungen der Motorik 162
umschriebene Rechenstörung 181
umschriebene Sprachentwicklungsstörungen 171
umweltabhängige Sprachentwicklungsverzögerung 172
Unfallprävention 76, 97
Unfallrisiko, alterspezifisches 98
unspezifische Immunmodulation 96
Unterernährung 85
Untergewicht 85
Urvertrauen 342

V

Veganer 90
Verbrennung 317
Verbrühung 317
Verhalten, feinfühliges 150
Verhaltensauffälligkeit 194
Verhaltensbeobachtung 152, 300
Verhaltensphänotyp 297
Verhaltensprävention 76, 98
Verhaltensstörung 347
Verhältnisprävention 76, 97
Vernachlässigung 312, 323

Versorgung 4
– familienorientierte 16
– hausärztliche 17
– Ungleichheit 4
Versorgungsbedarf 192, 211
– besonderer 16, 195
Versorgungsforschung 7
Versorgungsstrukturen für Jugend-
    liche und Erwachsene mit Behin-
    derung 280
verwaiste Eltern 230
Vitamin-D-Mangel-Rachitis 89
Vitamin-D-Prophylaxe 89
Vitamin-K-Mangelblutung 93
Vollzeitpflege 40
vorausschauende Beratung 3, 76,
    102, 168
Vorsorge- und Früherkennungs-
    programm 101
Vorsorgemaßnahme 125
vorzeitige Einschulung 409, 457
Vulnerabilität 28, 343

W

Wächteramt des Staates 452
Weglaufen von zuhause 360
Wert, positiver prädiktiver 77
Wertorientierung 415
Wiederholungsschulung 220
Wohnen, betreutes 40

Z

Zahnkaries 90
zentralmotorische Koordinations-
    störung 162
zerebraler Anfall 249
Zerebralparese 260
– Differenzialdiagnose 262
– Früherkennung 261
– Komorbidität 264
– Teilhabe und Lebensqualität
    271
– Therapie 265
Zeugen-/Opfer-Schutzprogramm
    332
Zeugenschaft elterlicher Partner-
    gewalt 327
Zuwanderungsgesetz 379
Zwangsgedanke 353
Zwangshandlung 352
Zwangsstörung 352

Printing: Krips bv, Meppel, The Netherlands
Binding: Stürtz, Würzburg, Germany